神经内科主治医生 1001问

（第6版）

Q&A 1001 for Attending Neurologist

主　编　王维治　王化冰

中国协和医科大学出版社

北　京

图书在版编目（CIP）数据

神经内科主治医生1001问 / 王维治，王化冰主编. —6版. —北京：中国协和医科大学出版社，2024.6

（现代主治医生提高丛书）

ISBN 978-7-5679-2353-9

Ⅰ.①神… Ⅱ.①王… ②王… Ⅲ.①神经系统疾病－诊疗－问题解答 Ⅳ.①R741-44

中国国家版本馆CIP数据核字（2024）第034652号

主　　编	王维治　王化冰
责任编辑	李元君　赵　薇
封面设计	邱晓俐
责任校对	张　麓
责任印制	黄艳霞
出版发行	中国协和医科大学出版社

（北京市东城区东单三条9号　邮编100730　电话010-65260431）

网　　址	www.pumcp.com
印　　刷	北京天恒嘉业印刷有限公司
开　　本	787mm×1092mm　　1/16
印　　张	58
字　　数	930千字
版　　次	2024年6月第6版
印　　次	2024年6月第1次印刷
定　　价	198.00元

编者名单

主　　编　王维治　王化冰

编　　委　（按姓氏笔画排序）

王化冰　首都医科大学附属北京天坛医院神经病学中心

王丽华　哈尔滨医科大学附属第二医院神经科

王健健　哈尔滨医科大学附属第二医院神经科

王维治　哈尔滨医科大学附属第二医院神经科

王朝霞　北京大学医学院第一医院神经内科

卢晓宇　浙江大学医学院附属第二医院神经内科

付　锦　哈尔滨医科大学附属第二医院神经科

曲悠扬　哈尔滨医科大学附属第二医院神经科

朱延梅　哈尔滨医科大学附属第二医院神经科

朱雨岚　哈尔滨医科大学附属第二医院神经科

刘丽萍　首都医科大学附属北京天坛医院神经病学中心

刘国荣　包头市中心医院神经内科

刘佩芳　哈尔滨医科大学附属第二医院神经科

关鸿志　中国医学科学院北京协和医院神经科

孙　威　哈尔滨医科大学附属第二医院神经科

肖兴军　哈尔滨医科大学附属第二医院神经科

张丽梅　哈尔滨医科大学附属第二医院神经科

张荟雪　哈尔滨医科大学附属第二医院神经科

张雪梅　哈尔滨医科大学附属第二医院神经科

陈　莉　哈尔滨医科大学附属第二医院神经科

陈红媛　哈尔滨医科大学附属第二医院神经科

郁金泰　复旦大学附属华山医院神经内科

所　芮　哈尔滨医科大学附属第二医院神经科

郑姣琳　哈尔滨医科大学附属第二医院神经科

袁　云　北京大学医学院第一医院神经内科

郭　冕　哈尔滨医科大学附属第二医院神经外科

黄德晖　中国人民解放军总医院神经内科

梁庆成　哈尔滨医科大学附属第二医院神经科

焦　虹　哈尔滨医科大学附属第二医院神经科

潘晓华　包头市中心医院神经内科

学术秘书　曲悠扬

内容简介

　　《神经内科主治医生1001问》（第6版）是"现代主治医生提高丛书"之一。全书分为30章，涉及神经系统常见病、重要疾病和部分罕见病，以问答方式诠释其病因、临床表现、诊断、鉴别诊断和治疗。26年来作者团队历经6个版次的精心打造，精益求精，毫不懈怠，紧跟国内外神经病学最新进展，始终追寻精心选题、叙述简明、条理清晰的准则，密切联系临床实际，反映神经病学及相关领域的研究动向。第6版对全书选题和内容进行了全面更新，是神经内科主治医生必备的临床工具书，也是神经内外科实习医生、进修医生和研究生实用的参考书。

.. 第 6 版前言 ..

时间又过去了7年，《神经内科主治医生1001问》（第6版）问世了，她历经了26年的沧桑，如今已经完全是一个"成人"了。

回想我的著书历程，正是1997年从编写《神经内科主治医生699问》开始，当时出于我20世纪70年代末考研的体会和记忆，觉得自己当时采用选取重点和自编问题方式复习备考行之有效，很想用这一方法写一本小册子，简明清晰地阐释内容繁复、体量浩瀚的神经病学，与同道、读者分享。本书出版后颇受同行们的肯定，并一版再版，许多那个时代的神经科医生见到我常常会说，"我们都是读你的700问长大的"。尽管后来我又主编了高等医药院校"十五"国家级规划教材《神经病学》第4、5版，以及大型专著《神经病学》第1、2、3版，但是他们仍然很看重这本小书，虽然他们现在都已经是知名专家了。

为了编写好这些著作，我也广泛涉猎了国外神经病学及相关的经典著作。从2005年开始我先后主译了神经病学教科书的经典著作《临床神经病学》（*Clinical Neurology*）第5、8、10版；神经定位诊断的经典《临床神经病学定位》（*Localization in Clinical Neurology*）第5、6、7版；大型神经病学专著的经典《亚当斯&维克多神经病学原理》（*Adams & Victor's Principles of Neurology*）第11版；神经解剖学教科书的经典《临床神经解剖学》（*Clinical Neuroanatomy*）第29版，以及其他译著共30余部，而这些译著的精华在本书中都有体现。

可能由于本书是我写作的起点，我似乎对她总有一种别样的情怀，或由于本书6次再版，也希望每一版的质量都有所提升。如同撰写鸿篇巨制的《神经病学》的浩繁（560万字），编写这本"小册子"的简明同样是我内心的期许，我的行程从《神经内科主治医生699问》出发，可能最终还是要回归到这里，我喜欢这片应许之地，就像品尝甜美的果蔬，可以讲述神经病学动人故事，是流着奶和蜜的沃土，可以培育更多的医生才俊。

这一版的章节没有大的变动，但全书各章都重新做了精心选题，题目尽量简短明晰；内容有许多较大的变动和更新，与当前的进展同步，其既包括神经系统常见疾病和重要疾病，也涉及部分罕见病。

我与众多作者20多年来紧跟国内外神经病学最新进展，丝毫不敢懈怠，力求精益求精，始终追寻精心选题、条理清晰、叙述简明的准则，使之既密切联系临床实际，又反映神经病学及相关领域的最新进展。尽管作者的初衷是简明扼要、深入浅出，然而，神经病学及相关学科的飞速发展，知识层面与深度不断加深，今日之第6版与《神经内科主治医生699问》已不可同日而语了。几乎每章都有最新知识，遗传性疾病、肌肉疾病和自身免疫性疾病对各级医生可能都更有挑战性。对每一个疾病的描述，我们习惯于在有限的篇幅中点明其来龙去脉，如最早发现和描述该病的学者或医生，以及疾病的进展趋势与前景，以期饶有兴趣地讲好"1001夜"的故事，唤起同仁们对神经病学及相关知识的兴趣与探求。

本书读者主要是神经内科、神经外科主治医生以及其他各级医生、进修医生，本科生和研究生等，希望读者朋友在阅读和使用本书过程中发现问题，并给予批评指正。最后我衷心感谢中国协和医科大学出版社对本书一贯的支持。

王维治

2023年3月29日

第5版前言

时光荏苒，回顾本书的成长历程，《神经内科主治医生699问》（第一版）出生于1997年，那时她是襁褓中的婴儿，虽说是稚嫩有加，却还生的可爱；经过了幼年期（700问）、儿童期（900问）和青少年期（1000问），她始终在众人呵护下成长。如今她已经19岁，这次修订的第五版《神经内科主治医生1001问》，我们眼见她已初长成，出落成一个亭亭玉立的少女。

选择1001问，吾以为这是最佳体量，或许是她永久的体量。尽管她已经成人，但要永葆丰满与秀美的身姿，实际上这一版的篇幅比上一版还要精炼，内容也有大面积更新，章节内容重新整合，分出"头痛及面痛""眩晕及头晕"两章，神经肌肉传递障碍性疾病、肌肉疾病也各立一章，新增了神经危重症监护与治疗一章；这一版的另一重大变动是，前四版是我们科几位医生的作品，这一版我们推向全国，邀请国内23位著名教授参与，希望熔全国专家的学识于一炉，精心打造之。

选择1001问，还期望让她如同讲述一千零一夜的美好故事一样，为我们神经科主治医生叙述神经病学的有趣篇章，让我们的医生、研究生和学生在趣味中学习成长。如果问我，学好一门学问有什么诀窍？回答是肯定的，那就是对这门知识无限的热爱。一本好的书，凭着恰当的选题、生动的形式、清晰的叙述和简明的言语，定会激励读者对知识的兴趣与热爱。

回想当初编写这本问答，实际是实现我们主治医生时代的梦想。"问答"的雏形发源于我1979年研究生备考，当时国内尚无规范教材，仅有张沅昌主编的高等医药院校试用教科书《神经病学》（1960年出版），将近20年前的内容显得过于简单陈旧。此时史玉泉主编的《实用神经病学》刚好出版，恰如雪中送炭，但喜出望外之余，看到1000页的篇幅又让人如坠五里云雾。我当时自选重点，编了300多道题目，基本上烂熟于心，后来的考题居然未逃出我的手掌，包括一道"松果体区肿瘤的临床表现和定位诊断"的神经外科题都在我的备题之中，让我尝到了这一方法的甜头。

在本书每一版的前言中，我一向热情地激励我们的主治医生耕耘事业，勇于攀登，植根临床，踏实用功。前不久在美丽的呼伦贝尔草原见到几年前在我科进修的蒙族医生陈大夫，席间说到这本书时，他居然当众背诵了我在第四版前言中的一段话"主治医师正处于事业的花样年华，他们有理想，有希望，正在向知识的巅峰攀登。要珍惜这段宝贵时光，忍得寂窦，忍耐清苦，坚韧不拔，才能翘首成功"。这让我非常意外，也非常感动，我仿佛第一次感受到拥有粉丝的快乐。我要再次把这句话送给我们亲爱的读者，让我们共勉！

在此《神经内科主治医生1001问》即将问世之际，再次感谢中国协和医科大学出版社对本书一贯的支持，衷心感谢专家及同道的鼓励与爱护，更希望得到读者们的批评指正。

王维治

2016年8月7日立秋于哈尔滨

.. 第4版前言 ..

《神经内科主治医生900问》（第三版）出版已经3年，从本书第一版《神经内科主治医生699问》算起，她经历了婴儿、幼年和童年期，而今已经是13岁了。这次修订的第四版《神经内科主治医生1000问》该是她进到青春期的标志。尽管国内的同行，本书的主要读者对象神经科主治医生，也包括神经科实习医生、进修医生和研究生，以及一些专家们都很喜欢她，觉得她线条明晰，言语简明，生得有几份可爱，更由于看着她一路成长，对她多了一份好感和赞许。回顾她的成长过程，主要是得益于中国协和医科大学出版社"现代主治医生提高丛书"有创意的选题，以及采取这种生动的问答方式，更是凭借读者给予她的鼓励与推动。

本书宗旨始终是紧贴临床，植根实践，使年轻医生不断积累临床经验，也丰富理论知识，理论联系实际，善于举一反三。我们强调不仅向书本学习，也要向病人学习。要时刻记住病人是我们最好的老师，我们尽心尽责、全心全意地为病人服务，才会得到丰厚的知识回报。主治医师正处于事业的花样年华，他们有理想，有希望，正在向知识的巅峰攀登。要珍惜这段宝贵时光，忍得寂寞，忍耐清苦，坚韧不拔，才能翘首成功。

这次修订改掉和删去一些题目，又增加100多个题目，意在进一步完善本书的内容，使她更显出青春期的典雅与完美。这些题目的素材大多取自于我主编的大型专著《神经病学》，以及我近年来为人民卫生出版社主译的五部著作，这其中许多东西令我们大开眼界，使得我们追求内容浓缩性与简明性的希冀得以部分实现，会使读者感觉耳目一新。

然而，作为一本神经内科的案头工具书汇集1000个题目，作者以为体量已经达到了极限。虽说她还只是走到青春期，但如今已经出落成如此高挑的身材。预期将来再修订，只可以在1000个题目范围内增删，期望能永久地保持她的丰满与秀美的结合，而不要把她变成一个肥胖的婆娘。

在此版即将面世之际，再次感谢中国协和医科大学出版社对本书再版的支持，诚挚地感激各位专家与同道的鼓励和支持，还望得到专家、同道和读者更多的批评与指正。

王维治

2010年元旦

第 3 版前言

《神经内科主治医生700问》（第二版）出版已经6年，自问世以来得到神经内科及其他相关学科同道的厚爱，令人欣喜，亦感不安，既是鞭策，也须自勉。

主治医生在事业生涯中正处在走向成熟的关键时期。成功的医学教育和成功人士的经验都证明，年轻医生在这一阶段如能在繁忙的和繁琐的临床工作中，坚持数年至十年如一日，肯吃苦，肯花笨功夫；始终如一地仔细询问病史，认真检查病人，细致观察病情，经历失败，体验成功，反复磨练，就能积累丰富的经验，充实广博的学识，在专业技能和理论素养方面有所长进，成为一名优秀的医生。坚持不懈的努力，必然会获得成功。

临床神经病学涉及的疾病种类繁多，近年来新知识、新技术不断涌现，年轻医生在成长过程中，始终面临着巨大的挑战。他们要善于总结自己亲历的感性知识或经验，更要善于将这些知识或经验升华到理论的高度。这通常需要借助于教科书或医学专著，但教科书稍嫌简明，专著又略感艰深。本书的初衷正是要以简约精炼的问答方式，阐释常见的或某些不常见疾病的临床表现、诊断及治疗、病因与病理。选题贴近临床，重点突出，条理分明，理论联系实际，使读者在有限的时间内有所获益。问题或简或繁，但不失系统性和完整性。作者期待，这是一本放在医生案头的临床工具书，在病房、门诊和急诊室都能随时为你提供所需要的诊治建议，也是神经病学研究生和神经内、外科进修医生实用的参考书。作者期望，在你构建的知识大厦中，它是一块牢固的基石；在你向科学颠峰的攀登中，它是伴随你的挚友。

这次再版，我们本着立足临床、完善内容、更新资料的主旨，将题目增加至900问，对原有题目也重新加以整理和增删，强调实用性，注意系统性。力求本书的内容含量高于教科书，描述简明易懂又优于专著，许多素材是得益于这几年来我们编写的《神经病学》和翻译的一些译著的积累。

在本书即将出版之时，深切地感谢中国协和医科大学出版社对本书再版的支持，诚挚地感激各位专家与同道的鼓励和支持，并衷心地希望得到专家、同道和读者的更多的批评和指正。

王维治

2007年2月

第 2 版前言

　　临床神经病学涉及的疾病种类繁多，加之近年来基础医学和边缘学科的迅猛发展，新技术的不断涌现和广泛应用，使临床医师始终面临着新知识的挑战。正在不断自我完善的主治医生既要在浩如烟海的文献中涉猎，在目不暇接的网络中搜寻，以积累广博的知识，也要在临床实践中辛勤地工作和思索，以积累丰富的经验。鉴此，我们欣喜地看到《神经内科主治医生699问》自问世以来深得神经科及其他相关学科同道的厚爱，当出版刚刚一年之际，出版社同仁即与作者商讨修订再版事宜，使我们倍受鼓舞。故谨借此次再版之机，我们对原有的内容加以认真的审定和必要的补充和删略，以适应当前神经病学诊疗工作发展的需要。同时，书中突出了既阐释临床问题，又涉及相关的基础知识，也介绍最新进展。本书包含了作为一名合格的神经内科主治医生所应具备的临床工作能力、经验和理论素养，对基本功的训练会大有裨益，可以作为他们的临床工具书，对于神经内、外科进修医生和研究生也是一本实用的参考书。我们期望在向知识和科学颠峰的攀登中，这本书能成为伴随你的挚友。

　　在本书即将付梓之际，我们诚挚地感谢许多关怀本书的同道和专家给予的鼓励和支持，我们也衷心地希望继续得到读者和专家的批评和指正。

王维治

2000年1月18日

...前　　言...

　　20世纪末，生命科学的进展引人注目，神经科学的发展日新月异。新研究方法和诊断技术的应用亦与日俱增。神经科医师欲求不断地提高自己的临床理论素养和实际工作能力，就应当不断地学习和更新知识。

　　主治医师处于走向成熟的阶段，正值耕耘事业的关键时期，在此阶段他们需要将自己的感性知识和经验上升到理论高度。这通常要借助于教科书或神经病学专著，前者简明而缺乏深度，后者较有深度但又失之简明。如果能得到一本简明精炼问答方式的参考书，就临床常见及某些不常见疾病的临床实践问题和理论问题加以重点突出的阐释，这对于神经科主治医师会大有裨益。我们期望本书能作为一本手册置于你的案头，在一定程度上能为你充当一本工具书使用，为你提供作为一名合格的神经科主治医师所必须的知识、技能和素质。

　　神经科医师，特别是正在日臻走向成熟的主治医师，要熟悉、掌握和应用当代的新技术，但与此同时，必须注意目前临床上有一种不容忽视的倾向，即少数神经科医师不肯在临床实践中花费"笨功夫"，他们不愿意认真地观察病情，不愿意仔细地询问病史和作详细的神经系统检查。本书的选题更注重于临床实践的内容，希望年轻的医师在实践中锤炼高尚情操，丰富临床经验，充实广博学识。

　　尽管编者在本书中力求能反映当前水平，并体现简洁流畅的风格，深入浅出的写法，但因水平所限，不妥及错漏之处也在所不免，敬请读者不吝指正。

王维治

1997年初秋于哈尔滨

..目　　录..

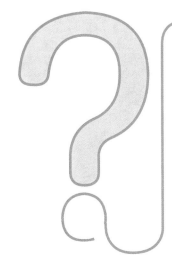

第一章

神经系统疾病的临床诊断路径
Clinical Diagnostic Pathway of
Neurologic Diseases

神经系统疾病的诊断思路和临床处理的经典步骤有哪些？

神经系统疾病的诊断思路主要包括定位和定性两个方面，医生应全面掌握临床资料，详尽的病史、系统的体格检查和神经系统检查是神经系统疾病诊断的基础。根据临床症状和体征提示的线索，进行相关的实验室、电生理、影像学、病理学和基因检查对确诊神经系统疾病也非常重要。

（1）诊断思路：全面分析病情，根据患者全面的病史，包括既往史、家族史和用药史，症状、体征和相应的辅助检查，区分为神经系统疾病或系统性疾病的神经系统表现。如为神经系统疾病，则进行定位诊断和定性诊断。

1）定位诊断：如确定为神经系统疾病后，应对患者的临床症状和体征进行全面分析，根据神经解剖学原则确定病变部位在中枢神经系统、周围神经系统、肌肉或神经肌肉接头。例如，患者出现认知功能异常、视野缺损、反射亢进和伸性跖反射（Babinski征）是中枢神经系统病变所致；腱反射消失、肌萎缩、肌束震颤等提示周围神经系统疾病。

2）定性诊断：在定位诊断的基础上确定病变性质和病因，可根据患者的病史、起病方式、病程经过、症状、体征和辅助检查等，综合分析找出可能的病因。

（2）临床处理的经典步骤：包括三步。第一步做出临床诊断，并确定疾病的病期或严重性；第二步制订适合于患者具体病情的个体化治疗方案；第三步监测治疗反应或疗效，包括患者的症状、体征和相关的检查指标变化。

神经系统疾病定位诊断应遵循的准则有哪些？

（1）确定病变损害水平：在中枢神经系统（脑和脊髓）、周围神经系统（脑神经或脊神经根、神经丛和周围神经）或肌肉系统。例如，一侧大脑病变典型产生对侧躯体症状和体征，但半球占位病变引起天幕疝也可压迫对侧中脑的大脑脚，产生病变同侧轻偏瘫；如出现认知障碍和视野异常也提示大脑病变。脑干病变通常产生交叉性功能缺失，如同侧面部与对侧肢体无力和感觉缺失。小脑半球病变产生同侧肢体共济失调。脊髓副神经（Ⅺ）属于例外，它接受来自双侧运动皮质的传入，以同侧传入为主，因此皮质病变可见同侧胸锁乳突肌无力。脊髓病变产生病变水平以下功能缺失，上、下运动神经元和各种感觉通路受累取决于病变水平。多发性神经病导致远端对称性感觉缺失和无力，通常下肢重于上肢，伴反射减弱或消失。肌病表现为近端无力，不伴感觉缺失。

（2）确定病变空间分布：分辨病变为局灶性、多灶性或弥漫性。中枢神经系统局灶性病变如脑梗死、脑炎、脑肿瘤、脊髓炎等；多灶性病变如多发性脑梗死、多发性硬化和视神经脊髓炎等；弥漫性病变如动脉硬化性皮质下脑病、代谢性或中毒性脑病等。周围神经系统局灶性病变如腕管综合征，多灶性病变如多发性神经病等。此外，系统性病变选择性侵犯某一系统或传导束，如运动神经元病、亚急性联合变性等。

（3）定位诊断的一元论原则：尽量用一个局限性病变解释全部症状和体征，无法解释时再考虑多灶性、播散性（如急性播散性脑脊髓炎）或弥漫性病变。

（4）高度重视首发症状：可能提示病变的主要部位或病因，如高血压患者突发后枕部剧烈头痛伴眩晕、呕吐，出现一侧肢体共济失调，但无肢体瘫痪，高度提示病变部位在该侧小脑半球，病因可能为出血。

3

神经系统疾病定性诊断应遵循的准则有哪些？

神经系统疾病的诊断一旦确立，下一步骤就是辨明疾病的病因或进行定性诊断，定性诊断的一般步骤如下。

（1）回顾病史是确定病因的第一步，患者的过去病史可能包含病因的线索。患者曾罹患的疾病如高血压、糖尿病、心脏病、癌症和艾滋病等都可能与某种神经系统疾病谱有关；许多药物可产生神经系统不良反应，酒精滥用可导致神经系统异常；家族史可能提示遗传性疾病等。

（2）病程是追寻病原学的重要线索，如脑卒中、癫痫发作、晕厥症状可在数分钟内演变；变性疾病和颅内肿瘤呈进展性病程，症状和体征不缓解；炎症性和代谢性疾病病程可有波动性变化等。

（3）先辨明病原学分类，再确定病因。病原学分类包括脑卒中如脑梗死、脑出血或蛛网膜下腔出血；感染性疾病如细菌性脑膜炎、脑脓肿、病毒性脑炎等；变性疾病如阿尔茨海默病、亨廷顿（Huntington）病、帕金森病、肌萎缩侧索硬化等；发育异常疾病如Arnold-Chiari畸形、脊髓空洞症；遗传性疾病如肌营养不良等；免疫性疾病如多发性硬化、吉兰-巴雷综合征、重症肌无力等；代谢性疾病如低血糖或高血糖性昏迷、糖尿病性神经病、肝性脑病等；肿瘤性疾病如胶质瘤、转移癌、淋巴瘤、副肿瘤综合征等；营养性疾病如Wernicke脑病、脊髓亚急性联合变性；中毒性疾病如酒精依赖等；创伤性疾病如硬膜下或硬膜外血肿等。

（4）有些临床综合征可能有多种病因，但要记住一条原则——"常见的疾病通常是常见"，应首先考虑常见的疾病，再与罕见疾病鉴别，还需考虑疾病固有规律，如多发性硬化常见于20～40岁女性，北欧家系易罹患等特点。

神经系统疾病的病史重要性和采集应遵循的准则有哪些？

神经科医生应耐心询问和倾听患者或家属的叙述，善于与之交谈和沟通，养成床边记录的习惯，尽量收集详细、准确的病史。

（1）病史的重要性：详尽全面的病史经常是获取疾病诊断关键性信息的来源，是诊断神经系统疾病的基础。神经系统疾病的病变定位信息通常主要来自神经系统检查，但病史也经常可以提供线索。例如，一例癫痫患者起病时头转向左侧，随之出现左手抬举和左上肢抽动，提示病灶位于右侧半球运动皮质，该患者神经系统检查正常，因此所有的定位信息均来自于病史。临床上遇到右侧轻偏瘫和失语症患者，如突然发病可能提示脑卒中，隐袭发病和缓慢进展常提示脑肿瘤。换言之，神经系统检查常提示病变部位，病史可能提供病因，神经科医生必须了解和熟悉这一神经疾病诊断的基本思路。

（2）病史采集原则

1）遵循客观、真实和准确原则，患者本人叙述病史，需由了解发病情况的家属加以确认；如患者因意识障碍、精神症状和认知障碍不能自己叙述，可由亲属代述，家属叙述的病史应记录信息来自亲身观察、他人目睹或他人耳闻等。

2）详细描述病情进展，包括起病状态、首发症状、进展经过和当前的主要症状、加重及缓解因素等，始终引导患者描述疾病进展的过程。如一年轻患者活动中突发剧烈头痛伴呕吐，随即出现意识障碍，数分钟后意识恢复，可能高度提示蛛网膜下腔出血。

3）准确掌握患者表述的真实含义，如患者主诉"头晕"可能是指持续的真性眩晕，或与变换体位有关的短暂的眩晕发作，或指忽悠或不稳定感等，其临床含义完全不同；患者主诉"麻木"可能是指感觉丧失或指无力等，也要仔细地分辨。

4）收集病史切忌片面地局限于神经系统，忽略全身或其他系统的状况，需关注系统性疾病对当前神经疾病的影响或是否有因果关系；也不应忽视阴性症状，它可能对确诊或排除某些疾病有意义。

5）关注既往史、个人史、家族史和社会史等。既往史包括先前的疾病或危险因素，如突发严重偏瘫患者，高血压病史常提示脑出血或脑梗死，高血压和长期糖尿病病史更提示脑梗死的可能，风湿性心脏病伴心房颤动病史可能提示脑栓塞等。家族史或遗传病史可为家族遗传性疾病诊断提供重要的线索。社会史包含患者教育背景和职业史。个人史包括吸烟、饮酒、使用违禁药物或接触毒物等可能成为危险因素的线索。性病史提供人类免疫缺陷病毒（HIV）感染或梅毒风险等危险因素的线索。

5

神经系统疾病的常见主诉和临床意义有哪些？

主诉是患者就诊的主要原因和表述的主要症状，通常用一个短语概括疾病的主要表现和发病时间。主诉须准确传达和理解患者的含义，是引导疾病评估和确诊的指南。神经系统疾病常见主诉如下。

（1）意识改变：患者的家属或陪伴者常表述患者对外界刺激无反应或反应迟钝，医生须通过专业检查确定患者意识障碍的程度；检查时需注意患者意识模糊状态、谵妄、痴呆或假性痴呆等，如意识模糊可能表现为记忆受损、判定失误、计算力差、理解或生成语言困难、人格改变等，或是某些症状的组合，描述时举一个实例说明可能对准确表述更有帮助。

（2）头痛：部位、性质、持续性或发作性、先兆和伴发症状等均可能提示病因，如一侧颞部搏动性头痛或双侧颞部交替性头痛伴有先兆常提示偏头痛，如头痛因咳嗽、打喷嚏、屏气、用力和排便等加重，提示颅内压增高。

（3）头晕：应与真性眩晕鉴别。眩晕是自身或环境运动错觉，是前庭系统病变所致，需注意是否为发作性或与变换体位有关。头晕常见于全脑灌注量降低或为心因性所致。

（4）无力：通常是指肌力减弱或瘫痪，突发轻偏瘫伴失语提示脑卒中，轻截瘫伴尿便障碍常见于脊髓疾病，多发性神经病表现为四肢远端无力，重症肌无力常见特殊部位肌无力如上睑下垂、吞咽困难等和晨轻暮重表现，肌无力伴肌萎缩提示下运动神经元病变。

（5）麻木：通常是指感觉缺失、感觉减退和感觉异常等，需确定痛温觉、触觉和深感觉缺失，应区分完全性或分离性感觉障碍；感觉异常可表现为针刺感、蚁走感、痒感、电击感、沉重感和束带感，感觉异常范围常有定位意义。

（6）疼痛：应注意疼痛部位、性质、规律和伴发症状等。局部性、放射性（如根痛）或扩散性疼痛（如牵涉痛）等特点，可能为病因诊断提供依据。

（7）视物模糊：应确定为视力下降、一过性黑矇、偏盲、象限盲或盲点等，或由于动眼神经、滑车神经和展神经麻痹导致的复视，或因屈光不正、眼球震颤所致视力障碍等。

（8）震颤：应确定震颤类型为静止性如帕金森病，动作性如特发性震颤，还是意向性如小脑病变，以及舞蹈症、手足徐动症或肌阵挛等。

（9）发作性症状：常见有抽搐或癫痫发作，确诊通常根据反复发作史、可靠目击者提供的发作过程和表现的描述、发作后进入昏睡或意识模糊状态、脑电图（EEG）显示痫性放电和视频脑电监测证实等。其他发作症状包括晕厥、偏头痛、四肢无力等。

（10）精神障碍：典型表现如幻觉、妄想和行为异常，可见于脑部病变和精神疾病，也包括抑郁、焦虑、紧张、惊恐和强迫等，常伴有睡眠障碍和躯体症状等。

神经系统疾病现病史的描述有哪些？

现病史是病史中最重要的部分，可以纵览疾病全貌，为临床分析诊断疾病提供重要信息。神经系统疾病现病史的描述如下。

（1）起病情节：应描述发病时间、起病急缓、发病前致病因素和诱因等。急性起病常见于脑卒中、炎症、创伤等，慢性起病可因肿瘤、变性疾病、遗传代谢性疾病等。例如，起病状态和起病速度是脑卒中定性诊断的重要线索，脑出血多在活动或激动中起病，神经功能缺失症状如轻偏瘫、失语等常在数十分钟至数小时达到高峰；脑梗死常在睡眠或安静状态下发病，神经功能缺失表现在约10h至1天达到高峰；如心房颤动患者突发完全性卒中，症状在1～2min达到顶峰常提示脑栓塞。

（2）首发症状：可能提示病变的主要部位，为定位、定性诊断提供线索。如年轻患者突发剧烈全头痛，伴一过性意识丧失，检查无肢体瘫痪，但颈项强直、Kernig征阳性，常提示蛛网膜下腔出血；若高血压患者突发剧烈后头痛，伴剧烈呕吐，无肢体瘫痪，检查可见强迫头位，常可提示小脑出血。

（3）疾病演变和病程：包括患者自出现症状到病情加重、缓解、复发或消失的过程，症状加重或缓解的原因，各种症状出现的时间顺序，既往诊治经过和疗效等，重点描述突然或隐袭发病，病程进行性加重、短暂发作或复发-缓解等，这些信息对疾病定性诊断非常重要，并可指导治疗和判断预后。

（4）症状和体征：通常是神经系统疾病定位诊断的依据，病史中提供的症状在神经系统检查时需要重点关注相关体征。

神经系统疾病患者进行全身体格检查的意义有哪些？

对神经系统疾病患者的诊断不应局限于神经系统检查，还必须进行全身体格检查。

（1）全身体格检查可以为神经系统疾病的病因诊断提供线索。例如，一般检查如发热可提示中枢神经系统感染（脑膜炎等），低体温常见于酒精中毒、镇静药中毒、低血糖和Wernicke脑病等。呼吸急促常见于肝性脑病、败血症、肺感染和水杨酸中毒，呼吸抑制常见于镇静药中毒，呼吸深快或暂停常见于代谢性脑病，长吸气、丛集性或共济失调性呼吸提示脑干病变等。体重迅速下降需注意恶性病变如肿瘤的可能。高血压、缺血性心脏病和风湿性心脏病是缺血性卒中的重要危险因素，心律失常特别是心房颤动常为脑栓塞的原因，糖尿病是导致脑动脉硬化和卒中的重要危险因素，可合并多发性神经病。此外，角膜色素环（K-F环）可见于肝豆状核变性（又称Wilson病），是由铜沉积所致；突眼可见于甲状腺功能亢进、眶部或眶后占位和海绵窦血栓形成；发热、意识模糊和有精神症状患者出现口唇疱疹可能为单纯疱疹性脑炎等。

（2）全身体格检查可为系统性疾病导致的神经系统并发症的诊断提供依据。如呕血、黄疸和腹泻患者出现意识模糊应考虑肝性脑病；瘀点或瘀斑提示凝血功能障碍须考虑硬膜下出血、颅内出血；发热、头痛、呕吐和颈项强直患者伴中耳炎，应考虑细菌性脑膜炎可能；甲状腺功能减退患者可出现昏迷、痴呆或共济失调等表现；艾滋病患者可能出现痴呆、脊髓病、神经病和肌病表现。

8

临床进行筛查性神经系统检查有哪些？

神经系统检查包括高级神经系统（如意识水平、精神状态、言语和认知）、脑神经、运动和反射系统、感觉系统检查等，住院患者应做全面的神经系统检查，但通常需要20～30min，门诊患者或急诊患者可以根据主诉进行针对性的筛查性神经系统检查。

（1）意识水平：观察患者表现清醒、反应敏捷提示意识水平正常，如意识水平降低可表现轻度嗜睡、昏睡，严重者可出现昏迷，或表现意识模糊状态、谵妄等。

（2）精神状态：观察患者的警觉水平，测试患者语言表达流利性、理解能力、复述和命名，包括回答简单问题、自发语言、复述，嘱患者执行简单指令如闭眼、张嘴、举手等，测试短期记忆、计算力等。

（3）脑神经

1）视神经：询问患者视力情况，如有明显视力障碍可测试眼前指数、眼前手动及光感、手法粗略测试视野等。

2）眼外肌运动神经：包括动眼、滑车和展神经，观察眼外肌运动功能，如两侧眼裂是否对称、有无上睑下垂、斜视或同向偏斜；令患者向内、向外、外上、外下、内上、内下6个主要凝视方向做协同活动眼球，观察眼球震颤。检查有无复视，检查瞳孔和光反应，包括直接光反射（感光瞳孔缩小）与对侧瞳孔间接光反射，以及辐辏反射等。

3）三叉神经：在眼支、上颌支和下颌支分布区采用针刺和发凉音叉表面分别测试痛温觉，两侧进行比较；用细棉絮轻触角膜外缘测试角膜（瞬目）反射。

4）面神经：嘱患者做睁闭眼、皱眉、示齿、鼓腮、吹哨等动作，观察额纹、眼裂、鼻唇沟和口角是否对称，区别主要影响对侧面下部的中枢性面瘫与面上下部均受累的周围性面瘫。询问患者味觉有无改变。

5）位听神经：包括听神经和前庭神经。听力检查可通过在距耳约5cm处捻搓拇指与示指粗略测试，或用音叉测试林纳（Rinne）试验（外听道气导与骨导比较）和韦伯（Weber）试验。前庭功能检查可用迪克斯 - 霍尔皮克（Dix-Hallpike）试验诱发眩晕和眼球震颤。

6）后组脑神经：舌咽、迷走神经可询问患者有无吞咽困难、饮水呛咳和声音嘶哑，嘱患者张嘴说"啊"观察软腭抬举，用棉签检查咽反射等。副神经检查可嘱患者做双侧转头和耸肩动作，可施加阻力对比测试两侧的肌力。舌下神经检查有无舌肌萎缩、肌束震颤和伸舌偏向同侧等。

（4）运动功能和反射

1）检测肌力并分级：5级正常，4级肌力减弱但可对抗重力与阻力，3级可对抗重力，2级可水平移动，1级可见肌收缩，0级完全瘫痪。

2）检测肌张力：张力增高包括折刀式强直，见于锥体系病变；齿轮样、铅管样强直见于帕金森病；张力减低常见于小脑病变、肌肉病和周围神经病变。

3）观察有无肌萎缩、肌束震颤、肌阵挛和不随意运动等，观察共济失调，测试指鼻试验、跟膝胫试验，观察站姿和步态异常，检查闭目难立征等。

4）反射：比较两侧肱二头肌、肱三头肌、股四头肌、跟腱反射和跖反射等；浅反射检查腹壁反射、提睾反射，病理反射如Babinski征等。

（5）感觉功能：检测浅感觉如痛温觉、轻触觉，深感觉如位置觉、振动觉和复合感觉（定位觉、实体觉、两点辨别觉、图形觉等），检查需耐心细致，左右和近远端对比。

9

神经系统不同部位病变的临床特征可提供的诊断思路有哪些？

神经系统不同部位病变有特定的临床特征，可为诊断提供思路。

（1）大脑半球病变：可引起病灶对侧偏瘫（中枢性面舌瘫和肢体瘫）、偏身感觉障碍或偏盲。刺激性病灶可引起癫痫发作，半球弥漫性病变常导致意识障碍、精神症状和神经功能缺失。具体定位方面额叶病变可根据强握反射、运动性失语、失写、精神症状和癫痫发作等判断，顶叶病变根据中枢性感觉障碍、失读和失用等，颞叶病变可见感觉性失语、象限盲和钩回发作等，枕叶病变可见视野缺损、皮质盲和癫痫发作伴视觉先兆等。

（2）基底节病变：可见肌张力改变、运动异常和震颤等。黑质 - 苍白球病变出现静止性震颤、肌张力增高和运动减少综合征，壳核、尾状核病变可见肌张力减低、运动增多综合征，如舞蹈症、手足徐动症和扭转痉挛等。

（3）脑干病变：一侧病变典型表现为交叉瘫，病侧脑神经瘫与对侧肢体瘫，常见于中脑、桥脑病变；也可见病侧面部与对侧肢体交叉性感觉障碍，常见于延髓背外侧（Wallenberg）综合征。双侧病变见于脑干出血、创伤等，出现四肢瘫、双侧锥体束征和脑神经受损，脑干上行性网状激活系统受累可出现意识障碍。

（4）小脑病变：常见小脑性共济失调、眼球震颤、构音障碍和肌张力减低。蚓部病变出现躯干共济失调，半球病变可见同侧肢体共济失调。小脑急性病变如梗死或出血症状明显，慢性病变如肿瘤、变性疾病症状较轻。小脑出血常见后枕部剧烈头痛、频繁呕吐，不出现肢体瘫，大量出血压迫脑干引起昏迷和枕大孔疝，可致死亡。

（5）脊髓病变：脊髓半侧损害出现脊髓半切（Brown-Sequard）综合征，横贯性损害可见受损平面以下截瘫或四肢瘫、传导束性感觉障碍和括约肌障碍。脊髓选择性损害，如肌萎缩侧索硬化出现锥体束与前角细胞受损，亚急性联合变性表现锥体束和后索受损，脊髓空洞症损伤灰质前连合或一侧后角，出现双侧或一侧节段性分离性感觉障碍。

（6）周围神经病变：由于周围神经多为混合神经，受损出现相应支配区下运动神经元瘫、腱反射减弱消失、感觉障碍和自主神经障碍。桡神经麻痹以运动症状为主，表现为垂腕；股外侧皮神经炎以感觉症状为主，表现为股外侧皮肤麻木、疼痛或感觉缺失；多发性神经病常见四肢远端对称性感觉、运动和自主神经障碍。

（7）肌肉病变：肌肉是运动效应器，肌肉病变常见肌无力、肌萎缩、肌痛和假性肥大等，腱反射改变不明显，无感觉障碍；神经-肌肉接头病变常见特定的肌肉受累和波动性肌无力如晨轻暮重。

10

昏迷患者的临床检查和可提供的信息有哪些？

昏迷是严重的意识障碍，通常是患者病情危重的重要指征。神经科医生应熟悉昏迷患者的临床检查，做出及时诊断和治疗干预。

（1）昏迷临床检查：判定昏迷程度为浅昏迷、中昏迷或深昏迷，可根据格拉斯哥-匹兹堡昏迷评分量表（包括眼部活动、运动反应和语言，满分15分，评分≤7分通常提示预后较差）。体格检查需注意患者呼吸节律，观察是否存在肢体坠落试验阳性，并评估患者的瞳孔光反射、角膜反射、眼外肌运动、运动检查、腱反射、病理反射和呼吸状态等。

（2）临床检查提供的信息：可确定中枢神经系统受损水平和病变部位，是病情分析和疾病定位的主要依据。昏迷的病变包括原发性脑干病变，阻断双侧的上行性网状激活系统，双侧大脑皮质广泛弥漫性病变，以及大脑占位病变伴脑干受压和并发脑疝等。

1）原发性脑干病变：通常可见局灶性神经体征，如动眼神经、展神经麻痹，面神经和后组脑神经受损，双侧肢体瘫痪或交叉性瘫。玩偶眼征试验或冷热水试验发现眼位偏斜、一侧眼球不能内收可确定动眼神经麻痹。

2）双侧大脑皮质弥漫性病变综合征：表现弥散性神经功能缺失，可因结构性病变如急性播散性脑炎、脑挫裂伤、低氧-缺血性脑病等所致，或由于代谢性病变如药物过量、尿毒症或肝衰竭引起。

3）脑疝综合征：如重症卒中或颅内占位病变晚期患者可出现昏迷、一侧瞳孔散大和光反射消失，常提示为颞叶钩回疝，患者意识状态和神经体征呈进行性加重，称为脑干病变喙尾性恶化（rostrocaudal deterioration），提示脑干本病自上端向下端扩展。

（梁庆成）

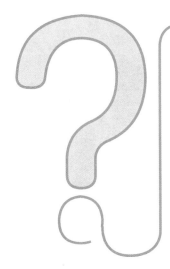

第二章

意识障碍和昏迷
Conscious Disturbance and Coma

维持人类意识清醒的解剖学结构和病理生理基础有哪些？

意识清醒（conscious awareness）是指人对外界环境正常认知能力的反应，是心理活动正常的清醒状态，任何意识改变都是脑功能障碍的高度敏感指征。

（1）维持意识清醒的解剖学结构：意识清醒或觉醒（arousal）是依赖大脑皮质神经元的完整性与脑干上部上行性网状激活系统（ascending reticular activating system，ARAS）觉醒机制的完善整合。ARAS是由颈髓经脑干延伸至丘脑核团与纤维束构成的复杂系统，与下丘脑的乳头体、丘脑底部、丘脑和大脑皮质等广泛部位发生联系。桥脑上部与中脑背盖部ARAS是维持觉醒或警觉结构，使大脑皮质始终保持对内外界刺激做出反应的准备状态，如睡眠时大脑皮质虽然对刺激无反应，但ARAS始终维持着对内外部环境的监视，必要时可唤醒皮质。

（2）维持意识的病理生理基础：脑干网状结构是位于间脑与桥脑上部中轴的功能性解剖结构，接受来自躯体感觉、内脏感觉、听觉和视觉等感受器的外界刺激和产生神经冲动，将冲动传导至丘脑网状核，发出侧支到脑干中轴部位的网状结构联络区，再激活效应区的脑干上部ARAS，后者的兴奋冲动上传至丘脑非特异性核团，再由此弥散地投射至整个大脑皮质，对皮质诱发电位产生易化作用，使皮质神经元保持兴奋状态，维持意识觉醒。如大脑皮质神经元广泛损害和ARAS受损可导致不同程度觉醒水平下降或觉醒障碍，皮质病变主要导致意识内容或认知障碍。桥脑喙端至中脑尾端ARAS病变导致昏迷，即使EEG描记类似清醒，但对刺激无反应，中脑上端与间脑后部病变常引起深昏迷，脑波呈慢活动，对刺激完全无反应。

意识障碍的临床分级和鉴别有哪些？

意识障碍（conscious disturbance）是指患者对外界刺激反应降低或无反应状态，多伴有运动和感觉功能缺失，仅自主神经功能保留。

（1）临床分级

1）嗜睡（somnolent）：是意识障碍早期表现，患者处于持续睡眠状态，刺激时能被唤醒，可正确回答问题和配合检查，但对自身或环境的正常认知程度降低，如不再继续刺激会再次进入熟睡，常见于脑病和颅内压（ICP）增高患者。

2）昏睡（stupor）：意识水平较嗜睡又趋下降，患者只有受到强烈刺激才能被唤醒，醒后表情茫然，只能含糊地回答问话，不能配合检查，对提问或指令不能做出适当反应，刺激停止后立即陷入深睡。

3）昏迷（coma）：意识水平下降到严重程度，意识完全丧失，无自发睁眼动作，强烈刺激也不能唤醒，对疼痛刺激为反射性，临床上分为浅昏迷、中昏迷和深昏迷。浅昏迷患者无自主睁眼动作和自发言语，无目的性动作，对疼痛有回避动作和痛苦表情，脑干反射保留，腱反射存在。深昏迷患者对任何刺激无反应，眼球固定，瞳孔散大，脑干反射消失，腱反射和病理反射消失，生命体征明显变化。中昏迷介于浅昏迷与深昏迷之间。

须注意在病程中嗜睡、昏睡和昏迷状态常随病情演变转化，临床最好不用这些术语简单表述，应具体描述唤醒患者需要哪种刺激，唤醒后能执行哪些功能。

（2）意识障碍的临床分级和鉴别：见表2-1。

表2-1　意识障碍的临床分级和鉴别

分级	对疼痛反应	可否唤醒	无意识自发动作	腱反射	光反射	生命体征
嗜睡	+	+	+	+	+	稳定
昏睡	+	+	+	+	+	稳定
昏迷						
浅昏迷	+	－	可有	+	+	无变化
中昏迷	重刺激可＋	－	很少	－	迟钝	轻度变化
深昏迷	－	－	－	－	－	显著变化

13

昏迷的病因和鉴别诊断有哪些？

昏迷（coma）是严重的意识障碍，患者对语言或疼痛刺激均无意识性反应。

（1）病因：包括幕上结构性病变、幕下结构性病变和弥漫性脑病，确定昏迷病变部位和性质对疾病确诊和治疗非常重要。

1）幕上结构性病变（supratentorial structural lesions）：临床常见脑创伤如硬膜外血肿、硬膜下血肿、颅内血肿和脑挫裂伤，半球大量出血或缺血性卒中后脑水肿，脑炎等，早期常出现轻偏瘫、偏身感觉缺失和优势半球失语症，非优势半球失认症等，如瞳孔扩大、光反射消失常为钩回疝，需外科紧急处理。

2）幕下结构性病变（subtentorial structural lesions）：如脑干或小脑卒中、基底动脉尖综合征、脑干挫裂伤、弥漫性轴索损伤可因上部脑干ARAS受损导致昏迷。例如，桥脑出血常突发昏迷，伴针尖样瞳孔（pinpoint pupils）、四肢瘫、向病灶对侧共轭凝视和核间性眼肌麻痹。

3）弥漫性脑病（diffuse encephalopathy）：常见于低血糖、肝性脑病、尿毒症、药物中毒、甲状腺危象和低钠血症引起代谢性昏迷，病毒性脑炎、蛛网膜下腔出血（SAH）、癫痫发作或癫痫状态，多无局灶体征，但低血糖症、高渗性非酮性高血糖症和肝性脑病可见交替性轻偏瘫，代谢性脑病昏迷前可见扑翼样震颤和肌阵挛，肝性、尿毒症性、低血糖性昏迷可见去皮质或去大脑强直发作。巴比妥和阿片类过量可见针尖样瞳孔，抗胆碱能药中毒引起瞳孔散大。

（2）昏迷鉴别诊断：见表2-2。

表2-2　昏迷的鉴别诊断

鉴别点	幕上结构病变	幕下结构病变	弥漫性脑病或代谢脑病
瞳孔和光反射	多正常（3～4mm），光反射＋，脑疝瞳孔散大＞7mm，光反射（－）	中脑病变中等（5mm），桥脑病变针尖样（1.0～1.5mm），光反射（－）	多正常（3～4mm），光反射（＋）；阿片类过量瞳孔（1.0～1.5mm），抗胆碱药中毒瞳孔＞7mm，光反射（－）
眼球运动	正常	中脑病变眼球内收障碍 桥脑病变内收、外展障碍	多正常，镇静药或Wernicke脑病可受损
对疼痛反应	反应通常不对称，脑疝后可对称	一侧病变不对称，两侧病变对称	突出对称，低血糖、高渗性非酮性高血糖、肝性脑病可不对称

14

昏迷患者的一般临床检查有哪些？

由于昏迷患者处于不能被唤醒的无反应状态，许多检查不能进行。

（1）应首先检查患者生命体征，心肺功能，以及血管杂音、腹部、皮肤和肢端状态。重点评估呼吸功能，昏睡期患者呼吸可正常，出现阵发性潮式（Cheyne-Stokes）呼吸，渐强渐弱伴呼吸暂停提示半球病变导致ICP增高；潮式呼吸转变成快速规律型中枢神经源性过度换气，提示中脑受损，是不可逆性脑干损伤征兆；呼吸进而变得不规则或共济失调性呼吸，提示脑功能障碍达到脑干下部，是呼吸停止和濒死征象；呼吸过频或过缓常见于代谢性脑病。

（2）疼痛反应有助于判定昏迷深度，常通过深压眶上缘、胸骨或指甲床观察疼痛反应。疼痛诱发去皮质强直发作，出现屈肘、肩内收、腿和踝部伸直，常见于丘脑病变或半球巨大病变压迫丘脑；如去大脑强直发作，可见肘肩伸直、前臂内旋和下肢伸直，常见于中脑病变，脑功能障碍更严重，但两者均不能准确定位病变。出现单侧或非对称性姿势提示对侧半球或脑干病变，双侧对称性姿势多见于代谢性疾病，桥脑、延髓病变通常对疼痛无反应，偶可见膝部屈曲（脊髓反射）。

（3）瘫痪和脑膜刺激征：肌力测试可通过观察对伤害性刺激如疼痛反应，偏瘫常提示半球病变，四肢瘫为脑干病变，去脑强直发作常见于间脑或中脑病变；脑膜刺激征常见于脑膜炎和蛛网膜下腔出血，颈项强直-Kernig征分离见于颅后窝占位病变或小脑扁桃体疝时，深昏迷时脑膜刺激征消失。

15 昏迷患者的神经功能评估有哪些？

昏迷患者的神经功能评估应重点突出，有的放矢，虽然昏迷患者临床检查极其有限，仍可获得大量信息，如瞳孔反射、头眼反射、冷热水试验，对疼痛反应等，需仔细分析体征为病因提供线索。

（1）瞳孔反射：反射弧由视神经传入、动眼神经瞳孔运动纤维传出，用电筒从侧方照射瞳孔，两眼对比。患者突然昏迷，瞳孔散大常见于钩回疝引起动眼神经受压，常见于颞叶钩回疝，以及严重脑缺氧、抗胆碱能药中毒；ICP增高和中线结构轴性向下移位引起昏迷，不伴动眼神经麻痹，常为幕上广泛病变导致中心疝；正中位固定瞳孔提示中脑受损，瞳孔缩小、光反射存在提示下丘脑或桥脑病变，针尖样瞳孔提示桥脑被盖部病变如桥脑出血，类针尖样瞳孔也见于吗啡或镇静药中毒；突发剧烈头痛旋即昏迷伴颈强常为动脉瘤破裂导致SAH。光反射常随昏迷程度加深逐渐消失，光反射正常通常可排除昏迷，但代谢性脑病昏迷患者光反射可存在，巴比妥中毒患者深昏迷仍可见微弱光反射。

（2）头眼反射：又称玩偶眼征试验。检查者双手持昏迷患者头部向左侧和右侧快速转动90°观察眼球运动，清醒者可抵抗转头动作而保持两眼直视前方。如两眼球协同地向转头的相反方向移动为头眼反射（＋），常见于大脑半球弥漫性病变昏迷，头眼反射消失常提示下位脑干病变，或见于脑死亡。合并颈椎损伤患者不宜做此试验。

（3）冷热水试验：也称眼-前庭反射。检查前应先视诊耳道确认鼓膜完整，用注射器向一侧外耳道注入冰水2～3ml，清醒者会出现眩晕和眼震，不出现眼震提示眼-前庭反射消失，出现两眼向冰水侧强直性同向偏斜提示大脑半球病变，脑干功能正常；反应消失或非同向性偏斜提示脑干病变，昏迷患者如两侧冰水试验反射正常表明脑干功能完整，可能提示心因性假性昏迷。

（4）眼底：昏迷患者伴视神经乳头水肿常提示颅内占位性病变，眼底片状出血常提示SAH或大量脑出血。

16

临床使用格拉斯哥-匹兹堡昏迷量表如何评估昏迷患者？

临床上为了准确评估患者昏迷程度，英国Glasgow（1974）首创昏迷程度评定量表，主要包括眼动、语言和运动3项，经各国应用后加以修订，增补为7项共35级，最高分为35分。格拉斯哥-匹兹堡昏迷量表（1978）见表2-3。

表2-3 格拉斯哥-匹兹堡昏迷量表（1978）

Ⅰ．睁眼动作	
1）自动睁眼	4分
2）言语呼唤后睁眼	3分
3）疼痛刺激后睁眼	2分
4）疼痛刺激后不睁眼	1分
Ⅱ．语言反应	
1）有定向力	5分
2）对话混乱	4分
3）不适当的用语	3分
4）不能理解语言	2分
5）无语言反应	1分
Ⅲ．运动反应	
1）能按吩咐做肢体活动	6分
2）肢体对疼痛有局限反应	5分
3）肢体有屈曲逃避反应	4分
4）肢体异常屈曲	3分
5）肢体伸直	2分
6）肢体无反应	1分
Ⅳ．瞳孔光反射	
1）正常	5分
2）迟钝	4分
3）两侧反应不同	3分
4）大小不等	2分
5）无反应	1分

续　表

Ⅴ．脑干反射	
1）全部存在	5分
2）睫毛反射消失	4分
3）角膜反射消失	3分
4）头眼和眼前庭反射消失	2分
5）上述反射均消失	1分
Ⅵ．抽搐	
1）无抽搐	5分
2）局限性抽搐	4分
3）阵发性大发作	3分
4）连续性大发作	2分
5）松弛状态	1分
Ⅶ．自主呼吸	
1）正常	5分
2）周期性	4分
3）中枢过度换气	3分
4）不规则/低换气	2分
5）无	1分

17

昏迷患者的鉴别诊断有哪些？

昏迷的标志性特征是不能被唤醒、睡眠-觉醒周期丧失和脑代谢降低等，昏迷患者临床需要鉴别诊断的疾病如下。

（1）闭锁综合征：患者表现四肢瘫，不能讲话，貌似意识障碍，但能自主睁眼，可用眼球垂直运动示意，能按指令上视，是桥脑基底部病变导致。

（2）无动性缄默症：患者表现为哑或发出断续的字词，不能自主运动，但刺激可运动，意识不清或部分保留，是丘脑、基底节、双侧扣带回或第三脑室后部，即脑干上部ARAS不完全受损所致，皮质功能保留。

（3）去皮质综合征：也称持续性植物状态或睁眼昏迷，表明皮质功能丧失，不能认知外界环境，对提问或指令无反应，不能追随检查者，但可无意识睁眼闭眼，保留觉醒-睡眠周期，喂食能无意识吞咽，可见去皮质强直发作伴锥体束征。

（4）痴呆也需注意鉴别，痴呆患者实则清醒，但记忆、逻辑和连贯思维受损，逐渐失去对周围环境做出适当反应能力，但对疼痛刺激、微笑、问候能做出适当反应，阿尔茨海默病（AD）晚期、严重脑挫裂伤后遗症患者可见哑和完全无反应。非抽搐性癫痫状态，如复杂部分性发作状态、失神发作状态常见短暂性意识丧失，无抽搐发作，细致观察和EEG检查可以区分；长期睡眠剥夺、酒精中毒后状态也需鉴别。

（5）癔病患者可表现对疼痛或伤害刺激无反应，强烈抗拒睁眼和检查，但反射性反应如眼球追踪运动正常提示意识清醒，属于精神性无反应（psychogenic unresponsiveness）。老年人可见短暂性无反应，如极少情感表达，不思饮食，不能入眠，无快乐感，是精神障碍持续状态，称为植物性抑郁（vegetative depression），症状存在不少于1年。

18 意识模糊状态的病因、临床表现和治疗有哪些？

意识模糊状态也称意识混浊状态（confusional state），是一种意识水平下降表现，大脑皮质处于一种较深的抑制状态，程度比昏迷轻，临床有时泛指脑病。

（1）病因：常见于慢性酒精中毒、酒精戒断综合征，癫痫发作后状态、复杂部分性发作和非惊厥性癫痫状态和创伤性脑损伤，肝性脑病、Wernicke脑病、脑膜炎、脑炎、高血压脑病、SAH和脓毒血症，胰岛素、镇静催眠药、抗抑郁药和抗精神病药过量，甲状腺功能亢进、甲状腺功能减退、低血糖和肾上腺功能减退等代谢障碍疾病，低钠血症、高钙血症和低钙血症等电解质紊乱等。老年缺血性卒中、后循环缺血、肝肾功能障碍的代谢性脑病、系统性红斑狼疮（SLE）、心脏外科术后并发症和高龄术后患者等也可见轻度意识模糊状态。

（2）临床表现：通常急性或亚急性起病，多在数小时至数日内进展。典型的表现为淡漠和嗜睡，意识范围缩小，意识清晰度比嗜睡状态低，呼叫或疼痛刺激可唤醒，但表情呆板、反应迟钝或表现精神错乱。常伴有定向力障碍，时间定向明显，其次是地点定向，自我辨认无困难，可注意力不集中，可有错觉，但不生动，幻觉少见，刺激停止又陷入半睡状态。有的患者以激惹为主或与困倦交替，伴有发热、苍白或潮红、多汗、心动过速、高血压等，以及扑翼样震颤和肌阵挛等。

（3）治疗：应尽快查找病因，针对原发病进行病因治疗，如纠正代谢紊乱或电解质紊乱，Wernicke脑病静脉给予硫胺素，对系统性感染对症治疗等。停用不必要的药物，如洋地黄易引起老年人幻觉和意识模糊状态，需要用的药物应权衡利弊，慎重选择剂量。

病史、症状和体征对急性意识模糊状态的病因诊断有何意义？

病史和症状对急性意识模糊状态的病因诊断意义如下。

（1）病史：详细询问患者的病史，让家属描述观察患者病情变化的细节，与该状态相关的疾病如酗酒、酒精戒断、药物滥用导致中毒或感染、糖尿病或低血糖、心脏疾病、脑卒中、颅脑创伤、癫痫或发作后状态和Wernicke脑病等。

（2）一般症状：伴过度通气常见于肝性脑病、高血糖和脓毒血症，黄疸常见于肝性脑病，皮肤瘀点常见于脑膜炎球菌性脑膜炎，伴浣熊眼、鼓室积血、脑脊液（CSF）耳漏或鼻漏提示创伤性脑损伤，低体温见于酒精或镇静药中毒、肝性脑病、低血糖、甲状腺功能减退，高血压见于高血压脑病、抗胆碱能药或拟交感神经药中毒。

（3）神经系统体征：头痛可提示脑膜炎、SAH和颅脑损伤，轻偏瘫、一侧腱反射亢进和Babinski征（＋）、局灶性癫痫提示局灶病变，发热或低体温、眼球震颤和肌阵挛常提示代谢性病变，扑翼样震颤提示代谢性脑病，步态共济失调常为酒中毒或镇静药中毒、Wernicke脑病；视乳头水肿常见于高血压脑病、颅内占位病变，伴瞳孔散大提示脑创伤、酒精或镇静药戒断、抗胆碱能药或拟交感神经药中毒；瞳孔缩小提示阿片类中毒，伴眼震或眼肌麻痹提示酒精或镇静药中毒、后循环缺血和Wernicke脑病，近记忆减退、精神行为异常和癫痫发作提示脑炎。

急性意识模糊状态的常见疾病和治疗有哪些？

急性意识模糊状态常见于以下疾病，临床应尽快确诊治疗，以防严重脑损伤或并发症导致死亡。

（1）低血糖综合征：低血糖常见心悸、饥饿感、手足颤抖、出汗、瞳孔扩大和轻度血压升高，引起脑功能障碍如嗜睡、意识朦胧或梦样状态、定向和识别力减退、注意力不集中、思维和语言迟钝、幻觉等。如立即口服巧克力等糖果，或葡萄糖静脉注射或滴注可迅速好转。

（2）细菌性脑膜炎：成人常见，患儿尤多，病原菌最多为脑膜炎球菌，其次是流感杆菌、肺炎球菌、大肠埃希菌及其他革兰阳性杆菌、葡萄球菌和李斯特菌。出现发热、头痛、Kernig征或Brudzkinski征，CSF细胞数和蛋白增高，糖降低。应急诊处理，延迟诊治可导致死亡或永久性残疾，给予足量抗生素静脉滴注，保持呼吸道通畅、降温、控制癫痫发作、维持电解质平衡和降颅内压等支持治疗。

（3）SAH：突发剧烈头痛，可见一过性意识障碍，以及高血压、视网膜出血、Kernig征；脑CT检查显示蛛网膜下腔和脑沟中积血，数字减影血管造影（DSA）检查可发现脑动脉瘤或脑动静脉畸形，两者常需手术切除或血管内介入采用弹簧圈栓塞。

（4）脑挫裂伤：可见偏瘫、失语、抽搐发作或不同程度意识障碍，头痛、恶心呕吐可能与ICP增高、外伤性SAH有关。脑CT可见挫裂伤部位低密度区内散在点片状高密度出血灶和周围水肿、脑室受压、中线结构移位等；出血性损伤可见头痛、高血压和轻偏瘫，也可发现硬膜外、硬膜下或颅内出血。治疗应紧急处理继发脑损伤如脑水肿，预防脑疝，早期清除硬膜外或硬膜下血肿，对症处理高热、昏迷或意识混浊等。

（5）Wernicke脑病：常见于酗酒或营养不良患者硫胺素缺乏，可见眼肌麻痹、精神异常和共济失调等典型症状，重者表现为精神错乱、虚构、定向力和记忆力严重缺失，轻者表现为淡漠、举止随便、对周围环境无兴趣、注意力不集中和定向力差。MRI检查可见两侧丘脑和脑干对称性病变，典型表现可见第三脑室和导水管周围对称性T2WI高信号。治疗首选硫胺素静脉滴注，患者可完全恢复。

21

谵妄的病因、临床表现和治疗有哪些？

谵妄（delirium）是一种特殊类型意识障碍的临床急症，是最有戏剧性的急性脑综合征，表现为意识受损、知觉异常、生动梦境、一系列奇特荒谬的错觉、幻觉和妄想，以及强烈的恐惧或其他情绪反应，失眠、惊厥、震颤和痉挛等。

（1）病因：常见于急性弥漫性脑病变如感染、中毒性脑病或代谢紊乱，如慢性酒中毒、酒精和药物依赖突然戒断、脑炎或脑膜炎，偶见于顶枕叶大面积脑梗死、SAH、原发性或转移性脑肿瘤、硬膜下血肿，易发生于老年人和内科疾病患者。

（2）临床表现：患者通常比意识模糊状态严重，意识水平迅速波动，嗜睡、激越、恐怖和语无伦次，日落后有加重趋势，伴有时间、地点和人物定向障碍，注意力不集中，认知、逻辑和思维受损，常出现视幻觉、听幻觉和片断妄想，如昆虫、猛兽、鬼神和战争场面，生动逼真。酗酒、酒精或药物戒断易伴发癫痫发作，戒酒后3～5天突然发病，伴发热、多汗、心动过速、高血压和全身震颤（震颤性谵妄），幻觉和妄想易误诊为精神分裂症。

（3）治疗：关键是明确病因或急性器质性疾病，患者有定向障碍、近事遗忘、简单计算不能和智能障碍可肯定为器质性，查明病因立即病因治疗，去除易感和诱发因素，未查明病因应尽快支持和对症治疗，高热应控制体温在39℃以下，维持生命体征平稳，输液纠正水与电解质紊乱和低血糖，输液中预防性加入硫胺素及其他B族维生素。严重躁动、极度不安和彻夜不眠患者每隔10～15min静脉注射地西泮10mg直至安静，但勿进入昏睡，有时所需剂量颇大，甚至＞100mg/d。轻度兴奋患者可口服氟哌啶醇4～12mg，每日2～3次。控制抽搐发作，防止伤人或自伤，若处理不及时可因感染和心血管衰竭死亡。

22 去皮质综合征与无动性缄默症的临床表现和鉴别有哪些？

去皮质综合征与无动性缄默症均属于醒状昏迷（coma vigil）或睁眼昏迷。

（1）去皮质综合征（decorticate syndrome）：也称持续性植物状态（persistent vegetative state，PVS）。常见于严重脑创伤或皮质广泛损伤患者，脑干反射恢复后不能恢复有意识的清醒。

患者表现为无意识地睁眼闭眼，反射性眼球运动、瞳孔光反射和角膜反射保留，有觉醒-睡眠周期，喂食能无意识吞咽，可见四肢肌张力增高、病理征（＋），出现去皮质强直状态，上肢屈曲、下肢伸直；患者不能追随检查者或视觉目标，对提问或指令无反应，可无意识哭叫，尿便失禁。

（2）无动性缄默症（akinetic mutism，AM）：是指脑干上部和丘脑病变使大脑皮质缺乏足量的ARAS刺激，患者处于缄默不语和四肢不动的特殊状态。

患者表现为对刺激可有反射性四肢运动，可有自发性睁眼、注视和追视动作，貌似清醒，但无随意运动、自发言语，偶可发出单词耳语，无任何情绪反应。多有意识障碍，经治疗意识可恢复，但不能记忆意识障碍前的事情，意识存在和定向力保持的患者可呈过度睡眠状态，尿便失禁。EEG多为广泛δ波和/或θ波，脑干损害特有的低电压快波不明显。溴隐亭与美多巴联合治疗重型颅脑损伤引起的AM患者可取得较理想的效果。

（3）鉴别诊断：见表2-4。

表2-4　去皮质综合征与无动性缄默症的鉴别

鉴别点	去皮质综合征	无动性缄默症
病变部位	双侧大脑皮质弥散性病变	脑干上部和丘脑ARAS不完全损害
意识状态	不清	多有意识障碍或可部分保留
发出单词	不能	不能，偶可发出单词耳语
情绪反应	可有无意识哭叫	无情绪反应
疼痛刺激	无肢体活动	可有逃避反应
锥体束征	肌张力高，双侧病理征（＋）	肌肉松弛，病理征（－）
EEG	多为广泛慢波或静息EEG	双侧对称性广泛慢波
治疗	无效	意识或可部分恢复

闭锁综合征的病因和临床表现有哪些？

闭锁综合征（locked-in syndrome）也称闭锁状态（locked-in state）或去传出状态（deefferented state），由Nordgren 1971年首先报道。

（1）病因：闭锁综合征是桥脑基底部病变使脑干腹侧皮质核束和皮质脊髓束受损，导致缄默和四肢瘫。常见于基底动脉血栓引起的桥脑梗死，其他如脑干肿瘤、桥脑中央髓鞘溶解症（central pontine myelinolysis）、重症吉兰-巴雷综合征和重症肌无力，以及使用神经肌肉接头阻滞药可出现类闭锁综合征状态。

（2）临床表现：患者表现为不能讲话，四肢瘫，桥脑以下的脑神经瘫，双侧完全性面舌瘫，表情缺乏，吞咽反射消失，仅保留眼球垂直运动和辐辏运动。由于患者不能讲话，身体不能动，看似昏迷，但实际上意识完全清楚，大脑半球和脑干上部ARAS功能正常，患者保持警觉，意识到自己的处境，能用眼垂直运动和眨眼来示意。EEG检查正常或轻度慢波改变，可与意识障碍区分。脑MRI可显示桥脑基底部病变。

持续性植物状态诊断标准及其与昏迷和脑死亡鉴别有哪些？

持续性植物状态（persistent vegetative state，PVS）是指脑皮质功能丧失，但脑干功能完整的去皮质综合征。

（1）诊断标准：PVS诊断需在年轻患者外伤性脑损伤后至少1年，以及非创伤性疾病后至少3个月做出。包括：①不能识别自我或环境，与他人无互动；②对刺激不能做出有意义的反应和执行指令；③不能理解或表达语言；④有睡眠-觉醒周期，有激奋或微笑，自动睁眼、皱眉、打哈欠、无目的性眼球跟踪；⑤脑干和下丘脑自主功能基本正常，得以存活；⑥尿便失禁；⑦脑神经和脊髓反射不同程度保留。

（2）PVS与昏迷、脑死亡鉴别：昏迷是持续的深度意识障碍，不能唤醒，也无认知；脑死亡是包括脑干在内的全脑功能不可逆的丧失；PVS有醒觉，但无意识活动。由于这三者皆无意识活动，需注意鉴别（表2-5）。

表2-5 持续性植物状态与昏迷、脑死亡的鉴别

鉴别点	PVS	昏迷	脑死亡
运动功能	无目的性运动	无目的性运动	无与脊髓反射不同的运动反应
睡眠-觉醒周期	完整	缺乏	缺乏
呼吸功能	正常	易变	缺乏
EEG	多形性δ/θ活动，偶伴慢α波	多形性δ、θ波活动	脑电静息
脑代谢	减少50%或更多	减少50%或更多	缺乏
生命期限	通常2～5年	不确定	2～4周死亡（哈佛标准）
神经恢复	外伤性12个月后罕见，非外伤性3个月后罕见	通常恢复，2～4周内变为PVS或死亡	不恢复

25

脑死亡及其临床诊断标准有哪些？

脑死亡（brain death）是包括脑干在内的全脑功能不可逆的丧失，导致自主呼吸停止、循环衰竭、低体温、肌张力减低、眼球固定、瞳孔散大、光反射和脑干反射消失，患者处于濒死状态，需要依赖辅助呼吸和药物维持呼吸循环功能，所有脑干反射与功能丧失是脑死亡的重要指征。

我国对脑死亡判定标准（2019）如下。

（1）判定的先决条件

1）昏迷原因明确。

2）排除了各种原因的可逆性昏迷。

（2）临床判定标准

1）深昏迷。

2）脑干反射消失。

3）无自主呼吸，靠呼吸机维持通气，自主呼吸激发试验证实无自主呼吸。

以上3项临床判定标准必须全部具备。

（3）确认试验标准

1）短潜伏期体感诱发电位（short latency somatosensory evoked potential，SLSEP）：正中神经SLSEP显示双侧N9和/或N13存在，P14、N18和N20消失。

2）EEG显示电静息。

3）经颅多普勒超声（TCD）显示颅内前循环和后循环血流呈振荡波、尖小收缩波或血流信号消失。

以上3项确认试验至少具备2项。

（焦　虹）

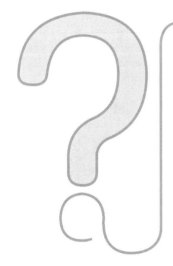

第三章

失语症和言语障碍
Aphasia and Dysphasia

26
言语障碍的病因和临床表现有哪些？

言语障碍（dysphasia）包括失语症和构音障碍，但病因和临床表现完全不同。

（1）失语症（aphasia）：通常是大脑病变导致的语言交流障碍综合征。失语症是由获得性脑损伤导致的口语或书面语表达和理解丧失或障碍，常见于脑卒中、脑创伤、脑肿瘤、脑部炎症和脑变性疾病等，可表现为一种语言功能障碍为主，伴其他语言功能不同程度的受损，也可表现为语言功能完全受损。

1）患者对各种语言符号表达与理解能力受损或丧失，表现为既不能讲话，也听不懂别人讲话，但意识清晰，无认知和精神障碍，无听觉、视觉功能缺失，无口舌、声带、咽喉发音器官肌肉瘫痪或共济失调。

2）全面影响高级心智功能疾病如意识模糊、谵妄、智能迟钝和痴呆时，言语和语言功能很少丧失，但表现为特殊言语障碍，如哑、言语重复（palilalia）和模仿言语（echolalia），反映知觉与智能损害，患者重复单词和短语像鹦鹉学舌。精神分裂症和自闭症患者出现一些无意义短语、奇特新语或杂乱词语（jargon）也属于这一类，但是源于思维障碍。

（2）构音障碍（dysarthria）：或构音不全（anarthria），是发音器官神经肌肉病变导致发音缺陷，常见于延髓运动神经核病变引起的球麻痹，双侧半球白质或基底节卒中导致的假性球麻痹、小脑病变，以及锥体外系病变如帕金森病。

1）患者表现为弛缓性或痉挛性瘫、运动僵硬、反复痉挛（口吃）或共济失调，发音困难，吐字不清，是在语言输出的最后阶段不能形成清晰的言语，患者心智功能和对言语及书面语言理解完好，包括句法（句子语法结构）正常。

2）需注意与失音（aphonia）或发音困难（dysphonia）区分，后者是喉肌或神经支配紊乱引起的嗓音改变或失声，发音和语言不受影响。

27
失语症的功能解剖学基础有哪些？

失语症是临床最常见的言语障碍，通常由脑部病变导致。传统观点认为，语言障碍与大脑特定区域损伤有关，语言区大多位于左侧半球，在外侧裂周围区。

失语症功能解剖学基础主要包括语言区和连接纤维。

（1）语言区

1）主要接受区：作用是言语感知和理解，位于颞上回（22区）后部，称为韦尼克区，以及颞横回（41区和42区）；第二接受区位于顶下小叶角回（39区），在听觉与视觉语言中枢之间。

2）主要执行区：位于额下回后部（44区和45区），称为布洛卡区，与语言产生和输出有关，该区紧邻中央前回控制嘴唇和舌的运动区。第四语言区位于额中回后部，称为Exner书写区，书写视觉感知的词汇，但Exner语言区的概念仍有争议。这四个语言区构成两个平行的系统，包括理解口语和产生语言，理解书面文字和书写，构成了听、说、读、写等语言基本功能。

（2）连接纤维：以上感知和运动语言区由复杂的神经纤维网络相互连接，其中一个大束，弓状束（arcuate fasciculus）穿过颞叶峡部和外侧裂周围区后部，连接韦尼克区与布洛卡区，弓状束损伤导致复述能力受损。布洛卡区与中央前回皮质（支配嘴唇、舌和咽喉肌）间的短连接纤维对语言产生也特别重要，外侧裂周围语言区与纹状体、丘脑，以及通过胼胝体和前连合与非优势半球的相应区域也有连接。

总之，韦尼克-布洛卡区组合模式表明，语音性言语输出困难是由左侧额叶病变所致，语义理解困难是左侧颞叶病变的结果，失读症和失写症与顶下小叶病变有关。这些大脑皮质语言区模块被心理语言学家描绘成一系列盒子，通过相互连接的通路组成的巨大神经元网络，同步活动执行完美的语言功能。

28 常见的失语症及其临床表现有哪些？

常见的失语症形式如下。

（1）失语症伴复述受损：包括布洛卡失语症、韦尼克失语症、完全性失语和传导性失语，前三者临床上最常见，被称为西尔维亚失语症，即外侧裂周围失语综合征。

1）布洛卡失语症：患者说话费力，找词困难，语量少，缺乏语法结构，电报式语言，复述功能受损，但听理解相对正常，为非流利性失语。常见于大脑中动脉（MCA）缺血性卒中，纯布洛卡区（额下回后部）病变不产生持续性失语，预后较好。

2）韦尼克失语症：患者听理解严重受损，完全听不懂别人讲话，答非所问，说话流利，但听不懂，通常有许多错语和新语（neologisms），理解障碍也导致复述、阅读和听写障碍。常见于MCA下部分支闭塞的缺血性卒中。

3）完全性失语症（global aphasia）：是最严重的失语症，所有的语言元素，如口语、听理解、复述、命名、阅读和书写均严重受损。常见于优势半球颈内动脉（ICA）或MCA供血区大面积梗死，多伴有偏瘫、偏身感觉障碍体征，预后很差。

4）传导性失语（conduction aphasia）：患者说话不费力，发音清楚，语调正常，有语法词和完整短语，但有字面错语（literal paraphasia），口语理解基本完整，复述却不成比例地严重受损。病变是由颞-顶叶交界处白质弓状束病变引起。

（2）复述完整的失语症

1）经皮质性失语症（transcortical aphasia）：也称分水岭区失语症，包括经皮质运动性失语（TCMA）、经皮质感觉性失语（TCSA）和经皮质混合性失语（MTA），但复述能力均被保留，是经皮质性失语症的共同特征。

2）命名性失语（anomic aphasia）：患者说话较流利，但对物体命名困难，找词困难，表现为词语选择失语，理解力和复述相对正常，通常预后良好。

29

失语症的基本语言元素异常有哪些？

常见的失语症包括布洛卡失语症、韦尼克失语症、传导性失语、完全性失语、命名性失语和经皮质性失语等，各种失语症表现有口语、听理解、复述、命名、阅读和书写等不同的基本语言元素受损，如表3-1所示。

表3-1　不同失语症的基本语言元素异常

表现	布洛卡失语症	韦尼克失语症	传导性失语	完全性失语	命名性失语	TCMA	TCSA	MTA
口语	非流利	流利，错语	流利	非流利	流利	非流利	流利	非流利
听理解	较好	不良	较好	不良	较好	好	不良	不良
复述	不良	不良	不良	不良	好	好	较好	较好
命名	不良	错语	不良	不良	不良	不良	错语	不良
阅读	不良	不良	较好	不良	较好	较好	不良	不良
书写	不良	错语	较好	不良	较好	非流利	错语	不良

30

布洛卡失语症的病变定位和临床表现有哪些？

布洛卡失语症（Broca aphasia）是经典的失语综合征，也称运动性失语、表达性失语，法国外科医生Broca最早（1861）通过尸解证明和描述该病，他指出人的语言中枢在左脑额下回后部，他说"我们用左脑说话"。

（1）病变：位于优势侧额下回后部（布洛卡区），也可累及相应的皮质下白质、脑室周围白质；单纯布洛卡区病变不产生持续性失语，语言恢复较快，可伴短暂的口面失用症，预后较好。

（2）临床表现：患者表现为明显的口语表达障碍，讲话费力，找词困难是突出特点，发音和语调障碍，缺乏语法结构，电报式语言，为非流利性失语。听理解较好，但理解有语法词的句子和秩序词困难，如分不清"狗比马大与马比狗大"的含义。复述障碍，但比自发谈话好，复述句子会略去语法词只复述实质词。命名困难，可接受语音提示；朗读困难，但阅读发音比自发谈话好，伴写字笨拙，笔画潦草，阅读、书写均对语法词理解和书写困难。布洛卡区失语病变多会影响邻近的运动皮质，出现右侧轻偏瘫，手臂较明显，常见于MCA缺血性卒中。轻微语言障碍而理解和书写能力正常，被称为轻微布洛卡失语症。

韦尼克失语症的病变定位和临床表现有哪些？

韦尼克失语症（Wernicke aphasia）也称感受性失语，是经典的失语综合征，由德国神经精神科医生Wernicke（1874）首先提出这一失语症。

（1）病变：位于优势侧半球颞上回后部（韦尼克区），常见于MCA下部分支闭塞引起的缺血性卒中。

（2）临床表现：患者理解能力严重受损，完全听不懂别人讲话，答非所问，也不理解自己的话，对讲话中的错误缺乏意识，想尽量表达和不停地述说，呈强迫言语（press of speech）。流利型口语，发音、语调和韵律正常，有适当的语法结构，但找词困难，缺乏实质词，空话连篇，出现冗长无意义的赘语（circumlocution），语义性错语较多，如将"帽子"说成"袜子"，并有新语（neologisms），表现杂乱性失语，难以理解，停顿过多类似口吃，常说"我不会说了"。由于理解障碍引起复述、阅读和听写障碍。右上象限同向性偏盲可能是唯一的神经体征，但难以查出，患者或可表现出行为障碍、焦虑甚至偏执状态等。

传导性失语的病变定位和临床表现有哪些？

传导性失语（conduction aphasia，CA）是以复述不成比例的受损为突出特征的失语综合征。

（1）病变：是由位于优势侧半球缘上回皮质或深部白质内的弓状纤维病变引起，通常不伴神经体征。

（2）临床表现：患者表现为流利型口语，说话不费力，发音清楚，语调正常，有语法词和完整的短语或短句，也有字面错语（literal paraphasia），患者常不满意自己的发音，发觉错误而犹豫、停顿，显得口吃，试图反复改进或少讲话。口语理解基本完整，秩序词、语法词理解障碍。复述却不成比例地严重受损，可完全听懂复述内容，但不能准确复述，甚至不能复述自主讲话时轻易说出的词或句子，或用错语复述，多为语音性错语，如将"馒头"说成"门托"，复述抽象词和复杂句子更困难，复述障碍是最有鉴别意义的特征。有不同程度的命名障碍或错语命名，可伴口面失用症和格斯特曼（Gerstmann）综合征，偶有视野缺损。

33

完全性失语的病因和临床表现有哪些？

完全性失语（global aphasia，GA）也称混合性失语，是最严重的失语症类型。病灶大多是在优势半球MCA分布区的广泛区域。

（1）病因：GA最常是由优势半球ICA或MCA大面积脑梗死所致，病变累及额叶布洛卡区、颞叶韦尼克区及其连接的弓状束，也可见于脑外伤、脑肿瘤和脑部炎症等。

（2）临床表现：患者表现为严重的口语和听理解障碍，口语表达表现为哑和刻板性语言，只能发出无意义的"吗""吧""哒"等声音，有些患者用不同的语调表达肯定与否定，患者可能说出带情感的短语，骂人话也可脱口而出。命名、复述、阅读和书写也都不能完成。患者常伴有偏瘫、偏身感觉障碍或偏盲等神经定位体征，预后很差。

34

命名性失语的临床表现及其与命名障碍的鉴别有哪些？

命名性失语（anomic aphasia，AA）是以命名不能为唯一或突出表现的失语症。病变多位于优势半球颞中回后部或颞枕叶交界区，局限性损害，如阿尔茨海默病。

（1）临床表现：AA患者表现为流利型口语，可流利地讲话，但对物体命名困难，表现为选词性命名障碍，突出的特征是在自发言语中或视物命名时说不出物品名称，缺乏实质词，常描述物品用途和属性代替说不出的词，赘语和空话较多，可接受选词提示。患者理解力和复述相对正常，阅读和书写障碍较轻。患者神经系统检查可无异常，康复训练重点是让患者进行物品命名训练，AA通常预后良好。

（2）与命名障碍鉴别：需注意命名障碍（anomia）与命名性失语是两个不同的概念，在所有的失语症中均表现为程度不同的命名障碍，可见于弥漫性脑病和阿尔茨海默病早期，但其定位价值有限；命名性失语是以命名障碍为主的一组失语综合征。

35

经皮质性失语的分型和临床表现有哪些？

经皮质性失语（transcortical aphasia）也称分水岭区失语综合征，病变位于分水岭区，即毗邻的两条脑动脉供血区间的边缘带。

分型和临床表现如下。

（1）经皮质运动性失语（transcorticl motor aphasia，TCMA）：表现为非流利性失语、理解力保留。

（2）经皮质感觉性失语（transcorticl sensory aphasia，TCSA）：表现为流利性失语、理解力受损。

（3）经皮质混合性失语（mixed transcorticl aphasia，MTA）：表现为非流利性失语、理解力受损。

然而，所有的经皮质性失语的特征性表现是复述功能好，而且较其他语言功能不成比例地好，是这类失语症的共同特征（表3-2）。

表3-2 TCMA、TCSA和MTA的临床表现和病变部位

	TCMA	TCSA	MTA
口语表达	非流利型，语言启动和扩展障碍	流利型，有错语和模仿性言语	非流利型，可有模仿性言语
口语理解	相对较好	严重障碍	严重障碍
复述	好	好	相对较好
命名	不正常，表达性命名障碍	严重障碍，有完成现象	严重障碍
阅读	不正常	严重障碍	严重障碍
书写	不正常	严重障碍	严重障碍
病变部位	优势侧布洛卡区前上部	优势侧颞顶分水岭区	优势侧分水岭区大病灶

36

交叉性失语的临床表现和意义有哪些？

交叉性失语（crossed aphasia）是指右利手患者在纯右侧半球病变时导致的失语症，临床非常罕见，仅见于1%的病例中，确诊需要严格的诊断和排除标准。

（1）临床表现：交叉性失语的类型与左侧语言优势半球病变引起的失语症类型相同，如布洛卡失语症、韦尼克失语症、完全性失语和命名性失语，神经影像学检查证明病变在右侧半球，大多数患者伴有左侧轻偏瘫、偏身感觉障碍和偏盲或左侧空间忽视等。右侧半球病变引起失语症的患者几乎都是左利手，语言障碍程度和持久性比右利手患者类似左半球病变轻，交叉性失语症恢复相对较快。

（2）可能临床意义：右脑病变导致失语症的确切机制尚有争议，可能表明部分人右侧半球具有语言优势。左利手或双利手个体的大脑语言优势不完全一致，患获得性失语的左利手患者约60%是由于左半球病变。

37

失读症的类型和临床表现有哪些？

失读症（alexia）是指丧失了之前的获得性阅读能力，但说话正常，也能听懂别人讲话，包括以下类型。

（1）失读症伴失写（alexia with agraphia）：患者表现为严重阅读障碍，仿佛不识字，伴自发书写和听写障碍，通过非视觉途径如大声拼出单词也不能改善阅读。汉字失写表现为构字障碍和字词错写，可抄写但不认识，或可有命名和听理解障碍，伴Gerstmann综合征等。病变位于优势半球角回或顶颞叶交界区。

（2）失读症不伴失写（alexia without agraphia）：又称纯失读症（pure alexia），是一种较特殊的失读症，患者不能阅读但可以书写，拼读单词有助于识别和写出单词，但不理解文字内容。病变位于胼胝体压部，可能与右侧枕叶皮质与左侧语言中枢失联有关，也称枕叶失读症。

（3）额叶失读症（frontal alexia）：常见于运动性失语如布洛卡失语症或经皮质运动性失语，患者可读懂实质意义词如名词或动词，并以此猜出句子意思，但不理解语法词和有语法结构的句子，常伴书写障碍，多伴右侧偏瘫。常见于优势侧额叶病变。

38

失写症的类型和临床表现有哪些？

失写症（agraphia）是脑损害引起原有的书写功能受损或丧失，常见于优势半球额中回后部运动性书写中枢病变，与运动、言语或理解功能障碍无关，包括以下几种类型。

（1）非流畅性失写症（non-fluent agraphia）：又称前部失语性失写，常见于布洛卡失语症、经皮质运动性失语，表现为听写和自发书写困难，抄写相对较好，有的患者可出现失用性书写。

（2）流畅性失写症（fluent agraphia）：又称后部失语性失写，常见于韦尼克失语症、传导性失语、命名性失语、经皮质感觉性失语，表现为书写不费力，但缺乏实质词，患者可出现大量语义性和词义性错写。

39

临床常见失语症的鉴别诊断有哪些？

临床常见的失语症包括布洛卡失语症、韦尼克失语症和完全性失语，以及经皮质性失语，包括TCMA、TCSA和MTA，鉴别诊断主要根据失语症的特征、伴随症状和影像学显示的病变部位等（表3-3）。

表3-3　临床常见失语症的鉴别诊断

类型	口语流利性	听理解	复述	伴随症状	病变部位（优势半球）
布洛卡失语症	典型非流利语，电报样	保留	受损	常伴轻偏瘫	额下回后部布洛卡区
韦尼克失语症	流利性口语，常伴错语新语	严重受损	受损	可伴视野缺损	颞上回后部韦尼克区
传导性失语	保留	保留	严重受损	可伴口面失用、Gerstmann综合征	缘上回、初级听皮质、脑岛及深部白质内弓状纤维
经皮质运动性失语（TCMA）	受损	保留	很好	常伴轻偏瘫	布洛卡区前上部、额叶深部白质等
经皮质感觉性失语（TCSA）	保留	受损	较好	可伴轻度感觉障碍或视野缺损	优势半球颞、顶分水岭区
经皮质混合性失语（MTA）	受损	受损	相对好	常伴轻偏瘫、轻度感觉缺失	优势侧分水岭区大病灶
命名性失语	流利性口语，命名障碍明显	保留	保留	神经系统检查可无异常	角回、颞中回后部或颞枕交界区病变
完全性失语	受损	受损	受损	常伴偏瘫、偏身感觉	优势大脑半球大范围

40

失语症的治疗和预后有哪些？

失语症以综合性治疗为主，在积极治疗原发病基础上对患者进行功能训练，在原发病稳定时应尽快开始治疗，改善患者语言功能，尽量恢复职业能力。

（1）康复治疗：包括语言训练、口部肌肉训练、电刺激疗法、高级脑功能治疗、体感音波振动治疗、针灸疗法、情感支持和高压氧治疗等。急性期失语症患者应给予精神安抚，沮丧和抑郁使一些失语症复杂化，最好进行精神评估和治疗，取得患者的配合。大多数失语症是由于脑卒中或脑创伤引起，在脑卒中和脑创伤后数日、数周或数月几乎总会有一定程度的自发改善。语言康复方法是专门性的，最好由受过专门训练的专科医生进行。不同的失语症语言训练重点不同，如运动性失语主要训练口语和文字表达能力，感觉性失语主要训练听理解、复述和绘画能力，命名性失语主要训练口头指令、口语命名、文字称呼能力，传导性失语主要训练听写和复述，完全性失语需要分别针对语言表达、理解手势等交流方面的应用训练。

失语症的药物治疗主要包括多巴胺类，如溴隐亭可增加脑内多巴胺含量，改善言语输出；胆碱类可增加脑内乙酰胆碱含量，改善命名和语言理解，但大部分药物疗效尚有争议。

（2）预后：脑创伤引起的失语症通常比脑卒中的失语症恢复得较快和完全。失语症的类型，特别是最初的严重程度可明显影响恢复，完全性失语症通常很难有改善，严重的布洛卡失语症和韦尼克失语症也是如此。轻型布洛卡失语症的说话稍显吃力和停顿，恢复较迅速。分离性言语综合征（dissociative speech syndromes）如纯词哑，言语和文字出现不对等损害，言语损害程度不重，通常恢复较快。失语症口语和文字理解与表达几乎都有不同程度的受损，任何一种特定失语症康复，左利手患者通常比右利手更有利。

纯词聋的临床表现和鉴别有哪些？

纯词聋（pure word deafness）是一种少见的综合征，特征是患者听力正常，口语词语理解严重障碍，其他语言功能和阅读基本完整。Kussmanul（1877）做了最早的描述，Golodstein（1974）详细描述了该综合征的临床和解剖。

（1）临床表现：患者听力正常，但口语词语理解严重障碍，特别是复杂内容的口语，不能与人交谈，答非所问，"你说你的，他说他的"，症状持久，患者可不理解词语信息，但对非语音的自然声音如鸟鸣声、电话声仍能辨识，其口语表达正常或仅有轻度障碍，命名、朗读和抄写正常，复述严重障碍，听写不能。病变多为对称性血管性病变，累及双侧颞上回前部和中部皮质及皮质下白质，初级听皮质不受损，可能由于颞叶对听觉刺激分辨、加工过程缓慢；若单侧病变，多为左侧颞叶皮质下白质中听放射纤维和胼胝体来自对侧听觉区纤维受损。

（2）鉴别：纯词聋与韦尼克失语症均有口语理解严重障碍，复述和听写障碍，但两者明显不同。纯词聋其他语言功能几乎不受影响，口语表达正常或轻度障碍，命名、朗读和抄写正常，通过书写可进行交流，观察讲话者面孔和口型动作可帮助理解讲话内容，纯词聋被认为并非真正的失语症。韦尼克失语症完全听不懂别人讲话，答非所问；表现流利型口语，发音、语调和韵律均正常，但找词困难，缺乏实质词，空话、赘语、语义性错语和新语，表现为难以理解的杂乱性失语。

42 纯词哑的临床表现及其与构音障碍的鉴别有哪些？

纯词哑（pure word dumbness）又称运动性语言不能（aphemia）或口语失用症（speech apraxia），是一种罕见和独特的言语障碍综合征。

（1）临床表现：纯词哑通常发病急，少数严重表达性失语患者起病时表现为哑或仅发出少量构音不清和不清晰的低调语音，数日或数周后可逐渐恢复，出现缓慢费力、低调顿挫的发音，偶有爆发性或电报式口语，仔细辨认发现说话语句的文法结构完整，用词正确，文字表达和理解正常，由于发音不清使复述、命名和朗读不能，阅读和书写正常，病初也能用书写准确回答问题，因此不能将纯词哑看作是一种失语症类型，可很快恢复。起病时多伴右侧轻偏瘫，伴口面失用或吞咽困难，患者不能按指令伸舌、闭目或鼓腮，但在日常活动中却能有目的地自如运用舌头，吹气、咳嗽和瞬目等，说明无双侧面舌瘫。纯词哑病变可能位于优势半球中央前回下部、额下回后部皮质和皮质下，是优势侧言语运动控制的最后通路。

（2）鉴别：纯词哑须与构音障碍鉴别，纯词哑出现哑或轻度构音不清是语言运用功能受损，限于发音障碍，为发音器官协同运动受损，不影响饮水、吞咽功能，常伴口面失用症。构音障碍多见于脑卒中，起病急，如延髓外侧综合征出现真性球麻痹，后组脑神经下运动神经元受损，双侧上运动神经元病变引起假性球麻痹，球麻痹除了构音障碍、口齿不清，常伴有饮水呛咳、吞咽困难，假性球麻痹还伴有强哭强笑，下颌、掌颏反射亢进等。

43 构音障碍的分型、临床表现和常见疾病有哪些？

构音障碍（dysarthria）是发音器官的神经肌肉病变导致的肌无力、麻痹、肌张力异常和运动不协调，导致发音困难、吐字不清、音调速率和韵律异常，在语言输出的最后阶段不能形成清晰的言语。

构音障碍的分型包括弛缓性（flaccid）、痉挛性（spastic）、共济失调性（ataxic）、运动减少性（hypokinetic）、运动增多性（hyperkinetic）、张力障碍性（dystonic）和混合性（mixed），以及肌肉、发音器官病变，分型、临床表现和常见疾病见表3-4。

表3-4　构音障碍的类型、临床表现和常见疾病

类型	临床表现	常见病变和疾病
弛缓性	鼻音过强、辅音含糊和单音调	LMN，如球麻痹和后组脑神经病变
痉挛性	声音紧张压抑，语速慢，发音不准或刺耳	UMN，如双侧半球白质或内囊膝部病变，见于卒中伴假性球麻痹
共济失调性	重音过度，速度和节奏不规律，元音扭曲	小脑病变，蚓部病变时构音障碍最严重
运动减少性	单音调，口语短促，不恰当的沉默，语速易变	锥体外系病变，如帕金森病、肝豆状核变性，发音肌不自主运动所致
运动增多性	辅音含糊，停顿过长，声音过大的变化或刺耳	如Huntington病
张力障碍性	声音紧张-压抑，单音调，分节发音不规则	如痉挛性发音困难
混合性	上述的混合特征	多发性硬化，肌萎缩侧索硬化
肌肉病变	语音无力	重症肌无力，进行性肌营养不良
发音器官病变	发音漏气	腭裂

注：LMN，下运动神经元病变；UMN，上运动神经元病变。混合性构音障碍见于一种类型以上的运动障碍疾病。

44

失语症与构音障碍的鉴别有哪些？

失语症与构音障碍均属于言语障碍（dysphasia），临床表现和病因完全不同。

（1）失语症是大脑病变导致的高级语言功能障碍综合征，患者意识清楚，无严重认知障碍和精神障碍，无听觉、视觉功能缺失，无发音功能障碍，但表现为各种语言符号表达和理解能力受损或丧失，如常见的口语表达障碍或听理解障碍，以及复述、命名、阅读和书写障碍等。

（2）构音障碍患者语言接受和形成能力正常，语言交流基本元素，如语言符号、词义和语法也正常，只是发音器官的神经肌肉病变导致语音形成或语言输出障碍，如发音困难、语音不清、音调异常，语速过慢，过快或爆发性言语，音量过弱或过大，连贯性差，不能形成清晰语言，构音障碍患者由于听理解与书写正常，可通过文字进行正常交流。

45

习得性口吃的临床表现和鉴别有哪些?

口吃（stuttering）是一种常见的言语流畅性障碍，可以是一种发育障碍，也偶见于正常人，也可见于正从失语症恢复的患者，而这些人在童年时从未有过口吃。

（1）临床表现：口吃表现为言语频率和强度与正常人不同，音素、音节、单词或词语出现不应有的重复，语音不适当的拉长，词语不适当的停顿，可见发音用力或只有发音动作而发不出音，常伴生理性紧张反应，说话前反常地犹豫或停顿，以及某些语音（通常为元音）拖长。成人习得性口吃（acquired stuttering）与发育性口吃有不同的特点，通常是暂时的，重复、延长和中断并不局限于单词开头音节，口吃在语法词与实质词上出现频率一样，继续说话几乎没有适应，通常不伴鬼脸或相关动作。

（2）鉴别：口吃与重复言语（palilalia）不同，重复言语是指患者常重复他所说的一句话的最末几个字或词，如说"这是一个什么问题，问题、问题……"，多见于脑器质性疾病或伴发癫痫的精神障碍。口吃也与模仿言语（echolalia）不同，后者刻板地模仿周围其他人的言语，是一种思维障碍，最后可出现幻觉、妄想，是精神分裂症的常见表现。孤独症患儿的模仿言语表现为即刻模仿和延迟模仿两种形式，即刻模仿是别人说完一句话后患儿立刻重复刚说的话，延迟模仿是重复几小时、几天或几十天前听到别人说的话。

46

发音困难（失音）的病因和临床表现及其治疗有哪些?

发音困难（dysphonia）是由于发音障碍导致的言语障碍，有时用失音（aphonia）一词，是指完全不能发音，与发音困难只是程度差异而已。

（1）病因和临床表现

1）轻微呼吸麻痹，如重症肌无力（MG）、吉兰-巴雷综合征和严重的肺部疾病都可能因没有足够的空气影响发声。

2）双侧轻度声带麻痹时患者只能低语说话，声音嘶哑、低沉和刺耳，带有吸气喘鸣；长时间气管插管导致环杓后软骨（posterior cricoarytenoid cartilage）和喉神经后支压力性坏死较常见的医源性病因。

3）痉挛性发音障碍（spasmodic dysphonia）较常见，源于锥体外系疾病，多为看似健康的中老年人，说话时声音紧张，讲话不流畅，好像被勒住脖子，说话好像用力大声喊，吞咽和唱歌往往不受影响，常孤立发生，也可伴睑痉挛、痉挛性斜颈和书写痉挛，性质不清，可能类似节段性肌张力障碍，音量变小如同耳语，耳语是晚期帕金森病、震荡性脑创伤和额叶病变的特征。

4）声门痉挛（glottic spasm）可导致刺耳的喘鸣声，如破伤风和某些遗传性代谢疾病，吸烟、急性或慢性喉炎、息肉和拔管后喉头水肿也可导致嘶哑和喘鸣声。

（2）治疗：首先改善原发病症状，对MG、肺部疾病、帕金森病（PD）会有帮助，但PD治疗药物无直接效果。切除一侧喉返神经可能对改善症状有益，但很可能复发。最有效的疗法是在喉镜指引下，在甲状腺杓状肌或环甲肌内注射肉毒毒素5～20U，可持续缓解症状几个月。

（郑姣琳）

第四章

脑 神 经
The Cranial Nerves

47

颅底内侧面的组成、孔和通过的结构有哪些？

颅底（base of skull）的内表面形成颅腔底，分为颅前窝、中颅窝和颅后窝，许多孔（foramina）是血管、脑神经和延髓经颅腔出入的通路。

（1）颅前窝：筛骨筛板的筛孔，嗅神经通过。

（2）中颅窝：视神经孔通过视神经、眼动脉。眶上裂通过动眼、滑车和展神经，三叉神经眼支（Ⅴ1）和眼上静脉；圆孔通过三叉神经上颌支（Ⅴ2）；卵圆孔通过三叉神经下颌支（Ⅴ3）；破裂孔通过颈内动脉（ICA）、交感神经丛；棘孔通过脑膜中动脉、脑膜中静脉；维萨里（Vesalius）孔是位于卵圆孔内侧的小孔，通过导静脉和小静脉丛。

（3）颅后窝：内听道通过面神经、位听神经和内听动脉；颈静脉孔通过舌咽、迷走和副神经，以及乙状窦；舌下神经管通过舌下神经；枕大孔通过延髓和副神经脊髓根、椎动脉、脊髓前动脉和脊髓后动脉。

48

脑神经相关的神经节及其功能有哪些？

脑神经相关的神经节及其功能见表4-1。

表4-1 脑神经相关的神经节及其功能

神经节	脑神经	功能
睫状（ciliary）神经节	Ⅲ，动眼神经	内脏传出（副交感，缩瞳）
半月（semilunar）神经节	Ⅴ，三叉神经	感觉传入（面部痛温觉）
翼腭（pterygopalatine）神经节	Ⅶ，面神经	内脏传出（副交感）
颌下（submandibular）神经节	Ⅶ，面神经	内脏传出（副交感）
膝状（geniculate）神经节	Ⅶ，面神经	内脏传入（味觉）
螺旋（spiral）神经节	Ⅷ，位听神经	感觉（听觉）
前庭（vestibular）神经节	Ⅷ，位听神经	感觉（位置觉）
耳（otic）神经节	Ⅸ，舌咽神经	内脏传出（副交感）
下（inferior）神经节和上（superior）神经节	Ⅸ，舌咽神经 Ⅹ，迷走神经	躯体传入，内脏传入（味觉）
壁内（intramural）神经节	Ⅹ，迷走神经	内脏传出（副交感）

49

脑神经的分类、出入脑区和出颅部位及其功能有哪些？

脑神经包括感觉神经、运动神经或混合性神经，含传入或传出自主神经纤维，支配头颅器官的运动、感觉和特殊感觉（如嗅觉、视觉、味觉、听觉和平衡觉等）和参与内脏功能。前脑发出嗅神经（Ⅰ）和视神经（Ⅱ），滑车神经（Ⅳ）自脑干背侧发出，其余9对脑神经均从脑干腹侧发出。

脑神经的分类、出入脑区和出颅部位及其功能见表4-2。

表4-2　脑神经的分类、出入脑区和出颅部位及其功能

脑神经	（核）类型	出入脑区	出颅部位	功能
Ⅰ，嗅神经	特殊内脏感觉	海马回钩和后下额叶	筛板筛孔	嗅觉
Ⅱ，视神经	特殊感觉	外侧膝状体	视神经孔	视觉
Ⅲ，动眼神经	运动（动眼神经核），副交感（E-W核、正中核）	中脑脚间窝	眶上裂	支配提上睑肌、上直/下直/内直/下斜肌，缩瞳，对光、调节和辐辏反射
Ⅳ，滑车神经	运动（滑车神经核）	中脑背侧	眶上裂	支配上斜肌
Ⅴ，三叉神经	感觉（脊束核），运动（三叉运动核、中脑核）	桥脑	V1眶上裂 V2圆孔 V3卵圆孔	面部、口和前/中颅窝感觉，支配咀嚼肌
Ⅵ，展神经	运动（展神经核）	桥延交界	眶上裂	支配外直肌
Ⅶ，面神经	运动（面神经核） 感觉（孤束核） 副交感（上涎核）	桥延交界	内听道茎乳孔	支配面部表情肌 舌前2/3味觉，颌下腺、舌下腺、泪腺
Ⅷ，位听神经	特殊感觉（耳蜗/前庭核）	桥延交界	内耳孔	听觉和平衡觉
Ⅸ，舌咽神经	运动（疑核） 感觉（孤束核） 副交感（下涎核）	延髓	颈静脉孔	支配茎突咽肌 舌后1/3味觉 腮腺
Ⅹ，迷走神经	运动（疑核） 感觉（孤束核） 副交感（迷走神经背核）	延髓	颈静脉孔	支配咽喉肌 内脏自主感觉 内脏调控
Ⅺ，副神经	运动（脊髓副神经核、疑核）	颈延交界	颈静脉孔	支配胸锁乳突肌、斜方肌
Ⅻ，舌下神经	运动（舌下神经核）	延髓	舌下神经管	支配舌肌

50

嗅觉缺失和嗅觉异常病变及其疾病谱有哪些？

（1）双侧嗅觉缺失（anosmia）或嗅觉减退（hyposmia）

1）可见于鼻炎、鼻部外伤或肿瘤等鼻腔局部疾病，与嗅觉传导路无关；颅前窝颅底骨折累及双侧筛板和嗅神经也可引起。

2）特发性帕金森病（PD）和阿尔茨海默病的早期特征性症状，常出现于运动障碍或认知症状前，常被遗漏，不易被发现。路易体病、Huntington病、柯萨科夫（Korsakoff）综合征、雷夫叙姆（Refsum）病（遗传性共济失调性多发性神经病）、脊髓小脑性共济失调和弗里德里希（Friedreich）共济失调也可见明显的嗅觉障碍，MS患者出现嗅觉丧失可能因中枢嗅脑区（下额叶和颞叶）脱髓鞘病变。

（2）单侧嗅觉缺失：常见于颅脑创伤如颅前窝骨折，脑肿瘤如嗅沟脑膜瘤，额叶底面肿瘤压迫一侧嗅球、嗅束，表现为福斯特-肯尼迪（Foster-Kennedy）综合征。蝶骨或额骨的骨瘤、垂体肿瘤鞍上扩张、鼻咽癌，以及Willis动脉环前部囊状动脉瘤如巨大的前交通动脉瘤可压迫嗅球和嗅束，导致单侧嗅觉缺失。

（3）先天性嗅觉缺失：见于腭裂、嗅球或嗅束缺如或发育不全、家族性自主神经功能障碍、特纳（Turner）综合征（先天性卵巢发育不全）和卡尔曼（Kallmann）综合征（促性腺激素分泌不足的性腺功能减退伴嗅觉丧失）。

（4）嗅觉异常（heterosmia）：嗅觉中枢刺激性病变引起嗅幻觉，见于颞叶钩回、海马回前部和杏仁核等嗅中枢病变，颞叶癫痫和精神疾病等。由于两侧嗅觉中枢有较多的联络纤维，嗅觉中枢病变通常不引起嗅觉丧失。嗅觉过敏常见于癔病。

51

视力障碍的病因和临床表现及其常见疾病有哪些？

视力障碍（visual disturbance）是指视力减退或丧失，多为视神经病变，也见于视网膜病变和眼部疾病。其病因和临床表现如下。

（1）视神经病变

1）缺血性卒中引起短暂性或持久性视力障碍，一过性黑矇（amaurosis fugax）或短暂性单眼盲表现为突发性无痛性单眼视力丧失，常见于颈动脉严重狭窄或眼动脉闭塞，患者描述好像一个窗帘或百叶窗从上方掉下来，眼前一片黑暗或淡灰色薄雾，历时数秒，典型自发出现，可因运动或热水浴诱发，称为乌托夫（Unthoff）现象。一侧大脑后动脉闭塞引起对侧视野偏盲，双侧大脑后动脉闭塞导致皮质盲；前部缺血性视神经病（AION）、巨细胞动脉炎也可出现视力障碍。

2）炎症性脱髓鞘病变如视神经脊髓炎谱系疾病（NMOSD）、多发性硬化（MS）常出现视力障碍，急性或亚急性起病，常自然恢复，可有复发缓解。

3）颅内占位性病变继发ICP增高，可导致慢性进行性视力下降，或伴眼球突出；视神经孔病变导致视力障碍，以及动眼神经、滑车神经、展神经和三叉神经第1支受损；垂体腺瘤压迫视交叉产生双颞侧视野偏盲，伴内分泌症状，CT显示蝶鞍扩大；颅咽管瘤也可压迫视交叉引起双颞侧偏盲；外伤性视力障碍主要依靠病史确诊。

4）中毒性病变，如甲醇中毒通常急性起病，导致永久性视力障碍；慢性酒精中毒引起亚急性视力减退伴中心暗点；乙胺丁醇引起视力障碍呈隐袭性发病。

（2）视网膜病变：常见视网膜中央动脉闭塞导致突然失明，视网膜缺血或梗死通常由同侧颈内动脉栓塞或睫状后动脉血栓形成导致视网膜低灌注；视网膜灌注高阻力疾病如青光眼（glaucoma）、视网膜静脉闭塞，脉络膜视网膜炎和副肿瘤性视网膜病（paraneoplastic retinopathy）都可能产生视力障碍。

（3）眼部疾病：导致视力障碍如玻璃体积血、晶状体半脱位和白内障等。

52 单眼视力障碍的病因和临床表现及其常见疾病有哪些？

（1）单眼短暂性视力障碍，或称一过性黑矇。

1）颈动脉粥样硬化斑块、心源性栓子导致视网膜动脉栓塞，以及颈动脉夹层动脉瘤所致，单眼视力下降通常持续数分钟至30min，眼底检查可发现霍伦霍斯特（Hollenhorst）斑和视网膜分支动脉闭塞证据，一过性黑矇和Hollenhorst斑通常都与颈动脉分叉狭窄有关。

2）基底型偏头痛（basilar migraine）常见于儿童和青春期女性，出现单眼视力下降或黑矇，持续20～30min，伴视觉先兆如闪光，视力恢复伴搏动性头痛、恶心、呕吐和声光敏感等。

3）视网膜动脉痉挛导致单眼视力下降，20～50岁发病，发作一般＜30min，常出现单眼黑矇伴闪光暗点先兆，可有视野缺损，反复固定性发作，检眼镜检查可见视网膜动脉或静脉闭塞。

4）巨细胞动脉炎（giant cell arteritis，GCA）或称颞动脉炎，单眼视力下降通常仅持续数分钟至数小时，也可为持续性视力下降。

5）高凝状态出现单眼视力下降，持续数分钟至数小时，眼底检查可见视网膜动脉或静脉闭塞，可能与颈内动脉血栓性闭塞有关，患者可有多发性流产、下肢深静脉血栓、肺动脉栓塞、使用口服避孕药史等。

（2）单眼持续性视力障碍和常见疾病

1）急性视神经炎如视乳头炎、球后视神经炎，常在20～50岁发病，突发中心视力下降，数日至2周内达高峰，伴眼球转动疼痛；视乳头炎可见视乳头水肿，激素治疗有效；NMOSD的视力损害重，有时为不可逆性。

2）前部缺血性视神经病（anterior ischemic optic neuropathy，AION）是50岁以上的成人视乳头水肿最常见的原因，为睫状后动脉闭塞所致，或因动脉粥样硬化、巨细胞动脉炎，也可见于糖尿病、抗磷脂抗体综合征、偏头痛、急性失血和手术后。急性或亚急性起病，无痛性视力丧失伴突发视野缺损，多为下方视野，非动脉炎性AION患者年龄通常＞50岁，视力丧失多为永久性，随后伴视神经萎缩。后部缺血性视神经病（PION）较罕见，特征是不伴视乳头水肿，病因为巨动脉动脉炎、低血压和手术合并症等。

3）眶内压迫性或浸润性视神经病、视神经管前部压迫性视神经病可见缓慢进展性视力下降，伴眼球凸出、视乳头水肿或苍白、各种视野缺损。颅内病变、视神经管后部压迫性视神经病可见单侧色觉障碍、相对传入性瞳孔缺陷（relative afferent papillary defect，RAPD）两个重要体征，不出现视乳头水肿。肿瘤和炎症浸润视神经可见视乳头隆起伴或不伴视神经损害，或视乳头正常伴视神经损害。

53

双眼视力障碍的病因和临床表现及其常见疾病有哪些？

（1）双眼短暂性视力障碍：可见于后循环缺血、心脏病、椎动脉夹层动脉瘤等引起双侧枕叶视中枢短暂性缺血，导致双眼视力障碍，但光反射保留，常伴其他脑干症状；一侧枕叶短暂性缺血可引起对侧同向性偏盲。

（2）双眼持续性视力障碍

1）视交叉病变可导致双颞侧视野缺损，常见于垂体腺瘤、鞍上脑膜瘤、颅咽管瘤、神经胶质瘤、颈内动脉起部动脉瘤等。视交叉后一侧视束、外侧膝状体、视辐射、纹状体皮质病变，如肿瘤、血管病、脱髓鞘疾病、炎症和外伤可引起对侧同向性偏盲，可不影响视力。

2）视神经炎可双眼同时或先后罹患，导致双眼视力下降，也常见于NMOSD。

3）缺血性视神经病（ION）常见于巨细胞动脉炎，双眼视力严重下降，多见于老年患者，严重持续性头痛，颞动脉变粗、变硬和触痛，红细胞沉降率明显加快。非动脉炎性ION如放射性视神经病也可见双眼视力下降，多见于眼眶或头颅放疗后数月至2年，单眼或双眼急性无痛性视力丧失，放射剂量常＞50戈瑞（Gy）。低血压后立即发生单眼或双眼视力下降，常见于冠状动脉旁路移植术、腰椎手术、广泛胃肠道出血后等。

4）颅内压增高综合征可见双侧视乳头水肿，早期仅生理盲点扩大，视力正常，之后缓慢出现进行性视力下降、视野缺损，局灶病变可导致中心视力急剧下降，视乳头水肿消退后继发视神经萎缩。

5）中毒性和营养缺乏性视神经病如 B 族维生素缺乏，甲醇、乙胺丁醇、重金属、胺碘酮、乙二醇等神经毒性物质引起双眼快速无痛性视力下降，中心或旁中心暗点，视力很少低于 0.05，仅甲醇中毒可导致全盲或近于全盲。

6）莱伯（Leber）遗传性视神经病常见于青少年男性，数日内出现急性单眼无痛性视力下降，1～2 个月波及另眼，开始为视乳头毛细血管扩张、中心性暗点，继以视乳头萎缩，可发现 mtDNA 突变。其他遗传代谢性疾病也可见双眼视力障碍，如沃尔弗拉姆（Wolfram）综合征、夏科-马里-图思（Charcot-Marie-Tooth）病、遗传性共济失调、赖利-戴（Riley-Day）综合征、儿童期肾上腺脑白质营养不良、脂质贮积病、黏多糖贮积病等。

54

视乳头水肿的临床表现和临床分期有哪些？

视乳头水肿（papilledema）仅指继发于任何原因的 ICP 增高，通常见视乳头隆起、视乳头充血（视乳头表面毛细血管扩张）、视盘肿胀、静脉搏动消失和视乳头边缘模糊，后来视网膜出血与渗出。常见于脑肿瘤、脑脓肿和血肿，脑膜炎、脑炎、蛛网膜下腔出血（SAH）和脑水肿，脑脊液循环障碍如脑脊液（CSF）生成增加、梗阻性脑积水，以及交通性脑积水、脑膜病变、静脉回流受损导致吸收减少，特发性颅内压增高综合征等。

（1）临床表现：视乳头水肿早期可无视力下降和色觉障碍，最常见生理盲点扩大，突然站立时出现持续数秒的一过性黑矇；如局灶占位病变直接或间接压迫视通路，或浸润性病变影响视通路可引起单眼或双眼视觉受损。患者常伴 ICP 增高症状，如头痛、恶心、呕吐、搏动性耳鸣和复视，复视多因展神经受累，颅内压（ICP）增高继续进展患者可出现嗜睡、打哈欠和瞳孔散大等。

（2）临床分期

1）早期视乳头水肿：轻微视乳头充血肿胀伴毛细管扩张，缺少静脉搏动，视乳头周围视网膜神经纤维层出血。

2）进展性视乳头水肿：视网膜静脉充盈扭曲，视乳头周边片状出血，视乳头表面隆起，神经纤维层不透明，可有絮状渗出，SAH 可见玻璃体下出血。

3）慢性视乳头水肿：出血渗出缓慢吸收，视乳头呈乳灰色，表面小疣样硬性渗出物，可见眼睫状旁路侧支血管。

4）萎缩性视乳头水肿：视乳头苍白伴视野缺损，视网膜血管狭窄，黄斑偶有色素改变；

由于选择性周边轴索丧失，中心轴索保留，使中心视力保存良好。

原发性和继发性视神经萎缩的病因和临床表现有哪些？

视神经萎缩（optic atrophy）是视神经节细胞和视神经轴突不可逆损害后遗症，表现为视力障碍，检查可见视乳头苍白。

（1）原发性视神经萎缩：常见病因为脱髓鞘疾病，如球后视神经炎、NMOSD、MS等；以及缺血性视神经病、压迫性和浸润性视神经病、创伤性视神经病、中毒性和营养缺乏性视神经病，以及遗传性视神经病等。

临床表现常见双眼发病，由一眼开始，再累及另眼，表现为各种形式的视野缺损，最后进展为失明；眼底检查可见视乳头苍白、境界鲜明、筛板结构清晰。

（2）继发性视神经萎缩：常见病因为颅内占位病变、炎症引起ICP增高，青光眼，头颅创伤导致视神经受损，继发于视乳头水肿、视乳头炎和视网膜炎等，通过影响视神经周围神经胶质或睫状动脉供血间接损害视神经。

临床表现为明显的ICP增高症状，如头痛、恶心、呕吐、搏动性耳鸣、复视和嗜睡等，眼底可见视乳头苍白，呈灰色、灰白色或灰黄色，比原发性视神经萎缩轻，由于胶原组织增生而境界不清，不能窥见筛板。

视神经炎的分类、临床表现和急性期治疗有哪些？

视神经炎（optic neuritis，ON）是视神经炎症性或自身免疫性疾病。特发性脱髓鞘性视神经炎（idiopathic demyelinating optic neuritis，IDON）是指仅表现为视神经炎，但无MS、NMOSD的证据。球后视神经炎是约1/4 MS患者的首发症状，但孤立的ON在15年后进展为临床确诊的MS风险在女性为69%，男性为33%。

（1）分类

1）按受累部位分为：①球后视神经炎（retrobulbar neuritis），眶内段、管内段和颅内段视神经受累，不累及视乳头，无视乳头水肿，最常见，约占2/3，多见于MS；②视乳头炎（papillitis），视盘边缘出现水肿和出血，可见于MS、视神经网膜炎（neuroretinitis），后者同时累及视乳头和周围视网膜；③前部视神经炎（anterior optic neuritis），包括视乳头和视神经纤维，可见视乳头水肿，约占1/3，见于局部感染或系统性疾病；④视神经周围炎（perioptic neuritis）主要累及视神经鞘。需注意，ON可能是许多疾病的表现，如MS、视神经网膜炎、系统性红斑狼疮（SLE）等。

2）视神经炎诊断和分类国际标准（2022）将ON分类为自身免疫性（通常为复发性）和感染性/全身性（通常为单相病程），并进一步设立了次级分类标准。

（2）临床表现：本病常在20～50岁发病，年轻人常见，女性居多，通常数小时或1～2天发生严重的视力减退或丧失，多为单侧性。球后视神经炎表现为色觉受累比视力明显，大多在2～3周时视力改善，4～5周常恢复正常。视乳头炎可见视力减退，从小的中心暗点或旁中心暗点到全盲，常在1～2天内达峰，早期视乳头充血或肿胀，晚期显著视乳头伴周围视网膜水肿。

1）特发性脱髓鞘性视神经炎（IDON）多见于女性，表现为急性单眼中心视力下降，数日至2周达峰，约90%的患者伴转眼痛或眼眶痛，上直肌、内直肌肌鞘炎症反应和肿胀，可见安托夫（Unthoff）现象，强光下或运动时视力恶化，可为MS的预测指标。

2）视神经脊髓炎谱系疾病相关视神经炎（NMOSD-ON）是一种特殊类型的ON，表现为ON和脊髓炎复发性发作，与水通道4蛋白（AQP4）抗体＋有关。抗MOG抗体相关性视神经炎（anti-MOG-associated Optic Neuritis）与抗髓鞘少突胶质细胞糖蛋白抗体（MOG-IgG）（＋）有关，可与NMOSD和MS鉴别。

3）其他，如谷氨酸脱羧酶抗体阳性视神经炎（GAD-Ab positive optic neuritis）常见于糖尿病、慢性肝炎患者。原发性中枢神经系统淋巴瘤相关性视神经炎（primary CNS lymphoma-associated optic neuritis）可能是淋巴瘤侵犯视神经所致。

4）检查单眼全盲者，病眼瞳孔直接光反射和对侧健眼间接光反射消失，但病眼间接与健眼直接光反射存在，双眼全盲者双侧瞳孔散大，光反射消失。单侧视力障碍和双侧视神经炎损害程度不同者，视力受损严重侧可见相对传入性瞳孔缺陷（RAPD），检查时交替遮盖一只眼，遮盖病眼时健眼瞳孔无变化，遮盖健眼时患侧瞳孔散大，双侧ON损害相等时RAPD为阴性。

（3）急性期治疗：糖皮质激素通常是治疗的首选，甲泼尼龙（Methylprednisolone）1g静脉滴注，连用3天，继以泼尼松1mg/（kg·d），口服11天，再20mg/d服1天，10mg/d服2天停药，但国内外对ON治疗一直存有争议，有研究认为不论是否用激素治疗，ON远期疗效都相同，甚至使用激素的复发率更高。国外绝大多数眼科医生不使用激素治疗ON。治疗应寻找病因，积极治疗原发病，戒烟、戒酒等，给予大量B族维生素药物。

前部缺血性视神经病的临床表现、鉴别诊断和治疗有哪些？

前部缺血性视神经病（anterior ischemic optic neuropathy，AION）是睫状后动脉闭塞导

致缺血性视乳头病变，以突发视力减退和视乳头水肿为特征，是50岁以上成人视乳头水肿最常见原因。病因包括非动脉炎性AION（non-arteritic AION，NAION）和动脉炎性AION（arteritic AION，AAION）。

（1）临床表现：患者可出现突发的无痛性视力丧失，伴特征性视野缺损，多为下方视野，单眼发病，数周至数年可累及另眼。

1）非动脉炎性AION占绝大多数，为动脉粥样硬化所致，患者年龄通常＞50岁，常伴有高血压、糖尿病、高胆固醇血症、吸烟、冠心病、抗磷脂抗体综合征、偏头痛、严重贫血、急性失血和眼内压增高等危险因素。患者常在晨起时发病，数小时至数日出现永久性视力丧失，视乳头水肿和周边视网膜出血，之后出现视神经萎缩。

2）动脉炎性AION少见，主要为巨细胞动脉炎（giant cell arteritis，GCA）或结缔组织病血管炎，发病年龄＞60岁，数小时至数日内视力急剧下降，视乳头水肿更明显，双眼可同时发生。颞动脉压痛是特异性体征，伴风湿性多肌痛、红细胞沉降率显著升高、C反应蛋白增高，通过颞动脉活检可确诊。

3）眼底检查早期可见视乳头轻度肿胀，呈淡红色，之后视乳头水肿呈灰白色，视乳头周围可有线状出血，后期视网膜神经纤维层缺损。NAION视野缺损多为水平性，多见于下方，与视乳头病变相对应，杯盘比小是重要的解剖学危险因素，可见视网膜中央动脉阻塞。

（2）鉴别诊断

1）与视神经炎（ON）鉴别。ON和AION是急性视神经病最常见的两个病因，患者临床表现相似。视神经病表现为视力下降、色觉下降和视野缺损，一侧或两侧不对称病例可见相对传入性瞳孔缺陷（RAPD）。鉴别首先根据发病年龄，ON多为40岁以下年轻患者发病，可伴一侧视乳头水肿，球后视神经炎视乳头正常；中老年患者出现视力丧失和急性视乳头水肿可能是AION。

2）眼眶前部压迫性或浸润性视神经病，视力缓慢下降，伴眼球凸出、视乳头水肿。MRI检查可发现局灶病变。特发性ICP增高可见视乳头水肿，但早期视力下降不明显，并与结核、梅毒、机会性真菌感染等感染性视神经病变鉴别。

3）放射性视神经病也为缺血性，多在眼眶和头颅放疗后数月至数年出现单眼或双眼急性无痛性视力丧失，视神经病变不可逆，放射剂量多＞50Gy。

（3）治疗：AION目前尚无特效疗法，及时使用大剂量糖皮质激素可减轻缺血引起的视乳头水肿，更适宜动脉炎性AION，糖尿病患者禁用。治疗包括配合使用血管扩张剂、B族维生素神经营养药，治疗伴发的高血压、糖尿病和动脉硬化等，降眼压可用乙酰唑胺。

58

福斯特-肯尼迪综合征的病因和临床表现及其鉴别有哪些？

福斯特-肯尼迪综合征（Foster-Kennedy syndrome）典型表现为病侧视神经萎缩、健侧视乳头水肿，可伴病侧嗅觉丧失等三联征。

（1）病因和临床表现：本病由额叶或嗅沟肿瘤压迫所致，最常见于嗅沟脑膜瘤，压迫同侧视神经导致原发性视神经萎缩，眼底视乳头苍白，中心暗点，视力逐渐减退至失明；由于占位病变引起颅内压（ICP）增高，导致视神经鞘内CSF压力增高，形成对侧视乳头水肿；病变直接压迫嗅球或嗅束导致嗅觉缺失。

（2）鉴别：应与假性Foster-Kennedy综合征鉴别，如非同时发生的双侧AION、视神经炎、蛛网膜炎、梅毒等，可见一侧视神经萎缩伴对侧视乳头水肿，通常视神经萎缩为先受累，视乳头水肿为后受累，但视乳头水肿眼的视力严重受损，与真性Foster-Kennedy综合征不同，因后者视乳头水肿是ICP增高所致，一般不引起急性视力丧失。

59

视神经、视交叉、视束、外侧膝状体和视辐射病变的临床表现有哪些？

视觉径路（optic pathway）从眼球至枕叶视皮质，自前向后贯穿全脑。视网膜神经节细胞（Ⅱ级神经元）轴突在视乳头形成视神经，经视神经孔进入颅中窝，在蝶鞍上方基底池形成视交叉。来自视网膜鼻侧半的纤维交叉，位于视交叉中部；来自视网膜颞侧半的纤维不交叉，位于视交叉外侧部。视交叉后的神经纤维组成视束，终止于外侧膝状体（Ⅲ级神经元），形成视辐射至视皮质。

视觉径路病变引起不同类型的视力障碍和视野缺损如下。

（1）视神经病变产生单眼全盲，视力障碍较视网膜病变严重，通常在数小时至数日达到高峰，见于球后视神经炎、AION。视神经炎产生中心视野缺损，AION的视野缺损呈水平性、扇形或不规则形；视乳头炎和AION伴视乳头水肿，可产生周边视野缺损。

（2）视交叉病变产生双颞侧偏盲，最常见于垂体腺瘤压迫视交叉内侧，常最先压迫内下1/4象限纤维、出现双颞侧上象限缺损。颅咽管瘤、下丘脑肿瘤、前交通动脉瘤位于视交叉上部，自上向下压迫视交叉引起双颞侧下象限视野缺损。临床偶见颈内动脉粥样硬化斑块压迫视交叉外侧，导致同侧眼的鼻侧视野偏盲。

（3）一侧视束、外侧膝状体、视辐射病变均导致对侧视野同向性偏盲（homonymous

hemianopsia），但临床表现不同。

1）视束病变引起对侧同向性偏盲，视野缺损程度不一，黄斑中心视野呈垂直性半侧缺损，伴偏盲侧光反射消失，常见于颞叶肿瘤向内侧压迫视束。

2）外侧膝状体病变产生对侧同向性偏盲，但偏盲侧光反射存在，无黄斑回避现象。外侧膝状体原发性病变罕见，多受邻近组织病变影响，临床常根据邻近脑组织损害症状和体征定位外侧膝状体病变。

3）视辐射病变引起对侧同向性象限盲，视辐射起始部病变（位于内囊）可引起完全同向性偏盲，背侧视辐射（顶叶白质）病变引起同向性下象限盲，形容如"地上的馅饼"（pie on the floor），腹侧（颞叶白质）病变引起同向性上象限盲，形容如"空中的馅饼"（pie in the sky）。象限盲侧光反射存在，视辐射病变多有黄斑回避现象，使中心视野保留，可伴偏瘫、偏身感觉障碍等。

会出现固定和散大的瞳孔的常见疾病有哪些？

固定和散大的瞳孔（fixed dilated pupil）是神经科急诊或神经眼科会诊最常遇到的问题之一。

（1）药物性固定和散大瞳孔可见于阿托品中毒，健康人使用东莨菪碱（Scopolamine）滴眼是最常见的原因，由于不伴上睑下垂、眼外肌麻痹可与动眼神经麻痹鉴别；使用0.5%毛果芸香碱（Pilocarpine）滴眼试验也可区分，它可使动眼神经麻痹的散大瞳孔收缩，但不能使药物阻滞的瞳孔缩小。如昏迷患者出现固定和散大的瞳孔，需要排除脑疝。

（2）动眼神经麻痹可出现固定瞳孔散大，由于副交感纤维位于神经表面，动眼神经出脑干时常受到压迫性病变影响，出现急性动眼神经麻痹伴瞳孔散大，需行MRA、CTA、DSA等检查颈内动脉与后交通动脉结合部动脉瘤。颅底细菌性、病毒性脑膜炎也可引起动眼神经麻痹伴瞳孔散大，糖尿病常引起动眼神经麻痹，但一般不影响瞳孔，称为瞳孔回避性动眼神经麻痹。中脑炎症性、血管性、浸润性病变产生核性动眼神经麻痹可能伴瞳孔散大。

（3）强直性瞳孔或艾迪（Adie）瞳孔典型者见于正常年轻女性，表现为一侧瞳孔散大，光反射迟钝或消失，辐辏反射缓慢（强直性），裂隙灯下见到虹膜蚯蚓样缓慢收缩可提示诊断。本病确切病因不明，可能因副交感神经节后纤维失神经支配，也可为全身性周围神经病或自主神经病的表现，如梅毒、慢性酒中毒、糖尿病、急性炎症性脱髓鞘性多发性神经病、夏伊-德雷格（Shy-Drager）综合征、副肿瘤综合征等。强直瞳孔对缩瞳药毛果芸香碱滴眼高度敏感，可使瞳孔显著缩小，对正常瞳孔影响甚微，可予鉴别。

（4）急性闭角型青光眼可见固定和散大的瞳孔。

61

瞳孔不等大、瞳孔缩小和无反应性瞳孔的临床意义各有哪些？

（1）瞳孔不等大（anisocoria）：可因瞳孔传出功能异常，引起双侧瞳孔直径差异，提示单侧或双侧虹膜或虹膜神经支配异常。如在暗环境更明显提示瞳孔散大肌无力，导致瞳孔缩小；如在明亮环境更明显提示瞳孔括约肌无力，导致瞳孔散大。

可见于生理性瞳孔不等大，双侧瞳孔相差＜1mm。

1）常见疾病包括眼内炎症、眼内手术、瞳孔散大肌或括约肌裂伤、急性闭角型青光眼等，均可导致瞳孔形态异常。短暂性瞳孔不等大见于急性青光眼、眼肌麻痹性偏头痛、丛集性头痛。蝌蚪样瞳孔是瞳孔呈蝌蚪状，光反射消失，机制不明，虹膜肌部分性痉挛可引起一侧蝌蚪状瞳孔，有的病例可合并严重的低钠血症。

2）相对传入性瞳孔缺陷（relative afferent papillary defect，RAPD），又称马库斯-冈恩（Marcus-Gunn）瞳孔，检查当遮盖病眼时健眼瞳孔无变化，遮盖健眼时患侧瞳孔散大。常见于单侧或双侧病变不对称的ON、AION、青光眼、黄斑病变、视网膜脱离、视乳头玻璃疣、视网膜中央静脉闭塞等。

（2）瞳孔缩小（miosis）：正常人瞳孔直径为3～4mm，直径＜2mm为瞳孔缩小。

1）单侧瞳孔缩小常见于霍纳（Horner）综合征，也可见于下丘脑病变、瓦伦贝格（Wallenberg）综合征（Ⅰ级神经元病变）；肺尖和脊髓C_8～T_1节段肿瘤、外伤和手术（Ⅱ级神经元病变）；颈内动脉夹层动脉瘤，颈部、颅底、海绵窦占位病变和炎症等（Ⅲ级神经元病变）。

2）双侧瞳孔缩小，除了见于婴儿、老年人和睡眠状态，也见于脑动脉粥样硬化、糖尿病、深昏迷和ICP增高等。桥脑病变可见针尖样瞳孔，药物性瞳孔缩小如毒扁豆碱、毛果芸香碱和有机磷酸酯中毒等。

（3）无反应性瞳孔：一侧瞳孔收缩障碍可见于视神经病变，如视神经炎、MS，虹膜局部性疾病如创伤、虹膜炎、青光眼，动眼神经受压如肿瘤、动脉瘤，以及使用散瞳剂等。

62

阿-罗瞳孔的成因和常见疾病有哪些？

阿-罗瞳孔表现为光反射-调节辐辏反射分离（light-near dissociation），瞳孔光反射消失，调节辐辏反射保留。检查时可见双侧瞳孔变小、不对称和外形不规则，对阿托品或毒扁豆碱几乎无反应。

（1）光-调节反射分离机制：光反射与调节辐辏反射径路不同，光反射径路经过中脑顶盖前区；注视近物时辐辏反射通路可使瞳孔缩小，最终通过动眼神经的睫状神经节突触传递。与光反射通路在皮质下不同，瞳孔调节和眼球会聚中枢可能位于枕叶视区，辐辏反射通路向双侧大脑皮质投射。由于阿-罗瞳孔是中脑顶盖前区病变所致，因此导致光反射消失，调节辐辏反射存在。

（2）常见疾病：阿-罗瞳孔是神经梅毒（neurosyphilis）的经典体征，可以是神经梅毒唯一的早期表现，阿-罗瞳孔见于75%的脊髓痨患者，也见于麻痹性痴呆、梅毒性脑膜炎、梅毒性动脉内膜炎等患者，阿-罗瞳孔在驱梅治疗后不能治愈。糖尿病性脑神经病可能是光-辐辏反射分离最常见的病因，推测为小血管病变所致。帕里诺综合征（Parinaud syndrome）表现为上视麻痹，伴光-辐辏反射分离，瞳孔中度散大。常见病变如松果体区肿瘤压迫背侧中脑，以及中脑肿瘤、MS、脑积水、卒中等。

霍纳综合征的临床表现、病变定位和病因有哪些？

霍纳综合征（Horner syndrome）是由眼交感神经通路的任何中枢或周围病变所致。

（1）临床表现：霍纳综合征经典表现为瞳孔缩小、眼裂小和眼球内陷三主征，但瞳孔光反应和调节反射正常，可伴同侧面部无汗。病侧瞳孔通常比健侧小0.5～1.0mm，暗光下更明显，是瞳孔散大肌瘫痪所致；眼裂变小是由上、下睑板肌瘫痪导致的轻度睑下垂；眼球内陷表明眼眶肌瘫痪，面部无汗是由于泌汗纤维受损。

（2）病变定位和病因：Horner综合征是眼交感神经通路受损，包括三级神经元，自下丘脑（Ⅰ级中枢神经元）经脑干投射至C_8～T_1脊髓中间外侧柱睫状脊髓中枢（Ⅱ级节前神经元），越过肺尖上行至颈上交感神经节（Ⅲ级节后神经元），在颈部伴颈内动脉上行，经海绵窦颈内动脉交感丛，随三叉神经第一支经眶上裂入眶，支配瞳孔散大肌、眼睑平滑肌。

支配面部的节后交感神经泌汗纤维在颈上神经节形成突触后沿颈外动脉到达面部汗腺。急性起病的Horner综合征患者泌汗功能缺失最显著，如果整个半身和面部出汗减少，病变在中枢神经系统；仅出现面、颈和上肢无汗提示颈部病变；在颈动脉分叉以上的病变泌汗功能健全，可能帮助定位病变。

病变定位在临床常很重要，可依据临床特征和药物试验等做出诊断（表4-3）。

（3）病因

Ⅰ级（中枢）神经元病变约占28%，包括脑干梗死，下丘脑肿瘤、出血或梗死，MS，咽鼓管疾病和横贯性脊髓病。

Ⅱ级（节前）神经元病变约占44%，包括胸部或颈部肿瘤，如肺尖肿瘤、神经鞘瘤、神经母细胞瘤、甲状腺瘤，颈、胸部外伤或手术，血管性如颈静脉扩张、锁骨下动脉瘤等。

Ⅲ级（节后）神经元病变约占28%，包括颅底、鞍旁、眶或海绵窦占位病变，血管性如颈动脉夹层、丛集性头痛等。如Horner综合征伴同侧动眼神经、滑车神经和展神经麻痹，依据前额、角膜或颊部感觉减退，提示为海绵窦病变。

不明原因约占15%。

表4-3　Horner综合征的病变定位

依据	Ⅰ级（中枢）神经元	Ⅱ级（节前）神经元	Ⅲ级（节后）神经元
体征			
瞳孔	缩小，可暂时扩大	明显缩小	缩小
上睑下垂	不明显	明显	很明显
眼球内陷	无	轻度	明显
无汗症	有	有	无
疼痛	明显	无反应	稍有
药物反应（阿托品均散大，依色林均缩瞳）			
1%可卡因	明显散大	不散大	不散大
1‰肾上腺素	不散大	不散大	明显散大

64

强直性瞳孔的临床表现和分类有哪些？

强直性瞳孔（tonic pupil）也称艾迪瞳孔（Adie pupil），是指瞳孔比对侧大，对光和调节反应消失。典型表现可见于正常年轻女性，确切病因不明。

（1）临床表现：表现为一侧瞳孔散大，对光反射和调节反射迟钝或消失，辐辏反射缓慢，在暗处强光照射下瞳孔部分缓慢收缩，停止照射后瞳孔缓慢散大（强直性）。强直瞳孔对缩瞳药0.125%毛果芸香碱（Pilocarpine）滴眼液有反应，可使瞳孔显著缩小，对正常瞳孔影响甚微，可予鉴别。裂隙灯下见到虹膜蚯蚓样缓慢收缩支持诊断。

（2）分类

1）局灶性强直性瞳孔：见于副交感睫状神经节或睫短神经损伤或失神经支配，包括结节病、类风湿关节炎、血管炎，病毒、梅毒感染，眶部肿瘤浸润、眶部手术或外伤等。

2）神经性强直性瞳孔：可为周围神经病或自主神经病的表现，累及睫状神经节或睫短神经，如糖尿病、急性炎症性脱髓鞘性多发性神经病和米勒-费希尔（Miller-Fisher）变异型、梅毒、慢性酒中毒、Shy-Drager综合征、遗传性感觉神经病、副肿瘤综合征等。

3）霍尔梅斯-艾迪综合征（Holmes-Adie syndrome）：是一种良性的家族性疾病的常见表现，常见于年轻女性。多为单侧强直性瞳孔，可伴腱反射减弱，尤其双下肢腱反射，伴节段性无汗、直立性低血压或心血管自主神经功能不稳。患者无眼或眼眶疾病和睫状神经节异常，无周围神经病或自主神经疾病证据。

65

视觉系统的血液供应有哪些？

视觉系统的供血动脉来自眼动脉、大脑中动脉（MCA）和大脑后动脉（PCA），为视网膜、视神经、视交叉、视束、外侧膝状体、视辐射和初级视皮质供血，任何一支动脉供血区缺血或梗死均可导致视力障碍和视野缺损。

视觉系统血液供应如下。

（1）视网膜（retina）是由视网膜中央动脉（central retinal artery）供血，它是颈内动脉的眼动脉分支，又分为视网膜上动脉、视网膜下动脉，视网膜血管病变引起的视野缺损呈垂直性（上或下部）。黄斑区中央是中心凹无血管区。睫状后短动脉（short posterior ciliay artery）分为鼻侧和颞侧两个主干，可分出若干小支供应视网膜外层。

（2）视神经（optic nerve）主要由眼动脉及其分支供血。视乳头表面神经纤维层由视网膜中央动脉的毛细血管供血，筛板血供来自睫状后短动脉分支，视神经眶内段血供来自周围的软脑膜血管丛。

（3）视交叉（optic chiasm）由双侧大脑前和前交通动脉分支组成的血管网，以及脉络膜前动脉、后交通动脉和MCA分支供血。

（4）视束（optic tract）的血供呈节段性分布，前1/3接受视交叉血管网，中1/3接受后交通动脉分支，后1/3接受脉络膜前动脉分支供血。虽然三者在软膜下有吻合，但分段供血明显。

（5）外侧膝状体（lateral geniculate body）由MCA、PCA和脉络膜前动脉形成的吻合网供血，也接受脉络膜后动脉的供血。

（6）视辐射（optic radiation）转向外侧部由脉络膜前动脉穿支供血，视辐射后段由MCA和PCA分支供血；MCA分布区梗死可能导致对侧视野偏盲。

（7）初级视皮质（primary visual cortex）由PCA分支距状裂动脉供血，一侧PCA闭塞产生对侧视野偏盲；黄斑区由MCA与PCA双重供血，其中一支动脉缺血仍可能保存黄斑中央区视力。由于双侧PCA均起自基底动脉，基底动脉尖闭塞可引起双侧枕叶梗死导致皮质盲，但有些病例黄斑区视力可部分保留。

66

视乳头水肿与视盘肿胀的鉴别诊断有哪些？

视盘肿胀（optic disc swelling）常见于视神经病（optic neuropathy）和眶内局部病变，需注意与因ICP增高等引起的视乳头水肿（papilledema）鉴别。

视乳头水肿与视盘肿胀的鉴别见表4-4。

表4-4 视乳头水肿与视盘肿胀的鉴别

视乳头水肿	视盘肿胀
通常双侧一致，视乳头充血状，可见片状出血，需与假性视乳头水肿粉色或淡黄色鉴别	可为单侧或双侧
视神经功能起初常保留	患者常有视力、色觉受损或视野缺损
早期体征如视乳头水肿伴迟发性视神经萎缩，可伴头痛、呕吐等ICP增高症状	视盘肿胀伴相关的临床体征，如视力受损、视野缺损、传入性瞳孔反应相对缺陷（RAPD）
常见于占位性病变引起ICP增高，以及脑假瘤、中毒代谢性疾病、恶性高血压、脑静脉血栓形成等	常见于炎症性或自身免疫性疾病如视神经病，以及感染、中毒、营养因素、眶内局部病变等
神经影像学检查通常可显示病变或异常	MRI检查可正常，可见视神经异常，视觉诱发电位（VEP）P100波显著延迟等

67

临床上如何区分黑矇与皮质盲？

（1）黑矇（amaurosis）通常是指视神经或视网膜的缺血性病变，急性起病，多出现单眼全盲，可表现为短暂性或持久性视力障碍，伴瞳孔散大。一过性黑矇（amaurosis fugax）也称短暂性单眼盲，是临床常见的单眼无痛性视力丧失，表现为即刻出现的眼前淡灰色薄雾或黑暗，历时短暂，患眼直接光反射消失，间接光反射存在，常见于颈动脉严重狭窄或眼动脉闭塞患者。视网膜缺血或梗死通常由于颈内动脉栓塞或睫状后动脉血栓形成引起的视网膜低灌注。导致视网膜灌注高阻力的疾病也可引起相似症状，如青光眼、视网膜静脉闭塞和血液黏稠度增高。

双眼黑矇表现为全盲，双侧瞳孔散大，直接和间接对光反射均消失，视神经炎偶见两眼同时发病者，动脉炎性 AION（前部缺血性视神经病）也可两眼同时发病，视力在数小时至数日急速下降，伴视乳头水肿，可有颞动脉特异性压痛。

（2）皮质盲（cortical blindness）常见于双侧大脑后动脉闭塞，导致双侧枕叶视皮质缺血性梗死，视觉完全丧失，强光照射和眼前手势均不能引起反射性闭眼，视乳头外观正常，伴黄斑回避现象，瞳孔光反射正常。常伴有神经系统其他定位体征，如偏身感觉障碍及其他枕叶症状。

68

眼肌麻痹的分类和临床表现有哪些？

眼肌麻痹（ophthalmoplegia）分为四种类型。

（1）周围性眼肌麻痹（peripheral ophthalmoplegia）：为单侧性，可单一神经受累，也可多神经同时受累，如海绵窦综合征、眶尖综合征等。

1）动眼神经（oculomotor nerve）麻痹：可见上睑下垂，眼球向外下斜视，眼球向上、内、下活动受限，出现复视，瞳孔散大，光和调节反射消失。常见于后交通动脉瘤、颅底转移瘤、颞叶钩回疝压迫动眼神经和中脑病变等。

2）滑车神经（trochlear nerve）麻痹：眼球向外下视受限，下楼梯时常出现复视，眼球位置稍偏上，头常歪向对侧肩部，单独损害少见，多见于颅底蛛网膜炎。

3）展神经（abducens nerve）麻痹：眼球外展受限，可见内斜视和复视，常见于桥脑病变、鼻咽癌颅底转移；因其在颅底走行径路长，ICP增高常使之在颞骨岩尖部受压或受牵拉麻痹，为假性定位征，无定位价值。

（2）核性眼肌麻痹（nuclear ophthalmoplegia）：常由于脑干血管病变、MS和肿瘤早期导致眼球运动神经核损害。常见的临床体征有：展神经核病变多伴邻近的面神经纤维受损，引起面神经麻痹；动眼神经核性病变最初常累及部分亚核，产生分离性眼肌麻痹，周围性眼肌麻痹常为完全性。脑干核性病变可累及双侧，导致双侧动眼神经部分眼肌麻痹。

（3）核间性眼肌麻痹：是由桥脑旁正中网状结构（PPRF）或内侧纵束（MLF）受损，导致两眼协同运动障碍。

1）前核间性眼肌麻痹：一侧 MLF 上行纤维受损，向该侧注视时同侧眼球可外展，对侧眼球不能内收。

2）后核间性眼肌麻痹：一侧 MLF 下行纤维受损，向该侧注视时同侧眼球不能外展，对侧眼球可内收。

3）一个半综合征（one and a half syndrome）：一侧桥脑被盖部 PPRF 病变和对侧交叉过来支配同侧动眼神经核的 MLF 受损，向患侧注视时同侧眼球不能外展，对侧眼球不能内收，向对侧注视时同侧眼球不能内收，仅对侧眼球可外展。

（4）核上性眼肌麻痹

1）眼球水平凝视麻痹：皮质侧视中枢位于额中回后部，破坏性病灶导致两眼向病灶对侧凝视麻痹，刺激性病灶如癫痫发作时可导致双眼向病灶对侧凝视。桥脑侧视中枢位于展神经核附近的副展神经核和PPRF，破坏性病灶导致双眼向病灶侧凝视麻痹。

2）眼球垂直凝视麻痹：见于中脑上丘病变，上丘上部病变导致两眼向上同向运动麻痹（Parinaud综合征），上丘下部病变导致两眼向下同向运动麻痹；上丘上部刺激性症状为动眼危象，表现为发作性双眼痉挛性上视，持续数秒甚至数小时，可伴有瞳孔扩大和固定，以及精神症状。

核间性眼肌麻痹的病因、分类和临床表现有哪些？

核间性眼肌麻痹（internuclear ophthalmoplegia）是PPRF或MLF病变，导致两眼共轭运动障碍。PPRF作为脑干侧视中枢，接受来自对侧皮质侧视中枢额中回后部的纤维支配，发出MLF支配动眼神经内直肌核与对侧展神经核。

（1）病因：MS是中青年患者核间性眼肌麻痹较可能的病因，且常为双侧性。脑干卒中，如腔隙性梗死、脑干出血是有血管病变危险因素的老年患者出现核间性眼肌麻痹较可能的病因，常为单侧性。脑干肿瘤，如桥脑神经胶质瘤是儿童核间性眼肌麻痹较可能的病因。核间性眼肌麻痹也可见于脑干炎症性病变、动静脉畸形、外伤和基底动脉动脉瘤等。MG和Miller-Fisher综合征可出现类似凝视麻痹症状，表现为假性一个半综合征，需注意与之鉴别。

（2）分类和临床表现

1）前核间性眼肌麻痹：PPRF至动眼神经内直肌核的MLF上行纤维受损，表现为同侧眼球不能内收，对侧眼球可以外展，出现水平性眼震，但两眼辐辏功能正常，可与内直肌麻痹鉴别。

2）后核间性眼肌麻痹：PPRF至展神经核的MLF下行纤维受损，表现为患侧眼球不能外展，对侧眼球可以内收。耳灌水试验引起的前庭反射仍可使外直肌收缩，可与外直肌麻痹鉴别。

3）一个半综合征：一侧桥脑被盖部PPRF病变和对侧交叉过来支配同侧动眼神经核的MLF受损，向患侧注视时同侧眼球不能外展，对侧眼球不能内收，向对侧注视时同侧眼球不能内收，仅对侧眼球可外展。由于向一侧同向凝视麻痹（一），向另侧注视时内收不能（半），因此称为一个半综合征。

一个半综合征的变异型和临床表现有哪些？

一个半综合征的变异型实际上是脑干病变外延所致，临床表现如下。

（1）八个半综合征（eight-and-a-half syndrome）：是桥脑尾端被盖部病变累及PPRF或展神经核与MLF，并累及面神经核和束，即一个半综合征＋病侧面神经（第Ⅶ脑神经）麻痹，故名之。一个半综合征与面神经麻痹患者在发生眼球运动障碍后数周至数年可出现眼腭肌阵挛（oculopalatal myoclonus）。

（2）十五个半综合征（fifteen-and-a-half syndrome）：偶尔可见累及两侧桥脑尾端被盖部病变，表现为一个半综合征伴双侧面瘫（facial diplegia），即一个半综合征＋双侧第Ⅶ脑神经麻痹，故名之。

（3）垂直性一个半综合征（vertical one-and-a-half snydrome）：是中脑背侧综合征的两眼上视麻痹，伴病侧或对侧眼的下视麻痹，仅一侧眼可向下凝视。本病常见于丘脑-中脑梗死，可能由于核部分受累或因核上传导路选择性受损所致。

（4）一个半综合征伴垂直性一个半综合征：出现经典的一个半综合征，如表现为水平性凝视麻痹，仅余右眼可外展伴水平性眼震；又有垂直性凝视麻痹，仅左眼可向下凝视，可能见于右侧丘脑内侧和左侧中脑上部背侧梗死。

帕里诺综合征、动眼危象的病因和临床表现有哪些？

（1）帕里诺综合征（Parinaud syndrome）：也称中脑背侧综合征，是由中脑顶盖前区病变引起的上视麻痹。

本病常见于松果体区肿瘤压迫中脑背侧，以及任何累及中脑顶盖的病变，如MS、脑积水、延髓空洞症、卒中、慢性酒精中毒、中脑肿瘤、脑干脑炎、嗜睡性脑炎、莱姆病、眼部带状疱疹和颅脑外伤等。患者表现为上视不能，伴光-辐辏反射分离，光反射减弱或消失，辐辏反射保留，瞳孔中度散大，眼睑退缩，可见会聚-退缩性眼震。如脑占位病变或脑积水可见视乳头水肿，应针对病因治疗。

（2）动眼危象（oculogyric crisis）：是由中脑顶盖上丘刺激性病变，导致发作性两眼向上或向一侧窜动的不自主眼肌痉挛，是一种肌张力障碍表现。

本病常见于脑炎后帕金森病和服用精神安定剂可发生。典型表现为双眼上视，可持续数秒至数小时，发病时可以恐惧或压抑感症状开始。病因治疗，应用足量抗胆碱能药和多巴胺可使眼球偏斜迅速终止。

常见的眼肌麻痹综合征的临床表现和疾病谱有哪些？

常见的眼肌麻痹综合征的临床表现和疾病谱如下。

（1）海绵窦综合征：出现动眼神经、滑车神经、展神经和三叉神经第1、第2支（V_1、V_2）受损，眼球各方向活动受限，上睑下垂，出现复视，眼球突出，瞳孔不等大，光和调节反射消失，同侧V_1、V_2分布区感觉减退，伴额部、眼眶和颧部疼痛麻木，角膜反射减弱，Horner综合征等。本病常见于颈动脉-海绵窦瘘、肿瘤、外伤和感染等。

（2）眶上裂综合征：出现动眼、滑车和展神经麻痹，V_1受损，临床症状和体征与海绵窦综合征相同，不同的是后部海绵窦病变可累及V_2、V_3。本病常见于眶上裂骨折、炎症和肿瘤等。

（3）眶尖综合征：出现视力障碍，动眼、滑车、展神经麻痹和V_1受损，突眼，其余临床症状和体征与眶上裂综合征相同。本病常见于眶尖外伤、肿瘤、血管病和炎症等。

（4）岩尖综合征：可见展神经麻痹和三叉神经受损，眼球外展受限，前额皮肤感觉障碍，角膜反射消失。本病常见于颞骨岩部炎症、肿瘤和骨折等。

（5）糖尿病：中老年患者可出现急性眼肌麻痹，常有眶、额部疼痛，常见动眼神经不全麻痹体征，个别患者轻度瞳孔散大、血糖增高和糖耐量试验异常。

（6）重症肌无力：常见上睑下垂，眼球运动受限，可出现复视，患者表现为易疲劳和波动性，瞳孔和光反射正常，新斯的明试验阳性，常合并胸腺增生或胸腺瘤。

（7）脑动脉瘤：多引起动眼神经麻痹，可伴一侧眶部搏动性头痛，压迫颈总动脉可使疼痛减轻，脑血管造影可确诊。

（8）痛性眼肌麻痹综合征：亚急性或急性起病，表现为眶区持续疼痛，眼肌麻痹伴V_1、V_2支受损，反复发作；常有红细胞沉降率增快，白细胞计数增高，颈动脉造影或可见虹吸段不规则狭窄。

（9）眼肌麻痹型偏头痛：偏头痛发作史，常在头痛减轻时出现眼肌麻痹，动眼神经麻痹多见，常在数日内恢复。

（10）Miller-Fisher综合征：是吉兰-巴雷综合征的亚型，急性起病，双侧眼外肌麻痹，伴双侧小脑性共济失调和腱反射减弱，可见CSF蛋白-细胞分离。

（11）其他：如小儿脑干肿瘤，缓慢起病，常见展神经和动眼神经麻痹，可有交叉瘫进行性加重；成人多为鼻咽癌或颅中窝肿瘤，鼻窦CT和鼻咽腔活检可确诊。外伤性眼肌麻痹根据外伤史，眼眶CT检查显示眶骨和颅底骨折可确诊。结核性、化脓性和隐球菌性脑膜炎可引起眼肌麻痹，根据脑膜刺激征和CSF特殊改变确诊。脑干脑炎根据病前感染史，急性或亚急性起病，可见双侧眼肌麻痹，伴锥体束征及其他脑神经损害。

海绵窦综合征的常见病因有哪些？

典型的海绵窦综合征（cavernous sinus syndrome）是由于颈内动脉瘤破裂引起的颈动脉-海绵窦瘘，也见于肿瘤、外伤和感染等。常见病因如下。

（1）颈内动脉瘤可因占位效应引起动眼、滑车和展神经受压，产生眼肌麻痹和复视，如动脉瘤破裂到海绵窦内，可引起颈动脉-海绵窦瘘（carotico-cavernous fistula，CCF），出现搏动性突眼症（pulsating exophthalmos）、眶部疼痛和眶部充血使眼球活动受限。颈动脉外伤性撕裂在海绵窦综合征中较常见，可闻及血管杂音，DSA是诊断的"金标准"。

（2）肿瘤如鼻咽癌直接浸润海绵窦最常见，转移性肿瘤是第二位原因，常见于乳腺癌、肺癌、前列腺癌、甲状腺癌和黑色素瘤。其他如脑膜瘤，常起源于鞍背、海绵窦侧壁和下壁硬脑膜，以及鞍结节、蝶骨翼脑膜瘤，沿海绵窦侧壁生长。垂体腺瘤侵袭性生长可进入两侧海绵窦；淋巴瘤可引起海绵窦内脑神经浸润病变。

（3）海绵窦血栓性静脉炎（cavernous sinus thrombophlebitis）多继发于面部感染，是细菌或真菌感染引起潜在的致命性疾病，或因糖尿病或免疫抑制患者合并海绵窦感染，由一侧海绵窦经环窦蔓延至对侧，出现双侧眼肌麻痹、眶周水肿、眼睑呈紫色和视乳头水肿，常伴寒战、发热和鼻脑毛霉菌病（rhinocerebral mucormycosis），糖尿病控制不良患者常见曲霉菌病（aspergillosis）。迅速进展可导致死亡，及时应用抗生素有时也预后不良。

（4）托洛萨-亨特（Tolosa-Hunt）综合征也称复发性痛性眼肌麻痹，是由海绵窦前部、眶上裂或眶尖非特异性肉芽肿性炎症引起，是海绵窦综合征罕见的病因。本病诊断依据痛性眼肌麻痹伴海绵窦内脑神经不同程度受损，糖皮质激素治疗反应极佳，可除外其他的病因。但需考虑Tolosa-Hunt综合征很可能是潜在的恶性淋巴瘤增殖状态，有些病例实际上是缺少病理学证实的淋巴瘤、转移癌等。

海绵窦综合征的分型和临床表现有哪些？

海绵窦（cavernous sinus）是由硬脑膜围绕的复杂重要结构，动眼神经、滑车神经、三叉神经第1和第2支位于海绵窦外侧壁，展神经穿行海绵窦体，颈内动脉占据海绵窦中央，颈静脉丛和颈上神经节第3级眼交感神经纤维也位于海绵窦内，眼交感神经纤维离开颈内动脉后先与展神经，后与三叉神经第1支伴行。

海绵窦病变导致其神经结构受损的症状和体征称为海绵窦综合征。

分型和临床表现如下。

（1）前海绵窦综合征：表现为动眼、滑车和展神经麻痹及复视，三叉神经第1支受损，出现同侧眼和额部疼痛、麻木，角膜反射减弱或消失，伴球结膜充血、水肿和眼球突出。

（2）中海绵窦综合征：动眼、滑车和展神经麻痹及复视，三叉神经第1和第2支受损，出现同侧前额、角膜或颊部感觉减退。

（3）后海绵窦综合征：动眼、滑车和展神经麻痹及复视，三叉神经第1、第2和第3支受损，出现同侧前额、角膜或颊部感觉减退。

动眼、滑车和展神经三个眼外肌运动神经受损引起完全性眼肌麻痹，出现复视，动眼神经副交感纤维受损出现瞳孔散大、光反射和调节反射减弱或消失；位于内侧的展神经单独受累出现孤立性展神经麻痹。眼交感纤维受损可见Horner综合征，瞳孔缩小，眼裂小。三叉神经受累出现V_1和V_2支分布区麻木、疼痛、感觉减退，角膜反射减弱。简言之，单侧第Ⅲ、Ⅳ和Ⅵ脑神经麻痹组合，伴前额、角膜或颊部感觉减退，或伴Horner综合征常提示海绵窦病变。

75

眶上裂综合征的病因和临床表现有哪些？

眶上裂在颅中窝前部，位于海绵窦前缘。眶上裂综合征（superior orbital fissure syndrome）是由于病变侵犯眶上裂的动眼、滑车、展神经和三叉神经第1支，临床症状和体征与海绵窦综合征相似。

（1）病因：常见于眶上裂骨折、鼻窦炎蔓延、眶上裂骨膜炎、蝶骨嵴脑膜瘤、垂体瘤、脊索瘤和动脉瘤等。

（2）临床表现

1）出现眼外肌完全麻痹和复视，上睑下垂，固定于正中位；因动眼神经入眶时分为上、下两支，有时出现部分眼肌麻痹。可见双侧瞳孔不等大，动眼神经副交感纤维受损出现瞳孔散大、光反射和调节反射减弱消失。眼交感神经纤维与三叉神经第1支同径路入眶，受损出现Horner综合征，可见瞳孔缩小。

2）三叉神经第1支受损，眶以上额部皮肤和角膜感觉缺失，可伴麻木和疼痛，角膜反射减弱，可引起神经麻痹性角膜炎、泪腺分泌障碍。

3）如肿瘤突入眶内或眼静脉回流受阻，可引起前额和眼睑静脉扩张，患侧眼睑和球结膜充血水肿，球后水肿可导致突眼、眼底静脉扩张和视乳头水肿等。

眶上裂综合征与海绵窦综合征临床上较难鉴别，两者鉴别主要是海绵窦中后部病变可累及V_2，出现上颌支分布区皮肤疼痛、麻木和感觉减退，而眶上裂综合征V_2不受累。

76

眶尖综合征的临床表现和鉴别诊断有哪些？

眶尖部有视神经，以及动眼、滑车、展神经和三叉神经第1支。临床常见于眶尖部外伤、炎症、肿瘤和血管性疾病等。

（1）临床表现

1）视神经受累出现视力障碍、视乳头水肿，晚期可见视神经萎缩。如肿物突入眶内引起眼静脉回流受阻，可见患眼结膜充血水肿和突眼，眼底静脉扩张，视乳头水肿等。

2）表现为急性或进行性眼肌麻痹，常为完全性，可见上睑下垂、眼球固定、瞳孔散大、光反射和调节反射消失。眼交感神经纤维与三叉神经第1支同径路入眶，受损出现瞳孔缩小（Horner综合征）。第1支受累出现鼻根部、上睑、前额、头顶前部麻木、疼痛和感觉缺失，角膜反射减弱或消失等。

（2）鉴别诊断

1）眶尖综合征与海绵窦综合征和眶上裂综合征鉴别，主要是眶尖部有视神经通过，眶尖综合征可因视神经受累出现视力障碍是最主要的特征，如合并视神经病变如视乳头炎，晚期出现视神经萎缩和视力下降。

2）这三种综合征均可出现动眼神经、滑车神经、展神经和三叉神经第1支受损，但海绵窦综合征偏后部病变还可累及三叉神经第2支，出现上颌支分布区皮肤疼痛、麻木和感觉减退，也是鉴别的要点。

77

一过性复视的临床表现和病因有哪些？

一过性复视（transient diplopia）是指短暂性和发作性复视。眼外肌麻痹必然伴有复视，但一过性复视少见，诊断主要根据全面的病史、准确的体格检查和可能的病因。

临床表现和病因如下。

（1）持续数秒至数分钟：MG是一过性或间断性复视最常见的病因之一，上睑下垂和/或眼外肌无力呈波动性不伴瞳孔异常应考虑或排除MG，MG的一过性复视可短至数秒，也可长至数日或数周。上斜肌纤维颤搐（superior oblique myokymia）是滑车神经或上斜肌功能异常，导致振动幻视（oscillopsia）和复视发作，通常为特发性，偶可因血管压迫、桥脑肿瘤和MS引起。眼神经性肌强直（ocular neuromyotonia）可见间断的眼外肌痉挛，出现复视，常见于颅底肿瘤放疗后，也可见于药物性。

（2）持续数分钟至数小时：见于MG、椎-基底动脉系统短暂性脑缺血发作、眼肌麻痹型偏头痛发作、局限性眶部病变、药物性和布朗综合征。布朗综合征也称上斜肌鞘综合征，可因先天性解剖异常、外伤或手术导致上斜肌腱和鞘膜增厚或粘连，限制上斜肌的上转运动，使眼球向下注视。

（3）持续数日或数周：见于MG、眼肌麻痹型偏头痛的反复发作、MS出现的复发-缓解、局限性眶部病变、布朗综合征等。

复视的常见疾病及其临床表现有哪些？

临床很多疾病可能出现复视，这些疾病的体征会有助于病变定位和确定可能的病因，临床常出现复视的疾病及其相关的体征如下。

（1）重症肌无力：表现为眼外肌疲劳、眼睑疲劳、颈屈肌和延髓肌无力，呈波动性，晨轻暮重，复视常表现为一过性或间断性。

（2）眶上裂综合征、海绵窦前部病变：复视是由于动眼神经、滑车神经和展神经麻痹，伴三叉神经第1支受损、光和调节反射消失和Horner综合征。

（3）海绵窦后部病变：动眼神经、滑车神经和展神经麻痹产生复视，伴三叉神经第1、第2和/或第3支感觉受损、光和调节反射消失及Horner综合征。

（4）眼眶病变：可见眼外肌麻痹伴复视，眶周感觉缺失，眼球突出，视神经受累出现视力减退，见于甲状腺疾病、炎症、浸润性病变、肿瘤和眶部外伤等。

（5）眼眶肌炎（orbital myositis，OM）：是主要累及眼外肌的非感染性炎症性疾病，原因不明。急性或亚急性起病，常见于中青年，以女性多见，常出现眼外肌麻痹、复视和眶周疼痛，可累及单眼或双眼，伴结膜水肿、眼球突出。

（6）糖尿病性单眼神经病：急性起病，常出现上睑下垂、眼外肌麻痹和复视，可伴眼球疼痛。

（7）杜安眼球退缩综合征（Duane retraction syndrome）：可见眼球内收与外展不全，伴睑裂变窄，可能由于外直肌被动眼神经异常神经支配，通常由展神经或核的先天性发育不全引起，两个遗传位点已被定位，一个是在染色体8q13（DURS1），另一个在染色体2q31

（DURS2），极少为后天获得性。

（8）外伤或压迫性病变：导致动眼神经麻痹，引起复视，当内收或向下凝视时上睑反常地上提。

（9）Wernicke脑病：可见眼肌麻痹引起复视、眼震、共济失调和意识模糊。

（10）脑干综合征：可能出现动眼、滑车、展神经麻痹产生复视，伴交叉性轻偏瘫和对侧偏身感觉障碍。

（11）岩尖综合征：可出现同侧外直肌麻痹和复视，伴面部疼痛和听力丧失等。

79

复视的检查方法和如何判定麻痹的眼肌？

复视（diplopia）常被患者描述为视物双影，是眼球运动系统病变最常见主诉。正常在注视任何方位物体时，由于两侧眼外肌的共轭运动，物像始终投射到两眼视网膜的对应点上，形成一个清晰的图像。眼外肌麻痹时两眼注视一个物体产生两个图像，健眼视物为实像，麻痹眼为虚像，复视出现在麻痹肌作用方向上。

（1）临床常用的复视检查方法：红玻璃试验（red glass test）通常适用于单条眼外肌麻痹性斜视检查。在暗室被检者右眼戴红玻璃片，注视正前方1m处点光源，交替遮盖左右眼，告知右眼看到的是红色光，左眼看到的是黄色光，两眼同时注视时询问患者看到一个或两个光点，若是两个分开的光点即有复视。

再询问记录三个问题：①复像是水平还是垂直分离，红色光点在左侧（交叉复视）还是右侧（同侧复视）？②复像分开最大距离的方位，若是水平分离，将光源向左和右侧分别移动30°～45°；若是一高一低的垂直分离，则将右侧和左侧的光源分别向右上、右下和左上、左下移动，移动幅度均为30°～45°，问哪侧两个光点水平或垂直分开距离最大？③在复像分开最大距离方位，哪个光点（红色或黄色）远离中心位于周边（即周边像）？一般水平肌麻痹产生水平复视，垂直肌麻痹产生垂直复视。外转肌（外直肌，上、下斜肌）麻痹呈内斜眼位时产生同侧复视；内转肌（内直肌，上、下直肌）麻痹呈外斜眼位时产生交叉复视。根据检查记录的三点结果可判断哪只眼的哪条肌肉麻痹。

（2）判定麻痹的眼肌：如检查结果是水平同侧复视，复像分开的最大距离在右侧，周边像是红色（属右眼），可判定右眼外直肌麻痹。如遇到垂直肌麻痹时，要判别麻痹的是上转肌或下转肌，还要确认是上、下斜肌还是上、下直肌。这要熟练地根据同侧或交叉复视、复像距离最大方位的周边像的眼别结合眼外肌的6个诊断眼位来确定麻痹的眼肌，如上、下直肌受累为垂直交叉复视；上、下斜肌麻痹为垂直同侧复视；垂直分离复像距离最大的方位与周边像同侧，为周边像所属眼的上直肌或下直肌；复像距离最大方位的周边像为对侧眼的光点则为上斜肌或下斜肌麻痹。如检查结果是垂直同侧复视，左下方复像距离最大，周边像属右眼，可确认右上斜肌麻痹。如能熟练掌握红玻璃试验的诊断思路，多条肌肉麻痹产生的复视也可据此逐一判断麻痹受累的眼外肌。可概括如下。

1) 复视的虚像与实像位于水平位上，是内直肌、外直肌麻痹；复视的虚像与实像位于垂直位上，是上直肌、下直肌或上斜肌、下斜肌麻痹。

2) 在分离最大方向上看到周边物像的眼是麻痹眼，周边物像所在的眼位是麻痹肌的诊断眼位。例如：

右外直肌麻痹：两眼向右侧看时分离最大，周边物象为右眼所见。

右内直肌麻痹：两眼向左侧看时分离最大，周边物象为右眼所见。

右上直肌麻痹：两眼向右上方看时分离最大，周边物象为右眼所见。

右下直肌麻痹：两眼向右下方看时分离最大，周边物象为右眼所见。

右上斜肌麻痹：两眼向左下方看时分离最大，周边物象为右眼所见。

右下斜肌麻痹：两眼向左上方看时分离最大，周边物象为右眼所见。

80

眼球震颤的分类和临床表现有哪些？

眼球震颤（nystagmus）是眼球在注视固定目标时发生的不自主的节律性振荡。检查眼震应在第一眼位和六个主要凝视位观察，包括出现眼震的凝视位、方向和幅度，诱发因素（如头位改变），伴随症状（如眩晕）等。

分类和临床表现如下。

（1）眼源性眼震：为水平摆动性眼震（pendular nystagmus），通常在婴儿期起病，眼球往返摆动速度和幅度相等，无快、慢相之分，节律小，不持续，垂直和旋转性眼震极少，不伴眩晕，可有外界环境摆动感，闭目消失，不伴共济失调，常由视力下降引起，称为假性眼震。

（2）急动性眼震（jerk nystagmus）：以眼球的慢相运动随之反方向的快相运动为特征，急动性眼震的方向是指快相的方向，急动性眼震通常在向快相方向凝视时幅度增加（亚历山大定律）。临床常见以下两种获得性病理性反射性眼震。

1) 凝视诱发性眼震（gaze-evoked nystagmus）：出现在背离第一眼位凝视一或多个方向时，快相为凝视的方向。凝视诱发的单一方向眼震是早期或轻度残留眼肌麻痹的常见体征。多方向凝视诱发性眼震最常见于抗惊厥药或镇静药的不良反应，但也可因小脑或中枢性前庭通路功能障碍引起。

2) 前庭性眼震（vestibular nystagmus）：外周性前庭性眼震是由周围性前庭器官病变所致，特征是多为水平性或水平加旋转性，慢相向病侧，持续时间一般<3周，伴严重的眩晕，

闭目不减轻，见于内耳性眩晕、迷路炎、急性前庭神经损伤。中枢性前庭性眼震可为双向性，呈水平性、垂直性或旋转性，垂直性眼震是其特征性表现，持续时间长，可不伴明显眩晕，倾倒方向与眼震方向无确定关系。

此外，外周性与中枢性前庭性眼震鉴别，外周性常伴向眼震慢相侧自发性倾倒，听力丧失或耳鸣，中枢性可见皮质脊髓束或其他脑神经异常。

81

跷跷板性眼球震颤的临床表现和病因有哪些？

跷跷板性眼球震颤（seesaw nystagmus）表现为周期性交替的眼球共轭性扭转与分离性垂直运动。

（1）临床表现：当一只眼球抬高与内旋时，另一只眼下沉与外旋，然后反转为垂直和扭转运动，完成一个环形，跷跷板样眼震通常为摆动性。

（2）病因：摆动性跷跷板样眼震最常见于广泛的鞍上病变如大的肿瘤在中脑与间脑交界处双侧压迫或侵袭脑干，鞍旁肿瘤压迫双侧中脑和间脑，中脑、间脑或延髓外侧病变如梗死，以及丘脑卒中等。其他病因包括脊髓空洞症、延髓空洞症、MS、脑创伤、脑积水、Arnold-Chiari畸形Ⅰ型、视-隔发育不良、利氏（Leigh）病（亚急性坏死性脑脊髓病）、色素性视网膜炎、副肿瘤性脑炎伴睾丸癌和抗-Ta抗体、全脑放疗和鞘内注射甲氨蝶呤等。

1）可见急动性跷跷板样眼震，或半跷跷板样眼震（hemi-seesaw nystagmus），只出现一半周期跷跷板眼震，一只眼抬高与内旋时另只眼下降与外旋，然后与对侧方向的快相交替，见于间脑、中脑和延髓外侧病变、卡哈尔（Cajal）间质核区域病变，也可能与耳石不平衡出现的眼倾斜反应有关。

2）先天性跷跷板样眼震可能缺少扭转成分，也可表现为一种相反类型，即当一只眼球抬高伴外旋，另一只眼下沉时伴内旋。

82

眼外肌肌病的病因和临床表现有哪些？

（1）肌营养不良：是一组表现进行性加重的肌无力和肌萎缩的遗传性疾病，先天性肌营养不良、强直性肌营养不良、眼咽型肌营养不良、离子通道病（肌强直）可伴眼外肌异常。强直性肌营养不良1型（myotonic dystrophy，DM1）是成人最常见的遗传性神经肌肉疾病，可见特征性外观（前额秃发、长脸、上睑下垂、咬肌和颞肌凹陷、嘴唇松弛、面肌无力、颈部和肢体瘦长），眼外肌麻痹，白内障，视网膜异常，肌电图（EMG）显示肌强直电位。眼咽型肌营养不良（oculopharyngeal muscular dystrophy，OPMD）多为常染色体显性遗传，成年起病，上睑下垂、吞咽困难是两个必备特征，完全下垂很少，多有眼外肌麻痹。

（2）线粒体肌病：如慢性进行性眼外肌麻痹（chronic progressive external ophthalmoplegia，CPEO），主要表现为上睑下垂和慢性进行性眼肌麻痹，缓慢进展为完全性双侧上睑下垂，双侧眼肌麻痹多为对称性。卡恩斯-塞尔（Kearns-Sayre）综合征（KSS）是CPEO的一种变异型，多在20岁前发病，典型表现进行性眼外肌麻痹、双侧色素性视网膜病变、心脏传导异常如完全性心脏传导阻滞等。

（3）内分泌性肌病：如甲状腺相关性眼病，表现为眼睑退缩、肿胀，眼球突出，眼外肌病变如早期眼外肌肥大、晚期纤维化，视神经损害、结膜充血水肿，眼内压增高，可伴不同程度甲状腺功能异常。眼外肌肌病也可见于库欣（Cushing）综合征性肌病、皮质类固醇肌病。

（4）炎症性肌病：如感染性肌炎（infective myositis），由细菌、病毒、寄生虫或真菌引起，如发生结核结节和梅毒树胶肿可侵及脑神经和眼外肌。特发性肌炎如眼眶肌炎（orbital myositis）可累及单侧或双侧眼眶内单条或多条眼外肌，急性或亚急性起病，眼眶疼痛，复视，结膜充血水肿，眼球突出。可单独或与血管炎、肉芽肿性炎症伴随发生。

（5）外伤性肌病是由于外伤后肌肉内水肿、出血、撕裂伤、撕脱伤、骨碎片损伤等所致的眼外肌受损。

（6）眼外肌发育障碍性疾病包括眼外肌发育不全，以及先天性眼外肌纤维化综合征，后者是一组罕见的常染色体显性遗传病，表现为上睑下垂、眼外肌麻痹和纤维化、特农（Tenon）囊（是指眼球筋膜鞘）纤维化，以及眼外肌、Tenon囊和眼球间粘连。

83

糖尿病性脑神经病的临床表现和治疗有哪些？

糖尿病性脑神经病是因糖尿病发生的单个脑神经病，最多见为动眼神经，其次是展神经、面神经，滑车神经较少。病因可能为血液循环障碍。

（1）临床表现

1）常见于中老年糖尿病患者，急性或亚急性起病，多出现不完全性动眼神经麻痹，可见上睑下垂、眼球外展位（外下斜视），伴眼球内收、上视和下视受限，出现复视；常见瞳孔回避（pupil-sparing），即光反射不受影响，如出现瞳孔扩大，也不明显。眼外肌运动受累多为单侧，极少为双侧。

2）展神经麻痹出现眼球内斜视，为外直肌麻痹；面神经麻痹可见一侧额纹消失，眼裂闭合不全呈特发性面神经麻痹（Bell征），口角向对侧偏斜；滑车神经麻痹常见下楼梯时出现复视，为上斜肌麻痹所致。

（2）治疗：综合治疗为主，有效地控制血糖、血压和血脂，使用抗血小板药物改善微循环，B族维生素改善神经营养，伴自发性疼痛者少见，可给予卡马西平等对症治疗。加强眼球运动康复训练，辅以针灸等。一般预后较好，多数可在发病后2～4个月痊愈，但复发率可达6%～25%，超过半年未愈者应考虑其他诊断。

岩尖综合征和半月神经节综合征的病因和临床表现有哪些？

（1）岩尖综合征（Gradenigo syndrome）是颞部岩骨尖端病变损伤展神经和三叉神经所致。病因多因中耳炎或慢性乳突炎，炎症向颅内发展导致颞骨岩尖部炎症，也见于岩尖部肿瘤如胆脂瘤、脑膜瘤、三叉神经纤维瘤，岩尖部骨折等。

临床表现为三叉神经受累，出现同侧三叉神经眼支和颜面部疼痛或麻木，呈刀割样、撕裂样发作性剧痛，日轻夜重，晚期可伴感觉减退；运动支受损出现同侧咀嚼肌、颞肌无力和萎缩，下颌偏向患侧。展神经受损可见眼球外展受限、眼球内斜视和复视。炎症向颅内扩散可出现脑膜炎症状和体征。X线平片、脑CT骨窗检查可见岩尖部病变或骨质破坏。

（2）半月神经节综合征是三叉神经半月神经节及其邻近病变所致。病因最常见为脑膜瘤、神经纤维瘤、神经鞘瘤、胶质细胞瘤、转移瘤、肉瘤、胆脂瘤和脑猪囊尾蚴病等也可引起。

临床表现半月神经节及邻近病变引起三叉神经分布区发作性剧痛，持续存在，自发性疼痛有助于病变定位和定性，根性肿瘤如神经鞘瘤可无疼痛或很轻，三叉神经节脑膜瘤病初很少疼痛，常见面部感觉异常，以后出现痛性感觉缺失；鼻咽癌、颅底转移癌侵及半月神经节引起部位深在的难忍的剧痛，以后出现痛性感觉缺失。可见三叉神经分布区感觉减退或消失、角膜溃疡、角膜反射减弱或消失、咀嚼肌瘫痪。半月神经节病变常伴有三叉神经分布区带状疱疹。如患者表现三叉神经痛或三叉神经损害伴同侧Horner征，称为三叉神经旁综合征，也称雷德（Raeder）综合征。

三叉神经感觉障碍类型和检查方法有哪些？

（1）感觉障碍类型

1）周围性病变：三叉神经半月神经节、神经根和三叉神经三个分支损害，刺激性病变产生三叉神经痛，破坏性病变导致分布区或任一个分支的痛温觉和触觉减退或消失，出现眶额、上颌和下颌部节段性感觉缺失。

2）核性病变：三叉神经脊束核受损所致，脊束核是最长的脑神经核，起自桥脑水平，经延髓至C_3后根水平，接受下行性痛温觉纤维，口鼻部痛温觉纤维止于核上部，来自面部外周和耳周纤维止于核下部，部分核性损害产生面部洋葱皮样分离性痛温觉缺失。脊束核病变时，如上方的主核、中脑核幸存，可出现痛温觉缺失，触觉和本体觉保留，为分离性感觉障碍。

（2）感觉检查法

1）周围性分布检查，可用针刺、棉絮及凉的音叉或加入热水的试管（40～45℃）检查三叉神经的三个分支在面部分布区痛觉、触觉和温度觉，并左右对比。

2）核性分布检查，由口鼻部、颧部和面部外周依次检查痛温觉和触觉，并进行左右对比，判定是否存在核性分布的感觉障碍；核性感觉障碍常见于延髓外侧梗死导致的Wallenberg综合征，以及延髓空洞症、脑干肿瘤等。

特发性三叉神经痛的病因、临床表现和治疗有哪些？

三叉神经痛（trigeminal neuralgia）是三叉神经分布区反复发作的短暂性剧痛。

（1）病因：特发性病因不明，可能由于三叉神经脱髓鞘产生异位冲动或伪突触传递；部分患者发现MS、脑干梗死、脑膜瘤、小脑上动脉异常小血管团等病变压迫三叉神经根或延髓外侧。

（2）临床表现：常见于中老年，女性较多，表现为三叉神经分布区骤然发作性电击样、撕裂样剧痛，历时多不足1min，无预兆，间歇期正常，多为单侧，常累及第2和第3支。严重者可伴有面肌痛性抽搐发作，面红、皮温高、结膜充血和流泪等，重症患者可昼夜发作，夜不成眠。鼻翼、颊部和舌部易触发疼痛，称为扳机点。洗脸、刷牙、咀嚼、打哈欠和讲话常可诱发，以致患者不敢洗脸、进食，表现为面色憔悴、情绪低落。病程可呈周期性，每个发作期持续数日、数周或数月，缓解期数日至数年，病程越长，发作越频繁和严重，很少自愈。神经系统检查通常无阳性体征。

（3）治疗：药物治疗为主。①首选卡马西平（Carbamazepine），0.1～0.2g口服，每日2次；常用剂量为0.4～0.6g/d。孕妇忌用，不良反应如头晕、嗜睡、恶心、步态不稳等；如出现皮疹、白细胞计数减少、共济失调、复视、再生障碍性贫血、肝功能障碍应立即停药。②苯妥英（Phenytoin），0.1g口服，每日3次，无效可缓慢加量至0.6g/d；不良反应如皮疹、齿龈和毛发增生、面容粗糙，单药治疗无效可与卡马西平合用。③氯硝西泮（Clonazepam），

6～8mg/d口服，不良反应如嗜睡、步态不稳，老年患者偶见短暂性精神错乱。④巴氯芬（Baclofen），起始量为5mg，每日3次，常用30～40mg/d，不良反应如恶心、呕吐和嗜睡等。⑤维生素B$_{12}$肌内注射，1000μg，每周2～3次，每疗程4～8周。

药物无效可用神经阻滞疗法，如无水乙醇、甘油、维生素B$_{12}$封闭三叉神经分支或半月神经节，导致局部感觉缺失，疗效不持久。CT导向下半月神经节射频电凝，加热选择性破坏三叉神经痛觉纤维。手术治疗包括三叉神经感觉根部切断术、微血管减压术、γ刀和X刀等。并发症包括听力减退或丧失，面部感觉减退，滑车神经、展神经、面神经暂时性麻痹。

87 特发性面神经麻痹的病因、临床表现和治疗有哪些？

特发性面神经麻痹（idiopathic facial palsy）或称Bell麻痹，是茎乳孔内面神经非特异性炎症导致的周围性面瘫。

（1）病因：可能与风寒、急性病毒感染和自主神经功能不稳等引起局部神经营养血管痉挛，导致面神经缺血、水肿有关，面神经炎性水肿在骨性面神经管中必然导致受压和脱髓鞘病变；双侧面瘫常见于吉兰-巴雷综合征。

（2）临床表现

1）任何年龄均可发病，男性略多，急性起病，数小时至3天达峰，病初可伴耳后乳突区、耳内或下颌角疼痛；一侧面部表情肌瘫痪，不能皱额蹙眉，眼睑闭合不全，额纹消失，闭眼时眼球向上外方转动，显露白色巩膜，称为Bell征，表现为鼻唇沟变浅，口角下垂，示齿时口角偏向健侧，露齿不能，鼓腮和吹口哨漏气；颊肌瘫痪使食物滞留于病侧齿颊之间，泪液外溢。如鼓索受累出现舌前2/3味觉丧失，镫骨肌支水平病变出现舌前2/3味觉丧失和听觉过敏，膝状神经节水痘-带状疱疹病毒感染除面瘫、味觉障碍和听觉过敏外，可伴患侧乳突部疼痛、耳郭和外耳道感觉减退、外耳道疼痛和疱疹，称为亨特（Hunt）综合征。

2）不完全性面瘫1～2周开始恢复，可望1～2个月痊愈。有风寒着凉史的年轻患者预后较好，老年糖尿病、高血压和动脉硬化患者、发病时伴乳突疼痛预后较差。患病后10天面神经出现失神经电位通常需3个月恢复，3周内患侧复合肌肉动作电位波幅≤健侧的30%，恢复时间较长，约10%的患者恢复较差或可发生面肌痉挛。

（3）治疗

1）急性期治疗首选糖皮质激素，可减轻面神经水肿，泼尼松50mg/d，晨顿服，1～2周酌情减量；或地塞米松10mg/d，静脉滴注，共用5～7天。疱疹性Hunt综合征加用阿昔洛韦（Acyclovir）0.2g，每日5次，口服7～10天。维生素B$_1$ 100mg和维生素B$_{12}$ 500μg，每日

1次，肌内注射。巴氯芬（Baclofen）5mg，每日3次，逐渐增至30～40mg/d，分3次服，可减低肌张力，改善局部血循环。眼睑闭合不全易致暴露性角膜炎，可用眼罩防护和滴眼药水预防并发症。

2）急性期超短波透热疗法、红外线照射茎乳孔，恢复期可行碘离子透入疗法、针刺治疗等。尽早康复训练，如对着镜子皱眉、抬额、闭眼、示齿、鼓腮和吹口哨等，每日数次，每次数分钟，辅以面部按摩。

3）患病后2年未恢复者，可行面神经-副神经、面神经-舌下神经或面神经-膈神经吻合术，疗效不肯定，或行面部整容术。

88

偏侧面肌痉挛的病因、临床表现和治疗有哪些？

偏侧面肌痉挛（hemifacial spasm）又称面肌抽搐，是一侧面部不自主阵挛性抽动，多为特发性，或为面神经炎后遗症。

（1）病因：可能与面神经通路受机械性刺激或压迫有关，部分患者颅后窝探查发现面神经出脑干处被微血管袢压迫，减压术可获治愈，少数由桥小脑角肿瘤或椎动脉瘤所致。

（2）临床表现：多在中年后发病，女性较多，多为一侧性。开始为眼轮匝肌间断性轻微颤搐，渐扩散至同侧口角和面肌，严重者可累及颈阔肌，每次数秒至数分钟，精神紧张、疲劳和自主运动可使抽动加剧。检查无神经系统阳性体征。

（3）治疗：首选肉毒毒素A（Botulinum toxin type A，BTX-A）注射，极小量的BTX-A可消除肌痉挛，疗效持续3～6个月，复发后重复注射仍有效。注射后有短暂的面肌麻痹，数日消退；妊娠期注射可引起早产。卡马西平0.1g口服，每日2～3次，逐渐增量至0.6g/d；苯妥英钠0.1～0.2g，每日3次，轻症可改善。手术治疗多采取颅后窝微血管减压术，效果较好，不良反应是可引起面瘫，也可复发。

89

听觉障碍的病因和临床表现有哪些？

听觉障碍（auditory disorders）是听觉系统病变或损伤导致听觉功能减退，出现耳聋、耳鸣和听觉过敏等症状。

（1）耳聋（deafness）：根据病变部位可分为三类。

1）传音性耳聋：听力障碍以低音频为主，不伴眩晕，检查Rinne试验骨导＞气导，

Weber试验偏向患侧。常见于外耳和中耳病变，如外耳道异物或耵聍、中耳炎或鼓膜穿孔等。

2）感音（神经）性耳聋：听力障碍以高音频为主，常伴眩晕，检查Rinne试验气导＞骨导，Weber试验偏向健侧。由内耳和蜗神经病变所致，耳蜗性聋是内耳病变引起，如梅尼埃病、迷路炎和中毒等；神经性聋是源于听神经病变，如听神经瘤、颅底蛛网膜炎等。耳蜗性聋与神经性聋可通过重振试验（复聪现象）鉴别，当声音强度增高时耳蜗性聋的患耳听力提高近于正常，为重振试验阳性，神经性聋重振试验无反应。中枢性聋是蜗神经核和核上听觉通路病变之统称，如见于脑干卒中、肿瘤、炎症和MS等，常见双侧听力减退。

3）混合性耳聋：传音性与感音性耳聋并存，常见于老年性耳聋、慢性化脓性中耳炎等。

（2）耳鸣（tinnitus）：是在无外界声音刺激时患者主观听到持续性声响，常合并听力减退，可因听觉感受器或传导路的病理性刺激引起。高音调耳鸣通常指示感音器病变，低音调耳鸣提示传导径路病变。耳鸣以耳源性居多，常见于听觉系统病变，如外耳道耵聍、肿物或异物，中耳病变如中耳炎、耳硬化症、鼓室内占位，内耳病变如梅尼埃病，耳蜗后和中枢听觉通路病变如听神经瘤、MS、脑肿瘤、缺血性卒中。非耳源性耳鸣见于系统性疾病，如高血压、贫血、甲状腺功能亢进和肾病等。

（3）听觉过敏（hyperacusis）：是病理性听觉增强，较少见，出现于面神经麻痹引起的镫骨肌麻痹和鼓膜松弛，微弱的声波可使鼓膜振动增强，导致内淋巴强烈震荡引起听觉过敏。

90

林纳（Rinne）试验和韦伯（Weber）试验的检查方法和临床应用有哪些？

临床通常采用林纳（Rinne）试验和韦伯（Weber）试验对听力进行初步评价，并可鉴别感音性耳聋与传音性耳聋（表4-5）。

（1）Rinne试验：将振动的音叉置于外听道处测试气导，再置于乳突上测试骨导，正常时听到声音气导＞骨导。在外耳或中耳疾病引起的传音性耳聋，骨导＞气导；耳蜗或前庭耳蜗神经病变时出现感音性耳聋，气导＞骨导。

（2）Weber试验：将振动的音叉置于颅顶，正常时感觉声音居中。传音性耳聋患者听到声音来自患侧耳，感音性耳聋患者听到声音来自健侧耳。

表4-5　听力丧失的评定

听力	Rinne试验	Weber试验
正常	气导＞骨导	感觉声音居中
传音性耳聋	骨导＞气导	声音来自患侧耳
感音性耳聋	气导＞骨导	声音来自健侧耳

91

舌咽神经痛的病因、临床表现和治疗有哪些？

舌咽神经痛（glosspharyngeal neuralgia）是局限于舌咽神经分布区的发作性剧痛，向邻近区域放射，性质如三叉神经痛。Weisenburg（1910）首先描述，发病率约为三叉神经痛的1/10。

（1）病因：尚不清楚，可能舌咽和迷走神经脱髓鞘病变引起舌咽神经传入冲动与迷走神经间发生"短路"。近年来显微血管外科发现，部分患者可能为椎动脉或小脑后下动脉压迫舌咽和迷走神经，减压术后可缓解。

（2）临床表现：本病多在35岁后发病，男性较多。疼痛性质类似三叉神经痛，表现为间断性痛苦难忍的发作性疼痛，位于同侧舌根、扁桃体弓或偶在外耳道深部，每次持续数秒，吞咽、说话、打哈欠和咳嗽常可诱发，伴喉痉挛、心动过缓和期前收缩、血压下降、晕厥和抽搐，间歇期正常。检查舌咽神经运动及感觉功能正常，咽喉、舌根和扁桃体窝可有触发点，如在患侧扁桃体弓涂抹表面麻醉药地卡因可暂时阻止发作。

（3）治疗：与原发性三叉神经痛相同，选用卡马西平、苯妥英、氯硝安定等镇痛；可试用维生素B$_{12}$ 1000μg/d，肌内注射，连用20天。手术治疗经颅切断患侧舌咽神经上端1～2个根丝可能消除疼痛，如切断迷走神经上端2～3个根丝可能疗效更佳。术中如发现血管压迫舌咽神经，进行微血管减压术（MVD）通常有效。近年也有报道伽马刀立体定向放射手术（stereotactic radiosurgery，SRS）可长期缓解舌咽神经痛。

92

吞咽困难和发音困难的病因及真性与假性球麻痹的鉴别有哪些？

（1）吞咽困难（dysphagia）的病因

1）Wallenberg综合征最常见，延髓外侧病变导致疑核受损，常见于椎动脉或小脑后下动脉血栓形成；其次是莱姆病、白喉、脊髓灰质炎、破伤风等导致真性球麻痹，吞咽困难、饮水呛咳严重，恢复缓慢。

2）两侧大脑半球病变导致双侧皮质延髓束受损，产生假性球麻痹，常伴强哭强笑等，吞咽困难和饮水呛咳相对较轻，护理和康复可能恢复。

3）运动神经元病如肌萎缩侧索硬化（ALS）、进行性延髓麻痹可有吞咽困难和饮水呛咳；重症肌无力、副肿瘤综合征患者可出现吞咽困难。

（2）发音困难（dysphonia）的病因：任何影响喉肌的病变均可引起发音字词不准、声韵不均、语流缓慢和节律紊乱。

1）喉返神经麻痹（recurrent laryngeal nerve palsy）：是甲状腺切除术最常见的并发症，可引起声带麻痹，也发生于主动脉或颈动脉瘤、支气管肺癌、肺沟瘤等。

2）延髓病变损伤疑核引起发音困难，如延髓外侧综合征、延髓空洞症和肿瘤。

3）声带局部病变如息肉、肿瘤等，以及功能性失音症（aphonia），由于情感障碍导致的语音生成不能。

（3）真性球麻痹与假性球麻痹的鉴别（表4-6）：真性球麻痹（bulbar palsy）是延髓的疑核、舌下神经核和第Ⅸ、Ⅹ、Ⅻ脑神经的下运动神经元病变所致。假性球麻痹（pseudobulbar palsy）源于双侧皮质延髓束或广泛皮质损害的上运动神经元病变。球麻痹也称延髓麻痹，真性球麻痹与假性球麻痹均可导致延髓肌无力，引起吞咽困难、饮水返呛和声音嘶哑。

表4-6 真性球麻痹与假性球麻痹的鉴别

鉴别	真性球麻痹	假性球麻痹
病变神经元	下运动神经元，疑核、舌下神经核和第Ⅸ、Ⅹ、Ⅻ脑神经，多为一侧性病变	上运动神经元，双侧皮质延髓束或广泛的大脑皮质病变
病因和疾病	核性病变如延髓外侧梗死、肿瘤、延髓空洞症、MS和运动神经元病；后组脑神经病变如运动神经元病、肿瘤软脑膜浸润、颅底肿瘤或转移瘤、Miller-Fisher综合征	核上性病变最常见脑卒中，如多发性脑梗死、双侧脑干梗死，广泛脱髓鞘病变、运动神经元病和神经变性疾病等
症状和体征		
病史	多为首次发病	见于2次或多次脑卒中后
吞咽困难、饮水呛咳	严重，伴嗝逆，恢复缓慢	较轻，可不同程度恢复
构音障碍	严重，鼻音	痉挛性，唐老鸭样
舌肌萎缩、肌束震颤	严重的	无，可见舌僵硬，不能快速伸到另侧
咽反射	消失	亢进
下颌、吸吮、掌颏反射	无变化	亢进
强哭强笑	无	明显，伴情感不稳
四肢锥体束征	通常无	多有
排尿障碍	无	多有

93

后组脑神经综合征的病因和临床表现有哪些？

（1）阿韦利斯（Avellis）综合征：是迷走神经、副神经内侧支受累。常见于延髓的肿瘤、外伤、炎症和脑血管病等。患者表现为构音障碍、声音嘶哑、吞咽困难、咽喉部感觉丧失、不能向同侧转颈和耸肩等。

（2）杰克逊（Jackson）综合征：是迷走神经、副神经和舌下神经受累。常见于延髓的脑血管病、肿瘤、外伤和炎症等。患者表现为构音障碍、声音嘶哑、吞咽困难、咽喉部感觉缺失；不能向同侧转颈、耸肩；病侧舌肌瘫痪和萎缩，伸舌偏向患侧。

（3）施密特（Schmidt）综合征：也称迷走-副神经综合征（vago-accessory syndrome），一侧迷走神经、副神经的核性或核下性麻痹。病因多为延髓脑血管病，少见病因为肿瘤或炎症等。Schmidt（1892）首先报道了1例脊髓空洞症引起的双侧迷走神经和副神经受损，但Schmidt（A）综合征通常是指一侧性病变。患者表现为构音障碍，声音嘶哑，吞咽困难，咽喉部感觉缺失；不能向同侧转颈、耸肩。

（4）塔皮亚（Tapia）综合征：表现为迷走神经、舌下神经受累。常见于下颌角后部外伤。患者表现为同侧声带麻痹，声音嘶哑，无软腭和咽喉肌麻痹；同侧舌肌瘫痪、萎缩，伸舌偏向患侧；可出现Horner综合征。

（5）韦尔内（Vernet）综合征：或称颈静脉孔综合征，舌咽神经、迷走神经和副神经受累。常见于颈静脉孔肿瘤、外伤、炎症和脑血管病。患者表现为同侧腭咽部感觉障碍，舌后1/3味觉缺失，声带和软腭麻痹，声音嘶哑，病侧咽反射消失；不能向同侧转颈、耸肩；可能出现耳鸣、耳聋和面神经麻痹等。

（6）维拉雷（Villaret）综合征：也称腮腺后间隙综合征，舌咽神经、迷走神经、副神经和舌下神经受累。腮腺后间隙位于颅底，后方为颈椎，外侧是胸锁乳突肌，内侧以咽部为界，该间隙有颈内动脉、颈内静脉、后组脑神经和交感神经等。常见于咽后区肿瘤如腮腺瘤、外伤、感染、颅内动脉瘤。患者表现为同侧腭咽部感觉障碍，舌后1/3味觉缺失，声带和软腭麻痹，患侧咽反射消失；胸锁乳突肌、斜方肌瘫痪和萎缩；舌肌瘫痪和萎缩，伸舌偏向患侧；病变范围扩大可出现患侧Horner综合征、面神经麻痹。

94

偏侧颅底综合征和枕骨大孔综合征的病因和临床表现有哪些？

（1）偏侧颅底综合征：也称格林-加西亚综合征（Guillain-Garcin syndrome），是病变累及一侧颅底的脑神经的临床表现，常见于颅底恶性肿瘤、颅外肿瘤如鼻咽癌侵犯颅底部。

颅底颅中窝肿瘤常表现为三叉神经痛或感觉缺失，动眼、滑车和展神经麻痹，侵犯到颅前窝和颅后窝可累及一侧几乎全部脑神经，也可表现为一侧颅底的部分脑神经受累。

（2）枕骨大孔综合征（foramen magnum syndrome）：也称枕髁-颈静脉孔综合征或科列特-西卡尔（Collet-Sicard）综合征，可见舌咽神经、迷走神经、副神经和舌下神经等后组脑神经受累，颈神经根受损。常见于颈静脉孔与枕骨髁区肿瘤、创伤和先天性畸形，病变常自颈静脉孔向枕骨前髁管扩展，导致后组脑神经受损。

临床表现如下。

1）可出现颈静脉孔综合征，舌咽、迷走和副神经受累，患者表现为同侧腭咽部感觉障碍，舌后1/3味觉缺失，声带和软腭麻痹，吞咽困难、饮水呛咳和声音嘶哑，患侧咽反射消失；患侧胸锁乳突肌、斜方肌麻痹和萎缩，不能向同侧转颈、耸肩；舌下神经受累出现患侧舌肌瘫痪和萎缩，伸舌偏向患侧等。

2）颈神经根受压症状，如颈、后枕和上肢放射性疼痛，感觉减退，上肢肌萎缩和肌束震颤等。可有脑膜刺激征，如颈强、强迫头位和颈枕部压痛等。

3）病变压迫延髓或颈髓，可出现双侧锥体束征、传导束性感觉减退和括约肌障碍，晚期可有呼吸困难。病变累及小脑可出现眼震、小脑性共济失调和步态不稳等小脑损害症状。

（孙　威）

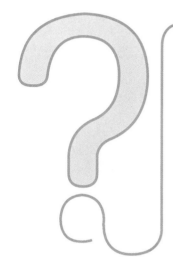

第五章

运动系统
Motor System

95

运动系统的组成、功能及其病变的临床表现有哪些？

（1）运动系统组成与功能：运动系统包括锥体系、锥体外系、小脑、肌肉和神经肌肉接头；运动系统功能是整合系统的各部分相互配合，完成各种精细协调的复杂运动。

1）锥体系包括上运动神经元（upper motor neuron）与下运动神经元（lower motor neuron）。皮质脊髓束和皮质延髓束组成上运动神经元，脊髓前角细胞和脑干脑神经运动核构成下运动神经元。

2）锥体外系通常是指基底节，包括纹状体（尾状核、壳核、苍白球）、红核、黑质和丘脑底核等。

3）小脑：包括半球和蚓部，半球与肢体的协调运动有关，蚓部与躯干的协调运动有关。

4）肌肉和神经肌肉接头，其病变可影响运动功能和引起肌无力。

（2）运动系统病变表现

1）上运动神经元病变导致痉挛性瘫痪，下运动神经元任何部位的病变如前角细胞、神经根、神经丛和周围神经等均可导致弛缓性瘫痪。

2）基底节病变表现为屈肌与伸肌的肌张力均增高，呈齿轮样或铅管样强直。通常不伴有瘫痪，病理征阴性，可出现不自主运动如静止性震颤、舞蹈症、手足徐动症和扭转痉挛等，体征易变而不恒定。

3）小脑病变出现意向性震颤、共济失调步态等。

4）肌肉病变可出现肌萎缩和肌无力，神经肌肉接头病变可出现特定肌肉或肌群的肌无力，具有波动性和晨轻暮重的特点。

96

痉挛性与弛缓性瘫痪的临床表现和鉴别有哪些？

痉挛性瘫痪（spastic paralysis）又称上运动神经元瘫或中枢性瘫痪，因瘫痪肢体肌张力增高而得名，是中央前回运动区大锥体（Betz）细胞和下行的皮质脊髓束和皮质延髓束病变所致。常见于脑卒中、急性脊髓炎等，因病变部位不同可表现肢体单瘫（monoplegia）、偏瘫（hemiplegia）、截瘫（paraplegia）和四肢瘫等。

弛缓性瘫痪（flaccid paralysis）又称下运动神经元瘫或周围性瘫痪，是脊髓前角细胞或脑干脑神经运动核及其纤维病变所致。下运动神经元是锥体系、锥体外系和小脑系统传导冲动的最后共同通路，经前根、周围神经传递至骨骼肌运动终板。

（1）临床表现

1）痉挛性瘫痪：表现为患肢肌张力增高、腱反射亢进、病理征阳性，浅反射减弱或消失，无肌萎缩和肌束震颤；肌电图检查无失神经电位。急性发病可因锥体束突然中断出现脑休克期或脊髓休克，肌肉牵张反射受抑制呈现软瘫，腱反射减低或消失，数日或数周后逐渐变为肌张力增高、腱反射亢进和出现病理征。由于肌梭对牵张反射表现起始时阻力大，随后阻力下降，呈现折刀现象（clasp-knife phenomenon）。

2）弛缓性瘫痪：表现为患肢肌张力降低，腱反射减弱或消失，早期出现肌萎缩、肌束震颤，无病理征；肌电图检查显示神经传导速度减低和失神经电位。脊神经根、神经丛或周围神经病变可引起某一肌群瘫痪或单肢瘫，多发性神经根或神经病变可引起四肢瘫如吉兰-巴雷综合征。

（2）鉴别：痉挛性瘫痪与弛缓性瘫痪的鉴别见表5-1。

表5-1　痉挛性瘫痪与弛缓性瘫痪的鉴别

临床特点	痉挛性瘫痪	弛缓性瘫痪
瘫痪分布范围	范围广，偏瘫、单瘫、截瘫和四肢瘫	范围局限，单个肌肉或肌群受累；多发性神经病可出现四肢瘫
肌张力	增高呈痉挛性瘫	减低呈弛缓性瘫
肌阵挛	可存在	无
反射	腱反射亢进，浅反射消失	腱反射减弱或消失，浅反射消失
病理反射	（＋）	（－）
肌萎缩	无或有轻度失用性萎缩	显著，早期出现
肌束震颤	无	可有
对残留运动影响	拮抗肌共收缩增加	无拮抗肌共收缩
皮肤营养障碍	多无	常有
肌电图	神经传导速度正常，无失神经电位	神经传导速度减低，有失神经电位
肌肉活检	正常，后期呈失用性肌萎缩	失神经性改变
疾病举例	脑疾病、脊髓疾病	脊髓前角灰质炎、周围神经病等

97

上运动神经元和下运动神经元病变及其临床表现有哪些？

（1）上运动神经元（UMN）病变

1）皮质（cortex）运动区：局限性病变引起对侧肢体单瘫，较广泛病变导致对侧肢体不均等性偏瘫，包括中枢性面舌瘫。刺激性病灶引起对侧躯体相应部位局灶性痫性发作，口角、拇指的皮质代表区范围较大、兴奋阈较低，常为始发部位；如发作沿运动区排列顺序扩散称为杰克逊（Jackson）癫痫。

2）皮质下白质：在皮质与内囊间的投射纤维形成放射冠。神经纤维越近皮质分布越分散，易引起对侧单瘫；越靠近深部越集中，导致对侧不均等性偏瘫。

3）内囊（internal capsule）：运动纤维最集中，可引起三偏征，内囊膝部和后肢前2/3受累引起对侧均等性偏瘫（中枢性面舌瘫和肢体瘫），后肢后1/3受累引起对侧偏身感觉障碍，视辐射受累引起对侧同向性偏盲。

4）脑干（brain stem）：一侧脑干病变累及同侧脑神经运动核和未交叉的皮质脊髓束、皮质延髓束，产生交叉性瘫痪（crossed paralysis），即病灶侧脑神经瘫，对侧肢体瘫和病变水平以下脑神经上运动神经元瘫。临床常见的韦伯（Weber）综合征、Millard-Gubler综合征、福维尔（Foville）综合征和杰克逊（Jackson）综合征等。

5）脊髓（spinal cord）：脊髓半切损害产生病变损伤平面以下的同侧痉挛性瘫，同侧深感觉障碍和对侧痛温觉障碍。横贯性损害出现受损平面以下两侧肢体痉挛性瘫，完全性感觉障碍和括约肌功能障碍。颈膨大以上病变出现四肢上运动神经元瘫，颈膨大病变引起双上肢下运动神经元瘫和双下肢上运动神经元瘫，胸髓病变出现痉挛性截瘫，腰膨大病变导致弛缓性截瘫。

（2）下运动神经元（LMN）病变

1）前角细胞：瘫痪呈节段性分布，如C_8～T_1病变引起手部小肌肉瘫痪和萎缩，L_3病变出现股四头肌无力和萎缩，L_5病变可见踝关节和足趾不能背屈，不伴感觉障碍。急性起病如脊髓灰质炎，慢性病变如进行性脊肌萎缩症、脊髓空洞症等。部分前角细胞受损因病变刺激可出现肌纤维震颤（fibrillation）或肌束震颤（fasciculation）。

2）前根：病变出现节段性分布的弛缓性瘫，常见于髓外肿瘤压迫、脊髓蛛网膜炎或椎骨病变等，常伴后根受累，出现根痛和节段性感觉障碍。

3）神经丛：病变引起单肢多数周围神经运动、感觉和自主神经功能障碍，如臂丛上丛损伤引起三角肌、肱二头肌、肱肌和肱桡肌瘫痪，手部小肌肉不受累，三角肌区、手和前臂桡侧感觉障碍。

4）周围神经：病变出现神经支配区瘫痪，伴相应区域感觉障碍，如桡神经损伤导致伸腕、伸指和拇伸肌瘫痪，手背拇指和第1、2掌骨间隙感觉缺失；多发性神经病出现四肢远端弛缓性瘫，手套-袜子形感觉障碍和皮肤营养障碍等。

98

锥体系统与锥体外系统病变的临床表现及其鉴别有哪些？

（1）锥体系统（pyramidal system）：起自大脑皮质，神经纤维经内囊下行，在延髓锥体后大部分交叉，走行于对侧皮质脊髓侧束，与下运动神经元的脊髓前角细胞形成突触。锥体系病变出现瘫痪，表现精细随意运动功能丧失，手、指和面部最明显，肌张力增高、腱反射亢进和病理反射（＋）。伸肌与屈肌的肌张力增高不一致，上肢屈肌和下肢伸肌的张力增高占优势，检查呈折刀状，无不自主运动。

（2）锥体外系统（extrapyramidal system）：通常指基底节，包括纹状体（尾状核、壳核、苍白球）、红核、黑质和丘脑底核，是锥体束以外可影响下运动神经元的运动通路，基底节对控制运动起重要作用。基底节病变表现屈肌与伸肌张力均增高，呈齿轮样或铅管样，通常不伴瘫痪，病理反射阴性，可有不自主运动如静止性震颤、舞蹈症、手足徐动症和扭转痉挛等，体征易变和不恒定。小脑与姿势有关。

（3）鉴别：锥体系与锥体外系病变症状体征完全不同，如锥体系肌张力增高表现痉挛（spasticity），锥体外系表现强直（表5-2）。

表5-2　锥体系与锥体外系病变鉴别

鉴别点	锥体系	锥体外系
张力增高和分布	痉挛性（折刀样），上肢屈肌和下肢伸肌张力增高	强直性（铅管或齿轮样），肢体和躯干屈肌
缩短和延长反应	存在	缺乏
不自主运动	无	可有，如震颤、舞蹈症和肌阵挛
腱反射	显著增高	正常或轻度增高
踝阵挛	可有	无
Babinski征	（＋）	（－）
瘫痪	常见	缺乏或轻微
原发性疾病	脑卒中、脊髓疾病、脱髓鞘疾病等	神经变性疾病、遗传性疾病等

99

运动功能检查及其临床意义有哪些？

运动功能检查包括肌容积、肌张力、肌力、腱反射、病理征、共济运动和步态等。

（1）肌容积：如肌萎缩或假肥大，肌萎缩提示下运动神经元或肌肉本身病变，部位可能指示病变之所在；上运动神经元病变不出现肌萎缩，长期失用可见失用性萎缩。肌肉假肥大常见于肌病，如某些类型进行性肌营养不良。肌束震颤提示下运动神经元病变，常见于前角细胞疾病，正常人偶可出现。

（2）肌张力：是肌肉对关节被动运动的抵抗，张力增高表现被动运动阻力增大，关节活动范围减小，常见于锥体系（折刀样张力增高）和锥体外系病变（铅管样或齿轮样张力增高）。肌张力降低表现被动运动阻力减低，关节活动范围扩大，常见于下运动神经元、小脑和某些肌肉病变，脑和脊髓急性病变休克期。需注意检查老年患者常感觉肌肉不能放松，检查者快速活动肢体时出现屈肌或伸肌痉挛，缓慢活动时张力正常，称为伸展过度（paratonia）现象，常见于额叶或弥漫性脑病患者。

（3）肌力：嘱患者抵抗检查者施加的外力评价，按6级分级评价。临床可根据病史和症状选择可能受累的肌肉初步评价和确定肌无力分布，如可疑锥体束病变应测试最易受累的上肢伸肌、外展肌和下肢屈肌，两侧对比以识别轻微无力。

（4）腱反射：腱反射消失常见于周围神经病，脑或脊髓病变休克期，深睡、昏迷和麻醉患者；腱反射亢进常提示锥体束病变。浅反射减弱或消失可见于上、下运动神经元病变，病理反射如Babinski征、Hoffmann征等是锥体束受损的体征。

（5）共济运动：临床常通过检查指鼻试验、跟膝胫试验、反跳试验、快速轮替试验、闭目难立征等，判定运动协调性，包括动作准确性、速度和将个别动作整合为流畅的复杂动作的能力，小脑病变可出现意向性震颤和共济失调。

（6）步态：例如，痉挛性步态常见于痉挛性轻偏瘫，宽基底步态常见于小脑中线病变、中脑病变、感觉性共济失调等，醉汉步态常见于酒精中毒，慌张步态常见于帕金森病，跨阈步态常见于腓总神经麻痹等。

瘫痪的类型和临床表现有哪些？

瘫痪（plegia）通常是指运动功能缺失，包括完全性瘫、不完全性瘫或称轻瘫（paresis）。麻痹（paralysis）一词通常也是瘫痪之意，只是常用于单神经病变如尺神经麻痹，小肌肉瘫痪常称麻痹，如眼肌麻痹等。

瘫痪类型和临床表现如下。

（1）偏瘫（hemiplegia）：表现一侧肢体瘫痪或无力，可伴同侧面舌瘫，常见于对侧内囊病变，如脑卒中；轻偏瘫（hemiparesis）常见于皮质下白质病变，如脑卒中、脑外伤、脑肿瘤、脑脓肿和脑膜脑炎等。

（2）单瘫（monoplegia）：是单一肢体瘫或无力，常见于大脑皮质运动区局灶性梗死或腔隙性梗死，常伴腱反射亢进、Babinski征，不伴肌萎缩。单瘫如伴肌萎缩常见于下运动神经元病变，如脊髓灰质炎、肌萎缩侧索硬化、脊神经根病变、婴儿臂丛损伤和周围神经病等。

（3）截瘫（paraplegia）：表现双下肢瘫或无力，急性截瘫常见于急性横贯性脊髓炎、脊髓损伤、脊髓血管畸形出血等，脊髓休克期表现腱反射消失、肌张力减低，逐渐出现肌张力增高、腱反射亢进和病理征。慢性或亚急性轻截瘫（paraparesis）常见于多发性硬化、脊髓或马尾肿瘤，以及大脑镰脑膜瘤、脑假瘤（良性颅内高压症）等。

（4）四肢瘫（quadriplegia）或四肢轻瘫（quadriparesis）：表现为四肢瘫痪或无力，常见于高位颈髓（C_5以上）病变或损伤、吉兰-巴雷综合征和多发性神经病等。

（5）少见的瘫痪类型：例如，双臂瘫（brachial diplegia）是双上肢瘫痪或无力，常见于颈膨大（$C_5 \sim T_1$）病变或损伤；面部双侧瘫（facial diplegia）是两侧面肌瘫或无力，常见于吉兰-巴雷综合征。儿童还可见双侧偏瘫（double hemiplegia），表现四肢严重痉挛，上肢重于下肢，如婴儿双侧瘫多由于脑室周围白质软化导致的先天性脑病。大脑双侧瘫（cerebral diplegia）表现四肢痉挛性瘫，下肢较上肢严重，常见于儿童脑瘫综合征。

101

肌力分级和临床常用的轻瘫试验有哪些？

（1）肌力分级

0级：为完全瘫痪，肌肉无收缩。

1级：为肌肉可收缩，但不能产生动作。

2级：为肢体能在床面上移动，但不能抵抗自身重力，即不能抬起。

3级：为肢体能抵抗重力离开床面，但不能抵抗阻力。

4级：为肢体能抵抗部分阻力动作。

5级：为正常肌力。

（2）常用的轻瘫试验

上肢轻瘫试验

1）上肢平伸（手旋前）试验：嘱患者手心向下平伸上肢，数秒后可见轻瘫侧上肢逐渐下垂，自然旋前和掌心向外。

2）巴利（Barré）分指试验：嘱患者双手五指分开伸直，两手相合，数秒后轻瘫侧手指逐渐并拢屈曲。

3）小指征：双上肢平举，手心向下，轻瘫侧小指常轻度外展。

4）指环试验：嘱患者大拇指分别与其他各指连成环状，检查者以一个手指快速将其分开，测试手指肌力。

下肢轻瘫试验

1）Jackson征：患者取仰卧位，两腿伸直，轻瘫侧下肢呈外展外旋位。

2）膝下垂试验：患者取仰卧位，双膝、髋关节均屈曲成直角，数秒后轻瘫侧下肢逐渐下落。

3）足跟抵臀试验：嘱患者俯卧，尽量屈曲膝部，使双侧足跟接近臀部，轻瘫侧抵臀能力差。

102

四肢主要肌肉的神经支配和功能有哪些？

上肢、下肢主要肌肉的神经支配和功能分别见表5-3和表5-4。

表5-3　上肢主要肌肉的神经支配和功能

肌肉	神经根	周围神经	功能
冈上肌	C_5	肩胛上神经	上肢外展
冈下肌	C_5	肩胛上神经	上肢在肩部外旋
三角肌	C_5	腋神经	上肢外展
肱二头肌	C_5，C_6	肌皮神经	屈肘
肱桡肌	C_5，C_6	桡神经	屈肘
桡侧腕长伸肌	C_6，C_7	桡神经	伸腕
桡侧腕屈肌	C_6，C_7	正中神经	屈腕
尺侧腕伸肌	C_7	桡神经	伸腕
指伸肌	C_7	桡神经	伸指
肱三头肌	C_8	桡神经	伸肘
尺侧腕屈肌	C_8	尺神经	屈腕
拇短展肌	T_1	正中神经	拇指外展
拇对掌肌	T_1	正中神经	拇指对掌
第一背侧骨间肌	T_1	尺神经	示指外展
小指展肌	T_1	尺神经	小指外展

表5-4　下肢主要肌肉的神经支配和功能

肌肉	神经根	周围神经	功能
髂腰肌	L_2，L_3	股神经	屈髋
股四头肌	L_3，L_4	股神经	伸膝
收肌	L_2，L_3，L_4	闭孔神经	大腿内收
臀大肌	L_5，S_1，S_2	臀下神经	伸髋
臀中肌、臀小肌、阔筋膜张肌	L_4，L_5，S_1	臀上神经	外展髋
腘肌	L_5，S_1	坐骨神经	屈膝
胫骨前肌	L_4，L_5	腓神经	踝背屈
趾长伸肌	L_5，S_1	腓神经	足趾背屈
趾短伸肌	S_1	腓神经	足趾背屈
腓骨肌	L_5，S_1	腓神经	足外翻
胫骨后肌	L_4	胫神经	足内翻
腓肠肌	S_1，S_2	胫神经	踝跖屈
比目鱼肌	S_1，S_2	胫神经	踝跖屈

103

瘫痪的病变定位和临床表现有哪些？

瘫痪的病变定位包括上运动神经元病变、下运动神经元病变、肌肉病变、神经肌肉接头病变等。

（1）上运动神经元（UMN）病变：运动皮质及其传导路锥体束病变，如脑卒中常导致内囊、脑皮质运动区和皮质下、脑干等部位受损，典型出现均等性或不均等性偏瘫、四肢瘫，个别出现单瘫，脊髓病变可引起截瘫。UMN瘫表现上肢伸肌、展肌瘫痪重于屈肌、收肌，下肢屈肌瘫重于伸肌，伴肌张力增高、腱反射亢进和病理征等。

（2）下运动神经元（LMN）病变：是脊髓前角细胞、神经根、神经丛或周围神经病变，出现受累神经元支配肌瘫痪或无力，伴肌萎缩、肌张力减低、腱反射减弱和肌束震颤等，病理征阴性。根据瘫痪范围相对局限、特定分布区和伴发症状可诊断，如周围神经病变出现四肢远端弛缓性瘫，伴手套-袜子形感觉缺失等。

（3）肌肉病变：神经源性损害常见于前角细胞病变和神经根、神经丛、周围神经病变，表现肢体远端肌无力、肌萎缩、肌束震颤等，肌电图可见运动单位动作电位（MUAPs）时限增宽、波幅增高和多相波比率增多。肌源性损害常见于进行性肌营养不良、多发性肌炎等肌肉病变，表现肢体近端肌无力，伴假肥大、鸭步，肌酸激酶（CK）升高，肌电图显示

MUAPs时限缩短、波幅降低和多相波比率减少。

（4）神经肌肉接头（NMJ）病变：典型见于神经肌肉传递障碍疾病重症肌无力，表现波动性肌无力如晨轻暮重，受累肌肉反复活动后肌无力加重，新斯的明试验阳性，血清抗乙酰胆碱受体抗体（AChR-Ab）等效价增高，部分患者有胸腺瘤或胸腺增生，抗胆碱酯酶药治疗有效。

此外，还需注意心因性肌无力，常见于神经症或癔病患者，女性多见，发病常有精神诱因，肌无力常表现易变性，在医生检查或众人在场时比平时症状明显，触诊常发现每次让患者活动主动肌时拮抗肌也收缩，暗示治疗常可有效。

偏瘫的神经解剖学基础和临床表现有哪些？

偏瘫（hemiplegia）是皮质脊髓束病变导致对侧肢体瘫痪，常伴中枢性面舌瘫。病变多位于内囊附近，是最常见的瘫痪形式，常见病因为缺血性或出血性卒中，其次是脑外伤、脑肿瘤、脑脓肿和脑膜脑炎等。

（1）偏瘫解剖学基础：皮质脊髓束始于大脑皮质运动区和运动前区，经放射冠、内囊后肢、大脑脚、桥脑基底部和延髓椎体下行，75%的纤维在延髓下端交叉至对侧为皮质脊髓侧束，不交叉部分组成皮质脊髓前束在同侧下行。皮质脊髓束的分布和走行对定位有重要意义，其在皮质代表区分布分散，下肢代表区在矢状窦旁，面部位于半球外下部；在内囊区，支配面部纤维位于内囊后肢前部，手与上肢位于后肢中部，足与下肢位于后肢后部。

（2）临床表现：与皮质脊髓束（锥体束）病变水平有关。

1）皮质运动区较广泛病变，引起对侧肢体不均等偏瘫，伴中枢性面舌瘫，如局限性病变则导致对侧单瘫。

2）皮质下白质或放射冠病变：导致对侧不均等偏瘫，越靠近皮质，神经纤维越分散，可见对侧单瘫。

3）内囊病变由于神经传导纤维集中，可引起三偏征，膝部和后肢前2/3病变可见对侧中枢性面舌瘫和肢体均等性偏瘫，累及后肢后1/3和视辐射出现对侧偏身感觉障碍和对侧同向性偏盲。

4）一侧脑干病变出现交叉性瘫痪，累及病灶侧脑神经运动核出现脑神经瘫，累及未交叉的皮质脊髓束和皮质延髓束，引起对侧肢体瘫和病变水平以下的脑神经上运动神经元瘫，如Weber综合征、Foville综合征等。

5）脊髓半切损害时出现损伤平面以下的同侧痉挛性瘫痪。

单瘫和截瘫的病因和临床表现有哪些？

（1）单瘫（monoplegia）是指一个肢体如下肢或上肢瘫痪或肌无力，常见于如下疾病。

1）皮质运动区局限性病变：引起对侧肢体单瘫，常伴腱反射亢进、Babinski征等上运动神经元病变特征，不伴肌萎缩，常见于缺血性卒中如大脑皮质运动区局灶性或腔隙性梗死、局部脑外伤等。

2）脊髓前角病变：常见于神经根、神经丛、脊髓前角病变，如婴儿臂丛外伤、脊髓灰质炎、脊髓空洞症和肌萎缩侧索硬化（ALS）。表现下运动神经元损伤，如腱反射减弱或消失、病理征阴性，常伴肌萎缩等。

3）周围神经病变：如单神经病。

（2）截瘫（paraplegia）：是指双下肢瘫痪或肌无力，常见于如下疾病。

1）急性截瘫常见脊髓外伤（可伴脊柱骨折脱位）、急性横贯性脊髓炎，不常见的病因包括脊髓梗死、急性硬脊膜外脓肿和动静脉畸形引起脊髓出血等。急性截瘫时出现脊髓休克期，表现腱反射消失、肌张力减低，随病程进展逐渐出现肌张力增高、腱反射亢进和病理征，常伴传导束型感觉障碍和尿便障碍等。

2）慢性或亚急性截瘫，成人常见于视神经脊髓炎谱系疾病（NMOSD）、多发性硬化（MS）和脊髓肿瘤等，以及双额叶内侧或矢状窦旁病变如大脑镰脑膜瘤、脑假瘤（良性颅内高压症）、脊髓或马尾肿瘤，婴儿双侧瘫是脑室周围白质软化导致的先天性脑病。

3）周围神经病变：表现为远端较近端易出现运动受累，肌无力较重，可伴周围型感觉缺失，括约肌功能通常正常。

病理性连带运动的临床意义和临床试验有哪些？

（1）病理性连带动作的临床意义：病理性连带动作（abnormal synkinesis）是指中枢性瘫痪时可见健侧用力或肌紧张反射性引起患肢的连带运动，是脊髓内兴奋向同侧或对侧邻近节段扩散所致，是锥体束受损的指征之一。正常时这种兴奋的扩散趋势被大脑皮质抑制，当锥体束损害时由于对脊髓节段的抑制释放，导致兴奋扩散而出现病理性连带运动。

（2）临床常用的病理性连带运动试验：见表5-5。

表5-5 临床常用的病理性连带运动试验

病理性连带运动试验	操作方法
沃滕伯格（Wartenberg）征	为拇指连带运动，用手指牵拉患者屈曲的四指（第2～5指），并嘱患者尽力对抗牵拉，出现拇指内收为（＋）
计数试验	嘱患者健侧手屈指或伸指作计数试验，如患侧也模仿为（＋）
踇趾背屈试验	嘱患者背屈健侧踇趾并施以阻力，如患侧踇趾也背屈为（＋）
检查者紧握患者健侧手，或嘱患者健侧用力握拳，均可见患侧各指屈曲	

颈项强直的常见病因及其鉴别诊断有哪些？

颈项强直（neck stiffness）在神经内外科临床和急诊中都很常见，通常提示脑膜刺激征，但在许多老年慢性疾病、非神经系统疾病也可见类似的颈项强直，需注意鉴别。

（1）常见疾病：颈项强直与Kernig征组成脑膜刺激征，通常提示神经系统急症，包括感染（如急性细菌性脑膜炎）；蛛网膜下腔出血（突发剧烈头痛、颈项强直和意识水平下降等三主征）；肿瘤如软脑膜癌病（leptomeningeal carcinomatosis）等。

（2）鉴别诊断

1）如患者有颈项强直伴Kernig征或Brudzinski征等脑膜刺激征，又缺乏头痛、呕吐等ICP增高体征时应腰椎穿刺明确病因。

2）颈项强直患者有意识水平下降时，腰椎穿刺前需除外占位病变合并脑疝的可能。

3）锥体外系综合征患者常伴颈部轴性强直或僵硬，包括帕金森病、帕金森叠加综合征如进行性核上性麻痹；肌张力障碍，如颈性肌张力障碍、全身性肌张力障碍；僵人综合征（stiff-man syndrome）等。

4）颈椎病或颈神经根病也可继发椎旁肌痉挛。

5）颈椎外伤，如关节突脱位、骨折和严重的肌痉挛，肌肉扭伤，紧张症（catatonia）等也可出现颈项强直。

腭肌阵挛的临床表现和病变有哪些？

腭肌阵挛（palatal myoclonus）是指影响腭和咽部结构的节律性收缩，又称腭震颤

（palatal tremor）。常见病因包括卒中、神经退行性疾病、中枢神经系统感染性疾病、脱髓鞘疾病和创伤等。

（1）临床表现：最典型的特征是腭帆提肌发生阵挛收缩，频率通常为60～180次/分，常伴有眼肌、膈、头和颈部同步性运动，睡眠时持续存在。

（2）病变：可见于格-莫三角（Guillain-Mollaret triangle）病变，常见于血管性病变、外伤、肿瘤和脱髓鞘疾病等，还可见于罕见的皮质性腭肌阵挛（cortical palatal myoclonus），癫痫性腭肌阵挛是继发于部分性发作持续状态。

109 格-莫三角区结构和临床意义有哪些？

格-莫（Guillain-Mollaret）三角是中脑红核、延髓下橄榄核与同侧小脑齿状核连接构成的等边三角形区域，三角形之边分别为橄榄小脑束、中央被盖束和结合臂。格-莫三角构成小脑的一个重要反馈调节环路，从红核发出的纤维经中央被盖束到下橄榄核，再到小脑皮质、齿状核，而后返回红核。

常见病变如下。

（1）格-莫三角区病变可引起肌阵挛（myoclonus），表现为个别肌肉和肌群短暂快速的不规则、幅度不一致的收缩，常两侧对称，如腭肌阵挛。

（2）格-莫三角区也可在颅脑损伤、后循环缺血病变、中枢神经系统肿瘤、脱髓鞘疾病和神经变性病如橄榄桥小脑变性时受累。

110 手部小肌肉消瘦的病因有哪些？

手部小肌肉消瘦（muscular wasting of the small hand muscles）是指大鱼际肌、小鱼际肌、背侧骨间肌和正中神经支配的手掌肌等。

（1）双手对称性消瘦，常见于如下。

1）多发性神经病、双侧尺神经病变、双侧正中神经与尺神经联合病变、慢性炎症性脱髓鞘性多发性神经病（CIDP）和腓骨肌萎缩（Charcot-Marie-Tooth）症等。

2）运动神经元病，脊髓病变如脊髓空洞症等。

3）与年龄相关性消瘦。

4）类风湿关节炎。

（2）双手非对称性消瘦，常见于如下。

1）平山病（Hirayama disease）：也称青年上肢远端肌萎缩（juvenile muscular atrophy of distal upper extremity），颈髓前角运动神经元受累，主要累及 $C_7 \sim T_1$ 节段支配肌，以男性多发，以缓慢进展性上肢肌萎缩为特征，通常单侧发生，也称青年良性手肌萎缩，也可表现不对称双侧损害。多数患者有"寒冷麻痹"，暴露在寒冷环境中无力症状明显加重。

2）多灶性运动神经病：是免疫介导的运动神经病，起病时可表现为不对称性手肌萎缩。

3）其他：可见于肌萎缩侧索硬化早期、包涵体肌炎等。

（3）单手小肌肉消瘦，常见于如下。

1）尺神经病（ulnar neuropathy），常见于局部压迫、过劳和伴发于类风湿关节炎、大骨节病等，以及正中神经与尺神经联合病变。

2）$C_8 \sim T_1$ 神经根受压所致，臂丛外伤或浸润，以及肺尖肿瘤综合征（pancoast 肿瘤）所致，是指因肺尖部的肿瘤浸润、压迫而引起的上肢顽固性疼痛和同侧 Horner 综合征的一组病症。

111

弓形足的临床常见疾病有哪些？

（1）脊髓灰质炎患者弓形足在临床比较多见，弓形足畸形产生主要由于胫前肌瘫痪，足内在肌如骨间肌、蚓状肌麻痹，足跖屈肌相应增强和跖筋膜挛缩所致。

（2）在常染色体隐性遗传性共济失调，弓形足、共济失调、构音障碍、周围神经病和后索功能障碍等是患者主要的临床表现。

（3）Charcot-Marie-Tooth 病（CMT）或称为遗传性运动感觉性神经病（HMSN），是遗传性周围神经病最常见的类型，患者常见弓形足，CMT 的临床"金标准"是遗传性传递、对称性受累及缓慢进展。

（4）弓形足也可见于脊髓空洞症、脊柱裂（spinal bifida）等。

然而，临床最常见的可能是弓形足与任何神经疾病无关。

112

基底节的构成与功能、病变的临床表现有哪些？

基底节（basal ganglia）是在大脑皮质下的紧靠丘脑背侧的灰质块。

（1）组成与功能：基底节包括尾状核、壳核、苍白球、丘脑底核和黑质。苍白球是纹状体的古老部分，称为旧纹状体；尾状核、壳核是神经系发生较新的部分，称为新纹状体。新、旧纹状体都是种系发生上较古老的高级运动中枢。哺乳类由于大脑皮质的进化，纹状体功能让位于皮质运动区，受制于后者而由锥体系代替，基底节起到维持肌张力和调节身体姿势，负责半自动刻板性和反射性运动功能，如行走时两臂摇摆连带运动、表情、防御反应和饮食动作等。

（2）基底节病变和临床综合征

1）壳核病变：出现手足徐动和运动增多。

2）尾状核病变：出现舞蹈样运动和手足徐动。

3）苍白球病变：出现肌张力增高和运动减少。

4）黑质-纹状体病变：出现肌张力增高、运动减少和静止性震颤。

5）红核病变：出现舞蹈样运动、手足徐动和意向性震颤。

6）格-莫三角病变：出现肌阵挛。

7）丘脑底（Luys）核病变：出现投掷运动。

8）杏仁核病变：出现咀嚼动作、攻击行为和贪食。

（3）运动减少-肌张力增高综合征（hypokinesia-hypertonia syndrome）：临床见于帕金森病，患者表现静止性震颤，齿轮样或铅管样肌张力增高，出现面具脸、躯干前屈、随意运动减少、肢体联合运动减少，步履急促而呈慌张步态。是黑质色素神经元和与纹状体联系的多巴胺能神经元丧失所致。

（4）运动过多-肌张力减低综合征（hyperkinesia-hypotonia syndrome）：临床表现舞蹈样动作（choreic movement）、手足徐动症（athetosis）、扭转痉挛（torsion spasm）和偏侧投掷症（hemiballismus）等，可能是新纹状体下行至苍白球和黑质的抑制性神经元丧失所致。

红核和丘脑底核的神经解剖和病变的临床表现有哪些？

（1）红核：接受小脑和前庭的纤维，调节身体平衡的冲动，经红核网状束和红核脊髓束传到脑干和脊髓的相关神经元，功能是调整姿势反射；红核还联系锥体外系的纹状体、额叶运动区，成为许多复杂传导通路上的一个中继站。

病变临床表现：包括去大脑强直，出现锥体外系症状，如舞蹈样运动、手足徐动等，由于平衡和姿势反射调节障碍，出现共济失调、意向性震颤等小脑症状，也可出现肌阵挛。

（2）丘脑底核（STN）：接受新、旧纹状体来自豆核束和豆核袢的纤维和皮质脊髓束侧支传入冲动，发出纤维返回新旧纹状体、黑质或经黑质到中脑被盖，再下行到脊髓。目前已证实黑质致密部与STN间存在直接的多巴胺能纤维联系，STN在PD的形成发展过程中起重要作用，是临床DBS治疗PD的主要靶核之一。

病变临床表现：丘脑底核及其联系的苍白球外侧部急性损伤可导致对侧的偏侧投掷症（hemiballismus），是颇具戏剧性表现的锥体外系运动障碍，以粗大的跨越式或投掷样运动为特点，尤以肩部和骨盆部肌肉为著。

痉挛性斜颈和扭转性肌张力障碍的病因和临床表现有哪些？

痉挛性斜颈和扭转性肌张力障碍是肌张力障碍综合征的常见类型，是由壳核、丘脑中央中核、苍白球和黑质病变所导致。

（1）痉挛性斜颈（spasmodic torticollis）：是常见的局限性肌张力障碍，由于以胸锁乳突肌、斜方肌为主的颈部肌群阵发性不自主收缩，引起头向一侧扭转或导致阵挛性倾斜。

临床表现：情绪激动时可加重，手托面颊或枕部减轻，睡眠时消失。痉挛性斜颈有时是扭转性肌张力障碍的一种变异形式，也可能是亨廷顿（Huntington）病或Wilson病等锥体外系疾病的早期体征。

（2）扭转性肌张力障碍（torsion dystonia）：也称扭转痉挛（torsion spasm），包括特发性和症状性，症状性见于产伤、胆红素脑病、脑炎后、Huntington病早期、Hallervorden-Spatz病，以及肝脑变性如Wilson病、Westphal-Strumpell病等。

临床表现：表现为肢体近端、躯干以至于全身剧烈不随意扭转运动和姿势异常。儿童起病者多有阳性家族史，成人起病多为散发病例。

小脑的组成和功能及其病变定位有哪些？

小脑（cerebellum）是后脑的最大部分，是中枢神经系统中仅次于大脑的第二大器官，位于桥脑和延髓背侧，三者间的空腔为第四脑室。

（1）组成和定位：包括古小脑（前庭小脑）、旧小脑（脊髓小脑）、新小脑（皮质小脑）。小脑的主要功能是调节肌张力、姿势与平衡，见表5-6。

表5-6　小脑的结构和纤维联系和功能定位

组成	结构和纤维联系	功能定位
古小脑	绒球小结→前庭神经核（前庭小脑束）	维持躯体平衡和眼球运动
旧小脑	蚓部→脊髓（脊髓小脑前束、后束）	维持躯体姿势与平衡
新小脑	半球→大脑皮质（皮质桥脑小脑束）	协调肢体随意运动

（2）病变定位

1）前庭小脑：绒球小结叶病变时出现站立位定向困难，自主运动时难以将目光定位在静止物体上，主要表现平衡障碍和眼球震颤。

2）脊髓小脑：小脑前叶和上蚓部病变出现行走和站立不稳，迈步不稳比站立不稳更明显，患者行走时常向一侧倾倒，表现共济失调性步态；下蚓部损害站立不稳较躯干共济失调明显，坐位和站立均不稳。

3）皮质小脑：小脑半球病变出现随意运动障碍，包括随意运动分解现象、反跳现象、肌张力降低、反射减弱和构音障碍等。

116

新小脑病变的临床表现有哪些？

新小脑（neocerebellum）病变患者可出现肌张力减低，随意运动协调性和准确性障碍。

（1）共济失调（ataxia）：主要累及四肢，特别是远端明显，上肢重于下肢，复杂运动较简单运动明显，并出现向病侧偏斜步态和姿势。

（2）辨距不良（dysmetria）：不能准确测距而使动作过早的停止或出现动作过度。

（3）协同动作不能（asynergia）：不能完成多个肌群的复杂的协调运动，常出现运动分解现象。

（4）轮替运动障碍（dysdiadochokinesia）：表现为主动肌与拮抗肌快速交替运动（如手快速的旋前旋后）不能，出现轮替动作缓慢、迟疑和节律不整等。

（5）意向性震颤（intention tremor）：手或手指在向目标运动时出现动作性震颤，越近目标越明显，通常与齿状核或小脑上脚受损有关。

（6）反跳现象（rebound phenomenon）：当测试者与患者前臂用力对抗时，如测试者突然松手，患者因不能调整肌张力的变化，前臂不能立即放松出现击胸动作。

（7）肌张力降低（hypotonia）：表现为肌张力低下，腱反射减弱，小腿可如摇摆状，常见于急性小脑半球损害。

（8）断续性语言（scanning speech）和构音障碍（dysarthria）：由于发音的肌肉协调运动

障碍，导致口语缓慢、迟疑和含糊，音节重读不适当引起爆破性发音。

（9）不能辨别重量（inability to discriminate weight）：小脑损伤侧判断手持物体的重量总是偏轻，可能与肌张力减低有关。

小脑半球病变与蚓部病变的临床表现和鉴别有哪些？

（1）半球病变临床表现：主要引起肢体共济失调，患者随意动作的力度、方向、速度和范围均不能很好控制，表现为患肢共济运动差，手的动作明显辨距不良，出现意向性震颤，完成有目的动作如取杯饮水、执筷和写字时更明显，可表现为动作冲撞不稳，欠准确灵活。指鼻试验、跟膝胫试验阳性，快复动作和轮替动作笨拙。

检查可见肌张力减低、腱反射减弱；向患侧注视可见小脑性眼球震颤；站立或行走不稳，易向患侧倾倒。患者表现为明显的小脑性语言，如音节含糊不清、缓慢拖长或中断，呈爆发性语言，字词不连贯，呈断续或吟诗样语言，是小脑共济失调性构音障碍的特点。

（2）蚓部病变临床表现：主要引起躯干共济失调，表现为轴性（躯干）平衡障碍，坐姿和站立不稳，行走时双足分开，摇晃不稳，步态蹒跚，状如醉汉，严重时站立、起坐均困难；由于蚓部与脊髓和前庭器官联系破坏所致。Romberg征阳性，易出现向前后倾倒；肌张力正常；通常不出现小脑性眼震。小脑性言语障碍较轻。

（3）小脑半球病变与蚓部病变的鉴别：见表5-7。

表5-7 小脑半球病变与蚓部病变的鉴别

鉴别点	半球病变	蚓部病变
共济失调	主要在肢体，意向性震颤，上肢重	主要在躯干，坐、立和行走不稳
肌张力减低	上肢明显	肌张力多正常
小脑性语言	吟诗样或断续样语言明显	较轻
小脑性眼震	向病灶侧注视有粗大眼震	无
倾倒	向病灶侧倾倒	向前后倾倒

共济失调的分类和临床表现有哪些？

共济失调（ataxia）是由于小脑、本体感觉和前庭功能障碍导致运动笨拙和不协调，累及肢体、躯干、咽喉肌和舌肌引起姿势、步态和语言障碍。

共济失调分类和临床表现

（1）小脑性共济失调（cerebellar ataxia）：小脑半球、桥臂、绳状体和结合臂（交叉上方为对侧，交叉下方为同侧）病变可引起肌张力降低和意向性震颤。

1）姿势和步态异常：表现为随意运动的力度、速度、节律和幅度不规则，引起站立不稳，行走时双足远离分开，步态蹒跚如醉汉步态，严重者难以坐稳，视觉不能代偿。小脑半球病变行走时向患侧倾倒，上蚓部病变向前倾倒，下蚓部病变向后倾倒。检查Romberg征阳性。急性小脑病变可见肌张力减低如钟摆样。

2）随意运动协调障碍：小脑半球损害导致同侧肢体辨距不良和意向性震颤，上肢较重，越近目标震颤越明显。检查指鼻试验、跟-膝-胫试验、轮替动作和反跳试验均阳性，字迹越写越大（大写症）。

3）言语障碍：由于唇、舌、喉等发音肌共济失调，使说话缓慢、含糊不清、声音断续，表现为缓慢的吟诗样语言或顿挫的爆发性语言。

4）眼球运动障碍：注视病灶侧可见粗大眼震，与前庭联系受累出现两眼来回摆动，偶见下跳性（down-beat）眼震、反弹性眼震等。

（2）大脑性共济失调：额桥束和颞枕桥束是大脑额、颞、枕叶与小脑半球的联系纤维。病变可引起共济失调，症状轻，眼震较少见。

1）额叶性共济失调：表现体位平衡障碍，步态不稳，对侧肢体共济失调；但可见肌张力增高、腱反射亢进和病理征，可伴额叶症状如精神症状、强握反射等。

2）顶叶性共济失调：常见于两侧旁中央小叶后部病变，出现双下肢感觉性共济失调和尿便障碍。

3）颞叶性共济失调：较轻，出现一过性平衡障碍，早期不易发现。

（3）感觉性共济失调：是脊髓后索病变所致，表现不能辨别躯体位置和运动方向，不能正确执行随意运动和维持正确姿势，下肢重于上肢，表现站立不稳，迈步不知远近，落脚不知深浅，如踩棉花感，常目视地面行走。检查振动觉、关节位置觉缺失，腱反射明显减低或消失，Romberg征阳性，无眼震和语言障碍。

（4）前庭性共济失调：由于空间定向和平衡障碍，表现为站立不稳，行走向患侧倾倒，改变头位时加重，伴严重眩晕、呕吐和眼震等，前庭功能冷热水试验反应消失。四肢共济运动和语言正常。

小脑性共济失调疾病的病程分类有哪些？

小脑性共济失调临床可呈急性-短暂性、急性-可逆性、急性-持久性、亚急性和慢性等进展方式。疾病的进展方式临床上通常可提示小脑性共济失调病因。

（1）急性-短暂性：最常见于酒精中毒，也可见于锂、巴比妥、苯妥英及其他抗癫痫药中毒（常伴构音障碍、眼震和意识模糊）。乙酰唑胺可引起共济失调发作。

（2）急性-可逆性：可见于感染伴脑脊液轻微炎性改变、病毒性小脑炎等。

（3）急性-持久性：可见于高热昏迷、汞化合物或甲苯中毒（胶水、涂料漆）。

（4）亚急性：一般历时数周，可见于脑成神经管细胞瘤、星形细胞瘤、成血管细胞瘤等，常伴头痛和视乳头水肿；以及慢性酒精中毒、乳腺癌、卵巢癌引起的副肿瘤综合征常伴有眼阵挛和小脑特异性抗体。

（5）慢性：历时数月至数年，可见于克-雅病（CJD）、脑脓肿、Friedreich共济失调、脊髓小脑变性病、Holmes型小脑皮质变性、遗传代谢性疾病伴肌阵挛等，以及儿童的共济失调，如共济失调性毛细血管扩张症、小脑发育不全、Ramsay Hunt肌阵挛性小脑协同障碍。

感觉性共济失调与前庭性共济失调的病因和临床表现有哪些？

（1）感觉性共济失调

1）脊髓痨：常在感染梅毒5～15年后出现症状，男性多见，表现为双下肢电击样疼痛、进行性感觉性共济失调、深感觉障碍和腱反射消失等，常伴有阿-罗瞳孔。血和脑脊液梅毒试验（RPR、TPPA）阳性。

2）感觉神经元病：病因包括维生素B_6中毒、肿瘤压迫和遗传性疾病等，表现为全身纯感觉障碍，损害涉及神经节中大感觉神经元时深感觉障碍是突出的症状，表现为感觉性共济失调和腱反射减弱或消失。

3）亚急性联合变性：是维生素B_{12}缺乏所致，表现为双下肢深感觉减退，出现感觉性共济失调，可伴肌力减退、腱反射亢进和病理征阳性，如周围神经受累可出现手套袜套样感觉障碍，肌张力和腱反射减低。

（2）前庭性共济失调：多见于内耳疾病、脑血管疾病、脑炎、梅尼埃病、桥脑小脑角综合征等。前庭损害时由于失去躯体空间定向能力，产生前庭性共济失调。患者表现以平衡障碍为主，站立或步行时躯体易向患侧倾斜，摇晃不稳，沿直线走时更明显，改变头位可使症状加重，四肢共济运动多正常，可伴明显的眩晕、呕吐和眼球震颤。

121 小脑危象的临床表现和治疗有哪些？

小脑危象或称为小脑性发作，是神经内外科的临床急症，可能由于小脑占位性病变或后颅凹肿瘤等引起ICP突然增高或脑干结构突然受压，引起急性脑干功能障碍或衰竭症状，可导致突然死亡。

（1）临床表现：小脑性发作患者表现阵发性意识不清，四肢伸直，呈去大脑强直样发作状态，可见两眼凝视、瞳孔散大、脉缓、血压增高、呼吸减弱或不规则等。

（2）治疗：临床对小脑占位性病变或后颅凹肿瘤患者应高度重视，对患者可能出现小脑性发作应有充分准备和应急预案，并尽早对原发病变进行根治，包括采取手术治疗。

122 深反射变化的临床意义有哪些？

腱反射也称深反射，是刺激骨膜、肌腱使肌肉突然受牵拉后引起的急速收缩反应，反射仅由深部的感觉神经元和运动神经元直接联系产生。

（1）腱反射亢进：可由于中枢神经系统受损，使网状脊髓束和锥体束对脊髓反射弧的抑制解除，导致深反射亢进；可见于脑或脊髓的锥体束病变，当神经系统兴奋性普遍增高时，腱反射也可表现亢进，如神经症、甲状腺功能亢进患者。

（2）腱反射减弱或消失：是反射弧的病损所致，常见于周围神经疾病如多发性神经病、吉兰-巴雷综合征等；脊髓前角病变如脊髓灰质炎；肌肉疾病如进行性肌营养不良；也可见于麻醉、镇静药中毒、低钾和衰竭状态等。

深反射的检查通过叩击肌腱可引出，检查时注意对双侧腱反射对比，如不对称通常更有临床意义，两侧腱反射对称性亢进、减弱或消失也可能无临床意义。

123

肌萎缩的分类和临床表现有哪些？

肌萎缩（muscular atrophy）是由于肌肉营养不良导致的骨骼肌容积缩小、肌纤维数目减少，是诊断下运动神经元病变或肌肉疾病的重要体征。

（1）神经源性肌萎缩：是脊髓前角细胞和延髓运动神经核病变所致。

1）脊髓前角细胞损伤可见受累肢体远端节段性对称或不对称分布的肌萎缩，伴肌力减低、腱反射减弱和肌束震颤，无感觉障碍；常见于急性脊髓灰质炎、进行性脊肌萎缩症、肌萎缩侧索硬化、腰骶髓外伤等。

2）延髓运动核病变引起延髓麻痹，出现吞咽困难、饮水呛咳、舌肌萎缩和肌束震颤等；常见于急性脊髓灰质炎、进行性脊肌萎缩症、肌萎缩侧索硬化、腰骶髓外伤和脑干肿瘤压迫等。

3）神经根、神经丛、神经干和周围神经病变：肌萎缩常伴支配区腱反射消失、感觉障碍。常见于吉兰 - 巴雷综合征、遗传性多发性神经病、周围神经外伤等，代谢性或中毒性周围神经病如糖尿病、铅中毒垂腕等，以及营养障碍性和癌性周围神经病。

4）神经肌肉接头病变导致的肌萎缩，肌电图可见纤颤电位或高大的运动单位电位，肌肉活检可见肌纤维数目减少、变细、部分变性和间质结缔组织增生等。

（2）肌源性肌萎缩：是肌肉病变所导致，常见于进行性肌营养不良、强直性肌营养不良和肌炎等。

1）肌萎缩特点是不按神经分布，多为近端型（骨盆带、肩胛带）对称性肌萎缩，少数为远端型，伴有肌无力，但无感觉障碍和肌束震颤。

2）血清肌酸激酶（CK）不同程度的增高。肌电图呈肌源性损害，肌活检可见病肌的肌纤维肿胀破坏，横纹消失，空泡形成，核聚集中央，肌炎可见肌纤维变性坏死和炎细胞浸润。

（3）失用性肌萎缩：可见于脑卒中长期瘫痪的患者，逐渐出现缺血性肌萎缩是由于肌肉血管病变，如炎症、血栓或栓塞、损伤等所致。

124

不自主运动的临床表现有哪些？

不自主运动（involuntary movements）是锥体外系病变所致，是患者在意识清醒时出现不能控制的骨骼肌不正常运动，表现形式多样，通常情绪激动时加重，睡眠时停止。多见于基底节病变引起的姿势和运动异常。

临床表现：包括A、B、C、D、E、F、G、H。

A．手足徐动症（athetosis）：是指手指和足趾缓慢的强制性伸屈的不自主运动，是对侧纹状体病变所致。

B．颤搐（ballism）：又称投掷运动，是丘脑底核或联系径路受损，引起肢体抛掷样不随意运动或肢体强力不自主的舞蹈样运动。

C．舞蹈病（chorea）：如Huntington病为慢性进行性舞蹈病，是遗传性尾状核、壳核病变所致；棘红细胞增多症为尾状核、壳核萎缩和胶质增生。

D．肌张力障碍（dystonia）：是对侧的纹状体病变所致，产生肌肉不自主收缩，引起扭转、重复运动和异常姿势。临床常见扭转性肌张力障碍（torsion dystonia）或扭转痉挛（torsion spasm），表现为肌张力障碍和四肢、躯干以至全身剧烈不随意扭转。

E．震颤（essential tremor）：特发性震颤常有家族史，表现为动作性震颤；静止性震颤伴肌强直是黑质病变所致的帕金森病的主要症状。

F．肌阵挛（familial myoclonus）：腭肌、面肌阵挛是同侧中央被盖束伴下橄榄核、疑核失神经支配所导致。

G．图雷特抽搐（Gilles de la Tourette tic）：表现为快速重复的肌抽动，如点头、眨眼、噘嘴、喷鼻和耸肩等动作，伴喉中发声或刻板的淫秽词语。

H．偏侧投掷症（hemiballismus）：是对侧丘脑底核或与苍白球外侧部联系纤维的急性病变所致，表现为一侧肢体粗大的无规律的投掷样运动，呈持续性或间断性。

125 手足徐动症的病因和临床表现有哪些？

手足徐动症（athetosis）又称指划动作或易变性痉挛，是肢体远端和手指游走性肌张力增高与减低的动作，呈缓慢不规则的蠕虫样徐动或奇形怪状的运动，伴有肢体远端的过度伸展，如腕过屈、手指过伸，手指逐个缓慢屈曲，表现奇异的姿势和动作，常伴有怪相如异常舌动。

（1）原发性手足徐动症：遗传性多表现发作性不自主运动，可见一侧或两侧手足徐动。纹状体大理石状态为先天性，表现为双侧手足徐动症。髓鞘形成不良是儿童早期的手足徐动，多在10岁内死亡。其他家族性遗传疾病如Wilson病、Huntington病、Hallervorden-Spatz病、进行性苍白球萎缩、慢性精神性舞蹈-手足徐动症等。

（2）继发性手足徐动症：常见于脑炎、急性播散性脑脊髓炎、肝性脑病、吩噻嗪类慢性中毒，也见于氟哌啶醇中毒。氟哌啶醇是丁酰苯类抗精神病药，有较强的多巴胺受体拮抗作用。脑性瘫痪（有围产期异常病史）患儿也可出现。偏侧手足徐动症：常见于脑卒中，如为丘脑综合征还可见感觉异常、疼痛和丘脑手等。发作性舞蹈-手足徐动症：可见于脑外伤、甲状腺功能减退等。

126

临床常见的舞蹈病的临床表现有哪些？

舞蹈病（chorea）是临床以肢体不规则、无节律、迅速和粗大的动作和扮鬼脸等为特征的疾病。

（1）风湿性舞蹈病：也称小舞蹈病（chorea minor）或西德纳姆（Sydenham）舞蹈病，是风湿热常见的表现，在5～15岁发病，女性居多。肢体出现不能控制的不规则的迅速粗大动作，如转颈、耸肩、手指间断屈伸（如挤奶牛状）、伸臂的舞蹈样动作，跳跃的舞蹈样步态，扮鬼脸等，可见肢体肌张力减低。妊娠舞蹈病（chorea gravidarum）可能是小舞蹈病的亚型，呈晚发性，常见于年轻女性，妊娠是发病的诱因。

（2）遗传性舞蹈病

1）Huntington病为常染色体显性遗传，表现为舞蹈样动作、进行性痴呆和家族史三大特征，中年以后发病，可伴癫痫发作。

2）舞蹈病-棘红细胞增多症（acanthocytosis）是常染色体隐性或显性遗传，为慢性进行性舞蹈病，青春期或成年早期发病，自口部多动扩展到其他部位；检查可见腱反射减弱或消失、失神经性肌萎缩，可有轻度精神衰退。

3）良性遗传性舞蹈病（benign hereditary chorea）又称良性家族性舞蹈病（benign familial chorea），为常染色体显性遗传，较少见，在婴儿或儿童期起病，面舌、颈、躯干和四肢均可受累，严重程度不一，轻者仅见肌肉抖动，重者呈舞蹈样动作，可影响进食、行走、言语和书写等日常活动。

（3）药物诱发的舞蹈病：常见于神经安定剂如吩噻嗪类、氟哌啶醇，口服避孕药，抗癫痫药如苯妥英钠等。

（4）老年性舞蹈病：常见于老年患者，病情进展缓慢，舞蹈样动作是唯一的症状，常限于头面部，无家族史，预后较好。

（5）系统性疾病伴舞蹈病：如系统性红斑狼疮、甲状腺毒症、真性红细胞增多症、高渗性非酮症高血糖症等。

（6）偏侧舞蹈症（hemichorea）：表现一侧肢体不自主舞蹈样动作，较罕见。多继发于脑卒中（基底节血管病变），少数见于颅内肿瘤、变性病和血管畸形，也可为风湿性舞蹈病或Huntington病表现。

（7）其他：还可见于脊髓小脑变性、遗传痉挛性截瘫、Wilson病、Hallervorden-Spatz病、齿状核红核苍白球路易体萎缩、毛细血管扩张性共济失调和副肿瘤综合征等。

肌张力障碍的分类和常见疾病有哪些？

肌张力障碍（distonia）通常按病因分类。

（1）原发性肌张力障碍：多为遗传性疾病所致，包括纯肌张力障碍和肌张力障碍叠加综合征，通常也是变性疾病，如肝豆状核变性、Huntington病。

（2）继发性肌张力障碍：病变主要累及基底节、丘脑、大脑皮质神经细胞和尾状核等。常见病因如出生时早产、窒息、缺氧、发热等，神经系统疾病如脑炎、一氧化碳中毒和某些药物不良反应、吩噻嗪类中毒等。

也有按病变部位分类，局限性肌张力障碍如痉挛性斜颈、睑阵挛和睑痉挛、口面或口下颌痉挛、书写痉挛及其他职业性肌张力障碍、药物引起的迟发性多动症、喉肌张力障碍等。节段性肌张力障碍如面、颈部肌张力障碍。全身性肌张力障碍如扭转痉挛等。按发病年龄分类，5岁前发病为早发型，5～15岁为少年型，15岁后为晚发型。

震颤的类型和临床表现有哪些？

震颤（tremor）是一种不自主的有节律的抖动，是由于对抗肌群反复交替性收缩与松弛引起关节的节律性运动。

（1）静止性震颤：是主动肌与拮抗肌交替收缩引起节律性震颤，常见手指搓丸样动作，节律4～6Hz，静止时出现，紧张时加重，随意运动时减轻，睡眠时消失；也见于下颌、唇和四肢，是帕金森病的特征性体征，伴肌张力增高，运动减少，面具脸，慌张步态和小步态等。

（2）意向性震颤：属于运动性震颤，常见于小脑和脑干病变，在运动时发生，越接近目标越明显，上肢重于下肢，频率为4～5Hz，幅度较大，不规则，可表现为辨距不良、共济失调和吟诗样语言。

（3）姿势性震颤：常见于特发性震颤、慢性酒精中毒、肝性脑病、肝豆状核变性等，随意运动时不出现震颤，当运动完成、肢体和躯干保持某种姿势时才出现，肢体放松时震颤可消失，肌肉紧张时明显，震颤以上肢为主。

（4）老年性震颤：常见于老年人，常表现点头或晃头，肢体出现细微的快速震颤，无肌张力增高。一般运动不受影响，精细动作受累，如不能持筷吃饭。

（5）生理性震颤：正常人在某些特定情况下出现的肢体震颤，常见于焦虑、情绪紧张、疲劳、代谢紊乱或应用某些药物后，以及甲状腺功能亢进。

（6）精神性震颤：其特点是形式不固定，多局限于单个肢体，检查过程中震颤部位、频率、幅度可有明显变化，控制肢体远端，震颤部位可转移至肢体近端或身体其他部位，主动运动时对侧肢体震颤可减轻或停止。

（7）药物性震颤：许多药物、重金属、咖啡等可引起震颤，吩噻嗪类、利血平、三环类抗抑郁药、吲哚衍生物、抗癫痫药等中枢性药物可引起震颤的不良反应，中枢性胆碱能、儿茶酚胺能、5-羟色胺能系统均与震颤有关，影响这些系统的药物均可能导致震颤。

（8）复合型震颤：部分患者可同时表现为静止性震颤和意向性震颤，同一疾病表现为多种震颤形式成为复合型震颤。

（9）腭震颤：症状性腭震颤主要是后颅凹脑血管病、炎症、肿瘤、外伤、脱髓鞘疾病、变性病等，影响橄榄小脑联系。

（10）福尔摩斯（Holmes）震颤：特点是静止性与意向性震颤并存，部分患者还有姿势性震颤，震颤节奏非常规律，频率低，通常4～5Hz；从发病到出现震颤通常间隔2周至2年。多发性硬化、Wilson病较多见，偶见脑血管病、脑外伤等。

（11）扑翼样震颤：多见于各种肝脏疾病导致肝功能失代偿期，氨类有毒物质不能被正常代谢，导致中枢神经系统损害症状（肝性脑病）。

肌阵挛的类型和临床表现有哪些？

肌阵挛（myoclonus）是肢体肌或躯干肌快速短促的闪电样、不规则、幅度不一致的不自主收缩，常两侧对称性发生。

（1）节律性肌阵挛：常见于一侧或双侧软腭、面部、声带、咽喉、颈和膈肌等，睡眠也不停止。格-莫三角区（中脑红核、延髓下橄榄核和同侧小脑齿状核组成）病变常可出现，也见于头部外伤、后循环缺血、脑肿瘤、脱髓鞘疾病等神经系统变性病。

（2）非节律性肌阵挛

1）多发性肌阵挛：又称原发性肌阵挛，较少见，呈常染色体显性遗传，也可散发；成年男性多见，好发于躯干和肢体近端肌，一侧或双侧，出现突发快速无节律收缩，可波及膈肌、喉肌和腹肌，情绪紧张时明显，主动活动时抑制，睡眠时停止。检查无神经系统体征，脑电图正常，呈良性病程。

2）症状性肌阵挛：见于脑缺氧、尿毒症性脑病、肝性脑病、中毒性脑病、低血钠性脑病、类脂质沉积病、亚急性硬化性全脑炎、病毒性脑炎、肌阵挛性小脑协调不良和克-雅病等。常见于心搏骤停、呼吸衰竭和严重休克等长时间缺氧患者，可能与小脑皮质、齿状核、顶盖前区、脑干下部或脊髓病损有关。

3）多灶性肌阵挛（multifocal myoclonus）：通常为非节律性，可表现动作性或意向性肌阵挛，见于维持一定姿势或意向性运动时，常伴有小脑性共济失调和构音障碍，偶见癫痫发作。

130

图雷特综合征的临床表现和治疗有哪些？

图雷特综合征（Gilles de la Tourette syndrome）又称图雷特抽搐（Gilles de la Tourette tic）、抽动-秽语综合征（multiple tics-coprolalia syndrome），多见于儿童。

（1）临床表现：患儿表现为多部位突发的快速无目的重复性肌肉抽动，常先累及面肌，表现点头、眨眼、噘嘴、喷鼻和耸肩等，后发展为肢体投掷、踢腿等动作，抽动频繁可达一日数十次至数百次。常伴不自主发声和喉音，有的患儿刻板地发出淫秽词语。常见性格改变、强迫行为、破坏行动、注意力缺乏、多动症和学习成绩下降等，症状在数周或数月内可能有波动，少数患儿可自行缓解，多数药物治疗后可控制，预后较好。

（2）治疗：抽动症治疗目前应用抗精神病药如舒必利、氟哌啶醇、利培酮、齐拉西酮等，自小剂量开始，逐渐加量至有效，症状控制后可逐渐减量，并维持3个月或更长时间。α_2肾上腺素能受体激动剂如可乐定、丁苯那嗪及肉毒毒素也可试用。注意力缺乏或多动障碍治疗可用哌甲酯，但有可能引起或加重抽动症，不推荐单独使用；也可试用托莫西汀、可乐定、胍法辛等。强迫症治疗首选选择性5-羟色胺再摄取抑制剂，如氟西汀、舍曲林、帕罗西汀和西酞普兰等；三环类如氯丙咪嗪仅在SSRⅠ类无效时才予考虑。手术治疗可考虑脑深部电刺激术。

131

抽搐、肌痉挛和肌阵挛的临床表现有哪些？

抽搐、肌痉挛和肌阵挛均表现肌肉抽动，但是不完全相同。根据详细的病史、全面的神经系统检查，结合患者的原发性疾病，通常可做出初步诊断。

（1）抽搐：是四肢、躯干和颜面肌不自主的阵发性抽动，可连带关节动作，抽搐在临床上通常包含痉挛、抽动、搐搦和局灶性癫痫发作等含义。

1）睑肌痉挛：是眼睑局限性肌痉挛，逐渐扩展至一侧面肌成为偏侧面肌痉挛。

2）注意力缺陷多动障碍（ADHD）：患儿表现为注意力不集中，常伴眨眼、努嘴、转颈等动作，紧张时可加重，智力一般不受影响。

3）抽动-秽语综合征：常在2～15岁男孩出现迅速的反复不规律的抽动，常伴挤眉弄眼、仰颈和提肩等动作，可有喉部发怪声、秽亵言语和行为异常，在数周或数月内症状可有波动；EEG可见高波幅慢波、棘波、棘慢综合波等。

4）习惯性抽动：是儿童或青年期出现的随意肌突然快速、频繁的无目的抽动，如眨眼、咧嘴、转颈等刻板动作，可由于惊吓、焦虑和上呼吸道感染、扁桃体炎等引起。

5）手足搐搦症：缺钙引起的手部特殊的抽搐姿势。

6）其他：可见高热惊厥、破伤风、狂犬病、代谢疾病导致的抽搐，癔症性抽搐等。

（2）肌痉挛（myospasm）：是个别的肌肉或肌群不随意收缩，为节律性快速的反复肌收缩，不受意识的支配。

1）痛性痉挛或痛性抽搐：如三叉神经痛伴发的面肌反射性抽搐。

2）痛性强直性发作：是四肢放射性异常疼痛导致强直性痉挛，发作数十秒消失，活动手指或刺激可诱发，见于多发性硬化、视神经脊髓炎等。

3）局灶性癫痫发作：可扩展为Jackson癫痫或伴有Todd麻痹，可见局灶性EEG异常，可继发全面性强直-阵挛发作（GTCS）。

（3）肌阵挛（myoclonus）：特点是肢体或躯干肌快速的短促刻板的重复不自主收缩，呈节律性与非节律性，后者较多，可为双侧。

1）特发性肌阵挛：病因不明。

2）继发性肌阵挛：可见于慢性肌炎、脑膜炎、病毒性脑炎、脱髓鞘疾病、肝性脑病、尿毒症性脑病、中毒性脑病、CJD、亚急性硬化性全脑炎（SSPE）、肝豆状核变性、类脂质沉积病等。

3）癫痫性肌阵挛：见于特殊类型癫痫患者，如青少年肌阵挛癫痫等。

步态异常的分类和临床表现有哪些？

（1）痉挛性偏瘫步态：表现为下肢伸直和外旋，腿向外前方摆动以代偿髋、膝屈肌和踝背屈肌无力导致足拖曳，呈向内划圈样步态，外侧足掌足趾处鞋子常破损；轻症表现拖曳步态，患侧上肢屈曲内收，腰部向健侧倾斜；常见于卒中后遗症。

（2）痉挛性截瘫步态：双下肢明显强直内收，躯干代偿运动，行走费力，呈剪刀样步态；常见于脊髓损伤和脑瘫患儿。

（3）失用步态：患者并无肢体无力或共济失调，但不能自行站立行走，表现为步态不稳、拖曳、宽基底，脚好像粘到地上，伴迟疑（冻结）现象和倾倒；常见于双侧额叶病变，如正常压力性脑积水、进行性痴呆等。

（4）小步态（petit gait）：小步拖曳不稳，起步或转弯缓慢，易误诊为帕金森病步态，但小步态基底宽，上肢摆动，患者常伴认知障碍、额叶释放征、假性球麻痹、锥体束征和括约肌障碍；常见于额叶皮质或白质病变，但需注意额颞痴呆也可能合并帕金森病。

（5）帕金森病步态（Parkinsonian gait）：患者躯干前屈，髋、膝和踝部弯曲，起步慢，止步难，转身困难，小步拖曳，呈前冲状，称为慌张步态（festinating gait）。上臂无摆动，是由黑质-纹状体病变所致。

（6）肌张力障碍或舞蹈手足徐动症步态（dystonic & choreoathetotic gait）：由于肌张力障碍导致肢体或躯干姿势异常、扭曲和奇异步态，可伴头急动（head-jerking）、扮鬼脸、吐舌、躯干和肢体扭曲等；见于纹状体、尾状核、丘脑、大脑皮质、苍白球、红核、黑质和桥脑等病变，常见于手足徐动症、Huntington病等。

（7）小脑共济失调性步态：步态不规则、侧倾、宽基底，走直线和转弯困难，出现躯干性共济失调，见于蚓部病变，如小脑中线肿瘤或脊髓小脑性共济失调等；如患者表现为粗大的跳跃（舞蹈样）步态、左右摇晃、向患侧倾倒和同侧肢体共济失调，为小脑半球病变所致。

（8）醉酒步态（reeling gait）：表现为步态蹒跚、摇晃和前后倾斜，但可在窄基底上行走较短距离，给人似要跌倒的感觉，但可立即纠正；常见于酒精中毒或巴比妥类中毒。

（9）感觉性共济失调步态：患者表现为闭眼时不能站立，摇晃欲倒，Romberg征阳性，夜间不能行走，靠视觉可部分代偿，行走时高抬足，重落地；常见于周围神经、后根、脊髓后索、脑干、丘脑顶叶通路病变。见于Friedreich共济失调、脊髓亚急性联合变性、脊髓痨和感觉神经病等。

（10）跨阈步态（steppage gait）：由于垂足使患肢高抬如跨门槛状，常为周围神经病变所致，见于腓总神经麻痹、腓骨肌萎缩症、GBS和进行性脊肌萎缩症等。

（11）肌病步态：患者由于躯干和骨盆带肌无力导致脊柱前凸，行走时臀部左右摇摆，状如鸭步（waddling gait）；常见于肌肉病变，如进行性肌营养不良。

（12）癔病步态：步态奇形怪状，下肢有力却欲跌倒，向各方向摇摆，搀扶行走时步态拖曳，但跌伤者罕见；常见于心因性疾病，表现为癔病性单瘫、偏瘫或截瘫。

（王健健）

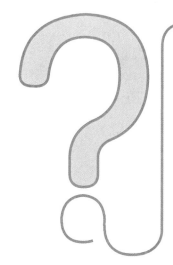

第六章

感 觉 系 统
Sensory System

感觉的分类和躯体感觉传导路功能解剖学有哪些？

感觉（sense）在解剖学上可分为躯体感觉和内脏感觉（visceral sensation）。

（1）感觉分类

1）躯体感觉（somatic sensation）：包括浅感觉、深感觉和皮质复合觉。①浅感觉：是来自皮肤和黏膜的痛觉、温度觉和触觉。②深感觉：是来自肌肉、肌腱、骨膜和关节的本体感觉，包括运动觉、位置觉和振动觉等。③皮质复合觉：是大脑皮质对深浅感觉进行分析、比较、整合产生的复合感觉，包括实体觉、图形觉、两点辨别觉、定位觉和重量觉等。

2）特殊感觉（special senses）：是指嗅觉、视觉、味觉和听觉等。

（2）躯体感觉通路功能解剖学：感觉通路位于皮肤、黏膜和关节等周围组织与大脑初级感觉皮质之间，包括三级神经元和两个中枢的突触。

1）第Ⅰ级感觉神经元胞体位于后根神经节，发出周围突终止于游离神经末梢或包裹性感觉感受器，中枢突进入脊髓。特异性感受器如游离神经末梢司痛觉，麦斯纳小体（Meissner corpuscles）、默克尔小体（Merkel corpuscles）和毛细胞（hair cells）司触觉，克劳斯终球（Krause end-bulbs）司冷觉，鲁菲尼小体（Ruffini corpuscles）司热觉等。第Ⅰ级感觉神经元在中枢突触部位取决于感觉类型，传递躯体触觉、压力觉或姿势觉纤维在脊髓后索中上行，到达延髓薄束核和楔束核发生突触；痛温觉和粗略触觉纤维在脊髓后角神经元，特别在胶状质中形成突触。起自面部的第Ⅰ级感觉经元胞体在三叉神经节，经三叉神经进入桥脑，传递面部痛温觉纤维在三叉神经脊束核中形成突触，传递触觉和压力觉纤维在三叉神经感觉主核发生突触。

2）第Ⅱ级感觉神经元位于薄束核和楔束核，在中线交叉并在内侧丘系中上行。起自脊髓后角的第Ⅱ级感觉神经元交叉过中线在脊髓前外侧部上行，传递触觉纤维向上走行在脊髓丘脑前束，痛温觉纤维走行于脊髓丘脑侧束，来自躯体的第Ⅱ级神经元与来自面部的纤维在脑干汇合，传递面部触觉和压力觉纤维从三叉神经感觉主核经由三叉丘系发出投射，传导面部痛温觉纤维从三叉神经脊束核经由三叉丘脑束投射至同侧丘脑。内侧丘系与脊髓丘脑束纤维在丘脑腹后外侧核形成突触，脊髓丘脑束纤维在腹后下核和板内核中也形成突触，三叉丘系和三叉丘脑束纤维在腹后内侧核中形成突触。

3）第Ⅲ级感觉神经元从丘脑投射至同侧的大脑皮质，从腹后外侧核、腹后下核和腹后内侧核发出的纤维主要走行到中央后回初级感觉皮质，从板内核发出的纤维还投射到纹状体、扣带回和前额叶皮质。

134

躯体感觉传导路的分型和路径有哪些？

（1）痛温觉传导路：躯体皮肤黏膜痛温觉感受器→脊神经节假单极神经元（Ⅰ级神经元）→经脊神经后根→进入后角，终止于后角细胞（Ⅱ）→髓内上升1～2个节段，脊髓前连合交叉至对侧侧索，形成脊髓丘脑侧束上行→脑干→丘脑腹后外侧核（Ⅲ）→丘脑皮质束→内囊后肢的后1/3→中央后回中上部皮质。

头面部皮肤黏膜痛温觉和触觉感受器→三叉神经眼支、上颌支和下颌支→半月神经节单极神经元（Ⅰ）→三叉神经脊束→终止于三叉神经脊束核（Ⅱ）；触觉纤维终止于感觉主核（Ⅱ）→交叉至对侧形成三叉丘系上行→脑干→丘脑腹后内侧核（Ⅲ）→丘脑皮质束→内囊后肢→中央后回下部皮质。

（2）深感觉传导路：本体觉（意识性深感觉）和精细触觉，起自躯体和四肢肌肉、肌腱、筋膜、关节囊、深部结缔组织、皮肤游离神经末梢或包裹性感受器→脊神经节假单极神经元（Ⅰ）→脊神经后根→脊髓后索的内侧薄束与外侧楔束上行，来自 T_5 以下纤维走行在薄束，T_5 以上传导胸、上肢和颈部纤维在楔束→终止于延髓被盖部薄束核和楔束核（Ⅱ）→丘系交叉→内侧丘系上行→丘脑腹后外侧核（Ⅲ）→丘脑皮质束→内囊后肢→中央后回中上部皮质。

头面部感受器→三叉神经眼支、上颌支和下颌支→半月神经节单极神经元（Ⅰ）→三叉神经脊束→终止于三叉神经中脑核（Ⅱ）→交叉至对侧，三叉丘系上行→脑干→丘脑腹后内侧核（Ⅲ）→丘脑皮质束→内囊后肢→中央后回下部皮质。

反射性深感觉是由两级神经元传入小脑，肌肉、肌腱和关节深部感受器→脊神经节假单极神经元（Ⅰ）→脊神经后根→终止于脊髓中间内侧核和背核（Ⅱ）→轴突进入侧索组成脊髓小脑后束、脊髓小脑前束→后束经绳状体，前束经前髓帆结合臂至小脑前叶和后叶旧小脑部分。功能是反射性调节肌张力和协调运动，维持身体姿势平衡。

（3）触觉传导路：包括两条，不交叉的在后索薄束、楔束上行，传导精细触觉；交叉的在对侧前索脊髓丘脑前束上行，传导粗略触觉。皮肤和深部组织触觉感受器→脊神经节假单极神经元（Ⅰ）→脊神经后根→脊髓后索上升1～2个节段进入后角，止于后角固有核（Ⅱ）→大部分纤维经灰质前连合交叉至对侧前索，小部分走在同侧前索→脊髓丘脑前束，上行至延髓中部，与脊髓丘脑侧束合并成脊髓丘脑束，经脑干→丘脑腹后外侧核（Ⅲ）→丘脑皮质束→内囊后肢→中央后回中上部皮质。面部触觉传导路同（Ⅰ）。

感觉症状、体征为神经系统疾病诊断可提供哪些思路？

（1）感觉症状或体征分布常可提示神经病变受损部位，如节段性分离性感觉缺失常见于脊髓病变，表现为痛温觉缺失、轻触觉正常，结合病程如缓慢进展多为脊髓空洞症，进展迅速多为脊髓肿瘤。需注意的是，分离性感觉缺失也见于周围神经病的特定神经纤维选择性受损，如淀粉样神经病、遗传性感觉神经病。

（2）疼痛是某些神经病的显著特点，特别是小神经纤维受损。多发性神经病伴明显疼痛常见于糖尿病、酒中毒和卟啉病等，以及法布里（Fabry）病、淀粉样变性、类风湿关节炎、艾滋病、显性遗传性感觉神经病和副肿瘤性感觉神经病等。

（3）反复发作性短暂的感觉障碍提示感觉性癫痫发作、缺血或伴过度换气的代谢障碍性疾病。感觉症状通常先于体征出现，如患者有感觉症状而缺乏体征，并不意味症状必定为心因性。临床上需注意，对颈痛或腰痛患者影像学检查显示结构异常的解释宜审慎，因某些影像学异常很可能是偶然发现，与目前主诉无关。

感觉障碍的分类和临床表现有哪些？

感觉障碍分为抑制性和刺激性症状两类。

（1）抑制（破坏）性症状：如感觉减退（hypesthesia）或感觉缺失（anesthesia）。

1）完全性感觉缺失：是同一部位各种感觉缺失，如多发性神经病。

2）分离性感觉障碍：脊髓后角或前连合病变分别出现病变同侧或双侧节段性分离性感觉障碍，痛温觉缺失，触觉保留，如脊髓空洞症或髓内肿瘤。

（2）刺激性症状：是感觉传导路刺激性病变引起。

1）感觉过敏（hypersthesia）：表现为轻微刺激引起强烈疼痛感。

2）感觉倒错（dysesthesia）：非疼痛性刺激诱发疼痛。

3）感觉过度（hyperpathia）：感觉或疼痛刺激阈增高，刺激较强时才能引起疼痛；刺激达到一定阈值时并不立即感知，需经过一定时间才能感知疼痛，潜伏期通常长达1至数秒，刺激停止后仍有后作用，产生定位不确切的不适感。常见于周围神经病或丘脑损害。

4）感觉异常（paresthesia）：是在无外界刺激情况下出现异常烧灼感、麻木感、沉重感、痒感、蚁走感、针刺感、电击感、束带感和冷热感，有定位价值。

5）疼痛（pain）：按分布分为：①局部痛（local pain），如周围神经病；②放射痛（radiating pain），如神经根刺激病变；③扩散痛（spreading pain），如手指挫伤疼痛扩散到手臂；④牵涉痛（referred pain），如心绞痛导致左胸和上肢内侧疼痛。

137

感觉缺失的分型和临床表现有哪些？

（1）周围神经型

1）末梢型：四肢远端对称性手套袜子形深浅感觉障碍，远端较重，可伴相应支配区运动和自主神经功能障碍，常见于多发性神经病。

2）神经干型：某周围神经如桡神经、尺神经、腓总神经、股外侧皮神经受损时，其皮肤支配区出现各种感觉障碍，可伴疼痛、感觉异常和肌萎缩等。

3）神经丛型：表现为一个肢体的多数周围神经受损，引起各种感觉障碍，性质类似神经干型，但感觉障碍范围更大，常见于臂丛神经损伤。

4）神经根型：感觉障碍呈节段性或带状分布，与受累神经根的皮肤节段分布一致，常伴相应神经根剧烈疼痛。由于神经根节段性支配的重叠性，单一神经根损害常无明显的感觉减退但有明显的根痛，常见于神经根炎、脊髓外肿瘤、椎间盘脱出等。

（2）脊髓和传导束型

1）后角型：病变同侧节段性分离性感觉障碍，痛温觉障碍而触觉保留，见于脊髓空洞症、髓内肿瘤等。

2）前连合型：表现为双侧对称性节段性分离性感觉障碍，见于脊髓空洞症或髓内肿瘤。

3）后索型：表现为病灶以下的深感觉缺失。

4）脊髓丘脑侧束：出现病灶对侧受损平面2～3个节段以下痛温觉缺失。

5）脊髓半切损害：即Brown-Sequard综合征，出现同侧受损平面以下深感觉缺失，对侧痛温觉缺失。

6）脊髓横贯性损害：表现为病变平面以下深、浅感觉缺失。

（3）脑干型：延髓背外侧病变引起同侧面部和对侧躯体交叉性痛温觉缺失，常见于瓦伦贝格（Wallenberg）综合征。

（4）丘脑型：出现对侧半身感觉缺失，特点是深感觉障碍重，伴偏身自发性疼痛（丘脑痛）和感觉过度。

（5）内囊型：可出现对侧半身深浅感觉缺失，可伴偏瘫或偏盲（三偏征）。

（6）皮质型：表现为对侧半身部分区域感觉障碍，特点是精细复合觉，如实体觉、图形觉、两点辨别觉和定位觉障碍，刺激性病变引起部分性感觉性痫性发作；顶叶病变可有感觉忽视，常忽略病变对侧身体和空间，多见于非优势半球病变。

（7）癔病性感觉障碍：感觉缺失不符合解剖支配规律和各型感觉障碍的特点，范围和程度有易变性，常受暗示影响，暗示治疗可戏剧性恢复，易复发，患者有癔病的其他特点。

分离性感觉障碍疾病和临床表现有哪些？

（1）脊髓空洞症（syringomyelia）：病变通常先破坏脊髓后角或中央管，出现上肢或上胸部一侧或双侧节段性痛温觉缺失，触觉保存。

（2）延髓空洞症（syringobulbia）：表现为面部分离性感觉障碍，损及三叉神经脊束核出现同侧面部痛温觉缺失，呈核性分布；上端的三叉神经主核和中脑核多可幸免，面部触觉和深感觉正常。

（3）髓内肿瘤：髓内肿瘤早期压迫脊髓后角感觉神经元或前连合，不累及后索，出现病变节段的分离性感觉障碍，即痛温觉缺失，触觉和深感觉相对保留。后期病变如侵及脊髓丘脑束，可出现病变水平以下对侧半身痛温觉缺失，感觉障碍自病变节段向下发展，骶髓或鞍区（$S_3 \sim S_5$）感觉保留，称为骶髓回避（sacral sparing）现象。

（4）脊髓前动脉综合征（spinal anterior artery syndrome）：脊髓前动脉起自双侧椎动脉颅内段，在延髓腹侧合成一支，沿脊髓前正中裂下行，供应脊髓全长，每隔约1cm发出3～4支沟动脉不规则地左右交错深入脊髓，为脊髓前2/3包括中央灰质、前索、侧索和皮质脊髓束供血。沟动脉作为终末支易发生缺血，T_4和L_1是根动脉供血的交界区或薄弱区；缺血出现病变水平以下双侧痛温觉缺失，由于后索未受损而深感觉保留。

（5）髓外硬膜内压迫病变或脊髓部分损伤：可出现脊髓半切综合征（Brown-Sequard syndrome），表现为病变侧深感觉障碍，病变对侧痛温觉缺失。

（6）脊髓亚急性联合变性（subacute combined degeneration of spinal cord）：由于脊髓后索病变，出现双下肢深感觉障碍，病变损害侧索锥体束而脊髓丘脑束未受累，使痛温觉保留。

（7）延髓背外侧综合征（Wallenberg syndrome）：病灶损害三叉神经脊束核和对侧已交叉的脊髓丘脑束，出现病变侧面部与对侧躯体交叉性痛温觉缺失，触觉和深感觉保存，即病变侧面部与对侧躯体均表现分离性感觉障碍。

139

感觉传导路病变的临床表现有哪些？

感觉传导路包括周围神经、神经根、脊髓、脑干、丘脑、内囊和后中央回感觉皮质。

（1）周围神经病：多发性神经病可见四肢远端对称性感觉缺失（末梢型），手套袜套样分布，远端重于近端，常伴自主神经功能受损。单神经病为神经干型，如正中神经、尺神经、股外侧皮神经分布区各种感觉减退或缺失，放射痛可超出损伤神经分布，轻触觉缺失常大于痛觉缺失区。卟啉病和高密度脂蛋白缺乏症坦吉尔（Tangier）病表现为近端感觉性神经病，温度觉缺失常见于麻风病，原发性淀粉样变性（primary amyloidosis）优先影响小纤维感觉缺失。

（2）神经根性病：后根刺激病变导致根痛或感觉异常，破坏症状引起神经根分布的节段性感觉缺失，伴剧烈根痛，常见于椎间盘脱出、髓外肿瘤。后根神经节弥漫性受累常见于癌症或干燥综合征的远程效应，表现与后根病变相似，如完全性感觉缺失伴感觉性共济失调。

（3）脊髓病

1）后角病变导致同侧节段性分离性感觉缺失，痛温觉缺失，触觉和深感觉保留，常见于脊髓空洞症、髓内肿瘤。中央灰质病变导致双侧披肩样节段性分离性感觉缺失，痛温觉纤维在前连合交叉至对侧脊髓丘脑束被破坏，中央病变时浅表纤维保留，保留脊髓远端感觉（鞍区回避），常见于髓外肿瘤压迫。

2）后索病变引起病变同侧受累节段以下深感觉障碍和感觉性共济失调，出现脊髓受累区紧缩感或束带感，屈颈时出现向下放射的电击样感觉异常，为莱尔米特征（Lhermitte sign），常见于脊髓痨、亚急性联合变性。侧索脊髓丘脑侧束受损导致病灶对侧受损平面2~3个节段以下痛温觉缺失，如髓外硬膜内神经纤维瘤。

3）脊髓半切征出现病变同侧受损平面以下深感觉缺失，对侧痛温觉缺失，伴同侧锥体束受损如轻偏瘫，见于脊髓压迫症。脊髓全离断导致病变平面以下痛温觉、深感觉缺失，见于脊髓外伤、急性横贯性脊髓炎。

（4）脑干病变：延髓背外侧综合征表现为交叉性感觉障碍，同侧面部与对侧躯体痛温觉缺失，为三叉神经脊束核与对侧已交叉的脊髓丘脑束受损。延髓内侧病变可见对侧躯体振动觉、位置觉缺失，痛温觉保留。桥脑外侧病变导致对侧半身感觉缺失（脊髓丘脑束受损），伴桥脑脑神经受累，如水平性凝视麻痹。中脑病变导致对侧半身深浅感觉缺失，脊髓丘脑束引起对侧痛温觉缺失，内侧丘系引起对侧触觉和本体觉缺失，伴脑神经受累如垂直性凝视麻痹。

（5）丘脑病变可见德热里纳-劳西综合征（Dejerine-Roussy syndrome），由于腹后外侧核病变引起对侧面部和躯体深、浅感觉完全缺失，可伴病变对侧自发性疼痛，或烧灼感、撕裂感、刀割样、戳刺感和难以言状的不适感，任何形式的皮肤刺激均可出现疼痛或不适感。

（6）内囊病变出现对侧（包括面部）偏身感觉缺失，常伴偏瘫和偏盲等三偏征。

（7）后中央回感觉皮质是感觉的高级中枢，局灶病变引起对侧半身局限性感觉缺失，矢状窦旁后中央回病变引起对侧下肢感觉缺失，伴对侧辨别觉缺失，不能识别物体或确定大小、重量或质地，手的感觉缺失最重。

140

急性疼痛和慢性疼痛的临床表现有哪些？

疼痛（pain）是躯体对伤害刺激的情感反应，是最常见的临床症状之一。

（1）急性疼痛：多为强烈的锐痛，持续时间短，伴交感神经兴奋症状如心率快、呼吸频率快、血压上升、出汗和瞳孔扩大，以及焦虑性情感反应，病因治疗和使用镇痛剂多可短期缓解。

临床常见针刺样痛，多为神经性疼痛，如三叉神经痛、坐骨神经痛、糖尿病性周围神经病；刀割样痛多见于神经性、肿瘤性和外伤性疼痛；钳夹样痛见于外伤性、血管性疼痛；撕裂样痛见于肿瘤性、外伤性疼痛。烧灼样痛见于正中神经或坐骨神经损伤、糖尿病性周围神经病、带状疱疹神经痛，可能为自主神经性疼痛，可能由于损伤神经短路，交感纤维传出冲动经无髓鞘C纤维传向中枢。触电样痛多见于神经痛；搏动样痛见于偏头痛，以及神经痛、软组织炎性疼痛；绞痛见于内脏性疼痛如肠梗阻。

（2）慢性疼痛：多为轻微钝痛，持续时间长，常伴精神萎靡、抑郁、失眠、食欲减退、体重减轻、性欲减退和便秘等，疼痛机制中多有心因性因素参与。酸痛常见于肌肉、软组织劳损和肌炎；胀痛见于肌肉、软组织炎症和劳损，以及内脏性疼痛；闷痛多见于头面痛和胸腔脏器疼痛；隐痛多为内脏轻微疼痛；钝痛是较轻微和难于描述的疼痛。

141

疼痛的分类和常见疾病有哪些？

疼痛临床上常根据部位、性质和时程分类。

（1）部位分类：如躯体痛，疼痛反应迅速、敏锐、定位准确，对各种刺激发生反应；内脏痛对牵拉、缺血、痉挛和炎症刺激敏感，对切割、烧灼等不敏感，疼痛出现缓慢、持续和定位不清，伴恐惧、焦虑情绪反应。

（2）性质分类

1）局部痛（local pain）：来自病变组织器官，如关节炎、周围神经病，疼痛性质和程度可因病变而异。

2）放射痛（radiating pain）：是神经干、神经根或脊髓刺激病变不仅引起局部痛，还放射到神经支配区，常见于周围神经损伤、脊神经根受压、脊髓空洞症的痛性麻木、MS的Lhermitte征和痛性强直性痉挛发作。

3）扩散痛（spreading pain）：是一个神经分支疼痛扩散到另一分支，如疼痛由三叉神经上颌支扩散到下颌支，手指远端挫伤疼痛扩散到整个手臂。

4）牵扯痛（referred pain）：是内脏疾病时出现罹病内脏相应的脊髓节段支配体表疼痛、过敏区和压痛点，如心绞痛引起左胸和左上肢内侧疼痛，肝胆病引起右肩痛，肾脏疾病引起腰痛。

（3）时程分类：如持续性疼痛，是持续数小时的不间断疼痛，如外伤神经痛；进行性加重疼痛，疼痛由轻渐重，如胆结石绞痛；间歇性疼痛，同一部位反复发作疼痛，数日或数月，如慢性腰腿痛；发作性疼痛，发作突然的短暂性疼痛，数分或数小时，如三叉神经痛；阵发性疼痛，疼痛在短时间内连续发作，每次都很严重，多为持续疼痛出现阵发性加剧，如胆石症、肠道蛔虫症；周期性疼痛，疼痛间隔一定时间规律性出现，如胃或十二指肠溃疡、痛经、丛集性头痛等。

嵌压性神经病的临床表现和治疗有哪些？

嵌压性神经病临床可见于许多综合征。

（1）临床表现

1）腕管综合征：是最常见的上肢单神经病，临床上表现为正中神经支配区的痛性感觉异常，累及第1～3指及第4指桡侧半，症状常在夜间加剧，使患者从睡眠中醒来。疼痛和感觉异常也可能局限于腕部或累及整个手部。感觉症状常向近端放射至前臂。随着正中神经嵌压加重，患者可出现持久的感觉缺失和无力。

2）肘管综合征：是第二常见的上肢单神经病，轻症患者表现为第4指和第5指感觉缺失和感觉异常，严重者出现明显的手部骨间肌无力呈现"爪形手"。肘部疼痛也较常见。尺神经支配的前臂肌肉受累会导致手指和腕屈曲无力。

3）腕尺管综合征：通常表现为手无力和不同程度的感觉受累。与肘部尺神经病变相比，腕部尺神经病变引起的第4指和第5指"爪形手"程度更严重。

4）桡神经嵌压：靠近肱骨走行的区域称为桡神经沟，桡神经极易在此处受压。在大量饮酒后熟睡时，手臂可能处于非寻常的姿势，如果与硬物表面接触，可能导致桡神经受压，因此又称"周末夜间麻痹"（saturday night palsy），患者表现为腕伸肌无力，即"垂腕"、手指伸肌无力且肱桡肌无力。

5）腓总神经嵌压：最常见的损伤部位在紧邻膝关节下方、绕腓骨外侧走行的位置。长时间卧躺、双腿交叉、长时间蹲踞和腿部石膏固定等可引起此部位的神经压迫。典型临床表现是急性足下垂，以至于患者在行走时呈"跨阈"步态，还可能主诉足背部和胫部外侧感觉异常或感觉丧失。

6）跗管综合征：是指胫神经在踝部行经跗横韧带下方时受到压迫，表现为累及足底、足远端、足趾或足跟的疼痛、烧灼、麻木和麻刺感。疼痛可向上放射到腓肠肌和以上。不适感经常在夜间最为严重，站立后可加重。

（2）治疗：腕管综合征采用腕部夹板固定，保守治疗无效时可腕部注射类固醇激素，严重者可行手术松解术；桡神经或尺神经嵌压的处理相似。腓总神经嵌压需解压，康复治疗，不能恢复的考虑手术减压。无外伤史的跗管综合征患者可使用非甾体抗炎药，调整鞋履，矫形治疗，以及踝部胫神经减压术。

143

神经根痛的临床表现和治疗有哪些？

神经根痛（radicular pain）是沿神经根支配区分布的放射性剧烈疼痛，可伴根性分布的感觉异常和麻木。最常见病因是椎间盘突出或脊柱退行性变所致神经根压迫，其他少见病因包括感染、炎症、肿瘤和血管病等。

（1）临床表现

1）几乎所有的颈神经根病患者都会出现颈部或手臂疼痛，典型表现为呈放电样的疼痛，还可出现肌无力、感觉异常、腱反射减弱等，上述症状可单独出现或同时存在。疼痛症状也可能不典型，表现为胸痛、乳房疼痛或面部疼痛。

2）腰骶神经根病的临床表现因受累单条或多条神经根的节段而异。最常见的是L_5和S_1神经根病。L_5神经根病是腰骶椎最常见的神经根病，通常表现为背痛，并沿腿外侧面向下放射到足部。S_1神经根病变时疼痛从背部沿腿部后侧向下放射至足部。

（2）治疗：对于大多数有明确神经根性疼痛和感觉异常或麻木症状的压迫性颈神经根病患者，除外脊髓病变，可首先采取保守治疗，经6～8周保守治疗后仍有明显疼痛而不伴肢体无力者，可选择硬膜外糖皮质激素注射。如存在进行性肢体无力则建议手术治疗。

对于腰骶神经根痛的患者，若无紧急处理指征，急性期可采取保守的对症治疗，选择非甾体抗炎药或对乙酰氨基酚等镇痛药，发病1周内避免引起疼痛的活动，以减轻神经根嵌压。

对于症状持续或药物治疗效果欠佳的患者可考虑理疗，保守治疗6周以上无改善的患者，可进行硬膜外注射糖皮质激素。症状明显且存在进行性神经功能损害的患者可手术治疗。

144

丘脑痛的临床表现和治疗有哪些？

丘脑痛（thalamic pain）是丘脑损伤或病变导致的中枢性疼痛，常见于脑卒中，肿瘤少见，也可见于顶叶深部白质病变。

（1）临床表现

1）丘脑损伤或病变引起对侧半身自发性疼痛，性质多变，无确切固定部位，可为烧灼样痛或令人不悦的不适感，常伴心情烦躁、焦虑不安和失眠等，可因情绪紧张加剧；有的患者发病隐匿，给诊断带来困难，常出现于丘脑病变产生的感觉缺失部分恢复时。

2）轻微的皮肤刺激可能诱发疼痛阵发性加剧，伴潜伏期，刺激后经过一段时间才感受到疼痛；移除刺激后疼痛仍在持续，称为后作用，提示传导通路为多突触性。

3）自发性丘脑痛是Dejerine-Roussy综合征的症状之一。需注意与延迟性疼痛（delayed pain）鉴别，后者见于顶叶皮质梗死，特别是外侧裂第二躯体感觉区梗死，称为假丘脑综合征（pseudothalamic syndrome）。

（2）治疗：大多数丘脑痛患者治疗效果不佳，可应用普瑞巴林（Pregabalin），75mg或150mg，每日2次；抗癫痫药如卡马西平、苯妥英；以及抗抑郁药如文拉法新等，可望缓解疼痛，无效者合用吩噻嗪类或可有效。

145

莱尔米特（Lhermitte）征的临床表现和常见疾病有哪些？

莱尔米特征（Lhermitte sign）是脊髓病变引起神经根的刺激症状。

Lhermitte征表现为患者在颈部过度前屈时引起突发的电击样感觉异常，沿脊柱向下放射至骶部、双下肢或一侧下肢；这一体征在检查时被动屈颈也可出现。

Lhermitte征临床常见于MS，通常提示脊髓受累，但影像学可能并未显示病变；其他疾病如亚急性联合变性、颈椎病（cervical spondylosis）引起高位颈髓受压、小脑外疝（cerebellar ectopia）和放射性脊髓病早期等也可能出现。

146

临床常见的温度敏感性神经疾病有哪些？

温度敏感性神经疾病（temperature-sensitive neurological conditions）是指某些神经疾病症状与体温变化有关，体温变化时可能出现或加重。

（1）对体温升高敏感的疾病：包括MS、MG、Lambert-Eaton综合征和热性惊厥发作等，MS患者应避免洗热水澡或桑拿浴，因常可引起复发或病情恶化。

（2）对体温降低敏感的疾病：如副肌强直症患者在体温降低时可使病情恶化，要避免过度寒冷和注意保温。

147

偏侧面部感觉异常的病因和临床表现有哪些？

偏侧面部感觉异常（hemifacial paresthesia）通常指急性起病的面部麻木、刺痛或不能确定的不适感等感觉异常，病因较多，体格检查常可能提供病变定位的线索。

（1）在门诊经常有面部或口周感觉异常患者，表现为数秒或数分钟的短暂性感觉异常，常伴失眠、焦虑、抑郁、紧张等症状，临床和各项检查正常，多为神经症伴发的非特异性躯体症状。有些患者表现为非典型性面痛（atypical facial pain），多见于年轻女性，也常伴抑郁症和疑病症等。

（2）多发性硬化：年轻的患者出现三叉神经上颌支支配的眶下区持续性疼痛，表现类似三叉神经痛，常高度提示MS的可能。

（3）带状疱疹感染：如眼部带状疱疹可能引起额部疼痛、感觉迟钝，痛觉或轻触觉减退或缺失等。

（4）海绵窦病变：常出现三叉神经第1支分布区麻木，伴眶周疼痛、眼球突出、球结膜水肿、头痛和发热等，提示为海绵窦综合征，败血症性海绵窦血栓形成可威胁生命，需立即评估和处理。

（5）痛性眼肌麻痹：也称托洛特-亨特（Tolosa-Hunt）综合征，可能多为海绵窦或眶上裂的特发性炎症。表现为眼肌麻痹、复视伴眼球后疼痛，以疼痛发病的全眼肌麻痹可能是病毒感染性眶上裂炎症所致，痛性眼肌麻痹对皮质类固醇治疗反应较好。

（6）延髓外侧病变：如Wallenberg综合征，常见病侧面部与对侧半身交叉性痛温觉减退或缺失，常伴吞咽或构音困难、眩晕、同侧小脑征和Horner征等。

（7）其他：慢性额窦或上颌窦炎，以及淋巴瘤、乳腺癌、前列腺癌等引起的副肿瘤综合征患者可能出现颏麻木综合征（numb chin syndrome）。

148

三叉神经面部感觉障碍表现和检查有哪些？

粗大的三叉神经根从半月神经节发出三个分支，眼支、上颌支和下颌支支配面部感觉。

（1）三叉神经面部感觉障碍表现

1）周围性损害：是三叉神经半月节、神经根和三个分支病变，刺激性症状表现三叉神经痛；破坏性症状表现三叉神经分布区或任一分支痛温觉和触觉减退或消失。

2）核性损害：三叉神经脊束核受损所致，因其上方三叉神经主核和中脑核未受累，出现头面部分离性感觉障碍，痛温觉缺失，触觉保留。由于口鼻部感觉纤维止于脊束核上部，面部外周和耳周感觉纤维止于脊束核下部，因此脊束核不全受损时面部感觉障碍呈剥葱皮样分布。

（2）检查法：注意区分周围性或核性分布。周围性分布可用针刺、棉絮和凉的音叉或放入试管中热水（40～45℃），检查三叉神经三个分支面部分布区痛、温度觉和触觉，并左右两侧对比。再按口鼻部、颧部和面部外周顺序检查痛、温度觉和触觉，左右对比，判定是否为核性分布感觉障碍。

149

枕神经痛的病因、临床表现和治疗有哪些？

枕神经痛（occipital neuralgia）是由于枕大神经、枕小神经，偶因耳大神经、颈皮神经或锁骨上神经受损引起枕区或枕颈区疼痛。

（1）病因：枕神经痛病因很多，如颈椎病骨质增生、上颈段脊髓肿瘤、粘连性脊髓蛛网膜炎、脊髓空洞症，寰枕部先天畸形如颅底凹陷症、枕大孔狭窄、寰枢椎半脱位等，以及颈肌损伤、上呼吸道感染、流感、糖尿病、铅中毒等。

（2）临床表现

1）常出现一侧枕部和颈后剧烈疼痛，多呈针刺、刀割样或持续钝痛，伴阵发性加剧，头颈部活动、咳嗽、打喷嚏可加重。疼痛自枕下、乳突后可向头顶（枕大神经）、乳突（枕小神经）和外耳部（耳大神经）放射。

2）检查除了在枕大神经、枕小神经通路有局部压痛，可见颈肌紧张，常无其他神经体征。

（3）治疗

1）药物治疗：可口服普瑞巴林镇痛，卡马西平、苯妥英等药物抗癫痫；维生素B_{12} 500～1000μg肌内注射。

2）针刺和理疗：结合压痛点并按解剖关系针刺相应的神经根、颈丛或神经干，或按传统取穴如风池、医明、完骨、医风、扶突、大抒、外关或合谷等。理疗可在疼痛部位应用超短波、紫外线或普鲁卡因离子透入等。

3）封闭疗法：在疼痛部位和压痛点可用普鲁卡因做枕大神经、枕小神经、$C_2～C_4$神经根和颈浅神经丛封闭。

4）手术治疗：对个别疼痛严重患者，以上治疗无效者，可考虑枕大神经或枕小神经等神经干筋膜下切断术。

带状疱疹的临床表现和治疗有哪些？

水痘-带状疱疹病毒（varicella-zoster virus，VZV）初次感染表现为水痘，水痘期间进入感觉神经节的潜伏VZV再活化引起带状疱疹，表现为沿着周围神经走行分布的集簇性的小水疱。疼痛是带状疱疹最常见的症状，呈持续性烧灼痛、跳痛或针刺样疼痛，年龄越大，疼痛持续时间越长。约75%的患者在受累皮区出疹之前有前驱疼痛。前驱疼痛可呈持续性或间歇性，通常在出疹前2～3天出现，常被误认为其他疾病，如心绞痛、胆囊炎、阑尾炎、椎间盘疾病或肾绞痛等。出疹后显著的疼痛持续超过90天则称为带状疱疹后神经痛（postherpetic neuralgia，PHN）。

PHN初始治疗可选择加巴喷丁或普瑞巴林，上述药物无效或不能耐受时使用TCA，首选阿米替林。轻至中度局限性疼痛的患者可选择外用药物辣椒碱或利多卡因贴剂。初始药物治疗无效或不能耐受的患者，抗癫痫药可能有效，包括丙戊酸500～1000mg/d、卡马西平200～1200mg/d、奥卡西平600～1200mg/d、拉莫三嗪100～300mg/d。SNRIs类药物度洛西汀和文拉法辛可能对部分PHN患者有用。对于上述药物治疗无效的患者，可加用辅助治疗，包括口服或透皮剂型的阿片类镇痛药，以及鞘内注射糖皮质激素。

感觉型遗传性多发性神经病的感觉障碍特征有哪些？

感觉型遗传性多发性神经病（inherited polyneuropathies）临床分为四型，对痛觉不敏感或呈刀割样疼痛，可伴手足溃疡，常并发脊髓炎、压缩性骨折和蜂窝织炎等是共同特征。

Ⅰ型：成人显性遗传不全性感觉性多发性神经病（multilating dominant hereditary sensory polyneuropathy in adults）：多于10余岁起病，表现放射样疼痛，远端感觉缺失，痛温觉重于触觉，小腿、大腿和肩部可出现刀割样疼痛，持续数日或更长，但大多数患者不出现任何疼痛。

Ⅱ型：儿童期隐性遗传不全性感觉性多发性神经病（mutilating recessive hereditary sensory polyneuropathy of childhood）：在婴儿或儿童早期起病，表现各种感觉受损，触觉、压觉障碍重于痛温觉，以肢体远端为著，也可累及躯干。也有报道家系多数成员出现全身性痛觉不敏感。

Ⅲ型：先天型痛觉不敏感（congenital insensitivity to pain）：患儿表现为对疼痛刺激无反应。

Ⅳ型：其他类型遗传性感觉性神经病如Friedreich共济失调、Riley-Day综合征和家族型淀粉样变性等。

152

经典的闭目难立征和鉴别有哪些？

闭目难立征或称Romberg征，是临床检查本体感觉功能试验，检查时嘱患者双足并拢站立，两手向前平举，先睁眼然后闭眼，如闭眼时出现摇摆或跌倒为阳性。此征最早见于脊髓痨患者，后来发现前庭、迷路病变也可出现。

（1）经典的闭目难立征：是由于后索受损，出现本体觉缺失，闭眼时站立不稳，走路踩棉花感，提示感觉性共济失调；常见于脊髓痨、亚急性联合变性、MS、脊髓后部压迫症等。

（2）临床需与以下疾病鉴别

1）小脑性：表现为睁眼与闭眼时均站立不稳，闭眼时更明显，如蚓部病变出现向前后倾倒，小脑半球病变可见向患侧倾倒，可作为鉴别感觉性共济失调与小脑性共济失调的临床依据。

2）前庭迷路性：表现为闭眼后不立即出现身体摇晃和倾倒，过一段时间才出现身体摇晃并逐步增强，常见向两侧倾倒；常见于周围性前庭病变。

3）周围性：表现为两足靠拢站立时身体摇晃倾倒，闭眼时明显；见于遗传性运动感觉性神经病、糖尿病性感觉性神经病等，是下肢远端肌群麻痹、足内收肌无力所致。

颈痛疾病的临床表现和治疗有哪些？

常见的颈痛疾病有颈椎疾病或损伤，导致颈局部痛或根性痛，表现为颈椎压痛、颈活动受限，局部痛可引起保护性反射性肌痉挛。

（1）临床表现

1）先天性颈椎异常：如颅底凹陷症、寰枢关节不稳定和椎体融合等可伴颈痛。

2）颈椎病：常伴发颈部疼痛，有时伴一侧或双上肢节段性感觉缺失或无力，也可出现痉挛性轻截瘫。

3）颈椎损伤：是颈痛的常见原因，如交通事故中常见的甩鞭样屈伸性损伤、颈椎小关节半脱位等。急性颈椎间盘突出可引起颈痛和上肢根性痛，活动头部可能加剧，MRI检查可确诊。

4）类风湿关节炎：易累及颈椎，导致颈痛、僵直和活动受限。椎体移位或寰枢椎半脱位可导致脊髓受压或引起颈痛。

5）心因性疾病：如抑郁症、焦虑症患者常主诉颈硬和颈痛等，通常还伴有其他躯体症状。

（2）治疗：甩鞭样损伤后持续性颈痛通常可保守治疗，如应用非甾体抗炎药，采用颈椎小关节布比卡因阻滞和皮质类固醇关节腔注射，但疗效不肯定。

颈椎间盘突出的轻症病例宜保守治疗，如卧床休息，间断性颈部牵引治疗或颈部领托制动数周常有帮助，若无效或有明显神经功能缺失症状可考虑手术治疗。颈椎类风湿关节炎、椎体移位或寰枢椎半脱位必要时宜手术固定，重症患者若不手术固定可能威胁生命。

腰痛疾病的临床表现和治疗有哪些？

腰痛临床常见的病因包括创伤、骨关节病、肿瘤和感染等。

（1）临床表现

1）过度用力或举重物引起腰部创伤，可引起腰部肌肉疼痛，检查常见腰肌痉挛和脊柱活动受限。损伤或轻微活动后发生腰椎间盘突出常见于$L_5 \sim S_1$或L_4和L_5，出现腰部痛性僵直，根性痛向大腿和小腿外侧放射，节段性运动损害，甚至括约肌功能障碍，叩击脊柱和坐骨神经可诱发疼痛，检查直腿抬高试验阳性。

2）腰骨关节病：老年人出现腰痛，活动加剧，椎管狭窄患者微小变化可引起神经根或脊髓功能障碍，如出现脊髓或马尾间歇性跛行，X线平片可确诊。强直性脊柱炎在年轻人常见，表现为背痛、强直伴进行性运动受限，X线平片可见骶髂关节硬化和狭窄。

3）脊椎肿瘤：可引起持续性腰背痛，如安静卧床时加重应怀疑硬膜外恶性肿瘤，导致脊髓受压或马尾综合征；良性骨肿瘤也可出现腰痛，X线平片可见溶骨性病变。

4）骨质疏松症：患者常主诉腰痛，可出现自发性或轻微创伤后椎骨骨折。

5）感染：椎骨、椎间盘结核或化脓性感染可引起腰痛进行性加重，局部有触痛，脊髓硬膜外脓肿常有局部痛和触痛，伴骨髓炎可见外周血白细胞计数增高，红细胞沉降率增快。脊髓蛛网膜炎可引起腰痛和双下肢疼痛。

6）脊柱佩吉特（Paget）病：病因不明或为家族性，由于过度骨破坏和修复使椎体变形，压迫神经根或脊髓，疼痛常为首发症状；血清钙、磷水平正常，碱性磷酸酶明显升高，尿羟基脯氨酸和钙增高提示疾病活动，X线检查显示骨膨胀和密度增高，可出现长骨裂隙骨折。

7）髋关节疾病可引起腰痛和双股部疼痛，活动时加剧，使关节活动受限，髋外旋引起髋部疼痛为Patrick征阳性；主动脉瘤、心脏缺血、腹膜后肿物和女性盆腔疾病也可引起牵涉性腰痛，但无脊柱局部触痛。

8）心因性疾病常见非特异性慢性背痛，多为抑郁、焦虑的躯体症状，神经系统检查无异常。

（2）治疗

1）腰部创伤休息常可缓解，或局部热敷、卧硬板床，应用非甾体抗炎药或镇痛药等。腰椎间盘突出卧硬板床2～3天症状常可消除，根痛可用非甾体抗炎药或镇痛药。MRI检查有助于确定外科治疗适应证。

2）腰骨关节病和强直性脊柱炎患者治疗，轻症可穿定制的围腰，如有双下肢无力或根性感觉障碍可考虑椎管减压术。强直性脊柱炎可用非甾体抗炎药、物理治疗和姿势训练等。脊椎肿瘤应尽快行手术切除。

3）骨质疏松症患者应经常活动，食用富含钙、维生素D和蛋白质食物，雌激素疗法对绝经后妇女可能有益，背部支架可能减轻疼痛。

4）感染或骨髓炎需长期应用抗生素治疗，必要时需外科清创和引流。脊髓蛛网膜炎无特效疗法，局限性蛛网膜炎可手术治疗。

5）脊柱Paget病：宜高蛋白饮食，补充维生素C，活动期大量补钙，维生素D 50 000IU，3次/周；活动进展病例用降钙素、双磷酸盐治疗可减少破骨作用。非活动期应适当补钙。

6）髋关节疾病引起腰痛和股痛，主动脉瘤、心脏缺血、腹膜后肿物和女性盆腔疾病引起腰牵涉痛，均可针对原发病治疗和对症治疗。

7）抑郁、焦虑症的躯体症状应用抗抑郁药和非甾体抗炎药可缓解症状。

155

心因性感觉障碍的临床表现和鉴别有哪些？

心因性感觉障碍（psychogenic sensory disorder）可出现任何形式的感觉障碍，但大多表现为皮肤感觉缺失。

（1）临床表现：感觉缺失不符合任何神经支配区，在一个或多数肢体有感觉缺失，可能环绕一个骨性标志分布，感觉缺失常以腋窝、腹股沟为界限，器质性感觉缺失极少有这种界限。

（2）由于身体两侧神经支配重叠，器质性感觉缺失在躯干或面部通常是不到达中线的，而是离中线1～2cm；心因性感觉缺失的界限经常准确地在中线处戛然而止；在非器质性感觉缺失区与正常感觉区之间经常表现为突然转换，而在器质性感觉障碍，不敏感区域与相邻的正常感觉区之间通常有一感觉过渡区。

（3）心因性感觉障碍患者可见一种解剖学难以解释的分离性感觉缺失，如针刺觉完全丧失而温度觉保留；或患者后索功能检查明显丧失，但行走正常或保持双手臂伸展而无困难，或表现为假性手足徐动样动作；以及振动觉位于骨质中线结构，如颅骨或胸骨一侧受损，另一侧却不受损，实际上振动觉通过骨向两侧传导，即使器质性偏身感觉障碍，在身体任何一侧都能感受到振动。

为了确认心因性感觉障碍，在进行感觉检查之前让患者在身体上描绘出任何感受到的感觉障碍的范围，再与检查结果对比可能对评价有帮助。

（卢晓宇）

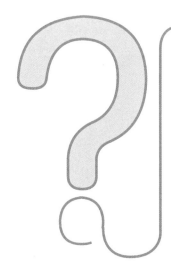

第七章

神经系统病变定位和临床综合征
Localization of Neurologic Lesions and Clinical Syndromes

神经系统常见的症状和体征与病变定位有哪些？

神经系统常见的症状和体征通常是神经系统疾病诊断指南，成为病变定位和定性诊断的依据，神经科医生对此应烂熟于心（表7-1）。

表7-1　神经系统常见的症状体征和病变定位

神经系统症状体征	病变定位
单侧综合征，最常提示半球病变	
轻偏瘫伴偏身感觉缺失、失语或偏盲	对侧大脑皮质运动、感觉及优势侧语言等广泛区域
纯运动性轻偏瘫	对侧放射冠皮质下、内囊或桥脑
纯感觉性卒中（偏身感觉缺失）	对侧丘脑腹后外侧核
共济失调性轻偏瘫	对侧内囊后肢或桥脑基底上1/3与下2/3交界
构音障碍-手笨拙综合征	桥脑基底上1/3与下2/3交界
孤立的单肢肌群无力	单神经病、多数性单神经病及少见的神经根病变
单瘫	臂丛或腰丛病变及少见的皮质局灶性病变
双侧综合征或交叉综合征伴脑神经受累，通常提示脑干病变	
轻偏瘫伴对侧周围性面瘫及凝视麻痹	对侧桥脑基底内侧（Foville综合征）
轻偏瘫伴同侧面部痛温觉缺失、Horner综合征及对侧腭、舌肌无力	对侧延髓
十字形偏瘫伴上肢轻瘫侧腭、舌肌无力	延髓旁中线（手臂纤维交叉位于腿部纤维交叉之上）
四肢瘫伴面瘫，但眼球垂直运动保存	双侧桥脑腹侧（闭锁综合征）
四肢瘫不伴面瘫，但腭、舌运动或口语障碍	双侧延髓
双上肢瘫，但下肢功能保存	双侧额叶病变、桥脑梗死及颈髓病变（桶人综合征）
四肢瘫，伴通气支持和腹式呼吸	双侧颈髓$C_1 \sim C_4$
双上肢弛缓性瘫及双下肢痉挛性瘫	双侧$C_5 \sim T_1$
轻截瘫伴对侧痛温觉缺失、深感觉保留	脊髓半切综合征
双腿和/或上肢轻瘫伴痛温觉缺失、深感觉保留	脊髓前部综合征
双侧振动觉和关节位置觉缺失	后索
痉挛性截瘫	下位颈髓及胸髓，罕见于大脑矢状窦旁病变
双侧腰骶段不对称性运动及感觉缺失，鞍区痛温觉缺失伴尿便及少见的性功能障碍	马尾
双侧综合征或交叉综合征不伴脑神经受累，通常提示脊髓病变	
下肢轻瘫，鞍区痛温觉缺失，伴括约肌及性功能障碍	脊髓圆锥
近端肌无力不伴感觉缺失	肌病和神经肌肉接头病变如重症肌无力

157

大脑半球的功能、分区和优势化特征有哪些？

大脑半球具有极复杂的功能，大量的皮质神经元和丰富的传导路形成了复杂的功能网络联系。

（1）大脑半球功能：表现为较大的可塑性，半球病变引起的功能缺失可不明显，是丰富的皮质神经元及传导网络的冗余度所赋予。脑干或脊髓容积空间较小，相似体积病变可导致显著的运动或感觉功能障碍。局限性皮质病变可能引起癫痫发作，出现多模式运动和感觉功能缺失如失语症、失用症等，皮质下病变引起的失语很少像皮质病变表现的明显和长期持续症状；白质病变可表现为无力、痉挛状态、视野缺损、轻偏瘫及尿失禁等。

（2）半球分区：包括额叶、颞叶、顶叶、枕叶及岛叶，额叶在半球外侧面中央沟之前，颞叶在外侧裂以下，顶叶在中央沟之后，枕叶位于外侧面最后部，岛叶埋藏于外侧裂深部。脑叶病变导致相应的临床综合征，有助于病变定位诊断。

（3）半球优势化：是指半球功能不对称性，是人类大脑结构和认知功能的重要特征。两侧半球在人类行为、认知和心理活动中起不同作用，人类双手运用也不对称，表现优先选用、熟练与技巧差异，右利手约占人群90%的优势，绝大多数右利手和部分左利手的人语言中枢位于左侧，被称为优势半球，仅部分左利手者为右半球语言中枢。优势半球有语言、逻辑思维、分析、技巧运用和计算等功能，右半球在空间识别、音乐、美术、综合能力和短暂视觉记忆有明显作用，但半球也有对称功能，如两侧中央沟前大脑皮质执行运动功能，中央沟后大脑皮质执行躯体感觉传入功能，病变导致对应部位瘫痪或感觉障碍。

158

额叶病变综合征的临床表现有哪些？

额叶位于中央沟之前和外侧裂之上，人类的额叶高度发达，约占大脑半球表面的前1/3，额叶包括外侧面、内侧面和眶面。额叶皮质与随意运动、语言表达、精神活动和情绪有关。

（1）外侧面病变：较常见脑梗死、肿瘤和外伤等。额前区病变产生精神障碍，双侧病变时尤明显，典型表现为淡漠-意志缺失-运动不能综合征，情感淡漠、反应迟钝、对周围事物和环境缺乏兴趣、记忆和智能减退、主动性丧失、不注意仪表整洁，患者持续数小时看报纸而不阅读，久久注视窗外而无所见，忽视自己的存在。额叶广泛损害出现行为幼稚、戏谑玩笑、欣快、不知羞耻、随地便溺等。运动前区病变产生对侧轻偏瘫、痉挛性张力增高和病理征；额上回后部病变出现对侧强握和摸索反射，额中回后部病变向病灶对侧凝视麻痹、书写不能，优势侧额下回后部病变引起布洛卡失语症。额桥束受损导致对侧肢体共济失调；双侧额叶病变表现"磁性"步态，身体向前移动时一只或两只脚似乎粘贴在地面上。

（2）内侧面病变：内侧面后部旁中央小叶是小腿和足运动区，并管理尿便功能。病变常见于大脑前动脉或胼缘支闭塞导致旁中央小叶梗死或因矢状窦旁脑膜瘤，导致对侧足和膝以下轻截瘫伴尿便障碍，矢状窦旁脑膜瘤可压迫两侧足部运动区产生截瘫，伴尿便障碍，称为脑性截瘫，易与脊髓性截瘫混淆，临床根据足踝部瘫痪明显、膝上部无瘫痪可鉴别，刺激病变引起从足趾开始的癫痫发作。旁中央小叶前方是辅助运动区，优势侧受损出现失动力性失语，颇似经皮质运动性失语，表现淡漠、不主动说话，最初几天表现缄默或哑，口语理解较好，可较快恢复。

（3）眶面病变：包括外侧三角形眶回和内侧狭长形直回，常见脑挫裂伤、嗅沟或蝶骨嵴脑膜瘤等。额叶眶面病损可出现过食、多饮、多尿、高热、出汗和血管扩张等自主神经症状，行为幼稚、戏谑玩笑、扰动不宁、愤怒发作、强迫哭笑、近事遗忘，缄默不动、木僵状态、蜡样屈曲等。额叶眶面肿瘤出现Foster-Kennedy综合征，同侧原发性视神经萎缩和对侧视乳头水肿。

159

颞叶病变综合征的临床表现有哪些？

（1）颞叶前部病变：影响内侧钩回的嗅觉和味觉中枢，出现特殊的钩回发作，患者有幻嗅和幻味，常为难闻的气味，可有舔舌和咀嚼动作。双侧前颞叶病变如肿瘤或颞叶癫痫的双侧前颞叶切除，钩回和海马等边缘系统受损，可出现严重遗忘症，不认亲人，情绪行为改变，如爆发愤怒、不知恐惧、性欲亢进和食欲增加，称为克吕沃-布西综合征。

（2）优势侧颞上回受损：出现感觉性失语，患者能听见他人或自己说话声音，但不解其义。颞顶部（颞中回、颞上回后部和角回）病变导致命名性失语，患者说不出物品名称，但可说出用途。颞叶白质内视放射受损出现视野缺损，对侧同向性上象限盲。

（3）海马损害：出现与时间记忆相关的精神障碍，如错觉、幻觉、梦样状态、似曾相识、似不相识、自动症、精神异常和内脏症状，常见于颞叶癫痫。

（4）颞叶后上部（初级听皮质区）损害：出现前庭功能障碍，眩晕或不平衡感，可见癫痫活动、幻觉。

160

顶叶病变综合征的临床表现有哪些？

（1）一侧顶叶病变：可见皮质感觉综合征，可见对侧偏身麻木和感觉缺失，轻偏瘫，患儿可见偏侧肌萎缩、张力减退、运动困难或偏身共济失调，对侧同向性偏盲或下象限盲或视觉忽略，以及向病变侧眼球震颤。

（2）优势侧顶叶角回病变可见Gerstmann综合征，右利手和大多数左利手者优势侧均是左侧，表现为手指失认、不辨左右、计算不能和失写等，有时可伴失读。

（3）优势侧缘上回、角回病变：患者可有痛觉失认，不能识别疼痛刺激，如香烟烧灼手指无疼痛反应或躲避反射，较少见。

（4）非优势侧顶叶病变：可见体象障碍，表现空间失认或自身失认，自体感知不能多见于右利手者，不能感知自己的左侧肢体（负性体象障碍）；左侧偏瘫患者出现第三幻肢或幻多肢（正性体象障碍）；较大病变出现穿衣失用和结构性失用，可有意识模糊，对侧空间忽略和地形记忆缺失。

（5）安东（Anton）综合征：常见于右顶叶缘上回脑梗死，表现为病觉缺失，患者左侧偏瘫但否认瘫痪；患者面容失认，不认识镜中自己的脸，常伴颜色、物体和方位失认，多为顶枕区或顶颞区病变，较少见。双侧顶叶受损可见视空间知觉失认或巴林特（Balint）综合征（视觉性失用）。

161

枕叶病变综合征的临床表现有哪些？

（1）视野缺损

1）一侧枕叶病变：出现对侧同向性偏盲或象限盲，局灶性视区表浅病变产生偏侧红-绿色盲，仍可感知物体形状。左枕叶病变伴深部白质或胼胝体压部受损可见失读症和颜色命名障碍。

2）双侧枕叶病变：导致皮质盲，表现视觉失认，患者看到物体但不认识，凭触觉或实体觉可分辨；可见Anton综合征，患者对失明漠然置之和拒绝承认，行走如常人，但会碰翻物体甚至跌伤。可出现水平型上半或下半视野盲，皮质偏盲保留中央黄斑区称为黄斑回避，光反射保留。双侧颞枕叶包括梭状回受损出现面容失认，患者不认识熟人和镜中自己的脸，伴颜色、物体和方位失认；双侧顶枕叶病变出现Balint综合征，可见视觉性失用、皮质性注视麻痹、动眼失调和视觉注意障碍，但自发性和反射性眼球运动保留。

（2）视觉性发作：纹状区（17区）刺激性病变引起闪光、白点、暗影和色彩等不成形的幻视，如闪光幻视（photopsia），可继发全面性癫痫发作。纹状周围区（18，19区）刺激性病灶产生成形的幻视，也可为局灶性或全面性癫痫发作先兆。

（3）（邻近视中枢的）视觉联络区病变

1）精神性视觉障碍：右枕叶病变出现视物变形症（metamorphopsia），看到的物体形状、大小、颜色、方位和距离变形或失真错觉，可为局灶性或全面性发作先兆；刺激性病灶可引起成形的幻视发作，视觉性体象障碍视物显多症（polyopia），视觉留存（palinopsia）是物体被移除后视觉影像仍持续或立即重现，不受闭眼影响，常见于非优势侧顶枕叶或颞枕叶病变，如肿瘤、脓肿、缺血、外伤、AVM、偏头痛、CO中毒、多发性硬化以及三甲氧苯乙胺（mescaline）、曲唑酮（trazodone）药物中毒。

2）视觉失认：患者不认识看到的物体，手触摸可辨识，见于双侧距状皮质周围区和左侧角回病变，视觉失认包括空间失认、纯字盲（失认性失读）、面容失认和综合失认（simultanagnosia），后者表现能认识图画中的人物、景物，但不理解图画含义，也可见Gerstmann综合征。

162 幻觉和错觉的临床表现和病变有哪些？

（1）嗅幻觉（olfactory hallucination）：患者常闻到难闻的气味，如腐败物质、腐烂食品、化学物品烧焦味、浓烈刺鼻的药物气味等，往往使人产生不愉快的情绪体验，常伴有其他幻觉和妄想，多见于内侧颞叶海马回、钩回、杏仁核病变。

（2）味幻觉（gustatory hallucination）：患者尝到食物有令人讨厌的味道，如农药味、金属味或苦味而拒食，常伴其他幻觉和被害妄想，如精神分裂症，也可为颞叶钩回或额顶皮质癫痫发作表现，在先兆后出现复杂部分性发作。

（3）视幻觉（visual hallucination）：丰富多样、清晰、鲜明和具体，有时较模糊。

1）简单视幻觉：如闪光、不同颜色简单图案或条纹，常伴视野缺损，可能提示枕叶皮质病变，常见于偏头痛或癫痫发作。

2）复杂视幻觉：如人物或景象，伴有虚妄色彩，景物失真感、熟悉感、生疏感和虚幻梦境等，见于颞叶病变如肿瘤或路易体病。大脑脚幻觉（peduncular hallucinosis）是中脑上部病变累及双侧丘脑，可见梦样复杂视幻觉，往往入睡前出现不真实的小人国，常使人愉悦，常见于左大脑脚梗死和右丘脑旁中线梗死，上行性网状激活系统（ARAS）喙端投射到中脑至丘脑板内核，可能为ARAS损害的释放现象。需注意鉴别，一过性黑矇患者可出现明亮闪光，视神经炎眼球运动也可诱发闪光，称为光幻视（phosphenes），发作性睡病患者可出现睡前幻觉。

（4）视错觉：如视物显多症（将一个物体看成多个）、视物显小症、视物变形症、视物显大症，常见于颞枕叶病变，多为致痫源性；还包括似曾相识（对未经历的人物或场景熟悉感）或似不相识，多为颞叶皮质局灶性发作。

163 皮质盲的病因、临床表现和鉴别有哪些？

皮质盲（cortical blindness）是双侧枕叶纹状区视皮质病变所致。

（1）病因：常见于同时或相继发生双侧PCA或基底动脉远端闭塞，引起两侧枕叶纹状区皮质梗死，也见于脑出血、先兆子痫、高血压脑病、AVM、脑肿瘤引起小脑幕疝、进行性多灶性白质脑病（PML）、CJD、脑炎、HIV脑炎、脑脓肿、希尔德（Schilder）病、脑外伤、卟啉病和线粒体脑病，以及铅中毒、酒精中毒、CO中毒，可逆性后部白质脑病综合征、阿尔茨海默病和癫痫发作后等。

（2）临床表现：患者出现完全性盲，对强光和眼前手动无反应，可有黄斑回避，遗留微小的中心视野或匙孔视力，偶有皮质盲患者表现Anton综合征，否认视野缺损，但视觉失认，能看到物体而不认识。眼底检查视网膜正常，无视神经萎缩，视皮质病变导致神经纤维变性仅达到外侧膝状体，故光反射保留，眼球运动和辐辏反射正常。

（3）鉴别

1）视神经病：常见单眼完全失明，光反射减弱消失，无黄斑回避，眼底视神经萎缩，可伴邻近结构如第Ⅲ、Ⅳ、Ⅴ和Ⅵ脑神经受损；而皮质盲两眼视觉丧失。

2）Balint综合征：表现为精神性注视麻痹，眼球不能随意运动，视觉性失用，空间注意障碍，面前两个目标仅能看到一个，但自发性和反射性眼球运动保留，多为双侧顶-枕叶病变，如肿瘤或脑梗死。

3）癔病性盲：常突发视力下降，主诉不能分辨眼前指数，无光感，貌似盲而非盲，多伴抑郁和焦虑。

164 安东（Anton）综合征的病变和临床表现有哪些？

安东综合征（Anton syndrome）是视觉失认症（visual agnosia），也称视觉认识不能，是大脑枕叶或顶枕叶病变所致，主要见于脑血管病，以及脑瘤和脑外伤等。

（1）患者表现视觉失认症，不能辨识以往认识的物体或环境，但并非失明，走路能绕开前方的障碍物，但不能识别为何物，触摸后通过实体觉即可识别，患者的动作表现颇似盲人。病变位于优势侧或双侧枕叶皮质纹状区周围，有时双侧枕叶视觉中枢纹状区病变也可出现。

（2）患者虽然视觉正常，却不能理解曾认识的文字含义，不能阅读，出现失认性失读症（纯字盲），文字理解能力受损或丧失，还可见空间失认、面容失认和综合失认，综合失认表现能认识图画中人物和景物，但不能理解图画含义。优势侧角回病变所致，角回是认识功能区，与文字理解有关，也称为视觉性语言中枢。

165

巴林特（Balint）综合征的病因和临床表现有哪些？

巴林特综合征（Balint syndrome）是指双侧顶-枕病变综合征，由Balint（1909）首次报道，以精神性注视麻痹、视觉性失用和视觉性注视障碍为特征。临床需与皮质盲和Anton综合征（视觉失认）鉴别。

（1）病因：Balint综合征是双侧顶-枕叶，即枕叶纹状周围区和顶叶角回病变所致，多为肿瘤或血管性，常见于双侧大脑半球中部与后循环间的分水岭梗死，导致双侧顶叶的大病变，也可见于脑创伤和脑炎等。

（2）临床表现：患者表现为精神性注视麻痹（psychic paralysis of gaze），两眼球不能随意运动（眼动失调），不能自主注视周围视野（视觉注意障碍），立体觉丧失，如不能估计面前不关联的两个目标距离，每次只能看一个，但自发性和反射性眼球运动保留。患者观察图片不能覆盖全图，能识别个别的人物或部分，但不能识别全图的含义，称为同时辨识不能（simultagnosia）。由于皮质各注视中枢相互联系，一侧皮质损害所致的注视麻痹数小时至3天可恢复，双侧皮质损害所致者多为恒久性。

1）视觉性共济失调表现手动反应迟钝笨拙，伸手取物不能准确拿到物体，走路笨拙和踩空，常伴言语困难、失写、观念运动性失用等。

2）脑CT和MRI检查可发现弥散性脑皮质萎缩；EEG和CSF检查对诊断可能有参考价值。

166

失用症的分类和临床表现有哪些？

失用症包括观念运动性失用、观念性失用、肢体运动性失用、结构性失用、口-面失用症、穿衣失用症和语言失用症等。

（1）观念运动性失用症（ideomotor apraxia）：是最常见和典型的失用，患者不能用手势演示生活运用场景，但平时可自动地、反射性完成动作，患者知晓并能说出如何做，但要做时又不能完成，不能按指令进行复杂随意动作或模仿动作，如伸舌、刷牙等，进食时却可无意伸舌舔摄唇边的米粒。多为动作观念形成区（左缘上回）与动作执行中枢（运动区和前运动区）病变，以及弓状纤维中断所致，常与阿尔茨海默病有关。

（2）观念性失用症（ideational apraxia）：涉及执行生活中实际操作能力丧失，特别是系列动作，如不知道如何点燃香烟，可能用香烟划火柴盒。患者模仿动作无障碍，能做简单动作，执行复杂精巧动作观念丧失，日常活动显得不正常，甚至引起意外。多为左顶叶后部、缘上回和胼胝体病变，常见于中毒等弥漫性脑病变。

（3）肢体运动性失用症（limb kinetic apraxia）：是最简单的失用，是指一个肢体包括手指的灵巧或敏捷性丧失，患者无瘫痪，简单动作无困难，运动记忆发生障碍，动作笨拙，各肌群不能协调完成精巧和熟练动作，患者主动自发动作、执行口令和模仿均受影响，如不能书写、系纽扣、划火柴等。病变位于双侧或对侧运动区（4,6区）和其发出的投射纤维或胼胝体前部。

（4）结构性失用症（constructional apraxia）：是一种主要涉及空间关系的结构性运用障碍，但并非纯执行障碍或失用，患者对各构成部分有认识，了解各部分的相互位置关系，但空间分析与综合能力障碍，如不能排列、搭积木和绘画，可能与视觉失认有关。病变多由于非优势半球枕叶与角回间连合纤维中断所致。

（5）面-口失用症（facial-oral apraxia）：患者不能按指令完成或模仿眨眼、舔唇、伸舌、吹灭火柴等面部动作，但不经意时却能自发完成，患者使用实物的运用功能较好。病变位于左侧运动皮质面部代表区，可伴Broca失语或言语失用。

（6）穿衣失用症（dressing apraxia）：患者不能正确地穿脱衣裤。多由于右侧顶叶病变导致视空间定向障碍，可合并结构性失用、偏侧忽视或失语症。

（7）言语失用症（speech apraxia）：患者表现为说话费力，构音缺陷和错误，欲纠正而不能，复述时发音错误比交谈更多，为避免错误，患者放慢讲话，每个字都重读，但招呼、道别、咒骂和计数发音正常，细辨讲话内容语法结构完整，用词正确，听理解、阅读理解和书写正常，不是失语症，但常伴Broca失语或传导性失语，伴口面失用或吞咽困难。不是构音障碍，发音肌没有瘫痪、张力障碍或共济失调。病变位于Broca区，比Broca失语更局限。

167

失用症的临床表现、机制和检查有哪些？

失用症（apraxia）也称运用障碍（dyspraxia）。

（1）临床表现：脑疾病患者在没有意识障碍和认知障碍，无瘫痪、共济失调、肌张力障碍和感觉缺失的情况下，出现肢体运用障碍。患者对熟悉的随意运动如洗脸、刷牙、伸舌、吞咽、划火柴和开锁等，能充分理解指令，却不能执行，但不经意间可自主完成。

（2）机制：左缘上回病变患者虽无瘫痪，但不能完成技巧性随意运动，动作不连贯和不确定，由于运用是一个感觉-观念（意念）-运动过程，要完成任何一个随意运动，不仅需要UMN、LMN与小脑和锥体外系整合，也需要联络区皮质的运动意念、完好的体象感觉和储存完整的运动形式记忆印迹，均为高级神经活动范畴，也是联络区皮质功能。优势侧左顶叶缘上回是运用功能皮质代表区，发出纤维至同侧中央前回，再经胼胝体到右侧中央前回。左缘上回病变产生双侧失用症，左侧缘上回至同侧中央前回间病变引起右侧失用症，胼胝体前部或右顶叶皮质病变产生左侧失用症。

（3）检查法：①观察患者自主动作，肢体运动性失用患者可见动作笨拙，不协调，不能书写、系纽扣和划火柴等精细快速动作；②指令患者先做伸舌、闭眼、举手等简单动作，再做穿衣、系纽扣、梳头、划火柴等复杂动作，观察实际生活系列操作动作，判定有无观念性失用；③检查者示范用积木搭房子或火柴拼图形，令患者模仿，判定结构性失用。

168

失认症的临床表现和检查有哪些？

失认症（agnosia）又称无辨觉能，是大脑局部病变所致的后天性认知障碍，患者没有意识障碍，无视觉、听觉和躯体感觉丧失，不能通过某种感觉辨识熟悉的物体，却能通过其他感觉识别。失认症多见于脑肿瘤、卒中、脑创伤和颅内感染等，但面孔失认症可有遗传相关性。

（1）临床表现

1）视觉失认（visual agnosia）：也称视觉认识不能、精神性盲，患者虽能看到原来熟悉的物体、图画和颜色，却不能认识、描述和命名。包括：①物品失认，患者看到手表不知为何物，但触摸或聆听可立即辨认；②颜色失认；③面孔失认（prosopagnosia），患者不认识镜子里自己和熟人的脸，常伴颜色、物体和方位失认，是顶枕区病变，较少见；④视觉图像组合失认（visual simultanagnosia），患者认识图画中个别人和物体，但不能辨识和理解全图的含义；⑤失认性失读（纯字盲）。病变位于优势侧或双侧枕叶纹状周围区或顶叶角回。

2）听觉失认（auditory agnosia）：是指患者听力正常，却不能辨别原来熟悉的声音。包括：①精神性聋（psychic deafness），不能辨认原来熟悉的铃声、汽笛声和动物叫声，病变位于双侧听觉联络皮质；②纯词聋（pure word deafness），是罕见的口语听觉失认（口语理解障碍），对非词语识别正常，不能复述和听写，但自发言语、书写和阅读正常，凭观察讲话者面孔和口型可帮助理解对方讲话，因此不是失语症，病变位于优势侧或双侧颞上回中部皮质或单侧颞叶皮质下白质。

3）空间失认：患者视觉、痛温觉和本体觉完好，却不能感知躯体各部位存在、空间位置及相互关系，表现为体象障碍（body scheme disturbance）。包括：①自体失认（autotopagnosia），不认识自己身体的部分，否认其属于自己；②病感失认（anosognosia），否认偏瘫或失明，或表现偏侧肢体忽视和幻肢症，多见于右侧顶叶病变；③Gerstmann综合征，表现为不辨手指、不辨左右、失计算和失写，病变位于左侧顶叶角回。

4）痛觉失认（pain agnosia）：患者可感受到疼痛或伤害刺激，如手指被香烟烧灼到，却无疼痛防御反射，不丢弃烟头而漠然置之，病变位于左侧缘上回、角回和颞上回。触觉失认（tactile agnosia）是实体觉或形体辨别觉障碍，患者能感知物体大小、形状和质地，但不能分辨手中为何物，看或听后可以分辨。

（2）检查法：①检查触觉失认可让患者闭目触摸和辨认一些常用物品、不同形状的积木和不同质地材料如纸张、布料、塑料布，辨认触觉和实体觉，分辨手中为何物；让患者活动瘫痪的肢体，是否否认瘫痪；②视觉失认给患者看一些常用物品，令其辨认，让患者辨认颜色或将同色归类，画人形、钟面和小房子等，评价空间定位；③听觉失认检查和辨认铃声、抖动纸声、敲击茶杯声。

169 胼胝体的构成及其病变的临床表现有哪些？

胼胝体（corpus callosum）是两侧大脑半球连合纤维的主要部分，连合纤维还包括前连合和海马连合，构成两侧大脑半球的功能联系。

（1）胼胝体构成：胼胝体位于半球间裂底部，是构成半卵圆中心的主要部分，由四部分组成，自前向后为嘴部、膝部、干部和压部，嘴部、膝部纤维连接两侧额叶前部，干前部连接两侧额叶后部和顶叶，干后部和压部连接两侧颞叶和枕叶。

（2）病变临床表现：胼胝体病变常无特异性表现，可出现慢性头痛、头晕。

1）胼胝体病变可出现失连接现象，称为胼胝体综合征，包括观念运动性失用、失写、失读、异手综合征、命名不能。

2）胼胝体广泛病变可产生精神症状，如淡漠、嗜睡、健忘、注意力不集中和人格改变等，也可出现失用症，突发意识障碍和癫痫。胼胝体前部病变可出现Broca失语，面肌、舌肌失用；胼胝体中部病变出现半身失用，右利者左手失用，左利者右手失用；胼胝体后部受损可出现下肢失用和偏盲。CT、MRI检查可发现胼胝体区病变有助于诊断和鉴别诊断。

马尔基亚法瓦-比格纳米（Marchiafava-Bignami）综合征的临床表现有哪些？

马尔基亚法瓦-比格纳米综合征（Marchiafava-Bignami syndrome）也称原发性胼胝体变性，临床罕见，病因不明，以胼胝体和皮质下白质坏死为特征，常见于长期酗酒者，与严重的营养不良有关，常见于拉丁系意大利农民。病理检查可见胼胝体广泛脱髓鞘病变。Marchiafava 和 Bignami（1903）详细报道了本病。

（1）患者多为长期酗酒的中老年男性，40～60岁起病，缓慢进行性加重，开始表现精神障碍，慢性酒精中毒性格改变，淡漠、抑郁或兴奋、激越、幻觉、妄想、违拗、精神错乱、记忆力和判断力减退、昏睡等，之后出现构音障碍、震颤、共济失调、卒中样发作、痉挛状态、失语、失用、尿失禁和进行性痴呆，伴强握反射和吸吮反射。晚期可突发抽搐发作和昏迷死亡，病程一般为3～6年。

（2）MRI检查显示胼胝体和侧脑室前角旁 T1WI 稍低信号、T2WI 和 FLAIR 稍高信号病灶，边缘模糊，矢状位和轴位增强扫描无强化。

本病诊断较困难，主要根据酗酒史和长期营养缺乏，精神障碍和非特异性痴呆，MRI检查可提供病变定位证据。无特效疗法，应戒酒和改善营养。

间脑综合征的临床表现有哪些？

间脑（diencephalon）是由背侧丘脑、后丘脑、上丘脑、底丘脑和下丘脑五个部分组成，是大脑皮质与脑干、脊髓较低级部位的联系结构，其体积虽不足中枢神经系统（CNS）的2%，但结构和功能十分复杂，间脑综合征是间脑病变导致的临床症状组合。

（1）患儿多为男性少年，出现自主神经紊乱，如胃十二指肠溃疡出血、突然呕血、便血和血压下降，不伴腹痛，是视前区、视上核和乳头体下行自主神经纤维受损。视前区病变引起中枢性肺水肿，呼吸急促，频率为30～40次/分，肺啰音和大量泡沫样痰，X线检查可见两侧肺门蝶状增宽阴影。

1）下丘脑后方和腹内侧核病变引起血压升高、心率增快和瞳孔扩大；下丘脑前方或灰结节病变导致血压下降、心率变慢和瞳孔缩小。

2）自主神经发作表现为面色潮红或苍白、流泪、多汗、寒战、血压骤升、心动过速、瞳孔扩大或缩小、体温升高或降低、呼吸变慢、尿意感，伴头痛、心前区不适、食欲亢进，偶有意识障碍和精神改变。

（2）睡眠障碍表现为睡眠过多、失眠或睡眠节律倒错，下丘脑后部病变导致异态睡眠，如发作性睡病、发作性嗜睡-强食症等。

（3）下丘脑受损引起代谢障碍，如低血糖、高血糖或胰岛素敏感性增加，血钠水平降低。

（4）下丘脑病变引起内分泌功能障碍，如月经周期紊乱、闭经、性欲减退或阳痿、性功能亢进，视上核、室旁核、视上核-垂体束受损导致抗利尿激素（ADH）分泌过少，出现尿崩症。催乳素分泌过多导致闭经-溢乳综合征，生长激素增多引起肢端肥大症，皮质类固醇分泌增多出现库欣综合征。

（5）体温调节障碍，下丘脑前部或灰结节（散热区）病变导致中枢性高热（39～40℃），见于严重脑挫伤、桥脑出血或梗死；下丘脑后部（产热区）病变引起体温过低（＜36℃）。

（6）下丘脑和脑干网状结构下行交感神经纤维受损，导致同侧Horner征。

（7）摄食障碍可见克莱恩-莱文综合征（Klein-Levin syndrome），是病理性饥饿与周期性嗜睡综合征，可见过饥、贪食或强食，可能为下丘脑局灶性脑炎所致。

172 柯萨科夫（Korsakoff）综合征的临床表现和治疗有哪些？

柯萨科夫综合征（Korsakoff syndrome）也称往事虚构综合征（anamnestic confabulatory syndrome），常见于长期酗酒者，是慢性酒精中毒的特征性症状，创伤性脑损伤、肝功能障碍和精神创伤偶可诱发。病变可能为丘脑下部和中脑上部或乳头体内侧损害，也见于额颞叶病变。

（1）临床表现

1）患者表现为近事遗忘、虚构、定向障碍三主征。多为中年以上男性，渐进性记忆减退，明显近事遗忘（顺行性遗忘），对经历的事、接触过的人和自己说过的话不能记忆，记忆障碍导致言语不畅和不连贯，学习困难，生活不能自理，但远事记忆较好，对童年往事可记忆如初。急性起病常见心悸、震颤、多汗、幻觉和谵妄等，慢性起病者多表现为淡漠、焦虑和恐惧。

2）患者为了弥补近事遗忘，常虚构情节填补记忆的空白，可导致前后矛盾。患者表现为明显的时间定向障碍，也有地点和人物定向障碍，如把昔日经历与近期事件混为一谈，迷路找不到家门，弄错对象，张冠李戴，但知觉、思维无障碍。患者往往伴有多发性神经病、肌无力和肌萎缩，病程持续数年。

（2）治疗：由于发病与硫胺缺乏有关，需及时补充大量的硫胺素，500～1000mg/d静脉滴注；以后改为肌内注射和口服，同时补充多种维生素，特别是烟碱。患者预后不良，少数人可逐渐好转。

丘脑综合征的临床表现和分型有哪些？

丘脑综合征（thalamic syndrome）也称德热里纳-劳西（Dejerine-Roussy）综合征，常见于丘脑血管性疾病和肿瘤。

（1）临床表现：丘脑痛（thalamic pain）常见于非优势半球丘脑病变，出现病灶对侧半身自发性剧烈疼痛，呈撕裂样、牵扯样或烧灼样，难以忍受，上下肢严重程度一致，深部较明显，可为发作性，常伴焦虑、抑郁，治疗反应差。痛性麻木（painful anesthesia）也称痛性感觉缺失（anesthesia dolorosa），表现为针刺疼痛迟钝，可伴感觉异常；脑CT和MRI检查常显示丘脑梗死或出血病变。

（2）分型

1）丘脑后外侧综合征：丘脑膝状体动脉区域梗死，患者出现一过性轻偏瘫或完全性偏瘫，深浅感觉障碍，深感觉障碍明显，可伴自发痛和共济失调。

2）丘脑前外侧综合征：丘脑穿通动脉区域梗死，常累及丘脑底核、红核，出现震颤、舞蹈样动作和手足徐动，无感觉障碍。

3）丘脑内侧综合征：丘脑穿通动脉区域梗死，导致两侧内侧核和乳头体丘脑束受损，表现为嗜睡或短暂性意识丧失、记忆力障碍或情绪障碍、体温调节障碍、呼吸节律改变、胃肠道出血、易饥、睡眠障碍和瞳孔异常、性格改变、妄想等精神症状和痴呆。

脑中线结构和脑中线临床表现有哪些？

（1）脑中线结构：包括胼胝体、透明隔、下丘脑、松果体区、脑干、第三脑室、第四脑室和小脑蚓部等。

（2）脑中线临床表现

1）脑中线病变可导致意识障碍逐渐加深，血压急骤升高或下降或不稳定，出现中枢性高热（39～40℃以上），特点是躯干体温高，肢体不明显，无寒战。

2）可出现中枢性肺水肿和呼吸困难，胃应激性溃疡导致呕吐咖啡样物质，可出现尿崩症、高血糖和尿糖（＋），出现汗液分泌异常如大汗或无汗。

3）可出现去大脑强直或去皮质强直，出现两侧瞳孔缩小、散大或不等大，眼球分离性斜视和眼球浮动，可出现双侧锥体束征和Babinski征（＋）。

175

边缘叶和边缘系统及其病变的临床表现有哪些？

（1）边缘叶（limbic lobe）是环绕于上位脑干的马蹄形脑回，是由隔区、扣带回、海马、海马旁回、齿状回、岛叶前部和颞极构成。

边缘系统（limbic system）是大脑半球内侧面较古老的皮质和皮质下结构，包括边缘叶及其皮质下结构，由杏仁核、隔核、下丘脑、上丘脑、背侧丘脑前核和中脑被盖等组成。边缘系统与网状结构、大脑皮质有广泛联系。①参与内脏调节、情绪反应、进食行为和生殖等相关的精神（动机、情绪、记忆）活动；②海马与学习记忆等高级神经活动有关。

（2）边缘系统病变临床表现

1）边缘系统病变患者常出现情绪反应、记忆丧失、智能减退和行为异常等，两侧海马或内侧颞叶病变常表现明显的记忆障碍，尤其近记忆障碍。

2）患者可出现嗅幻觉、味幻觉、听幻觉和视幻觉等，颞叶病变常见复杂性视幻觉，可见到人物或景象，并可出现景物失真感、熟悉感、生疏感和虚幻梦境等妄想色彩。

176

桥脑小脑角综合征的病因和临床表现有哪些？

桥脑小脑角综合征（cerebellopotine angle syndrome）是桥脑小脑角池（在内耳孔与小脑间）病变导致病侧第Ⅴ、Ⅶ、Ⅷ脑神经受损，可伴ICP增高症状。

（1）病因：成人最常见为前庭神经鞘瘤（听神经瘤），也见于桥脑小脑角脑膜瘤、先天性胆脂瘤、胶质瘤、颅咽管瘤、动脉瘤和AVM等，少见病因如蛛网膜炎、蛛网膜囊肿、结核性脑膜炎、椎-基底动脉延长扩张症等，双侧前庭神经鞘瘤可提示神经纤维瘤病2型。

（2）临床表现

1）患者常见位听神经症状，表现为隐袭性或进行性受累，如患侧持续性耳鸣，高音调为主，逐渐出现神经感音性耳聋，但极少突聋。少数患者出现眩晕、眼球震颤、不平衡感和头痛。

2）邻近的脑神经受损常见患侧面部轻瘫，伴同侧舌前2/3味觉缺失，为面神经受累；肿瘤向前部扩展累及三叉神经出现面部麻木、阵发性面痛、同侧角膜反射减弱；出现内斜视伴复视为展神经受累，向后下部扩展累及第Ⅸ、Ⅹ脑神经出现声音嘶哑、吞咽困难和饮水呛咳。

3）常见同侧小脑性共济失调，走路不稳、患侧肢体意向性震颤、粗大的水平眼震，语言障碍较少见。如肿瘤较大压迫脑干可出现对侧轻偏瘫，后期可见双侧锥体束征。随着肿瘤增大，ICP增高症状逐渐明显，如头痛、呕吐和视乳头水肿，以及脑积水等。

中脑病变综合征及其临床表现有哪些？

（1）Weber综合征：也称大脑脚综合征，中脑内侧大脑脚病变损伤锥体束纤维和动眼神经束，出现动眼神经交叉瘫，病灶侧动眼神经不全麻痹（包括副交感纤维导致瞳孔扩大），对侧偏瘫，包括对侧中枢性面舌瘫，常见于中脑梗死，以及肿瘤、炎症、出血或外伤等局灶性病变。

（2）贝内迪克（Benedikt）综合征：是中脑被盖腹侧红核和动眼神经病变，导致动眼神经与锥体外系交叉症状，病灶侧动眼神经麻痹伴瞳孔散大，对侧半身舞蹈-手足徐动、半身震颤和肌张力增高等锥体外系症状，常见于中脑被盖梗死、出血或肿瘤等，多由PCA或基底动脉旁正中穿支闭塞或出血引起。

（3）克劳德（Claude）综合征：是红核和动眼神经病变，导致动眼神经与红核交叉综合征，病灶侧动眼神经麻痹，对侧上下肢共济失调。由法国医生Claude（1912）首次描述，多见于大脑后动脉闭塞、肿瘤和外伤，病变累及动眼神经和红核下部。

（4）帕里诺（Parinaud）综合征：也称中脑顶盖综合征，表现为眼球垂直性凝视麻痹，双眼上视不能，可伴瞳孔散大、双侧瞳孔光反射和调节反射消失，常见于松果体瘤、胼胝体肿瘤和中脑肿瘤，血管病变损害皮质顶盖束所致。

桥脑病变综合征及其临床表现有哪些？

（1）Foville综合征：也称桥脑腹内侧综合征，常见于基底动脉旁正中穿支闭塞，表现为病灶侧展神经瘫、双眼向病灶凝视麻痹和对侧偏瘫，常见于桥脑肿瘤、炎症和血管性病变。

（2）米勒德-古伯勒（Millard-Gubler）综合征：也称桥脑腹外侧综合征，多见于桥脑肿瘤、炎症、桥脑出血，桥脑梗死较少见，导致展-面神经交叉性瘫，病灶侧展神经瘫、面神经周围性瘫，对侧肢体 UMN 瘫和中枢性舌下神经麻痹。

（3）雷蒙德-瑟斯坦（Raymond-Cestan）综合征：也称桥脑被盖下部综合征，表现为向患侧凝视麻痹（患侧侧视中枢/内侧纵束受累），病灶侧小脑性共济失调（小脑中脑受累），对侧深浅感觉障碍（脊髓丘脑束和内侧丘系受累），如锥体束受累可导致对侧轻偏瘫。常见于桥脑被盖部肿瘤和基底动脉分支闭塞。

179

延髓病变综合征及其临床表现有哪些？

（1）瓦伦伯格（Wallenberg）综合征：也称延髓外侧综合征，常见于椎动脉或小脑后下动脉血栓形成，典型可见五组症状。剧烈发作性眩晕（前庭神经核受损），伴呕吐、水平性和旋转性眼震；病灶侧面部与对侧半身交叉性感觉障碍（患侧三叉神经脊束核或脊束与对侧已交叉的脊髓丘脑束）；饮水呛咳、吞咽困难、声音嘶哑或构音障碍（疑核）；患侧肢体和躯干小脑性共济失调（绳状体）；患侧 Horner 综合征，眼裂小、瞳孔小（交感神经纤维）。

（2）杰克逊（Jackson）综合征：是延髓前部橄榄体内侧病变，损害一侧锥体束和舌下神经根，表现为舌下神经交叉瘫，患侧舌下神经瘫，伸舌偏向病灶侧，舌肌萎缩，以及对侧偏瘫，多见于脊髓前动脉闭塞。

（3）橄榄体后部综合征（posterior olivary syndrome）：也称阿费利斯-隆希（Avellis-Longhi）综合征，病灶侧Ⅸ、Ⅹ、Ⅺ、Ⅻ脑神经受损，锥体束常幸免，可伴对侧半身（不包括面部）感觉障碍。可见：①Schmidt综合征，Schmidt（1892）报道1例延髓空洞症双侧迷走和副神经受损，但通常为一侧第Ⅸ、Ⅹ、Ⅺ脑神经病变，吞咽困难、声音嘶哑，胸锁乳突肌和斜方肌麻痹，不能向同侧转颈，不能耸肩，常见于延髓血管病变；②Tapia综合征，常见下颌角后部外伤导致第Ⅸ、Ⅹ、Ⅻ脑神经受损，声音嘶哑，同侧舌肌萎缩，伸舌偏向患侧；③阿费利斯（Avellis）综合征：第Ⅸ、Ⅹ、Ⅺ、Ⅻ脑神经受损，病变邻近颈静脉孔，常见于延髓肿瘤、外伤、炎症和血管病。

180

脑干内与脑干外病变鉴别诊断有哪些？

（1）脑干内病变临床诊断的"金标准"是存在脑神经与对侧肢体交叉瘫或交叉性感觉障碍，脑干外病变常较早出现脑神经瘫，无交叉体征。

（2）面部感觉障碍，在脑干内病变表现为核性分布，脑干外病变为周围性分布。

（3）脑干内病变常伴有脑干内结构受损，可见锥体束征、Horner综合征、核性和核间性眼肌麻痹，出现展神经与面神经同时受损，如Foville综合征或Millard-Gubler综合征；脑干外病变如出现动眼、滑车、展神经和三叉神经第一支同时受损多为海绵窦病变，三叉神经、面神经和听神经合并受损常提示桥脑小脑角病变。

（4）脑干内病变定位：中脑病变如Weber综合征，表现为动眼神经交叉瘫；桥脑病变如Millard-Gubler综合征，表现为展-面神经交叉性瘫；延髓病变如Wallenberg综合征，可见病灶侧面部与对侧肢体交叉性感觉障碍。

181

吞咽困难的病因和临床表现有哪些？

舌咽神经核运动纤维支配咽缩肌和茎突咽肌，迷走神经核运动纤维支配软腭和咽喉肌，舌咽、迷走神经核受双侧皮质延髓束支配，病变导致神经源性吞咽困难（neurogenic dysphagia），饮水呛咳尤为明显，伴构音障碍。食管梗阻导致机械性吞咽困难（mechanical dysphagia）主要表现吞咽固态食物困难。

（1）脑干病变如延髓外侧（Wallenberg）综合征，是小脑后下动脉或椎动脉闭塞导致疑核受损。

（2）两侧大脑半球病变导致双侧皮质延髓束受损，产生假性球麻痹和吞咽困难，常伴强哭强笑、掌颏反射等。

（3）莱姆病、白喉、脊髓灰质炎和破伤风等导致脑神经病，可损伤皮质延髓束导致真性球麻痹和吞咽困难。运动神经元病如ALS、进行性延髓麻痹均可引起吞咽困难。

（4）神经肌肉接头疾病如MG可导致吞咽困难，罕见病因包括副肿瘤综合征和使用抗癫痫药患者。

182

真性球麻痹与假性球麻痹的鉴别有哪些？

真性球麻痹（bulbar palsy）是延髓疑核、舌下神经核和舌咽、迷走神经和舌下神经的LMN病变所致，假性球麻痹（pseudobulbar palsy）是双侧皮质延髓束或广泛皮质损害的UMN病变，两者均导致延髓肌无力，出现吞咽困难、饮水呛咳和声音嘶哑等。

真性球麻痹与假性球麻痹的鉴别见表7-2。

表7-2　真性球麻痹与假性球麻痹的临床鉴别

鉴别	真性球麻痹	假性球麻痹
病变部位	LMN如疑核、舌下神经核和第Ⅸ、Ⅹ、Ⅻ脑神经病变，多为一侧损害	UMN如双侧皮质延髓束或广泛的皮质病变
病因	延髓梗死常见核性病变，以及肿瘤、延髓空洞症、MS和ALS；后组脑神经病变如MND、肿瘤软脑膜浸润、颅底肿瘤或转移瘤、Miller-Fisher综合征等	核上性病变如卒中、脱髓鞘疾病、ALS和神经变性疾病等
临床表现和体征		
病史	多为首次发病	常见于2次或多次卒中后
构音障碍	严重，鼻音	痉挛性，唐老鸭样
饮水呛咳和吞咽困难	严重，可伴呃逆发作	相对较轻
舌肌萎缩、肌束颤	（＋）	（－），舌僵硬，不能快速伸到另侧
咽反射	消失	亢进
下颌/吸吮/掌颏反射	无变化	亢进
强哭强笑	（－）	（＋），伴情感不稳
四肢锥体束征	多为（－）	多为（＋）
尿失控	无	多有
EEG	无异常	可有弥漫性异常

发音困难的病因和常见疾病有哪些？

发音是喉和声带的功能，空气经过声带振动产生声音，喉内肌可改变声带膜部张力产生不同的音调。迷走神经运动纤维支配软腭、咽和喉部横纹肌，迷走神经分支喉上神经支配环甲肌，喉返神经支配环甲肌以外的所有喉肌。任何影响喉肌的病变均可引起发音困难（dysphonia）。

（1）喉返神经麻痹是甲状腺切除术最常见的并发症，出现声带麻痹，也可见于主动脉或颈动脉动脉瘤、支气管肺癌、肺沟瘤等。

（2）声带局部病变如息肉、肿瘤等。

（3）神经系统病变如声带麻痹、痉挛性发声障碍、特发性震颤、帕金森病、ALS、MS、延髓梗死、延髓空洞症或肿瘤导致疑核受损可引起发音困难。

（4）其他疾病，风湿性或自身免疫性疾病如类风湿关节炎（RA）、干燥综合征、结节病、淀粉样变性、肉芽肿伴多血管炎、慢性阻塞性肺疾病（COPD）、念珠菌病感染，创伤性疾病如喉部骨折、吸入性损伤、医源性损伤、钝性或穿透性创伤等，以及心理问题如功能性失音症（aphonia）。

184

去大脑综合征的病因和临床表现有哪些？

去大脑综合征（decerebrate syndrome）也称去脑强直发作，由于中脑红核与其下位结构联系中断，导致大脑对γ运动神经元抑制性作用减弱，使小脑、前庭神经核和网状结构对γ运动神经元易化作用占优势，导致四肢伸肌强直性痉挛。

（1）病因

1）常见于幕上病变累及间脑和中脑，如脑肿瘤、脑脓肿、创伤性脑损伤和大面积脑梗死导致ICP升高。

2）幕下病变如脑干梗死或出血伴昏迷，脑干严重受压缺氧，导致中脑受损和脑疝，去大脑强直发作是晚期体征。

3）严重缺氧和代谢障碍疾病，肝病晚期伴ICP升高和氨中毒，导致昏迷和去大脑强直，Babinski征（＋）。血糖极度降低可导致昏迷和去大脑强直、瞳孔扩大、呼吸减慢、心动过缓、肌肉痉挛和癫痫发作。

（2）临床表现：患者表现为四肢强直性伸展发作，上臂内收并旋内，前臂伸直并过分旋前、髋内收、内转，膝伸直，颈后仰，呈角弓反张，患者多为深昏迷，伴呼吸不规则。如患者四肢伸展强直逐渐变为上肢屈曲、内收和内旋，可能提示病情趋向好转。如患者昏迷加深，四肢由强直性伸展变为弛缓性瘫、呼吸不规律、周身肌肉抽搐、高热等，提示病变向脑干下端进展，进入晚期濒死状态。

185

眶额综合征的病因和临床表现有哪些？

眶额综合征（orbitofrontal syndrome）是眶额部创伤或病变导致判断力缺乏、人格改变、行为异常或认知障碍。

（1）病因：首先最常见的是创伤性脑损伤，闭合性损伤时颅前窝不规则的骨面常导致眶额部皮质损伤，伴前额皮质和邻近脑白质挫伤；其次是眶部肿瘤如嗅沟或蝶骨嵴脑膜瘤、垂体腺瘤、前交通动脉瘤，以及额颞痴呆、原发性进行性失语症。

（2）临床表现：患者表现为判断力缺乏，常有不明智和不适当的言语，可出现焦虑、抑郁和躁狂等，易冲动或欣快，不遵守社会规则，行为异常不能控制。患者常出现本能活动失抑制，如食欲亢进和性欲高涨，性欲高涨常见不适当的性评论，但公开性骚扰不多见。大多数患者神经系统检查正常或有轻微神经心理缺陷，嗅觉缺失（anosmia）有时可能是唯一的早期体征。

186

侧脑室、第三脑室和第四脑室病变的临床表现有哪些？

（1）侧脑室病变：早期常无临床症状，如病变体积增大导致室间孔阻塞出现ICP增高症状，侧脑室显著扩张压迫邻近的丘脑和基底节，可出现对侧肢体感觉障碍或无力。

（2）第三脑室病变：病变压迫导水管出现梗阻性脑积水，引起ICP增高症状，出现头痛、呕吐和意识障碍。病变累及下丘脑出现嗜睡、多饮、多尿和肥胖，累及第三脑室侧壁出现丘脑综合征，对侧半身感觉障碍，深感觉明显；内囊受压可见对侧轻偏瘫和感觉障碍（内囊综合征）；第三脑室后部受累见于松果体瘤，导致松果体综合征如性早熟；压迫中脑四叠体出现眼球上视不能、两眼光反射消失。

（3）第四脑室病变：早期出现梗阻性脑积水、ICP增高，第四脑室底受压产生头痛、眩晕、耳鸣、听力下降，压迫灰翼核引起发作性呕吐、呛水、声音嘶哑和吞咽困难，压迫面丘出现周围性面瘫和眼球外展受限。变换体位可导致Brun征，第四脑室完全梗阻骤发剧烈头痛、呕吐、眩晕或意识丧失，伴跌倒发作，常见于第四脑室带蒂的肿瘤或囊虫。向上累及第四脑室顶部的小脑，出现躯干共济失调、平衡障碍和眼震。第三或第四脑室肿瘤、颅后窝病变可引起小脑扁桃体疝或出现强迫头位。

187

小脑病变的临床表现有哪些？

（1）小脑半球病变出现患侧共济失调（ataxia），上肢重于下肢，远端重于近端，精细动作明显。小脑半球前部病变上肢共济失调明显，后部病变下肢明显。小脑半球病变可出现爆发性言语或吟诗样语言。检查可见肌张力减低和腱反射减弱，快复、轮替运动笨拙。

（2）小脑疾病出现平衡和步态障碍，站立不稳，宽基底站姿，蹒跚步态。如躯干共济失调，站立不稳，向前或向后倾倒，提示小脑中线病变，半球病变表现为向病侧倾倒。

（3）小脑齿状核病变可出现意向性震颤（intention tremor），动作越接近目标时震颤越明显。

（4）小脑病变可出现粗大的水平性眼震，向患侧注视明显，是眼外肌共济运动失调所致；小脑半球病变可见急跳性眼震，向患侧看明显，前蚓部病变不出现眼震。小脑中线或外侧病变可见辨距不良（dysmetria），是随意性扫视超过或未达到目标所致。

（5）小脑性发作：小脑中线较大的占位病变引起去脑强直发作，是小脑病变影响脑干，又称脑干性发作或中脑性发作，是中脑上部水平病变如中脑、小脑蚓部和松果体肿瘤引起，血管性病变、炎症也可引起，表现为全身性强直，四肢伸肌张力增高，呈去脑强直状态。

188

共济失调的分型和临床表现有哪些？

（1）小脑性共济失调：临床最常见，患者表现为醉酒步态、辨距不良、意向性震颤、吟诗样语言，伴眼球震颤；蚓部病变出现躯干平衡障碍，半球病变可见肢体共济失调；检查指鼻试验、跟膝胫试验（＋），闭目和睁眼Romberg征均为（＋）。

（2）感觉性共济失调：脊髓后索病变导致深感觉障碍所致，患者走路踩棉花感，夜里不能走黑路，无眼球震颤；检查可有音叉振动觉和位置觉障碍，闭目难立征（＋），共济失调靠视觉可部分代偿。

（3）前庭性共济失调：为前庭系统病变引起平衡障碍，患者站立时向患侧倾倒，行走时明显，视觉可部分代偿，不出现肢体共济失调，常伴有眩晕、眼球震颤，检查前庭功能试验（＋）。

（4）大脑性共济失调

1）额叶性共济失调：额叶病变和额桥束病变所致，表现为类似小脑性共济失调，但不是病变同侧，是在病灶对侧，伴精细动作障碍；检查无眼球震颤，可见锥体束征，优势半球病变可伴失语症。

2）顶叶性共济失调：表现为对侧肢体不同程度的共济失调，两侧旁中央小叶后部病变出现双下肢感觉性共济失调和尿便障碍。

3）颞叶性共济失调：表现为一过性平衡障碍，较轻和早期不易发现。

189

发生反复跌倒的神经系统疾病有哪些？

发生反复跌倒（recurrent falls）的神经系统疾病如下。

（1）直立性低血压（orthostatic hypotension）常引起晕厥反复发作，常伴跌倒、面色苍白和出汗等。

（2）帕金森病及其他运动不能-强直综合征，如进行性核上性麻痹（PSP）、帕金森叠加综合征（Parkinson-plus syndromes）和多系统萎缩（MSA）可发生反复跌倒。

（3）小脑变性疾病出现步态共济失调、姿势协调不良和平衡障碍，常伴有反复跌倒。

（4）跌倒发作（drop attacks）常见于椎-基底动脉短暂性脑缺血发作（TIA）导致脑干缺血，由于姿势性张力突然消失而跌倒，不伴意识丧失，是反复跌倒的少见原因。脊髓TIA罕见，突然起病，持续数小时完全恢复，典型表现为间歇性破行，下肢远端发作性无力可跌倒。

（5）癫痫发作失张力发作，持续数秒至1min，时间短暂，意识障碍可不明显，可导致反复跌倒。

（6）脊髓后索病变导致本体觉缺失，如亚急性联合变性，重症多发性神经病患者表现为走路踩棉花感，在黑暗中行走易发生跌倒，检查Romberg征（＋）。

（7）双侧前庭功能障碍患者站立不稳，易出现反复跌倒，晚期梅尼埃病患者可突然跌倒，无预兆，意识清楚；药物或毒品中毒、痴呆患者注意力障碍或姿势控制不良可发生反复跌倒；发作性睡病患者觉醒时可出现失张力跌倒，无意识丧失。

190

颅内压增高综合征的临床表现有哪些？

颅内压增高综合征（intracranial hypertension syndrome）常见于颅内占位性病变如肿瘤、SAH、脑卒中或感染引起的脑水肿。

（1）颅内压（intracranial pressue，ICP）增高三主征表现头痛、呕吐和视乳头水肿。头痛是最常见的早期症状，多位于额颞部，可牵扯至后枕部，持续胀痛或搏动性疼痛，可阵发性加剧，清晨加重，下半夜可被痛醒，屈颈、咳嗽或用力排便加重。ICP增高使脑膜、血管或神经受牵拉所致，脑膜炎、SAH导致急性ICP增高常头痛剧烈。呕吐常见于清晨或剧烈头痛时，典型呈喷射性，不伴恶心，变换头位可诱发，儿童ICP增高可仅有呕吐，头痛不明显。

（2）视乳头水肿是ICP增高的可靠体征，急性ICP增高不明显，常见于肿瘤等长期ICP增高患者，可见视乳头充血、边缘模糊、生理凹陷消失和静脉淤血，重者视乳头外周可见火焰样出血点，早期无视力障碍，后期有中心暗点或阵发性黑矇，可继发视神经萎缩。

（3）生命功能改变：急性ICP增高迅速进展可出现意识和精神障碍，烦躁、谵妄，可迅速昏迷，呼吸、脉搏减慢和血压升高，体温调节障碍可持续高热，随着病情恶化血压下降，脉搏增快，呼吸衰竭后体温下降至低体温。ICP增高急骤进展导致颞叶钩回疝或枕大孔疝，累及下丘脑和脑干出现上消化道出血、神经源性肺水肿、急性肾功能衰竭、尿崩症和脑性耗盐综合征等。

（4）神经系统受损体征：ICP增高引起弥漫性脑缺氧，脑干发生轴性移位，局部血管或脑神经受牵拉或挤压，脑疝直接压迫脑组织出现相应的神经体征，常见展神经麻痹、复视、眼位异常、眼球稍突出、瞳孔不对称，阵发性视物模糊或视野缺损，腱反射不对称，出现Babinski征等。

191

颅内压增高综合征的治疗有哪些？

（1）对症处理：ICP增高患者宜卧床，取头高位（15°～30°）利于脑静脉回流，保持安静，维持便通，避免用力，禁用高压大剂量灌肠，诱发ICP骤增和脑疝。

1）观察和监测生命体征变化，观察瞳孔，必要时监测ICP。突发烦躁不安常提示ICP增高，突然头痛加剧、频繁呕吐和大汗淋漓可能为脑疝前征象，突发昏迷、一侧瞳孔散大和光反射消失是脑疝征象，需紧急处理或手术准备。

2）及时处理各种并发症，如抽搐发作、呼吸循环和胃肠功能障碍、急性肾衰竭、水及电解质紊乱和体温调节障碍常可危及生命。

（2）脱水降颅压治疗：急性ICP增高需迅速采取急救措施，常见于SAH、大量脑出血和大面积脑梗死。

1）甘露醇（Mannitol）：常用20%甘露醇125～250ml快速静脉注射或滴注，每4～8小时1次，可迅速提高血浆渗透压，脱水降颅压，静脉注射后10～20min起效，20～60min达峰，3～4h用药1次，反跳作用较轻。长期使用需注意低钠、低钾血症，65岁以上老年人注意肾功能。

2）呋塞米（Furosemide）：强利尿剂，常用剂量为20～40mg，每日2～3次，肌内注射或静脉滴注。静脉滴注后5min出现利尿作用，1h药效达峰，维持2～4h。可与甘露醇交替使用，减少各自不良反应。需注意低钠或低钾血症、低血容量休克、代谢性碱中毒和胃肠道反应，偶发血小板减少性紫癜、粒细胞减少和贫血等。

3）复方甘油（Glycerin）：成人剂量10%甘油500ml/d，缓慢静脉滴注，10～20min起效，维持4～12h。可引起短暂性头痛、眩晕、呕吐、腹泻和血压轻度下降，滴速过快可引起溶血、血红蛋白尿，甚至急性肾衰竭，但通常无反跳，不导致及水电解质紊乱，可长时间使用，适于慢性ICP增高或不能切除的脑肿瘤患者。

4）乙酰唑胺（Acetazolamide）：0.25～0.50g口服，每日2～3次。抑制肾小管碳酸酐酶，使H_2CO_3形成减少，肾小管中H^+-Na^+交换率降低，大量水分随Na^+排出；抑制脑室脉络丛碳酸酐酶使CSF分泌减少，降低ICP。长期使用可产生低血钾、酸中毒，需服用氯化钾和碳酸氢钠，肾功能不全患者忌用。

5）20%人血白蛋白50ml，或浓缩血浆100～200ml，静脉滴注，每日1～2次。可提高血胶体渗透压，使脑组织间液水分进入血液循环，脱水降颅压作用持久，可增加心脏负荷，心功能不全者慎用。

（3）糖皮质激素常用地塞米松10～20mg静脉注射或滴注，每日1次，减轻毛细血管通透性，保护和稳定血脑屏障和细胞膜结构，减少CSF形成，增加肾血流量，抑制神经垂体分泌抗利尿激素，降低ICP；需注意预防消化道溃疡或出血。

（4）针对原发病治疗，如肿瘤、血肿和脓肿等占位病变可手术治疗，或行脑室穿刺引流术、CSF分流术等。

192

良性特发性颅内压增高的临床表现和治疗有哪些？

良性特发性颅内压增高（benign idiopathic intracranial hypertension）是没有颅内占位病变或脑积水的颅内压（ICP）增高，CSF成分正常，缓慢进展或可自行缓解，又称为脑假瘤（pseudotumor cerebri）。机制未明，可能与颅内静脉系统阻塞、脑肿胀和CSF分泌过多有关。

（1）临床表现：好发于育龄期女性，患者有轻至中度头痛，伴恶心、呕吐、复视、眩晕和视物模糊，平卧时明显，多为额颞部、枕部钝痛、紧箍痛或全头痛，类似偏头痛或紧张性头痛，有时伴面痛，也可有颈、背痛，多有一过性视物模糊，个别有视神经萎缩。神经系统检查无阳性体征，有时仅见展神经麻痹和复视，是ICP增高所致。病程长达数月至数年，预后良好，5%～10%的病例可复发。腰椎穿刺ICP增高（＞200mmH₂O），眼底可见视乳头水肿。脑CT、MRI、MRA、DSA和EEG检查正常，可排除颅内肿瘤、炎症、脑血管病和阻塞性脑积水等。

（2）治疗：降ICP可用碳酸酐酶抑制剂醋唑酰胺（Diamox）250mg口服，每日2次，减少CSF分泌；部分患者对普萘洛尔（心得安）、地高辛和麦角胺等治疗反应较好。可试用间断腰椎穿刺放CSF，每次20ml，每周1次。过量的维生素A、四环素、庆大霉素可引起ICP增高，应立即停药。肥胖或月经失调女性出现ICP增高应减肥和调整内分泌，甲状旁腺功能减退使脑组织水分蓄积引发ICP增高，应补钙和维生素D使ICP下降，妊娠早期出现ICP增高症状和视力减退应尽早做人工流产。

193

瑞耶（Reye）综合征的病因、临床表现和治疗有哪些？

瑞耶综合征（Reye syndrome）也称脑病伴内脏脂肪变性（encephalopathy with fatty

degeneration of the viscera），是儿童期急性代谢性脑病和儿科神经系统急症。

（1）病因：是儿童在病毒感染（如流感、水痘）康复过程中罹患的罕见疾病，患儿服用阿司匹林退热时易患，广泛的线粒体受损是病理基础，该病可影响身体的所有器官，对肝脏和大脑危害最大，如不及时治疗，会很快导致肝肾衰竭和脑损伤，甚至死亡。

（2）临床表现：多见于6个月至4岁婴幼儿，出现急性脑水肿和肝脏脂肪变性，多有发热、上呼吸道感染、水痘、腹泻等病毒感染史，频繁剧烈呕吐，呕吐咖啡色物，伴烦躁不安、惊厥、意识模糊甚至昏迷，持续数日至数周。患儿脑损害较轻，血清谷草转氨酶、血氨轻度升高，数日后完全恢复。神经系统检查无局灶体征或脑膜刺激征，肝脏轻至中度肿大，偶见肾功能不全。临床脑病病程分为五期。

Ⅰ期表现为呕吐、嗜睡和淡漠，婴儿可有惊厥、谵妄、呼吸衰竭和肝脏肿大。

Ⅱ期表现为谵妄、不安、呼吸深快和肝功能不全。Ⅰ、Ⅱ期为ICP升高、脑水肿和肝功能障碍导致代谢紊乱。

Ⅲ期表现为意识模糊或昏迷，过度换气，Babinski征（＋），EEG明显异常。

Ⅳ期昏迷加深，瞳孔散大，去脑强直发作，呼吸节律不整，惊厥发作，视乳头水肿。

Ⅴ期全身肌张力减低，心率变慢，血压降低，终至呼吸停止。Ⅲ、Ⅳ、Ⅴ期是ICP进行性增高和脑疝形成，24小时内由Ⅰ期进展至Ⅴ期为暴发型病例。

外周血白细胞计数增加，中性粒细胞为主，血氨增高（3～10mg/L），血清谷草和谷丙转氨酶升高，凝血酶原时间延长，血糖降低，血乳酸、丙酮酸、羟丁酸和肌酸激酶（CK）增高（病初代谢性酸中毒）。腰椎穿刺ICP增高，少数正常，细胞数正常；EEG可见广泛高幅慢活动，阵发痫样波。头颅CT检查可见广泛低密度，符合弥漫性脑肿胀或脑水肿。肝脏活检在局麻下用一空针刺入肝脏，抽取少量肝组织制成切片，显微镜下观察脂肪细胞异常分布是本病典型的病理特征。

（3）治疗：无特效疗法，应监护ICP，综合治疗。甘露醇0.5～1.0mg/kg，每4～6小时1次，合用利尿剂或激素，脱水降颅压，紧急情况可手术减压。保持呼吸道通畅，防止低氧血症、高碳酸血症，维持正常血压，脑灌注压＞6.6kPa（50mmHg），避免加重脑水肿。纠正低血糖，10%葡萄糖静脉滴注，每日入量1200ml/m²，如血糖高于正常水平可加用胰岛素。维持水及电解质与酸碱平衡，限制蛋白摄入，减少氨产生，口服抗生素和酸化肠道药物，使用新霉素灌肠，预防低钙血症。凝血酶原时间延长可用维生素K防止出血，肝功能衰竭可采用透析疗法或血浆置换。控制惊厥，加强护理。本病病死率高，重症患儿存活可遗留智力低下、惊厥、瘫痪等后遗症。

194

可逆性后部白质脑病综合征的病因、临床表现和治疗有哪些？

可逆性后部白质脑病综合征（reversible posterior leukoencephalopathy syndrome，RPLS）是一种由多种原因引起的神经系统异常综合征，急性起病和迅速进展的高血压、癫痫发作、视觉障碍和意识障碍，伴双侧大脑半球后部对称性白质可逆性水肿的影像特征。

（1）病因：常见于恶性高血压、妊娠期高血压疾病如子痫或先兆子痫、急性肾衰竭、恶性肿瘤化疗后、器官移植，使用免疫抑制剂如环孢素A、丝裂霉素、顺铂、阿糖胞苷、环磷酰胺、甲泼尼龙，以及慢性肝肾功能不全、SLE、白塞病、韦格纳（Wegener）肉芽肿和艾滋病等。

（2）临床表现：急性或亚急性起病，女性较多，血压迅速升高达200/130mmHg头痛、恶心、呕吐，视物模糊伴闪光发作，迅速出现偏盲或皮质盲，伴癫痫发作、精神行为异常、思维缓慢、记忆和注意力下降，嗜睡、昏睡至昏迷。局灶性症状较轻微，如轻偏瘫、不自主运动、眩晕、耳鸣和听力下降。腰椎穿刺ICP增高，可达200～300mmH$_2$O。脑CT检查可见低密度病灶，MRI T1WI为等或低信号，T2WI和FLAIR高信号，DWI低至等信号，双侧顶枕区可见对称性水肿，皮质下为主。

（3）治疗：应控制原发病，如急剧增高的血压，口服降压药，盐酸乌拉地尔50mg加入葡萄糖液250ml持续静脉滴注，每分钟20～40滴；或硝普钠25mg加入葡萄糖注射液250ml静脉滴注，每分钟6～7滴。对症治疗早期用脱水剂减轻脑水肿，立即停用或减量免疫抑制剂和细胞毒性药物，伴低镁血症应予纠正。及时治疗可使临床症状和影像改变完全消失，预后较好。

195

脑疝的分类和临床表现及钩回疝与枕大孔疝的鉴别有哪些？

脑疝（cerebral hernia）是各种病变引起ICP增高，脑组织受压力梯度驱动向阻力低的部位移位，导致脑干、血管和脑神经被嵌压于硬脑膜间隙或颅骨孔道，血液和CSF循环受阻，出现危及生命的临床综合征。脑疝病因包括颅内血肿、大面积脑梗死、脑肿瘤和脑脓肿等。

（1）小脑幕裂孔疝：ICP增高导致脑组织由上而下被挤入小脑幕裂孔，分为外侧型钩回疝和中央型中心疝。

1）钩回疝：也称小脑幕切迹疝，内侧颞叶钩回疝入小脑幕裂孔所致，ICP增高症状加重，如剧烈头痛、频繁呕吐和烦躁不安可为先兆，意识障碍恶化、动眼神经麻痹是早期症状，患侧瞳孔先缩小后散大，随病情进展病侧瞳孔极度散大、光反射消失和眼外肌麻痹，出现深昏迷，对侧偏瘫和锥体束征（大脑脚受压），去脑强直发作（中脑红核受损），呼吸循环衰竭，最常见于半球卒中事件。

2）中心疝：常见于中线或大脑深部组织病变，额、顶和枕叶占位病变，使幕上结构如丘脑、第三脑室和基底节受挤压向下移位。早期出现淡漠、嗜睡、浅昏迷等间脑和中脑症状，无瞳孔散大和动眼神经麻痹；晚期症状与钩回疝相同，早期出现潮式（Cheyne-Stokes）呼吸，中晚期中脑和桥脑上部受损出现肌张力增高、病理征、双侧瞳孔散大和动眼神经麻痹、去脑强直发作等。多见于大脑深部占位性病变。

（2）枕大孔疝：也称小脑扁桃体疝，出现明显ICP增高症状，血压增高，脉搏变快，后颈部疼痛，颈项强直-Kernig征分离或强迫头位，早期出现呼吸障碍，晚期突发意识障碍，双侧瞳孔散大，进展比钩回疝更快，预后更差。多见于颅后窝和小脑病变，也见于大脑弥漫性病变和脑水肿，幕上病变先形成小脑幕裂孔疝，随病情进展发生枕大孔疝。

大脑镰下疝很少见，是一侧半球的扣带回经镰下孔被挤入对侧，也称扣带回疝。

（3）钩回疝与枕大孔疝鉴别：见表7-3。

表7-3 钩回疝与枕大孔疝的鉴别

鉴别点	钩回疝	枕大孔疝
常见病变	半球病变如脑出血和大面积脑梗死	颅后窝和小脑病变
意识障碍	早期出现	出现较晚
瞳孔改变	早期出现，一侧瞳孔散大	晚期出现，双侧瞳孔散大
呼吸障碍	晚期出现呼吸不规整	早期出现，呼吸障碍为主征
强迫头位	无	有，可伴颈项强直-Kernig征分离
对侧偏瘫	有	无，可见一过性双侧锥体束征

196

枕大孔区肿瘤的临床表现与颈椎病的鉴别有哪些？

枕大孔区肿瘤临床常见脑膜瘤、神经鞘瘤、脊索瘤、脉络丛乳头状瘤和血管外膜细胞瘤等。

（1）临床表现：包括四主征，高位颈髓受损、后组脑神经受损、延髓或小脑受损的症状体征，以及较早出现ICP增高症状。

（2）与颈椎病鉴别：枕大孔区肿瘤患者常见后枕部疼痛，颈部活动受限，可出现上臂肌萎缩，相继出现锥体束征和感觉障碍，易误诊颈椎病。两者的鉴别见表7-4。

表7-4 枕大孔区肿瘤与颈椎病的鉴别

鉴别点	枕大孔区肿瘤	颈椎病
病程进展速度	进展较快	隐袭性进展
颈部症状	常见强迫头位	仅表现活动受限
后组脑神经、延髓和小脑损害症状体征	多可伴发	无
ICP增高症状体征	常伴发，如头痛、恶心、呕吐和视乳头水肿	不会出现

197

心因性障碍常见的临床表现有哪些？

心因性障碍是指应激相关性精神障碍，是一组主要由心理-社会环境因素引起的异常心理反应，出现的精神障碍表现经常构成一些扑朔迷离的临床问题。

（1）心因性疼痛（psychogenic pain）：可影响身体任何部位，如头痛、非典型性面痛（atypical facial pain）和模糊的腹痛，慢性腰痛伴脊柱前屈临床常见，治疗棘手，许多患者对镇痛药成瘾，癔病性疼痛多为长期持续性和间歇性发作，有的患者使用安慰剂有效。

（2）心因性呕吐（psychogenic vomiting）：常见于年轻女性，多由不愉快的情境诱发，呕吐物为刚吃进的食物，多发生在饭后，吐后想再次进食，一些患者可随时呕吐，像反刍动物从胃里反刍食物一样，无明显器质性病变基础，伴下腹痛和压痛可被误诊为阑尾炎，甚至做了不必要的切除。

（3）心因性非癫痫发作（psychogenic nonepileptic seizures，PNES）：患者表现做鬼脸、扭动和挥动样动作（flinging movement）、头部摇摆等戏剧性动作（theatrical movement），攻击或抗拒来帮助的人，发作持续时间长，意识清醒，强烈的感觉刺激可终止，无先兆，无发作后意识模糊。观察是最可靠的鉴别，癔病性恍惚（trances）或神游（fugues）患者徘徊数小时或数天，如同颞叶癫痫，执行复杂行为。患者有警觉性，反应迅速，发作后在催眠术、强烈暗示或咪达唑仑（Midazolam）作用下患者访谈，往往可揭示发作时记忆，有助于排除癫痫。

（4）心因性盲（psychogenic blindness）：多为双侧，孤立出现或伴轻偏瘫，常在争吵或情绪激动后戏剧性突发，有的患者对视觉威胁的反射性眨眼减少，但瞳孔反射正常、视动性眼震存在证实视力保留，如意外看到患者伸手拿杯子或手机可一目了然。拿一个镜子在患者中心视野缓慢通过常引起眼球运动，视觉诱发电位（VEP）存在也证明视网膜与枕叶连接正常。患者往往很少关注病情，需注意与皮质盲和Balint综合征区分，诈盲（malingered blindness）通常为单侧。

（5）心因性遗忘症（psychogenic amnesia）：是忘记过去某一个特定时间段的经历或事件记忆，多为使之感到异常痛苦的经历和时间，可持续数日、数月甚至更长，可为阶段性遗忘或选择性遗忘。常见于癔病女性或反社会人格男性。经过催眠暗示治疗后，遗忘内容可重新回忆。

（陈　莉）

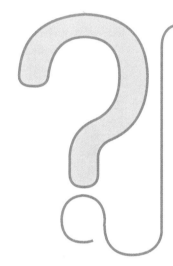

第八章

神经疾病的辅助检查
Auxiliary Examination of Neurologic Diseases

198

脑脊液的生理功能和循环路径有哪些？

脑脊液（CSF）是在蛛网膜下腔和脑室内的水样无色透明液体，成人总量约130ml，每分钟生成0.3～0.5ml，每日约500ml，每日可更新3～4次。患脑膜炎、脑水肿和脉络丛乳头瘤时CSF分泌显著增多，可达5000～6000ml/d。

（1）生理功能

1）CSF对脑和脊髓有保护作用，对外界冲击起机械性缓冲，其适宜的化学成分、稳定的渗透压、酸碱度和离子浓度对维护脑组织细胞内环境稳定起重要作用。

2）正常时血液中各种化学成分可选择性通过血脑屏障（blood-brain barrier，BBB）进入CSF，脑组织毛细血管内皮细胞的紧密连接构成BBB的解剖学基础。病理情况下BBB破坏和通透性增高导致CSF成分发生改变。

（2）循环路径：CSF主要由侧脑室脉络丛（choroid plexus）分泌，经室间孔进入第三脑室、中脑导水管和第四脑室，经第四脑室中间（Magendie）孔和两个侧（Luschka）孔，流到脑和脊髓表面的蛛网膜下腔和脑池。CSF大部分经脑穹隆表面的蛛网膜颗粒吸收到上矢状窦，小部分经脊神经根间隙吸收。

199

腰椎穿刺的临床意义、适应证和禁忌证有哪些？

腰椎穿刺（lumbar puncture）是神经内、外科常规临床检查，是神经内、外科医生临床操作的基本功。

（1）临床意义

1）诊断性穿刺：测定CSF压力，压颈试验评价椎管梗阻，检测CSF成分变化，有助于各种CNS感染性疾病、脱髓鞘疾病、SAH、原发性和继发性CNS肿瘤、脊髓疾病和周围神经病等诊断与鉴别。

2）治疗性穿刺：鞘内注药治疗隐球菌脑膜炎、脑膜癌病和淋巴瘤，结核性脑膜炎、SAH放出CSF减少炎性刺激，预防蛛网膜粘连和交通性脑积水。

（2）适应证

1）CNS感染疾病如细菌性、病毒性、结核性脑膜炎等根据CSF压力、细胞数、蛋白、糖和氯化物含量可区分，如细菌性、结核性脑膜炎细胞数、蛋白明显增高，糖和氯化物显著下降，病毒性脑膜炎细胞数、蛋白常正常或轻度增高，糖和氯化物正常。CSF细菌学检查，墨汁染色检查隐球菌，PCR检查检测疱疹病毒、巨细胞病毒等，二代测序（metagenomic next generation sequencing，mNGS）可检出少见病原体，CSF也可作为随访疗效和判定预后依据。

2）脑肿瘤通过影像学检查诊断，CSF检出癌细胞可考虑脑转移瘤，脑膜癌病常需要CSF细胞学检出癌细胞证据。脑出血或脑梗死可通过CT或MRI检查确诊，但极少数SAH患者CT检查阴性，常需要腰椎穿刺检出血性CSF确诊。

3）CNS脱髓鞘疾病，如MS检查CSF-IgG指数、寡克隆带，视神经脊髓炎谱系疾病（NMOSD）检测AQP4水通道蛋白抗体有诊断意义；急性脱髓鞘性多发性神经病GBS发现CSF蛋白-细胞分离支持诊断。

4）MRI检查可诊断许多脊髓病变，但个别的脊髓炎症性、出血性病变可能仍需CSF检查确诊。

5）治疗性穿刺，如鞘内注药，以及放出血性、炎性CSF。

（3）禁忌证

1）病情危重、呼吸循环衰竭或垂危状态患者是腰椎穿刺绝对禁忌证，有潜在脑疝风险征象的患者，如颅后窝占位病变、严重ICP增高、明显的视乳头水肿等，腰椎穿刺可促发呼吸骤停或死亡。高颈髓病变患者腰椎穿刺可导致病情恶化和呼吸停止；脊髓压迫症患者脊髓功能严重受损或处于功能丧失的临界状态，腰椎穿刺应为禁忌。

2）穿刺部位皮肤感染、腰椎结核和开放性损伤，患者严重躁动不安、不能配合，出血性素质者如凝血病、凝血因子缺乏和血小板减少也为禁忌，服用抗凝药患者应避免腰椎穿刺。

200

腰椎穿刺常见并发症的临床表现和处理有哪些？

（1）腰椎穿刺失败：常见于显著肥胖、脊柱畸形、脊柱严重退行性变和腰椎手术史患者。侧卧位腰椎穿刺失败可行坐位腰椎穿刺，仍不成功可选择斜向入径或通过X线透视引导腰椎穿刺或脑池穿刺等。

（2）腰椎穿刺后低颅压头痛：是最常见并发症，常与穿刺针较大或反复穿刺有关，与放出CSF量无关。常见于年轻女性，多见于穿刺后1～7天，额、枕部胀痛，可伴有颈痛、恶心、呕吐，立位明显，平卧减轻，咳嗽或打喷嚏时加重，持续2～8天。可让患者卧床休息，大量饮水或补液，如持续卧床1～2h不减轻，使用非甾体抗炎药或咖啡因可能有效；严重迁延性头痛可由有经验的医生施行自体血凝贴片（autologous blood clot patch）治疗。

（3）无菌性脑膜炎：穿刺后出现头痛和轻度颈强，无发热，CSF细胞数和蛋白正常或轻度增高。可用镇痛药、镇静药对症处理，1～2周症状可消失。消毒不严格引起严重感染，如细菌性脑膜炎、脊柱骨髓炎和硬膜外脓肿很罕见。

（4）腰椎穿刺副损伤出血多：误刺破蛛网膜或硬膜静脉，出血少无症状，刺破较大的马尾根动脉出血量大，类似SAH，引起脑膜刺激征，复查腰椎穿刺CSF黄色，细胞数增多。腰椎穿刺后腰痛和根痛可能损伤神经根，多可逐渐消失。应注意穿刺时针孔斜面与纵行韧带平行，与韧带垂直可切断韧带纤维，失张力产生腰背酸痛。

（5）颅后窝占位病变和ICP增高在枕骨大孔区可形成一个压力锥（pressure cone），腰椎穿刺放出CSF，脊髓腔内压力降低，小脑蚓部嵌入枕骨大孔易形成小脑扁桃体疝，导致呼吸突停和致死。如必须腰椎穿刺确诊炎症病变可先使用脱水剂，慢慢谨慎留取CSF 1ml。

201

腰椎穿刺采集脑脊液、测压和CSF检验分析有哪些？

腰椎穿刺采集CSF、测脑压和分析检验结果是神经科医生的基本临床操作。

（1）CSF采集：患者侧卧与床面垂直位，屈颈抱膝，脊柱前屈，消毒麻醉后自$L_3 \sim L_4$椎间隙（相当髂后上棘水平）进针，因成人脊髓圆锥终于$L_1 \sim L_2$水平，无脊髓损伤之虞。穿刺针与床面平行向头部略呈角度，针斜面朝上缓慢进针，穿透黄韧带有突破感，拔出针芯流出CSF，若无CSF流出可再放入针芯，将针再向前推进少许直至CSF流出，如针有阻力可拔出少许，尝试略微不同角度重新进针。嘱患者放松，慢慢伸直双腿平静呼吸测初压，采集3～5管CSF，每管约1ml，插入针芯，观察颜色和透明度，重新接通三通管测量记录终压。

（2）CSF测压：正常侧卧位压力80～180mmH$_2$O，儿童50～100mmH$_2$O，坐位250～300mmH$_2$O。侧卧位＞200mmH$_2$O为脑压增高，常见于脑出血、脑水肿、大面积脑梗死、脑肿瘤、脑炎和脑创伤急性期；＜70mmH$_2$O为脑压降低，见于休克、脱水状态、椎管内梗阻、脑脊液漏、外伤性或自发性低颅压等。

（3）CSF检验分析：正常CSF无色透明，细胞数＜5×10^6/L，蛋白Pandy试验阴性，定量＜0.45g/L。细胞数增高见于各类脑膜炎，糖和氯化物降低提示化脓性、结核性和真菌性脑膜炎，脑膜癌病糖含量降低。CSF蛋白细胞分离常见于GBS，急性脊髓炎CSF细胞数轻度增高，淋巴细胞为主，蛋白轻度增高（0.5～1.2g/L），糖与氯化物正常；脊髓压迫病变伴椎管梗阻蛋白显著增高，髓外硬膜内肿瘤明显。

202

脑脊液动力学（压颈、压腹）试验和临床意义有哪些？

CSF动力学试验是指压颈、压腹试验，确定椎管梗阻和程度。

（1）压颈和压腹试验：腰椎穿刺后患者伸直双腿，穿刺针联接三通开关和测压计，CSF流入测压计测初压，压力应随呼吸波动，先做压腹试验，再做压颈试验。检查者以手掌压患者腹部10s，脑压迅速上升，松手后10s内恢复初压为正常。压颈试验（queckenstedt test）通常采用指压法，双手轻柔逐渐向双侧颈静脉施压，脑压10s上升100～200mmH$_2$O，解除压迫后10秒内降至初压；留取CSF后，重新接通三通和测压计记录终压。

（2）临床意义

1）压颈试验：指压法压迫双侧颈静脉，如脑压在10s迅速升高至初压2倍，松手后10s回到初压水平提示椎管通畅；如10s完全不升，提示完全性梗阻，如压颈上升快，松手后下降慢，或上升慢而下降更慢提示不完全梗阻。如压迫一侧颈静脉压力不升，压迫另侧上升正常，多为梗阻侧横窦闭塞或血栓形成。

2）压腹试验：如压颈不上升，压腹升高明显提示椎管高位梗阻；如压颈不升，压腹上升，可能为胸段梗阻；如压颈、压腹均不上升，为低位梗阻。

203

脑脊液细胞学检查和临床意义有哪些？

CSF细胞学检查对CNS疾病诊断、判定病情演变与转归、指导临床治疗都有参考价值，尤其对CNS感染性疾病、神经免疫疾病如多发性硬化和肿瘤等的诊断更有意义。

（1）CSF正常细胞主要为淋巴细胞（60%～80%），T细胞约占77.2%，B细胞为8.0%，以及单核样细胞、退化细胞和蛛网膜细胞、室管膜细胞、脉络膜细胞等。

（2）CSF病理细胞：包括转化型淋巴细胞（淋巴样细胞）、浆细胞、激活单核细胞、巨噬细胞、中性粒细胞、嗜酸性和嗜碱性粒细胞、红细胞、肿瘤细胞和狼疮细胞等。

1）多形核细胞增多常见于CNS急性感染或慢性感染复发期，如化脓性、结核性脑膜炎、流行性脑脊髓膜炎（流脑）、脑脓肿和真菌性脑膜炎等，脑出血、脑内血肿也可见中性多形粒细胞增多。

2）单核细胞增多可见于CNS慢性感染，如结核性、真菌性或梅毒性脑膜炎和脑脓肿后期等，真菌性脑膜炎或可发现隐球菌，也可见于某些脑肿瘤。

3）淋巴细胞增多见于CNS急性感染性疾病，如流行性乙型脑炎（乙脑）、单纯疱疹病毒（HSV）脑炎，HSV脑炎CSF淋巴样细胞胞质中常可发现特征性包涵体；CNS慢性感染性疾病，如结核性、真菌性脑膜炎，神经梅毒，流脑治疗期，脊髓灰质炎；神经免疫疾病如MS、NMOSD；脑室内肿瘤、脊髓肿瘤等。CNS炎症患者酸性非特异性酯酶（ANAE）α-奈酯染色法反应阳性率显著低于正常对照组，说明T细胞数量减少和细胞免疫功能低下。

4）嗜酸性粒细胞增多常见于CNS寄生虫感染，如脑囊虫病、脑血吸虫病、脑肺吸虫病、弓形虫病、旋毛虫病和脑型疟疾等。

5）浆细胞增多可见于CNS急性感染恢复期，如结核性及其他脑膜炎、神经梅毒，以及多发性硬化等。

6）肿瘤细胞特点细胞增大，核-浆比例失调，着色深，胞核膜增厚不均，细胞外形异常，常群集成团、成簇或呈花瓣样，腺管样排列，细胞界限不清，呈分裂活跃状。常见于CNS恶性肿瘤、转移瘤、白血病和淋巴瘤等，CSF白血病细胞形态与外周血大致相同，检出率高达82.9%，应用ANAE法、淋巴细胞单克隆抗体免疫荧光法和流式细胞仪可对淋巴细胞白血病分型。CSF发现淋巴瘤细胞是诊断CNS淋巴瘤的可靠依据。

204

脑脊液免疫学指标和抗体检测的临床意义有哪些？

（1）CSF免疫球蛋白相关指标：MS患者检出CSF-IgG指数增高、寡克隆带（＋），NMOSD患者检出AQP4-IgG抗体（＋）有诊断意义。

（2）副肿瘤相关抗体：神经系统对潜在的恶性肿瘤产生的自身免疫反应，最常见小细胞肺癌（SCLC），约半数副肿瘤综合征患者出现神经症状时原发肿瘤尚未被发现或处于早期可根治阶段。目前副肿瘤抗体主要检测血清，但神经副肿瘤综合征检测CSF有意义（表8-1）。

表8-1 副肿瘤抗体与神经副肿瘤综合征和潜在的原发肿瘤

副肿瘤抗体	神经副肿瘤综合征	潜在的原发肿瘤
抗Hu抗体	感觉神经病、感觉神经元病、亚急性小脑变性、边缘叶脑炎和自主神经病	SCLC
抗Yo抗体	亚急性小脑变性	卵巢癌、乳腺癌
抗Ri抗体	亚急性小脑变性	乳腺癌
抗PNMA2（Ma2）抗体	边缘叶脑炎、脑干炎等	生殖细胞肿瘤
抗CV2（CRMP5）抗体	感觉神经病、亚急性小脑变性等	SCLC、胸腺瘤
抗Tr抗体	亚急性小脑变性	淋巴瘤
抗NMDA受体抗体	边缘叶脑炎	畸胎瘤，或者无肿瘤
抗VGKC抗体	边缘叶脑炎、神经性肌强直等	SCLC，或无肿瘤
抗GABA受体抗体	脑炎伴严重的癫痫	SCLC
抗AMPAR抗体	边缘叶脑炎	肺癌、乳腺癌和胸腺瘤

CT的基本原理及其在神经系统疾病临床应用有哪些?

计算机体层成像(CT)由英国Hounsfield在1969年设计完成,1972年首先应用于脑疾病临床诊断,对颅内结构病变检查有无创、精确、快速和便利的优势,可显示脑卒中、脑肿瘤或脑创伤等许多神经系统疾病。

(1)基本原理:利用各种组织对X线吸收系数不同,数据经过电子计算机处理后用矩阵方式表达,在阴极射线管上显示脑实质、脑室和脑池等不同平面形态图像。CT影像的黑白对比是人体组织密度对X线衰减系数为基础,X线吸收高于脑实质显示白色高密度,如钙化、出血等,X线吸收低于脑实质显示灰黑色低密度,如坏死、水肿和囊肿等。静脉注射造影剂泛影葡胺可增强组织密度,提高某些病变诊断的阳性率。

(2)临床应用

1)急性卒中:CT诊断急性卒中简便快捷,显示出血性卒中清晰,早期首选,可立即显示脑出血高密度病灶,血肿位置、大小、形态和周围低密度水肿带;检出硬膜下或硬膜外血肿也很敏感。显示SAH蛛网膜间隙血液,评估出血量、合并脑实质出血、逆流脑室或脑室受压,可提示出血的动脉。CT血管成像(CTA)可证实潜在的动脉瘤或动静脉畸形(AVM)。CT显示低密度脑梗死灶常需发病后10余小时至1天,大面积脑梗死可见脑水肿、脑室受压移位等。

2)脑肿瘤:可见肿瘤部位、大小和数目,瘤内囊变、出血、坏死、钙化和瘤周水肿程度。脑膜瘤诊断率CT平扫为80%,增强后90%;胶质瘤可见瘤体不规则伴明显水肿,强化程度可推测胶质瘤分化度;多发性占位伴水肿常提示转移瘤,可发现鞍区肿瘤如垂体瘤和钙斑、坏死、囊变等。CT可发现幕下肿瘤,如前庭神经瘤、脑膜瘤和胶质瘤,但有伪影干扰。

3)创伤性脑损伤:显示脑挫裂伤及伴发骨折、硬膜外血肿、硬膜下血肿、颅内血肿和SAH,急性颅脑损伤根据CT所见通常即可决定手术治疗。

4)显示脑形态病变,如脑萎缩、脑室扩张、小脑扁桃体下疝等,诊断脑积水和区分梗阻性与交通性脑积水,痴呆患者伴脑积水无脑萎缩提示正常压力脑积水。诊断脑脓肿及其部位、大小、数目、脓肿壁形成和脑水肿程度,病灶选择手术时机或疗效随访,可发现脑囊虫病等。

CT血管造影(CTA)的原理和临床意义有哪些?

CT血管造影(computed tomography angiography,CTA)是脑血管微创性检查。

（1）原理：静脉注射含碘造影剂后，利用螺旋CT或电子束CT在造影剂充盈受检血管高峰期连续薄层扫描，快速获取大量薄层叠加断面，经计算机图像处理后重建血管立体影像，清晰显示Willis环、ACA、MCA和PCA及主要分支等。

（2）临床意义

1）CTA为临床诊断脑血管病变可提供重要依据，显示颈动脉分叉部病变，Willis环及前循环和后循环血管结构，脑动脉粥样硬化斑块、动脉狭窄或闭塞、动脉瘤和AVM等，但不易发现（＜3mm）小动脉瘤。

2）CTA检查可在数分钟内完成，使较大范围的血管显像，很少像MRA受到患者活动影响。

磁共振成像的原理及MRI、MRA临床应用优缺点有哪些？

磁共振成像（MRI）是20世纪80年代初建立的新型影像学诊断技术，不涉及电离辐射，是目前脑脊髓等病变检查最常用的无创性技术。

（1）原理：用于在一个大磁体内，可使人体内某些质子沿磁体轴线排列，用射频脉冲能量刺激时，质子共振产生一种可被检测到的微小回波，射频脉冲的发射位置和强度被计算机记录并绘成图像。信号强度取决于组织中运动的氢核浓度或核自旋密度。自旋-晶格（T_1）和自旋-自旋（T_2）弛豫时间可使不同软组织信号强度发生相对差异，经过计算机放大、图像处理与重建后，可从多方位、多层面显示人体解剖结构和病变。MRI影像的黑白对比是源自体内各种组织MR信号差异，T_1加权像（T1WI）高信号组织如脂肪呈白色，低信号组织如体液呈黑色；T2WI高信号组织如体液呈白色，低信号组织呈黑色；空气和骨皮质无论T1WI或T2WI均显示为黑色。

（2）临床应用优缺点

1）MRI检测某些结构性病变比CT敏感，脑灰白质的对比度更清晰，可显示脑白质脱髓鞘和变性，T1WI利于显示解剖细节，T2WI适于显示病变；MRI无骨伪影干扰，可精确显示病变和发现小病变，显示颅后窝脑干、小脑病变，发现内侧颞叶痫性灶如海马硬化。MRI显示脊髓病变较清楚，堪称不用造影剂的脊髓造影，从矢状位、轴位和冠状位显示脊髓肿瘤、空洞症、椎间盘脱出和脊椎转移瘤等。MRA不需注射造影剂显示脑血管及其侧支，方便省时，无放射损伤，可显示脑动脉硬化、大血管闭塞、脑动脉瘤、AVM和静脉窦闭塞。

2）缺点：MRI显示急性出血、急性颅脑创伤、颅骨骨折、钙化灶等不如CT清晰。患者体内有金属置入物，如义齿、心脏起搏器和脑动脉瘤手术银夹等不能做MRI检查；MRA由于信号变化复杂易产生伪影，分辨率不适宜大范围检查。

208

磁共振成像在中枢神经系统疾病诊断中的应用有哪些？

MRI检查是显示脑和脊髓结构和病变的"金标准"，在CNS疾病诊断中被广泛应用。

（1）脑卒中：MRI可在超早期诊断急性缺血性卒中，检出脑梗死极敏感，缺血后BBB破坏，血管内成分溢出到细胞外间隙，在动脉闭塞数小时内通过T2WI和液体衰减反转恢复（FLAIR）序列可被检出，弥散加权成像（DWI）可发现超早期脑梗死。因无骨伪影干扰可清楚显示脑干、小脑梗死灶。MRI显示最初36小时内脑出血不清晰，2～3天后清楚显示血肿，发现陈旧性脑出血是其优势，有时不明原因的血肿在3个月后MRI随访时，血肿消退可显现病因。

（2）脑肿瘤：MRI可发现低分化的较小肿瘤和转移瘤，清楚显示颞叶、脑干和小脑肿瘤，包括前庭神经瘤、垂体腺瘤、松果体瘤，可见继发水肿和脑疝。如星形细胞瘤的T1、T2值都明显长于周围脑组织，但不易区分瘤体与周围水肿。增强有助于鉴别星形细胞瘤分化程度，偏良性瘤多无增强，偏恶性瘤多有增强，可为均匀性、不均匀性或花环状强化。

（3）MRI可发现MS脑白质、脑干、小脑和脊髓脱髓鞘病变，如脑室周围白质与室管膜垂直的椭圆或线形病灶，T1WI低信号，T2WI高信号，近皮质病灶，矢状位显示沿脑室边缘排列的Dawson指征，钆增强可区分MS不同时期病变，证明病变的时间多发性。

（4）MRI检出感染性病变的白质水肿非常敏感，可较早期识别脑炎和脑脓肿，脓肿壁可见强化。MRI是脑炎的首选检查，如显示HSV脑炎颞叶、海马T2WI和Flair高信号，结核性脑膜炎可见颅底脑膜明显强化。

（5）MRI发现脑发育畸形有助于先天性疾病诊断，遗传病如Huntington病可见尾状核萎缩，Wilson病对称性豆状核和丘脑异常，可显示痴呆患者白质异常信号和脑萎缩。

（6）MRI诊断脑创伤的脑外血肿、挫裂伤肿胀和散在出血灶优于CT，但脑或脊髓创伤急性期CT检查可发现颅内出血和非移位性骨折。

209

磁共振弥散加权成像和磁共振灌注加权成像的临床意义有哪些？

（1）MR弥散加权成像（diffusion-weighted imaging，DWI）是广义的f-MRI技术，测量病理状态下水分子布朗运动特征可早期诊断急性缺血性卒中，起病2小时DWI可特异地显示脑缺血，这种弥散变化早期是可逆的，为早期溶栓治疗提供可能，是目前诊断超急性期脑梗死不可缺少的手段。DWI可区分卒中的细胞毒性水肿与其他脑病变的血管源性水肿，但由于DWI弥散受限在任何病变的细胞毒性水肿都可能出现，如脑脓肿、高分化细胞肿瘤等，诊断需密切联系临床。

（2）MR灌注加权成像（perfusion-weighted imaging，PWI）：静脉注射顺磁性对比剂如钆，测定局部脑血容量、局部脑血流量及平均通过时间，评价脑组织供氧和营养状态，弥补MRI和MRA不能显示血流动力学和脑血管功能状态之不足，确定脑血流异常和治疗后早期组织再灌注。

弥散加权成像-灌注加权成像（DWI-PWI）可早期诊断缺血性卒中，由于缺血性卒中后30min PWI即显像，提示可逆性缺血损伤；DWI出现缺血影像时MRI T2WI也同时显示缺血病灶，提示不可逆性损伤。因此，DWI与PWI差值被认为代表脑组织非坏死性缺血半暗带（ischemic penumbra）指标，是治疗时间窗的影像学证据，这一TIA或脑梗死病程早期过程是进行溶栓治疗的可贵时机。

210

功能磁共振成像、磁共振波谱和弥散张量磁共振成像的临床应用有哪些？

（1）功能磁共振成像（fMRI）：是以脱氧血红蛋白敏感效应为基础，对皮质功能进行定位成像。大脑皮质某区域兴奋时局部小动脉扩张和血流量增加，耗氧量仅轻度增加，局部氧合血红蛋白含量增加，T2WI信号增强，信号强度变化反映该区的灌注变化。fMRI包括视觉功能成像、听觉功能成像、运动功能成像等，功能性影像与形态学影像结合可为临床诊断提供重要信息。

（2）磁共振波谱分析（magnetic resonance spectroscopy，MRS）：是目前唯一能无创性观察活体组织代谢和生化变化的技术，从分子学分析组织和细胞内代谢物含量变化，为正常组织、良性与恶性病变鉴别提供精确的手段，但不能单独诊断疾病。通常采用质子频谱图反映病变组织代谢和生化功能信息，正电子磁共振波谱分析（^{1}H-MRS）可检测神经元特有的N-乙酰门冬氨酸，神经胶质和神经元的胆碱、肌酐和乳酸盐水平。阿尔茨海默病或缺氧-缺血性脑病测定这些代谢产物脑浓度在特定组织的丧失可帮助诊断、脑肿瘤分类或颞叶癫痫定侧等。

（3）弥散张量磁共振成像（diffusion tensor MRI，DTI）：测定组织中水弥散产生神经束成像，作为一种临床和研究工具能检出常规MRI不能发现的白质改变，区分不同类型痴呆，确定脑创伤后脑受损严重程度，辅助脑肿瘤精确定位和设计手术治疗程序，可发现与卒中、MS、精神分裂症等有关的细微异常变化。

颈动脉、脑动脉数字减影血管造影临床应用有哪些？

数字减影血管造影（digital subtraction angiography，DSA）是应用电子计算机程序将组织图像转变成数字信号输入储存，再将动脉或静脉注入造影剂后获得的第二次图像输入计算机，将骨骼和脑组织影像进行减影处理，保留充盈造影剂的血管图像，经再处理后传至监视器。特点是简便快捷、影像清晰、可选择性拍片，广泛用于颈内、颈外动脉和椎-基底动脉检查。

（1）颈动脉和颅内动脉DSA：由于动脉内数字减影血管造影（intraarterial-DSA，IA-DSA）造影剂在兴趣动脉区可保持较高密度造影剂团，少量造影剂可获得清晰的动脉和小动脉图像，无须选择性插管，在颈总或颈内动脉开口注射造影剂可显示脑动脉小分支，在锁骨下动脉注射可显示椎-基底动脉分支，有经验的医生愿意做选择性插管，减少造影剂用量、减少血管重叠和获得更好的图像。

（2）临床应用

1）大多数颈动脉无症状性杂音患者，DSA可能发现颈内、颈外和锁骨下动脉狭窄，显示狭窄程度、粥样硬化和溃疡，可为颈动脉内膜剥脱术或经皮腔内血管成形术（PTA）适应证。如显示ICA虹吸部较对侧充盈延迟，可间接提示近端狭窄；在锁骨下动脉盗血综合征患者可清晰显示椎动脉起始部近端锁骨下动脉闭塞。

2）DSA可发现ICA、ACA、MCA、PCA和椎-基底动脉闭塞，也可显示皮质支闭塞，在TIA患者可发现颈动脉、椎动脉起始部和脑小动脉病变。

3）DSA易检出ICA海绵窦段较大动脉瘤，也可检出脑动脉分支较小的（＜1cm）动脉瘤。检查AVM需用选择性IA-DSA，不宜采用股动脉注射的IA-DSA。脑肿瘤术前DSA检查可明确肿瘤供血动脉和引流血管数目。DSA也可用于脑肿瘤、AVM、颅内外动脉旁路移植术、颈动脉内膜切除术的术后随访。

4）诊断海绵窦、岩窦病变，因其与复杂的骨结构重叠，常规导管动脉造影术不易显示，采取静脉内（IV-DSA）可清晰显示静脉窦，术前评估静脉流出道解剖学变异，确定何处硬膜结构适于安全闭塞等。

常规导管动脉造影术在脑血管疾病的临床应用有哪些？

常规导管动脉造影术（conventional catheter arteriography）通常是评价脑血管疾病的金标

准。在腹股沟部的股动脉插入头端带有导丝的导管，使之选择性进入主动脉弓、两侧锁骨下动脉、两侧颈动脉和椎动脉，注入造影剂清晰显示颅外动脉和脑动脉。近年来CTA、MRA和多普勒超声的普遍应用使之使用率减少，由于非侵入性检查可能有过度估计动脉狭窄局限性，导管动脉造影术仍在使用。

（1）该技术临床主要用于CTA、MRA和超声检查显示不理想的病变，特别是考虑介入治疗的患者，为清晰显示脑动脉粥样硬化病变、脑动脉狭窄或闭塞、脑血管炎、动脉瘤、AVM或静脉闭塞，评估脑动脉闭塞疾病侧支血流类型和状态。

（2）急性脑梗死动脉内溶栓或取栓治疗需要使用常规导管动脉造影术，动脉瘤或AVM线圈栓塞介入治疗，部分肿瘤术前栓塞术减少切除时大量出血风险，动脉狭窄的血管成形术和支架植入术等都必须通过常规导管动脉造影术施行。

（3）癫痫、AVM或脑肿瘤患者计划手术部分切除术时，需要做Wada试验（颈内动脉阿米妥钠试验）验证大脑优势侧，也需要采取导管动脉造影术。

经颅超声多普勒的检测技术和临床应用有哪些？

经颅超声多普勒（transcranial doppler，TCD）是将低发射频率（2.0MHz）与脉冲多普勒结合，使超声波穿透颅骨较薄的部位，利用超声的多普勒效应检测颅内大动脉血流速度，彩色TCD可显示动脉图像和评价脑动脉血流动力学。

（1）检测技术：应用1.6 ～ 2.0MHz频率探头的脉冲多普勒系统检测三个声窗。

1）检测颞窗探头置于颧弓之上、耳屏与眶外缘之间，颞窗是探测颅底动脉的主要窗口，探测MCA、ACA的交通前段、PCA的交通前段和交通后段，ICA终末段。脑动脉探测参数包括深度、血流方向和血流速度，如收缩期、舒张期和平均流速；探查三个声窗，声束方向向前、向后、足侧或头侧，血流信号连续性代表血管的可追踪性。颞窗检出率与被检者年龄、性别有关，老年女性、肥胖者较难检测。

2）检测枕（大孔）窗探头置于颈项中线，声束对准枕大孔区，椎动脉（VA）、基底动脉（BA）血流方向背离探头。可探测VA颅内段、小脑后下动脉和BA等。

3）检测眼窗时被检者仰卧，两眼闭合，探头轻置于眼睑上，探测同侧眼动脉和ICA虹吸段。

（2）临床应用

1）探测颅内动脉狭窄或闭塞，狭窄征象如血流速度增加，血流紊乱，正常层流消失，代之以涡流、湍流、乐性杂音频谱，血流声频粗糙等。闭塞征象如在相应探查深度动脉血流信号消失，与闭塞动脉相连的侧支循环血流信号也消失。

2）颈动脉重度狭窄或闭塞可能检测到三条Willis环侧支循环通路：前交通动脉（ACoA）侧支循环，可见患侧ACA低流速和低搏动性血流，伴血流方向逆转，提示健侧代偿；以及后交通动脉（PCoA）侧支循环、眼动脉（OA）侧支循环。

3）血流动力学监测包括急性脑梗死脑动脉再通监测，SAH后脑动脉痉挛监测，颈动脉内膜剥脱术和颈动脉支架术中、术后脑血流动力学监测，脑动脉血流微栓子监测，发泡试验诊断卵圆孔未闭等。在颈动脉内膜剥脱术中可实时记录脑血流变化，发现微栓子，敏感性高。

4）超声溶栓：急性缺血性卒中患者到达急诊室，完成临床检查后可在床边应用TCD探测颅底大动脉闭塞，TCD可全程监测溶栓过程脑血流和动脉是否再通，TCD也有促溶栓作用和使血管再通率增加。

214

颈动脉超声的检测方法和临床应用有哪些？

颈动脉超声（carotid ultrasound）是临床广泛应用的无创伤性血管诊断技术，可探测缺血性卒中的基础病变如动脉结构和动脉粥样硬化斑块形态，操作快捷，费用低廉，可重复。

（1）检测方法：受检者去枕仰卧，头转向对侧，探头和皮肤均匀涂抹超声耦合剂，依次探测双侧颈总、颈内和颈外动脉的管径、管壁，用彩色多普勒血流成像（color Doppler flow imaging，CDFI）和多普勒频谱观察血流和收缩期、舒张期血流速度，记录动脉狭窄斑块引起的回声特征，测定动脉狭窄范围和狭窄率，评价狭窄程度。

（2）临床应用

1）探查颈动脉斑块，根据超声波回声特征可将颈动脉斑块分为强回声、等回声和低回声三类，低回声斑块是缺血性卒中的危险因素，强回声和等回声斑块风险较低。根据斑块表面形态和结构特征分为溃疡型、扁平型和不规则型；按斑块内部回声特点分为均质性与非均质性，均质斑块可引起动脉管腔狭窄和血流动力学改变，通常不引起脑缺血发作，非均质斑块通常与斑块内出血有关，非均质斑块或斑块表面溃疡形成易引发卒中或TIA。

2）显示颈动脉狭窄，动脉管腔粥样硬化斑块导致狭窄＞50%时可出现层流消失、血流紊乱和血流速增加等血流动力学异常。根据ICA收缩期峰值流速（PSV）与舒张末期血流速度（EDV）和与颈总动脉（CCA）速度比值可判断动脉狭窄程度。正常ICA无内膜增厚，PSV＜125cm/s，ICA/CCA收缩期峰值流速比值＜2.0，ICA-EDV＜40cm/s。ICA狭窄达到70%～99%可考虑做ICA内膜剥脱术。

颈动脉狭窄诊断标准：①ICA狭窄＜50%可见斑块形成或内膜增厚，ICA-PSV＜125cm/s，ICA/CCA收缩期峰值流速比值＜2.0，ICA-EDV＜40cm/s；②狭窄50%～69%可见典型斑块，

ICA-PSV为125～230cm/s，ICA/CCA收缩期峰值流速比值2.0～4.0，ICA-EDV 40～100cm/s；③狭窄70%～99%可见斑块伴管腔显著狭窄，ICA-PSV≥230cm/s，ICA/CCA收缩期峰值流速比值＞4.0，ICA-EDV＞100cm/s；④如仅有一股纤细的彩色血流通过管腔可判定近于闭塞；⑤如彩色或频谱多普勒均不能探测到血流信号为完全闭塞。

3）评估颈动脉内膜剥脱术和颈动脉支架植入术后疗效，对可能出现的急性血栓形成、动脉内膜增生和血管再狭窄等进行随访。

4）其他如先天性颈内动脉肌纤维发育不良，可见动脉管径不规则缩窄，内膜和中膜结构显示不清，管腔内血流充盈不均匀呈串珠样改变。也可能显示颈动脉瘤和夹层动脉瘤，显示大动脉炎管壁均匀增厚，管腔均匀向心性缩窄，动脉内膜与中膜结构融合，结构分界不清，内膜下钙化，外膜表面粗糙等。

5）在锁骨下动脉盗血综合征，可见锁骨下动脉或无名动脉起始部狭窄或闭塞，导致病变远端上肢供血不足，伴患侧椎动脉血流方向部分或完全逆转。

215
单光子发射计算机体层显像（SPECT）在神经系统疾病临床应用有哪些？

单光子发射计算机体层显像（single photon emission computed tomography，SPECT）是放射性核素断层显像技术。通过静脉注射或吸入发射单光子（γ射线）的放射性核素和标记药物，如^{99m}Tc标记的^{99m}Tc-双半胱乙酯（^{99m}Tc-ECD），脑内分布与局部脑血流量（rCBF）成正比，用断层扫描和影像重建获得脑组织图像，利用计算机感兴趣区（ROI）技术提取脑各局部放射性计数，计算各部位rCBF。

（1）缺血性卒中如TIA症状消失后TCD、CT和MRI检查多为阴性，但约半数TIA患者rCBF显像仍可显示缺血区；脑梗死急性期rCBF显像较灵敏，超早期可显示缺血区。

（2）癫痫发作期典型可见病灶rCBF增加，发作间期rCBF降低，可配合EEG提高术前病灶定位准确性。

（3）阿尔茨海默病的rCBF显像与病情有关，轻症仅见左颞顶区rCBF减少，中度两侧额枕叶rCBF减少，重度两侧额叶和颞顶区rCBF减少，皮质呈普遍的淡影和脑萎缩征象，颞顶叶明显，两侧尾状核间距加宽，白质和侧脑室区明显扩大，较MRI更早显示脑萎缩。血管性痴呆与之不同，可见多数散在的rCBF减低区。

（4）偏头痛发病时可见局灶性放射性增高或减低区，症状消失后rCBF恢复正常，发病主要与颅内外动脉扩张或痉挛有关，CT和MRI检查不能显示，rCBF检测较灵敏。锥体外系疾病如PD可见双侧基底节rCBF减少，大脑皮质中度弥漫性rCBF减少，提示神经元功能减低，经L-dopa治疗后rCBF改善；亨廷顿病也可见rCBF变化相似。脑膜瘤和血管丰富或高恶性度脑肿瘤检出率达90%以上，脑肿瘤术后或放疗后复发也可见rCBF增高，瘢痕或水肿显示rCBF降低。

正电子发射断层扫描（PET）在神经系统疾病临床应用有哪些？

正电子发射断层扫描（positron emission tomography，PET）是应用正电子发射的放射性药物如^{18}F-氟-2-脱氧-D-葡萄糖或^{18}F-左旋多巴的成像技术生成脑的生物化学和生理学图像，通过局部放射性活性浓度的体层图像反映脑功能异常。

应用回旋或线型加速器产生发射正电子的放射性核素，经吸入和静脉注射经BBB入脑，放射性示踪分子与人体组织中天然元素（^{11}C，^{13}N，^{15}O，^{18}F-脱氧葡萄糖和^{18}F-多巴）分子共同参与生化代谢过程，体外探测仪测定脑不同部位示踪剂浓度，应用与MRI相似的显像处理技术获得脑切面组织图像，计算脑血流、氧摄取、葡萄糖利用和^{18}F-多巴分布，彩色图像可显示不同部位示踪剂量的差别。

（1）脑葡萄糖代谢显像，为难治性癫痫患者手术治疗的病灶定位，PET显示发作间歇期颞叶低代谢区、发作期高代谢区有助于确定痫性发作的起源，根据不同脑代谢的异常模式可鉴别阿尔茨海默型痴呆、额颞叶变性和多梗死性痴呆，以及PD、HD和进行性核上性麻痹，可进行神经胶质瘤分级，肿瘤组织与放射性坏死组织鉴别，前者代谢增高，后者代谢减低。

（2）神经受体显像

1）多巴胺（DA）受体显像用于神经精神疾病脑化学研究、神经精神药物药理研究和用药指导，DA受体和转运蛋白显像对PD诊断敏感性和特异性较高，轻症患者也可发现黑质-纹状体系统异常。

2）乙酰胆碱受体（AChR）显像可显示大脑皮质各区AChR分布，显示PD、HD与AChR数量减少和亲和力减低有关。

3）阿片受体显像主要用于麻醉药成瘾患者戒断治疗疗效观察和评价。

脑电图的基本特征有哪些？

脑电图（electroencephalogram，EEG）是脑电图仪从头皮上记录脑部放大的自发性生物电位的脑波图形，代表脑神经元连续的自发节律性放电。EEG的基本特征包括频率、波幅、波形、位相、调节和调幅、出现形式和分布等。

（1）频率：波峰至波峰或波谷至波谷的时间称为周期，以毫秒（ms）计，每秒出现的周数为频率，用赫兹（Hz）表示。

（2）波幅：是波峰到基线的距离，用微伏（μV）表示，通常以枕部基本节律波高度为标准：＜25μV为低波幅，25～50（或75）μV为中波幅，50（或75）～100μV为高波幅，＞100μV为极高波幅。正常成人枕部波幅高于额部，双侧对称，少数人优势侧波幅低于非优势侧，但相差＜30%。

（3）波形：脑波可因频率、波幅和电位改变形成各种波形，如正弦波或类正弦波、半弧状波、锯齿状波、双峰波、棘波、尖波和尖慢波等。

（4）位相：一个波由基线偏转可产生位相，如单相波向基线一侧偏转；双相波先向基线一侧偏转再向另一侧偏转，向上偏转为负相波，向下偏转为正相波；多相波是一个波由基线反复向两侧偏转多次。在两个导程的描记中，波幅间的时间关系可产生位相差，如两个导程的波幅同时由基线向上或向下偏转，位相差为0度称同位相；反之产生90°位相差为不同位相；如两个导程的波同时向基线相反方向偏转，位相差为180°称为位相倒转，可作为大脑病变的定位指征。

（5）调节和调幅：调节是指脑波基本频率出现的规律性和稳定性，在同一部位基本频率稳定，前后相差不＞1次/秒，如＞2次/秒为调节差；左右半球对称部位同一时间不＞0.5次/秒，＞1次/秒为调节差。调幅是指脑波基本频率波幅变化的规律性，正常呈梭形或波幅规律性时高时低，每隔3～5秒发生变化，如纺锤形，称为调幅现象；如波幅规律性增高与减低呈纺锤形变化为调幅良好，如波幅无变化、参差不齐或失律性为调幅不良。

（6）脑波出现形式和分布：脑电图中的单个电位差称为波，连续出现的波称为活动。以较恒定的周期与形状规律性反复出现的活动称为节律，EEG描记除了阵发的或局限的显著变化部分，其余表现为或多或少弥漫的和特殊的电活动构成背景，如α节律、β节律，幼童的背景活动一般较慢，儿童或青春期除了α节律，可有一定的慢波；病理情况下也可见慢波。两个或以上的波组成的波群，能清楚地区别于背景活动并有一定波形者称为复合波。脑波频率、波幅、波形突然变化或消失称为阵发性活动，不同波幅的快波或慢波相互变化称为失律，高度失律是指脑波的频率、波幅、波形均无规律性，波幅明显增高，杂以尖波、棘波，可见于婴儿痉挛症。脑波的出现形式，在时间上可分为单个的、散在的、短程的（＜1s）、长程的（＞1s）、持续的、阵发的、杂乱的、调幅的（如波幅呈纺锤形）等；从空间分布可分为弥漫的（出现于头全部区域）、弥散的（见于大部分区域）、不对称性、一侧性和局限性等。

脑电图的检测方法和临床应用有哪些?

脑电图是用电子放大技术将脑生物电活动放大100万倍后,无创性描记头皮上两点间电位差、头皮与无关电极或特殊电极间电位差的脑波图。EEG通过记录自发的节律性生物电活动了解脑功能状态,为疾病临床诊断和治疗提供依据。

(1)检测方法:采用国际10~20系统电极安放,参考电极通常置于双耳垂或乳突,放置电极以顶点为圆心,按10等份向两颞侧各等分点引直线,再以矢状线各等分点为半径作同心圆,按相交点放置电极,电极可采用单极和双极连接法。开颅手术时电极直接置于暴露的脑皮质表面,也可将电极插入颞叶内侧海马和杏仁核等较深部位。检测常应用常规EEG、动态EEG监测、视频EEG监测等。

1)有时检查应用过度换气、闪光刺激、睡眠诱发、睁闭眼诱发和药物如贝美格诱发试验等,诱发不明显异常电活动。

2)可用特殊电极引出某部位的异常脑波,如鼻咽电极探测中线结构深部病变,蝶骨电极探测颅中窝和颞叶深部病变,枕下电极或小脑电极探测小脑病变,皮质电极记录皮质电图可诊断大脑皮质病变。

(2)临床应用

1)EEG是诊断癫痫和痫性灶定位必要的临床证据,半数以上的癫痫患者间歇期也可出现痫性放电,如棘波、尖波、棘-慢复合波、尖-慢复合波等和各种频率发作性高波幅放电。EEG一般不存在疾病的特异波形,失神发作是唯一出现特征性3次/秒棘慢复合波的。EEG可帮助癫痫疾病分类和临床选用抗癫痫药。

2)监测癫痫发作病程,EEG正常提示痫性发作控制和预后较好,EEG背景异常或有大量痫样活动提示预后不良。癫痫持续状态患者EEG可显示连续的癫痫样棘-慢波活动,对非惊厥性癫痫状态EEG可提供唯一的确诊与鉴别依据。

3)非特异性异常EEG可能提示病变范围,局限性脑波异常可能有定位意义,如大脑半球肿瘤可出现局限性δ波或θ波,生长快的肿瘤更明显;一或双侧颞叶反复出现慢波综合可能提示单纯疱疹性脑炎,急性痴呆患者出现周期性复合波常提示CJD或亚急性硬化性全脑炎(SSPE)。EEG可判断中毒性和缺氧性脑病、脑创伤等预后,对判定患者意识障碍、器质性与功能性精神病鉴别也有参考价值。

4)评估脑缺血-缺氧性损伤,EEG呈多变性、反应性、多种睡眠类型、背景频率增加提示预后好,如无反应、波形不变、单一节律波形、暴发抑制、全面周期性放电、低电压图形、全面性抑制等提示预后不良。EEG不能预测卒中、脑创伤、脑肿瘤患者是否发生癫痫,也不能提供停用抗癫痫药指征，EEG正常停药后仍可能发作，EEG持续异常或许可以安全停药。

5）需注意EEG反映的脑功能变化与临床表现和病变程度并不完全相符，脑静区病变可无症状和阳性体征，但EEG出现异常；临床上脑功能障碍患者处于功能代偿期EEG也可正常。因此，正常与病理EEG间可有重叠，难以划分清晰界限，10%～15%的正常人可有异常脑电图，EEG评估必须结合临床。

脑电图正常脑波的特征和临床意义有哪些？

（1）α（alpha）波：频率8～13Hz，波幅10～100μV，顶枕区波幅最高，是正常成人的优势节律，呈纺锤状，安静闭目出现，睁眼、注意、思考或其他刺激时消失或出现低波幅快波，称为α阻断。右半球α波幅常高于左侧，但波幅差＜1/3。10～12岁儿童达到正常成人平均α频率，老年人α节律呈逐渐减慢趋势。

（2）β（beta）波：频率＞13Hz，大脑前区明显，波幅＜30μV，尖样负性波，约6%的正常成人以β节律为主，不受睁闭眼影响，注意、紧张、焦虑或服苯二氮䓬类引起β节律增多，皮质神经元兴奋性增高常见β活动。

（3）θ（theta）波：频率4～7Hz，波幅10～30μV，多见于颞区，是正常儿童的主要脑电活动，随着年龄增长逐渐减少，正常成人后部可有少量低波幅θ波。皮质下深在病变可产生两侧暴发性θ节律，经常存在局灶性θ节律多不正常。

（4）δ（delta）波：频率＜4Hz，波幅10～200μV，正常婴儿主要脑电活动，正常人深睡时出现高波幅δ活动，提示抑制加深，任何年龄存在局灶性δ波提示皮质病变，双侧和暴发性δ节律常为皮质下病变。θ波与δ波均为慢波（＜7Hz），局部慢波见于局灶性癫痫、脑肿瘤、脑脓肿和脑梗死，弥漫性慢波见于感染、中毒和昏迷。

（5）其他：①κ（kappa）波频率6～12Hz，10～40μV节律，睁眼不抑制，思维活动时见于额颞部；②λ（lambda）波频率3～5Hz，10～40μV正相尖波，注视常可诱发，出现于枕区；③μ节律频率7～11Hz，出现于中央区，常为弧形，似希腊字母μ，见于3%～13%的正常人，睁眼不消失，握拳常抑制；④顶尖波是顶区负相尖波，成对颇似双顶驼峰，常见于浅睡期；⑤σ（sigma）节律频率约14Hz，又称睡眠纺锤波，常见于中睡期；⑥κ复合波是顶尖波与σ节律组成的复合波，睡眠中自发出现或突然声音刺激诱发。

220

成人与儿童正常脑电图的特点有哪些？

（1）成人正常EEG：在清醒、安静和闭眼放松的状态下，基本节律为8～12Hz的α频率，波幅10～100μV，主要分布于枕顶区；或为β活动，节律13～25Hz，波幅5～20μV，主要分布于额叶和颞叶。部分正常人在半球前部可见少量4～7Hz的θ波，在清醒状态下几乎没有4Hz以下的δ波频率，但深睡时出现高波幅δ活动，由浅入深逐渐增多。

（2）儿童正常EEG：与成人不同，儿童正常EEG以慢波为主，随着年龄增长，α波逐渐增多，慢波也逐渐减少，在10～12岁时逐渐开始接近于正常成人的平均α频率。

221

临床常见的异常脑电图特征有哪些？

（1）弥漫性慢波：背景活动为弥漫性慢波，临床最常见，无特异性，见于各种原因的弥漫性脑病、缺氧性脑病和脱髓鞘性脑病等。

（2）局灶性慢波：见于局限性脑功能障碍，如局灶性癫痫、脑肿瘤、脑脓肿、硬膜下或硬膜外血肿等。

（3）三相波：通常为中-高波幅，频率1.3～2.6Hz，位相为负-正-负波或正-负-正波，常见于中毒代谢性脑病。

（4）癫痫样放电：常见棘波、尖波、棘慢波综合、多棘波、尖慢波综合和多棘慢波综合等，约50%以上患者发作间期可见癫痫样放电，不同类型放电可提示不同的癫痫综合征，如多棘波和多棘慢波综合通常伴肌阵挛，常见于全面性癫痫和光敏性癫痫；特征性高波幅双侧同步对称重复的3次/秒的棘慢波综合提示失神发作。

（5）周期性尖波：多在慢活动基础上出现周期性尖波，常见于脑缺氧病变和CJD等。

222

成人异常脑电图特点有哪些？

（1）边缘状态：是界限性EEG，虽超出正常界限但未达到轻度异常，主要表现α频率波动，调节欠佳，波幅变动大，两侧差异＞30%，θ波略增多，β活动持续出现，波幅高于α波幅也属于边缘状态。

（2）轻度异常：α波不规则或极不稳定，调节差，波幅变动大，两侧差异＞30%，或波幅＞100μV，调幅不良，对光无抑制反应；额区或各区出现高波幅β活动，θ波多于正常，弥漫性或区域性增多，基线不稳，但也见于10%的正常人。

（3）中度异常：α波减少，频率减慢，或θ活动占优势，过度换气引发高波幅δ活动，可见自发或诱发的棘波、尖波或病理复合波。

（4）重度异常：弥漫性θ波、δ活动占优势，可见自发或诱发的棘波、尖波或复合波节律，出现暴发性抑制活动或活动平坦。

223

儿童异常脑电图特点和注意事项有哪些？

（1）儿童异常EEG特点：需由熟悉儿童各年龄段EEG特点的专科医生判定。

1）审视儿童EEG是否符合其年龄段的EEG特征，如不符合可能为异常，提示大脑发育障碍或脑损害，如2岁后仍有大量4～6Hz慢波，6岁后有中等量4～7Hz慢活动均属不正常。

2）如出现棘波、尖波、病理复合波或高度失律，暴发性抑制或平坦活动，局限性高幅快波或慢波和经常不对称性，不论任何年龄组均应视为异常。

（2）注意事项

1）评估儿童EEG，需注意区分特异性异常与非特异性异常，某些EEG的特殊波形或暴发形式如棘波、尖波、棘慢复合波和周期复合放电等常与特定的疾病有关，如癫痫、CJD等。

2）大多数异常EEG为非特异性，如间歇性节律性δ活动，平均频率2.5Hz，呈正弦波或锯齿样波，短程出现，闭目、过度换气时增强，可见于中毒代谢障碍、弥散性或局灶性脑病、炎症、创伤性脑损伤、脑血管疾病和肿瘤等。

224

癫痫样活动脑电图的特征有哪些？

癫痫样活动EEG是皮质去极化导致许多神经元同步激活，表现为由棘波、尖波和棘慢复合波等组成的暴发形式。

（1）棘波：是与背景活动有显著区别的一过性尖峰样波，时限20～70ms，为多时相，主要成分多为负性，波幅不同，常见于局灶性癫痫，提示大脑皮质神经元过度兴奋。

（2）尖波：波形与棘波相似，但时限80～300ms，上升支陡峭，下降支略斜缓，多为阴性波，出现负相尖波表示其部位邻近癫痫源，可见于局灶性癫痫，三相尖波见于肝性脑病。

（3）多棘波：是连续出现两个以上的棘波，多为两侧或普遍同步，有时以局灶性方式出现，见于肌阵挛性发作；多棘慢波是两个以上的棘波与一个慢波组成的复合波，也见于肌阵挛性发作。

（4）广泛性暴发快活动：频率10～25Hz，中-高波幅，多＞100μV，表现普遍性，以额区为著，持续2～10s，＞5s通常伴强直性发作，常见于GTCS强直期、某些额叶癫痫和伦诺克斯-加斯托（Lennox-Gastaut）综合征等。

（5）3Hz棘慢复合波：是由一个棘波与一个慢波组成，频率3Hz，棘波时限为50～80ms，呈高波幅普遍双侧对称性同步暴发，过度换气可诱发，是失神发作的特征性EEG表现。

（6）慢棘慢复合波：是癫痫小发作变异型，与失神发作的3Hz棘慢复合波不同，频率＜2.5Hz，此复合波之棘波常为尖波，多为两侧性分布或普遍对称同步，也可为一侧性，背景活动减慢，常见于Lennox-Gastaut综合征发作间期，也见于睡眠癫痫性电持续状态（electrical status epilepticus during sleep，ESES）。

（7）高度失律：是不规则的高波幅慢活动，杂以棘波、尖波、多棘波和棘慢复合波等，波形、波幅和频率极不规则，后部导联棘波明显，长程高电压活动可突然被短程低平脑电活动打断，高度失律是婴儿痉挛症特有的EEG表现，见于66%的患儿，也可见于缺血缺氧脑病、胼胝体发育不全和结节性硬化症患者。

（8）尖慢综合波：由一个尖波与一个慢波组成，尖波周期80～200ms，慢波周期500～1000ms，可出现于局灶性癫痫。

225

脑电图的临床分析解读要点有哪些？

EEG临床分析解读需要密切结合患者的意识状态，清醒、瞌睡、睡眠、昏睡、昏迷等，患者年龄，从早产儿至老年人也不相同，分析光诱发等，正常与病理EEG可有重叠，难以清晰划界，应由癫痫专科医生判读。分析解读要点如下。

（1）注意EEG背景活动，不同年龄在清醒、瞌睡和睡眠状态均有正常背景活动模式，如EEG超出这些界限应谨慎作出解释。注意EEG短暂的电位变化，瞬变现象，包括生理性变化和病理性痫性活动。

（2）激发试验，清醒患者做闪光刺激或过度换气可增强检出EEG痫性活动，听觉和触觉刺激可用于严重脑病患者诱发反应，诱发无痫性放电，无病理瞬变现象，EEG为正常，但癫痫及其他神经疾病患者不排除EEG也可为正常。

（3）EEG对癫痫诊断最有价值，有助于病灶定位，全面性癫痫瞬变现象符合全面性发作，如失神发作、青少年肌阵挛癫痫等，但表现不同；局灶性癫痫瞬变现象符合局灶性发作。发作间期出现癫痫样放电（Eds）支持癫痫诊断，但缺乏Eds不能排除癫痫，癫痫患者第一次常规EEG记录到Eds占30%～50%，10%～40%的癫痫患者常规EEG不能发现发作间期Eds，某些患者在睡眠、睡眠剥夺、过度换气和闪光刺激时可诱发Eds。颞叶近中线和眶额部病灶常需安放蝶骨电极、鼻咽电极等特殊电极，监测癫痫发作宜采取视频EEG。

（4）弥漫性慢活动和杂乱背景的EEG常被解读为弥漫性脑病，患者常见意识模糊，多见于代谢性、中毒性或感染性脑病，脑卒中、脑肿瘤和CNS变性疾病。局灶性慢活动背景常符合肿瘤、卒中、损伤和感染等局灶性结构病变。一侧或两侧半球周期性放电提示皮质功能紊乱，见于HSV脑炎、朊蛋白病和缺氧性脑病。

226

脑磁图及其临床应用有哪些？

脑磁图（magnetoencephalography，MEG）是无创性探测大脑电磁生理信号技术，受检者头部置于特别敏感的超冷电磁测定器中，通过特殊仪器探测大脑极微弱的脑磁波，与f-MRI和EEG相比，时间分辨率（＜1ms）和空间分辨率（2～3mm）极高。将MEG获取的脑电生理信息与MRI脑解剖结构信息叠加形成磁源性影像，同时显示大脑解剖与功能变化，应用于神经科学基础研究和神经疾病诊断和治疗。临床应用：

（1）癫痫灶定位和评估：MEG是癫痫的无创性检查手段，空间分辨力高，可检出直径＜3.0mm癫痫灶，与MRI解剖影像信息结合可在术前对难治性癫痫病灶准确定位，对额叶、顶叶、颞叶癫痫诊断价值最大，颞叶深部病灶稍差。检测发作间期异常痫性放电，脑磁图与EEG作用相辅相成，MEG检测新皮质癫痫比EEG敏感，能明确定位颞叶癫痫致痫灶，区分颞叶感觉运动性、外侧性和弥漫性癫痫发作，MEG指导手术较MRI定位切除病灶范围精确，效果理想。

（2）脑功能区确定与术前评估：对运动皮质、体感皮质、语言皮质、视皮质和听皮质等脑重要功能区精确定位，脑肿瘤切除时可最大限度保留脑功能。

（3）MEG有助于阿尔茨海默病早期诊断，AD早期脑皮质活动可见额中央区低频波明显和广泛增高，枕颞区高频率波明显下降，执行睁眼闭眼动作和心理任务时磁反应减少。MEG评估脑梗死患者脑功能可逆性和预后也有帮助。

227

肌电图的临床应用和正常肌电图特点有哪些？

肌电图（electromyography，EMG）是应用同心圆针电极插入肌肉，记录肌肉在放松与收缩时神经肌肉生物电活动和神经电刺激诱发反应。

（1）EMG临床应用：EMG可判定神经肌肉功能状态，诊断神经肌肉疾病，区分失神经支配或肌纤维变性，鉴别肌肉病变为神经源性或肌源性损害，确定病变在脊髓前角细胞、神经根、周围神经、神经肌肉接头或肌肉等，检查膀胱和肛门括约肌功能，呼吸肌（膈肌）功能等。

（2）正常EMG特点

1）肌肉静息状态：①电静息是指正常肌肉在完全松弛状态不出现自发性电活动，示波器上仅显示一条平线；插入电位是针电极插入肌肉时引起的片刻即逝的电活动，正常人变异较大，一般＜100ms，有时荧光屏只见伴随针极移动而基线漂移，看不到具体插入电位；②自发电位是指终板噪声，当针插入或接近正常肌肉运动终板时扬声器出现海啸样嘈杂音，基线上出现时程短（＜2ms）高频率、低电压（波幅＜100μV）连续不规律负相电位（波形向下），持续数秒自行消失。

2）肌肉轻收缩状态：测定运动单位动作电位（MUAPs）时限、波幅、波形和多相波百分比，为了精确，每块肌肉通常测定20个电位的平均值。

3）肌肉大力收缩状态募集电位：正常人肌肉大力收缩时几乎所有运动单位参与收缩，产生节律性反复的动作电位，EMG呈密集相互重叠难以分辨基线的运动单位电位（MUPs），称为干扰相。MUAPs波幅轻收缩为100～2000μV，大力收缩为300～4000μV，波形不同，轻收缩时为单纯相，EMG出现单个的MUPs，中度收缩为混合相，EMG有些区域电位密集不能区分，大力收缩时表现干扰相。

228

异常肌电图的临床特点有哪些？

（1）插入电位异常：插入电位减少或消失见于重症肌萎缩、肌肉纤维化和脂肪组织浸润、肌纤维兴奋性降低等；插入电位增多或延长在插入和挪动针电极时可诱发，可见电位持续一段时间逐渐消失，称为插入延长，提示肌肉易激惹或肌膜不稳定，常见于失神经支配肌肉或炎性肌病（肌源性损害）。

（2）自发电位异常

1）纤颤电位：是失神经支配的肌纤维运动终板对血中乙酰胆碱（ACh）敏感性增高引起去极化，或由于失神经支配的肌纤维静息电位降低导致自动去极化产生的动作电位，多为双相波形，先正后负，时限短（1～5ms），波幅低（20～200μV），频率22～10次/秒，放电间隔不规则，伴煮熟饭开锅的"噗噗"声。常见于神经源性损害，有时也见于肌源性损害，如多发性肌炎。

2）正锐波：为V型的双相波形，先为陡峭的正相波，后为时限较宽低波幅负向波，时限10～100ms，波幅50～2000μV，放电间隔频率，伴"咚咚"声，波形恒定，挪动针极位置波形不变。产生机制如同纤颤电位，常见于神经源性损害，也见于肌病如肌肉缺血性挛缩、肌强直综合征等。

3）束颤电位：是在肌肉静息时部分运动单位支配肌纤维自发放电，时限2～10ms或可＞30ms，波幅高（2～10mV），频率10次/秒或数分钟1次，放电不规则，单一或成群发放，单纯或复合性束颤波形，扬声器发出"嘭、嘭"声，不如纤颤电位清脆。常见于神经源性损害，如前角细胞、前根病变，周围神经病和ALS。

（3）肌强直放电：肌肉不自主性强直收缩是插入电位延长的特殊形式，波幅10μV至1mV，频率25～100Hz，插入或挪动针极瞬间产生猝发的高频放电，扬声发出似飞机俯冲或摩托车减速声，常见于肌强直性营养不良、先天性肌强直、萎缩性肌强直和副肌强直等。如针刺时突发一系列高频放电，但波幅和频率不递减，扬声器发出蛙鸣"咕咕"声，为肌强直样电位，常见于多发性肌炎、高钾型周期性瘫痪等。

（4）运动单位动作电位（MUAPs）异常

1）时限异常如MUAPs时限增宽，＞正常值20%，为神经源性损害，提示神经纤维再生，见于脊髓前角细胞、神经根、神经丛和周围神经病。MUAPs时限缩短，＜正常值20%，为肌源性损害，提示肌纤维丧失，见于进行性肌营养不良、炎症性肌病、周围神经病急性期。

2）波幅异常，波幅增高常提示神经源性损害，波幅降低为肌源性损害，但波形异常需结合时限和波幅改变才有肯定意义。

（5）大力收缩募集电位异常

1）单纯相：是大力肌收缩时参与发放的运动单位数明显减少，EMG表现为单个的运动单位电位（MUP）；混合相是大力收缩时运动单位数量减少，EMG上某些部分可发出、某些部分不能发出单个MUP，见于神经源性损害。

2）病理干扰相：表现为波幅低，肌力与肌电密集程度不成比例，肌电过分密集，扬声器呈高调碎裂声，可见于肌源性损害，肌纤维变性坏死使运动单位减少。

229

神经传导速度测定和临床应用有哪些？

神经传导速度（nerve conduction velocity，NCV）测定是用于评价周围神经传导功能的诊断技术，包括运动神经传导速度（motor nerve conduction velocity，MCV）和感觉神经传导速度（sensory nerve conduction velocity，SCV）。

（1）测定技术

1）MCV测定：刺激电极置于神经干，记录电极置于肌腹，参考电极置于肌腱，地线置于刺激电极与记录电极之间；超强刺激神经干远端和近端，在神经支配肌肉上可记录到两次复合肌肉动作电位（CMAPs），测定其不同的潜伏期，计算MCV（m/s）＝［远端与近端间距离（cm）×10］/两点间潜伏期差（ms）。

2）SCV测定：刺激电极是套在手指或足趾末端的环形皮肤电极，一般采用顺行测定法，刺激电极置于感觉神经远端，记录电极在神经干近端，测定潜伏期（从刺激开始至正相波峰顶点时间），记录感觉神经动作电位（SNAPs），SCV为刺激电极与记录电极之间距离除以潜伏期。

测定时需注意室温保持在25℃，皮温应＞32℃，皮温低导致NCV减慢，可用暖水袋缓慢复温。测定MCV必须超强刺激。注意减小刺激伪迹，擦拭皮肤降低皮肤电阻，减少刺激电流表面扩散，接地电极置于刺激与记录之间可减小伪迹。

（2）临床应用

1）NCV异常意味着周围神经纤维约＞1/3损伤，主要表现传导速度减慢和波幅降低，传导速度减慢提示髓鞘损害，波幅降低为轴索损伤，纯轴索损伤表现MCV、SCV正常，波幅下降；纯脱髓鞘病变可见MCV、SCV明显减慢，但严重脱髓鞘病变可继发轴索损伤

2）MCV减慢见于周围神经病，表现传导速度减慢或潜伏期延长，严重时刺激神经不出现肌收缩和诱发电位；SCV一般较MCV敏感，周围神经病出现临床症状前检出SCV改变，MCV正常，有诊断意义。

3）NCV测定临床上用于各种原因的周围神经病诊断与鉴别，可发现周围神经病亚临床病变，区分轴索损伤或髓鞘脱失，NCV测定结合EMG检查可鉴别前角细胞、神经根、周围神经和肌源性损害。

230

F波和H反射的检测和临床应用有哪些？

F波和H反射与MCV、SCV一样，均为神经传导检查（nerve conduction studies，NCS）。

（1）F波（F-wave）测定：F波是用超强电刺激神经干在M波后出现的一个晚成分，由运动神经回返放电引起，因最初在足部小肌肉上记录而得名F，F波特点是波幅不随刺激量变化改变。检查方法与MCV测定相同，上肢检查常做尺神经。潜伏期测定通常连续测10～20个F波，计算平均值，F波出现率约为75%。

临床应用是检测神经近端病变，例如，GBS出现F波异常可早于MCV改变，F波出现率减低、F波离散度增加，重症患者F波消失。糖尿病性周围神经病F波异常也早于周围神经传导异常，表现为F波潜伏期延长，是周围神经病早期诊断的灵敏指标。神经根或神经丛病变可能表现F波延长或消失。

（2）H反射（H-reflex）测定：测定小腿腓肠肌，患者取俯卧位，刺激电极阴极置于腘窝中部，阳极置于远端，记录电极置于腓肠肌，参考电极置于比目鱼肌。测定桡侧腕屈肌在肘窝刺激正中神经，记录电极置于内上髁与桡骨茎突连线的上1/3处。

临床应用与F波相同，检测神经近端病变，多发性神经病累及近端时H反射潜伏期延长，如GBS和糖尿病性、酒精性、尿毒症性多发性神经病。神经根病变或腰骶神经根受压可见H反射潜伏期延长或波形缺失。

231

尺神经、正中神经寸进法检测和临床应用有哪些？

（1）检测方法：患者取仰卧位，全身肌肉放松，室温保持在25℃，利用鞍状双极电极，刺激频率1Hz，带通10～20kHz。刺激间隔2cm，常规检测尺神经、正中神经。尺神经刺激肘部尺神经、肱骨内侧髁远端2cm、4cm，肱骨内侧髁近端2cm、4cm、6cm，在小指展肌记录。测定潜伏期和波幅、计算各节段潜伏期差值。正中神经刺激腕部和掌部正中神经，间隔1cm或2cm，在拇展短肌记录，测定潜伏期和波幅、计算各节段潜伏期差值。

（2）临床应用：尺神经寸进法检测可确定肘部尺神经受压部位和严重程度，受损范围可局限在2cm内。正中神经寸进法检测可确定腕部正中神经受压部位的损害范围和严重程度，有助于骨科术前准确定位，减少手术范围。

232

重复神经电刺激的测定方法和临床应用有哪些？

重复神经电刺激（repetitive nerve stimulation，RNS）是神经传导检查（NCS）的组成部分，超强重复刺激神经干在相应肌肉记录复合肌肉动作电位（CMAPs），正常时连续刺激神经干CMAPs波幅可有轻微波动，降低或升高均提示神经肌肉接头（NMJ）病变。

（1）测定方法：刺激电极置于神经干，记录电极置于该神经支配肌肉。通常测定面神经支配的眼轮匝肌、腋神经支配三角肌、尺神经支配小指展肌和副神经支的斜方肌。近端肌阳性率高，但因收缩力大，电极不易固定，结果易有偏差；远端肌灵敏度低，但结果稳定、伪差小。高频刺激疼痛明显，通常选用尺神经。判定结果如为波幅递减，计算第五波幅较第一波幅下降的百分比；波幅递增计算最高波幅比第一波幅上升的百分比。正常人低频刺激波幅递减＜10%，高频刺激波幅递减＜30%，波幅递增＜50%。

（2）临床应用：根据刺激频率可分为低频RNS（2～5Hz）和高频RNS（10～30Hz）。RNS是检测NMJ传递障碍的重要手段，诊断重症肌无力（MG）和Lambert-Eaton综合征等。低频刺激波幅递减＞15%、高频刺激波幅递减＞30%为异常，见于突触后膜病变如MG；高频刺激波幅递增＞57%为可疑异常，＞100%为异常，见于Lambert-Eaton综合征。

233

单纤维肌电图的测定和临床应用有哪些？

单纤维肌电图（single fiber EMG，SFEMG）是采用特殊的单纤维针电极，通过测定颤抖（jitter）确定NMJ功能。

（1）测定方法：应用高级时间分析系统肌电图机，将直径约25μm的细小电极插入肌肉内，在活动纤维近处移动针极，直至同一运动单位的两根肌纤维电位被检出，并记录动作电位。电极均在针管侧面开口，保持位置稳定，并减少动作引起的伪迹。SFEMG异常标准是个体有两对单个电位对（包括两对）的平均连续差（MCD）＞单个电位对MCD均值的上限。个体MCD均值＞本肌电室个体MCD均值上限。具备以上一项异常为阳性。

（2）临床应用：SFEMG是目前诊断NMJ传递障碍最敏感的电生理方法，可见两个电位间隔时间不恒定，所谓颤抖现象，颤抖源于两个运动终板冲动传递时限的微小差异。MG是临床上最常见的NMJ传递障碍疾病，可出现颤抖增宽，严重时发生阻滞，有诊断价值，眼肌型MG患者常见血清AChR-Ab阴性，但SFEMG阳性率可达99%，是临床诊断的重要证据，并可观察病情变化，病情加重时颤抖增加，病情缓解时颤抖减少。

234

神经源性损害和肌源性损害肌电图特征和临床意义有哪些？

诊断神经肌肉疾病，鉴别肌肉病变为神经源性或肌源性损害，除了根据临床症状和体征，EMG检查可提供重要证据。

（1）神经源性损害EMG：可见失神经支配现象，如自发电位、大力收缩时运动单位显著减少，随意收缩运动单位电位（MUPs）异常等，见于前角细胞、神经根和周围神经病等LMN病变。

1）自发电位：①纤颤电位和正锐波见于肌纤维部分或完全失神经支配时，病损重、病程短较显著，病损轻、病程长可无，未见纤颤电位和正锐波不能排除神经源性损害；②束颤电位见于前角细胞、神经根病变，慢性前角细胞病变较常见。

2）MUPs异常：①多相电位增加提示神经源性损害，因神经变性、再生和神经侧支形成，使一个肌纤维运动单位不能同步收缩；②慢性周围神经损伤和前角细胞病变波幅数倍或数十倍增高，＞10mV为巨大MUPs，时限延长；③神经源性损害大力肌收缩运动单位数量减少，MUPs波形改变，肌纤维受损严重无MUPs。

3）原发性轴索病变EMG特征，如运动单位数减少、病理性自发电位、NCV正常、波幅降低。脱髓鞘病变EMG特征，不出现病理性自发电运动，MUPs正常，NCV减慢，波幅正常。

（2）肌源性损害EMG：可见MUPs时限缩短、波幅降低和出现病理干扰相等。

1）MUPs时限缩短：如多发性肌炎、进行性肌营养不良MUPs时限明显缩短，严重病损＜3ms，形状类似纤颤波，但内分泌性和代谢性肌病时限缩短不明显。

2）波幅减低：由于肌纤维数量和密度减少，可＜500μV。

3）多相波增多：由于同一运动单位内正常与变性肌纤维并存，电传导速度不同形成多相波，以短棘多相电位为特征，可达正常的数倍或全为多相电位。

4）病理干扰相：放电频率较正常高1倍，高达800次/秒，波幅低（＜50μV）；MUPs时限短、位相多，连续描记时电位纤细、基线浓黑，严重肌萎缩可不出现病理干扰相，但时限缩短。

5）自发电位：肌病通常不出现自发电位，但多发性肌炎可见纤颤电位。

6）NCV：神经干不受累，NCV正常，如肌纤维严重损害或完全纤维化时，刺激神经可见远端潜伏期延长或引不出诱发电位。

235

临床常见的神经系统疾病的神经电生理异常有哪些？

神经电生理检查包括EMG和神经传导检查（NCS），临床上两者通常同时使用。NCS如MCV、SCV、F波、H反射和RNS等。神经电生理检查应在训练有素的神经生理医生监督下操作，为了检测适当需了解患者的症状、体征，神经生理医生在做电生理检测前最好参加临床会诊。

临床常见的神经系统疾病的神经电生理异常见表8-2。

表8-2 临床常见的神经系统疾病的神经电生理异常

疾病	病理	NCS	EMG
糖尿病性多发性神经病	远端和轴索损伤为主	MCV和SCV减慢，末梢运动潜伏期延长	动作电位波幅下降，广泛分布远端慢性失神经支配
糖尿病性多数性单神经病	非压迫性，多数单神经损伤	选择性NCV减慢	神经病分布区慢性失神经支配
急性炎性脱髓鞘性多发性神经病（AIDP）	自身免疫性脱髓鞘病变	MCV和SCV减慢	正常
慢性炎性脱髓鞘性多发性神经病（CIDP）	自身免疫性脱髓鞘病变	MCV和SCV减慢	通常正常，可见失神经支配
副肿瘤性多发性神经病	亚急性感觉神经元病后根神经节细胞丧失伴炎症反应	SCV早期轻度减慢，晚期普遍减慢	通常正常
肌萎缩侧索硬化（ALS）	UMN和LMN变性	正常	急性和慢性失神经支配

236

皮肤交感反应的测定和临床应用有哪些？

皮肤交感反应是一种检测汗腺活动和反映交感神经节后纤维功能的表皮电位，又称周围自主神经表面电位（peripheral autonomic surface potential），测量皮肤电压，与皮肤电阻一样取决于泌汗活动。

（1）测定方法：受试者均在屏蔽、安静环境中，仰卧放松。室温保持在22～25℃，皮温保持在32℃以上。记录电极采用表面盘形电极，上肢记录位于手心，手背参考；下肢记录位于足心，足背参考；电流刺激强度15～20mA，电刺激时程0.2ms，记录潜伏期和波幅。

（2）临床应用：是客观评价自主神经功能的检测方法，自主神经受损时皮肤交感反应可见潜伏期延长、波幅降低或波形消失。临床常用于糖尿病周围神经病和痛性周围神经病诊断，周围神经病出现皮肤交感反应异常提示自主神经受累。

临床应用的诱发电位有哪些？

诱发电位（evoked potentials，EP）通过非侵入性刺激特异性传入通路，诱发脊髓或大脑电位检测这些通路功能完整性，但不能提示病变性质。EP 如下。

（1）体感诱发电位（SEP）：通过电刺激周围神经引发，在头皮和脊柱记录，反应图形和潜伏期取决于被刺激的神经。

（2）视觉诱发电位（VEP）：用棋盘格模式的单眼视觉刺激引出，在枕中区头皮记录，记录潜伏期约100ms的正向波峰，即P100反应出现和潜伏期最有意义。

（3）脑干听觉诱发电位（BAEP）：用反复的咔哒声刺激单耳引出，在头顶部头皮记录。在听觉刺激后最初10ms诱发的一系列电位代表皮质下听觉通路不同结构顺序性激活，应关注头顶部记录的前五个正向电位出现、潜伏期和波峰间隔。

（4）运动诱发电位（MEP）：通过刺激运动皮质在对侧的靶肌记录复合肌肉动作电位（CMAPs），检查运动神经从皮质到肌肉传递、传导通路整体同步性和完整性。

体感诱发电位的检测方法和临床应用有哪些？

体感诱发电位（somatosensory evoked potential，SEP）是刺激肢体末端粗大的感觉纤维，在躯体感觉上行通路不同部位记录的电位，检测感觉神经传导通路功能，以及周围神经、脊髓后束及相关神经核、脑干、丘脑、丘脑放射和皮质感觉区病变。

（1）检测方法：表面电极置于周围神经干，刺激部位是正中神经和胫后神经。上肢通常记录Erb's点（胸锁乳突肌后缘中部）、C7棘突和头部相应感觉区，下肢记录腘点、T12和头部相应感觉区。记录电位包括上肢的N9、P9、N11、N13、P14、N20、P25、N35、P45，下肢的N9、N21、P30、P38。各波绝对潜伏期延长、波形消失、一侧波幅低于对侧＞50%判断为异常；SEP完全消失提示完全性脊髓损伤，潜伏期延长和波幅下降反映感觉神经传导功能不同程度受损。上肢SEP检查N13存在提示刺激引起诱发电位传至脊髓水平，N20缺失提示脊髓以上的脑干和皮质、皮质下轴索功能受损。

（2）临床应用

1）MS患者SEP可见皮质和皮质下各波消失或潜伏期延长，临床确诊的MS的SEP异常率68%～96%，临床可能的MS为58%～79%。

2）脊髓病变SEP异常提示脊髓后索受累及深感觉障碍，脊髓创伤、脱髓鞘和变性疾病明显，潜伏期延长，严重者波形消失，测定SEP节段有助于病变定位和脊髓手术监测。

3）弥漫性脑病如去皮质综合征患者双侧SEP缺如，遗传性共济失调、橄榄桥小脑萎缩（OPCA）SEP波幅减低，波形离散；肌阵挛性癫痫SEP奇特，肌阵挛时诱发电位值较正常大5～10倍；创伤性脑损伤SEP缺失提示预后不良。

4）周围神经病如神经根、神经丛病变传导速度减慢和波幅降低，GBS、糖尿病周围神经病潜伏期延长，少数波幅减低。

239

视觉诱发电位的检测方法和临床应用有哪些？

视觉诱发电位（visual evoked potential，VEP）是由头皮记录的枕叶皮质对视觉刺激产生的电活动，检测视神经传导通路病变。

（1）检测方法：检测前粗测视力并矫正，通常在较暗光线下，常用黑白棋盘格翻转刺激VEP（PRVEP），优点是波形简单易分析，阳性率高，重复性好。记录电极置于O1、Oz和O2，参考电极通常置于Cz，刺激频率1～2Hz。闪光VEP用于不能合作的老人、婴幼儿、视敏度极差和不配合者。PRVEP是由NPN组成的三相复合波，按潜伏期命名为N75、P100、N135。P100潜伏期最稳定，波幅高，是唯一可靠敏感指标，判断P100异常标准是潜伏期延长、波幅降低、波形消失、电场分布异常和波形异常等。

（2）临床应用

1）VEP潜伏期延长提示视神经传导减慢，如ON和球后视神经炎、MS和NMOSD，ON急性期PRVEP异常率＞90%，P100潜伏期延迟最明显，重者NPN复合波各波消失，临床确诊MS患者VEP异常率达90%，患者无视觉症状也可能发现异常，如P100潜伏期延长，波幅下降。VEP波幅降低提示眼或视神经缺血性或压迫性病变，见于弱视和青光眼；VEP缺如见于严重视神经萎缩，Leber遗传性视神经病VEP也异常，但视交叉后部病变宜采用MRI检查。

2）脑肿瘤压迫视路可在出现症状前发现VEP异常。视交叉前病变PRVEP特征性异常是波形明显畸变和波幅减低，潜伏期延长较少见。光敏性癫痫VEP显示波幅增高或较广泛异常，枕叶显著。眼动脉闭塞急性期P100阳性率为100%。大脑后动脉闭塞导致急性皮质盲，一或两侧VEP异常仅40%，偏盲者阳性率为30%。

240

脑干听觉诱发电位的检测方法和各波的判读有哪些？

脑干听觉诱发电位（brainstem auditory evoked potential，BAEP）是通过耳机传出声音，刺激听神经传导通路，在头顶记录听觉传导路神经电位，反映耳蜗至脑干蜗神经核功能，检测无须患者合作，可测定婴幼儿和昏迷患者。

（1）检测方法：多采用短声（click）刺激，强度70～80dB，频率10～15Hz，持续时间10～20ms，叠加1000～2000次。记录电极置于头顶（Cz），参考电极在耳垂或乳突，接地电极在前额（FPz）。BAEP通常由五个波组成，Ⅰ波起源于听神经颅外段；Ⅱ波源于听神经近端和耳蜗核，部分为听神经颅内段；Ⅲ波源于桥脑下部上橄榄核；Ⅳ波源于桥脑中上部外侧丘系和腹侧核；Ⅴ波为下丘中央核团区；以Ⅰ、Ⅲ和Ⅴ波最有价值。

（2）BAEP判读：测定各波绝对潜伏期和波幅，测定Ⅰ～Ⅲ波、Ⅲ～Ⅴ波、Ⅰ～Ⅴ波的波间期，Ⅰ～Ⅲ/Ⅲ～Ⅴ。BAEP判读标准：各波绝对潜伏期延长，波间期延长，Ⅰ～Ⅲ间期/Ⅲ～Ⅴ间期＜1，波幅Ⅰ/Ⅴ值＞200%，波形消失；双侧比较波潜伏期或波间期＞0.3ms，波幅比＜1/2。例如：

Ⅰ波潜伏期延长提示听神经远端病变，Ⅰ波缺如，Ⅲ波与Ⅴ波正常提示周围性听觉丧失。Ⅲ波缺如，Ⅰ波和Ⅴ波正常提示正常。

Ⅰ～Ⅲ波峰间期延长提示从听神经传导至对侧下位桥脑传导路病变，见于桥脑小脑角肿瘤如前庭神经瘤、蛛网膜下腔炎症或桥延交界病变。

Ⅰ～Ⅴ波峰间期延长提示从听神经至中脑传导缓慢，见于脱髓鞘、缺血性病变、变性病和肿瘤等。

Ⅲ～Ⅴ波峰间期延长提示下位桥脑与上位桥脑-下位中脑间病变，见于脱髓鞘病变或肿瘤。

Ⅴ波缺如，Ⅰ波和Ⅲ波正常提示下位桥脑以上病变。

Ⅰ～Ⅴ波均缺如提示严重听觉丧失。

241

脑干听觉诱发电位异常的临床意义有哪些？

（1）脑干缺血性卒中，桥脑缺血BAEP异常率较高，主要表现为Ⅲ～Ⅴ波异常或消失，但后循环TIA检查BAEP通常正常。

（2）MS患者BAEP异常率低于VEP，临床确诊MS为47%～78%，临床可能MS为21%～64%。BAEP异常可见Ⅴ波波幅减低或消失，Ⅰ～Ⅴ、Ⅲ～Ⅴ波峰间期延长，Ⅲ～Ⅴ与Ⅰ～Ⅲ波峰间期延长比值＞1，可见于病变早期。

（3）前庭神经瘤BAEP异常率可达100%，脑干肿瘤85%～90%，颅后窝肿瘤75%～92%，脑干白质受累异常率高。桥脑小脑角肿瘤术中可行BAEP监护，肿瘤导致BAEP异常由于听传导路直接损伤，出现患侧Ⅲ、Ⅴ波绝对潜伏期和Ⅰ～Ⅲ、Ⅰ～Ⅴ波峰间期延长，如因中脑在天幕裂孔处受挤压可见对侧Ⅴ波潜伏期、Ⅲ～Ⅴ波峰间期延长延迟。

（4）由于BAEP很少受药物中毒或代谢异常影响，可鉴别脑干病变与药物中毒昏迷，评估昏迷患者预后，Ⅲ或Ⅴ波缺失、Ⅴ波缺失提示预后不佳，脑死亡显示Ⅰ～Ⅴ各波均消失，有助于判定脑死亡诊断。可鉴别耳蜗与蜗后病变，监测耳毒性药物听力受损。

242

运动诱发电位的检测方法和临床应用有哪些？

运动诱发电位（motor evoked potential，MEP）是经颅磁刺激大脑皮质运动区、脊髓和周围运动神经通路，在相应肌肉记录复合肌肉动作电位（CMAPs），是评价运动神经系统功能的敏感和特异指标，避免电刺激导致剧痛，无创性测定中枢运动传导时间（CMCT），广泛用于运动通路病变临床诊断、术中监护和预后评估。

（1）检测方法：上肢磁刺激部位通常是大脑皮质相应运动区、C7棘突和Erb点等，记录部位是上肢肌。下肢刺激部位为大脑皮质相应运动区、T12和L1和腘窝等，记录部位多为拇短屈肌和胫前肌，检测指标是各段潜伏期和CMCT。

（2）临床应用：MEP可直接反映运动系统功能完整性，诊断脊髓疾病或发现某些早期病变，评估脊髓疾病或脊髓损伤，对白质脱髓鞘病变如MS、前角细胞病变如ALS敏感，可见潜伏期显著延长和波幅降低，有助于判断运动功能损伤程度和预后，常用于监测脊柱术中操作，防止或减轻神经功能损伤。

243

事件相关电位的检测方法和临床应用有哪些？

事件相关电位（event-related potential，ERP）反映人对外界或环境刺激的心理反应，潜伏期＞100ms，是长潜伏期电位，起源的确切解剖定位尚不清楚。ERP有助于研究认知过程大脑神经电生理改变，探讨大脑的思维轨迹。

（1）检测方法：ERP包括P1、N1和P2（外源性成分），以及N2和P3（内源性成分）。外源性成分是人脑对刺激产生的早成分，受刺激类型、强度和频率等物理特性影响；内源性成分与知觉或认知心理加工过程有关，不受刺激的物理特性影响，与认知过程密切相关，是窥视心理活动的窗口，称为认知心理电位或识别电位。P3（P300）电位应用最广泛，通过听觉、视觉和体感刺激，从头皮上记录到一组神经元发出电活动，与SEP、BAEP和VEP有本质不同，要求受试者对刺激进行主动反应，受心理状态显著影响，反映大脑皮质认知功能。

（2）临床应用

1）阿茨海默型痴呆和多发梗死性痴呆患者评估，P3潜伏期可客观评价痴呆患者认知功能衰退程度，异常率约为80%，ERP各波分化差，P3波幅降低和潜伏期显著延迟。

2）评估脑损伤，右半球损伤P3波幅下降明显，左半球损伤潜伏期明显延长。脑瘫患者P3潜伏期明显延长，随病情恢复P3潜伏期可有恢复。慢性脑病如肾性脑病可见P3潜伏期延长，是较敏感的早期诊断指标。精神分裂症P3潜伏期延长更明显。

3）小儿精神发育迟滞、行为异常可见ERP异常；P300电位可用于测谎。

脑组织活检的取材方法和适应证有哪些？

脑组织活检（biopsy of brain tissue）通过病理检查特异性诊断脑病变和确定病因。随着病理诊断技术不断发展，组织化学、免疫组化和DNA技术应用，病理诊断率不断提高。脑活检作为创伤性检查有局限性，如取材部位偏差或散在性病变，病理结果阴性不能排除诊断。脑活检需权衡利弊慎重施行。

（1）取材方法：活检宜在靠近脑表面或手术可及部位，避开语言、运动皮质和脑干等功能区，根据影像学检查结果进行。邻近皮质的表浅病变可用颅骨环钻钻孔切开脑膜，锥形切取脑组织，或用小颅钻钻孔穿刺取脑标本。脑深部病变可在CT下立体定向下穿刺活检或开颅手术时切取标本。

脑活检标本应特殊处理，制成冷冻切片和石蜡切片等，用不同的染色技术显示病变；可从脑活检组织分离病毒或检测病毒抗原，应用聚合酶链反应（PCR）检测病毒特异性DNA等。

（2）适应证：常用于经CT或MRI检查证实，但不能肯定性质的原发性或转移性脑肿瘤；脑感染性疾病抗感染疗效不显著，需进一步查明病因；临床疑难病，如疑诊亚急性硬化性全脑炎（SSPE）、CJD、各种类型痴呆、遗传代谢性脑病如脂质沉积病、黏多糖沉积病和脑白质营养不良等。

245

神经活检的取材方法和适应证有哪些？

神经活检（biopsy of nerve）通过病理检查，确诊神经病变和病因。

（1）取材方法：腓肠神经是最常取材部位，因其表浅，易于寻找，后遗症轻微，仅有足背外侧皮肤麻木或感觉丧失，也可取材腓浅神经分支。取材后标本可经石蜡和树脂包埋，切片后按诊断要求做常规组织学HE染色、刚果红染色、锇酸染色和免疫组化染色，电镜样品需铅、铀染色。

（2）适应证

1）周围神经病一般依据临床症状和体征，MCV、SCV、F波等神经传导检查可确诊，但神经病理异常对确定病因很重要，如鉴别脱髓鞘性神经病GBS与轴索性神经病，糖尿病性、酒精中毒性多发性神经病。可发现代谢性贮积病如Fabry病、汉杰尔（Hangier）病，以及儿童异染性白质营养不良、肾上腺脑白质营养不良、球形细胞脑白质营养不良［克拉伯（Krabbe）病］等。

2）可诊断某些特异性病变，如结节性多动脉炎、原发性淀粉样变性、麻风性神经炎、蜡样脂褐质沉积病、恶性血管内淋巴瘤、某些遗传代谢性周围神经病和副肿瘤性病变等。

246

肌肉活检的取材方法和适应证有哪些？

肌肉活检（biopsy of muscle）通过病理检查诊断特异性肌肉病变。

（1）取材方法：肌肉活检选择临床和神经电生理检查受累的肌肉，但避免在EMG检查部位附近取材。常取材部位如肱二头肌、三角肌、股四头肌和腓肠肌。慢性进行性病变应选择轻、中度受累肌，急性病变应选择受累较重伴肌痛的肌肉，切忌在严重萎缩肌肉取材。肌肉标本制成冷冻和石蜡切片，使用常规组织学、组织化学、生化和免疫组化等染色。

（2）适应证

1）常规组织学检查区分神经源性与肌源性损害，神经源性损害可见成组出现萎缩肌纤维，伴邻近成组未受累纤维；肌源性损害为随机模式出现肌萎缩、纤维化或脂肪浸润。

2）发现肌纤维坏死、再生、肌浆糖原聚集和结缔组织淋巴细胞浸润，有助于皮肌炎、多发性肌炎和包涵体肌炎等炎症性肌病的诊断，也可诊断进行性肌营养不良、先天性肌病、脊髓性肌萎缩、代谢性肌病、内分泌肌病和癌性肌病等。

3）组化染色测定肌肉各种酶含量可诊断糖原沉积病，免疫组化染色可发现杜兴型肌营养不良Dystrophin缺乏，线粒体脑肌病的线粒体DNA异常等。

247

聚合酶链反应（PCR）在中枢神经疾病诊断中临床应用有哪些？

聚合酶链反应（polymerase chain reaction，PCR）是Saiki和Mullis等（1985）建立的一种体外扩增DNA方法。在模板DNA、引物和四种脱氧核糖核苷三磷酸存在的条件下，依赖DNA聚合酶酶促反应，模拟体内DNA复制过程，可使极微量的特定核苷酸片段在3～5h内扩增上百万倍，具有快速、简便、敏感度高和特异性强的优点。

PCR在CNS疾病诊断中应用

（1）PCR主要用于快速检测CNS感染性疾病，如较常见的单纯疱疹病毒Ⅰ型（HSV-Ⅰ）、巨细胞病毒（CMV）和结核分枝杆菌（TB）基因检测，传统检测病毒需将病原体培养数周，PCR可迅速判定病毒或病毒DNA的存在，有利于早期诊治。PCR不需完整的病毒颗粒，是病毒性脑炎临床常规诊断方法，可评价抗病毒疗效或是否抗药；结核性脑膜炎使用PCR法检测抗体敏感、准确和快速，PCR也可检测有CNS感染症状的艾滋病患者CSF中HIV或CMV-DNA。

（2）鉴别遗传性疾病，可在PCR反应中加入多种引物扩增靶DNA的不同基因位点的不同序列，检测基因片段缺失或突变，如检测脊髓性肌萎缩、Leber遗传性视神经病、家族性淀粉样多发性神经病等，简便快速。

248

临床应用的基因诊断技术和在神经疾病诊断中的意义有哪些？

基因诊断（gene detection）采用分子生物学技术在DNA/RNA水平检测分析致病基因存在、变异和表达状态，直接或间接判断致病基因和诊断疾病。

（1）基因诊断技术

1）常应用琼脂糖和聚丙烯酰胺凝胶电泳进行核酸分离、纯化和分析。

2）分子杂交技术根据检测核酸种类不同，可采用原位杂交、斑点杂交、Southern印迹杂交、Northern印迹杂交等方法。

3）蛋白免疫印迹杂交（Western blotting）通常用待测蛋白的抗体作为探针，是基因诊断的重要方法，灵敏性高，特异性强，在分子生物学领域广泛应用。

4）PCR是在试管内进行DNA扩增，可快速检测CNS感染性疾病，鉴别遗传性疾病。其他如DNA测序用于基因变异检测，mRNA差异显示用于基因转录水平分析，基因（DNA）芯片技术用于高通量基因变异筛查。

（2）临床意义：目前已知的人类遗传性疾病多达数千种，神经遗传性疾病约占60%，包括单基因、多基因、线粒体遗传和染色体病，基因诊断主要用于单基因遗传病，如X-连锁隐性遗传的杜兴型肌营养不良，dystrophin基因突变；常染色体显性遗传病的亨廷顿病，*IT15*基因突变；脊髓小脑性共济失调（SCA）至2022年11月已定位43种致病基因；常染色体隐性遗传的Wilson病，*ATP7B*基因突变；常染色体显性遗传病的Charcot-Marie-Tooth病，CMT1型为*PMP22*基因突变，CMT2型为*MFN2*基因突变。

基因诊断也用于检测携带者和纯合子、遗传性疾病产前诊断，以及病原微生物检测。近年来基因诊断已从遗传性疾病扩展到肿瘤、心脑血管疾病和感染性疾病，如预测和早期发现恶性肿瘤等。

（王化冰）

第九章

头痛和面痛
Headache and Facial Pain

头痛的病因和发病机制有哪些？

头痛（headache）是临床最常见的症状之一，在人们经历的疼痛中，头痛的发病频率最高，每个人几乎都有过头痛体验。头痛通常是指疼痛局限于头颅上半部，包括眉弓、耳轮上缘和枕外隆突连线以上部位。颅面痛（craniofacial pain）是指头颅下半部如面部、舌部及咽部等疼痛。

（1）病因：头痛的原因有很多，可分为特发性和继发性两类，常见病因如下。

1）感染：颅脑感染常引发头痛，常见脑膜炎、脑炎、脑膜脑炎、脑脓肿和脑寄生虫病（如囊虫、包虫）等，是感染导致脑膜刺激征。头痛常急性发作，呈持续性，并伴有颈项强直等。

2）脑血管病变：如SAH可引起"一生中最剧烈的头痛"，脑出血、大面积脑梗死和颅内静脉系统血栓常引起头痛，未破裂的颅内动脉瘤会引发牵涉痛，后交通动脉瘤疼痛多投射到眼部。

3）颅内占位病变：脑肿瘤、颅内转移癌等常出现头痛，是肿瘤和脑水肿引起ICP增高，牵拉血管或硬脑膜产生双侧枕部和/或前额部波动性头痛；但当占位病变体积膨胀或牵拉脑部血管及脑底硬脑膜时也可出现头痛，通常要早于ICP升高。

4）创伤性脑损伤：是脑神经、血管或硬脑膜受损伤所致，如脑震荡、脑挫裂伤、硬膜下血肿、硬膜外血肿、脑内血肿及脑外伤后遗症等。患者在平卧或侧卧时导致头痛加重，常提示急性或慢性硬膜下血肿，头痛通常为单侧钝痛，特发性颅内压增高常出现仰卧位或清晨头痛加重。

5）系统性疾病：如高血压、贫血、肺性脑病和中暑等可引起头痛，急性感染引发的发热性疾病如流行性感冒、肺炎等可导致头痛，额窦炎、筛窦炎晨醒头痛严重。酒精、一氧化碳、有机磷中毒等可出现头痛；过度使用镇痛药、硝酸盐类药、激素类药如雌激素，质子泵抑制剂如泮托拉唑、雷贝拉唑，咖啡因戒断等也可出现头痛。

6）精神因素：临床最常见的紧张型头痛，常因额、颞、顶、枕部及后颈部肌肉收缩所致，病因包括慢性炎症、外伤和职业劳损等，头痛也是焦虑、抑郁的躯体化障碍的常见表现。

（2）发病机制：主要由以上致病因子刺激颅内、颅外痛觉感受器，经痛觉传导通路传导至大脑皮质。颅内痛敏结构包括静脉窦如矢状窦、脑膜前动脉及中动脉、颅底硬脑膜、三叉神经（Ⅴ）、舌咽神经（Ⅸ）及迷走神经（Ⅹ）、颈内动脉近端部分及邻近Willis环分支、脑干中脑导水管周围灰质、丘脑感觉中继核等。颅外痛敏结构包括颅骨骨膜、头皮及皮下组织、帽状腱膜、头颈肌及颅外动脉、第二和第三颈神经、眼、耳、牙齿、鼻窦、口咽及鼻黏膜等。

5-羟色胺（5-HT）、内腓肽及P物质等神经递质参与头痛机制。如三叉神经节和颅脑血管中存在三种5-HT受体，包括兴奋性和抑制性受体，与受体激动剂如英明格（Sumatriptan）及受体抑制剂如普萘洛尔（Propranolol）、二甲麦角新碱（Methysergide）等均可起反应。这些递质存在于中脑导水管周围区及延髓、桥脑中缝核，可产生内源性疼痛，并对疼痛调控起重要作用。

250

头痛的一般分类和头痛疾病国际分类（ICHD-Ⅲ）有哪些？

（1）一般分类

1）特发性头痛：通常因影响头颈部痛敏结构如脑膜、血管和肌肉所致，常见偏头痛、紧张型头痛和丛集性头痛等，多表现为慢性反复发作，不伴神经系统定位症状和体征，诊断主要依靠详细询问病史，如头痛特点、伴随症状及家族史等。

2）继发性头痛：常见头部外伤、鼻窦炎、青光眼、SAH、脑肿瘤及CNS感染如脑膜炎、脑炎等。如详细询问病史仍不能确诊为某种特发性头痛，应怀疑为继发性头痛，寻查全身性疾病及颅内或颈部原因。

（2）国际头痛协会头痛疾病国际分类（ICHD-Ⅲ，2018），分为偏头痛、紧张型头痛等14类，有明确诊断标准，临床广泛采用（表9-1）。

表9-1　国际头痛协会头痛疾病国际分类（ICHD-Ⅲ，2018）

1. 偏头痛（migraine）

2. 紧张型头痛（tension-type headache）

3. 三叉神经自主神经性头痛（TAGs）

4. 其他特发性头痛

5. 头颈部创伤和/或损伤引起的头痛

6. 头颈部血管性疾病引起的头痛

7. 非血管性颅内疾病引起的头痛

8. 某种毒品或其戒断引起的头痛

9. 感染引起的头痛

10. 内环境紊乱引起的头痛

11. 头颅、颈、眼、耳、鼻、鼻窦、牙齿、口或其他面部或颈部结构疾病引起的头痛或面痛

12. 精神障碍引起的头痛

13. 痛性神经病性疼痛和其他面痛

14. 其他类型头痛

251

头痛诊断与鉴别诊断的临床思路有哪些？

头痛诊断与鉴别诊断的临床思路凭借详细的病史，如发病、病程和症状特征。

（1）发病和病程

1）急性头痛，如首次急性起病的剧烈头痛通常提示为器质性，新发病的头痛或本次头痛与以往头痛显著不同，常提示为严重疾病的症状，需迅速评估。如患者突发头痛，并描述为"一生中经历最严重的头痛"，典型出现于SAH；弥漫性头痛伴颈项强直及发热常见于CNS感染性疾病如脑膜炎、脑炎等；眼眶周围剧烈头痛须立即想到急性青光眼。急性头痛也见于某些较良性疾病，如病毒感染（流感后头痛）、癫痫发作后、头痛型癫痫、腰椎穿刺后低颅压头痛和性交引起的头痛等。

2）亚急性头痛，头痛可持续数周至数月或呈复发性，可能是严重的内科疾病的症状，尤其老年患者出现的进展性头痛，需询问患者近期头部创伤史可能提示硬膜下血肿或脑震荡后综合征；如出现周身不适、发热或颈强提示亚急性脑膜炎；患者体重减轻和出现局灶性神经功能缺失症状需考虑原发性脑肿瘤或转移瘤；视力改变可能提示颞动脉炎和良性ICP增高（脑假瘤）等。

3）慢性头痛，患者通常有数年的头痛史，病情呈波动性，常见于偏头痛、紧张型头痛或丛集性头痛等，通常为良性病因，但急性发作时也可很严重。颈椎病、鼻窦炎、牙病及少见的药物过量等也可引起慢性头痛，需注意评估当前的头痛与以往的头痛是否相同，新发的头痛是否代表不同的疾病。

（2）症状特征

1）头痛性质和诱因：血管性头痛常表现胀痛、跳痛或搏动性；功能性或精神性头痛性质不定，如紧张型头痛常述紧箍感、钳夹感或头顶重压感。脑肿瘤引起的头痛随时间推移逐渐加重。用力后头痛常有典型诱因，多为血管性头痛、颅内严重感染、脑肿瘤及ICP增高等头痛的特点，咳嗽、打喷嚏、大笑、摇头或低头、弯腰等均可使头痛加剧。变换体位诱发头痛常见于第三脑室附近肿瘤、颅后窝或高颈髓病变，脑室内囊虫可因体位变动突发头痛伴意识障碍，称为布龙征。

2）发作特点：特发性头痛常在特定的时间，如清晨、白天、入睡后、月经前期或月经期发作，持续数分、数小时、数日或数年不等。严重程度，如剧烈头痛使患者难于入睡或痛醒常提示器质性病变，如脑占位病变头痛晨醒时明显，但头痛程度不完全与疾病严重性一致，鼻窦炎头痛也可晨醒头痛。偏头痛常见剧烈头痛伴呕吐，但为慢性复发性病程，剧烈头痛还见于动脉瘤破裂、脑膜刺激征及严重ICP增高等。

3）伴发的症状体征：如发热、呕吐、眩晕、视力减退、视野缺损、眼肌麻痹、眼底出血、视乳头水肿、鼻窦炎、高血压、脑膜刺激征、癫痫发作、意识障碍及精神症状等，可能提示病因诊断。

252

头痛临床快速筛查的要点有哪些？

（1）特发性头痛：共同临床特点是复发性或持续性，主要依据临床评估诊断。紧张型头痛多为持续性枕部或额部痛，多为双侧性，发作较频繁，常为头紧箍感，常伴失眠、焦虑、抑郁等。偏头痛表现频发的单侧或双侧交替搏动性头痛，持续数小时至一两日，少数患者伴畏光、畏声等先兆。丛集性头痛最具特征，在每日同一时间出现一侧颞眶深部剧烈头痛，持续30～180min，常伴流泪、面部潮红、Horner征及不安等。

（2）继发性头痛

1）肿瘤引起头痛晨醒时最明显，逐渐加重伴呕吐，眼底可见视乳头水肿，可出现精神症状、癫痫发作或局部神经功能缺失等。神经影像学检查可确诊。

2）脑膜炎引起头痛常伴发热、脑膜刺激征，可有精神状态改变。通常根据临床症状，脑CT检查排除其他疾病，CSF检查确诊。脑炎引起头痛常伴发热、精神症状、癫痫发作及局灶性神经功能缺失等。诊断依据脑MRI和CSF检查。

3）巨细胞动脉炎引起头痛多为一侧搏动性，梳头时疼痛，颞动脉触痛；发病年龄常超过55岁，伴发热、体重减轻、视觉障碍、下颌跛行（咀嚼时下颌疼痛或僵硬）及近端肌痛等。确诊依据红细胞沉降率、脑MRI检查及颞动脉活检。

4）特发性ICP增高头痛表现为偏头痛样，可有复视、搏动性耳鸣及周边视力缺失。诊断依据视乳头水肿、腰椎穿刺CSF压力高，脑MRI、MRV和DSA等除外其他疾病。

5）脑出血通常突发头痛，逐渐加重，伴呕吐、局灶性神经功能缺失、精神状态改变等。脑动脉瘤破裂出现霹雳样头痛，数秒达到高峰，伴呕吐、晕厥、意识模糊及脑膜刺激征等。脑出血、SAH通常依据脑CT检查诊断。

6）慢性硬膜下血肿的头痛多无明显诱因，头痛的强度和持续时间波动，逐渐出现嗜睡、精神改变及轻偏瘫等。诊断应关注老年人、近期头部外伤史、凝血病、使用抗凝药和酒精滥用等危险因素，脑CT、MRI检查可确诊。

7）急性狭角型青光眼出现一侧较剧烈头痛伴眼眶痛，伴呕吐、球结膜充血、晕轮或视物模糊等；眶后炎症病变如Tolosa-Hunt综合征也可见眼痛或眶后疼痛。诊断依据临床特点、测量眼压和脑CT检查。鼻窦炎表现持续位置性面痛或齿痛，伴发热及脓性鼻溢。依据临床评估及神经影像学诊断。

253

头痛诊断的系统性检查和神经系统检查有哪些？

头痛患者临床需做系统性和神经系统检查。

（1）系统性检查

1）高血压极少引起头痛，高血压脑病早期或嗜铬细胞瘤急骤增高除外。长期高血压患者须注意急性卒中可能，可伴发头痛。SAH头痛极其剧烈，常伴血压急骤升高。

2）体重变化，如头痛患者伴体重明显减轻需注意癌症、慢性感染、风湿性多发性肌痛和颞动脉炎等。先天性心脏病（心脏杂音和发绀）和肺脓肿可能提示病因。头皮触痛常见于偏头痛、硬膜下血肿及颞动脉炎，颞动脉触痛提示颞动脉炎，畸形性骨炎（Paget病）和骨髓瘤可引起头部钻痛伴颅骨触痛。

3）眼、耳、鼻及牙齿：牙周脓肿可引起头痛，伴牙齿叩痛；鼻窦触痛提示鼻窦炎；眶部或颅骨杂音提示颅内动静脉畸形、颈动脉海绵窦瘘。

4）颈部：紧张型头痛可伴颈硬或颈痛，偏头痛和脑膜炎可有颈肌痉挛。

（2）神经系统检查

1）精神状态，如SAH常见急性头痛起病伴有意识模糊，也偶见于重症脑膜炎患者，慢性头痛伴痴呆或反应迟钝可能提示脑肿瘤，特别是额叶肿瘤和跨越胼胝体浸润的肿瘤。

2）脑神经：头痛伴视乳头水肿常提示ICP增高，如颅内占位病变、脑假瘤等；头痛伴表浅玻璃体下出血见于动脉瘤破裂引起SAH的急性ICP增高；头痛伴动眼神经麻痹、瞳孔扩大可能提示后交通动脉瘤扩张；头痛、眼眶痛伴眼外肌麻痹见于痛性眼肌麻痹；头痛伴眼球突出提示眶内占位性病变或颈动脉海绵窦瘘。

3）运动和感觉检查对头痛病因的提示作用不大。

254

偏头痛的病因和影响因素有哪些？

偏头痛（migraine）是临床常见的慢性神经血管性头痛综合征，以发作性搏动性头痛为特征，可单侧或双侧性，头痛剧烈伴恶心、呕吐、畏光，持续数十分钟到数日不等。

（1）约60%的偏头痛患者有家族史，患者一级亲属发生偏头痛风险是一般人群的3～6倍，表现为不同外显率、多基因遗传及环境因素影响。家族性偏瘫型偏头痛（familial hemiplegic migraine）及常染色体显性遗传脑动脉病伴皮质下梗死和白质脑病（CADASIL）

是常染色体显性遗传综合征（表9-2）。

表9-2　伴偏头痛的常染色体显性遗传病

基因	蛋白	疾病	表现
CACNA1A	神经元Ca$_v$2.1（P/Q型）电压门控钙通道α-亚单位	家族性偏瘫型偏头痛（FHM1）	偏瘫性偏头痛、小脑性共济失调、癫痫发作
ATP1A2	钠-钾泵α-亚单位	家族性偏瘫型偏头痛（FHM2）	偏瘫性偏头痛
SCN1A	Na$_v$1.1电压门控钠通道α-亚单位	家族性偏瘫型偏头痛（FHM3）	偏瘫性偏头痛、癫痫发作
NOTCH3	Notch3（跨膜受体）	CADASIL	有先兆的偏头痛、卒中、痴呆
TREX1	3′修复核酸外切酶（DNA修复酶）	视网膜血管病伴脑白质营养不良（RVCL）	偏头痛、失明、卒中、痴呆、雷诺现象、肾病、肝硬化

（2）偏头痛多见于女性，始于青春期，半数以上在20岁前发病，常在月经期发作，妊娠期或绝经后发作减少或停止，提示内分泌及代谢的影响。

（3）某些食物可诱发偏头痛发作，如含酪胺的奶酪，含亚硝酸盐防腐剂的热狗或熏肉，含苯乙胺的巧克力及红酒，食品添加剂如谷氨酸钠（味精）等。药物如口服避孕药、西洛他唑、利血平和血管扩张剂硝酸甘油也可诱发。

（4）情绪紧张、睡眠不足、睡眠过多、强光和禁食等因素均可能诱发。

255

偏头痛的类型和临床表现有哪些？

国际头痛学会的偏头痛诊断标准（2013）分为无先兆的偏头痛、有先兆的偏头痛和慢性偏头痛。

（1）无先兆的偏头痛（migraine without aura）：也称普通偏头痛（common migraine），临床最常见，约占偏头痛的80%。发病前多无明显的先兆症状，部分患者发病前可有精神障碍、疲劳、打哈欠、食欲缺乏和全身不适等，月经期、饮酒、空腹饥饿也可诱发。出现一侧或双侧额颞部疼痛，呈搏动性，缓慢加重，可反复发作，常伴恶心、呕吐、畏光、畏声、出汗、全身不适和头皮触痛等。发作频率比有先兆的更高，头痛持续时间长，可达数日，疼痛持续时常伴颈肌收缩，发作后无神经系统体征。对诊断偏头痛有用的床边检查是，压迫同侧颈动脉或颞浅动脉可使头痛减轻。

（2）有先兆的偏头痛（migraine with aura）：也称典型偏头痛（classic migraine），约占偏头痛的10%，多有家族史。临床典型分为三期。

1）先兆期：最常见为视觉先兆，如闪光、暗点、亮线、视物模糊或视物变形；其次是感觉先兆，感觉症状如麻木、感觉异常多呈一侧面-手区域分布；言语和运动先兆少见。先兆症状一般在5～20min内逐渐形成，持续不超过60min。

2）头痛期：与先兆同时或随后出现一侧或双侧额颞或眶后搏动性头痛，常伴恶心、呕吐、畏光或畏声、苍白或出汗、多尿、易激惹、气味恐怖及疲劳感等，头痛因活动加重，睡眠后可缓解，一般1～2h达到高峰，持续4～6h或10余小时，重者可历时数日；发作频率和间期不等，发作间歇期多无症状。

3）头痛后期：头痛消退后常有疲劳、倦怠、烦躁、无力和食欲差等。

（3）慢性偏头痛（chronic migraine）：是在无药物过量的情况下，发作每月≥15天，持续超过3个月，头痛具有偏头痛特点。

256 特殊类型偏头痛的临床表现有哪些？

（1）偏瘫性偏头痛（hemiplegic migraine）：临床少见，多在儿童期发病，以轻偏瘫作为偏头痛先兆症状，单独出现或伴偏侧麻木、失语后出现偏头痛，偏头痛消退后轻偏瘫持续10min至数周，极少引起卒中。本病包括两型，家族性多为常染色体显性遗传；散发性可表现为典型偏头痛、普通偏头痛与偏瘫性偏头痛交替发作。

（2）脑干先兆偏头痛（migraine with brainstem aura）：旧称基底型偏头痛（basilar migraine）。多有家族史，女童和青春期女孩多见，发作可与月经有关。常见视觉先兆如闪光、暗点、视物模糊和视野缺损等，头痛伴先兆或在先兆发生20～30min出现枕部搏动性头痛，持续数小时至1天，伴恶心、呕吐，睡眠后缓解。患者常伴脑干症状，如眩晕、复视、眼震、耳鸣、构音障碍、双侧肢麻无力、共济失调、意识改变及跌倒发作等。根据症状自发消退可与卒中鉴别。

（3）复杂型偏头痛（complicated migraine）：症状类似有先兆的偏头痛，但头痛发作时先兆延续长达1h至1周，MRI检查可除外器质性脑病变。

（4）眼肌麻痹型偏头痛（ophthalmoplegic migraine）：较少见，患者多有无先兆的偏头痛史。在偏头痛开始发作或发作后渐趋消退之际出现头痛侧眼肌瘫痪，最常见为动眼神经麻痹，可同时累及滑车、展神经，持续数小时至数周。复发多见于同侧，多次发作后瘫痪可持久不愈。需排除脑动脉瘤、糖尿病性眼肌麻痹。

（5）视网膜动脉偏头痛（retinal artery migraine）：常见于有先兆的偏头痛年轻患者，反复发生单眼黑矇，伴闪光或暗点先兆，可出现视野缺损，眼底可见视网膜水肿，偶见黄斑部樱桃红斑。

（6）晚发型偏头痛（late-life migraine）：多于45岁后发病，发作性头痛伴反复发作的偏瘫、麻木、失语或构音障碍，每次发作神经功能缺失症状相同，持续数分钟至72h，需与短暂性缺血发作鉴别。

（7）偏头痛等位症（migaine equivalents）：临床极少见，50岁后患者仅出现先兆，如视觉先兆、轻偏瘫、偏侧感觉缺失、失语等，不发生头痛，可有呕吐、腹痛、腹泻等自主神经症状，一般持续15～60min。

（8）偏头痛持续状态（status migrainosus）：是指偏头痛发作持续72h以上，这期间可有4h以上的缓解期。

257

临床需与偏头痛鉴别的疾病有哪些？

偏头痛需要与以下疾病鉴别，都可能有一侧头痛，伴眼眶或眶后痛等。

（1）丛集性头痛：特点是每天在同一时间发病，出现于眶部、眶上及颞部等，严格局限于一侧，头痛发作剧烈，持续半小时至3h，频率可自隔日1次到每日数次，伴同侧结膜充血、流泪、鼻塞、流涕、颜面潮红、前额出汗、Horner征、上睑下垂及眼睑水肿，可伴不安或躁动。

（2）Tolosa-Hunt综合征：表现为球后及眶周阵发性顽固性胀痛、刺痛或撕裂样痛，伴恶心、呕吐，数日后出现病侧上睑下垂、眼肌麻痹及对光反射消失，数日至数周缓解。MRI检查或活检可发现海绵窦、眶上裂或眶内肉芽肿病变。激素治疗有效。

（3）急性狭角型青光眼：是由于前房角突然关闭引起眼压（IOP）急剧升高的眼病。出现剧烈眼痛，视物模糊或下降，球结膜充血，常伴同侧偏头痛、恶心、呕吐等，发作期测量眼压可确诊。如不及时恰当治疗，可于短期内失明。

（4）偏头痛性梗死（migrainous infarction）：偏头痛偶可继发缺血性卒中，出现局灶性神经功能缺失体征，与偏头痛渐进性病程和自发消退的表现不同，影像学检查可确诊。

（5）其他，如部分紧张型头痛患者可出现阵发的搏动性头痛，可伴畏光或畏声，常伴明显的焦虑。头痛还可与长期过度使用对症药物有关，可表现为类偏头痛样或偏头痛与紧张型头痛混合性头痛，停药后2个月内头痛可缓解。高血压病、脑动脉瘤、动静脉畸形和慢性硬膜下血肿等均可有类偏头痛症状，但无典型发作过程或先兆，可伴局限性神经功能缺失体征。脑CT、MRI检查可确诊。

258

偏头痛发作期治疗和防治有哪些？

偏头痛治疗为发作期减轻或终止发作，预防复发和缓解伴发症状。

（1）发作期治疗：一般镇痛药通常可终止发作，无效时用5-羟色胺B/D1受体激动剂曲普坦类及麦角生物碱可能有效，均为强力血管收缩药，使扩张的颅内动脉收缩，高血压和心血管疾病患者禁忌。

1）曲普坦类：为选择性5-HT D1受体激动剂，可使扩张的颅内动脉收缩。如舒马普坦（Sumatriptan）25～50mg口服，或6mg皮下注射；佐米曲普坦（Zolmitriptan）2.5～5.0mg口服；不良反应如恶心、呕吐、心悸、烦躁和焦虑等。

2）麦角生物碱：如双氢麦角胺（Dihydroergotamine）0.25～0.50mg肌内或静脉注射，麦角胺（Ergotamine）0.5～1.0mg口服或2.0mg舌下含服，以及直肠栓剂。不良反应为恶心、呕吐和周围血管收缩等，经常大量服用可使高血压加重和导致肢体缺血性坏死。麦角胺无效时可用麻醉镇痛药如盐酸可待因，妊娠期偏头痛只能用阿片类哌替啶100～150mg口服，其他药物有胎儿致畸或妊娠并发症风险。可使用苯二氮䓬类使患者镇静入睡，偏头痛持续状态可用泼尼松30～60mg/d口服。

3）新型抗偏头痛药如降钙素基因相关肽受体拮抗剂替卡吉泮（Telcagepant）、奥塞吉泮（Olcegepant）等可能有效。

4）对症治疗，如偏头痛常伴发恶心或为药物不良反应，可用止吐剂甲氧氯普胺10mg肌内注射；严重呕吐可用小剂量奋乃静、氯丙嗪。

（2）防治：适用于频繁发作，如每周1次以上，严重影响正常生活和工作的患者。

1）消除诱发因素如光亮、紧张、缺睡、禁食、噪声、强烈气味刺激、口服避孕药及血管扩张药如硝酸甘油等，避免食用含酪胺的奶酪、含亚硝酸盐防腐剂的热狗或咸肉、含苯乙胺的巧克力、红酒及味精等，保持豁达心态、戒烟酒等。

2）药物：抗抑郁药如阿米替林（Amitriptiline）、丙咪嗪（Imipramine）和舍曲林（Sertraline）等，适于偏头痛频繁发作合并紧张型头痛患者。β受体阻滞剂如普萘洛尔（Propranolol）10～20mg口服，每日2～3次，可阻断脑血管壁β受体和防止血管扩张。抗惊厥药如丙戊酸（Valproate）400mg口服，每日2次；托吡酯（Topiramate）100mg口服，每日2次。钙通道拮抗剂如尼莫地平（Nimodipine）30mg口服，每日3次，阻止钙离子内流，抑制血管痉挛、血小板聚集及5-HT释放，但不要与β受体阻滞剂合用，易引起低血压和周围性水肿。

259

丛集性头痛的临床表现和治疗有哪些？

丛集性头痛（cluster headache）是一侧眼眶周围发作性剧烈头痛，发作呈反复密集的特点。临床较少见，无遗传家族史，病因不清。

（1）临床表现

1）多在20～40岁发病，高峰年龄约25岁，男性为女性4～5倍。表现为一连串短暂发作，单侧非搏动性持续头痛常剧烈难忍，患者不安地踱步、捶打头部或撞墙，持续15min至3h，通常20min达高峰；夜间常定时痛醒或每天在同一时间发作，有昼夜节律周期性，头痛始终为单侧性，复发也在同侧，不伴呕吐，无先兆。常在每年春、秋季发作1～2次，每次丛集期可达数周至数月，发作间期患者可能数月或数年无恙。

2）头痛多固定于一侧三叉神经眼支分布区，开始常表现为鼻旁烧灼感或眼球后压迫感，出现一侧眶部、球后及额颞部局限性剧烈钻痛，常伴同侧结膜充血、流泪及鼻塞，约1/4患者伴该侧Horner征，可伴上睑下垂；在丛集头痛发作期饮酒、被冷风拂面及服用血管扩张药常可能诱发。

（2）治疗

1）急性期应终止发作和预防再发作，可吸入100%氧气，流量7～12L/min，15～20min，使扩张的颅内外动脉收缩，多可明显缓解。丛集发作期开始时应给予泼尼松40～80mg/d口服，约1周可能终止发作，随后1周逐渐减停，典型病例可获得戏剧性缓解，数小时或1～2天内头痛消退，甲泼尼龙静脉滴注也有效；急性期可用舒马普坦（Sumatriptan）6mg皮下注射，发作时可重复用药，25～50mg口服也可迅速缓解头痛，舒马普坦、佐米曲普坦或利多卡因可鼻内用药。垂体前叶激素生长抑素奥曲肽（Octreotide）皮下注射，或双氢麦角胺0.5mg皮下注射可控制夜间发作，也可静脉或肌内注射。药物治疗无效可应用枕大神经和蝶腭神经节阻滞术、下丘脑刺激术、三叉神经节射频消融和三叉神经根切断术等。

2）慢性丛集性头痛超过1年无缓解，或无痛缓解期＜1个月，吲哚美辛25mg，每日3次，可有戏剧性疗效。个别老年人出现双侧丛集性头痛，无自主神经症状，是丛集性头痛变异型，锂盐治疗有效。

3）预防复发用曲普坦类、麦角生物碱和钙通道拮抗剂等有效；或用维拉帕米（Verapamil）360mg/d或缓释剂240～480mg/d；碳酸锂或枸橼酸锂糖浆300mg口服，每日1～3次，最初数周应每周监测血清锂水平，维持＜1.2mEq/L，减少恶心、腹泻、多尿、肾衰竭、震颤、共济失调、肌阵挛和痫性发作等不良反应，维持到发作结束停药。

260

紧张型头痛的临床表现和治疗有哪些？

紧张型头痛（tension-type headache，TH）曾称为紧张性头痛、肌收缩性头痛等，是成年最常见的慢性复发性头痛，约占头痛的40%，发病常与长期紧张、心理压力、过度劳累、焦虑、抑郁、精神刺激及性格弱点等有关。

（1）临床表现

1）典型多在20岁左右起病，发病高峰在25～35岁，患病率随年龄增长，以女性多见（约占75%），病程较长，可持续数十年，常反复发作，表现为双枕部非搏动性头痛，患者常主诉头紧箍感、头顶压迫感或钳夹样疼痛，可连及颈部或变为全头痛，无视觉先兆，不伴恶心、呕吐、畏光和畏声等，轻者偶发，重者持续数日或数周，发作频繁，时轻时重，日常生活多不受影响，又称慢性每日头痛（daily chronic headache）。抑郁症患者常合并头痛如紧箍感、压迫感或沉重感，TH常是抑郁或焦虑障碍常见的躯体症状，伴心烦、焦躁不安、入睡困难、早醒或多梦、头晕、记忆减退、注意力不集中、精力丧失和周身无力，以及阵发性心悸、面红和多汗等自主神经症状，需关注TH患者的抑郁心境和性格特质。神经系统查体多无阳性体征，可伴局限性头部压痛、头皮痛或头发牵拉痛，颈部僵硬感，肩背部肌痛，捏压感觉轻松和舒适等。

2）部分TH患者可兼有偏头痛的特点，如搏动性头痛伴呕吐，经常与长期紧张、过度疲劳、抑郁心境或性格弱点有关。抑郁症患者有模仿各种疾病的特点，临床上遇到搏动性头痛伴呕吐的患者需仔细辨别，切勿轻易诊断偏头痛，需注意是否有抑郁症核心症状及伴发的其他躯体症状。

（2）治疗

1）部分患者宜心理行为治疗，可有助于缓解紧张情绪，通过认真细致的检查使之消除疑虑，帮助患者找到和克服精神压力与焦虑的原因，进行心理疏导，保持良好心态，采取松弛疗法如按摩、瑜伽也有一定的疗效。

2）发作期治疗可选用对乙酰氨基酚1000mg，阿司匹林500～1000mg，双氯芬酸50～100mg或布洛芬200～400mg等。不推荐频繁使用含咖啡因的复方镇痛药，因可能导致镇痛药摄入过量性头痛。许多TH患者使用镇痛药、抗偏头痛药可能无效，长期头痛伴抑郁心境患者使用抗抑郁药可能明显有效，常用选择性5-羟色胺再摄取抑制剂（SSRI）如舍曲林、西酞普兰等，或三环类如阿米替林、丙咪嗪，有的患者使用普萘洛尔有效，伴失眠患者用苯二氮䓬类如艾司唑仑1～2mg口服。

261

痛性眼肌麻痹的临床表现和治疗有哪些？

痛性眼肌麻痹（painful opthalmoplegia）也称Tolosa-Hunt综合征，是眶上裂、海绵窦及颅后窝特发性肉芽肿性非感染性炎症累及邻近的硬脑膜，导致剧烈头痛、眼肌麻痹或多数脑神经麻痹。病因还可能包括眶假瘤、原发性或转移性肿瘤、垂体肿瘤或卒中、脑细菌性或真菌性感染、颈动脉-海绵窦瘘或血栓形成、脑动脉瘤、鼻窦炎及巨细胞动脉炎等。

（1）临床表现

1）可发生于任何年龄，中年多见，头痛发作常表现一侧眶后及眶周顽固性胀痛、刺痛和撕裂痛，或为眼球后持续性咬痛、钻痛，可放射至颞枕部，常伴恶心、呕吐，表现为三叉神经第1支刺激症状。常见该侧眼肌麻痹，与头痛同时或在数日后出现，最常累及动眼神经，其次是滑车、展神经及三叉神经第1支，出现上睑下垂、眼球运动障碍、光反射消失和角膜反射减弱等，交感神经、视神经偶可受累。病程持续数日至数周，可自行缓解，有时遗留神经功能缺失，同侧或对侧可不定期复发。

2）眶部静脉回流受阻导致眼睑和结膜水肿、充血，眼底视网膜充血和静脉扩张。眶静脉回流受阻和眼外肌麻痹可引起眼球突出。应检测血糖，进行眶部CT或MRI检查，颈动脉造影可见虹吸段不规则狭窄；眼球听诊闻及杂音常提示颈动脉-海绵窦瘘或其他血管异常，颈内动脉瘤常需做血管造影。

（2）治疗：如视诊和触诊确定眼球突出，病变可能位于眶部或海绵窦前部，可能与非特异性感染或自身免疫反应有关，糖皮质激素对海绵窦特发性炎症或眶假瘤产生的眶后及眶周疼痛和复视有戏剧性疗效，可用甲泼尼龙500mg静脉滴注，或泼尼松60mg/d口服；需注意病因诊断非常重要，因某些肿瘤的疼痛及眼部体征用激素后也可暂时好转。

262

巨细胞动脉炎的临床表现和治疗有哪些？

巨细胞动脉炎（giant-cell arteritis，GCA）也称颞动脉炎（temporal arteritis）或肉芽肿性动脉炎，是累及中等和大动脉的系统性血管炎，主要累及年龄50岁以上患者颈动脉的颅外分支。病理为亚急性肉芽肿性炎症，淋巴细胞、中性粒细胞和巨噬细胞浸润，炎症导致痛敏感性动脉壁产生头痛，是老年人头痛的重要原因。

（1）临床表现

1）发病年龄通常在50岁后，65岁以上多见，女性患者是男性的2倍。多亚急性起病，少数患者突然发作，出现一或两侧颞部和眶周搏动性或非搏动性头痛，常呈钻痛、锐痛或刺痛，可伴烧灼感，逐渐加剧，可波及额部与枕部，咀嚼疼痛可为首发症状，特点是局限于头皮尤其颞动脉上方。头痛通常持续1天或更长时间，夜间严重，不经治疗可持续数月甚至1年。

2）GCA常见颞浅动脉、头皮动脉变硬粗大，伴触痛和搏动消失，触及患者头部或梳头时头皮触痛明显，可见头皮缺血性小结。咀嚼肌缺血导致咀嚼时下颌疼痛或僵硬，有时可为首发症状，称为下颌跛行（jaw claudication）。50%的患者可有肢体近端肌痛或僵硬感，为风湿性多肌痛（polymyalgia rheumatica），出现周身乏力、低热、贫血、食欲减退、关节痛、体重下降和抑郁等。

3）眼动脉分支闭塞引起单眼或双眼失明是较常见的合并症（25%），约半数未治疗的患者导致永久性失明，约一半为双侧失明，可能是前部缺血性视神经病（AION）的一种类型。失明常突然发病，少数患者先出现一过性黑矇发作，可伴视乳头水肿，但作为首发症状不常见。偶累及动眼神经的供血动脉，导致眼肌麻痹；颈内动脉或椎动脉偶可受累，闭塞引起缺血性卒中。

4）红细胞沉降率加快高达80～120mm/h，少数病例＜50mm/h；C反应蛋白增高；外周血中性粒细胞可增多，血小板增多（＞300×10⁹/L）；颞动脉造影可见动脉节段性狭窄或闭塞；颞动脉活检显示颞动脉壁巨噬细胞浸润可以确诊，是诊断的"金标准"。老年患者如有严重持续性头痛，伴红细胞沉降率明显加快，颞动脉变粗、变硬及触痛，应高度怀疑此病。

（2）治疗：疑诊GCA患者需要迅速进行评估，避免视力丧失，活检时即应开始治疗，如能临床确诊，即使活检结果阴性也应立即治疗。初期应用甲泼尼龙静脉滴注，500～1000mg/d，连用3～5天，后改为泼尼松口服，或开始即口服泼尼松40～60mg/d，通常1～2个月减至10mg/d，根据症状和红细胞沉降率至少维持用药数月。头痛和多发性肌痛通常在用药后数日，甚至数小时显著缓解。使用泼尼松数日后红细胞沉降率开始下降，但很少降至＜25mm/h，红细胞沉降率正常是治疗有效的可靠指标，在1～2年逐渐减量期间红细胞沉降率需维持正常范围。失明通常是不可逆的，但可预防对侧失明。治疗后如头痛和多发性肌痛不缓解，红细胞沉降率不下降，常提示诊断有误。

脑膜炎或脑炎伴头痛的临床表现和治疗有哪些？

脑膜炎（meningitis）是软脑膜弥漫性炎症性疾病，脑炎（encephalitis）是脑实质弥漫性炎症性疾病，常由细菌、病毒或其他炎性感染因子，或由肉芽肿病变、肿瘤或化学刺激等引起。

（1）临床表现：脑膜炎或脑炎患者伴头痛是常见的症状，常为双侧搏动性，枕部或颈项部明显，可因端坐、活动头部，以及咳嗽、喷嚏、压迫颈静脉等增加ICP动作加重；患者可有畏光，头痛多在数小时至数日逐渐进展。脑膜炎患者检查可见脑膜刺激征如颈项强直、Kernig征，病程早期或脑炎患者可不明显。腰椎穿刺可见ICP增高，伴CSF细胞增多、蛋白增高，细菌、结核或真菌性脑膜炎可有葡萄糖、氯化物不同程度降低等，可能提示诊断。

（2）治疗：脑膜炎或脑炎引起的头痛是由于感染性炎症反应所致，宜针对病因应用特效抗生素、抗病毒、抗结核或抗真菌药物治疗，如有CSF压力增高可适当使用脱水剂降颅压。

264

低颅压性头痛和腰椎穿刺后头痛的临床表现和治疗有哪些？

低颅压性头痛（intracranial hypotension headache）是ICP降低（＜70mmH$_2$O）导致脑组织移位下沉，颅内痛敏结构如脑膜、血管和三叉、舌咽、迷走神经受牵拉所致。腰椎穿刺后头痛是最常见的低颅压性头痛，是腰椎穿刺进针处CSF渗漏导致脑压降低，脑室分流术后、脱水、糖尿病酮症酸中毒、尿毒症、全身感染、过度换气及低血压等都可能引起。

（1）临床表现：可发生于任何年龄，特发性低颅压性头痛多见于体弱女性，常出现枕部或额部轻至中度钝痛或搏动样头痛，呈缓慢加重，可伴恶心、呕吐、眩晕、耳鸣、颈僵硬及视物模糊等，多为体位性，常在立位后15min内出现头痛或加重，卧位时减轻或消失。

临床常见腰椎穿刺后头痛，通常与穿刺针大小有关，与放出CSF量无关，腰椎穿刺后大量补液或让患者保持卧床并不能减少头痛的发生；卧位休息后数小时至数日常可自发消退。腰椎穿刺压力＜60mmH$_2$O可确诊，CSF检查通常正常。

（2）治疗：病因治疗包括控制感染、纠正脱水和糖尿病酮症酸中毒。对症治疗可卧床休息，补液2000～3000ml/d；头痛通常用非甾体抗炎药或咖啡因，咖啡因可阻断腺苷受体使颅内血管收缩，增加脑压和缓解头痛。严重或迁延性头痛可用自体血凝贴片（autologous blood clot patch）治疗，应由有经验的医生施行，将自体血15～20ml缓慢注入腰段或胸段硬膜外腔，血液从注射点上下扩展数个椎间隙，压迫硬膜囊和阻塞CSF漏口，可迅速缓解头痛，用于腰椎穿刺后头痛或自发性低颅压性头痛有效率达97%。

265

SAH性头痛的临床表现和治疗有哪些？

SAH（subarachnoid hemorrhage，SAH）多由脑动脉瘤或动静脉畸形（AVM）破裂导致

自发性出血，出血引起 ICP 增高，血液刺激痛敏结构产生头痛。

（1）临床表现

1）SAH 通常突然发病，出现极剧烈的新发的全头痛，患者的经典描述常为"曾经历的最严重的头痛"，无头痛基本可排除 SAH 诊断；发病时常伴一过性意识丧失、呕吐，可能与ICP 突然增高使脑血流骤减，动脉破裂震荡效应有关。发病前数周可因前期小量出血或动脉瘤受牵拉，患者或有过轻微的警戒头痛（sentinel headache）。AVM 破裂引起 SAH 头痛可不剧烈，头痛强度一般数日不变，约 2 周时开始缓慢消退；头痛复发常提示再出血（rebleeding）的可能。

2）检查可见脑膜刺激征，如颈项强直、Kernig 征，动脉瘤破裂通常不出现局灶性神经体征，后交通动脉瘤压迫动眼神经麻痹是例外，AVM 破裂破坏脑组织可导致轻偏瘫、失语或视野缺损等；约 20% 的病例可见玻璃体下视网膜出血，也提示 SAH 诊断；可见双侧展神经麻痹或双侧病理征，是 ICP 增高引起的非定位体征。脑 CT 检查可确定约 90% 以上的动脉瘤破裂出血，可能提示出血来源，在发病当日检查或有意识障碍患者阳性率高。

（2）治疗：SAH 头痛治疗主要针对血压和 ICP 增高，患者应绝对卧床休息，床头抬高 15°～20°，头痛可适量给予镇痛药和镇静药，避免用抗血小板药。高血压患者宜将血压适当降至 160/100mmHg，通常卧床休息及镇静可能有效。动脉瘤性 SAH 死亡率较高，应及时做脑血管造影和介入或手术治疗。

266

急性脑卒中引起头痛的临床表现和治疗有哪些？

（1）脑出血（intracerebral hemorrhage）：高血压性脑出血患者发病前无预警症状，患者常在清醒或活动中发病，可突然出现较剧烈头痛、呕吐，可见偏瘫、失语等定位体征或意识障碍。大量脑出血可伴头痛，是血肿压迫痛敏结构所致。壳核及丘脑出血是脑出血的两个最常见部位，两者被内囊后肢分隔，壳核出血常伴运动功能缺失，丘脑出血导致较明显感觉障碍；小脑出血出现后枕部头痛、呕吐、头晕是特征性症状。脑 CT 检查常见基底节、丘脑、小脑或皮质下白质等血肿。

（2）缺血性卒中（ischemic stroke）：一般可有轻至中度非搏动性头痛，位于病变侧半球，颈动脉闭塞通常产生额部（三叉神经分布区）疼痛，颅后窝卒中常见枕部头痛；头痛常见于脑梗死和脑栓塞，腔隙性梗死很少见，约半数短暂性缺血发作（TIA）患者伴头痛。需注意视网膜动脉栓塞或大脑后动脉闭塞导致的头痛，以免将伴视觉损害的患者误诊为偏头痛。

（3）治疗：脑出血伴头痛通常由于 ICP 增高，应脱水降颅压治疗。脑梗死伴头痛可使用镇痛药缓解症状，大面积脑梗死伴发脑水肿也需脱水治疗；大量脑出血和严重脑梗死如因脑水肿出现脑疝迹象应立即手术去颅瓣减压。

创伤后头痛的临床表现和治疗有哪些？

创伤后头痛（posttraumatic headache）是脑外伤后出现的严重的慢性持续性或间歇性头痛，常持续数日或1～2周。

（1）临床表现

1）慢性硬膜下血肿头痛（headache of chronic subdural hematoma）：常在外伤后数周以上出现位置深在的持续性一侧头痛或全头痛，伴困倦、意识模糊、昏迷、偏瘫及局部性癫痫等，头痛发作呈增多与加重趋势。应注意轻微的头外伤，常被患者忽视或遗忘。

2）外伤后紧张不安综合征（syndrome of posttraumatic nervous instability）：头痛是突出的症状，常伴有头晕、易疲劳、失眠、注意力不集中、紧张、易激惹、激动和颤抖等，头痛及伴发症状颇似紧张型头痛。头皮撕裂伤瘢痕处触痛或剧痛则属于外伤性神经痛（traumatic neuralgia）。

3）颈部挥鞭样损伤（whiplash injuries of the neck）：常见于车祸时躯干突然向前或向后剧烈冲击，由于惯性作用使头部落后于躯干运动，寰枕关节和颈椎发生甩鞭样过伸、过屈或旋转运动导致损伤，枕颈关节韧带和肌肉过度牵拉与撕扯常导致一侧或双侧耳后或枕部疼痛，严重者发生寰椎骨折、脱位、颈髓及下位脑干损伤等，但颈椎间盘及神经根极少受累。

4）外伤后自主神经障碍性头痛（posttraumatic dysautomonic cephalagia）：外伤后出现一侧剧烈发作性搏动性头痛，颇似偏头痛或丛集性头痛，伴同侧瞳孔散大和面部多汗，发作间期偶可见交感神经受损如睑裂变小、上睑下垂及瞳孔缩小，常见于颈动脉鞘区软组织损伤。

（2）治疗

1）硬膜下血肿头痛出现ICP增高症状时通常应手术治疗，首选钻孔引流，如治疗及时，疗效较好；慢性硬膜下血肿应施行开颅血肿清除术。颈部甩鞭样损伤主要应针对病因治疗，并给予对症治疗。

2）外伤后紧张不安综合征采取心理治疗，医生应反复解释和保证疾病的良性性质，并应用抗抑郁药，反复局部注射1%普鲁卡因5ml可减轻神经痛。外伤后自主神经障碍性头痛使用β受体阻滞剂普萘洛尔常可使症状迅速缓解。

268

脑肿瘤头痛的临床表现和治疗有哪些？

脑肿瘤（brain tumor）的占位效应常导致ICP增高和头痛，头痛是脑肿瘤最常见的症状，中老年人新发的头痛应高度关注脑肿瘤的可能，但约有半数脑肿瘤患者可不出现头痛。

（1）临床表现

1）脑肿瘤常引起位置深在的轻至中度全头痛，呈非搏动性钝痛或为爆裂样疼痛，呈持续性或间断性，常位于双额部，病变侧较重，改变体位或增加ICP动作如咳嗽、打喷嚏及用力排便可加重，晨醒时头痛明显，起床活动后减轻。头痛呈持续进展，每次发作持续数分钟或数小时，每日可发作数次，头痛加重可伴恶心呕吐，突发喷射样呕吐常见于脑肿瘤。如从一侧头痛变为双额或双枕部常提示ICP增高，如早期出现剧烈头痛并迅速进展常提示恶性脑肿瘤生长迅速，头痛较晚出现并较轻提示为相对良性肿瘤。

2）头痛部位可能提示脑肿瘤的偏侧或部位，如小脑幕上肿瘤（supratentorial tumors），头痛常见于视乳头水肿之前，头痛多位于两耳间连线前部或前额部；在出现视乳头水肿后头痛通常变为全头痛。颅后窝肿瘤（tumors of posterior cranial fossa），头痛出现的早且剧烈，多位于两耳间连线后部或后头部，可向颈部及前额部放散。蝶鞍区肿瘤（tumors of sella turcica area）常引起眼球后或双颞部头痛。脑室系统肿瘤（tumors of ventricular system）：头痛轻重常随体位改变，可能因Monro孔CSF通路阻塞和脑积水。脑室内或脑室周围肿瘤常见发作性剧烈头痛，数秒达到高峰，持续数分钟至1小时，可很快缓解。第三脑室胶质样囊肿典型为反复发作性头痛，伴意识水平减低或丧失。脑实质肿瘤、颅咽管瘤、松果体瘤及小脑肿瘤等也可出现发作性头痛。癌性脑膜炎引起头痛常伴脑神经麻痹体征。下丘脑或垂体肿瘤可引起头痛伴体温调节紊乱、异常情绪、渴感或食欲改变等。

3）疑诊脑肿瘤应做脑CT或MRI检查，如脑MRI无强化或可排除脑肿瘤。

（2）治疗：脑肿瘤头痛重点在于治疗原发病，根据良性或恶性肿瘤、原发性或转移性及病理分级等，采取手术切除、放疗和化疗等，手前可适当给予脱水剂减轻头痛或预防脑疝形成。

269

老年人头痛的临床表现和治疗有哪些？

老年人头痛（headaches in the elder）病因较多，尚无确切分类。

（1）临床表现

1）老年人头痛多为紧张型头痛（约＞40%），女性较多见；也可见创伤、卒中、脑肿瘤、脑动脉炎和严重高血压等引起的头痛。咳嗽性头痛和丛集性头痛可见于某些老年男性，老年人新发的头痛应高度怀疑脑肿瘤。

2）临床上遇到老年人严重持续性头痛，伴颞动脉变粗变硬、触痛及搏动消失，咀嚼时下颌疼痛或僵硬，红细胞沉降率显著加快，高度提示为巨细胞动脉炎。这是老年人头痛最易被忽视的病因，其最大风险是导致失明。

3）睡眠性头痛（hypnic headache）常见于老年人，有丛集性头痛夜间发作特点，白天小睡时也可发生；但为双侧性，不伴流泪、流涕，与偏头痛也不相同；病因不明，通常不治疗症状可自行消失。

4）老年人需注意药物引起的头痛，如老年人用溴隐亭、硝酸甘油等可引起头痛，滥用镇痛药也是老年人慢性头痛的高危因素。

（2）治疗：头痛对症治疗应用对乙酰氨基酚及非甾体抗炎药通常有效，如伴有抑郁、焦虑可用抗抑郁药如舍曲林、西酞普兰、氟西汀或阿米替林等，抗焦虑药如劳拉西泮、丁螺环酮等；失眠可用苯二氮䓬类如地西泮2.5～5.0mg口服。部分老年人头痛睡前服用碳酸锂300mg有效。

270

药物过量性头痛的临床表现和治疗有哪些？

药物过量性头痛（medication overuse headache，MOH）也称药物滥用性头痛或反跳性头痛，是偏头痛或其他头痛患者过度使用抗偏头痛药如曲普坦类和镇痛药所致。

（1）临床表现：患者大多为女性，男女患病率为1:3.5，30岁以上多见。患者常有慢性特发性头痛病史，长期服用镇痛药，有焦虑、抑郁或药物滥用家族史。MOH的特发性头痛65%为偏头痛，27%为紧张型头痛。药物过量性头痛常表现为慢性每日头痛综合征，头痛每天或几乎每天发生，每天都用急性对症药物，头痛特点是每月至少出现15天，至少持续3个月。

（2）治疗：应立即停用曲普坦类和镇痛药，试用皮质类固醇对戒断性头痛治疗可能有用。预防性用药可减少头痛发作频率，从而减少镇痛药摄入，可用托吡酯、丙戊酸、加巴喷丁、左乙拉西坦、氯硝西泮等。

戒断治疗，常见的戒断症状如头痛加重、恶心、呕吐、低血压、心率减慢、睡眠障碍、烦躁不安和焦虑等，可适当使用抗抑郁药、抗焦虑药，恶心、呕吐者可用甲氧氯普胺，呕吐明显者可能需要补液。

271

咳嗽和用力性头痛的临床表现和治疗有哪些？

咳嗽和用力性头痛（cough and exertional headache）是指在咳嗽、打喷嚏、大笑、举重物、弯腰和用力排便时出现的一过性剧烈头痛。

（1）临床表现：原发性咳嗽性头痛发生在咳嗽后的瞬间，头痛剧烈如爆裂样，常立刻达到高峰，数秒到数分钟后消退。用力性头痛常位于前头部，或可在枕部，单侧或双侧，40岁以上多见。常见于开始用力的1～2s，持续数秒至1min。常在数月或1～2年内复发，也可消失。举重者头痛（weight-lifter's headache）也是用力性头痛，可只发作一次或在数月内反复出现，每次持续数小时或数日，常疑诊为SAH。

（2）治疗：患者应治疗咳嗽，避免用力或运动过度导致头痛发作。用力性头痛可试用非甾体抗炎药，如吲哚美辛75～150mg/d，口服，对控制用力性头痛有效；需注意吲哚美辛不能与阿司匹林合用，偶可见粒细胞减少、血小板减少等骨髓抑制不良反应，也可应用麦角胺类及苯乙肼等治疗。

272

性交性头痛的临床表现和治疗有哪些？

性交性头痛（coital headache）常见于男性，发作频率与性交频率有关，通常为良性预后。

（1）临床表现：性交性头痛表现为在性兴奋时即出现紧张型头痛，常见双侧头部钝痛，疼痛随性兴奋而加重；也可表现为性交时出现头痛，常在临近性高潮或性高潮时突发剧烈的头痛，呈搏动性或破裂样，可持续数分钟或数小时。由于性交头痛发作迅速和剧烈，临床常怀疑动脉瘤破裂。由于性交用力也可能发生高血压性脑出血、动脉瘤或血管畸形破裂，需注意鉴别。

（2）治疗：患者宜采取心理治疗及放松疗法。性交性头痛如反复发生，可在性交前口服吲哚美辛（消炎痛）75mg，作为预防性治疗可能有效。曲坦类（Triptans）是5-羟色胺受体激动剂，如佐米曲坦、利扎曲坦等也可用于性交头痛急性期和预防用药。

273

月经相关性偏头痛的临床表现和治疗有哪些？

月经相关性偏头痛（menstrual associated migraine）通常与雌激素周期和激素水平下降有关。

（1）临床表现：患者偏头痛样发作症状常发生在月经来潮之前2日到月经期前3日，在连续3个月经周期中，患者至少有2次发作，或表现为偏头痛合并紧张型头痛。

（2）治疗：在月经期前1周服用非甾体抗炎药吲哚美辛75mg，每日1～2次；乙酰唑胺250mg，每日2次，通常有效。抗偏头痛药物对月经性偏头痛都有良好的疗效；头痛持续存在或加重时，在月经期前数日服用普萘洛尔10mg，每日3次，也可能有效。月经不规律、偏头痛发作频繁、明显影响日常生活和工作的患者，常规治疗效果不佳可考虑应用睾酮衍生物达那唑（danazol）或雌二醇（estradiol）制造人工周期，可能有效。

274

头痛的伴发症状对临床诊断的提示意义有哪些？

头痛的伴发症状常可提示某些疾病，有助于临床诊断。

（1）伴视力障碍：有先兆的偏头痛发作前可出现视觉先兆，如闪光性暗点、偏盲等。眼源性头痛如青光眼（glaucoma）出现视野缺损和视力下降，常伴头痛和眼球疼痛，是病理性眼压增高所致。基底动脉型偏头痛发作前可出现双眼黑矇；后循环缺血（PCI）由于枕叶缺血引起头痛和短暂性双眼视力障碍。前额眶区肿瘤可出现Foster-Kennedy综合征，肿瘤侧头痛伴视神经萎缩和视力减退。后交通动脉瘤、结核性脑膜炎和蛛网膜炎可见头痛伴动眼神经麻痹和出现复视。

（2）伴呕吐：可见于偏头痛，如有先兆的偏头痛、无先兆的偏头痛和基底动脉型偏头痛等。常见于脑出血、SAH、脑膜炎和脑炎，以及脑肿瘤、脑脓肿和慢性硬膜下血肿等颅内压增高综合征。

（3）伴精神症状：常见于额叶肿瘤、各种类型脑炎或脑膜脑炎，HSV脑炎较常见淡漠、欣快等精神症状，紧张型头痛患者常见紧张、焦虑和抑郁等。

（4）伴剧烈眩晕：多见于颅后窝病变，如小脑或桥小脑角肿瘤、耳源性小脑脓肿、后循环缺血等。第三脑室邻近肿瘤、脑室内肿瘤、颅后窝和高颈髓病变在变换体位时常使头痛、头晕加重，或出现意识障碍。头痛伴自主神经症状，如面色苍白、多汗、心悸、呕吐和腹泻多见于偏头痛；伴脑神经麻痹和定位体征见于脑肿瘤、脑出血、脑梗死、硬膜下血肿、SAH或脑动脉瘤等；伴发热、颈强、皮疹等见于各种脑膜炎或脑炎、结缔组织疾病、莱姆病和血管炎等。

275

红绀病性头痛的临床表现和治疗有哪些？

红绀病性头痛（erythrocyanotic headache）是见于红斑肢痛病（erythromelalgia）的罕见症状。可因肥大细胞增殖，产生组胺、肝素和血清素所致；也见于类癌瘤（carcinoid tumors）、分泌血清素的肿瘤、部分胰岛肿瘤和嗜铬细胞瘤。

（1）临床表现：红斑性肢痛病常在20～40岁发病，男性较多，多见双足趾和足底发红肿胀，伴难以忍受的烧灼痛，多在夜间发作或加重，持续数小时，晚期可扩展到手指和手掌，诱因为环境高温、站立等，静卧、抬高患肢和浸泡于冷水中可缓解。红绀病性头痛偶可见于红斑性肢痛病晚期患者，在手指变红、麻木时发生剧烈的弥漫性搏动性头痛，常在从熟睡转醒时发作。

（2）治疗：急性期宜卧床休息，抬高患肢，局部冷敷或浸泡于冷水缓解肢痛，控制原发病的发作。对症治疗可用地西泮5mg，每日2次；吲哚美辛75mg，每日2次口服。

276

颈源性头痛的临床表现和治疗有哪些？

颈源性头痛（cervicogenic headache）是由于上位颈椎病变，如黄韧带钙化、后纵韧带病变和寰枢关节风湿关节炎等所致，患病率为1.0%～4.1%，C_1～C_3脊神经结构受损是颈源性头痛的解剖学基础。

（1）临床表现：首先出现枕颈部痛，随之扩展到病变侧额颞和眶部，颞部多见，多以单侧头痛为主，为钝痛、胀痛或牵拉样痛，颈部活动、劳累或处于不良姿势时头痛加重，间歇性发作，每次持续数小时至数日，颈部僵硬，活动受限，可伴同侧肩部和手臂痛，伴恶心、头晕和耳鸣。下位颈椎病变，如间盘病变或关节突异常引起同侧手臂或肩部痛。检查可见患侧颈肌僵硬、活动受限，伴椎旁压痛，牵引头颈部疼痛可减轻；X线平片和MRI检查可提供颈椎病证据。

（2）治疗：急性颈源性头痛宜采取颈部制动如使用软领固定，使用镇痛药、非甾体抗炎药，中枢性肌肉松弛剂替扎尼定（Tizanidine）、巴氯芬（Baclofen）等，合并神经病性疼痛可选择抗癫痫药如加巴喷丁（Gabapentin）、普瑞巴林（Pregabalin），或三环类抗抑郁药如阿米替林（Amitriptyline），以及文拉法辛（Venlafaxine）、度洛西汀（Duloxetine）等。可根据疼痛部位选择神经阻滞，颈部旋转疼痛加重可行寰枢关节注射。

277

眼源性头痛的临床表现和治疗有哪些？

眼源性头痛（oculogenic headache）是眼科疾病引起的，常见于屈光不正、眼部带状疱疹、急性虹膜炎和急性青光眼等。

（1）临床表现：典型表现为一侧额顶部、额颞部或额眶部阵发性搏动性跳痛，常伴有恶心、呕吐。

1）屈光不正（ametropia）：如散光、远视和斜视等常引起眼眶痛和前头痛，由于眼内肌、眼外肌过度收缩疲劳所致，用眼看书时尤为明显，休息可以减轻；但单纯近视因眼肌收缩也不能改善视力，通常不出现头痛。

2）眼部带状疱疹（zoster ophthalmicus）：常见一侧前额皮肤发红有簇状小疱疹，伴眼睑水肿、红眼、剧烈眼痛和头痛。

3）急性虹膜炎（acute iritis）：可引起剧烈的眼痛伴畏光，经裂隙灯检查可确诊。

4）急性青光眼（acute glaucoma）：发作时常见前额部剧痛，伴恶心、呕吐，易误诊为偏头痛，发作时伴视力锐减，光周晕轮，睫状体充血，瞳孔散大及强直，眼压增高，通常＞40mmHg。慢性青光眼患者凌晨时常因眼压增高痛醒，光线暗时瞳孔散大易引起头痛，可见睫状体轻度充血，检测眼压增高。

（2）治疗

1）屈光不正患者应矫正视力；眼部带状疱疹需用抗疱疹病毒药，增强机体抵抗力。急性虹膜炎应立即扩瞳，解除睫状肌、瞳孔括约肌痉挛，防止虹膜后粘连，使用睫状肌麻痹剂后马托品，以及迅速抗感染治疗，防止眼组织损伤和出现并发症。急性青光眼使用缩瞳药缩小瞳孔，使房角开放，迅速降低眼压，炎症控制后可手术治疗。

2）病因治疗是眼源性头痛最有效的疗法，如屈光不正可验光配镜予以纠正；急性闭角性青光眼最易致盲，必须紧急处理，如使用缩瞳剂，碳酸酐酶抑制剂醋氮酰胺0.25g，每日2～3次口服；或20%甘露醇静脉滴注迅速降低眼压，待眼压下降后适当选择手术治疗。对症治疗可服镇痛药如吲哚美辛、洛索洛芬，必要时用卡马西平，或辅以地西泮、文拉法辛消除精神紧张和焦虑，配合针灸和物理疗法。

278

鼻、耳、面颌和牙源性头痛的临床表现和治疗有哪些？

鼻、耳、面颌和牙源性头痛通常源于原发病变的直接扩散痛或牵涉痛，或由于继发性肌收缩所致，通常病因明确，局部症状明显。

（1）临床表现

1）急性鼻窦炎常引起受累额窦或上颌窦局限性疼痛、触痛及叩击痛，筛窦或蝶窦炎引起鼻后深部中线疼痛，由于鼻黏膜肿胀堵塞鼻窦出口，窦内空气吸收形成负压，使黏膜静脉扩张引起真空性鼻窦头痛，睡眠中鼻和鼻窦分泌物引流不畅，常在晨醒时出现头痛，起床活动后减轻，向前俯身、咳嗽或打喷嚏时可加重；慢性鼻窦炎患者也可出现头痛，并可合并偏头痛或紧张型头痛。如头痛合并鼻通气不良和鼻出血应高度怀疑鼻咽癌，需行咽部活检。

2）耳源性头痛应注意颅内合并症如脑脓肿、化脓性脑膜炎及耳源性脑积水等，如头痛持续加重伴ICP增高症状，应做腰椎穿刺和MRI检查确诊。

3）面颌疾病如颞下颌关节功能障碍（temporomandibular joint dysfunction），以耳前部面痛、下颌活动受限、咀嚼肌触痛及下颌活动时"咔哒"声为特征，常伴错位咬合、夜间磨牙，可能因咀嚼肌痉挛所致。拔牙部位感染也可引起疼痛，表现一侧持续疼痛或烧灼感，宜仔细检查。

4）牙源性头痛多为牙痛同侧的偏侧头痛，性质多为跳痛和持续性头痛，伴局部胀热感或沉重感。

（2）治疗：鼻窦炎可用缩血管性滴鼻剂，如0.25%去氧肾上腺素，每2～3小时滴1次，也可用抗组胺药和抗生素治疗，难治性病例可能需要手术做鼻窦引流。耳源性头痛应治疗颅内合并症如脑脓肿、化脓性脑膜炎等。颞下颌关节功能障碍使用非甾体抗炎药、局部热疗、下颌训练，以及夜间用牙垫等可能获益。拔牙部位感染可使用抗生素治疗或行下颌骨刮除术。

279

齿源性或鼻窦源性面痛的临床表现和治疗有哪些？

齿源性或鼻窦源性面痛（facial pain of dental or sinus origin）常见于深部龋齿、牙髓变性、牙周脓肿及鼻窦炎等引起的神经刺激。

（1）临床表现

1）牙神经痛多在夜间最重，伴轻微搏动感，热、冷或压力刺激可引起牙根局部触痛；拔牙或口腔手术常引起三叉神经炎，出现舌及下唇感觉缺失，咬肌和翼肌力弱等。齿源性或鼻窦源性面痛常伴上、下颌不适感。

2）鼻窦炎引起的面痛表现不同，如前组鼻窦（上颌窦、额窦、前筛窦）炎，疼痛部位在前额部；后组鼻窦（后筛窦、蝶窦）炎疼痛位于头顶或后枕部。

（2）治疗：齿源性或鼻窦源性面痛应治疗原发病，牙神经痛多采用牙髓去神经治疗；牙周脓肿可用局部麻醉阻滞，刮掉感染牙髓骨，应用抗生素治疗消除疼痛。鼻窦源性面痛主要是抗感染治疗，但上颌窦炎必要时需行上颌窦穿刺、冲洗脓液并注入抗生素治疗。

280

非典型面痛的临床表现和治疗有哪些？

非典型性面痛（atypical facial pain）的含义较模糊，通常是指无任何明确原因的面痛。患者多伴有抑郁症、疑病和人格障碍等严重心理疾病。

（1）临床表现：患者多为年轻女性，疼痛常由颜面开始，可向颞、顶、枕部及颈肩部扩散，疼痛多位于一侧面颊深部或鼻部，呈持续性钝痛、刺痛或烧灼痛，较深在、弥散和不易定位，发作缓慢，轻重不一，讲话、咀嚼及吞咽时不诱发，无扳机点，发作时常伴同侧流泪、颜面潮红和鼻塞等自主神经症状。非典型性面痛与慢性偏头痛或慢性丛集性头痛有时难以区分，情绪可能是唯一使疼痛加重的因素。

（2）治疗：应用镇痛药及卡马西平通常无效，局麻药神经阻滞也不能抑制疼痛发作，但许多患者用三环类抗抑郁药或5-羟色胺再摄取抑制剂（SSRIs）有效，无效时合用吩噻嗪类（Phenothiazines）可能有效。

281

其他常见面痛的临床表现和治疗有哪些？

（1）鼻睫神经痛（nasociliary neuralgia）：为鼻源性头痛，Charlin（1931）首先报道，也称查林（Charlin）综合征，是近些年来才备受重视的头痛，是鼻腔病变导致鼻腔内的鼻睫神经分支受压出现的一系列症状。

临床主要表现为从鼻背开始的自发性剧痛，放射至同侧鼻根、鼻外侧、内眦和眶部，或累及颞部，为刀割样或烧灼样疼痛，每次发作持续数秒至数小时，可伴鼻塞、流涕和鼻腔瘙痒。使用1%地卡因液涂鼻腔前上部症状消失为诊断试验阳性。

治疗可用卡马西平0.1g，每日2次；苯妥英0.1g，每日3次；加巴喷丁300mg，每日3次；依据病情可逐渐增量；也可用三环类抗抑郁药或SSRIs等。重症患者可采用鼻睫神经封闭术。

（2）痛性眼肌麻痹：也称Tolosa-Hunt综合征，出现球后及眶周胀痛、刺痛或撕裂痛，伴恶心、呕吐，数日后出现患侧眼睑下垂、眼肌麻痹及光反射消失，数日至数周缓解，肉芽肿病变累及眼运动神经所致。

本病使用糖皮质激素治疗有效。

（3）面部交感神经反射性营养不良（reflex sympathetic dystrophy of the face）：是一种罕见的持续性面痛，常由牙科手术或面部贯通伤引起，表现为剧烈烧灼样面痛，对各种刺激产生痛觉过敏。

本病采用半月神经节反复阻断或切断治疗可能有效。

（4）灼口综合征（burning mouth syndrome）：又称舌灼痛，多见于中老年妇女，舌尖及舌前2/3最常见，以及硬腭、唇黏膜、义齿修复者牙槽嵴等部位，表现为令人烦恼难耐的口部烧灼感，舌烧灼样疼痛、舌痒、舌涩、舌麻及口腔黏膜感觉异常等，口腔黏膜正常。

本病尚无有效疗法，可尝试加巴喷丁合用其他抗癫痫药治疗。

（5）颈-舌综合征（neck-tongue syndrome）：是C_2神经腹侧支受牵位所致，因其含舌本体感觉纤维，表现为突发的颈部或枕部刺痛和麻刺感，伴同侧舌麻木。

治疗可试用卡马西平、苯妥英或加巴喷丁，三环类抗抑郁药和SSRIs等。

282

可逆性脑血管收缩综合征的临床表现和治疗有哪些？

可逆性脑血管收缩综合征（reversible cerebral vasoconstriction syndrome）可能由于颅内交感神经功能障碍导致短暂的脑血管收缩功能失调，也可继发于产后，以及使用大麻等毒品、选择性5-HT再摄取抑制剂及拟交感药物等。

（1）临床表现

1）好发于20～50岁女性，典型表现为出现剧烈的雷击样头痛，数日或数周出现局灶性神经功能缺失症状或体征，或有癫痫发作。头痛发作常有某些诱因，如性行为、体力劳动、Valsalva动作及情绪激动等。不经治疗可自然缓解，之后可不复发。

2）需注意排除引起雷击样头痛的其他疾病，如SAH、脑出血、颈动脉夹层、脑静脉窦血栓形成及颅内感染等。急性期TCD检查可见脑血管痉挛；本病常累及颅内中等动脉，尤其大脑Willis环的近端动脉；MRA、CTA或DSA检查可见典型改变，如脑前循环、后循环动脉呈节段性、多灶性狭窄，可类似串珠样改变，TCD或影像学检查也可能显示血管正常，发病4～12周可恢复正常，医生对本病的认识非常重要。

（2）治疗：由于本病是自限性疾病，注意休息和消除诱因尤为重要，注意避免使用血管活性药等。可用钙拮抗剂尼莫地平40mg口服，每日3次；氯吡格雷75mg/d口服，羟乙基淀粉500ml/d静脉滴注等；给予镇痛药等对症处理。

283

良性特发性颅内压增高性头痛的临床表现和治疗有哪些？

良性特发性颅内压增高（benign idiopathic intracranial hypertension）又称脑假瘤（pseudotumor cerebri），可能由于CSF吸收障碍所致。

（1）临床表现

1）好发于肥胖的年轻女性，出现轻或中度弥漫性头痛，可伴恶心、呕吐、搏动性耳鸣、复视、眩晕及视物模糊等，平卧时明显加剧，可表现为偏头痛，或紧张型头痛的枕部压迫感或弥漫性钝痛，有时可伴面部疼痛。通常视力正常，可有数秒钟短暂的视物模糊，眼底可见中重度视乳头水肿，晚期出现视神经萎缩，视力下降以视野逐渐缩小、中心视力丧失为特征，可伴搏动性耳鸣，展神经麻痹导致复视等。

2）ICP增高症状在半年内为自限性，视乳头水肿可消失，但CSF压力增高持续多年，腰椎穿刺CSF（CSF）初压＞200mmH$_2$O，肥胖个体初压也可达250mmH$_2$O，CSF细胞数及蛋白正常，10%的患者可复发，需与颅内占位病变继发ICP增高鉴别。脑MRI检查可见空蝶鞍、视神经鞘扩张、横窦狭窄等。多预后良好，无后遗症。

（2）治疗

1）肥胖与月经失调妇女应减肥和调整内分泌功能。出现头痛可对症治疗，以降颅压为主，常用碳酸酐酶抑制剂乙酰唑胺（Diamox）500mg口服，每日2次，减少CSF分泌。如单药疗效欠佳或不能耐受时可考虑用呋塞米、托吡酯及糖皮质激素均可能有效，但糖皮质激素不作为常规用药，仅用于急性严重视力丧失患者短期治疗。部分患者对普萘洛尔、地高辛和麦角胺等药物反应较好。

2）药物难治性病例可采取间断性腰椎穿刺放CSF，每次15～20ml，每周1次；CSF分流术和视神经鞘开窗术可用于急性颅内压增高综合征治疗，减轻头痛和保存视力。

内科疾病相关性头痛的临床表现和治疗有哪些？

内科疾病相关性头痛（headaches related to medical diseases）临床较常见。

（1）临床表现

1）高血压性头痛：可能与明显的血管搏动有关，约半数患者主诉头痛，常见于舒张压＞120mmHg的患者，降压后可能缓解。

2）肾透析性头痛：常在肾脏透析后很快出现双侧额部搏动性头痛发作，有时伴恶心、呕吐，可能与血压、血清钠及渗透压下降有关。

3）癫痫发作后头痛：约半数以上癫痫患者在发作后伴发头痛；偏头痛患者在癫痫发作后可能出现典型偏头痛发作。

4）其他内科疾病也可引起头痛，如发热、CO中毒、甲状腺功能减退、库欣病、低血糖症、口服避孕药、急性贫血（血红蛋白＜10g/L），以及慢性肺疾病导致高碳酸血症（常见夜间头痛）等。

（2）治疗：应针对原发病，如控制高血压，纠正高碳酸血症、低血糖和贫血，癫痫发作后头痛可给予对症治疗。肾透析性头痛可能由于透析使血尿素氮迅速下降，脑内尿素氮由于血脑屏障下降缓慢，脑内外尿素梯压差使水分向脑内转移，导致脑水肿加重，目前尚无良策。

三叉神经痛的临床表现和治疗有哪些？

三叉神经痛（trigeminal neuralgia）是三叉神经支配区局限性反复发作的短暂性阵发性剧痛，常见于中老年人。病因可能与微血管压迫三叉神经根导致脱髓鞘病变有关。

（1）临床表现

1）特发性三叉神经痛：多见于40岁以上患者，女性较常见，疼痛典型为一侧性，三叉神经第2或第3支最常见，第1支或双侧受累不足5%，表现为反复发作的短暂性面部剧痛，呈电击样、刀割样和撕裂样，无预兆，突发突止，每次持续数秒至数十秒，间歇期完全正常；说话、咀嚼、刷牙和洗脸或触摸面部某区域如上唇、鼻翼、眶上孔、眶下孔和牙龈等常可诱发，这些敏感区称为"扳机点"，睡眠时极少发作，为了避免发作，患者常不敢进食、洗脸而面容憔悴、情绪抑郁。发作严重可伴同侧面肌抽搐、面红、皮温高、结膜充血及流泪等，又称痛性抽搐。神经系统检查无异常，如发现三叉神经感觉缺失、角膜或下颌反射异常可排除该诊断。病程越长，发作可能越频繁和严重。

2）继发性三叉神经痛：是颅内外器质性病变引起三叉神经继发性损害所致。如MS、脑干肿瘤可能出现类似的疼痛，发作时间通常较长或为持续性，多无扳机点。年轻患者检查发现神经系统异常如三叉神经支配区感觉减退、角膜反射迟钝、咀嚼肌无力和萎缩或双侧症状应考虑症状性。脑MRI、MRA检查多为正常。

（2）治疗

1）药物治疗：对特发性三叉神经痛有效，首选卡马西平（Carbamazepine），自小剂量开始，常用0.6g/d，分3次服，最大剂量1.0g/d；尽量用最低有效剂量维持，孕妇忌用；常见不良反应如头晕、嗜睡、口干、恶心、消化不良、行走不稳等，偶见皮疹、白细胞减少、共济失调、复视、肝功能损害等需停药。奥卡西平（Oxcarbazepine）0.6～1.8g/d，分2～3次服，疗效相同。苯妥英（Phenytoin）250mg静脉注射可终止急性发作，200～400mg/d口服或必要时与卡马西平合用有效。难治性病例可试用拉莫三嗪400mg/d，巴氯芬10mg，每日3次或20mg，每日4次。

2）微血管减压术：用于药物治疗失败或失效的患者，无须切断神经可取得镇痛效果，近期疗效80%以上；常见的并发症如听力减退、面部感觉迟钝、展神经及面神经暂时麻痹等。

286

舌咽神经痛的临床表现和治疗有哪些？

舌咽神经痛（glosspharyngeal neuralgia）是一种少见的面痛综合征，常表现为舌咽神经、迷走神经耳支、咽支感觉分布区发作性剧痛，性质类似三叉神经痛。

（1）临床表现

1）通常在35岁后发病，稍早于三叉神经痛，临床较罕见。疼痛常见于一侧口咽部、扁桃体弓、舌根或耳道深部等舌咽神经分布区，疼痛类似三叉神经痛，呈发作性撕裂样、闪电样或烧灼样剧痛，阵发性或较持续，每次发作数秒至1min，每日发作数次，咽喉疼痛可放射至耳部，咀嚼、吞咽、咳嗽、打哈欠、打喷嚏、清咽、擤鼻子、触碰耳朵或讲话可诱发，也可由食甜、酸、冷、热引起，可伴面色苍白、流泪、出汗、流涎、一侧瞳孔散大、耳鸣、眩晕、低血压、晕厥、抽搐，甚至心搏骤停；发作间期正常。

2）偶见缓慢性心律失常导致心源性晕厥伴发舌咽神经痛；如出现双侧疼痛、异常神经系统体征或其他非典型表现，应注意筛查MS、小脑桥脑角肿瘤和鼻咽癌等，可能模拟舌咽神经痛症状。

3）检查无异常神经系统体征，舌咽神经运动及感觉功能正常，咽部、舌根及扁桃体可能有疼痛触发点。常规MRI不能显示异常，高分辨率MRI可能发现微血管压迫舌咽神经。

（2）治疗：首选药物治疗，与原发性三叉神经痛相同，服用卡马西平或苯妥英可明显缓解疼痛。应用局部麻醉药如10%利多卡因注射到扳机点区可能阻断疼痛反应。出现心血管症状时首选阿托品。药物治疗无效或失效的病例可考虑微血管减压术。

蝶腭神经痛的临床表现和治疗有哪些？

蝶腭神经痛（sphenopalatine neuralgia）是罕见的面部神经痛。蝶腭神经节位于翼腭窝上方，包括来自岩浅大神经的副交感神经、来自岩深神经的交感神经，以及来自三叉神经第2支感觉神经，分布于鼻黏膜、鼻中隔、腭部、鼻咽、扁桃体及上牙龈，司一般感觉和腺体分泌，副交感纤维支配泪腺分泌。筛窦蝶窦感染、鼻中隔偏曲、鼻甲肥大及鼻咽炎症等可能为蝶腭神经痛发作的诱因。

（1）临床表现：常见于30～50岁的女性，呈剧烈的烧灼样、刀割样或钻痛样疼痛，位于鼻根、眼后部及颧部，可牵扯同侧眼眶、颊部、上颌、上腭及上牙龈，向额颞及乳突部放散，无扳机点，多为一侧性，也可见双侧，发作时伴患侧鼻黏膜充血、鼻塞、流涕及打喷嚏等，可伴三叉神经上颌支感觉减退或感觉过敏；每日发作数次至数十次，每次持续数分钟至数小时，甚至数日。

（2）治疗：去除病因，如控制鼻窦、牙根感染等。药物治疗与三叉神经痛相同。应用2%硝酸银或0.5%乙醛涂搽鼻黏膜可能缓解症状。重症病例可行蝶腭神经节封闭术，应用无水酒精或可卡因注射。

凿冰样疼痛的临床表现和治疗有哪些？

凿冰样疼痛（icepick-like pain）也称原发性针刺样头痛，疼痛通常位于三叉神经第一支分布区或三叉神经分布区以外的头皮，表现为极短暂的锐利性剧痛。

（1）临床表现

1）疼痛发作可为单次性、反复性或丛集性，位于头皮一个孤立点或散在分布。表现瞬间的头部电击样或戳刺样疼痛，偶有一连串发作，剧烈程度常使患者不自主地退缩，1s或持续数秒迅速消失，不伴恶心、呕吐和流泪等自主神经症状。凿冰样疼痛较常见于偏头痛和丛集性头痛患者，但也可出现于无头痛史的患者。

2）凿冰样疼痛需注意与冰淇淋头痛鉴别，是吃冰淇淋或喝冷饮等冷刺激诱发的头痛，持续10～60s自发缓解，无须治疗。

（2）治疗：如发作频率低，能自行缓解多不需治疗。如疼痛剧烈、常反复发作的患者通常给予吲哚美辛25～50mg，每日3次有效；也可用加巴喷丁400mg，每日2次口服；或褪黑素3～12mg，睡前服。

289

枕神经痛和第三枕神经头痛的临床表现和治疗有哪些？

（1）枕神经痛（occipital neuralgia）是枕大神经、枕小神经，或偶因耳大神经、颈皮神经或锁骨上神经受损导致的枕部神经痛。

1）临床表现：可见后枕部阵发性剧痛，疼痛呈刀割样、针刺样、撕裂样、烧灼样、闪电样，或为持续钝痛伴阵发性加剧，可间歇发作，向头顶（枕大神经）、乳突（枕小神经）及外耳道（耳大神经）放射，活动颈部、咳嗽及打喷嚏时加剧。患者常诉神经分布区头皮触痛，对触摸头皮很敏感，不敢梳头、戴帽子或用枕头。检查可见枕外隆凸、枕大神经、枕小神经径路有触痛，枕神经分布区感觉过敏或轻度感觉缺失。需排除上段颈椎病、环枕畸形、脊髓肿瘤或转移瘤、脊柱结核、骨关节炎、风湿病和糖尿病等也可引起枕部疼痛；枕大神经耳区或枕部疼痛也见于部分无先兆的偏头痛患者，横窦血栓形成是儿童耳痛的常见病因。MRI检查可鉴别颈枕区病变。

2）治疗：首选卡马西平0.1～0.2g，每日2～3次；苯妥英钠0.1g，每日3次，或合用氯丙嗪25～50mg口服。流感、上呼吸道感染及扁桃体炎继发枕神经痛，可试用泼尼松30～40mg口服，每日1次，连用3～5天；甲钴胺500～1000μg/d，肌内注射，10～15次为1个疗程。三环类抗抑郁药去甲替林50mg睡前口服有效。可用针刺疗法、超短波及碘离子透入。肉毒素A注射可减轻剧烈疼痛。

（2）第三枕神经头痛（third occipital nerve headache）是由C_2～C_3椎间关节退行性变或外伤后关节病变压迫C_3神经分支所致。

1）临床表现：表现为一侧枕部及枕骨下疼痛，约27%的甩鞭样损伤后可出现颈枕部痛，是常见的第三枕神经头痛。在荧光透视检查下经皮阻滞第三枕神经，如颈枕部痛和头痛消失可诊断。

2）治疗：应用非甾体抗炎药可缓解疼痛，如布洛芬（Ibuprofen）300mg，每日2次；洛索洛芬钠60mg，每日2次。在第三枕神经的椎骨关节突注射糖皮质激素，可能获得数周至数月的持续缓解。

290

疱疹后神经痛的临床表现和治疗有哪些？

疱疹后神经痛（postherpetic neuralgia）是水痘-带状疱疹病毒复活或感染三叉神经和半月神经节，出现带状疱疹并产生剧烈疼痛。

（1）临床表现

1）带状疱疹（herpes zoster）常见于50岁以上患者，随着年龄增长越常见，免疫功能低下和白血病、淋巴瘤患者易于罹患。疱疹后神经痛以持续的剧烈刺痛、烧灼感或感觉迟钝为特征。最常累及三叉神经第1支，疼痛位于一侧前额，可见外耳道、耳郭、眼和上腭疱疹或结痂，也常见于胸段脊神经分布区胸背部疱疹，老年人常见顽固的持续性灼痛，疼痛难忍。

2）检查疼痛区皮肤可见针刺敏感性降低，三叉神经分布区带状疱疹主要并发症是角膜感觉减退，伴瞬目反射受损，导致角膜磨损、瘢痕形成，最终导致视力丧失。大多数患者1～2个月症状消失，部分患者疱疹后神经痛持续数月至数年。

（2）治疗

1）带状疱疹可口服阿昔洛韦（Acyclovir）800mg，每日5次；泛昔洛韦（Famciclovir）或伐昔洛韦（Valacyclovir）治疗，7～10天可能减轻，但不能减轻疱疹后神经痛。急性出疹期口服泼尼松60mg/d，2周并快速递减，可能减少急性疱疹性疼痛发生率，但不能减轻疱疹后疼痛。

2）三环类抗抑郁药如阿米替林（Amitriptiline）50～150mg/d，口服，可有效减轻疱疹后神经痛，去甲替林或地昔帕明也有效；三环类与吩噻嗪类合用可能疗效更佳。加巴喷丁1800～3600mg/d口服，卡马西平、苯妥英及普瑞巴林等也有效。

3）局部治疗应用2.5%利多卡因-丙胺卡因膏剂、5%利多卡因凝胶或皮肤贴剂有效，局部用0.075%辣椒辣素（Capsaicin）膏剂或8%贴剂也有效，辣椒辣素是一种瞬时性受体电位阳离子通道（transient receptor potential cation channel，TRPVI）拮抗剂，耗竭周围感觉神经元的疼痛介导肽类如P物质、降钙素基因相关肽等，但有皮肤刺激性。难治性病例鞘内注射甲泼尼龙40mg，每周1次可能减轻疼痛。

291

耳痛的常见病因和治疗有哪些？

耳痛（otalgia）是指局限于一侧耳内和耳周的疼痛，临床较少见。

（1）常见病因

1）意识清醒患者在脑外科手术时刺激三叉神经、面神经、舌咽和迷走神经均可引起耳痛，耳道或耳的感觉支配主要来自枕大神经（C_2、C_3）神经根。

2）鼻咽部肿瘤和椎动脉瘤可能引起耳痛，低位丛集性头痛、舌咽神经痛也可引起，也可见于龋齿、牙齿脓肿、外伤性颞下颌关节囊炎、下颌关节软骨挫伤、颈淋巴结炎、急性腮腺炎、扁桃体炎和扁桃腺切除术后，以及原因不明的特发性耳痛。

（2）治疗：药物治疗使用卡马西平、苯妥英和普瑞巴林可能有效。

292

颈动脉痛的临床表现和治疗有哪些？

颈动脉痛（carotidynia）是由于颈动脉受压，引起同侧颈面痛的模糊性疼痛。

（1）临床表现

1）好发于年轻人，患者在压迫颈动脉时出现同侧面部、耳周、颌部、牙齿或颈部以下区域的疼痛，可反复发作，发作持续数分钟至数小时，可伴搏动性头痛，疼痛性质类似无先兆的偏头痛。

2）颈动脉痛病程可持续 1 ～ 2 周，具有自限性，发作时活动头部、咀嚼及吞咽均可使疼痛加剧。

（2）治疗：疼痛发作可应用镇痛药，成年期颈动脉痛口服麦角胺（Ergotamine）、5-羟色胺拮抗药美西麦角（Methysergide）和抗偏头痛药物有效。

（张雪梅）

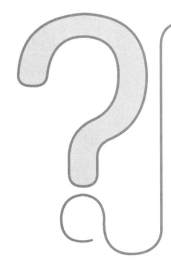

第十章

眩晕和头晕
Vertigo and Dizziness

前庭系统的解剖学和功能有哪些？

前庭系统包括外周前庭感受器和前庭通路。

（1）外周前庭感受器：即前庭器官，包括三半规管和前庭，运动时半规管内的淋巴液沿内淋巴管惯性移动刺激壶腹嵴毛细胞，三半规管通过对旋转运动的加速与减速反应维持姿势反射；前庭的椭圆囊、球囊对直线运动加速与减速、震动、颠簸和体位改变发生反应，辨别运动方向和所处位置。

（2）前庭通路：前庭神经节（vestibular ganglion）是双极感觉神经元胞体（Ⅰ级神经元）在内耳道底聚集形成，周围突来自壶腹的特化感受器毛细胞和来自椭圆囊和球囊的囊斑。中枢突组成前庭神经，经内耳门入颅，在桥脑小脑角处，经桥脑延髓沟外侧部入脑，终止于前庭神经核（vestibular nuclei）（Ⅱ级神经元），上前庭核、外侧前庭核与小脑连接，终止于绒球小结叶；外侧前庭核也经由前庭脊髓束（vestibulospinal tracts）进入同侧脊髓；上前庭核、内侧前庭核经由同侧和对侧内侧纵束（medial longitudinal fasciculi，MLF）到眼肌核和颈髓前角细胞。部分前庭核上行纤维经丘脑腹后核（Ⅲ级神经元）到达顶叶皮质（40区）。

（3）功能：前庭神经向脑干前庭神经核和皮质代表区传导两种信息，耳石刺激椭圆囊和球囊的囊斑，发出脉冲传递头部空间位置信息，三半规管（上、后和外侧半规管）壶腹产生的冲动，传递头部角度旋转信息。皮质根据前庭系统提供的位置平衡（equilibrium）信息，连同来自视觉和本体感觉系统的位置觉信息，加用整合，不断调整偏差，维持躯体平衡，前庭器官病变可产生病理性眩晕。

前庭系统病变症状学和常见病因有哪些？

前庭系统位于内耳，主要负责平衡和空间定位，前庭系统病变可导致眩晕、眼震和平衡障碍。

（1）症状学

1）眩晕（vertigo）：患者感觉旋转、摇晃、坠落或不稳定，可持续数秒至数小时，甚至更长时间，伴空间感迷失和平衡失调，典型表现源于内耳迷路包括三半规管和前庭病变，周围性前庭损伤可在几天内快速调整，即使迷路功能尚未完全恢复，视力可适当补偿迷路维持平衡。良性阵发性位置性眩晕（BPPV）患者常见体位性眩晕（positional vertigo），与特定的头位或体位有关，如躺卧、起床和翻身时诱发，历时极短暂，可伴眼震。

2）眼球震颤（nystagmus）：是眼球快速不自主地左右或上下来回移动，分为水平性、垂直性和旋转性。眼震由于身体加速或减速运动，半规管内淋巴流动引起壶腹嵴兴奋，神经冲动经囊斑→前庭神经→前庭神经核→内侧纵束→动眼、滑车和展神经核→引起眼外肌节律性收缩产生眼震，自发性眼震是病变的征象。外周前庭性疾病冷热水试验阴性，不能诱发生理性眼震。

3）平衡障碍：患者可感到摇晃、不稳定或摔倒，可表现为前庭性共济失调（vestibular ataxia），伴动作笨拙和不协调，常伴有眼震。少数患者可伴听力下降或耳鸣，或伴头痛、出汗增多。

（2）常见病因

1）眩晕常见于梅尼埃病，是一种内耳疾病，表现眩晕、听力损失和耳鸣；前庭神经炎是病毒感染引起眩晕的常见原因，梅尼埃病和前庭神经炎均为自身免疫性疾病，可影响前庭系统。

2）BPPV通常在特定的头位变动时发作，由于耳石脱落进入半规管，导致短暂性眩晕和平衡障碍。

3）CNS疾病如MS、脑炎或脑血管疾病可导致前庭系统功能受损，脑干病变累及眼外肌运动联系纤维内侧纵束、前庭-眼反射通路，以及晕船、中耳炎、头部创伤可累及前庭系统。

4）老年性前庭功能减退，某些药物可对前庭系统产生毒性，如氨基糖苷类抗生素和一些化疗药物也可引起眩晕等症状。

295

眩晕和头晕的临床表现和区别有哪些？

（1）眩晕和头晕临床表现

1）眩晕（vertigo）：是患者对躯体自身或外界环境的运动性错觉，以躯体平衡障碍和空间位置觉感知错误为特征，患者感觉自身或外界物体在旋转、倾斜、升降、摇摆或晃动，伴严重的恶心、呕吐、出汗、眼球震颤和步态不稳。眩晕可分为外周性和中枢性，外周性主要与内耳疾病有关，如梅尼埃病、前庭神经炎等；中枢性与脑梗死、脑炎等大脑疾病有关。

2）头晕（dizziness）：是一种模糊的、不明确的感觉，可为头重脚轻、晕眩、失去平衡或不稳定感、摇摆或衰弱感，可伴视物模糊、站立或行走不稳，但不伴自身或外界物体运动或旋转感。头晕可由多种原因引起，如心血管疾病、贫血、低血糖、低血压、药物不良反应和脱水等。可分为多种类型，如立体恐惧症（恐高症）、晕动症（晕车、晕船等）、心源性头晕（心律失常、心血管疾病引起），头晕临床常见于焦虑症或抑郁症患者伴发的躯体症状，常伴有虚弱无力、失眠和出汗等。

（2）眩晕与头晕的主要区别：见表10-1。

表10-1　眩晕与头晕的主要区别

区别	眩晕	头晕
主观感觉	旋转、摇晃感	头重、晕眩、失衡等模糊的感觉
病因	通常与内耳平衡器官或大脑平衡调节中枢有关	可由心血管疾病、贫血、低血糖、低血压等多种原因引起
常见症状	可伴恶心、呕吐、出汗、眼球震颤和步态不稳	可伴乏力、心悸、出汗、恶心等，但无旋转感
发病状态	常在变换头位或体位时诱发，后循环缺血症状伴血压显著升高常提示眩晕	多在卧床、起床或翻身时出现，常伴有失眠、焦虑、抑郁、出汗和无力等
类型	外周性和中枢性	多种类型，如立体恐惧症、晕动症、心源性头晕等

296

前庭疾病国际分类（ICVD）的架构和眩晕综合征的临床特征有哪些？

（1）前庭疾病国际分类（ICVD）的架构：是由相互关联的四个层面构成的（表10-2）。这表明诊断一种前庭系统疾病需要在四个层面上进行界定，首先是患者的症状、体征，其次是属于哪一类发作形式综合征，再次是符合哪一个疾病的诊断标准，最后是可能的发病机制是什么。

表10-2　前庭疾病国际分类架构

分层	分类	举例
I	症状	眩晕、头晕、前庭-视觉症状（如视振荡）、姿势症状（如不稳）
	体征	眼震、OTR（眼偏斜反应）、VOR（前庭眼动反射）衰竭、倾倒
II	综合征	急性前庭综合征、发作性前庭综合征、慢性前庭综合征
III A	疾病	前庭性偏头痛、梅尼埃病、BPPV（良性阵发性位置性眩晕）、前庭神经炎、PPPD（持续性姿势-知觉性头晕）、多发性硬化、TIA、卒中
III B	机制	遗传性、炎症性、创伤性、血管性等

（2）眩晕综合征（vertiginous syndrome）：通常是指前庭功能障碍导致眩晕、眼球震颤、平衡障碍和共济失调等征象，其临床特征如下。

1）眩晕或头晕：是前庭综合征的核心症状，由于一侧前庭神经病变导致两侧传入冲动不平衡，在大脑皮质产生躯体或环境运动性错觉，伴身体被猛烈抛掷或牵拉感、身体来回移动的视错觉或振动幻视（oscillopsia），以及恶心、呕吐等迷走神经病理兴奋症状。

2）眼球震颤：前庭神经核通过内侧纵束与动眼、滑车和展神经核联系，此前庭眼反射径路受损所致。

3）平衡障碍和共济失调：前庭神经核通过前庭脊髓束与前角细胞联系，此前庭脊髓反射通路受损所致。

目前，前庭综合征和前庭疾病的诊断模式是建立在临床症状和体征-前庭功能评估-结构功能影像学的基础上，核心症状的性质、持续时间、发作形式等对准确的临床诊断是最重要的。

297

前庭疾病国际分类（ICVD）的前庭综合征分类和临床特征有哪些？

ICVD 前庭疾病国际分类（2015）的三种前庭综合征可起到连接症状、体征与具体疾病的桥梁作用，WHO（2018）的国际疾病分类 ICD-11 也采用了这三种综合征的诊断定义。

（1）发作性前庭综合征（episodic vestibular syndrome，EVS）：常见疾病如 BPPV、梅尼埃病、前庭性偏头痛、惊恐发作和 TIA 等；通常表现一过性眩晕、头晕或不稳，持续数秒至数小时或数日，反复发作，通常伴恶心、眼球震颤和突然跌倒等短暂性前庭功能障碍，也可有耳蜗功能或 CNS 功能障碍症状或体征。

（2）急性前庭综合征（acute vestibular syndrome，AVS）：常见于前庭神经炎、急性迷路炎、外伤性前庭损伤、脱髓鞘疾病和脑卒中等；通常急性起病，出现眩晕、头晕或不稳等症状，持续数日或数周，常伴呕吐、眼球震颤或严重姿势不稳，提示新发的前庭功能障碍，也可见耳蜗功能或 CNS 功能障碍症状或体征。AVS 多为单次发作、单相病程的临床事件，但也可见复发缓解或进行性。

（3）慢性前庭综合征（chronic vestibular syndrome，CVS）：常见于恢复较差的单侧前庭病、双侧前庭病，以及小脑变性、颅后窝占位病变等；表现为慢性眩晕、头晕或不稳，持续数月或数年，常伴随振动幻视、眼震或姿势不稳，提示新发的前庭功能障碍，也可见耳蜗功能或 CNS 功能障碍症状或体征。CVS 多为进行性疾病，或为 AVS 后康复不完全。

298

眩晕综合征和非系统性眩晕的病因有哪些？

（1）眩晕综合征：眩晕综合征指一大组由于前庭中枢性疾病、前庭外周性疾病以及前庭小脑径路发生损害，所出现的症候群或综合征。

1）前庭系统病变：是眩晕的主要病因，典型眩晕表现自身或外界物体旋转感或倾倒感，伴严重恶心、呕吐，眩晕与眼震并存是前庭性眩晕的重要体征。前庭周围器官病变产生前庭周围性眩晕，脑干前庭神经核及后循环缺血常引起前庭中枢性眩晕。

2）深感觉系统病变：头部、下肢肌肉及关节本体感受器病变可引起姿态感觉性眩晕，可见于后索病变如脊髓痨等引起的姿态不稳；检查可见深感觉障碍，Romberg征（＋），无眼震。

3）视觉系统病变：如屈光不正、眼肌麻痹和视力减退可引起眼性眩晕，不出现旋转感、自发性倾倒和听力障碍，可能感觉外界环境来回摆动，可有假性眼震，伴复视，无快慢相之分，持续时间长，遮盖患眼后眩晕消失。

（2）非系统性眩晕：是全身系统性疾病引起的。

1）高血压病、脑动脉硬化症及心功能不全等可因脑病变或脑供血不足，引起头晕、视物模糊、站立或走路不稳等，通常不伴旋转感及眼球震颤，不伴恶心、呕吐、出汗等自主神经症状。

2）感染、中毒、贫血及血液病等系统性疾病也可产生头晕、视物模糊、虚弱无力、走路不稳等，可见于多发性神经病、脊髓痨等导致的感觉性共济失调。

3）心因性疾病如抑郁症、焦虑症常伴有躯体障碍，如眩晕、头晕或头痛，或有类眩晕发作，检查无眼震或脑干、小脑体征，常伴失眠、思虑过度、心悸、周身无力和出汗等。

299

前庭周围性眩晕与前庭中枢性眩晕的鉴别诊断有哪些？

前庭周围性眩晕与前庭中枢性眩晕鉴别见表10-3。

表10-3　前庭周围性眩晕与前庭中枢性眩晕鉴别

临床特征	前庭周围性眩晕	前庭中枢性眩晕
病变部位和疾病	前庭器官病变，如梅尼埃病、迷路炎、前庭神经炎、中耳炎	前庭核及上行径路病变，如后循环缺血、小脑、脑干和第四脑室肿瘤，听神经瘤，ICP增高和癫痫
眩晕特点	突发，严重，持续时间短如数十分、数小时、数日	起病较慢，缺血性可急性，不严重，持续时间长如数周、数月至数年
发作与体位关系	变换头位或体位加重，闭目不减轻	与改变头位或体位无关，闭目减轻
眼球震颤	水平或水平加旋转，无垂直性，向健侧注视加重，眼球固定可抑制，呈疲劳性	水平性及旋转性，典型可有垂直性，眼震粗大持续，眼球固定不能抑制，无疲劳性
平衡障碍	站立不稳，两侧摇摆轻，眼球固定可抑制	站立不稳，表现向一侧倾斜，眼球固定不能抑制
自主神经症状	常伴恶心、呕吐及出汗等	症状不明显
耳鸣和听力下降	迷路炎、梅尼埃病可能有，BPPV、前庭神经炎可能无	通常无
神经功能缺失症状	无	可有头痛、ICP增高、脑神经损害、瘫痪和痫性发作等

眩晕患者病史采集的诊断意义有哪些？

临床遇到以眩晕为主诉的患者，采集完整详细的病史是诊断的必要前提，也是鉴别前庭周围性、前庭中枢性和非系统性眩晕的基础。

（1）起病方式和病程有助于推测病因，如突发起病的眩晕和平衡障碍见于脑干、小脑梗死或出血，延髓外侧综合征常以眩晕为首发症状；急性起病的发作性眩晕可能提示椎-基底动脉TIA、梅尼埃病或良性阵发性位置性眩晕（BPPV），后循环TIA通常伴神经功能缺失症状、体征，梅尼埃病通常伴耳鸣和进行性听力丧失，BPPV与变换体位有关。眩晕持续长达数周、数月或数年，起病较慢，症状相对不严重通常提示中枢性眩晕；突发性严重眩晕，伴耳鸣和听力下降，持续时间短如数十分钟、数小时或数日，伴恶心、呕吐和出汗等自主神经症状，常提示前庭周围性眩晕；BPPV与变换头位或体位有关，持续时间极短，一般不超过30s。

（2）病史也提示临床诊断，如高血压、脑动脉粥样硬化和心功能不全患者常出现头晕、视物模糊、站立不稳，表明为头晕而非眩晕。如有感觉通路病变常见于维生素B_{12}缺乏和脊髓痨，亚急性感觉性神经病可见于副肿瘤综合征，提示非系统性眩晕。用药史如长期使用损害前庭或小脑功能药物如乙醇、镇静药、苯妥英、氨基苷类抗生素、奎宁和水杨酸盐也可导致眩晕。患者主要表现为平衡障碍，有家族史，常为遗传变性疾病。

（3）应高度关注一些门诊患者，主诉眩晕、头晕或头痛或有眩晕发作，可伴恶心、呕吐，需留意许多患者有失眠、心悸、心烦、心境压抑、高兴不起来、周身无力和出汗等，检查无神经系统体征，抗抑郁和抗焦虑治疗症状明显缓解。

301

眩晕患者的神经系统检查有哪些？

通过神经系统检查，以期获取对眩晕病因诊断是有价值的体征。

（1）脑神经：眩晕伴眼球震颤是前庭性眩晕最重要的体征，前庭周围性病变多为单向水平性或水平加旋转性眼震，为疲劳性，前庭中枢性病变可见单向或双向水平或旋转性眼震，典型表现可见垂直性眼震，无疲劳性，可伴凝视麻痹，垂直性眼震提示脑干前庭神经核及联系纤维受损，偶因大脑皮质病变。BPPV眼震持续时间短，极易疲劳。耳蜗神经受损如迷路炎、梅尼埃病可见眩晕、眼震伴耳鸣和听力下降，但前庭神经炎、BPPV不伴耳鸣和听力下降。头晕、头痛、平衡障碍伴视乳头水肿和ICP增高提示颅后窝或颅内占位病变，头晕伴球后视神经炎常见于MS、神经梅毒和维生素B_{12}缺乏，头晕伴角膜反射减弱或病变侧面瘫和共济失调常见于桥脑小脑角肿瘤，眩晕伴饮水呛咳、吞咽困难和舌或腭肌无力提示延髓病变，如Wallenberg综合征。

（2）头晕伴共济失调和痉挛状态见于小脑和锥体束受累，如MS、维生素B_{12}缺乏。眩晕伴站立和姿势步态不稳见于前庭病变，头晕伴闭目难立征，向患侧倾倒，见于脊髓后索病变如神经梅毒，可见本体感觉障碍、站立不稳和跨阈步态，高抬足，重落地，黑暗中或闭眼不能行走。

（3）眩晕与变换头位或体位有关，眩晕和眼震持续时间短，易疲劳，可能为BPPV，临床可检查迪克斯-霍尔皮克（Dix-Hallpike）试验、冷热水试验等。

302

迪克斯-霍尔皮克（Dix-Hallpike）试验和冷热水试验的临床意义有哪些？

（1）迪克斯-霍尔皮克（Dix-Hallpike）试验：变换头位或体位时发生眩晕的患者可采用Dix-Hallpike手法诱发位置性眩晕和位置性眼震，确诊耳石症。患者坐在检查台上，头眼向前，然后快速躺下取仰卧位，使头超越检查台边缘并低于水平面45°，观察是否出现眼震，询问有无眩晕，当患者由平卧位再复原至坐位时，再次出现眩晕或双眼反向旋转性眼震为（＋）。患者在保持头眼向右侧转45°及头眼向左侧转45°时，检查者扶持患者头部使之快速从坐位变换为平卧位，头部置于检查台水平以下45°悬垂位，并保持向右或向左45°转头位，经1～5s短暂潜伏期如诱发眩晕和双眼向地的旋转性眼震，持续数秒至30s为（＋）。

Dix-Hallpike试验（＋）是迷路病变耳石症（BPPV）最常见的表现，如保持体位不变反应呈自发缓解趋势（疲劳性），反复置于诱发体位时反应减弱（习服），但中枢性前庭疾病也见位置性眩晕，但眩晕较轻，无潜伏期、疲劳和习服性。

（2）冷热水试验（caloric testing）：试验前应先行耳镜检查，无鼓膜穿孔可施行。患者取仰卧位，头部抬高30°，使外侧半规管变为直立位。每侧外耳道依次灌入冷水（33℃）或温水（44℃）维持40s，两次测试至少间隔5min。温水产生的不适感一般比冷水轻。正常清醒的患者，冷水变温刺激产生眼震的慢相向刺激侧，快相偏离刺激侧；温水刺激反应相反。如灌水不能诱发眼震或眼震较健侧稍慢或持续时间较短，表明该侧迷路、前庭神经或前庭神经核病变。

303

良性阵发性位置性眩晕的病因、临床表现和治疗有哪些？

良性阵发性位置性眩晕（benign paroxysmal positional vertigo，BPPV）是临床最常见的周围性前庭疾病，是源于内耳的周围性眩晕，也称内耳耳石症或迷路耳石病，BPPV的年发病率为64人/10万。Bárány最早（1921）描述了本病，后来Dix和Hallpike做了详细描述，1952年命名为良性阵发性位置性眩晕，并建立了Dix-Hallpike手法诱发试验。

（1）病因：包括壶腹嵴顶耳石症和管石症，壶腹嵴顶耳石症（cupulolithiasis）是耳石脱落黏附于后半规管壶腹嵴，使对重力变化敏感性增加，变换头位时壶腹嵴耳石移位导致眩晕和眼震。管石症（canalithiasis）是耳石颗粒悬浮于半规管长臂内淋巴中，当处于诱发头位时内淋巴流动使壶腹嵴受牵引偏移引起眩晕。

（2）临床表现

1）本病发病年龄为11～84岁，平均54岁，女性较多，可有家族性。患者在特定的头位或体位时，如头后仰或侧倾、起床、躺卧、翻身或头部迅速运动诱发眩晕伴眼震，历时短暂，典型数秒至30s，可伴恶心、呕吐。检查可见位置性眼震（positional nystagmus），是本病的特征，眼震水平或旋转性，可延迟出现，持续时间短，反复检查时眼震减弱，不伴听力障碍。

2）本病诱因如睡眠不足、饮酒和疲劳，常持续数周，然后自发缓解，为良性经过或自限性病程，治疗可加速痊愈，但易复发。需注意与后颅凹肿瘤、椎-基底动脉TIA、MS引起的眩晕区分，BPPV的突出特点是短暂性、特定的头位诱发和自限性，逐渐适应出现疲劳现象。

3）BPPV患者检查Dix-Hallpike试验（＋），许多患者可为唯一的体征。Dix-Hallpike试验可用于BPPV与中枢性前庭病因鉴别，BPPV在特定头位出现严重眩晕伴位置性眼震，中枢性眩晕不严重，不伴眼震。检查冷热水试验，将冷水（30℃）或温水（40℃）注入一侧外耳道刺激外侧半规管，冷水产生眼震朝向对侧，温水眼震朝向同侧（COWS助记符：cool，opposite，warm，same）。

（3）治疗：大多数BPPV患者可通过手法复位（manual repositioning），如Epley手法治愈，利用重力作用使内淋巴中碎片移出半规管进入前庭被吸收。本病原则上无须药物治疗，也无证据显示用药可缓解复位后头晕残留症状和减少BPPV复发，如BPPV可能与内耳退行性病变有关，可给予改善内耳微循环药物，如倍他司汀（Betahistine）、银杏叶提取物等。需注意，BPPV患者常合并抑郁症和睡眠障碍，使用SSRⅠ类抗抑郁药和苯二氮草类如艾司唑仑治疗有效。

难治性患者如诊断清楚、责任半规管明确，经过1年以上规范的耳石复位综合治疗症状仍明显和活动严重受限，可考虑半规管阻塞手术，配合前庭康复训练。

304

梅尼埃病的病因、临床表现和治疗有哪些？

梅尼埃病（Ménière disease）是一种特发性内耳疾病，特征为反复眩晕发作伴耳鸣和进行性神经性耳聋。法国耳科医生Ménière（1861）最早报道本病。

（1）病因：本病主要病变是膜迷路内淋巴积水（endolymphatic hydrops），病因不明，可能与细菌、病毒感染、声损伤或自身免疫机制有关，耳蜗管和球囊最常受累。多为散发性，约10%病例有家族聚集性，双耳受累占10%～50%。

（2）临床表现

1）散发病例多见于40～60岁中老年，女性略多，儿童约占3%，家族性病例可见遗传早现现象，典型表现为突发性眩晕、波动性耳聋和耳鸣、自发性眼震等内耳三联征。急性发作表现旋转性眩晕，伴恶心、呕吐、面色苍白、出冷汗、血压下降等自主神经症状，持续数十分钟至数小时或24小时，每周复发数次或数年一次。首次发作前患者常有隐袭起病的耳鸣、听力减退和耳内胀满感，耳鸣最初为持续低调吹风或流水声，后来转为高调蝉鸣或汽笛声，耳鸣加剧常为发作先兆，听力逐渐恶化，多为单侧，部分为双侧，眩晕发作随听力丧失渐趋消失。

2）急性发作时可见水平性、旋转性眼震，或水平加旋转性，慢相向病灶侧，患者喜取患耳在上之侧卧位，不愿向健侧注视。冷热水试验显示前庭功能减退或消失，听力检查为神经性耳聋，约60%的患者重振试验（＋）。少数患者出现突发性跌倒发作，如被突然推倒或感觉周围环境瞬间倾倒，意识清楚，出现眩晕、呕吐，1年内数次，可自发缓解。

3）听力学检查早期多为低频感音神经性聋，多次发作后高频听力下降，听力曲线呈平坦型或下降型，耳蜗电图可判定膜迷路积水。MRI内耳膜迷路造影可见内淋巴管变细。

（3）治疗：目前无特效疗法，急性发作期宜卧床休息，症状管理可使用前庭抑制剂，如地西泮、苯海拉明、地芬尼多（Diphenidol），抗组胺药如敏克静、异丙嗪，抗胆碱能药如东莨菪碱，血管扩张药改善内耳微循环如倍他司汀（Betahistine）16～48mg，每日3次，口服，银杏叶片口服，利尿剂可减少内淋巴液，控制眩晕，如氢氯噻嗪、乙酰唑胺。糖皮质激素可用地塞米松、泼尼松；给予维生素B_1、维生素B_{12}、维生素C等。发作间期患者宜低盐饮食，口服利尿剂和血管扩张药。

利用氨基糖苷类抗生素如链霉素、庆大霉素的耳毒性，可全身和鼓室内用药，破坏内耳前庭功能和根除眩晕，称为化学性迷路切除术。手术治疗可考虑内淋巴囊减压术，因眩晕丧失生活工作能力可选择迷路切除术或前庭神经切断术。

305

前庭性偏头痛的流行病学、临床表现和治疗有哪些？

前庭性偏头痛（vestibular migraine，VM）是一种较常见的CNS疾病，主要表现反复发作的头痛、眩晕或头晕。头痛与眩晕的关联一直被临床医生所关注，巴拉尼（Bárány）学会与国际头痛学会（HIS，2012）共同讨论、制定了前庭性偏头痛的统一概念和诊断标准，被纳入国际头痛疾病分类标准第3版（ICHD-3）附录。

（1）流行病学：前庭性偏头痛在全球范围内相对较常见，VM的概念和诊断标准确立仅10年时间，由于以往认识不足，其患病率被严重低估，据估计VM年发病率为0.9%，人群总体患病率为1%，是梅尼埃病的5～10倍，偏头痛患者中VM占10.3%～21.0%；在反复发作性眩晕患者中VM可能仅次于BPPV，居于第二位常见原因，女性更易罹患。

（2）临床表现

1）本病可在任何年龄发病，多为32～42岁，女性发病较早，表现为反复发作的中至重度头痛，大多为无先兆的偏头痛，约10%为有先兆的偏头痛，可为搏动性头痛，日常活动可加重，通常持续4～72h；伴眩晕、头晕或不稳定感，眩晕可为自发性或头部运动诱发，持续数分钟至数小时，约半数患者为1min至1h，伴恶心、呕吐，眩晕见于偏头痛发作之前、之后或同时出现，少数患者无偏头痛，发作期可伴畏光、畏声，喜安静和避光环境等典型偏头痛症状。

2）发作期可见眼球震颤，可为自发性眼震，位置性眼震约占40%，眼震可因前庭中枢性、前庭外周性或两者同时受累所致，发作间期多无异常体征，可有眼平稳跟随异常、位置性眼震、摇头试验诱发性眼震；诱因如睡眠剥夺、应激、饮食不规律、强烈灯光、复杂图像或异味刺激，特定的食物、天气和女性月经周期也可诱发。发作期间患者可出现站立或行走困难。

3）前庭功能检查可见前庭中枢性或前庭外周性眼震，部分患者发现单侧或双侧前庭功能减退，冷热水试验可见一侧半规管反应减低；听力检测仅少数患者听力轻度损害。脑MRI检查有助于排除其他脑病变和前庭中枢性疾病。

（3）治疗

1）急性发作期治疗：主要缓解症状和缩短发作持续时间，常用药物如曲普坦类、布洛芬（Ibuprofen）、对乙酰氨基酚（Acetaminophen）；前庭抑制剂如异丙嗪、茶苯海明；三环类抗抑郁药如阿米替林（Amitriptyline），控制恶心、呕吐可用美托洛尔（Metoclopramide）、炎络止（Prochlorperazine）。

2）发作间期预防治疗：为减少发作频率和严重程度，常用β受体拮抗剂如美托洛尔（Metoprolol）或普萘洛尔（Propranolol）等；抗癫痫药如托吡酯、丙戊酸、拉莫三嗪等，钙通道拮抗剂如氨氯地平（Amlodipine）或维拉帕米（Verapamil）。部分患者伴焦虑、抑郁可酌情对症治疗，如文拉法辛、阿米替林等。患者应注意寻找和避免诱因，调整生活和工作方式，规律作息，保证充足睡眠，避免摄入导致发作的食物，如红酒和含酪氨酸食物。增加有氧运动，如散步、慢跑或游泳等；采用瑜伽、冥想或深呼吸等减压技巧，保持良好水合作用，确保充足的水分摄入。

前庭神经炎的临床表现、诊断和治疗有哪些？

前庭神经炎（vestibular neuronitis）是一种影响前庭神经，包括前庭神经节或前庭上行通路的炎症性疾病，导致突发性眩晕。病前2周常有上呼吸道病毒感染史，其他如前庭神经受血管压迫或蛛网膜粘连，糖尿病引起前庭神经病变等。

（1）临床表现

1）80%的急性前庭神经炎患者发生在呼吸道或胃肠道感染后，多于晚上睡醒时突发严重眩晕，伴恶心、呕吐，典型持续数小时至数日，常在数日内逐渐缓解，多在2周内完全恢复，可单次发作，或有复发，多次发作眩晕较轻。无耳鸣和听力下降，平衡障碍可导致步态不稳和跌倒，急性期后少数患者仍可短期残留轻度眩晕和不稳定感，活动时加重。发作期间患者一般取患耳向上卧位，不愿移动头部，可出现眼震，冷热水试验可见一侧或两侧前庭反应受损，但听力正常。

2）慢性前庭神经炎多为中年以上患病，可反复出现发作性眩晕，程度较轻，直立和行走时明显，可持续数年，恶心、呕吐少见，常表现为长久不稳感。

3）需除外其他眩晕性疾病，如贫血、内分泌紊乱，前庭神经瘤需摄内听道X线平片，眩晕性癫痫需做EEG，脑干听觉诱发电位对前庭神经病定位诊断也有帮助。

（2）诊断：主要根据病史和临床表现，应做听力检查、冷热水试验的眼震电图、脑MRI检查，注意脑干和内听道检查，排除桥脑小脑角肿瘤和脑干梗死等。

（3）治疗

1）急性期患者需充分卧床休息，避免头颈部活动和声光刺激，随症状缓解逐步恢复正常活动。急性眩晕发作可给予镇静、安定剂治疗，激素治疗可口服泼尼松；长时间呕吐应静脉补液、补充电解质，肌内注射盐酸异丙嗪或地西泮。症状缓解不明显可重复给药，眩晕减轻后可口服异丙嗪、地西泮，同时口服维生素 B_1、维生素 B_6、烟酸或山莨菪碱，肌内注射维生素 B_{12}。必要时可行高压氧治疗。

2）前庭康复训练，首先确定激发因素，根据患者提供的和医生检查时发现的激发眩晕动作和体位，如突然转头、抬头、低头或弯腰等列为训练项目，先易后难，每日2次，每一动作重复5次以上，连续做1～3个月，需有亲人陪练。

307

急性迷路炎的临床表现和治疗有哪些？

急性迷路炎（acute labyrinthitis）是耳部感染侵入内耳骨迷路或膜迷路所致，是化脓性中耳乳突炎较常见的并发症。

（1）临床表现：患者常有慢性化脓性中耳炎、乳突炎病史，常见以下三类。

1）局限性迷路炎：表现为阵发性或激发性眩晕，伴水平性及旋转性眼震，快相偏向患侧；多在快速转身、屈身、挖耳、压耳屏或擤鼻时发作，持续数分钟至数小时，检查听力减退，瘘管试验阳性，指压外耳道口数次，如诱发眩晕提示可能存在穿孔；前庭功能检查大多正常或亢进。

2）浆液性迷路炎：表现为持续性眩晕、平衡失调、听力明显下降，可见自发性水平-旋转性眼震。患者喜卧向患侧（眼震快相侧），起立时向健侧倾倒，晚期患侧迷路功能显著减退时眼震快相向健侧。瘘管试验可为阳性，不完全感音性聋，伴耳深部疼痛。

3）化脓性迷路炎：表现为重度眩晕，频繁恶心、呕吐，患耳听力丧失。患者闭目蜷缩侧卧于眼震快相侧，不敢活动。可见自发性眼震，患耳冷热水试验、瘘管试验无反应。如有发热、头痛，伴CSF压力增高，白细胞增多，提示感染向颅内扩散。因迷路破坏，瘘管试验阴性。

（2）治疗：发作期以药物治疗为主，如抗生素加适量地塞米松静脉滴注，适当应用镇静药。局限性迷路炎在应用诺氟沙星、头孢唑啉钠等足量抗生素控制下行乳突手术；急性化脓性中耳乳突炎所致浆液性迷路炎，应以全身抗感染治疗为主，加用适量激素类如地塞米松等，必要时行单纯乳突切开术；化脓性迷路炎需在大量抗生素控制下行乳突手术，疑有颅内并发症时应急行乳突手术，切开迷路以利引流，注意补液及水与电解质平衡。

308

中枢神经系统感染性疾病的眩晕鉴别诊断有哪些？

CNS感染性疾病的眩晕鉴别见表10-4。

表10-4　CNS感染性疾病的眩晕鉴别

感染性疾病	临床表现	辅助检查
前庭神经炎	常见病前感染史，突发严重眩晕，不伴耳鸣、耳聋，可伴复视、轻度面瘫，自限性病程，可数日恢复	CSF淋巴细胞轻度增高，冷热水试验可见一侧或两侧前庭反应受损，听力正常
急性迷路炎	耳部感染侵入内耳骨迷路或膜迷路，出现剧烈眩晕、恶心、呕吐，伴水平-旋转性眼震，进行性听力减退及耳痛等	瘘管试验诱发眩晕提示可能存在穿孔，可协助诊断，听力减退
脑干脑炎	多有前驱感染史，可为病毒感染或炎性脱髓鞘，急性或亚急性起病，出现眩晕、头痛，常见多数脑神经损害、共济失调、长束征及意识障碍等	CSF淋巴细胞轻度增高，脑MRI可见桥脑片状T1WI稍高信号、T2WI高信号，边界欠清，不强化
小脑脓肿	95%为耳源性脑脓肿，源于化脓性中耳炎、乳突炎、极少数隐源性，出现头痛、呕吐等ICP增高症状，伴眩晕、眼震及共济失调等	脑压增高；急性期CSF白细胞（50～100）×10^6/L，脓肿形成白细胞正常或淋巴细胞增多，蛋白增高；头颅CT显示中心低密度病灶及周围高密度水肿带
桥脑小脑角蛛网膜炎	急性或亚急性起病，病程较长，可有缓解复发，常有一侧脑神经损害，可见眩晕、耳鸣及听力减退，伴面瘫、面部感觉迟钝及共济失调等	脑压多轻度增高，急性期CSF淋巴细胞轻度增高（<50×10^6/L），蛋白稍增高；CT显示局部囊性低密度病变
第四脑室囊虫病	突然变换头位时病变刺激前庭神经核引起发作性剧烈眩晕，伴强迫头位，步态不稳，可见Brun征发作，突发跌倒和呼吸骤停死亡	CSF嗜酸性粒细胞显著增高，蛋白增高，血囊虫抗体阳性；头颅CT可见脑实质、脑室内低密度囊虫影或高密度钙化灶
前庭耳蜗神经病（vestibulocochlear neuropathy）	常因细菌、梅毒或结核性感染所致基底性脑膜炎（basilar meningitis）累及前庭耳蜗神经，常见听力下降	脑压正常或轻度增高，CSF淋巴细胞轻度增高，蛋白稍增高

309

中毒性前庭病的病因和临床表现有哪些？

中毒性前庭病（toxic vestibulopathies）病因和临床表现

（1）酒精中毒（alcoholism）：是由于酒精在内耳顶部与内淋巴液间分布不同，引起急性酒精性位置性眩晕。眩晕通常出现于饮酒后2小时内，以侧卧位时出现眩晕、眼球震颤和闭眼时加重为特征，眩晕通常持续约12小时；其他酒精中毒体征可见自发性眼震、构音障碍及步态共济失调等，主要由小脑功能障碍引起。

（2）氨基糖苷类抗生素（aminoglycoside antibiotics）：可聚集于外淋巴液及内淋巴液，破坏感觉性毛细胞导致耳毒性。长期或反复应用链霉素、庆大霉素、妥布霉素常出现慢性进行性前庭功能障碍，应用阿米卡星、卡那霉素、妥布霉素常引起听力丧失。患者表现为严重眩晕、恶心、呕吐、听力受损及步态共济失调，急性期一般持续1～2周，随后逐渐改善；检查可见自发性眼震和Romberg征（＋）。

（3）水杨酸盐类（salicylates）：长期大剂量应用可引起耳蜗前庭器官损伤，导致眩晕、耳鸣及感觉神经性聋，停药后症状通常可逆。水杨酸中毒常见头痛、眩晕、恶心、呕吐、耳鸣、听力丧失、口渴及通气过度，有时出现意识模糊状态，严重时伴发热、皮疹、出血、脱水、癫痫发作、精神症状或昏迷等。检查血浆水杨酸盐水平增高（≥0.35mg/ml），代谢性酸中毒合并呼吸性碱中毒。

（4）奎宁（quinine）和奎尼丁（quinidine）中毒：奎宁俗称金鸡纳霜，金鸡纳中毒（cinchonism）通常由于药物过量引起，少数由于特异质反应。中毒反应类似水杨酸盐，如耳鸣、听力下降、眩晕、恶心、呕吐、视力损害、腹痛、皮肤潮红及出汗等，重症患者出现发热、脑病、昏迷甚至导致死亡。

（5）顺铂（cisplatin）：是治疗卵巢、睾丸、子宫颈、肺、头颈和膀胱等实体瘤的抗肿瘤药。在大多数患者引起耳毒性反应，出现耳鸣、听力丧失及眩晕等耳蜗前庭神经症状，常为双侧性和不可逆性。

310

耳硬化症的临床表现和治疗有哪些？

耳硬化症（otosclerosis）病因不明，病理为骨迷路原发性局限性骨质吸收，代以血管丰富的海绵状骨质增生，称为硬化。侵犯卵圆窗时引起镫骨固定，导致鼓膜振动传音功能丧失和进行性听力减退。白种人发病率高，中青年发病较多。

（1）临床表现

1）本病多发于青春期，通常在30岁前起病，常有家族性，妊娠期可加重，双耳或单耳渐进性听力下降是显著特征，呈传导性及感觉神经性听力丧失，约半数患者伴耳鸣，多为低频性，持续性或间歇性，后期出现高频耳鸣。少数患者活动头部时出现短暂性反复发作的眩晕，提示前庭功能受累，伴失平衡感。

2）检查前庭功能最初一侧性异常，后变为双侧性，出现自发性或位置性眼震，冷热水反应减弱，可见鼓膜较薄或正常，传导性-感觉神经性混合性聋。患者在一般环境中分辨语音困难，在嘈杂环境中听辨能力反而提高，称为韦氏误听现象。高分辨率CT可显示骨迷路壁硬化。

（2）治疗：联合应用氟化钠、葡萄糖酸钙及维生素D可能有效，但以手术治疗为主，目前普遍采用镫骨部分或全部切除术，并安装人工镫骨。

血管源性眩晕的临床表现和治疗有哪些？

血管源性眩晕（vasculogenic vertigo）临床较常见。

（1）迷路卒中（labyrinthine apoplexy）：是内听动脉痉挛、闭塞或出血所致。表现为急骤发生的严重旋转性眩晕发作，伴剧烈恶心、呕吐、面色苍白和出汗等，常伴耳鸣、听力减退或耳聋。

（2）后循环缺血（posterior circulation ischemia，PCI）：多由于椎-基底动脉粥样硬化及狭窄所致。眩晕常为首发症状，急骤发生，伴血压增高、恶心、呕吐、双下肢无力、平衡障碍或站立不稳等。

（3）延髓外侧综合征（Wallenberg syndrome）：多由于椎动脉或小脑后下动脉粥样硬化或血栓形成。临床表现为急性起病，可出现典型五组症状和体征：眩晕、恶心、呕吐和水平性眼震，为前庭神经核受累；吞咽困难、饮水呛咳、声音嘶哑及咽反射消失，是疑核麻痹导致同侧软腭和咽喉肌麻痹；同侧面部及对侧半身交叉性感觉障碍，为同侧三叉神经脊束核与对侧脊髓丘脑束受累；同侧Horner征，由于累及脑干网站结构中下行的交感神经纤维；同侧小脑性共济失调、平衡障碍及向患侧倾倒，是同侧小脑下脚绳状体受累。

（4）锁骨下动脉盗血综合征（subclavian steal syndrome）：多为左侧锁骨下动脉第一段闭塞，血液不能直接流入患侧椎动脉，健侧椎动脉血液部分逆流至患侧脑部及患侧锁骨下动脉引起。表现为当活动患侧上肢时引起患肢血量增加，出现椎-基底动脉缺血症状，检查患侧桡动脉搏动减弱，收缩期血压较健侧低20mmHg以上，锁骨上窝可闻及血管杂音等；确诊有赖于血管造影。

（5）颈动脉窦综合征（carotid sinus syndrome）：病因为颈动脉窦反射过敏所致。表现为突发的晕厥发作，出现头晕、无力、面色苍白、冷汗或意识丧失，心率减慢，血压下降，EEG呈高波幅慢波。

（6）颈性眩晕（cervical vertigo）：也称椎动脉压迫综合征，由于颈椎退行性变、颈肌和颈部软组织病变、椎动脉粥样硬化、颈部肿瘤、颅底畸形等引起椎动脉受压，缺血导致眩晕发作；颈交感神经丛受到直接或间接刺激，引起椎动脉痉挛或反射性内耳循环障碍也可引起眩晕及平衡障碍。临床可见眩晕常与突然转头有关，伴恶心、呕吐及共济失调，有时出现黑矇和复视，症状持续时间较短。

312

脑肿瘤性眩晕及桥脑小脑角施万细胞瘤前庭神经损害表现有哪些？

（1）脑肿瘤性眩晕（vertigo by brain tumor）常见于直接侵犯或压迫前庭系统的肿瘤，如桥脑小脑角肿瘤、第四脑室肿瘤、脑干内肿瘤及小脑肿瘤等，颞叶肿瘤也可引起眩晕。

1）由于脑肿瘤引起的眩晕发病较缓慢，早期常出现轻度眩晕，可呈摇摆感、不稳感，旋转性眩晕少见，常伴一侧耳鸣及听力下降，随病情进展可出现邻近脑神经受损体征，如患侧面部麻木、感觉减退或周围性面瘫等。

2）桥脑肿瘤由于直接侵犯或压迫前庭神经核，或因肿瘤占位引起ICP增高，使第四脑室底的前庭神经核充血肿胀，逐渐出现眩晕发作及持续性眼震，或导致交叉性轻瘫等，通常不伴听力减退。

3）桥脑小脑角肿瘤最常见为施万细胞瘤（听神经瘤），起病常表现为一侧耳鸣及听力减退，约1/3的患者可出现眩晕，常伴有眼震。

4）小脑肿瘤常可引起眩晕，多伴眼震和头痛，蚓部肿瘤常伴平衡障碍、站立不稳及向后倾倒，半球肿瘤常伴同侧肢体共济失调。

5）第四脑室肿瘤患者常在变换头位或在特定头位时突发眩晕发作，伴头痛、呕吐，常使患者采取固定头位，是由于突然阻塞CSF通道引起急性ICP增高，常见于第四脑室的室管膜瘤和脑囊虫等。

（2）桥脑小脑角施万细胞瘤导致前庭神经损害：桥脑小脑角位于颅后窝，处于小脑、桥脑外侧和岩嵴为边界的三角区，施万细胞瘤（schwannoma）也称听神经瘤（acoustic neuroma），为良性肿瘤，占颅内肿瘤的7%～12%，多起自内听道前庭耳蜗神经之前庭神经鞘，或为神经纤维瘤病的表现。

1）早期症状是隐袭出现一侧耳鸣、听力减退，可伴发作性眩晕或恶心、呕吐等。头痛、耳胀满感、不稳定感及步态共济失调也是较常见的主诉，许多患者最终出现眩晕，在数月或数年期间症状稳定或进展。随着肿瘤增大，压迫同侧面神经及三叉神经，出现面痛、面肌抽搐、面肌无力、泪腺分泌减少，可见轻度周围性面瘫、颞肌和咀嚼肌力弱及角膜反射减弱。如出现桥脑小脑角综合征及后组脑神经症状，提示肿瘤体积已很大，可出现脑干、小脑受压症状。

2）脑CT检查显示瘤体圆形或不规则形，呈等密度或低密度，MRI检查可见内听道扩张，T1WI略低或等信号，T2WI高信号，第四脑室、脑干及小脑受压变形移位。约70%的患者出现脑干听觉诱发电位异常。

3）神经耳科检查可见一侧感觉神经性听力丧失，为高频纯音调，言语分辨不良。由于听神经瘤多起源于耳蜗神经的前庭部分，早期冷热水试验多能发现患侧前庭神经功能受损，反应完全或部分消失，是诊断听神经瘤的常用方法。

临床罕见的眩晕疾病的临床表现有哪些？

（1）癫痫性眩晕（epileptic vertigo）：可能是复杂部分性发作的先兆，或以眩晕发作为唯一的症状，突发突止，历时短暂，临床较罕见。前庭功能试验刺激诱发短暂的眩晕、意识丧失和特征性癫痫EEG改变，抗癫痫治疗有效则支持诊断。

（2）反射性眩晕（reflex vertigo）：可因胆囊炎、结肠炎等诱发眩晕，诊断的关键是医生对该病有充分的认识和警觉。

（3）眼源性眩晕（ocular vertigo）：是由屈光不正、眼肌麻痹或视力减退引起的，如向眼肌麻痹侧注视引起眩晕和复视，遮盖患眼后消失，没有旋转感，可见假性眼震，无快慢相之分。

（4）深感觉性眩晕（deep sensory vertigo）：是由深感觉障碍引起姿势感觉性眩晕，伴有闭目难立征，眩晕程度较轻。

（5）多发性硬化（MS）：可出现眩晕、眼球震颤和平衡失调，眩晕可为首发症状，呈发作性或持续性，可能因前庭神经脱髓鞘病变所致。

（6）晕动病（motion sickness）：是乘飞机或车、船时内耳迷路受刺激引起的前庭功能紊乱症状，出现眩晕，伴有剧烈的恶心、呕吐，以及头痛、面色苍白和出汗等自主神经症状，气味恐怖（osmophobia）等，不伴眼震。

（7）头颈创伤（head and neck trauma）：①少数闭合性颅脑创伤可出现眩晕，少数颞骨骨折患者出现眩晕，转头或上视时加重；②脑震荡综合征可见不典型波动性眩晕，持续时间较长；③车祸导致颈椎挥鞭伤出现急性眩晕，伴恶心、呕吐，站立不稳，双下肢无力和血压增高等；④颅底骨折损伤前庭耳蜗神经会立即出现眩晕、眼球震颤和耳聋；⑤迷路损伤或出血引起持续性眩晕，迷路震荡可立即出现眩晕、恶心、呕吐和听力下降，短时间可以恢复；⑥脑干挫伤常见持续性眩晕，不伴脑神经或传导束受损征象。

（8）延髓空洞症（syringobulbia）：可使前庭神经核受累，引起轻度眩晕，可伴垂直性眼震，三叉神经核性感觉障碍，舌肌萎缩、软腭麻痹等，病程较长。

（9）心因性眩晕（psychogenic vertigo）：临床常见，多见于女性，与抑郁、焦虑、紧张和过劳有关，可呈发作性或持续性，伴有恶心、呕吐、出汗和面色苍白等自主神经症状，神经系统检查无异常所见。

（付　锦）

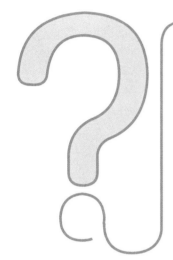

第十一章

睡 眠 障 碍
Sleep Disorders

睡眠的生理意义和睡眠分期有哪些？

（1）睡眠生理意义

1）睡眠是人类生命不可或缺的复杂生理过程，构成机体24小时生理节律的重要组成部分，人的一生约有1/3的时间是在睡眠中度过的，睡眠是机体复原、整合和巩固记忆的重要环节。睡眠觉醒周期（sleep-wake cycle）是人类最明显的昼夜节律，可能由视上核控制，起到生物钟的作用。

2）儿童期睡眠可以促进脑功能发育，促进身体生长；成人期睡眠可以延缓衰老、维持大脑最佳功能及增强机体的免疫状态。因此，睡眠维持人体健康的生理意义仅次于呼吸和心跳。

（2）睡眠分期：人类睡眠期的脑活动并非处于静止状态，而是呈现一系列主动调节的周期性变化，机体的各种生理功能随睡眠深度有规律的变化。根据睡眠期EEG、眼球运动和肌张力变化可将睡眠分为两期。

1）非快速眼动（non rapid eye movement，NREM）期：特征为全身代谢减慢，总代谢率较入睡前安静状态降低10%～25%，脑血流量减少，大部分脑区神经元活动降低，循环、呼吸及交感神经系统活动降低，表现为呼吸平稳、心率减慢、血压与体温下降和肌张力降低（仍保持一定姿势），无明显的眼球运动。NREM睡眠期分为1期（入睡期）、2期（浅睡期）、3期（深睡期），也称同步睡眠。

2）快速眼动（rapid eye movement，REM）期：也称快波睡眠期或分离性睡眠。特征是脑活动和EEG表现与清醒期相似，脑代谢与脑血流量增加，大部分脑区神经元活动增加。除了眼外肌、中耳肌，其他肌张力极低，可见双眼球往返快速眼球运动。自主神经功能不稳，呼吸浅快不规则，心率增快，血压波动，瞳孔时大时小，阴茎或阴蒂勃起，各种感觉功能显著减退。

夜间睡眠时NREM与REM睡眠交替出现，每次交替为一周期，每夜4～6个周期。首先进入NREM睡眠期，由1期依次进入2、3期，持续80～120min，转入第一次REM睡眠期，持续数分钟后进入下一个NREM睡眠期，形成NREM与REM睡眠循环周期。平均每90分钟出现一次REM睡眠，愈接近睡眠后期，REM睡眠时间逐渐延长，每次持续10～30min。在成年人每昼夜睡眠中，REM睡眠占20%～25%，NREM睡眠3期约占20%，主要分布在睡眠前半部，NREM睡眠1、2期主要分布在睡眠后半部，因而早晨容易觉醒。

睡眠障碍疾病的分类有哪些？

睡眠障碍（sleep disorders）是指睡眠的数量、质量和时间规律发生紊乱，在临床十分常见，WHO统计全球约27%的人有睡眠障碍，失眠更是目前全人类面临的重要的健康问题。许多躯体及心理疾病，如高血压、冠心病、肺心病、卒中、神经症及性功能障碍等都可能成为睡眠障碍的诱因。

睡眠障碍疾病：国际睡眠障碍分类（ICSD第3版，2014）分为七类。

（1）失眠障碍：根据病程将失眠分为三类。短期失眠（＜3个月）、慢性失眠（≥3个月）和其他失眠。

（2）呼吸相关性睡眠障碍：如中枢型睡眠呼吸暂停综合征、阻塞型睡眠呼吸暂停综合征等。

（3）中枢性睡眠增多：如发作性睡病、克莱恩-莱文（Kleine-Levin）综合征等。

（4）昼夜节律失调性睡眠-觉醒障碍：包括睡眠-觉醒时相延迟障碍、睡眠-觉醒时相提前障碍等。

（5）异态睡眠：分为非快速眼动睡眠（NREM）相关异态睡眠、快速眼动睡眠（REM）相关异态睡眠及其他异态睡眠。

（6）睡眠相关运动障碍：如不宁腿综合征、周期性肢动障碍。

（7）其他睡眠障碍：包括无法归为其他类别的睡眠障碍。

失眠症的病因、分类和临床表现有哪些？

失眠症（insomnia）是指睡眠时间缩短或质量下降，如入睡困难，睡眠不深或多梦，维持睡眠障碍如易醒、早醒和再入睡困难。失眠症可导致醒后不适、疲乏感或白天困倦等，显著影响日间的社会功能或生活质量。

（1）病因：可用5P表示。

1）躯体性原因（physical causes）：如疼痛、心悸、气短、咳嗽、瘙痒及尿频等躯体症状，也包括睡眠呼吸暂停综合征均可引起失眠。

2）生理性原因（physiological causes）：如在车、船或飞机上睡眠环境的变化，卧室内强光、噪声、室温过高或过低及变换时差等可引起失眠。

3）心理性原因（psychological causes）：如焦虑、抑郁、精神紧张及强迫症状等，焦虑常出现入睡困难，抑郁常见凌晨早醒。

4）精神性原因（psychiatric causes）：如精神分裂症、反应性精神病患者可出现失眠。

5）药物性原因（pharmacological causes）：如中枢兴奋药苯丙胺、利他林等可引起失眠，长期服用安眠药突然停用出现戒断症状，常表现为睡眠浅或噩梦多。

（2）分类：美国国家卫生研究院（NIH，1983）病程分类。

1）短暂失眠症：由于突发性情景紧张偶发的失眠，如住院治疗或手术、乘飞机远程旅行时差变化等，失眠一般仅持续数日。

2）短期失眠症：多由于环境因素或有特定的诱因，如精神压力、应激状态、失恋、倒夜班及乘飞机远程旅行等，饮酒戒断及吸烟戒断，服用苯丙胺、咖啡因等兴奋剂等；一般持续1～3周。

3）慢性失眠症：多由于抑郁或焦虑症，慢性疼痛如头痛或神经痛，长期饮酒和药物依赖是成年人长期失眠的第二位常见原因。睡眠呼吸暂停、不宁腿综合征或夜间周期性腿动，个别心绞痛或心律失常患者担心夜间睡眠突然发病时孤立无援也可引起失眠，慢性失眠症一般持续3周以上。

（3）临床表现：患者有典型失眠症主诉，在适宜睡眠环境下仍然失眠。

1）入睡困难和/或维持睡眠障碍，儿童和青少年入睡时间＞20min，中老年人入睡时间＞30min。

2）易醒和早醒，早上醒来时间比平时睡眠模式至少提前＞30min。

3）总睡眠时间不足6h。

4）醒后不适，仍有疲乏感、白天困倦等。

5）明显影响日间正常的生理和社会功能，患者常表现为疲劳、缺乏动力、注意力不集中、记忆力下降、激越、情绪不佳、思睡，工作或学习能力下降，效率降低、工作易出差错或事故等。

心理生理性失眠的病因、临床表现和诊断有哪些？

心理生理性失眠（psychophysiological insomnia）是由于患者过分关注睡眠问题导致的原发性失眠。

（1）病因：患者多有敏感、警觉、易激惹、急躁及追求完美等性格特征，常对睡眠质量不满意，因过度关注睡眠导致躯体紧张，并产生习得性阻睡联想（learned sleep-preventing associations），久而久之引起焦虑，心理上形成恶性循环难以入睡。如有应激或突发事件如患病、失恋、精神创伤、工作挫折等均可加重失眠。

（2）临床表现：多在青年时起病，中年后逐渐增多，女性较常见，约占失眠症患者的15%。患者试图入睡的意念常使之兴奋或焦虑，反而成为失眠的驱动因素，患者看电视、看书转移注意力却可能入睡。对睡眠产生过度唤醒。睡眠环境、时间都可能形成失眠联想，卧室常为条件性唤醒的重要因素，只要在自己卧室就整夜睡不着，在客厅沙发或旅店却可能入睡，常使患者困惑不解。人们一般在陌生环境不好入睡，此恰与之相反，称之为首夜颠倒效应（reverse first night effect）。患者醒后常头脑不清，感觉不适和压抑，伴有焦虑、急躁、疲劳、精力不足，注意力及警觉性下降等，病程可持续数年或数十年。有些患者服用催眠药过量，产生依赖或成瘾，酗酒或滥用兴奋剂试图控制白天的疲劳。

（3）诊断：根据青年或中年期发病，女性易患，形成习得性阻睡联想，强烈的入睡意念越发导致兴奋、焦虑和失眠，睡眠环境或时间成为条件性唤醒因素，有首夜颠倒效应等。多导睡眠图（polysomnography，PSG）检查显示睡眠效率降低，睡眠潜伏期和NREM睡眠1期延长，觉醒次数增多，NREM睡眠3期缩短等有助于诊断。

318 其他失眠症的临床表现有哪些？

（1）不良睡眠卫生习惯及环境：如睡眠时间不规律，午睡时间过长，卧室光线过亮，室温过高或过低，噪声过大，睡前饮酒或饮咖啡，阅读惊险小说或观看情节复杂影视等可导致失眠，改变不良睡眠习惯及睡眠环境后失眠可改善。

（2）抑郁相关性失眠：常见夜间易醒和凌晨早醒，患者伴抑郁心境和缺乏动力，常主诉高兴不起来，心情郁闷、兴趣索然、沮丧、孤独、疲劳和不愿活动；不能集中注意力、学习能力下降、对工作缺乏热情、对未来悲观失望及自我评价过低等；常伴有各种躯体症状，如疼痛、心悸、胸闷、食欲减退、腹部不适、便秘和多汗等，典型表现为晨起较重，下午减轻。

（3）焦虑相关性失眠：典型表现为入睡困难，易醒或从梦中惊醒伴恐惧感，再入睡困难。患者常见心烦意乱、急躁、易激惹、紧张和恐惧不安等，伴有头痛、头晕、无力、恶心、厌食、尿频、面红、出汗、心悸、胸闷、气短及颤抖等躯体症状。

（4）睡眠调节障碍性失眠：是冲突或应激性事件、时差变化等导致的短期失眠。起病较急，出现失眠，常伴焦虑、易激惹，严重时可影响社交及职业功能。随着应激源消除、心理平复及逐渐适应而睡眠好转。

（5）主观性失眠：患者表现为对睡眠状态感知不良，坚信自己失眠，并描述入睡困难、睡眠不足或完全失眠，可伴抑郁和焦虑症状，但多导睡眠图（PSG）显示睡眠时间与睡眠结构正常。根据患者睡眠感知的不一致性可以诊断。

（6）强制入睡性睡眠障碍：是父母或照护者不适当强制儿童睡眠，导致就寝时孩子故意拖延上床如提出要喝水、上卫生间、讲故事或害怕等，导致入睡延迟，照护者只有采取训斥、威吓或殴打等才能使之入睡，以至于不用强制手段便不能入睡。患儿睡眠不足可出现情绪不稳、烦躁、易激惹、注意力不集中和学习能力下降等，可随年龄增长逐渐好转。

319 失眠症的药物治疗有哪些？

失眠症以药物治疗为主。

（1）镇静催眠药

1）苯二氮䓬类（BZDs）：口服吸收良好，经肝脏代谢，可增强 γ-氨基丁酸（GABA）抑制性神经递质作用，迅速降低觉醒水平，诱导入睡和延长 NREM 睡眠，有抗焦虑作用，常规剂量产生嗜睡和运动失调不良反应较小。

2）非苯二氮䓬类：是新型苯二氮䓬类受体激动剂（BZRA），选择性拮抗 $GABA_A$ 受体上的 $α_1$ 亚基，增加 GABA 传递，抑制神经元兴奋，发挥催眠作用，是治疗失眠的一线药物。如小剂量唑吡坦（Zolpidem）可缩短入睡时间和延长睡眠时间，不影响睡眠结构，较大剂量可延长 NREM 睡眠 2、3 期，缩短 REM 睡眠期。

3）巴比妥类：选择性抑制脑干网状结构上行激活系统，降低皮质兴奋性，催眠作用为剂量相关性，缩短 REM 睡眠，久用停药可出现反跳，表现为 REM 睡眠明显延长伴多梦，目前已不作为临床常规用药。

（2）抗抑郁药：许多失眠患者常伴有明显的抑郁或焦虑症状，首选 5-羟色胺再摄取抑制剂（SSRI）如舍曲林、西酞普兰等，伴躯体症状可用 5-羟色胺与去甲肾上腺素再摄取抑制剂（SNRI）如文拉法辛、度洛西汀，或用三环类如阿米替林、丙咪嗪。盐酸曲唑酮有镇静催眠和轻度抗抑郁效应，可起到一石二鸟的疗效。

（3）新型抗精神病药：如喹硫平、奥氮平通过抗组胺 H_1 受体发挥镇静作用，喹硫平 $12.5 \sim 25.0 mg$，奥氮平 $2.5 \sim 5.0 mg$，均睡前服，用于谵妄、躁动和精神分裂症伴失眠的患者，奥氮平治疗慢性失眠疗效较好。

（4）莱博雷生（Lemborexant）：是食欲素受体 OX1 和 OX2 双重拮抗剂，食欲素是下丘脑产生的一种神经肽，参与调节睡眠 - 觉醒节律，抑制唤醒信号。美国食品与药品管理局（FDA）已批准用于治疗成人入睡困难和维持睡眠困难，5mg 或 10mg 睡前服，有效性可持续 12 个月，常见不良事件是头痛和嗜睡。

（5）褪黑素受体激动剂：如雷美替胺（Ramelteon）8mg，睡前半小时服。作用于视交叉上核，调整生物节律，缩短入睡潜伏期，适于睡眠节律失调和老年人失眠。

320

苯二氮䓬类药物的分类、药代动力学和不良反应有哪些?

苯二氮䓬类（BZDs）是临床常用的镇静催眠药及抗焦虑药，并可治疗癫痫持续状态。作用与加强中枢抑制性神经递质γ-氨基丁酸（GABA）功能有关。

（1）分类：通常以药效时程（表11-1）。

表11-1　临床常用的苯二氮䓬类药效时程分类

分类	代表性药物	半衰期（$1/2t$）	用法
超短效药	咪达唑仑（Midazolam）	1.5～2.5h	7.5～15.0mg睡前服
短效药	奥沙西泮（Oxazepam）	5～12h	15mg睡前服
中效药	艾司唑仑（Estazolam）	10～24h	1～2mg睡前服
	阿普唑仑（Alprazolam）	12～15h	0.4～0.8mg睡前服
	劳拉西泮（Lorazepam）	10～20h	0.5～2.0mg睡前服
长效药	地西泮（Diazepam）	20～50h	5～10mg睡前服
	氟硝西泮（Flunitrazepam）	16～35h	0.5～2.0mg睡前服
	硝西泮（Nitrazepam）	8～36h	5～10mg睡前服
	氯硝西泮（Clonazepam）	26～49h	2～4mg睡前服
	氟西泮（Flurazepam）	30～100h	15～30mg睡前服

（2）药代动力学：是临床选择用药的主要依据，BZDs口服后吸收迅速完全，0.5～1.5h达峰浓度，肌内注射吸收缓慢。用于镇静催眠、抗焦虑宜口服，治疗癫痫持续状态应缓慢静脉注射，需注意静脉注射速度过快可引起呼吸与循环抑制，严重者可导致呼吸和心搏骤停。药效持续时间主要与BZDs的亲脂性有关，高亲脂性药物起效快，维持时间短，如地西泮亲脂性高，易透过血脑屏障。BZDs清除半衰期与代谢酶系统有关，老年患者代谢酶活性降低，清除半衰期延长；女性脂肪占体重比率较高，脂溶性BZDs分布量增加，清除半衰期较男性长。

（3）不良反应：最常见的不良反应为嗜睡、头昏、乏力及记忆力下降，大剂量可出现共济失调。久服可产生依赖性或成瘾，停药可能出现反跳和戒断症状，表现为失眠、焦虑、兴奋、心动过速、震颤和惊厥等。静脉注射可引起局部疼痛和血栓性静脉炎。服药过量中毒出现嗜睡、昏睡和呼吸抑制，严重者可致死；服药期间饮酒或服用其他CNS抑制剂也可出现。

BZDs过量中毒可用BDZs选择性拮抗剂氟马西尼（Flumazenil）急救，初剂量0.3mg静脉注射，如患者1～2min未清醒可重复静脉注射直至清醒或总剂量达到2mg；如又出现倦睡可用0.1～0.4mg/h，静脉滴注，可同时应用其他复苏术。

321 常用的非苯二氮䓬类药物和临床应用有哪些？

非苯二氮䓬类药物是新型苯二氮䓬类受体激动剂（BZRA），是治疗失眠的一线药物，选择性拮抗γ-氨基丁酸（GABA）A受体上的α₁亚基，增加GABA传递，使神经元兴奋性受到抑制，起到催眠作用。

（1）常用药物

1）唑吡坦（Zolpidem）：药效达峰时间为0.5h，半衰期为0.7～3.5h。

2）佐匹克隆（Zopiclone）、右佐匹克隆（Dexzopiclone）：药效达峰时间为1h，半衰期约为5h。

3）扎来普隆（Zaleplon）：药效达峰时间为0.5h，半衰期约为1h。

（2）临床应用

1）临床常用唑吡坦（Zolpidem）、佐匹克隆（Zopiclone）和右佐匹克隆（Dexzopiclone），主要用于治疗入睡困难或睡眠维持障碍，优势为催眠作用，但无镇静作用，改善患者异常睡眠结构，但不改变正常生理睡眠，半衰期短，不产生积蓄效应，后遗作用小，一般不造成白天困倦，安全有效，长期用药不良反应小，不出现耐药、依赖性和戒断综合征，突然停药可能发生一过性失眠反弹。

2）扎来普隆（Zaleplon）药效达峰快，主要治疗入睡困难，半衰期短，不产生积蓄，不造成白天困倦。

322 失眠患者的镇静催眠药选择和方法有哪些？

临床选用镇静催眠药应因病情而异，掌握用药原则，规范用药方法。

（1）镇静催眠药选择

1）首先应明确失眠症原因，在病因治疗基础上选择适当药物，严格掌握药品适应证和禁忌证，帮助患者建立健康睡眠习惯，宜首选褪黑素受体激动剂或非BZDs，经过4周治疗并行疗效评估，疗效不显著可改用BZDs或其他催眠药。

2）其次，根据失眠类型选药，如入睡困难可选用超短效药物（半衰期＜3h），如扎来普隆、唑吡坦、咪达唑仑等，醒后再入睡困难也可选用短效药物，夜间易醒宜选用能延长NREM睡眠第三期和REM睡眠时间的中、长半衰期药物，如佐匹克隆、右佐匹克隆、艾司唑仑、硝西泮和氟西泮等。

3）早醒患者常伴抑郁，可选用中、长效药物如劳拉西泮、艾司唑仑、阿普唑仑、地西泮、硝西泮、氯硝西泮，合用有镇静作用抗抑郁药如曲唑酮、米氮平、多塞平等，焦虑患者常伴入睡困难，辅以丁螺环酮、黛力新等抗焦虑药。

（2）用药：原则应按需用药，间断和足量用药，剂量个体化，从小剂量开始，用最低有效剂量维持，需强调维持用药治疗。间歇用药每周服药3～5个晚上，首选非BZDs，如需长期治疗应按需用药，如入睡困难宜上床睡眠前5～10min服药，上床睡眠30min仍不能入睡或早醒无法再入睡服用短效药物，但抗抑郁药不能间歇疗法，需按医嘱坚持长期用药。根据患者病情调整剂量和维持时间，用药短于4周可连续用药，超过4周需重新评估，根据睡眠改善情况适时采取间歇治疗。

323

镇静催眠药的换药和停药指征和方法有哪些？

失眠患者使用镇静催眠药治疗过程中有时需要换药和停药。

（1）换药指征和方法：换药指征包括应用推荐的治疗剂量无效，产生耐药性或严重不良反应，长期使用超过6个月，有药物成瘾史的患者。方法是更换另一种短、中效的BZDs或褪黑素受体激动剂；或逐渐减少使用的BZDs剂量，改用非BZDs并逐渐加量，在约2周时间完成换药。药物减量可减少每次睡前用药量，或将连续用药变为间歇用药。

（2）停药指征和方法：停药指征是患者感觉睡眠时间及质量改善，能够自我控制睡眠时，抑郁症或生活事件相关性失眠患者在病因去除时可考虑减量停药。停药切忌突然终止药物治疗，应逐步减停以减轻失眠反弹，有时减停过程可能需要数周至数月；选择在周五或周六夜间开始减药较为适宜，以后每1或2周减量1次，停止持续治疗后可间歇用药一段时间。如果在减停过程中出现严重的精神症状应进一步评估。

324

失眠症的非药物性疗法有哪些？

失眠症除了药物治疗，还应配合非药物性疗法，增加有效睡眠时间，改善睡眠质量，减少向慢性失眠症转化。非药物性疗法如下。

（1）睡眠卫生教育：帮助失眠患者建立良好的睡眠习惯，作息时间规律，包括周末和节假日，营造安静舒适睡眠环境，枕头高度适宜，不在床上阅读和看电视，心态平和，避免睡前紧张焦虑，晚餐后不饮酒、咖啡和茶，睡前不过多饮食，白天不午睡，每天适度运动。如上床20min不能入睡就起来做些单调的事情，有睡意时再上床，睡不着不要看钟表。

（2）认知行为治疗：让患者克服对失眠过度恐惧、担忧和焦虑情绪，精神与躯体放松，克服卧床与失眠的条件反射。不刻意追求8h睡眠，只要次日精力充沛即为睡眠正常。试用睡眠限制疗法，通过缩短卧床时间（不低于5h）增强睡眠欲，提高睡眠效率（实际睡眠时间÷睡在床上时间×100%，正常值约95%），当睡眠效率＞90%时可每天增加15min卧床时间，效率＜80%每天减少15min，效率80%～90%可保持卧床时间不变。

（3）时相治疗：人类的生物钟每天有1～2h的调整空间，正常睡眠觉醒周期有向后调整的倾向，可将睡眠时间人为地调整为期望的时限范围，常用于治疗睡眠时限延迟或提前的患者。

（4）松弛疗法：通过瑜伽逐渐训练放松肌肉，听轻音乐舒缓情绪，运用冥想降低感知度，以降低觉醒度、提高睡眠效率及延长睡眠时间。

（5）光照治疗：主要用于治疗睡眠节律失调性及年龄相关性睡眠障碍。

325

睡眠-觉醒昼夜节律障碍的分类和临床表现及其治疗有哪些？

睡眠-觉醒昼夜节律障碍（circadian rhythm sleep-wake disorders，CRSD）是一种生物钟紊乱，表现睡眠和觉醒时间与正常人群的昼夜节律不同步。

（1）分类和临床表现

1）延迟性睡眠-觉醒时相障碍（delayed sleep-wake phase disorder，DSPD）：多见于年轻人，入睡时间较晚，通常在凌晨2点之后，醒来时间也相应推迟，患者早睡的努力通常失败，晨醒困难，可伴精神分裂样或回避型人格特征和抑郁症状。

2）提前性睡眠-觉醒时相障碍（advanced sleep-wake phase disorder，ASPD）：多见于老年人，入睡时间较早，通常在晚8点前，醒来时间也相应提前，常伴日间过度嗜睡、傍晚困倦思睡或清晨失眠，影响患者认知功能、社会交往和安全。

3）不规律性睡眠-觉醒障碍：患者睡眠-觉醒时间不稳定，无明显规律。

4）自由运行性睡眠-觉醒障碍：患者睡眠-觉醒周期比24h长或短，导致每天入睡和醒来时间逐渐推迟或提前。

5）节律失调性睡眠障碍：常见于盲人，因缺乏光线刺激而导致生物钟失调。

6）时差反应：跨越时区导致的生物钟紊乱，通常见于旅行者中。

睡眠-觉醒昼夜节律障碍由于难以入睡或保持睡眠，导致睡眠质量下降，日间嗜睡、注意力不集中和疲劳感，以及社交和职业功能受损，生活质量下降。

（2）治疗

1）鼓励患者养成良好的睡眠习惯，保持规律作息时间，避免咖啡因、尼古丁和酒精等，定时锻炼和保持良好饮食习惯。光疗法通过暴露于特定强度的光线，调整生物钟，DSPD可在早晨进行光疗，ASPD晚上进行光疗。使用褪黑素辅助调整生物钟，DSPD在晚上服用，ASPD可早晨服。也可选择合适的时间户外活动，利用阳光调整生物钟。

2）在非药物治疗无效时可在医生指导下，使用镇静药、安定类药物治疗。治疗过程需要配合、耐心和毅力，长期坚持，保持与医生沟通，及时调整治疗。

日间过度思睡的常见病因有哪些？

日间过度思睡（excessive daytime sleepiness，EDS）在临床较常见，常见病因包括生理性和病理性原因。

（1）生理性原因：最常见为自发性睡眠剥夺（voluntary sleep deprivation），睡眠剥夺患者白天思睡是由于生活方式、入睡习惯及觉醒时间不规律，造成正常24小时生理节律和内环境生理稳定性紊乱，目前睡眠剥夺现象越来越常见。

（2）病理性病因

1）原发性睡眠障碍：阻塞性睡眠呼吸暂停（obstructive sleep apnea，OSA）是日间过度思睡第二位最常见原因，是病理性思睡第一位常见原因。见于多数超重的中年人，常见高血压和心律失常，肺换气不足导致经常憋醒。其次是发作性睡病，不能抑制的睡眠发作和猝倒是两个最显著的临床特点，大多数患者醒后感觉精神振作，恰与OSA患者相反。

2）药物性睡眠过度（hypersomnia）：如苯二氮䓬类、抗精神病药、抗惊厥药、麻醉性镇痛药及抗组胺药等都可引起日间过度思睡。

3）不宁腿综合征（RLS）：由于不宁腿的不适症状引起夜间睡眠剥夺，可导致患者白天思睡。

4）神经系统疾病：如累及网状激动系统、下丘脑或双侧旁正中丘脑的肿瘤或血管性病变可导致日间过度思睡，阿尔茨海默病、帕金森病和多系统萎缩等神经变性病患者也可出现日间过度思睡。

5）系统性疾病：如肝脏、肾脏疾病、呼吸衰竭及电解质紊乱导致代谢性脑病患者可出现日间过度思睡，也见于甲状腺功能减退、充血性心力衰竭及贫血患者。

6）特发性嗜睡症（idiopathic hypersomnolence）：是一种CNS起源的睡眠障碍，以长时间夜间睡眠与周期性白天思睡为特征，患者早晨难以睡醒，并可伴醉酒式睡眠、自动症及记忆障碍等，但不伴有猝倒症。

7）Kleine-Levin综合征：临床罕见，病因不明，表现为持续数日至数周发作性过度嗜睡，醒后伴有易饥贪食、冲动行为及持续数日的过度觉醒状态。

327

发作性睡病的临床表现和治疗有哪些？

发作性睡病（narcolepsy）是一种原因不明的以不可抗拒的短期睡眠发作为特点的睡眠障碍。多在儿童或青年期起病，15～25岁多见，发病无明显性别差异。病因不明，部分患者有脑炎或颅脑外伤史。

（1）临床表现

1）睡眠发作（sleep paroxysm）：患者白天出现不能克制的睡意和睡眠发作，常不择场合地很快入睡，如在听课时、进食或行走时，甚至驾车或操作机器时都可出现。小睡10～30min后可使精神振作，每日发作数次，每次发作持续数秒至数小时，一般为十几分钟。

2）猝倒症（cataplexy）：见于70%的患者，常因强烈情感刺激如喜悦、惊奇和愤怒，尤其大笑时诱发，表现为突然发生短暂的躯体张力丧失而引起跌倒，但意识清楚，不影响呼吸，发作通常持续数秒钟，之后很快入睡，可恢复完全。轻微者限于个别肌群，出现屈膝、垂头、握拳不紧、面肌松弛和上睑下垂等表现。

3）睡眠麻痹（sleep paralysis）：或称睡瘫症，可见于20%～30%的患者，是从REM睡眠中醒来时发生一过性全身不能活动或不能讲话，意识清楚，呼吸及眼球运动正常，持续数秒至数分钟，当他人触及身体或与其说话时可终止发作。

4）睡眠幻觉（sleep hallucinations）：见于约30%的患者，发生在从觉醒向睡眠转换（入睡前幻觉）或睡眠转醒时（醒后幻觉），可表现为视幻觉、听幻觉、触幻觉或运动性幻觉，多为生动的不愉快感觉体验，可与睡眠麻痹伴发。患者夜间睡眠时常有多梦和易醒。

5）夜间睡眠紊乱：内在睡眠不稳定导致入睡期始发的REM睡眠（sleep onset REM period，SOREMP）、睡眠阶段频繁转换和自发性夜间过度觉醒是发作性睡病患者夜间睡眠紊乱的核心临床表现，其他症状还包括RBD、梦魇、睡眠呼吸暂停、不宁腿综合征/周期性肢体运动及夜间进食等。

（2）治疗：对症治疗为主，合理安排作息时间，保证夜间充足睡眠，安排定期打盹时间，家人、同事和亲友给予充分理解和心理支持，增强治疗信心，避免倒班和长时间连续工作，不宜从事高空、水下和驾驶等危险性职业。

1）药物治疗首选替洛利生（Pitolisant）（Ⅰ级推荐，A级证据），为新型组胺H₃受体拮抗剂或反向激动剂，通过增强组胺能神经元活性提升大脑中促觉醒神经递质组胺合成和释放，增强患者警觉，改善EDS和猝倒症状，常用剂量18～36mg/d口服，不良反应如失眠、头痛、恶心和焦虑等。

2）中枢兴奋剂哌醋甲酯（利他林，Methylphenidate）10～20mg口服，每日2～4次；右旋苯丙胺（Dextroamphetamine）5～15mg口服，每日2～3次；新型中枢兴奋药莫达非尼（Modafinil），100～200mg/d口服，均可缓解EDS，停药无反跳。

3）三环类抗抑郁药如普罗替林（Protriptyline）、丙咪嗪（Imipramine）可减少猝倒发作、睡眠麻痹和入睡前幻觉，对减少EDS尚有争议，剂量从25mg开始，每日2～3次，2～4周内逐渐增量，维持疗效最大和不良反应最小剂量，也可用SSRI如舍曲林、氟西汀等。中枢兴奋剂和三环类宜采取药物假日（drug holiday），每周停服1天以减少耐药性，病情好转后逐渐减量，小剂量维持。

328

克莱恩-莱文（Kleine-Levin）综合征的临床表现、鉴别和治疗有哪些？

克莱恩-莱文综合征（Kleine-Levin syndrome）或称周期性嗜睡强食症，是少见的发作性周期性嗜睡症。病因及发病机制不明，可能因边缘系统-下丘脑功能失调所致。

（1）临床表现：多在10～20岁青少年起病，男性居多，常伴有肥胖，但内分泌功能正常。患者表现持续数日至数周的嗜睡，不分地点与场合，难以控制，各种刺激都不能唤醒，不吃不喝，但醒后伴易饥贪食，食量惊人，可伴有躁动不安、冲动行为等精神症状。发作后2～7天可出现过度觉醒状态，彻夜不眠，终日精力充沛，情绪愉快，患者睡眠周期及EEG正常。每年可发作数次，发作间期与常人无异，成年后多可自愈。

（2）鉴别：本病易与发作性睡病混淆，后者多伴猝倒症或睡眠麻痹、睡眠幻觉。另一种周期性嗜睡症伴肥胖和呼吸困难，称为胖睡病（Pickwick病），但治疗方法相同。

（3）治疗：本病患者需注意消除诱因，避免过劳、饮酒，给予心理治疗。药物治疗常用哌醋甲酯10～40mg/d，每日2次口服，通常可控制发作，每月均有发作的频发病例需要长期用药，待控制发作后再逐渐减量。哌醋甲酯无效者，合用左旋多巴可能有一定的疗效。右旋苯丙胺、苯妥英、卡马西平、三环类抗抑郁药等对本病也有效；应用碳酸锂可能预防发作。

329

睡眠呼吸暂停综合征的分类和临床表现、诊断和治疗有哪些？

睡眠呼吸暂停综合征（sleep apnea syndrome，SAS）是在每夜约7小时睡眠中呼吸暂停反复发作30次以上，每次发作10s以上，或呼吸暂停低通气指数（apnea hypopnea index，AHI）5次以上。AHI是整夜睡眠期平均每小时呼吸暂停＋低通气总次数；低通气是指呼吸气流降低大于正常气流强度50%，伴4%氧饱和度下降者。

（1）分类和临床表现

1）阻塞性睡眠呼吸暂停综合征（obstructive sleep apnea syndrome，OSAS）：是睡眠期反复发生上气道狭窄或阻塞，出现鼾声和呼吸暂停，常导致白天困倦思睡。常见于超重的中老年男性，表现为响亮鼾声、短暂气急与持续10s以上的呼吸暂停交替，呼吸暂停表现口鼻无气流，胸腹式呼吸存在。呼吸暂停可产生窒息感及身体运动可突然惊醒，呼吸数次后再入睡，伴有频繁的翻身或肢动，晨起头痛，白天感觉疲劳困倦，记忆力、注意力及判断力下降，可出现抑郁、焦虑、易激惹、口干、性欲减退和高血压等。

2）中枢性睡眠呼吸暂停综合征（central sleep apnea syndrome，CSAS）：临床罕见，可见于呼吸中枢发育迟滞的患儿，可能导致死亡；成人见于延髓型脊髓灰质炎、延髓背外侧综合征、脑干炎、颈髓切断术、强直性肌营养不良、Shy-Drager综合征、糖尿病性神经病、发作性睡病、高山病及药物中毒等。患者表现为口鼻气流与胸腹式呼吸同时暂停，呼吸潮气量低于正常，每夜由于憋气可醒数次。

3）混合性：是指在一次呼吸暂停过程中，开始出现中枢性呼吸暂停，继之出现阻塞性呼吸暂停，以阻塞性为主，约占80%。见于颌面或颈部先天性异常、脑血管病后遗症、高位颈髓损伤、帕金森病、多系统萎缩及老年性痴呆等。

（2）诊断：主要根据病史和临床观察，多导睡眠图（PSG）是确诊和分型的"金标准"，包括记录EEG、眼动图、EMG，鼻热敏电阻测定鼻腔气流，电阻式胸腹带记录胸腹式呼吸及测定血氧饱和度等。

（3）治疗：打鼾的SAS患者应注意减肥，取侧卧位睡眠和将头部抬高，改善高碳酸血症和白天瞌睡状态，睡前不饮用含酒精饮料，不服镇静药和抗组织胺药。药物治疗可试用黄体酮20mg，每日3次，治疗睡眠呼吸暂停有效；三环类抗抑郁药普罗替林（Protriptyline）可减少睡眠呼吸暂停次数。

阻塞性睡眠呼吸暂停应用经鼻持续正压气道通气疗法最为有效，睡眠时戴一个与呼吸机相连的面罩，呼吸机产生强制气流使吸气或呼气时都保持恒定压力，维持上气道开放。中枢性睡眠呼吸暂停也可用人工呼吸机间歇正压通气或横膈起搏，夜间持续低流量吸氧可防止低氧血症。严重阻塞导致每小时呼吸暂停发作＞60次的患者可行气管切开造口术；严重打鼾和气道阻塞患者可行悬雍垂腭咽成形术、舌缩窄成形术，可部分减轻症状。

330

睡行症的临床表现和治疗有哪些？

睡行症（sleep walking）也称梦游症，多见于儿童，患儿表现为睡眠中自动动作，成年后多可自愈。

（1）临床表现：患儿常在入睡后2～3小时内从床上坐起，两眼睁开，目光呆滞，做些无目的动作，如拿起被子或移动身体，又躺下入睡或站起来徘徊，之后随地而卧，偶可按指令上床睡觉，或刻板地做日常习惯动作，如排尿、穿衣、进食、拉抽屉、开门和打扫卫生等，限制患者时可出现冲动、逃跑或攻击行为，发作时很难被唤醒，次日醒来全无记忆。患者对环境可保持简单的反应能力，有时口中发声，能与人答话，但口齿不清、答非所问，有时能避开障碍或被绊倒。成年梦游者常伴精神分裂症或神经症。PSG显示发病在NREM睡眠第三期，常见于夜间睡眠前1/3阶段NREM期结束时。需与颞叶癫痫自动症鉴别，后者一般仅发生于白天，极少出现梦游。

（2）治疗：可使用苯二氮䓬类药如地西泮（安定）等，可抑制第三期睡眠，如发作频繁可于睡前服，也可试用氟西汀或盐酸曲唑酮等。心理行为治疗如自我催眠疗法、松弛练习等有助于缓解症状，注意患者卧室内不要放危险物品，以防意外。

331

睡惊症的临床表现和治疗有哪些？

睡惊症（sleep terror）表现为觉醒障碍，常见于4～7岁儿童，青春期后逐渐停止。

（1）临床表现：患儿表现从床上突然坐起，喊叫、哭闹、双目凝视、表情恐惧，发作时意识模糊，呼之不应，偶可下床，持续1～2min自行停止，继续睡觉；可伴心动过速、呼吸急促、面色潮红、出汗、瞳孔散大等自主神经症状，肌张力增高，偶有幻觉，事后对发作情景多无回忆，偶可演变为睡行症。成人患者多罹患慢性酒精中毒和精神障碍如焦虑症。PSG常显示发作始于NREM睡眠第三期，EEG突然呈现觉醒状态。

（2）治疗：可应用苯二氮䓬类如地西泮、氯硝西泮、氟西泮及阿普唑仑等。睡前服用地西泮2～5mg可能有预防作用。

332

梦魇的临床表现和治疗有哪些？

梦魇（nightmares）即为噩梦，发生于快速眼动期，是由于极度恐怖的梦境引发患者恐惧和躁动状态。成人和儿童均可发生，常见于精神障碍或受精神刺激者，以及过劳或饮酒后。

（1）临床表现

1）患者出现长而情节复杂的噩梦，多发生于下半夜睡眠中，午睡时也可出现，越接近梦的结尾，越离奇恐怖，常涉及对生命或自尊的威胁，如梦见被人或毒蛇猛兽追逐围攻或陷入危险无助的绝境，惊恐万状，拼命挣扎却喊不出、跑不动，有时仅表现为呻吟或惊叫，呼吸与心率加快；多可迅速缓解，惊醒后很快恢复定向力与警觉，能详细回忆梦境。发作频繁可影响睡眠质量，日久出现焦虑、抑郁及各种躯体不适症状。

2）PSG显示发作时患者从REM睡眠期突然觉醒，REM睡眠潜伏期缩短，REM睡眠密度可能增加，发作持续约10min。

（2）治疗：梦魇通常不需治疗，如发作频繁应仔细查明病因。长期发生梦魇者需行精神心理治疗，有助于提高心理承受力。行为治疗是对梦境进行讨论和解释，可使症状明显改善或消失。三环类抗抑郁药阿米替林等可缩短REM睡眠，减少梦魇发作。

333

REM睡眠行为障碍的临床表现和治疗有哪些？

REM睡眠行为障碍（REM sleep behavior disorder，RBD）是REM睡眠期肌肉弛缓消失时出现与梦境相关的暴力行为的发作性疾病，是发生于成年期的异态睡眠障碍，常见于60～70岁。

（1）临床表现

1）常见于入睡90min后，每晚数次或每周1次，患者出现生动的梦境如被袭击和逃跑，伴拳打脚踢、翻滚等暴力行为或喊叫，可自伤或伤及同床者，极大声才能被唤醒，可详细回忆噩梦情境。

2）PSG可见REM睡眠期肌张力增高，颏肌出现大量动作电位，肢体活动显著增多；REM睡眠密度和数量增加，NREM睡眠第三期比例增加。

（2）治疗：可用氯硝西泮0.5～1.0mg，睡前服，90%的患者可能有效地制止发作，但数年后停药仍可能复发。对患者应采取保护措施预防落床跌伤。

334

不宁腿综合征的临床表现和治疗有哪些？

不宁腿综合征（restless legs syndrome，RLS）是睡眠时出现小腿为主的烧灼感或难以忍受的不适感。人群患病率可高达1.2%～10%，大多数为特发性RLS，25%～50%有家族史，常染色体显性遗传；症状性RLS常见缺铁性贫血、2型糖尿病、多发性神经病、尿毒症、叶酸缺乏、慢性肺病、风湿性关节炎、甲状腺功能减退和妊娠期等。

（1）临床表现：RLS多在中老年发病，男女之比约为1:2，患者夜间睡眠时出现双小腿刺痛、烧灼、蚁走、紧箍或酸胀感，骨头深部不适或难以名状不适感，迫使患者捶打双腿或下床走动，可暂时缓解症状，常使患者从睡眠中唤醒，一般始自一侧，再波及另一侧，数年后症状可波及髋部，偶影响上肢，冷水或热水浴常可减轻。由于夜间睡眠剥夺常出现EDS、记忆力下降和注意力不集中，导致抑郁、焦虑和生活质量下降。

1）约80%的患者可伴睡眠周期性腿动（periodic leg movement of sleep，PLMS），睡眠时出现双小腿周期性反复刻板不自主运动，检查无阳性体征，如症状长期固定于一侧，需做脑MRI检查排除矢状窦旁顶叶脑膜瘤。RLS病程迁延长达数十年，特发性病例逐渐加重或缓解-复发，少数患者数年后可自愈，部分孕妇分娩后症状消失；温暖季节易加重，吩噻嗪类、三环类等药物常可使症状加重，缺铁性贫血患者预后好，肿瘤预后差。RLS需与夜间性肌阵挛综合征（nocturnal myoclonus syndrome）鉴别，后者是一种原发性睡眠相关性运动障碍，无异常感觉。

2）PSG检查在82%～100%的RLS患者中可见PLMS指数>5，血常规、血清铁、叶酸、维生素B_{12}、肌酐和促甲状腺激素检查可明确症状性RLS病因。

（2）治疗：RLS是一种可治性慢性疾病，睡前不宜饮酒、茶和咖啡。特发性RLS一线用药是非麦角类多巴胺受体激动剂，如普拉克索（Pramipexole）0.25mg，每晚睡前服，剂量宜个体化，可增量至0.5mg或0.75mg，耐受性好，对大多数特发性RLS患者有效，也可选择美多芭（Madopa）62.5～125.0mg或息宁（Sinemet）12.5/50～25/100mg，睡前服，逐渐缓慢加量；二线用药为抗癫痫药，如加巴喷丁800～1800mg常可使50%～90%的患者症状缓解，不良反应轻微可逆；苯二氮䓬类首选氯硝西泮0.5～2.0mg，或用地西泮10mg，作为辅助用药可减轻失眠和睡眠周期性腿动。症状性RLS应治疗原发病，如血清铁蛋白<50μg/L或铁饱和度<16%可诊断铁缺乏，可口服硫酸亚铁和维生素C。

（朱延梅）

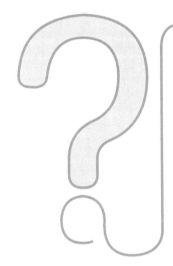

第十二章

周围神经疾病
Diseases of the Peripheral Nerves

335

周围神经疾病的病因和常见疾病有哪些？

周围神经疾病（peripheral nerve diseases）病因和常见疾病如下。

（1）特发性神经病：如吉兰-巴雷综合征，可能与自身免疫机制有关。

（2）营养性和代谢性神经病：营养性如慢性酒精中毒、慢性胃肠道疾病、术后营养缺乏，代谢性如糖尿病、尿毒症、肝病和血卟啉病性神经病等，尿毒症常见轴索型对称性感觉运动性多发性神经病（PN），下肢易受累，远端较重，常伴不宁腿综合征、烧灼足（burning feet）；肝硬化可导致轴索型感觉性神经病。

（3）药物和中毒性神经病：药物如氯霉素、顺铂、乙胺丁醇、甲硝唑常导致感觉性神经病，胺碘酮、氯喹、吲哚美辛、呋喃类、异烟肼、苯妥英、青霉胺、长春新碱常导致运动性神经病；中毒性神经病见于酒精、有机磷农药、有机氯杀虫剂中毒，二硫化碳、三氯乙烯化学品中毒，砷、铅、铊、汞重金属中毒，以及白喉毒素等。

（4）感染性神经病：常见于艾滋病、麻风病、莱姆病、白喉和败血症等，艾滋病常见远端对称性感觉运动性或感觉性PN，可能为免疫介导性；败血症和多器官衰竭患者可能发生危重病性多发性神经病（critical illness polyneuropathy），主要表现为肌无力。

（5）血管炎性神经病：如系统性血管炎、Wegener肉芽肿、巨细胞动脉炎、RA、SLE和干燥综合征均可引起PN、单神经病和多数性单神经病。

（6）肿瘤性和副蛋白血症性神经病：多发性骨髓瘤、淋巴瘤和肺癌常引起神经受压或导致癌性感觉神经元病、远端轴索病；副肿瘤综合征如小细胞肺癌、淋巴瘤可伴发神经病，副蛋白血症如POEMS综合征常伴PN。

（7）遗传性神经病：如遗传性运动感觉性神经病、遗传性感觉神经病、Friedreich共济失调，以及家族性淀粉样变性、Krabbe病（婴儿家族性弥漫性硬化），Tangier病（无高密度脂蛋白血症），Refsum病（遗传性共济失调PN），Fabry病（α-半乳糖苷酶A缺乏症）等。

（8）嵌压性神经病：如腕管综合征、肘管综合征等。

336

周围神经病的病变类型和特征有哪些？

周围神经病的病变类型和特征如下。

（1）华勒变性（Wallerian degeneration）：由于失去轴浆运输，不能为胞体提供轴索合成的必要成分，导致轴索断裂和远侧轴索和髓鞘变性，被 Schwann 细胞和巨噬细胞吞噬并向近端发展，断端近侧轴索和髓鞘仅 1～2 个 Ranvier 结发生同样变化，如接近胞体的轴索断伤可使胞体坏死。

（2）轴索变性（axonal degeneration）：是中毒代谢性和营养障碍性神经病最常见的病理改变，由于胞体蛋白质合成障碍或轴浆运输阻滞使远端轴索得不到营养，自轴索远端向近端出现变性和脱髓鞘，称为逆死性（dying back）神经病，如纠正病因后轴索可以再生。

（3）神经元变性（neuronal degeneration）：是神经元胞体变性坏死继发轴索变性和髓鞘破坏，病变与轴索变性类似，但神经元坏死使轴索全长在短时间内变性、解体，称为神经元病（neuronopathy），后根神经节感觉神经元病变如癌性感觉神经元病、有机汞中毒等，运动神经元病变如急性脊髓灰质炎和运动神经元病等。

（4）节段性脱髓鞘（segmental demyelination）：某些炎症性（GBS）、中毒性（白喉）、遗传性和代谢障碍等可发生髓鞘破坏而轴索相对完整，病理可见神经近端与远端长短不等、不规则的节段性脱髓鞘，Schwann 细胞增殖和吞噬髓鞘碎片。

337

周围神经病的临床表现有哪些？

周围神经病是原发于周围神经（脊神经、神经根、神经丛、神经干和末梢神经及脑神经）的结构或功能损害，临床表现神经病或神经痛。神经痛（neuralgia）是感觉神经分布区发生剧痛，神经主质无明显受损，传导功能正常。由感染、中毒、外伤引起的神经病也称为神经炎。

（1）感觉神经受损

1）多发性神经病（PN）的感觉缺失表现为对称性手套袜套形，远端较重，下肢明显，逐渐向近端发展。糖尿病性、淀粉样神经病、遗传性感觉神经病和某些代谢性疾病，如高密度脂蛋白缺如的隐性遗传病 Tangier 病选择性累及司痛温觉的小神经纤维，导致痛温觉受损，轻触觉保留，表现为分离性感觉缺失，常伴痛温觉不成比例受损、自发性疼痛和自主神经障碍，此为周围神经病的末梢型分离性感觉缺失，与脊髓病变节段性分离性感觉缺失不同。大纤维受损导致触觉、振动觉和关节位置觉缺失，早期腱反射消失，运动症状突出。单神经病因来自邻近神经的重叠支配，感觉缺失范围相对较小。

2）PN 的感觉异常如针刺感、麻木感、触电感和束带感，糖尿病性、酒精中毒性神经病和感觉性神经病常出现痛觉过度，带状疱疹、糖尿病性和血管炎性神经病可见节段性痛觉过度，尺、正中、胫后和腓神经损伤出现灼性神经痛，神经痛常见于单神经病，可为局部痛或放射痛，表现为刀割样、挤压样或电击样疼痛。

3）根性病变如两个或以上的相邻的神经根受累导致节段性感觉缺失，单一神经根病变因神经重叠支配可无感觉缺失。神经根受压常见根性痛，伴受损水平腱反射消失，如C_5、C_6节段病变可见肱二头肌反射和肱桡肌反射消失，如前根受累可见肌无力和肌萎缩。

4）感觉性共济失调：运动功能保留、深感觉传入受累可出现阔基底步态、踩棉花感和站立不稳，见于慢性炎症性脱髓鞘性多神经病、亚急性联合变性等。

（2）运动神经受损

1）刺激症状：①肌束震颤（fasciculation），肌肉静息时由一个或多个运动单位自发性放电导致肌肉颤动，呈短暂的单一收缩，见于各种LMN损伤和某些正常人。②肌痉挛（myospasm）或肌纤维颤搐（myokymia），是一个或多个运动单位短暂自发性痉挛性收缩，较肌束震颤缓慢，持续时间长，邻近的运动单位常交替性间断收缩，见于周围神经局限受压、放射性损伤和代谢性疾病，多为良性病变。③痛性痉挛（algospasm），见于腓肠肌，是肌肉或肌群短暂痛性收缩，常为正常生理现象，但许多神经疾病出现率增加，用力收缩可能诱发。

2）麻痹症状：肌力减低或丧失常见于PN，肢体远端肌无力，轻微时仅下肢受累；GBS表现为四肢瘫，近端较重，可伴呼吸肌麻痹；卟啉病、铅中毒、干燥综合征、副肿瘤综合征和淀粉样变性神经病少见，肌无力主要累及双上肢。

3）腱反射减低或消失：急性PN早期腱反射可存在，随病情进展逐渐减低或消失；酒中毒性PN以细纤维受累为主，即使痛温觉严重缺失，腱反射仍可存在。

（3）自主神经损害：多种周围神经病可出现无汗、竖毛障碍和直立性低血压，无泪、无涎、阳痿和膀胱直肠功能障碍，多见于细纤维受累为主的遗传性神经病、糖尿病性神经病。肌肉失神经支配引起营养障碍，肢体远端痛觉丧失出现灼伤或感染，隐性遗传性感觉神经病可见手指或足趾无痛性溃疡或缺失。麻风、淀粉样变性、神经纤维瘤病、遗传性运动感觉性神经病、雷夫叙姆（Refsum）病和慢性炎症性脱髓鞘性多发性神经病（CIDP）可触及粗大的周围神经，在发育期前发病的慢性周围性神经病可见马蹄足、爪形足和脊柱侧弯等。

（4）根据电生理检查或组织病理学检查，周围神经病可分为脱髓鞘性和轴索性。脱髓鞘性神经病（demyelinating neuropathy）在EMG通常无失神经支配证据或很轻，但神经传导速度（NCV）显著减慢；轴索性神经病（axonal neuropathy）EMG显示失神经支配，特别是肢体远端，NCV正常或轻度减慢。如怀疑中毒应收集24小时尿液做重金属分析，剪取头发和指甲进行砷分析，疑诊卟啉病应检查新鲜尿标本胆色素原和δ-氨基乙酰丙酸。

338

多发性神经病的病因和临床表现有哪些？

多发性神经病（polyneuropathy，PN）是四肢远端对称性感觉障碍、下运动神经元

（LMN）瘫痪和自主神经障碍的多发性神经损害，是最常见的周围神经病。典型病理改变是周围神经轴索变性、节段性脱髓鞘或神经元变性，远端较明显。

（1）病因

1）特发性炎症性神经病诸如GBS、CIDP，代谢性神经病如糖尿病、尿毒症、肝病和血卟啉病性，营养障碍性多发性神经病如慢性酒精中毒。感染性神经病常见于艾滋病、莱姆病、麻风病、白喉和败血症，肉芽肿性疾病如结节病。

2）血管炎性神经病如结节性多动脉炎、巨细胞动脉炎；自身免疫性如RA、SLE、干燥综合征、Wegener肉芽肿等。

3）肿瘤性如淋巴瘤、肺癌常使神经受压或引起远端轴索病，副肿瘤综合征如小细胞肺癌、淋巴瘤，副蛋白血症如POEMS综合征。

4）药物中毒可导致感觉性和运动性神经病，中毒性神经病如酒精、有机磷农药、有机氯杀虫剂、化学品和重金属、白喉毒素等中毒。

5）遗传性神经病有家族史，缓慢进展，如遗传性运动感觉性神经病（HMSN）、遗传性感觉神经病、Friedreich共济失调、Krabbe病、Tangier病、Refsum病、Fabry病等。

（2）临床表现：PN可见于任何年龄，表现可因病因而异，共同特征是肢体远端对称性感觉、运动和自主神经功能缺失，多为急性或亚急性病程，经数日至数周向近端进展。

1）感觉缺失：PN为长度依赖性神经病（length-dependent neuropathy），呈对称性手套袜套样，远端较重，下肢明显，逐渐向近端发展，大纤维受损导致触觉、振动觉和关节位置觉缺失，早期出现感觉异常、感觉过度和疼痛等刺激症状，疼痛是小纤维受损的特征，如糖尿病性、酒精中毒性、卟啉病性神经病，也见于艾滋病性、遗传性或副肿瘤性感觉神经病、嵌压性神经病和特发性臂丛神经病。

2）肢体远端LMN瘫：不能执行精细动作，严重病例伴肌萎缩和肌束震颤，肌萎缩常见于下肢胫前肌、腓骨肌、上肢骨间肌、蚓状肌和鱼际肌，可见手、足下垂和跨阈步态，四肢腱反射减弱消失，踝反射明显，晚期肌肉挛缩导致畸形。

3）自主神经障碍：如直立性低血压、肢冷、多汗或无汗、指/趾甲松脆、皮肤菲薄干燥、竖毛障碍，传入神经病变导致无张力性膀胱、阳痿和腹泻等；常见于GBS、糖尿病性PN、卟啉病性PN、淀粉样变性神经病。

多发性神经病的类型、临床表现和疾病谱有哪些？

（1）轴索性神经病（axonal neuropathy）：也称远端轴索病（distal axonopathy），病变主要在轴索，自远端向近端出现变性和脱髓鞘。可见于中毒代谢性和营养障碍性PN如尿毒症神经病、糖尿病神经病，以及GBS的变异型急性运动感觉轴突性神经病（acute motor sensory axonal neuropathy，AMSAN），多见于空肠弯曲菌感染后，表现为急性四肢弛缓性瘫、远端型感觉缺失、腱反射消失，伴脑神经麻痹和呼吸肌麻痹，病情严重，EMG检查可见CMAP和感觉神经动作电位（SNAP）波幅降低，MCV、SCV相对正常。

（2）脱髓鞘性神经病（demyelinating neuropathy）：临床常见，如GBS、慢性炎症性脱髓鞘性多发性神经病（CIDP）、白喉中毒性神经病、某些副肿瘤性和副蛋白血症、遗传性运动感觉神经病1型和3型等。

（3）神经元病（neuronopathy）：由于神经元胞体坏死导致轴索全长在短时间内变性坏死，主要累及前角细胞或后根神经节细胞，如遗传性运动感觉神经病2型、癌性感觉神经元病、急性脊髓灰质炎、肌萎缩侧索硬化等。

340

多发性神经病的治疗有哪些？

PN的治疗主要包括病因治疗、药物治疗和康复治疗。

（1）病因治疗：应针对不同病因，药物引起如甲硝唑、呋喃类应立即停药，异烟肼需继续用药可合用较大剂量维生素B_6。重金属和化学品中毒应立即脱离中毒环境，急性中毒需大量补液、利尿、排汗和通便等排毒，砷中毒需用二巯基丙醇（BAL）3mg/kg肌内注射，每4～6小时1次,2～3天后改为每日2次，连用10天。治疗原发病，糖尿病性PN应控制血糖，尿毒症采用血液透析，黏液性水肿使用甲状腺素，麻风性用砜类药，肿瘤性可手术切除，自身免疫病SLE、RA或疫苗接种后PN可使用糖皮质激素。

（2）对症治疗：急性期卧床休息，重症患者加强护理，四肢瘫痪应定时翻身、保持肢体功能位，手足下垂用夹板和支架以防瘫肢挛缩和畸形。药物包括糖皮质激素、大剂量B族维生素，促进神经功能恢复，尤其白喉性PN心肌受损时。疼痛可选用卡马西平1.2g/d，苯妥英0.3g/d；加巴喷丁0.3g，每日3次；度洛西汀60mg，每日1次；文拉法辛（Venlafaxine）75～150mg，每日1次；普瑞巴林（Pregabalin）150mg，每日2次。糖尿病性PN的自主神经障碍有时很难处理，直立性低血压可穿齐腰高弹力袜、适当补盐，氟氢可的松（Fludrocortisone）0.1～1.0mg/d口服，需监测卧位高血压，患者取半立位睡眠，因夜间卧位常不能保留盐和水。

（3）康复治疗，急性期和恢复期患者均应采取物理治疗、按摩和针灸治疗，促进肢体功能恢复，预防肌肉挛缩。

341

吉兰-巴雷综合征的病因和临床表现有哪些？

吉兰-巴雷综合征也称急性炎症性脱髓鞘性多发性神经病（acute inflammatory demyeli-nating polyneuropathies，AIDP）。

（1）病因：吉兰-巴雷综合征是急性或亚急性特发性PN，可能与感染有关的自身免疫性疾病，病原体组分与周围神经髓鞘的某些组分相似，引起机体免疫系统发生错误识别，产生自身免疫性T细胞和自身抗体，导致周围神经脱髓鞘病变。

（2）临床表现：约2/3的AIDP患者可追溯到发病前1～4周胃肠或呼吸系统感染史或疫苗接种史，急性或亚急性起病，出现四肢对称性弛缓性瘫，多自远端向近端，或可自近端向远端发展，常由双下肢开始，逐渐累及躯干肌和脑神经，伴腱反射消失，数日或2周达高峰，严重者累及肋间肌和膈肌，导致呼吸麻痹。危重病例1～2天内完全性四肢瘫，伴呼吸衰竭和咽喉肌麻痹，危及生命；双下肢瘫在数日内上升至上肢或累及脑神经称为Landry上升性麻痹，脑神经常见双侧面瘫。

1）感觉症状较常见，感觉异常如肢体烧灼、麻木、刺痛和不适感，约1/3的患者伴肌痛，多与瘫痪同时出现。感觉缺失较少见，可见手套袜子形痛温觉减退，振动觉和关节运动觉不受累，少数可见Kernig征、Lasegue征等神经根刺激症状。

2）自主神经症状较明显，如窦性心动过速、心律失常、多汗、皮肤潮红、手足肿胀和营养障碍等，括约肌功能障碍和血压下降较罕见。

3）CSF检查可见蛋白细胞分离，蛋白增高，细胞数正常，是吉兰-巴雷综合征特征性表现，出现于发病后2～3周，少数病例CSF细胞数可达（20～30）×10^6/L。

4）电生理检查和神经活检：ECG检查常见窦性心动过速、T波低平和QRS波电压增高，与自主神经异常有关。平均红细胞体积（MCV）和感觉神经传导速度（SCV）检查明显减慢、远端潜伏期延长、波幅正常或轻度异常，轴索损害可见远端波幅降低，疾病早期可见F波或H反射延迟或消失，F波异常代表神经近端或神经根损害，有助于吉兰-巴雷综合征的诊断。由于脱髓鞘病变节段性和斑块特点，早期应检查多根神经。神经活检发现脱髓鞘和炎性细胞浸润提示吉兰-巴雷综合征，但通常活检的腓肠神经为感觉性，仅作为参考。

吉兰-巴雷综合征的分型及其临床表现有哪些？

吉兰-巴雷综合征分型目前尚不统一，可根据病情轻重、病程和特殊临床表现分型。

分型和临床表现

（1）轻型：四肢肌力3级以上，可独立行走。

（2）中型：四肢肌力3级以下，不能行走。

（3）重型：舌咽神经、迷走神经及其他脑神经麻痹，不能吞咽，四肢无力或瘫痪；活动时有轻度呼吸困难，但不需要气管切开和辅助呼吸。

（4）极重型：在数小时至2天发展为四肢瘫、吞咽不能和呼吸肌麻痹，需立即行气管切开术和辅助呼吸，伴严重心血管功能障碍。

（5）再发型：在4～6个月至10余年间可多次再发，再发常比首次重，可由轻型直至极重型。

（6）慢性型或CIDP：由2个月至数月乃至数年缓慢起病，经久不愈，脑神经受损少，四肢肌萎缩明显，CSF蛋白持续增高。

（7）变异型

1）纯运动型：急性运动轴索型神经病（AMAN），病情重，多有呼吸肌受累，在24～48h迅速出现四肢瘫，肌萎缩出现早，病残率高，预后差。

2）运动感觉型：急性运动感觉轴索型神经病（AMSAN），发病与AMAN相似，病情通常更严重，预后差。

3）感觉型：以对称性四肢疼痛为主，瘫痪不明显，轻度无力，腱反射减弱，CSF蛋白-细胞分离。

4）多脑神经型：多为运动神经受累，如面神经、舌咽神经和迷走神经，以及动眼、滑车、展神经和舌下神经，可双侧或单侧；可见MCV减慢，CSF蛋白细胞分离。

5）纯全自主神经功能不全型：急性或亚急性自主神经功能紊乱，周身无汗，皮肤、鼻腔和口腔干燥，泪腺、唾液腺分泌减少，排尿困难或便秘，腱反射减弱，无瘫痪和感觉障碍，肌电图学（EMG）和神经传导速度（NCV）检查提示神经源性损害。

6）Miller-Fisher综合征：可见眼外肌麻痹、共济失调和腱反射消失三联征，起病急，部分病例伴肌力减退和感觉障碍，预后良好。

7）个别吉兰-巴雷综合征患者可出现一过性锥体束征或小脑共济失调，历时数日或数周，可能为神经根炎性病变轻度影响脊髓侧索锥体束或小脑传出纤维所致。

343

吉兰-巴雷综合征的鉴别诊断有哪些？

吉兰-巴雷综合征以急性起病的肢体对称性弛缓性瘫，通常从双下肢开始和近端较重为特征，其鉴别诊断如下。

（1）脊髓灰质炎：患儿多在数日高热退热后出现弛缓性瘫，常2～3天达到高峰，多为一侧下肢瘫，节段性分布，肌萎缩出现早和严重，脑神经不受累，无感觉障碍，病初CSF-MNC数量增高，3周后下降，蛋白增高，常遗留瘫痪后遗症。

（2）急性脊髓炎：后者在病前1～2周可有发热，起病急，1～2天出现截瘫或四肢瘫，休克期为弛缓性瘫，后变为痉挛性瘫，可见传导束型感觉障碍，早期出现尿便障碍，脑神经不受累。

（3）低血钾型周期性瘫痪：发病快，数小时出现四肢弛缓性瘫，常有过劳、饱食等诱因，多在夜里发病，晨起发现瘫痪，可在数小时或1～2天恢复，不出现呼吸肌麻痹，脑神经不受损，无感觉障碍和神经根刺激症状，检查CSF正常，检查血钾降低，补钾治疗有效。

（4）钩端螺旋体病：患者偶可表现为急性期脑炎或脑膜炎症状不明显，出现类似多发性神经根神经炎症状，如肢体轻瘫、感觉障碍和脑神经受累，CSF蛋白细胞分离。根据患者生活在疫区，血清钩端螺旋体显凝试验（＋），青霉素治疗有效可确诊。

344

吉兰-巴雷综合征的治疗有哪些？

（1）吉兰-巴雷综合征一线治疗：包括免疫球蛋白静脉滴注（intravenous immunoglobulin，IVIg）和血浆置换（plasma exchange，PE），消除体内免疫活性细胞、细胞因子和抗体，减轻神经损害。

1）IVIg：推荐成人剂量0.4～0.6g/（kg·d），连用5天，应尽早使用，在出现呼吸肌麻痹之前。需注意先天性IgA缺乏患者再次用药时可发生过敏反应，不良反应如发热、面红，减慢滴速即可，出现肝功能损害停药1个月可恢复。

2）PE：每次血浆交换量按40ml/kg体重或1.0～1.5倍血浆容量计算，用5％白蛋白复原血容量可减少使用血浆并发症。轻至中度和重度吉兰-巴雷综合征患者急性期每周分别做2次、4次和6次，发病2周后治疗无效。禁忌证包括严重感染、心律失常、心功能不全和凝血系统疾病等。

糖皮质激素通常认为对吉兰-巴雷综合征无效或有不良反应，无条件使用IVIg和PE的患者可用甲泼尼龙500mg/d，静脉滴注，连用5～7天，或地塞米松10mg/d，静脉滴注，7～10天为1个疗程。

（2）对症治疗：吉兰-巴雷综合征患者出现呼吸肌麻痹危及生命应进入ICU密切观察治疗，患者出现气短、肺活量降至＜1L或动脉血氧分压（PaO_2）＜70mmHg，可先行气管内插管，24小时不好转应行气管切开术和辅助呼吸，根据症状和血气分析调节通气量。重症患者心电监护，严重心脏传导阻滞、窦性停搏需植入临时心内起搏器。高血压可用小剂量β受体阻滞剂美托洛尔50mg，每日2次，口服，低血压可予扩容或调整患者体位，穿长弹力袜预防深静脉血栓形成，预防肺栓塞可用小剂量肝素，使用广谱抗生素治疗坠积性肺炎和脓毒血症。及时识别治疗焦虑症和抑郁症，氟西汀（Fluoxetine）20mg，每日1次，舍曲林（Sertraline）50～100mg，每日1次，口服，始终给予患者鼓励。肢体疼痛可用非甾体抗炎药如洛索洛芬60mg，每日1次，口服，或用文拉法辛口服。

应加强护理，定时翻身拍背、雾化吸入和吸痰，保持呼吸道通畅，预防感染；床单保持平整，预防压疮。吞咽困难宜取坐位鼻饲，以免误入气管窒息；尿潴留可加压按摩下腹部，留置导尿，便秘可用番泻叶代茶或肥皂水灌肠；出现肠梗阻迹象应禁食，给予肠动力药如西沙必利。患者应及早开始康复治疗，肢体被动或主动运动以防挛缩，使用夹板预防足下垂畸形，采用针灸、按摩、理疗和步态训练等。本病为自限性，病后数周或数月开始恢复，约70%的患者可完全恢复，约25%遗留不同程度的神经功能缺失，5%因呼吸衰竭死亡。

急性运动轴索型神经病的病因、临床表现和治疗有哪些？

急性运动轴索型神经病（acute motor axonal neuropathy，AMAN）是吉兰-巴雷综合征的纯运动亚型，以肢体瘫痪为主，主要累及运动神经轴索，Feasby（1984）等注意到某些吉兰-巴雷综合征患者的电生理表现运动和感觉神经轴索受损，如肌肉复合动作电位（CMAP）和感觉神经动作电位（SNAP）下降，但无脱髓鞘证据。Feasby（1986）命名为轴索型吉兰-巴雷综合征，Griffin（1993）等称之为AMAN。

（1）病因：本病可能与空肠弯曲菌（*Campylobacter jejuni*）感染有关，病原菌含有与神经髓鞘节苷脂结构相似的脂多糖，产生抗神经节苷脂抗体导致发病。

（2）临床表现：患者病情较重，24～48h迅速出现四肢瘫，多伴有呼吸肌受累，无感觉缺失，偶有轻度手套袜子型感觉障碍或神经干压痛，早期可出现肌萎缩，常伴后组脑神经受累引起延髓麻痹，可伴自主神经障碍，如心动过速、血压波动、血管运动障碍、多汗、一过性排尿困难。发病前多有腹泻史，血清学检查证实空肠弯曲菌感染，粪便可分离出空肠弯曲菌。CSF蛋白-细胞分离，MNC数＜10×10⁶/L。电生理检测肌肉复合动作电位（CMAP）波幅降低，MCV正常或轻度减慢，感觉电位相对正常。

（3）治疗：患者有呼吸肌麻痹和延髓麻痹需进行心肺功能监测，如呼吸浅快、心动过速、出汗、口唇由苍白转为发绀，经鼻导管给氧仍明显呼吸困难，肺活量降至＜15ml/kg，血气分析PaO₂＜70mmHg，提示呼吸功能不全，可转入NCU治疗，行气管切开、插管和辅助呼吸，其他治疗同吉兰-巴雷综合征。本病预后较差，病残率高，NCU治疗病死率可显著下降，死因多为肺感染、心肌梗死和肺栓塞等。

346

米勒-费希尔（Miller-Fisher）综合征的临床表现有哪些？

米勒-费希尔综合征（Miller-Fisher syndrome，MFS）是吉兰-巴雷综合征的一个临床亚型，表现为眼肌麻痹-共济失调-反射消失（ophthalmoplegia-ataxia-areflexia）三主征，由Miller-Fisher（1956）首先报道。

（1）本病多在成年期发病，男性多见，多数病例发病前有呼吸道或消化道感染史，数日或数周后出现两侧眼肌麻痹、对称性小脑性共济失调和反射消失等。眼肌麻痹是特征性症状，急性对称性，多为完全性眼外肌麻痹，1/3的患者有眼内肌麻痹，有些患者可见向上或侧方凝视麻痹，眼肌麻痹常可完全恢复。脑神经受累常见双侧周围性面瘫，其次是舌咽、迷走神经麻痹，偶可见全运动性脑神经受累，患者危重。

（2）常见小脑性共济失调，多累及躯干肌，出现醉汉样步态；常见腱反射减弱消失，通常不出现运动和感觉障碍。发病后2～3周可见CSF蛋白-细胞分离。

MFS通常在发病后2～3周开始恢复，多可自愈，预后较好。

347

慢性炎症性脱髓鞘性多发性神经病的临床表现和诊断标准有哪些？

慢性炎症性脱髓鞘性多发性神经病（chronic inflammatory demyelinating polyneuropathy，CIDP）也称慢性吉兰-巴雷综合征，可能为免疫介导的周围神经病，临床表现与AIDP相似，慢性进展性或复发性病程。

（1）临床表现

1）患者起病隐袭，多无前驱感染史，病初进展较迅速，表现与吉兰-巴雷综合征相似，对称性肢体瘫，自远端向近端发展，腱反射减弱消失，呼吸肌可受累，吞咽困难、构音障碍和面神经麻痹；多伴肢体疼痛，深感觉障碍，感觉性共济失调，走路蹒跚，易踩空，肌萎缩较轻，少数患者可见Horner综合征、震颤、阳痿和尿失禁。多在4周后转为慢性病程，进展3个月或更长时间，6个月无明显好转，自然病程呈阶梯式进展或复发-缓解形式。

2）电生理检查显示脱髓鞘性神经病伴有轴索变性，NCV、远端潜伏期、F波潜伏期异常通常比GBS严重，脱髓鞘及轴索损害程度因病程不同。CSF蛋白-细胞分离，部分患者可见寡克隆带，可检出β-微管蛋白（β-tubulin）抗体、髓鞘结合糖蛋白（MAG）抗体。腓肠神经活检显示节段性脱髓鞘与髓鞘再生并存，洋葱头样改变高度提示CIDP，但也见于Charcot-Marie-Tooth病、神经纤维瘤和创伤性神经瘤等。

（2）诊断标准（美国神经病学会，1991）

1）临床表现：进展性或复发性运动或感觉功能障碍提示周围神经病变，症状存在至少2个月，四肢腱反射减弱或消失。

2）电生理检查：必须具备脱髓鞘病变以下四个主要特点中三点。①两个或多个MCV减慢；②一个或多个运动神经部分性传导阻滞，如腓神经、正中神经或尺神经等；③两个或多个运动神经远端潜伏期延长；④两个或多个运动神经F波消失。

3）病理检查：神经活检显示明确的脱髓鞘与髓鞘再生证据。

4）CSF检查：CSF细胞数＜10×10^6/L。

慢性炎症性脱髓鞘性多发性神经病治疗有哪些？

（1）糖皮质激素：CIDP治疗反应敏感，泼尼松60～100mg/d，连用2～4周，然后逐渐减量至隔日5～20mg，需长期连续用药，患者多在2个月时肌力改善。也可用隔日方案，减轻激素不良反应，初始剂量60mg，每日1次，连用4周，之后每2周隔日减量，连用6周，以后隔日用药并每2周或4周减量，至少连用34周，10个月或以上为1个疗程。地塞米松静脉滴注也可试用，40mg，连续4天；20mg/d和10mg/d，各12天；28天为1个疗程，可重复使用。

（2）免疫球蛋白静脉滴注：可用于起始治疗或后期治疗，1g/（kg·d），连用2天；或0.4g/（kg·d），连用5天，通常有效，不良反应小；3周后可根据病情重复输注0.4g/（kg·d），连用5天，IVIg与小剂量激素合用可使疗效维持时间延长。

（3）血浆置换：也是有效的免疫调节治疗，每周2次，3周时疗效明显，PE短期疗效与IVIg相近，可多次或定期进行。

（4）其他：难治性CIDP患者使用以上治疗均无效，可试用硫唑嘌呤、环磷酰胺、吗替麦考酚酯、环孢素及利妥昔单抗治疗。

349

刘易斯-萨姆纳（Lewis-Sumner）综合征的临床表现和治疗有哪些？

刘易斯-萨姆纳综合征（Lewis-Sumner syndrome，LSS）也称多灶性获得性脱髓鞘性感觉运动神经病（multifocal acquired demyelinating sensory and motor neuropathy，MADSAM），是CIDP的一种特殊类型，由Lewis等（1982）首先描述。目前LSS定义尚不明确，易与CIDP混淆，发病率低。

（1）临床表现：患者在28～58岁发病，表现为慢性感觉运动性多数性单神经病，非对称性肢体无力，常从单侧上肢起病，远端较重，可偶见近端无力，病变部位腱反射减低，远端可见深浅感觉缺失，进展常在8周以上或复发-缓解。电生理检查可见感觉运动神经受累，多灶性传导阻滞，NCV减慢，远端潜伏期延长。血清GM1抗体阴性，CSF蛋白-细胞分离。臂丛MRI检查可见神经水肿，T2WI为高信号；神经活检显示斑片状脱髓鞘病变伴轴索损害。诊断需仔细排除其他周围神经病，因运动与感觉受累可与多灶性运动神经病（MMN）鉴别。

（2）治疗：糖皮质激素治疗有效，甲泼尼龙500～1000mg/d静脉滴注，连续3～5天，逐渐减量或改泼尼松1mg/kg，清晨顿服，1～2个月后逐渐减量至5～10mg，维持约半年酌情停药。尽早使用IVIg，成人0.4g/（kg·d），连用5天；加重或复发的患者可每月加用1次，连续3个月或更长时间。如激素疗效不理想、依赖或不耐受可选用或加用免疫抑制剂如硫唑嘌呤、环磷酰胺、环孢素和甲氨蝶呤；使用B族维生素，神经痛可用卡马西平、加巴喷汀、普瑞巴林、阿米替林和曲马多等，应及时配合康复治疗。

350

多灶性运动神经病的临床表现和治疗有哪些？

多灶性运动神经病（multifocal motor neuropathy，MMN）是隐袭起病的慢性进行性周围神经病，可累及脊髓前角细胞和脑干运动神经核。病因和发病机制不清，血浆多可检出抗神经节苷脂GM1抗体，在Ranvier结、运动神经末梢有GM1抗体，免疫治疗有效，提示可能与免疫介导有关。

（1）临床表现：多发于20～50岁，平均40岁起病，男女之比（2.6～4.0）:1。起病隐袭，变异型起病较急，患者出现非对称性肢体远端无力和肌萎缩，上肢较重，自手部小肌群向近端发展，后累及下肢，肌无力按周围神经分布，常见于尺神经、正中神经和桡神经分布区，肌萎缩可不明显，约半数患者有肌束震颤和肌痉挛，腱反射减低，偶有呼吸肌受累；约20%的患者出现疼痛或感觉异常，脑神经多不受累，缓慢进展，偶有阶梯样加重或自发缓解，预后较好。

1）血清学可检出抗GM1抗体，血清CK轻中度增高。CSF蛋白正常或轻度增高，为0.8g/L，寡克隆带（－），30%～60%的患者CSF GM1-IgM抗体（＋），少数可检出抗GM2和抗GD1a抗体。电生理检测可见运动神经持续多发的局灶性神经传导阻滞，尺神经、正中神经和腓神经常见，MCV减慢，远端潜伏期延长，晚期伴运动轴索损害，运动波幅降低，感觉神经波幅降低约占20%，伴肌束震颤易误诊为ALS，常规EMG通常正常，可与ALS鉴别。

2）MRI检查：显示臂丛和正中神经传导阻滞部位非对称性T2WI高信号，钆增强后可见T1WI高信号；CIDP多为对称性T2高信号，ALS正常。周围神经活检可见脱髓鞘，神经内膜和局部血管周围淋巴细胞浸润，炎性浸润和水肿较CIDP轻。

（2）治疗：本病首选免疫球蛋白静脉滴注，0.4g/（kg·d），连用5天，多有改善，50%～60%改善明显，疗效维持3～6周，疗效不明显可定期重复使用IVIg。使用糖皮质激素和血浆置换无效，不建议用。可试用环磷酰胺（Cyclophosphamide），1g/m² 体表面积，静脉滴注，每月1次，连用6个月，之后口服维持，约半数患者疗效明显，通常2～5个月后起效，可降低血清GM1抗体效价；不良反应大，如出血性膀胱炎、闭经和精子减少、骨髓抑制等，出现后应立即停药。IVIg可与小剂量环磷酰胺合用，减少IVIg用量。利妥昔单抗（Rituximab）疗效尚待观察。预后良好，多可存活数十年，疾病后期手运动不灵，少数急重症患者在1年内因呼吸衰竭死亡。

351

慢性炎症性脱髓鞘性多发性神经病的鉴别诊断有哪些？

（1）多灶性运动神经病（MMN）：CIDP与MMN病程均缓慢进展，电生理检查均有多灶性运动传导阻滞（MCBs）、F波潜伏期延长和EMG纤颤波，鉴别见表12-1。

表12-1　CIDP与MMN的鉴别

鉴别点	CIDP	MMN
病程	缓慢进展，可有复发	缓慢进展
肌无力	呈对称性分布，下肢为主，远端明显	肌无力呈不对称性分布，上肢为主
感觉障碍	常见	罕见
实验室检查	血清抗GM1抗体正常，CSF蛋白增高	血清抗GM1抗体增高，CSF蛋白正常或轻度增高
电生理检查	不对称节段性NCV减慢或阻滞，MCBs区域外NCV下降	MCBs区域外NCV正常
治疗反应	皮质类固醇治疗有效	激素疗效不佳，可用免疫球蛋白和环磷酰胺治疗

（2）Lewis-Sumner综合征是CIDP的一种特殊型，表现为慢性感觉运动性多数性单神经病，自一侧上肢起病，远端受累为主，不对称分布。

（3）运动神经元病LMN型病程缓慢进展，肌无力分布不对称，可见肌萎缩、肌束震颤，无感觉障碍，NCV正常，EMG可见纤颤波，收缩时出现巨大电位。

（4）复发型GBS：罕见，病前多有感染史，常见双侧面神经和呼吸肌受累，1个月内进展至高峰；CIDP无病前感染史，平均病程3个月。

（5）遗传性感觉运动性神经病（HSMN）：根据家族史，临床可见色素性视网膜炎、鱼鳞病、弓形足等可诊断，确诊需神经活检。

（6）结节性多动脉炎、SLE、RA和硬皮病等可引起小血管炎，影响周围神经血液供应和引起慢性进行性多发性神经炎（PN）。异常蛋白血症，如良性单克隆丙种球蛋白病血症（MGUS）、瓦尔登斯特伦（Waldenstrom）巨球蛋白血症、POEMS综合征等常见周围神经病。副肿瘤可引起纯感觉性或感觉运动性神经病，淋巴瘤、白血病浸润神经根也可导致慢性PN，CIDP均需与之鉴别。

352

糖尿病性神经病的类型和临床表现有哪些？

糖尿病性神经病（diabetic neuropathy）是糖尿病较常见的并发症。

（1）糖尿病性PN，最常见，约70%的患者感觉、运动和自主神经受损，约30%感觉缺失为主，如麻木、疼痛或感觉异常，可伴运动障碍，远端对称性，下肢重于上肢；自主神经障碍如瞳孔、泪腺功能异常，直立性低血压、心律失常、温度调节异常性出汗，膀胱、直肠和性功能障碍，常见CSF蛋白增高。

（2）糖尿病感觉性神经病，表现为肢体远端感觉缺失如麻木、疼痛和感觉异常，下肢重，伴轻度运动损害，糖尿病早期症状不明显时，如有双下肢腱反射减低和振动觉受损应高度可疑本病。

（3）糖尿病多数性单神经病，多以疼痛和肌无力为主，常伴血管性基础，神经功能缺失症状取决于受累的神经，常见CSF蛋白增高，可伴糖尿病性脑神经病。

（4）糖尿病性单神经病，典型表现为突然起病，出现疼痛，多见于尺神经、正中神经、桡神经、股外侧皮神经、坐骨神经和腓神经；脑神经受累顺序多为动眼（Ⅲ）神经>展（Ⅵ）神经>滑车（Ⅳ）神经。

（5）糖尿病性多发性神经根病和神经丛病，常引起糖尿病性肌萎缩，典型表现为近端非对称性，伴有疼痛、无力，骨盆带和股部肌萎缩明显，膝腱反射消失，多无感觉缺失。

353

糖尿病性神经病的诊断和鉴别诊断及其治疗有哪些？

（1）诊断和鉴别诊断：诊断主要根据长期糖尿病病史、临床症状和电生理检查。注意监测餐后血糖，糖耐量异常患者也可见神经病。询问近期是否服用过周围神经毒性药品，接触农药、重金属或有机化合物。鉴别诊断包括癌性周围神经病、亚急性联合变性、CIDP和遗传性周围神经病。

（2）治疗：首先强调优化原发病糖尿病治疗，采用饮食、运动、药物、监测和教育等综合疗法，个体化治疗方案控制血糖，治疗高血脂和高血压等合并症。

1）针对周围神经病可用维生素B_1肌内注射，维生素B_{12} 500μg肌内注射；糖尿病微血管病变可使用改善微循环药物，如前列腺素 E1（PGE1）、胰激肽酶；疼痛常用卡马西平 0.1g，每日3次，非甾体抗炎药如对乙酰氨基酚 0.3g，每日 3～4次，口服，可合用文拉法新、地西泮等抗焦虑药。直立性低血压可补盐治疗，或用氟氢可的松（fludrocortisone）0.1～1.0mg/d和α-肾上腺素激动剂米多君（midodrine）10mg，每日3次；取坐立位睡眠，穿齐腰高弹力袜或腹带促进血液回流，但疗效多不显著。

2）糖尿病肌萎缩常可自发改善，单神经病如嵌压可行减压手术；膀胱功能障碍早期可用碳酰胆碱改善膀胱排空功能，定时排尿训练，感染可加用抗生素，严重病例可导尿或施行尿道膀胱颈切除术。

354

白喉性多发性神经病的临床表现和治疗有哪些？

白喉性多发性神经病（diphtherial polyneuropathy）是上呼吸道或皮肤伤口感染白喉杆菌释放的神经毒素白喉毒素（diphtheria toxin）引起周围神经脱髓鞘病变。

（1）临床表现：咽部白喉感染可见咽部假膜形成，伴全身中毒症状如发热、乏力、恶心、呕吐、头痛等，严重者可并发心肌炎。2～3周时发生腭肌无力；4～5周出现眼外肌、面肌、软腭、咽肌和膈肌麻痹，视物模糊，瞳孔扩大，光反射存在，睑下垂；2～3个月出现肢体远端对称性感觉运动性PN，腱反射减弱消失，出现双相病程，严重病例呼吸肌麻痹，通常需2～3个月或更长时间恢复。CSF检查细胞数和蛋白正常或轻度增高；电生理检查显示NCV减慢。

（2）治疗：患者宜卧床休息至少3周，避免劳累。严重肌无力患者应给予支持性措施，包括辅助通气。早期注射马白喉抗毒素（equine diphtheria antitoxin），中和游离毒素，但不能中和已结合的毒素，病初3天内使用效果好，不必等待细菌培养结果，应先做马血清过敏试验。抗生素多用青霉素或红霉素治疗2周，抑制白喉杆菌生长，阻止毒素产生，直至症状消失和白喉杆菌培养转阴，但不能改变严重并发症发生率。多发性神经炎可用大剂量B族维生素治疗，重症患者应加强护理，保持肢体功能位，吞咽困难可鼻饲，恢复期适当理疗和康复治疗。

355 卟啉病性多发性神经病的临床表现和治疗有哪些？

卟啉病性多发性神经病（porphyric polyneuropathy）表现为急性快速进展性PN。血卟啉病（porphyria）是卟啉代谢紊乱引起卟啉或卟啉前体生成增加，在体内过度聚积，导致皮肤、腹部和神经系统症状。急性间歇性卟啉病（acute intermittent porphyria）由于缺乏尿卟啉原-1合成酶，最常引起神经系统损害。

（1）临床表现

1）卟啉病常见腹痛，如同疝气样痛，有时出现背痛或股痛，常见于神经受累之前，可出现焦虑、激越、急性意识模糊、谵妄和惊厥等，发作时常出现持续性心动过速，缓解时消失，是提示病情进展的指标。

2）PN常表现为急性起病，对称性四肢无力，多从下肢远端开始逐渐向上肢发展，重症可完全瘫，也可先累及手和上肢，有时症状不对称，数日进展为四肢弛缓性轻瘫伴肌萎缩，腱反射减弱消失，严重者出现呼吸麻痹；脑神经受累常见面瘫、眼肌麻痹、延髓麻痹；可见肢体远端感觉缺失，常见小腿肌痛，肌无力可持续数月或数年。急性发作可伴发热、多汗、脱水、持续心动过速、高血压、低钠血症（抗利尿激素分泌异常综合征）、外周血白细胞增多等。

3）检查CSF蛋白、淋巴细胞轻度增多。尿胆色素原和δ-氨基乙酰丙酸水平增高，检查红细胞中胆色素原脱氨酶（急性间歇性卟啉病）或淋巴细胞中粪卟啉原氧化酶缺乏有助于确诊遗传性粪卟啉病（hereditary coproporphyria）。

（2）治疗：患者宜避免诱因，预防急性发作，避免用可使卟啉生成的药物如氨基糖苷类抗生素，苯巴比妥、丙戊酸钠抗癫痫药，治疗感染，纠正不合理膳食，高糖饮食常能完全避免急性发作。

葡萄糖静脉滴注可抑制血红素生物合成途径，应用普萘洛尔控制心动过速和高血压。正铁血红素（hematin）4mg/kg，在15min以上静脉滴注，每日1次，可改善症状。氯丙嗪或其他吩噻嗪类可改善腹痛和精神症状，缓解疼痛可能需用阿片类。患者出现呼吸功能受损、意识水平降低或惊厥时应进入ICU监护治疗，呼吸衰竭可能需气管切开和辅助呼吸。输血是抢救危重急性血卟啉病的有效手段。PN可使用B族维生素等神经营养药和康复治疗。

356

急性砷中毒和铊中毒性多发性神经病的临床表现和治疗有哪些？

急性砷中毒和铊中毒可很快导致感觉运动性PN，伴胃肠症状和痉挛性腹痛。

（1）急性砷中毒（acute arsenic poisoning）：通常称为砒霜中毒，多因误服或药用过量。砷中毒可导致意识模糊、谵妄、昏迷、脉搏速弱、血压下降和呼吸困难，恶心、剧烈呕吐、腹痛、腹泻和水样便带血等胃肠症状；四肢痛性痉挛，皮疹，伴皮肤色素沉着和明显表皮脱落，长时间站立患者出现指/趾甲横向白线Mess线。确诊砷中毒应测量未受外界污染的毛发，如耻骨区阴毛测定砷含量，检测急性期尿液。

（2）铊中毒（acute thallium poisoning）：典型表现为胃肠炎、PN和脱发。摄入含铊化合物后产生中毒性反应。急性中毒出现头痛、嗜睡、精神错乱、幻觉、惊厥、震颤、谵妄和昏迷；可见鳞状皮疹和脱发，常见疼痛如腰痛、下肢麻木疼痛，是PN的早期症状，下肢对称性运动功能受损，远端明显；确诊需在尿中检出铊。

（3）治疗：经口急性中毒应立即催吐和洗胃，服新鲜配制氢氧化铁解毒剂可与砷结合成不溶性砷酸铁，每5～10分钟服一匙，直至呕吐停止，无此药可给予活性炭悬液、牛乳或蛋清水等，再用硫酸镁导泻。美国FDA（2003）批准可溶性普鲁士蓝用于铊中毒治疗，每日剂量250mg/kg，分4次服，补液利尿和口服大量氯化钾可加速铊排出，血液净化疗法如血浆置换也是有效的。

357

有机磷酸盐中毒多发性神经病的临床表现和治疗有哪些？

有机磷酸盐（organophosphates）化合物被广泛地用作杀虫剂，也是化学神经毒气的有效成分。神经病理显示轴索损害，伴小纤维病变和继发脱髓鞘。

（1）临床表现：急性有机磷酸盐中毒可出现胆碱酯酶抑制，导致胆碱能危象，部分病例接触有机磷酸盐后1～3周出现迟发性PN，首发症状多为腓肠肌痉挛痛，双腿远端进行性对称性肌无力，数日后双上肢出现轻度无力，部分患者双下肢远端麻木和感觉异常，也可见手套袜套形的感觉障碍，腱反射减弱、轻度锥体束征、小腿肌肉消瘦等。

（2）治疗：立即清除毒物，用清水与漂白剂或肥皂去除皮肤污染。可使用阿托品

2～6mg肌内或静脉注射，每5分钟1次，重复给药直至阿托品化，阻滞毒蕈碱性胆碱能受体。解磷定（pralidoxime）1g，肌内或静脉注射，每小时1次，连用3次，结合乙酰胆碱酯酶使之再活化。迟发性PN应给予大剂量B族维生素，采取营养支持疗法防治并发症，预后一般较好，周围神经功能恢复常需待以时日。

358

自身免疫性自主神经节病的临床表现和治疗有哪些？

自身免疫性自主神经节病（autoimmune autonomic gangionopathy，AAG）是一种以全自主神经功能不全为特征的自身免疫性疾病，与自主神经节烟碱样乙酰胆碱受体抗体（gAChR）有关。

（1）临床表现：急性或亚急性起病，少数可慢性起病，单相病程，可有短暂的自发缓解，全自主神经功能不全表现交感神经与副交感神经功能异常。患者出现直立性低血压，从卧位或坐位变为直立位3min后测血压，收缩压下降≥20mmHg或舒张压下降≥10mmHg。可见瞳孔光反射迟钝，无汗症、眼干和口干，性功能障碍、尿潴留、胃轻瘫、腹泻、便秘和假性肠梗阻。血清抗gAChR抗体（＋）支持本病诊断，需排除糖尿病、副肿瘤病变所致的自主神经功能障碍。

（2）治疗：本病以免疫治疗为主，可使用糖皮质激素，如疗效不佳可用免疫球蛋白静脉滴注（IVIg）、血浆置换（PE）或合用免疫抑制剂等，通常可使症状缓解。

359

POEMS综合征的临床表现和治疗有哪些？

POEMS综合征是一种临床少见的多系统损害综合征，机制不清，可见于癌症、淋巴瘤或合并浆细胞病、骨硬化性骨髓瘤（osteosclerotic myeloma）等，周围神经活检显示节段性脱髓鞘伴或不伴轴索变性。由Crow（1956）首先描述，Fukase（1968）又进一步描述，故称为克洛-深濑综合征（Crow-Fukase syndrome），Bardwick（1980）命名为POEMS综合征，

（1）临床表现：常见于中年男性，包括PN、脏器肿大、内分泌改变、M蛋白血症和皮肤损害（POEMS）五组症状。

1）多发性神经病（polyneuropathy）可分为感觉性或感觉运动性，慢性进行性可为非对称性，伴明显疼痛。检查可见MCV和SCV明显减慢，中间段神经比远端明显，CSF蛋白增高，细胞数正常；治疗反应较好。

2）脏器肿大（organomegaly）常见肝大，约1/3的患者脾大，以及全身性淋巴结病。

3）内分泌病（entocrinopathy）在男性患者可见乳房增生和阳痿，女性患者出现闭经，部分患者有低热和多汗。

4）M蛋白血症（M proteinemia）多为单克隆丙种球蛋白血症，多伴发骨髓瘤，包括溶骨型、骨软化型和混合型，约1/3的患者仅有M蛋白血症无骨髓瘤。一种原因不明的慢性感觉运动性PN患者，约10%有单克隆丙种球蛋白病，许多患者最终进展为血液系统恶性肿瘤。

5）皮肤改变（skin changes）可见广泛皮肤色素沉着、多毛和毛发增粗，半数患者合并杵状指，可见下肢指凹性水肿，合并腹水和胸膜渗出，约半数患者有视乳头水肿。

（2）治疗：目前尚无特效疗法，对症治疗为主，可试用PE、IVIg治疗，口服激素和免疫抑制剂如硫唑嘌呤、环磷酰胺。PN可用B族维生素等神经营养药，治疗恶性肿瘤可使PN症状改善，孤立的浆细胞瘤应考虑局部放疗或切除，也可考虑抗肿瘤药美法仑（melphalan）合用或不合用糖皮质激素。

360

酒精性和药物性多发性神经病的临床表现有哪些？

酒精性和药物性PN临床较常见。

（1）酒精性多发性神经病（alcoholic polyneuropathy）是慢性酒精中毒（chronic alcoholism）最常见的神经并发症，常与Wernicke脑病或Korsakoff综合征合并出现，由于维生素B_1缺乏和酒精神经毒性作用所致，病理可见脱髓鞘和轴索变性。

典型表现为肢体远端对称性感觉运动性神经病，双下肢最易受累，出现振动觉和触觉缺失，踝反射减低或消失，可出现远端肌无力，伴自主神经障碍，疼痛是突出的症状，戒酒和补充维生素B_1可能使症状进展暂停。

（2）药物性多发性神经病（drug polyneuropathy）

1）氨苯砜（dapsone）：是治疗麻风病药，可引起可逆性运动性PN。

2）肼屈嗪（hydralazine）：是抗高血压药，可诱发维生素B_6缺乏，导致感觉性PN，停药后症状消退。

3）异烟肼（isoniazid）：抗结核药，大剂量使用干扰维生素B_6代谢，引起感觉性PN，伴营养不良易发病，停药后常可自发恢复。服用异烟肼时应同时口服维生素B_6 100mg/d，可预防PN。

4）吡哆辛（pyridoxine）：也称维生素B_6，中毒可引起感觉性神经元病，导致振动觉、位置觉不成比例地受损，出现感觉性共济失调、Romberg征、Lhermitte征和踝反射消失等，疼痛和运动受损不明显。停药数月至数年症状通常是可逆的。

5）长春新碱（vincristine）：大多数白血病患者用药可引起PN，常见远端感觉缺失和反射消失，后期出现无力，常见便秘，停药或减量后病情改善。

361

临床常见的嵌压综合征的临床表现和治疗有哪些？

嵌压性神经病（entrapment neuropathy）是指因神经受压、被牵拉或被邻近的解剖结构压迫成角所致的周围神经受损，最初的显著症状是疼痛或感觉障碍，某些周围神经在易受损部位对机械性损伤特别易感。

（1）上肢嵌压综合征

1）腕管综合征（carpal tunnel syndrome）：是正中神经在腕管部受压，常因反复的腕部动作和震动工具导致，早期常见腕和手正中神经分布区疼痛和感觉异常，拇短展肌、拇指对掌肌轻瘫和萎缩，手掌桡侧和前三个半手指掌侧和第二、三指和第四指一半末节指骨背侧感觉缺失，指尖最明显。检查提内耳征（Tinel sign），轻叩腕掌侧正中神经上方可引出放射至手正中神经支配区的麻刺感。

2）指间神经病（interdigital neuropathy）：手掌的骨间管嵌压、创伤、腱鞘炎或关节炎引起一两个手指疼痛、一个或多个神经分布区痛觉过敏或感觉缺失。

3）尺神经病（ulnar neuropathy）：肘部的尺神经受损导致感觉缺失、感觉异常、小指和手尺侧缘夜间疼痛，屈肘或上肢活动可加剧。

4）桡神经病（radial neuropathy）：常见于腋部桡神经因拐杖受压，酗酒者周末晚间麻痹，引起桡神经支配肌无力、瘫痪和感觉缺失。

5）横笛吹奏者神经病（flutist's neuropathy）：横笛压迫导致正中神经分支总掌指神经（common palmar digital nerve）受损，引起两个手指相邻侧感觉缺失，在手指脱位或骨折、腱鞘囊肿、腱鞘炎和神经缺血（如糖尿病）也可出现。

6）保龄球拇指（bowler's thumb）：由于保龄球长期压迫拇指内侧的掌指神经，引起指神经病（digital neuropathy），压迫可引起神经外周纤维化或纤维组织增生，或外伤性神经瘤。

7）胸廓出口综合征（thoracic outlet syndrome）：是颈肋或条索等压迫臂丛下部，导致C8～T1分布区疼痛、感觉异常和麻木，常伴有手内肌和鱼际肌无力。

（2）下肢嵌压综合征

1）腓神经病（peroneal neuropathy）：创伤或腓骨小头压迫腓神经，引起足背屈不能、伸趾无力、足背和小腿前下部感觉缺失。

2）跗管综合征（tarsal tunnel syndrome）：胫后神经及分支在跗管内受压，引起足部烧灼感，夜间明显，伴足内肌无力。

3）股神经病（femoral neuropathy）：可见股四头肌无力，膝反射减弱消失，股前内侧和小腿内侧感觉缺失。

4）隐神经病（saphenous neuropathy）：股神经终末感觉支隐神经损伤导致小腿内侧和膝下部疼痛和感觉缺失。

5）股外侧皮神经病（lateral femoral cutaneous neuropathy）：该神经损伤导致股外侧疼痛、感觉异常或感觉缺失。

6）闭孔神经病（obturator neuropathy）：闭孔神经损伤导致疼痛自腹股沟向下放射至股内侧，伴股内收肌无力。

（3）治疗：嵌压性神经病患者应尽早休息，物理治疗和支具制动，缓解症状，控制病情进展，口服非甾体抗炎药或局部注射皮质类固醇可有效。如无效可考虑腕管松解术解压正中神经，横笛吹奏者神经病、保龄球拇指可用皮质类固醇局部注射，严重病例可行神经松解术。

362

尺神经病的临床表现和治疗有哪些？

尺神经病（ulnar neuropathy）是肘部尺神经受损导致功能缺失。尺神经由C_8、T_1组成，尺神经在肱骨内上髁后方和尺骨鹰嘴处最表浅和最易受损伤，腕掌部反复外伤、肘管内嵌压、关节炎、腱鞘囊肿或良性肿瘤压迫，慢性牵拉伤引起肘外翻畸形均可导致尺神经损伤。

（1）临床表现：尺神经受损出现感觉减退、感觉异常、小指与手尺侧缘夜间疼痛，肘部附近疼痛，屈肘或活动上肢常可加重。掌内深部终支损伤导致尺神经支配手肌运动丧失，腕部损伤尺神经及其深、浅支出现手掌感觉和运动受累，手背感觉正常。检查见拇内收肌，第四、五指深屈肌和手内肌无力，小鱼际肌和骨间肌萎缩平坦，手指分开与合拢受限，小指外展位，动作不能，伸肌过度收缩使掌指关节过伸，远端指关节屈曲，状如爪形手（claw hand）；手尺侧感觉缺失。

（2）治疗：肘部用夹板固定于伸展位，避免受压和反复屈伸，根据病因考虑手术减压，腱鞘囊肿或良性肿瘤压迫应手术切除。尺神经损伤后手内肌功能恢复较差，特别是高位损伤，晚期功能重建主要是矫正爪形手畸形。

363

桡神经病的临床表现和治疗有哪些？

桡神经病（radial neuropathy）是桡神经受损导致功能缺失。桡神经由$C_5 \sim C_8$组成，起自臂丛后束，其上段紧贴于肱骨中段背侧的桡神经沟由上臂内侧行至外侧，在臂丛中最易受损。

（1）临床表现：桡神经支配肌无力典型表现垂腕（wrist drop），如腋下桡神经发出肱三头肌支以上高位受损，常见于拐杖压迫，上肢各伸肌完全瘫痪，肘、腕和掌指关节不能伸展，前臂伸直时不能旋后。如肱骨中1/3发出肱三头肌分支以下受损，肱三头肌功能完好；损伤肱骨下端或前臂上1/3，肱桡肌、旋后肌和腕伸肌功能保存；前臂中1/3以下损伤仅伸指功能丧失（前臂上部发出伸腕肌分支），不出现垂腕；感觉缺失常见于手背拇指与示指间小区域内。

周末晚间麻痹（saturday night palsy）是患者从熟睡中醒来发现伸腕不能，常见于睡眠以手臂代枕，手术时上臂长时间外展，酗酒或药物成瘾者桡神经在肱骨螺旋沟长时间受压，竞技垒球投掷动作导致的投掷手桡神经病（pitcher's radial neuropathy），士兵长时间跪位射击导致螺旋沟桡神经损伤，铅中毒和酒精中毒可选择性损伤桡神经，上肢伸肌完全性瘫、垂腕和不能伸掌指关节，上臂伸侧感觉通常保留。

（2）治疗：可口服B族维生素神经营养药，物理治疗和使用腕部夹板，桡神经再生功能良好，可自发和完全恢复，除非严重的轴索变性。肱骨闭合性骨折并发桡神经损伤多为神经挫伤，断裂伤较少，可先保守治疗，3个月无效后可手术探查，进行神经减压、松解或缝合术。

364

臂丛神经痛的分类和临床表现有哪些？

臂丛由 $C_5 \sim T_1$ 脊神经前支组成，支配上肢的运动和感觉，受损可出现支配区的臂丛神经痛（brachial neuralgia）。

（1）特发性臂丛神经痛：也称臂丛神经炎（brachial neuritis）或神经痛性肌萎缩，泛指肩胛带和上肢疼痛、肌无力和肌萎缩。病因不明，见于轻度外伤、注射、疫苗接种或系统性感染后，偶有常染色体显性遗传的家族性病例，特点是症状可复发。多见于成年人，有感染或疫苗接种史，急性或亚急性起病，病初伴有发热，肩部和上肢剧烈疼痛，数日出现上肢肌无力、腱反射减弱和感觉障碍，C_5、C_6易受累，可见一侧肌萎缩，或为双侧。对症治疗数周或数月恢复，恢复可不完全。

（2）继发性臂丛神经痛：多由于臂丛邻近组织病变压迫，颈神经根受压见于颈椎间盘脱出、骨折和脱位、颈椎结核和颈髓肿瘤，神经干受压见于胸廓出口综合征、颈肋、颈部肿瘤、腋窝转移性癌肿的肿大淋巴结、锁骨骨折、肺沟瘤和臂丛外伤。可见肩部和上肢不同程度疼痛，持续性或阵发性加剧，夜间和肢体活动时明显，臂丛分布区肌萎缩、感觉障碍和自主神经障碍。

365

胸廓出口综合征的病因、临床表现和治疗有哪些？

胸廓出口综合征（thoracic outlet syndrome，TOS）是 $C_8 \sim T_1$ 臂丛神经或锁骨下动脉及静脉在胸廓上口受压引起的疾病。

（1）病因：本病常因颈肋或条索压迫产生临床症状，也可由于先天性发育异常，以及重复性活动、姿势不佳导致胸廓出口（锁骨与第一肋骨之间）处的臂丛神经或血管受压，产生肩、臂和手部疼痛、麻木及无力等症状。

（2）临床表现：患者出现 $C_8 \sim T_1$ 神经分布区疼痛、感觉异常和麻木，常见慢性肩、臂疼痛和麻木，伴手内肌、鱼际肌无力；锁骨下动、静脉受压导致上肢缺血或充血征象，个别患者正中神经受损，颇似腕管综合征。电生理检查可见小指和前臂内侧感觉动作电位降低，尺神经、正中神经支配的手固有肌和前臂肌失神经改变。临床确诊TOS较困难，阿德森（Adson）试验（使头向后和患侧倾斜）或赖特（Wright）手法（外展和外旋肩部）出现桡动脉搏动减弱或消失，但不完全可靠。

（3）治疗：保守治疗为主，如锁骨上窝压痛区肌肉封闭注射1%普鲁卡因5ml加氢化可的松1ml，每周1次，每疗程3 ~ 5次，局部肌肉劳损者效果明显。泼尼松和芬必得口服。物理疗法如锁骨上窝透热疗法或碘离子透入，肩带肌肉体疗训练和颈部牵引。多数患者规范治疗后症状可有效缓解，部分发展为永久性神经受损。经腋下径路第一肋或斜角肌切除手术需要谨慎选择适应证。

366

肋间神经痛的病因、临床表现和治疗有哪些？

肋间神经痛（intercostal neuralgia）是肋间神经支配区疼痛综合征。

（1）病因：常见于带状疱疹，继发于胸膜炎、肺炎和主动脉瘤，胸椎和肋骨外伤后骨痂形成或骨膜炎，胸椎和肋骨肿瘤或畸形。

（2）临床表现：患者出现一个或几个肋间持续性疼痛，常伴阵发性加剧，呼吸、咳嗽、打喷嚏可加重，检查可见相应的肋骨缘压痛和感觉过敏。

（3）治疗：治疗原发病如抗感染和切除肿瘤，对症治疗可使用镇痛药、镇静药和抗抑郁药，B族维生素等神经营养药，采用物理治疗，以及肋间神经、胸椎旁神经根或交感神经节封闭等。

367

神经痛性肌萎缩的分类和临床表现及其治疗有哪些？

神经痛性肌萎缩（neuralgic amyotrophy）也称麻痹性臂丛神经炎、帕森尼奇-特纳综合征（Parsonage-Turner syndrome）。

（1）分类和临床表现

1）特发性神经痛性肌萎缩：成人常见，见于臂丛神经炎或多数性单神经炎，也见于病毒感染、免疫接种、手术或分娩后。急性或亚急性起病，肩胛带肌急性剧烈疼痛放射至上臂与颈部，常累及腋神经、肩胛上神经和桡神经，出现轻瘫和肌萎缩，锁骨上、下窝或腋窝有明显压痛。牵引上肢外展或上举诱发疼痛，肩与上臂外侧和前臂桡侧感觉减退，肱二头肌、肱三头肌腱反射减弱消失。患者常尽量避免活动上臂，保持肩内收与屈肘位减轻疼痛（屈曲-内收征），CSF蛋白、细胞数轻度升高，疼痛常可在数日内消失。

2）遗传性神经痛性肌萎缩（hereditary neuralgic amyotrophy）：常染色体显性遗传，患者常见发作性、复发性痛性臂丛神经病，可伴有特征性面容，如两眼距过近、身材矮小和腭裂等，病理检查可见腊肠体样结构形成。

（2）治疗：急性期患肢应休息，上肢屈肘宽带悬吊于胸前；局部蜡疗、超短波等有良效；泼尼松口服有消肿、镇痛作用，大剂量维生素B_1等口服，剧烈疼痛可口服卡马西平；如无效可用5%利多卡因在前、中斜角肌间沟入路行臂丛与颈交感神经节阻滞，或在臂丛注入地塞米松。

368

腓神经病的病因、临床表现和治疗有哪些？

腓总神经是由$L_4 \sim S_3$组成，腓神经病（peroneal neuropathy）临床较常见。

（1）病因：腓神经病是腓总神经损伤所致，多为创伤或腓总神经绕过腓骨小头最表浅处受压，常见于持续长时间蹲位，如草莓采摘者垂足（strawberry picker's foot drop），我国常见水稻插秧者垂足，也见于瑜伽垂足（yoga foot drop），踢球员麻痹（punter's palsy）是踢足球时踝部用力内翻与跖屈导致腓骨头处过度牵张诱发腓神经病，产后垂足（postpartum foot drop）是由于分娩时结石位，髋和膝关节长时间屈曲牵拉腓总神经。

（2）临床表现：患者常表现为一侧足部和足趾背屈不能或瘫痪，伴有足外翻，走路呈跨阈步态，常伴有足背和小腿前下部感觉缺失，踝反射保留。

（3）治疗：本病急性期可使用糖皮质激素，如泼尼松40mg晨服，也可用地塞米松10mg静脉滴注，每日1次，神经营养药B族维生素。垂足内翻严重者可用2%普鲁卡因5～10ml、士的宁1mg在腓骨小头前侧阳陵泉穴封闭，或用加兰他敏2.5mg封闭，促使肌力恢复，配合针灸、理疗和药物离子透入等。注意防止神经进一步受压和损伤，内翻垂足可使用小腿矫形器或穿矫正鞋，完全麻痹需行手术矫正，通常可完全恢复。

369

胫后神经损伤和跗管综合征的病因、临床表现和治疗有哪些？

胫神经由L_4～S_3组成，损伤导致小腿屈肌群和足底肌麻痹，跗管综合征（tarsal tunnel syndrome）是胫后神经或分支通过屈肌支持带下面的跗骨管内受压所致，由Keck（1962）首先报道。

（1）病因：胫后神经损伤常见于股骨髁上骨折、膝关节脱位和肌腱压迫导致挫伤、足跟部贯通伤和重物挤压伤。跗骨管位于踝部正下方和内踝后方，跗管综合征常由于踝部骨折或脱位、穿鞋不合脚、神经肿瘤压迫和创伤后纤维化，跗管间隙变小导致胫后神经受压或牵拉。

（2）临床表现

1）跗管综合征患者多为青壮年，从事强体力劳动者或长跑运动员，常因踝部急性创伤诱发，出现足部烧灼样感觉异常，站立或行走施压时更明显，夜间疼痛常见，患者常将小腿悬挂在床外以获得缓解，有时可伴足内肌轻瘫，检查足趾和足跟内侧感觉缺失，足底内、外侧NCV减慢、潜伏期延长。

2）腘窝部损伤或肿瘤可导致足不能跖屈、内收和内翻，足趾不能跖屈、内收和外展，呈仰趾外翻、高弓足畸形，不能用足尖站直和负重，可出现爪状趾畸形，出现小腿后侧、足外侧缘和足底感觉障碍。

3）足内病变压迫或肿瘤损伤可引起胫神经分布区疼痛、感觉异常和感觉缺失，内侧跗神经损伤可见足底内侧2/3感觉症状，单一神经受损可出现局限性触痛和内在肌萎缩和轻瘫。

（3）治疗：胫后神经损伤可服用非甾体抗炎药塞来昔布（Celebrex），有抗炎、镇痛效用，大剂量给予B族维生素药物，使用推拿疗法、封闭疗法等。跗管综合征患者可穿内侧楔形垫鞋子，使用合适的弧形支具固定，帮助改善症状。无效的病例可行神经松解、减压或缝合术，一般效果较好。足底感觉很重要，即使有部分恢复也有助于提升足的功能和防止溃疡。

370

股神经病的病因、临床表现和治疗有哪些？

股神经病（femoral neuropathy）是指股神经病变或损伤，导致沿股神经分布区腹股沟向大腿前面、膝内侧和小腿内踝的肌无力、肌萎缩和神经痛。

（1）病因：股神经是腰丛中最大的分支，由 $L_2 \sim L_4$ 神经组成，在腰肌与髂肌间的沟内、腹股沟韧带下方进入股部。本病常见于盆腔炎症、肿物压迫、髂腰肌炎和糖尿病，以及医源性损伤，如腹股沟疝修补术、全髋置换术、膀胱结石位手术或分娩因股部外展外旋过度牵拉股神经，体操运动员和舞者髋部过伸动作牵拉伤。股神经痛常见于股神经及其分支损伤，如枪伤、刺割伤、手术损伤、骨折、糖尿病和静脉曲张等。

（2）临床表现：腰丛或骨盆内病变累及股神经近端，导致股部肌萎缩，髋部屈曲无力，髂肌、腰肌和股直肌麻痹，股四头肌受累不能伸展小腿，缝匠肌受累不能外旋股部，膝反射减低消失；腹股沟病变表现相似，只是不影响股部屈曲（髂肌和腰肌）；股三角内病变导致股四头肌轻瘫和肌萎缩。股神经损伤可见特殊步态，步伐细小，先伸出健足，然后患足拖曳前行，尽量避免屈膝。股神经痛主要表现为大腿前面剧烈神经痛或痛觉过敏，嘱患者俯卧位，检查者上抬其下肢，引发大腿前面和腹股沟疼痛，为Wassermann征（＋）。根据病史和体征可检查患者腰椎和骨盆X线片或CT。

1）冲浪运动员神经病（surfer's neuropathy）是由于用两膝关节快速控制冲浪板发生的神经损伤，唯一体征是小腿内侧感觉缺失，可伴有水肿、青紫等营养改变，膝腱反射消失。

2）隐神经是股神经终末感觉支，孤立的隐神经受损常见于股部血栓清除术和股动脉-腘动脉旁路术，导致疼痛、感觉异常和感觉缺失。隐神经髌下支损伤可致膝痛性感觉异常（gonyalgia paresthesia），屈膝时出现膝部针刺感、麻木和感觉异常。

（3）治疗：病因治疗为主，如神经离断伤缝合术、瘢痕压迫的神经松解术、手术切除盆腔肿瘤、治疗糖尿病等。对症治疗可用糖皮质激素消除外伤性水肿和粘连，以及B族维生素神经营养药、非甾体抗炎药等，可配合针刺、理疗。

371

坐骨神经痛的分类、临床表现和治疗有哪些？

坐骨神经痛（sciatica）是沿坐骨神经通路及其分布区的疼痛综合征。坐骨神经由 $L_4 \sim S_3$ 神经根组成，是全身最长最粗的神经，经臀部走行于整个下肢。

（1）分类

1）按病因分为原发性和继发性坐骨神经痛。原发性较少，可因牙齿、鼻窦、扁桃体感染经血行引起坐骨神经炎；多为继发性，坐骨神经病变或压迫所致。

2）按病变部位分为根性和干性坐骨神经痛。根性为椎管内和脊椎病变，如腰椎间盘突出、肥大性脊柱炎、脊柱结核、腰椎管狭窄、腰骶椎管内肿瘤或蛛网膜炎；干性为腰骶丛和神经干邻近病变，如骶髂关节炎、关节结核和半脱位，腰大肌脓肿，盆腔肿瘤，子宫附件炎，妊娠子宫压迫，臀部肌内注射不当等。

（2）临床表现

1）常见于青壮年，出现腰或臀部沿坐骨神经径路的放射性疼痛，多为单侧，向股后部、小腿后外侧和足外侧放射，呈持续钝痛或烧灼痛，阵发性加剧，常在夜间加重，行走和活动时诱发，患者常取患肢微屈、向健侧卧位减痛姿势，起床时患侧膝关节屈曲，坐时健侧臀部着力，站立时脊柱向患侧凸。咳嗽、打喷嚏和屏气用力使疼痛加剧为根性坐骨神经痛，对干性无影响。

2）急性腰椎间盘突出导致腰腿部 L_5、S_1 神经根痛，常伴麻木或感觉异常，L_5 神经根受累出现足背屈和趾屈无力，S_1 神经根受累产生足跖屈无力和踝反射减弱，双腿疼痛和括约肌障碍提示中央型间盘突出。检查可见脊柱活动受限，脊旁肌痉挛和直腿抬高试验，即 Lasegue 征（＋），L_4 及 L_5 棘旁、臀点、股后点、腓点和踝点局限性压痛，小腿和足背外侧感觉缺失，踝反射减弱消失。

（3）治疗：应先行病因治疗，并对症治疗，所有的患者宜睡硬板床，服用 B 族维生素神经营养药，镇痛治疗，严重病例可用糖皮质激素，在病因未明前不建议理疗。

372
梨状肌综合征的病因、临床表现和治疗有哪些？

梨状肌综合征（piriformis syndrome）是坐骨神经在经过坐骨大切迹时引起的嵌压综合征，引起急慢性坐骨神经痛。

（1）病因：常见于臀部外伤出血、手术，粘连、瘢痕形成、占位病变，注射药物使梨状肌纤维挛缩等。信用卡皮夹坐骨神经痛（credit-card-wallet sciatica）是因裤后袋皮夹压迫引起，莲花垂足（lotus foot drop）是瑜伽使坐骨神经在股部受压所致。

（2）临床表现

1）臀部疼痛向下肢放射，严重时不能行走或疼痛剧烈，可呈刀割样或灼烧样，位置深在，需休息片刻才能继续行走，向下肢后面或后外侧放射，伴小腿外侧麻木和足底感觉异常或感觉缺失，会阴部不适。双腿屈曲困难，足背屈肌和跖屈肌瘫痪出现连枷足（flail foot），被动抬举小腿可见足跖屈、内翻和足下垂（foot drop），双膝跪卧，夜间睡眠困难，尿便、咳嗽、打喷嚏因增加腹压使放射痛感加重。

2）检查Lasegue征在60°前出现疼痛为（＋）；梨状肌紧张试验，嘱患者仰卧位于检查床，患肢伸直并做内收内旋，如出现放射痛，迅速外展外旋疼痛缓解为（＋）。

（3）治疗：主要采取手法治疗，首先选准部位，患者取俯卧位，双下肢后伸，使腰臀部肌肉放松，术者自髂后上棘到股骨大粗隆做一连线，坐骨神经在连线中点直下2cm处走出梨状肌下孔，其两侧为梨状肌，手法治疗和局部封闭可明显改善症状，缓解疼痛。

373

股外侧皮神经病的病因、临床表现和治疗有哪些？

股外侧皮神经病（lateral femoral cutaneous neuropathy）临床较常见，也称伯恩哈特-罗特综合征（Bernhardt-Roth syndrome），是临床最常见的皮神经炎。股外侧皮神经由L_2、L_3神经组成，经过腹股沟韧带下方，在离髂前上棘以下5～10cm处穿出大腿阔筋膜，是分布于股前外侧皮肤的纯感觉神经。

（1）病因：本病常由于受压或外伤、血肿、骨折、酒精和药物中毒、糖尿病、肥胖、腹部肿瘤和妊娠子宫压迫，穿紧束衣或腰带，长途骑脚踏车或长途远足等引起，长时间莲花位坐姿导致莲花神经病（lotus neuropathy）等导致感觉异常、疼痛或感觉减退。

（2）临床表现：男性患者较多见，男女比例约为3：1，通常发生于一侧，可有家族倾向。出现股外侧区疼痛和感觉异常，如蚁走感、烧灼感、麻木感和针刺感，可伴感觉缺失，慢性病程，也称感觉异常性股痛（meralgia paresthetica）。

（3）治疗：治疗糖尿病、感染和中毒等原发病，肥胖者减肥或可使症状减轻或消失。对症治疗用B族维生素等神经营养药，疼痛严重口服镇痛药、镇静药和抗癫痫药如苯妥英、卡马西平，理疗、针刺疗法可能有效，封闭疗法可用维生素B_1 100mg加山莨菪碱（654-2）水剂10mg，或2%普鲁卡因5～10ml在腹股沟下5～10cm该神经穿过阔筋膜部位浸润封闭，无效可行神经松解术。自限性病程，预后良好。

374

闭孔神经病的病因、临床表现和治疗有哪些？

闭孔神经病（obturator neuropathy）是闭孔神经（obturator nerve）在腰丛内、骶髂关节附近、骨盆外侧壁或闭孔管内受损所致。

（1）病因：常见于妇科恶性肿瘤、子宫内膜异位症后腹膜手术受损，骨盆骨折、髋部术后、产程长或难产胎头压迫闭孔神经。

（2）临床表现：患者常主诉髋关节和大腿无力，闭孔神经病变导致股内侧肌群消瘦、股内收肌无力或轻瘫、髋关节不稳定、疼痛自腹股沟向下放射至股内侧面，股内侧感觉缺失，症状可逐渐加重，晚期出现肌萎缩。

（3）治疗：目前多采取手术探查和施行神经松解术，疗效较好。

375

神经根病的病因、临床表现和治疗有哪些？

神经根病（radiculopathy）通常是压迫性和创伤性病变导致运动、感觉障碍及神经根痛综合征。

（1）病因：常见急性椎间盘突出、颈椎病、颈椎结核、颈髓脊膜瘤和神经纤维瘤、颈肋、硬脊膜外脓肿等，类风湿关节炎（RA）或颈、腰椎骨关节炎骨质变化压迫个别神经根，慢性脑膜炎，尤其癌肿性脑膜炎引起多发神经根受损，神经痛性肌萎缩、带状疱疹、糖尿病导致痛性胸神经根病等。

（2）临床表现：患者出现沿受累皮节的放射性疼痛，如臂神经痛（brachial neuralgia），痛觉障碍严重，为后根病变引起；前根病变导致肌无力或肌萎缩、腱反射减弱消失，相应节段出汗、竖毛和血管舒缩功能障碍等自主神经功能缺失。

（3）治疗：对症治疗给予营养神经药和改善神经痛药物，如维生素 B_1、甲钴胺，加巴喷丁、普瑞巴林和肌肉松弛剂，经皮神经电刺激也可减轻症状。

1）硬脊膜外肿瘤或脊膜瘤可行相应脊髓节段放疗，或手术切除和减压；硬脊膜弥漫性癌肿播散可用甲氨蝶呤鞘内注射，延缓进展；硬脊膜外和硬脊膜下脓肿需立即手术引流，并持续抗生素治疗6～8周。

2）带状疱疹感染给予抗病毒治疗，细菌性感染使用抗生素，如为炎症性自身免疫性神经根病使用IVIg治疗可改善或治愈；糖尿病应有效控制血糖。

376

神经丛病的临床表现有哪些？

神经丛病（plexopathy）临床常见于转移性肿瘤压迫或放疗损伤等。

1）臂神经丛病（brachial plexopathy）：常见于臂丛肿瘤浸润，如肺癌和乳腺癌，引起肩臂疼痛，呈持续性或阵发性加剧，夜间明显，伴支配区的感觉迟钝。由于臂丛下干受损最常见，常出现 C_8 和 T_1 皮节症状，约半数患者可见 Horner 征。臂丛上干 C_5、C_6 神经根病变常见于放射损伤，突出的症状是肌无力，常伴手臂肿胀，多见于完成 6000R 以上总剂量放疗后 1 年内的患者。神经丛病出现的运动、感觉受累不符合个别的神经根或周围神经分布，上臂丛病主要引起肩部神经功能障碍，下臂丛病主要影响手部。

2）腰骶神经丛病（lumbosacral plexopathy）：常见于结肠直肠癌、子宫颈癌、卵巢癌和肉瘤患者，早期出现一侧腰骶部剧烈疼痛，伴有小腿肿胀，肛诊可触及直肠肿物提示肿瘤浸润特征。放射性损伤常出现双侧神经丛受损症状，伴有早期明显的下肢无力。

377

颞下颌关节痛的临床表现和治疗有哪些？

颞下颌关节痛（temporomandibular joint pain）也称颞下颌关节紊乱综合征，病因未明。

（1）临床表现：多在 20～40 岁发病，女性较多，表现为颞下颌关节区疼痛、运动异常、弹响三主征。患者张口或咀嚼时出现颞下颌关节周围肌群持续性钝痛，可引起咀嚼肌痉挛和张口困难，常有压痛点和扳机点，可伴头痛、耳痛、颈肩痛和耳鸣等，全身性因素如精神紧张、急躁、易怒和失眠等，局部性因素如咬合关节紊乱、不良咀嚼习惯、夜间磨牙等可诱发或加重。X 线检查可见颞下颌关节间隙变窄或增宽，髁状突畸形增生、骨质破坏和运动受限或过大等。

（2）治疗

1）注意消除患者精神紧张和焦虑等不良心理状态，药物可口服镇静药如地西泮、氯硝西泮，伴有烦躁、焦虑、抑郁者可用文拉法新 75～150mg/d，阿米替林 25～50mg，每日 3 次，也有助于消除疼痛；关节结构紊乱和骨关节改变宜用阿司匹林 0.3g，每日 3 次；布洛芬 100mg，每日 3 次。

2）理疗和封闭疗法可用红外线照射关节和咀嚼肌，每日 1 次，每疗程 7～10 次；或钙离子导入，每疗程 10 次。2% 普鲁卡因 2ml 关节局部封闭，每日或隔日 1 次，每疗程 7 次；或用 2% 普鲁卡因 0.5ml 加醋酸氢化可的松 0.5ml 关节区封闭，每周 1～2 次，可抗炎镇痛。针刺疗法可缓解咀嚼肌痉挛引起的疼痛，保守治疗无效可考虑手术治疗，如关节盘摘除术、髁状突高位切除术。

378 灼性神经痛的临床表现和治疗有哪些？

灼性神经痛（causalgia）是周围神经损伤或受压后，在损伤神经支配区域出现剧烈的灼样疼痛，富含交感神经纤维的臂丛神经、正中神经、坐骨神经干或胫神经不完全损伤更易罹患。

（1）临床表现：以20～40岁多见，男女发病比例为5:1。灼性神经痛常见于损伤后5～10天，多出现在指或趾尖、手掌或足底，开始时较轻，部位局限，很快加重和向患肢近端蔓延，2～5天扩散至前臂或小腿，2～3周疼痛达到高峰。局部轻微刺激，甚至情绪激动、噪声、强光、过热等诱因常可使疼痛加剧，常痛觉异常、痛觉过敏，伴肢端皮肤、血管和指甲营养障碍，骨和肌肉萎缩。

（2）治疗：抗神经病疼痛可用普瑞巴林150mg，每日2次，口服，或试用卡马西平、加巴喷丁，合用文拉法辛、地西泮或氯硝西泮；维生素B_1和维生素B_6各100mg/d，肌内注射；维生素B_{12} 500～1000μg/d，肌内注射，每疗程15天。理疗可用普鲁卡因或碘离子透入，或超短波；损伤部位可行神经干周围封闭，星状神经节封闭对上肢镇痛效果较好，0.5%普鲁卡因20ml，每周2～3次，6次为1个疗程。上肢灼性神经痛可行椎管T_2、T_3交感神经节封闭，0.5%普鲁卡因30～40ml，每疗程6次。

379 残肢痛和幻肢痛的临床表现和治疗有哪些？

残肢痛和幻肢痛症状通常可很快消失，部分患者症状持续难于处理。

（1）残肢痛（stump pain）：截肢术后肢体断端发生的剧烈疼痛，可能与残肢的神经干断端神经瘤纤维异常放电有关。患者表现为截肢后肢体残端非常敏感，轻触即可引起剧烈的刺痛、跳痛和烧灼痛，情绪激动、噪声和天气变化可加剧。

（2）幻肢痛（phantom pain）：患者截肢后仍有肢体存在感和疼痛，可能截肢后由粗纤维进入脊髓痛觉非特异传导通路的抑制性冲动减少，使多突触传递通路兴奋性异常增高所致。幻肢痛发生率为2%～10%，表现为电击样或烧灼样痛，发生于截肢后数日、数周或数月，常发生于再次受伤或精神刺激后。

（3）治疗

1）残肢痛和幻肢痛可使用镇静药如地西泮、氯硝西泮或氯丙嗪，也可用抗抑郁药如文拉法新、度洛西汀和阿米替林，镇痛必要时可短期应用布桂嗪100mg肌内注射，以及哌替啶、吗啡等，神经营养药维生素B_1、维生素B_6口服，或100mg/d肌内注射；维生素B_{12} 500～1000μg/d，肌内注射，10～15天为1个疗程。

2）残端软组织或神经瘤部位用0.5%普鲁卡因局部浸润有效，可预测手术切除神经瘤疗效，处理残肢端感染，去除骨痂压迫和神经瘤，必要时可行再次截肢术。残肢痛、幻肢痛虽有病理基础，但心理因素也起一定作用，心理治疗有助于缓解症状。

380

疱疹后神经痛的临床表现和治疗有哪些？

疱疹后神经痛（postherpetic neuralgia）是皮肤疱疹痊愈后4～6周皮肤仍持续存在剧烈疼痛。

（1）临床表现：60岁以上老年人多见，40岁以下罕见，疼痛常持续数月，超过1年者少见，个别病例可持续1年多。本病好发于胸部、头面部、腰部和颈部，眼部尤易发生，表现为持续烧灼样、刀割样、电击样剧痛，轻微刺激如穿衣或走路可能加剧。疼痛区常见疱疹遗留的色素沉着，伴有感觉过敏或感觉迟钝、感觉缺失、感觉异常等，疼痛范围比疱疹区域大，典型表现为出现一侧节段性背部到腹部中线的疼痛带。

（2）治疗：镇痛可用抗神经痛药普瑞巴林150mg，每日2次；抗抑郁药文拉法新75mg或度洛西汀60mg，每日1次，三环类阿米替林50mg/d，每日3次或75mg每晚顿服，最大剂量为150mg/d；吩噻嗪类对慢性神经痛有效，如氯普噻吨200mg/d，连用5天，可长时间解除疼痛；可试用抗癫痫药苯妥英0.1g，每日3次；卡马西平0.2g，每日3次；可合用抗抑郁药。维生素B_1、维生素B_{12}口服。

381

压迫性神经病和营养缺乏性神经病的临床表现有哪些？

（1）压迫性神经病（compressive neuropathy）：是周围神经在敏感部位受压、受牵拉或嵌顿，长期反复受压可导致神经缺血、水肿和节段性脱髓鞘与髓鞘再生。

本病早期表现为受累神经支配区感觉异常、麻木、针刺感和疼痛等，持续性或阵发性加剧，如累及运动神经，出现下运动神经损伤如肌无力、腱反射减弱消失，晚期可见肌萎缩。例如，腕管综合征导致正中神经受压；嗜酒者入睡后常见周末晚间麻痹（Saturday night palsy），是桡神经在上臂受压导致垂腕（wrist drop）；腓神经在腓骨颈受压可见垂足（foot drop）。

（2）营养缺乏性神经病：是营养缺乏或代谢障碍所致，常见于吸收障碍引起维生素B_1缺乏，或以精白米为主食的地区；维生素B_{12}缺乏见于吸收障碍、绝对素食者和恶性贫血患者。

本病常见PN，四肢远端对称性感觉障碍，查体可见远端手套袜套形感觉减退，以下肢为主的LMN瘫，可伴有手和小腿肌萎缩，四肢腱反射减弱或消失，膝反射、踝反射明显，常伴有自主神经障碍。

382

化疗药物诱发的周围神经病的临床表现和治疗有哪些？

化疗药物诱发的周围神经病（chemotherapy-induced peripheral neuropathy，CIPN）常见于长春新碱、顺铂、紫杉醇和依托泊苷（Etoposide）等药物。

（1）临床表现：使用化疗药物常引起PN，也可发生单神经病，可伴有神经痛，停药仍可进展数月，之后神经病逐渐恢复。CIPN特征是药物剂量依赖性，以感觉神经受累为主。

1）铂类药物常引起四肢麻木和感觉异常，可见肌痉挛和疼痛、腱反射消失、精细触觉和深感觉减退，以及共济失调，检查SCV下降，运动神经不受影响。顺铂（Cisplatin）导致CIPN最严重，其次是奥沙利铂、卡铂。

2）紫杉醇（Paclitaxel）类常引起痛性轴索性感觉神经病，四肢远端和口周感觉异常或烧灼样痛，振动觉缺失，腱反射消失，偶有运动神经、自主神经和脑神经受累，如出现直立性低血压。

3）长春碱类常引起肢端感觉异常，可为首发症状，可见下肢轻瘫，足下垂严重，踝反射减弱消失，少数患者伴便秘、腹痛、尿频、排尿困难和性功能障碍等自主神经症状，偶见麻痹性肠梗阻、直立性低血压，电生理表现远端轴索损害。长春新碱（Vincristine）导致CIPN最严重，其次是长春碱、长春瑞滨、长春氟宁。

（2）治疗：CIPN尚无特殊疗法，停药后数月神经受损症状可减轻。对症治疗如疼痛和感觉异常，度洛西汀是唯一被推荐用于CIPN的药物，60mg，每日1次，顿服，也可使用普瑞巴林、文拉法新、三环类抗抑郁药或卡马西平等，神经营养药如维生素B_1和甲钴胺等。

383

艾滋病性神经病和副肿瘤性神经病的临床表现有哪些？

（1）艾滋病性神经病（AIDS neuropathy）：可伴发各种类型的周围神经病或为常见的慢

性并发症。

本病最常见远端感觉性多发性神经病（distal sensory polyneuropathy，DSPN），典型表现为足趾对称性疼痛或感觉异常，如麻木、刺痛、烧灼样和蚁行感，双手也可受累，逐渐向膝部或肘部发展，成为袜套手套样分布，通常肌力正常，偶可出现足趾肌无力。患者可发生带状疱疹、巨细胞病毒（MCV）多发性腰神经根病、急慢性炎症性多发性神经病、多数性单神经炎、感觉运动脱髓鞘性多发性神经病等。

（2）副肿瘤性神经病（paraneoplastic neuropathy）：可能为肿瘤诱导的抗体所致，可有多种临床类型。

1）亚急性感觉神经病：临床最常见，通常表现为明显不对称症状，疼痛和感觉减退进行性加重，常累及面部、躯干和肢体近端，上肢重于下肢。患者主诉麻木感、烧灼感、刀割样或撕裂样疼痛，深感觉障碍突出。常见于肿瘤诊断前数周或数月甚至数年，最常见于小细胞肺癌（SCLC）。

2）感觉运动性神经病：多为亚急性或慢性进展病程，出现手套袜套样感觉减退、感觉异常和疼痛，四肢力弱，腱反射减弱或消失，可见轻度肌萎缩，伴自主神经症状；电生理检查可见SCV和MCV减慢，病理检查显示轴索变性和脱髓鞘损害。

3）副肿瘤性自主神经病：亚急性起病，表现为肠蠕动减弱、肠梗阻、膀胱功能障碍、直立性低血压、血压不稳、瞳孔运动和泌汗功能障碍、性功能障碍和干眼症等。

384

遗传性神经病的常见类型和临床表现有哪些？

（1）遗传性运动感觉性神经病（hereditary motor & sensory neuropathy，HMSN）：也称夏科-玛丽-图斯病（Charcot-Marie-Tooth Disease，CMT），由法国神经科医生Charcot和Marie（1886）提出，同年英国的Tooth命名为腓骨肌萎缩症，是最常见的遗传性周围神经病，患病率达1/2500，是一组表现型相似的遗传异质性疾病。

脱髓鞘型（CMT1）和轴索型（CMT2）均为常染色体显性遗传。CMT1型在10岁内发病，缓慢进展，表现为典型的腓骨肌萎缩，双下肢呈倒立酒瓶状或鹤腿状，弓形足、爪形趾和马蹄内翻畸形，行走跨阈步态，肌无力、肌萎缩和肌束震颤，腱反射减退消失，伴有或不伴有感觉缺失和皮肤营养障碍，检查可触及神经变粗，NCV明显减慢。CMT2型发病晚，症状较轻，成年开始肌萎缩，NCV正常。德热里纳-索塔斯病（Dejerine-Sottas disease）（HMSN3）在2岁时发病，运动发育迟滞，伴近端肌无力、脊柱侧凸等。

（2）遗传性感觉和自主性神经病（hereditary sensory and autonomic neuropathy，HSAN）：HSAN 1型为显性遗传，成年早期发病，逐渐进展，远端痛温觉缺失，腱反射减低，无运动障碍；HSAN-Ⅱ型为隐性遗传，婴儿期或儿童早期起病。

（3）Friedreich共济失调：常染色体隐性遗传，偶有显性遗传，出现小脑性共济失调和步态，手笨拙，肢体感觉缺失，腱反射消失，可见弓形足、脊柱侧弯或前突畸形，常见心脏杂音、心脏扩大和ECG异常。

（4）淀粉样变性（amyloidosis）：遗传性和非遗传性，可伴PN，远端痛温觉缺失和感觉异常，可见腕管综合征，以及直立性低血压，体温调节性出汗受损，膀胱、直肠和性功能障碍，最终出现远端肌无力。

（5）Krabbe病：也称婴儿家族性弥漫性硬化，由丹麦的Krabbe医生（1916）首先报道，常染色体隐性遗传，是基因缺陷引起半乳糖脑苷脂β-半乳糖苷酶缺乏，导致脂质沉积症（lipidosis），主要累及脑白质，表现为婴儿或儿童期发病的PN，预后极差，婴儿型患儿常于1岁之内死亡，晚发者可活到10岁左右。

（6）Tangier病：也称无高密度脂蛋白血症，常染色体隐性遗传，可出现PN、白内障和肝脾肿大。

（7）Refsum病：也称遗传性共济失调性PN，常染色体隐性遗传，是植烷酸（phytanic acid）代谢障碍导致PN、小脑性共济失调、色素性视网膜炎和鱼鳞癣；患者表现为四肢远端对称性肌无力、远端小肌肉萎缩，手套袜子型痛温觉障碍，伴感觉异常或自发性痛，脑神经受累常见神经性耳聋，可为首发症状。

（8）Fabry病：也称α-半乳糖苷酶A缺乏症，X-连锁隐性遗传，出现痛性感觉和自主神经病、血管角质瘤、肾病和心脏病等，卒中发病率高。

（9）遗传性压力易感性周围神经病（hereditary neuropathy with liability to pressure palsies）：常染色体显性遗传，神经轻度受压或牵拉可出现单神经病或多数性单神经病，电生理检查有助于诊断。

（肖兴军）

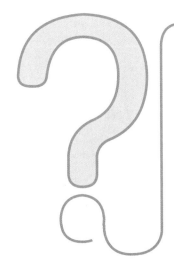

第十三章

脊髓疾病
Disorders of the Spinal Cord

脊髓的外部结构和内部结构有哪些？

脊髓全长42～45cm，占椎管的上2/3，呈微扁圆柱形，有两个膨大，颈膨大和腰膨大。颈膨大相当于C_5～T_2节段，腰膨大相当于L_1～S_2节段，上肢和下肢的神经根分别于此出入。腰膨大以下逐渐变细为脊髓圆锥，其尖端伸出终丝，终止于第1尾椎骨膜。

（1）外部结构

1）脊髓表面有六条纵行沟裂：前正中裂、后正中沟，以及左右各一的前外侧沟和后外侧沟，脊神经前根由前外侧沟走出脊髓，后根由后外侧沟进入脊髓。

2）脊髓由三层结缔组织被膜包裹：①硬脊膜，上端附于枕骨大孔边缘，延续于硬脑膜，下端在S_2水平形成盲端，硬脊膜与椎管内面骨膜的间隙为硬膜外腔，其中为静脉丛和脂肪组织。②软脊膜，紧贴在脊髓表面，软脊膜在脊髓两侧形成多个三角形突起，穿过蛛网膜附着于硬脊膜内面，为齿状韧带。脊神经和齿状韧带对脊髓起固定作用。③蛛网膜，位于硬脊膜与软脊膜之间，蛛网膜与硬脊膜间为硬膜下腔，其间无特殊结构；蛛网膜与软脊膜间为蛛网膜下腔，与颅内蛛网膜下腔相通，其间充满CSF。

（2）内部结构：脊髓在横切面上由白质和灰质组成。灰质主要由神经细胞核团和部分胶质细胞组成，位于脊髓中央，呈蝴蝶形或"H"形，中心有中央管。白质主要由上下行传导束和大量的胶质细胞组成，包绕在灰质外周。

1）灰质：由前角细胞、后角细胞、灰质连合和侧角细胞组成。①前角细胞：为下运动神经元，发出神经纤维组成前根，支配有关肌肉。②后角细胞：为痛温和部分触觉第Ⅱ级神经元，接受脊神经节发出的节后纤维，传递感觉冲动。③灰质连合：H形的中间部分。④侧角：在C_8～L_2和S_2～S_4节段有侧角，主要是交感神经细胞，发出的纤维经前根、交感神经，支配和调节内脏和腺体。C_8、T_1侧角发出的交感纤维，一部分沿颈内动脉壁进入颅内，支配同侧瞳孔扩大肌、睑板肌和眼眶肌，另一部分支配同侧面部血管和汗腺。S_2～S_4侧角为脊髓副交感中枢，发出纤维支配膀胱、直肠和性腺。

2）白质：脊髓白质被前根和后根分为前索、侧索和后索三部分。前索位于前正中沟与前角和前根之间；后索位于后正中沟与后角、后根之间；侧索位于前后角之间。

白质主要由上行（感觉）和下行（运动）传导束组成。

a. 下行传导束：主要包括皮质脊髓束、红核脊髓束、顶盖脊髓束等。①皮质脊髓束，传递大脑皮质的运动冲动至对侧前角细胞，支配随意运动。②红核脊髓束，与皮质脊髓束共同影响肢体远端肌肉运动。③顶盖脊髓束，可兴奋对侧的颈肌和抑制同侧的颈肌活动。

b. 上行传导束：包括脊髓丘脑束、脊髓小脑前后束、薄束、楔束等。①脊髓丘脑束，传递对侧躯体痛温觉和粗略触觉至大脑皮质。②薄束和楔束，薄束传递同侧下半身的深感觉和精细触觉；楔束在T_4以上才出现，传递同侧上半身的深感觉和精细触觉。③脊髓小脑前束和后束，传递本体感觉至小脑，参与维持同侧躯干与肢体的平衡与协调。

386

脊髓节段及其与脊椎的定位关系是怎样的？

脊髓是中枢神经系统的组成部分之一，是脑干向下延伸的部分，上端在枕骨大孔与延髓相连，以C_1为上界；下端在L_1下缘形成脊髓圆锥，终止于L_1或L_2水平。

（1）脊髓节段：脊髓发出31对脊神经，包括颈（C）神经8对，胸（T）神经12对，腰（L）神经5对，骶（S）神经5对，尾神经1对；脊髓也相应地分为31个节段。

（2）脊髓节段与脊椎的定位关系

1）由于脊髓的长度较脊柱短，脊髓节段比相应的脊椎位置高，颈髓节段比颈椎高1节，上中胸髓节段比胸椎高2节，下胸髓节段比胸椎高3节，腰髓相当于T_{10}～T_{12}水平，骶髓相当于T_{12}和L_1水平。因此，可根据影像学显示的脊椎节段推算出脊髓病变的水平。

2）神经根均由相应的椎间孔走出椎管，越是下位脊髓节段的神经根越向下偏斜，腰段神经根几乎垂直下降，形成"马尾"，马尾由L_2至尾节共10对神经根组成。

387

脊髓病变的类型和临床表现有哪些？

了解脊髓病变类型和临床表现有助于临床定位诊断。

（1）脊髓完全性损害：病变通常位于1～2个脊髓节段，出现病变水平以下的双侧上运动神经元瘫，传导束性深、浅感觉障碍，尿便障碍，常见于急性横贯性脊髓炎。

（2）脊髓不完全性损害

1）脊髓半切综合征（Brown-Séquard syndrome）表现为病变节段以下的同侧上运动神经元瘫、深感觉障碍和血管舒缩功能障碍，对侧2～3个节段以下传导束性痛温觉障碍，触觉保留。由于后角细胞发出纤维先在同侧上升2～3个节段再经灰质前连合交叉至对侧组成脊髓丘脑束，使对侧传导束型感觉障碍的平面较脊髓受损节段水平低2～3个节段。

2）中央管周围病变：由于后角细胞发出的痛温觉纤维在前连合交叉，中央管周围病变常导致双侧对称的节段性分离性感觉障碍，即痛温觉缺失，触觉保留。

3）侧索病变：皮质脊髓侧束受累，导致损伤平面以下患侧肢体上运动神经元瘫，如原发性侧索硬化等。

4）前索病变：脊髓丘脑前束受损，导致病灶对侧平面以下粗触觉障碍。刺激性病变产生对侧平面以下难以名状的弥散性疼痛伴感觉过敏。

5）后索病变：薄束、楔束受损，出现振动觉、位置觉缺失和感觉性共济失调；由于识别性触觉障碍，不能辨别在皮肤写的字或几何图形，可见于脊髓痨和糖尿病导致的假性脊髓痨。后索刺激性病变可出现相应支配区电击样剧烈疼痛。

6）前角病变：导致支配的肌肉瘫痪和肌萎缩，伴肌张力显著减低、腱反射消失；常见于急性脊髓灰质炎、进行性脊髓性肌萎缩。

7）后角病变：出现病变同侧相应皮节的节段性分离性感觉障碍，即痛温觉缺失，触觉保留。

8）侧角病变：$C_8 \sim L_2$侧角是脊髓交感中枢，受损导致血管舒缩、泌汗和营养障碍，$C_8 \sim T_1$病变可见Horner征；$S_2 \sim S_4$侧角是脊髓副交感中枢，受损出现膀胱、直肠和性功能障碍。

临床所见的脊髓病变常表现为某些病变类型的不同组合，如前角与侧索锥体束同时受损可见于ALS；后索与侧索锥体束同时受累见于亚急性联合变性；前索和侧索同时受累见于脊髓前动脉闭塞综合征；脊髓小脑束、后索与锥体束同时受累见于遗传性小脑性共济失调；神经根脊髓病、脊膜脊髓病和神经根脊膜脊髓病等可出现脊髓病变伴脊神经前根、后根和脊膜损害等。

脊髓的动脉血液供应和静脉回流是怎样的？

（1）动脉血供：主要有三个来源。

1）脊髓前动脉：发自两侧椎动脉的颅内部分，于延髓腹侧合为一支，沿脊髓前正中裂下行，供应脊髓全长。其每厘米分出3～4支沟连合动脉，供应脊髓横断面前2/3区域，包括中央灰质、前索、侧索和皮质脊髓束。沟动脉系终末支，易发生缺血性病变导致脊髓前动脉综合征。

2）脊髓后动脉：发自同侧椎动脉的颅内部分，左右各一支，沿后外侧沟下行，供应脊髓横断面后1/3区域，包括脊髓后索。脊髓后动脉略呈网状，分支间吻合较好，很少发生供血障碍。

3）根动脉：颈髓还接受来自椎动脉和甲状腺下动脉分支的血液供应，胸、腰、骶髓分别接受来自肋间动脉、腰动脉、髂腰动脉和骶外动脉等分支供应。这些分支沿脊神经根进入椎管，称为根动脉，进入椎间孔后分为前后两支，即根前动脉与根后动脉，分别与脊髓前动脉和脊髓后动脉吻合，形成围绕脊髓的冠状动脉环（动脉冠），分出小分支供应脊髓表面结构，并发出小穿通支进入脊髓，供应脊髓实质的外周部。大多数根动脉较细小，但C_6、T_9、L_2的根动脉较粗大。由于根动脉补充供血，使脊髓动脉血流十分丰富，不易发生缺血。脊髓前动脉与根前动脉主要供应脊髓前角、中央管周围、灰质后角前半部和前索、前连合、侧索深部；脊髓后动脉、跟后动脉和动脉冠主要供应后角表浅部分、后索、侧索表浅部。

临床需注意，脊髓动脉循环最不充足的节段是相邻两条根动脉分布区的交界处，T_4和L_1最易发生供血不足；脊髓横切面有三个供血薄弱区，即中央管、皮质脊髓侧束和脊髓前角。

（2）静脉回流：通过根前静脉、根后静脉引流至椎静脉丛，后者向上与延髓静脉相通，在胸段与胸腔内的奇静脉和上腔静脉相通，在腹部与下腔静脉、门静脉和盆腔静脉相通。由于椎静脉丛的压力很低，无静脉瓣，血流方向常随胸、腹腔压力，如举重、咳嗽和排便而改变，是感染和恶性肿瘤入颅的可能途径之一。

389

常见的脊髓综合征的临床表现和典型疾病有哪些？

常见的脊髓综合征通常是脊髓横断面不同病变的组合，根据脊髓病变的特定部位和组合可能推测病变性质，有助于脊髓病变定性诊断。

（1）脊髓完全横断综合征：表现为病变水平以下的运动、深浅感觉和括约肌障碍，常见于急性横贯性脊髓炎、脊髓外伤、脊髓压迫症晚期、脊髓血管畸形出血、转移癌和脊柱结核等。

（2）脊髓半切综合征：常见于髓外硬膜内肿瘤引起慢性脊髓压迫症，以及脊髓空洞症、髓内肿瘤、脊髓出血等。表现为病变水平以下同侧上运动神经元瘫和深感觉障碍，在病变对侧2～3个节段以下痛温觉障碍。

（3）脊髓后侧索联合综合征：常见于亚急性联合变性、结核性脊膜脊髓炎。其症状为：脊髓后索和后根损害出现下肢振动觉和位置觉缺失、Romberg征和感觉性共济失调；锥体束受损出现双下肢痉挛性截瘫、腱反射亢进和Babinski征（＋）。

（4）脊髓后角与中央灰质综合征：出现对称性节段性分离性感觉障碍。常见于脊髓空洞症、髓内肿瘤、脊髓出血、脊髓过伸性损伤等。

（5）后索、脊髓小脑束和锥体束联合综合征：常见于Friedreich共济失调，脊髓小脑性共济失调伴痉挛性轻截瘫。脊神经节神经元变性导致脊髓后索变性，振动觉、位置觉缺失，Romberg征和感觉性共济失调。在Friedreich共济失调患者中，脊髓小脑束变性导致的共济失调常为首发症状，患者站立、起坐和行走时明显，走路宽步基呈"之"字形；晚期锥体束变性出现肢体痉挛、弓形足。

（6）脊髓后索与后角联合综合征：典型表现振动觉、位置觉和实体觉缺失，出现Romberg征，感觉性共济失调、痛觉过敏等。常见于脊髓痨、亚急性联合变性、Friedreich共济失调、糖尿病假性脊髓痨、外伤和髓外肿瘤等。

（7）脊髓前角与锥体束联合综合征：前角细胞损害产生肌萎缩和弛缓性轻瘫，上肢和手肌表现明显；锥体束受损表现痉挛性轻瘫，腱反射亢进。常见于肌萎缩侧索硬化（ALS）。

（8）脊髓前角或前根病变综合征：颈膨大和腰膨大神经元是常受损部位，出现相应肌群弛缓性瘫和肌萎缩等，常见于急性脊髓灰质炎、进行性脊髓性肌萎缩、脊髓空洞症、脊髓出血、脊髓循环障碍等。

（9）脊髓锥体束综合征：脊髓前索和侧索锥体束病变常缓慢进展，最初双腿沉重无力，逐渐进展为双下肢痉挛性轻截瘫，伴腱反射亢进、痉挛步态等。常见于遗传性痉挛性截瘫、原发性侧索硬化、ALS早期等。

（10）脊髓前索与侧索综合征：出现痉挛性或弛缓性截瘫，尿潴留，无感觉障碍。常见于脊髓前动脉闭塞综合征。

（11）脊髓后1/3病变综合征：出现深感觉缺失和感觉性共济失调，可伴急性根痛，肌力和痛温觉保存，通常无尿便障碍。常见于脊髓后动脉闭塞综合征。

（12）后根综合征：几个邻近后根完全性损伤导致相应皮节区感觉缺失，不完全性损伤易损害痛觉，出现剧烈根痛和腱反射减弱等。

（13）脊神经节综合征：通常累及一个或数个邻近脊神经节，常见于胸段，出现相应皮肤区疼痛、发红、带状疱疹和感觉异常，疼痛难忍呈刀割样，罕见的情况累及脊髓前角引起局限性弛缓性瘫。常见于带状疱疹病毒感染，偶见于椎骨转移癌、结核性脊柱炎和白血病等。

腰椎穿刺和CSF检查对脊髓疾病的诊断有何价值？

腰椎穿刺和CSF检查对某些脊髓疾病诊断价值有时是不可替代的。

（1）脊髓压迫症：常见于脊髓肿瘤，如髓内肿瘤、髓外硬膜内肿瘤、硬膜外肿瘤和马尾肿瘤等，发病率约占1/3，脊髓血管畸形、椎间盘脱出等也可引起。腰椎穿刺压颈试验不通畅或梗阻，蛋白增高而细胞数正常。当蛋白含量＞10g/L时，CSF呈黄色，流出后自动凝结，称为布鲁安（Froin）综合征。梗阻部位越低，蛋白含量越高，髓外硬膜内肿瘤引起蛋白增高最明显。

（2）急性脊髓炎：腰椎穿刺压力不高，CSF细胞数正常或增高，通常在（20～200）×10⁶/L，淋巴细胞为主，蛋白轻度增高（0.5～1.2g/L），糖与氯化物含量正常。椎管通常无梗阻，如脊髓水肿严重可有部分梗阻，蛋白含量可高达2g/L以上。

（3）脊髓硬膜外脓肿：压颈试验可出现梗阻现象，CSF蛋白细胞分离，糖正常。

（4）脊髓空洞症：腰椎穿刺压力正常，CSF细胞数正常，蛋白正常，空洞较大引起椎管部分梗阻时蛋白增高。

（5）亚急性联合变性：腰椎穿刺压力正常，CSF细胞数正常，蛋白正常或轻度增高。

（6）脊髓蛛网膜炎：蛛网膜粘连时腰椎穿刺初压可较低，CSF无色透明或淡黄色，蛋白增高，细胞数增多。

急性横贯性脊髓炎的临床表现和治疗有哪些？

急性横贯性脊髓炎（acute transverse myelitis）是非特异性炎症导致急性横贯性脊髓损害，病理表现为脊髓白质脱髓鞘病变或坏死，导致脊髓运动、感觉功能缺失和尿便障碍。病因可为感染后或疫苗接种后变态反应，可见于多发性硬化（MS）、视神经脊髓炎谱系疾病（NMOSD）脱髓鞘病变和副肿瘤综合征等。

（1）临床表现

1）常见于青壮年和儿童，无性别差异；病前数日或1～2周常有上呼吸道感染或疫苗接种史，受凉、过劳和外伤等诱因。急性起病，数小时至2～3天进展到高峰。首发症状常见双下肢麻木、无力和病变节段束带感。脊髓完全横贯性损害表现为病变水平以下的截瘫、传导束性感觉障碍和自主神经功能障碍等。

2）急性期表现脊髓休克，是急性病变导致脊髓功能过度抑制，表现为弛缓性截瘫、肌张力减低和腱反射消失，不出现病理征，可有尿潴留，表现为无张力性神经源性膀胱，休克期一般为3～4周。恢复期可见肌张力逐渐增高、腱反射亢进，出现病理征，肌力开始由远端恢复，感觉平面逐渐下降；膀胱充盈300～400ml即自动排尿，出现反射性神经源性膀胱，表现为反射性尿失禁。自主神经症状还可见病变平面以下无汗、皮肤水肿、干燥和指甲松脆等。

3）影像学检查，MRI典型显示病变部位脊髓增粗，髓内多发片状或斑点状病灶，呈T1WI低信号、T2WI高信号，强度不均，可有强化，常局限于一个或两个节段，T_3～T_5节段多见，多数或融合病灶少见，有的病例可始终未发现异常。

4）腰椎穿刺可见炎性CSF改变，常表现为以下形式：①脑压正常，压颈试验通畅，提示无椎管梗阻。细胞数正常或稍增多，蛋白轻度增高，糖和氯化物正常；②伴椎管梗阻时出现蛋白明显升高。急性期出现梗阻可能因脊髓炎性水肿，2～3周后出现梗阻可能由于脊髓蛛网膜粘连。

5）电生理检查：下肢体感诱发电位（SEP）波幅可明显减低；运动诱发电位（MEP）异

常，可作为判断疗效和预后的指标。EMG可呈失神经改变。视觉诱发电位（VEP）正常，可与MS和NMOSD鉴别。

（2）治疗：本病治疗主要包括减轻脊髓损伤、防治并发症和促进神经功能恢复。

1）糖皮质激素：急性期可用大剂量甲泼尼龙短程冲击，500～1000mg静脉滴注，每日1次，连用5天；也可用地塞米松10～20mg静脉滴注，每日1次，10～20天为1个疗程；上述两药之后可改服泼尼松，40～60mg/d，维持4～6周后或随病情好转逐渐减停，但疗效尚未被严格评估。

2）大剂量免疫球蛋白静脉滴注（IVIG）：应在横贯性脊髓炎急性期尽早使用，成人剂量20g/d，儿童200～400mg/（kg·d），静脉滴注，每日1次，连用3～5日为1个疗程。治疗无效的患者也可应用血浆置换或免疫抑制剂环磷酰胺。

3）急性上升性脊髓炎可能出现呼吸肌麻痹，必要时可行气管切开和辅助呼吸。加强营养，可给予易消化和富含维生素食物，给予维生素B_1、维生素B_6、维生素B_{12}、维生素C和血管扩张剂、神经营养剂等。

4）预防感染，尤其是尿路感染，可选用适当的抗生素，尿潴留应无菌导尿和留置导尿管，应用庆大霉素或甲硝唑膀胱冲洗，每日2次。尽早开始康复治疗有助于肢体功能恢复，患者多在数月（约3个月）好转，但仍残留功能缺失。

392

急性脊髓炎尿潴留处理和压疮防治有哪些？

急性脊髓炎的尿潴留处理和压疮防治与患者预后密切相关。

（1）尿潴留可先用针刺治疗，选取气海、关元和三阴交等，无效时需留置导尿，半封闭式冲洗引流装置，每日更换消毒尿瓶。可于排空膀胱后应用庆大霉素8万U加入生理盐水500ml或甲硝唑250ml膀胱冲洗，保留半小时放出，每日2次；也可滴注1∶1000呋喃西林液或4%硼酸溶液100～250ml，保留半小时放出，每日1～2次。鼓励患者多饮水，每3～4小时放尿液，保持膀胱一定容量，防止挛缩。尿路感染应及时检菌，根据病原菌选用适当的足量和敏感抗生素静脉滴注，膀胱功能恢复后尽早拔除导尿管。近年来，常规膀胱冲洗和持续1周以上的留置导尿在临床上存在争议，实际应用还要根据患者的具体情况酌情掌握。

（2）加强压疮护理，保持皮肤清洁干燥，被褥平整，定时翻身，每2～3小时1次。避免局部皮肤长期受压。在骶部、足根、肩胛部等骨隆起处加垫气圈，按摩皮肤，活动瘫痪肢体和预防挛缩。有条件者可应用防压疮床垫或水床。忌用热水袋以防烫伤。如发现受压部位皮肤发红或有硬块可用50%酒精或温水轻揉，涂以3.5%安息香酊；出现早期压疮可用10%普鲁卡因环形封闭，红外线照射保持创口干燥；如已发生压疮应控制浅表创面感染扩大，有脓液和坏死组织应手术清除，创面炎症消退时可局部紫外线照射，外敷紫草油纱条，以促使肉芽组织生长愈合。

393

上升性脊髓炎与上升性麻痹的鉴别诊断有哪些？

上升性脊髓炎与上升性麻痹完全不同，临床需注意鉴别。

（1）上升性脊髓炎是急性脊髓炎的危重型，起病急骤，感觉障碍平面常于数小时或1～2天上升到高颈髓水平，瘫痪也由下肢迅速波及上肢甚至延髓支配肌群，出现吞咽困难、构音障碍或呼吸肌麻痹，严重的可导致死亡。

（2）上升性麻痹又称Landry麻痹，病变主要在前根和脊髓前角，表现为下运动神经元损伤，出现弛缓性瘫痪，腱反射减弱和消失，临床常见于吉兰-巴雷综合征、脊髓前角灰质炎等。

由于上升性脊髓炎处于脊髓休克期，肢体呈弛缓性瘫痪，易与上升性麻痹的弛缓性瘫混淆，但上升性脊髓炎出现传导束性感觉障碍，也呈上升性，以及自主神经症状如尿便障碍；上升性麻痹主要表现运动障碍，部分患者出现手套袜子型感觉障碍或肢体酸痛不适感等。

上升性脊髓炎与上升性麻痹的鉴别见表13-1。

表13-1　上升性脊髓炎与上升性麻痹的鉴别

鉴别点	上升性脊髓炎	上升性麻痹
病变部位	脊髓横贯性损害	脊髓前根或前角病变
常见疾病	急性脊髓炎	吉兰-巴雷综合征，脊髓灰质炎
瘫痪	由下肢迅速波及上肢或延髓支配肌群	由下肢迅速向上肢发展
感觉障碍	传导束性感觉障碍	手套袜子型感觉障碍，肢体酸痛不适
括约肌障碍	有且严重	无或极少发生
脑神经受累	延髓支配肌，出现吞咽困难，构音障碍	多为面神经，可为双侧

394

急性脊髓灰质炎的临床表现和治疗有哪些？

急性脊髓灰质炎（acute poliomyelitis）是脊髓灰质炎病毒引起前角细胞急性感染性疾病，

俗称小儿麻痹症。脊髓灰质炎病毒（poliovirus）属微小RNA族肠道病毒，可分为Ⅰ、Ⅱ、Ⅲ三种血清型，其中Ⅰ型最易引起瘫痪和发生流行，Ⅲ型次之。急性脊髓灰质炎主要侵犯脊髓前角，腰髓是好发部位。通常经粪-口途径感染，潜伏期为5～35天。目前该病仅在极少数国家仍有流行。

（1）临床表现：可表现为轻微非特异症状、无菌性脑膜炎或某些肌群不对称性弛缓性瘫，严重者可发生呼吸肌和延髓麻痹，是本病主要死因；患者无感觉障碍，少数病例累及脑干运动神经核出现脑神经症状。病程可分为以下各期。

1）潜伏期：自病毒感染到出现临床症状通常5～14天；如机体免疫力强，在此期停止，不再发展为隐性感染。

2）前驱期：常以呼吸道和胃肠症状起病，持续3～4天，多数患者体温迅速下降痊愈，24～72h恢复，为顿挫型，占感染病例的80%～90%。从此期患者咽分泌物、血液或粪便可分离出病毒，CSF检查正常。

3）瘫痪前期：10%～20%的患者在前驱期后或前驱期症状消失后一至数日体温再次上升，出现易激惹、焦虑不安、嗜睡、头痛、呕吐、全身肌痛、感觉过敏和多汗等表现。检查可有颈项强直、Kernig征和Brudzinski征，早期腱反射正常或活跃，后期减弱，腹壁反射通常减弱消失，肌肉有压痛，无瘫痪。

4）瘫痪期：少数患者在瘫痪前期第3～4天"极热"阶段进入瘫痪期，体温开始或尚未下降时出现瘫痪。部分患者无前驱期。常先出现腱反射减弱或消失，弛缓性瘫逐渐加重，热退后一般不再进展。

5）恢复期：当瘫痪期高热降至正常时瘫痪就不再进展，1～2周后瘫痪肢体肌力逐渐恢复，4～6周后可不同程度恢复，病残率很高。

6）后遗症期：患者经过18～24个月逐渐进入后遗症期，受累脊髓节段发生肌萎缩，可导致各肌群肌力不平衡，引起肢体和骨骼畸变，如脊柱侧凸、前凸、马蹄内翻足或外翻足和跛行等，影响患者正常活动，严重者不能站立。

（2）治疗：尚无针对脊髓灰质炎病毒的特效药物，通常采取支持疗法，抗生素和患者恢复期血清均不能缩短病程。轻型无菌性脑膜炎仅需卧床休息数日，给予充足营养和解热镇痛药，肌肉痉挛疼痛可湿热敷、按摩，每日数次。发热或瘫痪进展较广泛的患者可用免疫球蛋白静脉滴注，成人20g/d，儿童200～400mg/（kg·d），每日1次，连用3～5天。瘫痪初期可用皮质类固醇，如甲泼尼龙30mg/（kg·d），连用3天，以减轻脊髓炎症水肿渗出，继发感染可使用抗生素。

患者常伴尿潴留，可用拟交感神经药氯贝胆碱5～30mg口服，或2.5～5.0mg皮下注射，每日3～4次。导尿并给予抗生素控制感染，应大量饮水防止尿道结石。脊髓病变引起呼吸肌麻痹，延髓病变引起呼吸衰竭者需气管切开，辅助呼吸。恢复期可行肢体康复训练，辅以针灸、理疗等，患者在半年内仍有自然恢复的趋势，患儿严重畸形可手术矫正。口服脊髓灰质炎减毒活疫苗可有效预防本病，流行期有密切接触史的5岁以下儿童可用免疫球蛋白0.3～0.5mg/kg被动免疫。

395

脊髓灰质炎样综合征的临床表现和鉴别有哪些？

脊髓灰质炎样综合征（polio-like syndrome）是由肠道病毒感染引起的以急性弛缓性瘫痪为主要表现的一组疾病，临床需注意与急性脊髓灰质炎鉴别。

（1）临床表现：脊髓灰质炎样综合征是柯萨奇（Coxackje）或ECHO病毒感染，临床表现可与脊髓灰质炎相似，典型症状表现为病前发热、肌痛和腹泻等，数日后迅速出现肢体瘫，不伴感觉障碍。临床采用支持或对症治疗，预后较好，即使严重瘫痪患者多可在60天恢复，死亡率极低。

（2）鉴别：本病的确诊有赖于鼻咽分泌物、粪便和CSF病毒培养或聚合酶链反应（PCR）检测病毒核酸。

396

脊髓灰质炎后综合征和西尼罗病毒性脊髓炎的临床表现和治疗有哪些？

（1）脊髓灰质炎后综合征（post-polio syndrome，PPS）：病因不明，可能由于原发性感染导致脊髓细胞库衰竭，随着年龄增长导致前角细胞丧失。本病患者运动功能部分或全部恢复并稳定多年后，先前曾受累的肌肉或似乎未受累的肌肉出现肌无力并逐渐加重，常伴肌痛和易疲劳感，病情缓慢进展，可能导致日常活动受限。

（2）西尼罗病毒性脊髓炎（West Nile virus myelitis）：是由感染病毒的蚊子传播，临床常见脑膜脑炎或急性麻痹型脊髓灰质炎症状，可表现为急性局灶性或全身性病变，以非对称性肌无力或快速上升性四肢瘫为特征，可被误诊为吉兰-巴雷综合征综合征。电生理检查对确定病变性质和程度、与其他神经疾病鉴别和提示预后均有帮助。CSF检查可见细胞数增多，常以中性粒细胞为主，也可能检出病毒特异性IgM抗体。

（3）治疗：PPS和西尼罗病毒性脊髓炎均无特效治疗，主要采取支持或对症治疗。

397

非感染性前角细胞疾病的临床表现有哪些？

非感染性前角细胞疾病如下。

（1）脊髓延髓肌萎缩症（spinal and bulbar muscular atrophy）：本病也称肯尼迪病（Kennedy disease），是一种性连锁隐性遗传病，与位于Xq11-q12的雄激素受体（androgen receptor，AR）基因的第一个外显子N′端的一段CAG重复序列异常增多有关，肌无力的严重程度和发病早晚与CAG的重复度有关。临床以肌无力、痛性痉挛和震颤等起病，缓慢进展，逐渐出现肢体和延髓支配肌萎缩，缩拢口唇可促发下颌颤搐动作，可伴男性乳房发育和生殖功能降低等雄激素低下表现。本病较运动神经元病预后好。

（2）淋巴瘤（lymphoma）可见一种罕见并发症前角细胞病（anterior horn cell disease），症状常出现于淋巴瘤确诊后，如双下肢无力，可呈斑片状分布，延髓肌和呼吸肌不受累，症状在数月内进展，可自发缓解，检查可见双下肢力弱，腱反射减弱，无感觉缺失或较轻。

（3）副肿瘤综合征（paraneoplastic neurological syndromes，PNS）常见于恶性肿瘤患者，但并非肿瘤直接压迫、浸润、转移等引起的神经或肌肉损伤综合征，可侵犯神经系统各部位。多在中年以上起病，症状多样，可见运动神经元病症状，为PNS不典型表现。

（4）单克隆丙种球蛋白病（monoclonal gammopathy）是一种肿瘤性或具有肿瘤倾向的浆细胞病，由源自B细胞系的单克隆浆细胞异常增殖和分泌免疫球蛋白所致。本病包括多发性骨髓瘤（MM）、华氏巨球蛋白血病（WM）、重链病、原发性淀粉样变性（AL）和意义未明的单克隆丙种球蛋白病（MGUS）等，发生率可随年龄增长。

398

急性化脓性脊髓炎的临床表现和治疗有哪些？

急性化脓性脊髓炎（acute suppurative myelitis）是急性化脓性感染引起的急性脊髓炎症病变，临床极罕见，常并发髓内脓肿，可导致脊髓节段性、上升性或横贯性损害。

（1）临床表现：本病在任何年龄均可发病，20～50岁居多，急性起病，先出现高热、寒战等全身性中毒症状，发热时或数日后出现完全性或不完全性截瘫，病变平面下感觉障碍和括约肌功能障碍，截瘫与发热常同时发生。病变多位于胸髓，身体健壮者中毒症状可不明显。偶见医源性感染，多见于腰椎穿刺后3～5天，无全身性中毒症状，常见背部和周身肌肉酸痛。检查可见脑膜刺激征如Kernig征，神经根刺激征如Laseque征，脊髓性运动、感觉和尿便障碍等。

外周血白细胞增高，中性粒细胞为主，血培养可能检出细菌。腰椎穿刺压颈试验通畅，如有不全阻塞提示脊髓脓肿形成，CSF黄变或透明，细胞数和中性粒细胞增多，蛋白增高，糖和氯化物降低。

（2）治疗：应选择敏感和足量的抗生素，通常联合应用广谱抗生素抗炎治疗。如果脊髓MRI检查已确定脓肿的确切位置，可行手术切除或脓腔引流，但常遗留不同程度的残疾如感觉障碍、瘫痪和尿便障碍。

399 结核性脊膜脊髓炎的临床表现和治疗有哪些？

结核性脊膜脊髓炎（tuberculous menigomyelitis）多由于脊柱结核累及脊髓或脊膜而导致。结核性肉芽肿可导致脊髓受压，累及血管可引起动脉炎和脊髓梗死等。本病在静脉注射吸毒者、无家可归者中较常见。病理可见髓内单发或多发结核肉芽肿或结核球，严重者伴空洞形成，常见脊膜和神经根增厚。

（1）临床表现：患者病前多有结核病病史，慢性或亚急性起病，多累及胸腰段脊髓，常见不完全性脊髓损害，出现病变水平以下的感觉障碍、轻截瘫和尿便障碍；如有根痛或出现节段性、不对称性感觉障碍可能提示病变以脊膜或蛛网膜损害为主；部分患者可伴低热、食欲缺乏、消瘦和盗汗等症状。腰椎穿刺可见椎管通畅或不全梗阻，CSF无色透明或微浑，细胞数轻度增加，淋巴细胞为主，蛋白轻度增高，糖和氯化物降低。CSF培养和抗酸染色涂片镜检发现结核分枝杆菌有助于明确诊断。此外，聚合酶链反应（PCR）可快速检出CSF中结核分枝杆菌的核酸，灵敏度约为80%，但易出现假阳性。

（2）治疗：本病一经确诊应立即行正规抗结核和综合治疗，早期诊治可能相当程度的保存脊髓功能，抗结核治疗较晚或不彻底的患者后遗症明显，可并发结核性脑膜脑炎。若患者出现脊柱骨髓炎、局限性肉芽肿或脊髓压迫症状，应考虑行手术治疗切除结核病灶。

400 梅毒性脊髓炎和脊髓痨的临床表现和治疗有哪些？

梅毒（syphilis）是苍白密螺旋体（Treponema pallidus）感染引起的全身性疾病，梅毒性脊髓炎和脊髓痨是临床最常见的神经梅毒（neurosyphilis）。

（1）梅毒性脊髓炎（syphilitic myelitis）：是神经梅毒的早期症状，多在梅毒感染后3～5

年发病。起病可急可缓，部分患者出现剧烈的疼痛发作，数日至数周迅速出现双下肢瘫、病变平面以下感觉缺失和尿潴留；缓慢进展的病例脊髓功能受损较轻，称为Erb's梅毒性痉挛性截瘫。颈髓病变常引起颈部和上肢疼痛，逐渐出现上肢肌萎缩、腱反射减低、感觉缺失，下肢肌张力增高、反射亢进和病理征等。脊膜增厚或粘连压迫神经根和脊髓产生颈肩痛和肌萎缩，脊髓受压出现锥体束征；动脉内膜炎导致脊髓梗死起病迅速，症状可因病变血管而异，脊髓前动脉受累引起痉挛性截瘫、尿潴留，但不出现感觉障碍。

（2）脊髓痨（tabes dorsalis）：常在梅毒感染后10～30年发病，男性较多，约4:1，起病隐袭。病变累及后根和后索，以腰骶髓为主，典型表现为电击样疼痛，下肢阵发性钻痛或刀割痛，或呈撕裂或烧灼样，或出现全身游走痛，挤压跟腱、腓肠肌和睾丸等疼痛可减轻或消失，但遗留感觉过敏，可有腰部束带感。后根和后索受损常见下肢位置觉、振动觉缺失，行走踩棉花感，步态蹒跚，跨阈步态，肌张力减低，腱反射减弱或消失，出现Romberg征，需扶杖行走。

1）阿-罗瞳孔是常见的重要体征，见于约90%的患者，表现为对光反射消失，调节反射存在，瞳孔中度扩大、边缘不规则；20%的患者可有复视，晚期动眼和展神经麻痹。原发性视神经萎缩导致进行性视力减退等，偶见嗅觉或味觉缺失、听力减退、眩晕和舌肌无力等。

2）S_2～S_4节段后根受损产生自主神经障碍，如患者对膀胱充盈无尿意感，引起尿潴留和充溢性尿失禁、便秘和阳痿等。脊髓后根的内脏感觉纤维受刺激产生内脏危象，常见胃危象，表现为阵发性上腹剧痛和持续呕吐；喉危象是声带展肌无力和声门狭小导致发作性喉痛、咳嗽、呼吸困难伴哮鸣等；膀胱危象表现为下腹痛、排尿痛和尿频；直肠危象表现为下腹痛、坠肛和排便感等。神经性关节病（neurarthropathy）常见于膝、髋关节，或脊柱、肩关节、踝关节和手足小关节，表现为关节无痛性肿胀、严重畸形和皮肤营养性溃疡。CSF压力正常，MNC数 < $7×10^6$/L，蛋白正常或轻度升高，CSF梅毒反应阳性率几乎100%。

（3）治疗：首选青霉素病因治疗，因梅毒密螺旋体不能产生青霉素酶。青霉素G钠盐480万U，每疗程10天，2周后重复疗程，总剂量9600万U，或应用普鲁卡因青霉素240万U/d，同时口服丙磺舒0.5g，每日4次，连续10天，再继续用苄星青霉素240万U，肌内注射，每周1次，共3周。对症治疗如闪电样疼痛可用卡马西平0.1～0.2g口服，每日3次；普瑞巴林75～150mg口服，每日2次；内脏危象用甲氧氯普胺10mg肌内注射。

401

脊椎结核的临床表现及其与椎管内肿瘤鉴别有哪些？

脊椎结核临床较常见，尤其是儿童或青少年。

（1）临床表现：患者常出现低热、盗汗和消瘦等全身中毒症状，可能发现肺结核等结核病灶；脊椎受累之初可有明显的背痛、颈痛或神经根痛，脊柱活动常受限，随后出现不完全性或完全性脊髓横贯性损害体征，检查脊椎有明显压痛、叩击痛或畸形等；X线平片可显示椎体骨质破坏和特征性椎旁脓肿等。

（2）与椎管内肿瘤鉴别：脊椎结核多在儿童或青少年期发病，初期脊椎炎进展出现脊髓压迫症状，可见脊柱后凸、侧凸或角状畸形，脊柱明显叩痛或压痛，患者可能患其他部位结核；X线平片或MRI检查可见椎体骨质破坏和椎间隙变窄，椎旁寒性脓肿等。椎管内肿瘤可见于任何年龄，通常先出现根痛，逐渐出现脊髓半离断症状，无脊柱畸形、叩痛或压痛；X线平片多无变化，MRI检查可发现髓内、外肿物或脊髓移位。

402

脊髓硬膜外脓肿的临床表现和治疗有哪些？

脊髓硬膜外脓肿（epidural abscess of spinal cord）常见于皮肤感染、败血症、椎骨骨髓炎、静脉内药物滥用、脊柱创伤或手术、硬膜外麻醉或腰椎穿刺等，常见于艾滋病患者，以及金黄色葡萄球菌、链球菌、革兰阴性杆菌和厌氧菌等感染。

（1）临床表现

1）患者常有化脓性感染史或感染灶，急性或亚急性起病，早期发热，1～2周后出现剧烈背痛、触痛或叩痛、神经根痛和椎旁肌炎性水肿等，还可出现头痛、不适等脓毒血症症状，迅速出现进行性轻截瘫、下肢感觉障碍和尿潴留，可能因脊髓受压和血管炎病变导致神经系统症状。

2）外周血白细胞增多，红细胞沉降率增快；CSF细胞数轻度增高，蛋白增高，糖正常；血培养或切除脓肿培养可能查出病原菌，需切忌在脓肿部位腰椎穿刺，可使感染扩散到蛛网膜下腔。X线平片可见合并脊椎骨髓炎或椎旁脓肿；MRI矢状位图像对诊断SEA有极高的准确性，T1WI显示脓肿为低或等信号硬膜外肿块，T2WI显示为高信号硬膜外肿块；增强后脓肿壁呈线样或环状强化。脓液和坏死区无明显强化，较小的肉芽组织可呈均匀强化。

（2）治疗：脊髓硬膜外脓肿是临床急症，需迅速诊断治疗，包括使用抗生素和手术治疗。葡萄球菌或链球菌感染用萘夫西林（Nafcillin）或万古霉素（Vancomycin），革兰阴性菌感染使用第三代或第四代头孢菌素如头孢他啶（Ceftazidime）或头孢吡肟（Cefepime），剂量与治疗细菌性脑膜炎相同；也可依据脓肿坏死组织培养结果调整抗生素治疗。静脉滴注通常持续3～4周，但脊椎骨髓炎需延长治疗时间。MRI显示脊髓受压和神经功能缺失进展时应手术治疗。

病毒性脊髓病的临床表现和治疗有哪些？

病毒性脊髓病是由于病毒感染导致的脊髓炎症病变，临床常见疱疹病毒和巨细胞病毒感染。

（1）临床表现：疱疹病毒（herpesvirus）累及脊神经根和脊髓，临床表现为脊髓神经根病（radiculomyelopathy），常见于免疫功能受损的患者如艾滋病患者。巨细胞病毒（cytomegalovirus）导致脊髓后索脱髓鞘病变，以含有 Cowdry A 型包涵体的巨细胞为特征。脊髓病表现深感觉障碍、步态共济失调等；CSF 常见淋巴细胞增高，蛋白正常或增高，CSFPCR 和抗体检测可鉴定病毒；MRI 检查 T2WI 显示脊髓高信号病变伴强化。

2）治疗：疱疹病毒所致的病毒性脊髓病可用抗病毒药如阿昔洛韦（Aciclovir）、更昔洛韦（Ganciclovir）和膦甲酸（Foscarnet）等治疗，疗效仍不确定。巨细胞病毒治疗主要采取对症和支持疗法。

亚急性坏死性脊髓炎的临床表现和治疗有哪些？

亚急性坏死性脊髓炎（subacute necrotizing myelitis）是脊髓血液供应障碍导致的进行性脊髓损害，是一种特殊类型的慢性脊髓脊神经根炎，临床较罕见，常见脊髓下段如腰骶髓和邻近的脊髓圆锥坏死，常见病因为硬膜内动静脉畸形。

（1）临床表现：常见于 50 岁以上男性，特别是慢性肺心病患者，呈亚急性病程，表现为缓慢进展性逐渐上升的双下肢无力，可见 UMN 与 LMN 受损体征并存，双下肢振动觉消失，或为分离性或完全性感觉障碍，括约肌功能障碍；CSF 压力正常，细胞数正常，蛋白正常或轻度增加。脊髓 MRI 检查可见脊髓动静脉畸形血管内流空现象，脊髓萎缩，或见 T2WI 高信号病变，脊髓血管造影可确诊。

（2）治疗：神经介入治疗通过栓塞供血动脉，可减少血供和静脉淤血，改善脊髓功能，辅助对症和支持治疗，疗效主要取决于动静脉畸形的类型和严重程度。

405

亚急性坏死性脑脊髓病的临床表现和治疗有哪些？

亚急性坏死性脑脊髓病（subacute necrotizing encephalomyelitis）也称利氏病（Leigh disease）或Leigh综合征，由英国神经病理学家Denis Leigh（1951）首先描述，是一种遗传性神经系统变性病，包括常染色体隐性、X-连锁和母系遗传三种方式，多为散发病例，病变常见于下胸髓和腰骶髓，颈髓偶可受累。

（1）临床表现：发病年龄通常小于2岁，男婴较多，6～12个月死亡；偶见于青少年和成年患者。本病多为亚急性渐进性病程，患儿消瘦、全身肌无力、运动不能、喂养和吞咽困难、肌张力低、腱反射消失，可见眼震、眼外肌麻痹等，也有急性型和慢性型。最初肢体为痉挛性瘫，后为弛缓性，伴肌萎缩和肌束震颤；感觉障碍初期为分离性，后期为完全性；重症患者可出现视神经萎缩和视力丧失，可有共济失调、癫痫发作和轻度智能障碍，后期出现膀胱直肠功能障碍，呼吸功能障碍如阵发性中枢性过度呼吸也是特征性症状，临床见到有此症状患儿应想到Leigh病可能。最终患者多因呼吸衰竭死亡。

CSF检查细胞数正常或略增高，蛋白可显著增高；血、尿和CSF可检出三磷腺苷、二磷酸硫胺磷酸化转换酶抑制物；常有血和CSF丙酮酸和乳酸升高。CT脊髓造影可见脊膜脊髓血管异常；脑MRI检查显示双侧壳核对称性T1WI低信号、T2WI高信号病灶，可见丘脑、导水管周围灰质和脑干病变。

（2）治疗：目前对本病尚无有效的治疗，大剂量维生素B₁可使部分患者的症状有所好转。

406

HTLV-I相关脊髓病的临床表现和治疗有哪些？

人类嗜T-淋巴细胞病毒-Ⅰ型相关性脊髓病（human T-cell lymphotropic associated myelopathy，HAM）是人类嗜T-淋巴细胞病毒-Ⅰ型（HTLV-I）感染导致的慢性进行性自身免疫性脊髓病。HTLV-Ⅰ是反转录病毒，可导致加勒比海地区常见的热带痉挛性截瘫（tropical spastic paraparesis）。病变常见于胸髓，病理显示脊髓萎缩变扁，镜下可见血管周围炎细胞浸润，皮质脊髓束脱髓鞘、空泡形成和轴索崩解，伴胶质细胞增生，视神经可见脱髓鞘和炎细胞浸润等。

（1）临床表现

1）常在35～45岁隐袭发病，女性稍多，多为散发病例；缓慢进展，进行性加重，无缓解复发。最初双下肢无力或沉重感，逐渐出现痉挛性轻截瘫或四肢瘫，振动觉和关节位置觉受损，伴腰骶疼痛，向足部放射的针刺或烧灼感；少数患者首发症状是尿急、尿频和阳痿，下肢感觉异常，数月或数年后才出现下肢力弱，渐呈痉挛步态，括约肌障碍加重。

2）血和CSF抗HTLV-Ⅰ抗体阳性具有特异性；CSF细胞数增加，淋巴细胞为主，蛋白轻至中度增高，大多数寡克隆带（＋）。EMG和周围神经传导速度正常或轻度神经源性损害。视觉诱发电位（VEP）常见单或双侧P100潜伏期延长，伴波幅降低；脑干听觉诱发电位（BAEP）波间潜伏期轻至中度延长；体感诱发电位提示脊髓内传导阻滞。MRI检查可见脑室周围白质多数散在的T2WI高信号病灶。

（2）治疗：本病无特异性疗法，可对症治疗如针对痉挛状态和痉挛性膀胱。预防可使用避孕套预防性传播，患者不参与捐献血液、精子或其他组织等。

407

空泡样脊髓病的临床表现和治疗有哪些？

空泡样脊髓病（vacuolar myelopathy）最常见于艾滋病毒感染患者，是人类免疫缺陷病毒（HIV-1）直接侵犯脊髓引起的脊髓病，但也可出现于非艾滋病免疫受损的患者。本病可见于约50%的艾滋病尸检患者，但大多数患者终身无脊髓症状，病变为脊髓白质空泡形成，胸髓的侧索和后索最明显。

（1）临床表现：症状经数周至数月的进展逐渐出现下肢无力、共济失调、尿失禁、勃起功能障碍和感觉异常等，大多数患者合并HIV-1相关性痴呆。检查可见轻截瘫、下肢单瘫或四肢瘫，还可见痉挛状态、腱反射增强或减弱、Babinski征，下肢振动觉和位置觉减低，无感觉平面。脊髓MRI检查通常正常。

（2）治疗：可试用高活性抗反转录病毒药物疗法，但可否遏制脊髓病进展尚待观察。

408

慢性粘连性脊髓蛛网膜炎的临床表现和治疗有哪些？

慢性粘连性脊髓蛛网膜炎（chronic adhesive spinal arachnoiditis）是脊髓蛛网膜的特发性炎症，或可继发于蛛网膜下腔出血、脑膜炎、脊髓麻醉、创伤、多次椎间盘手术、鞘内注射青霉素和造影剂等。

（1）临床表现：多为亚急性或慢性病程，临床症状多样，病情波动，感冒、发热可使之加重。局限型蛛网膜炎症状较轻，弥漫型较重，囊肿型可似脊髓肿瘤。病初常见持续性神经根痛，节段性或斑块状不规则分布的感觉障碍，脊神经前根受累出现下运动神经元性无力，最终发生痉挛性共济失调性轻截瘫或四肢瘫，伴括约肌功能障碍。

腰椎穿刺压颈试验可为通畅或梗阻，CSF细胞数正常或增多，蛋白增高。CT脊髓造影可见造影剂形成油滴样断续的特征性表现。MRI检查在矢状位和轴位上可见椎管内粘连肥厚的软组织影，呈断续不规则的T1WI低信号、T2WI高信号；囊肿型呈T1WI更低信号和T2WI更高信号，有占位效应，可压迫脊髓或神经根。

（2）治疗：可使用糖皮质激素和非甾体抗炎药，囊肿型引起脊髓局部受压可为手术适应证。

409

脊髓疾病与周围神经病的鉴别有哪些？

脊髓疾病与周围神经病的鉴别见表13-2。

表13-2　脊髓疾病与周围神经病变的鉴别

症状/体征	脊髓疾病	周围神经病
感觉缺失	有可辨别的感觉平面	皮节分布或单神经分布，PN为手套袜套样
肌无力症状	有	有
UMN体征，如腱反射亢进、痉挛状态和Babinski征（＋）	有	无
直肠与膀胱功能障碍	有	无
背部和/或脊柱压痛点	可能存在	无
失神经改变，如肌萎缩、肌束颤动	前角细胞受损可有	有
浅反射	可能消失	不变

410

创伤性脊髓病的临床表现和治疗有哪些？

创伤性脊髓病（traumatic myelopathy）通常是由甩鞭样或反冲损伤导致的严重脊髓损伤，常伴颈椎骨折-脱位，在下位胸椎或上位腰椎较少见。

（1）临床表现：伤员出现的症状体征取决于脊髓损伤程度，完全性横贯性损伤即刻出现病变平面以下截瘫或四肢瘫和感觉缺失，脊髓休克期可见弛缓性瘫伴腱反射消失，感觉缺失和尿便潴留。数周后反射恢复，表现为痉挛性瘫、腱反射活跃和病理征（+）；如伴局限性肌萎缩提示前角细胞受损；颈髓损伤或完全脊髓损伤常见下肢屈曲位，轻微刺激皮肤可引出痉挛发作，常合并压疮或尿路感染。不完全性脊髓损伤常见轻截瘫或四肢轻瘫、肢体远端感觉障碍、尿急或尿失禁。颈髓过伸性损伤表现为双上肢麻痹，下肢不受影响，伴不同程度的感觉缺失。

急诊首选CT检查，可显示颈椎骨折；X线平片也可发现骨折、脱位；MRI检查可显示脊髓损伤、硬膜外血肿等。脊髓损伤死亡率较高，尤其颈髓损伤伴脑损伤或心肺功能不全时。脊髓不完全损伤如数月开始恢复，预后较好。

（2）治疗

1）创伤性脊髓病是临床急症，诊断后应立即采取制动、减压和稳定措施，如有脊髓受压体征宜行紧急减压手术，脊柱不稳者需手术固定，脊椎脱位需行牵引。维持血压、通气和循环功能，治疗和预防肺炎、肺不张、肺栓塞和深静脉血栓等并发症。在脊髓损伤8小时内应用糖皮质激素如甲泼尼龙30mg/kg静脉推注，随后以5.4mg/（kg·h）静脉滴注，持续24小时可能改善运动和感觉功能。

2）如有屈肌或伸肌痛性痉挛宜降低张力，可用巴氯芬（Baclofen）5mg口服，每日2次，逐渐增量至30mg/d，重症患者可鞘内注射；或地西泮2mg口服，每日2次，可增至20mg，每日3次；或丹曲林（Dantrolene）25mg/d口服，可增至100mg，每日4次，呼吸功能严重受损者忌用。病初尿潴留需导尿，痉挛性膀胱出现尿急、尿频可用副交感神经阻滞药奥昔布宁（Oxybutynin）5mg，每日3次；注意皮肤护理，预防压疮。

脊髓压迫症的临床表现和治疗有哪些？

脊髓压迫症（spinal cord compression）是脊髓压迫性病变导致肢体运动、感觉和自主神经功能障碍。

（1）临床表现

1）急性脊髓受压立即出现弛缓性截瘫或四肢瘫，伴腱反射消失、感觉缺失和尿便潴留，提示脊髓横贯性损害脊髓休克期，常见于脊柱创伤如骨折、脱位和脊髓血管畸形出血等。

2）亚急性脊髓压迫症常见背痛等神经根症状，相继出现轻截瘫、锥体束征、感觉缺失和尿便障碍等，常见于脊柱结核和转移瘤、脊髓胶质瘤、硬膜外脓肿或血肿等。

3）慢性脊髓压迫症常见于神经鞘瘤，也见于脊膜瘤、室管膜瘤、椎间盘突出、蛛网膜粘连等。临床典型分三期：①根痛期，病变刺激后根产生自发性疼痛，呈电击、烧灼、刀割或撕裂样，咳嗽、排便和用力可加剧，改变体位可减轻或加重，可有相应节段束带感；根性症状、局限性脊椎叩痛、节段性感觉缺失有助于判定病变水平。②脊髓部分受压期，出现不典型脊髓半切征，病变节段以下同侧痉挛性瘫和深感觉缺失，对侧痛温觉缺失自远端向病变节段进展。③脊髓完全受压期，出现脊髓横贯性损害，可见痉挛性截瘫、深浅感觉缺失和尿便障碍等。

（2）治疗：本病治疗原则是尽快消除脊髓受压的病因，椎管内占位病变宜早期诊断和手术切除；防治肺炎、压疮、泌尿系感染和肢体挛缩等并发症，早期康复治疗。

1）急性脊髓压迫症需在伤后6h内进行紧急减压术、脊柱固定术，采取制动措施；硬膜外转移瘤应紧急治疗，早期可只有局部疼痛，但病情可突然恶化导致永久性运动、感觉和括约肌功能障碍，癌症患者如出现神经根痛需立即进行必要的检查，避免延误治疗。硬脊膜外脓肿也应紧急手术和应用足量抗生素治疗。

2）慢性脊髓压迫症如神经鞘瘤、脊膜瘤可手术切除，脊柱结核需行手术和抗结核治疗。椎间盘突出可制动、牵引或手术治疗，蛛网膜粘连需抗炎和应用皮质类固醇等。

412

慢性脊髓压迫症的临床诊断思路有哪些？

慢性脊髓压迫的临床表现典型分为三期，即根痛期、脊髓部分受压期和脊髓完全受压期。

临床诊断思路通常分为三步。

（1）首先判定是否为脊髓压迫症。依据早期出现一侧神经根痛，逐渐进展为脊髓部分受压和完全受压，在较长的病程可见两侧瘫痪等体征不对称，提示病灶由一侧开始。腰椎穿刺压颈试验不通畅，CSF蛋白细胞分离，椎管梗阻越重和位置越低，蛋白含量越高，严重梗阻可见CSF黄变和流出后自动凝结，称为Froin综合征。MRI检查可显示脊髓或椎体病变。

（2）其次判定病变节段和横断面定位。依据患者的症状、体征，结合腰椎穿刺和MRI检查，确定病变位于上颈髓、颈膨大、胸髓、腰膨大、脊髓圆锥和马尾等节段；在横断面上位于髓内或髓外，髓外硬膜内或硬膜外等。

（3）最后是定性诊断。依据病变部位和进展速度，判断为肿瘤或炎症病变。如硬膜内多为良性肿瘤，硬膜外多为转移瘤；起病急，病情进展较快可能为脊椎转移瘤、硬膜外脓肿、脊柱结核等；起病隐袭，先出现根痛，后表现脊髓半切和全离断多为硬膜内神经鞘瘤；起病缓慢、病情波动常见于脊髓蛛网膜炎粘连；如早期即出现尿便障碍，无根痛，瘫痪出现较晚，出现分离性感觉障碍提示髓内肿瘤。

413

脊髓动脉的供血特点和脊髓缺血的临床表现有哪些？

（1）脊髓动脉供血特点

1）脊髓前动脉、脊髓后动脉在下行的过程中不断得到前根动脉、后根动脉的血液补充而增粗。相邻的根动脉吻合处或分水岭区是供血的薄弱区，如T_4和L_1最易发生缺血。但脊髓梗死临床并不常见。

2）脊髓前动脉在颈髓和腰髓较粗大，胸髓较细，在$T_3 \sim T_{10}$节段发出脊髓中央动脉最少，供血不如颈髓、腰髓丰富，常出现缺血病变；脊髓后动脉分布区小，侧支循环较好，很少出现缺血病变。

（2）缺血临床表现：脊髓缺血常出现肢体肌肉疲劳、易受伤、劳损或瘫痪等。脊髓间歇性跛行（intermittent cludication of the spinal cord）常提示为脊髓短暂性缺血发作，典型表现为行走一定距离后出现下肢无力，休息后可缓解，少数患者伴有轻度锥体束征和括约肌功能障碍，间歇期症状消失。脊髓缺血导致的肢体无力、疲劳和感觉缺失水平可不一致，呈镶嵌式分布，症状易波动，通常与周身血液循环状态一致，周身循环好时症状可减轻。

414

脊髓前动脉综合征和脊髓后动脉综合征的临床表现有哪些？

脊髓前动脉综合征和脊髓后动脉综合征均表现为急性脊髓缺血征象。

（1）脊髓前动脉综合征（anterior spinal artery syndrome）：卒中样急性起病，或在数小时或数日内逐渐进展，胸髓病变多见，出现脊髓前2/3区域缺血症状和体征。

首发症状多为病变水平急性根痛或麻木感，随之出现病灶以下双侧不完全性瘫、分离性感觉障碍。由于脊髓冠状动脉侧支循环丰富，感觉障碍通常较轻；尿便障碍早期为尿潴留，后期尿失禁；常见自主神经症状如出汗异常、冷热感等。腰椎穿刺可见椎管通畅，CSF细胞数正常，蛋白可增高。MRI检查显示脊髓前部病变。

（2）脊髓后动脉综合征（posterior spinal artery syndrome）：表现为脊髓后1/3区域缺血症状和体征，但脊髓后动脉侧支循环丰富，此综合征临床少见。

本病急性起病，出现病变节段根痛，病变水平以下深感觉障碍，腱反射消失。锥体束位于脊髓前动脉与脊髓后动脉供血分水岭区，易受累，出现病变以下UMN瘫和锥体束征，程度较轻，少数出现轻度尿便障碍。查体可见病变水平以下振动觉和关节位置觉缺失，伴病变节段痛温觉缺失提示后角受累，本病一般恢复较快。

415

脊髓梗死的临床表现和治疗有哪些？

脊髓梗死（spinal cord infarction），由于供血丰富，临床并不常见，可见于脊髓前动脉供血区，特别是分水岭区如 T_4 节段，易发生于创伤后、主动脉夹层动脉瘤、主动脉造影术后和低血压危象时。

（1）临床表现：脊髓前动脉供血区梗死通常以病变节段突发背痛起病，典型表现为出现弛缓性轻截瘫、腱反射缺如，数日或数周后随着脊髓休克消退，出现痉挛性轻截瘫，伴腱反射活跃和病理征（＋）；检查可见分离性感觉障碍，由于后索未受累，痛温觉缺失，振动觉与关节位置觉保留。

临床需注意与脊髓血管栓塞（spinal vascular embolism）鉴别，后者常与脑栓塞同时发生，其表现往往被脑栓塞症状掩盖。需注意细菌性心内膜炎或盆腔静脉炎患者炎性栓子可能，可导致弥漫性脊髓炎或多发性脊髓脓肿，出现严重括约肌障碍。潜水减压病、瘤性栓子在脊椎或椎管内广泛转移，可导致剧烈根痛，迅速发生轻截瘫。

（2）治疗：本病与脑梗死治疗原则相同，采取对症治疗，截瘫患者应预防压疮和尿路感染。病死率与潜在的病因有关，幸存者可有所改善，仅少数患者能恢复独立行走能力。

416

脊髓出血的临床表现和治疗有哪些？

脊髓出血（hematomyelia）通常是由创伤、血管畸形、出血性疾病或抗凝治疗引起，外伤史、紫癜和间歇性跛行可能提示诊断。

（1）临床表现：急性起病，发病时出现剧烈的背痛、颈痛或胸痛，持续数分钟至数小时，常在疼痛停止后迅速出现肢体瘫、分离性感觉障碍和尿便障碍，急性期表现脊髓休克，后期出现痉挛性截瘫。上颈髓严重出血可伴呼吸肌麻痹，在数小时至数周内死亡。腰椎穿刺 ICP 增高，CSF 血性或含血细胞，压颈试验可判定血肿是否引起椎管梗阻。脊髓 MRI 检查可见 T1WI 和 T2WI 局灶高信号，血管造影可发现动静脉畸形（AVM）。大多数脊髓出血患者脊髓功能障碍会自行缓解。

（2）治疗：急性期出血灶周围髓质可发生严重水肿，增加手术难度和风险，急性期不宜针对血肿进行外科治疗，如椎管梗阻需做椎管减压术，酌情抽吸血肿。需对原发病进行恰当干预，防止再出血，脊髓AVM可先行脊髓血管造影，确定髓内AVM为团块形或弥散形，团块形适合手术切除，AVM靠近中线宜通过后连合切开，如靠近侧方对脊髓损伤大。介入治疗可将Magic或Tracker导管送到畸形血管边缘，避开主要功能动脉注入液体栓塞剂丁氰酯，当大部分畸形血管团影消失时终止。

417

脊髓硬膜外血肿的临床表现和治疗有哪些？

脊髓硬膜外血肿（spinal epidural hematoma）的自发性出血很少，常见病因是脊髓创伤、肿瘤、凝血病、血小板减少症和抗凝治疗，硬膜外置管或腰椎穿刺并发症，凝血障碍患者腰椎穿刺后出血常见硬膜外血肿。

（1）临床表现：通常突发颈部或背部剧烈放射性疼痛，放散至一支或多支脊神经根分布区，病变部位棘突可有明显压痛，咳嗽、打喷嚏、排便用力时椎管内压力增高可动作疼痛加重，迅速出现轻截瘫或四肢轻瘫，感觉障碍平面与血肿部位一致，可有尿便障碍，也可表现为脊髓半离断体征，症状进行性加重。MRI检查常见血肿位于上胸段和下颈段，24小时内超急性期T1WI检查显示等信号或稍高信号，1～3天急性血肿期可见T1WI等信号、T2WI低信号，7～14天慢性期由于血肿包膜形成呈环形强化。

（2）治疗：多数病例由于脊髓和神经根受压出现严重神经功能障碍，应立即行椎板减压和血肿清除术，早期诊断和及时手术有利于患者尽快康复。如临床症状较轻，MRI检查显示有吸收倾向，可在MRI动态观察下保守治疗，但需病因治疗，警惕再出血的可能。

418

脊髓蛛网膜下腔出血的临床表现和治疗有哪些？

脊髓蛛网膜下腔出血临床罕见，发病率占全部SAH不足1%，常见于胸腰段脊髓动静脉畸形，其他如脊髓前动脉动脉瘤、脊髓圆锥和马尾肿瘤、结节性多动脉炎，凝血病如血小板减少、白血病和血友病等。

（1）临床表现：起病急骤，突发腰背部剧烈的根痛，疼痛部位可能提示出血平面相应的脊髓节段，疼痛向下肢放射，偶向腹部放射，多次发作性背痛常可提示再次SAH。旋即出现截瘫或四肢瘫、下肢麻木和尿潴留，出血后很少形成血肿，血液压迫脊髓常出现截瘫、平面以下感觉障碍和尿便障碍等；上位脊髓SAH血液可逆流入颅内，导致头痛、颈强、呕吐和意识障碍等。MRI检查可能明确AVM和动脉瘤部位，选择性脊髓动脉造影可发现潜在的血管病变和确定病因。

（2）治疗：如蛛网膜下腔明显梗阻，MRI显示病变部位明确应手术探查减压，但有学者认为减压术可发生脊髓盗血，加重缺血和增加畸形血管破裂机会。已形成血肿，尤其背侧型血肿主张急诊行椎板减压血肿清除术，尽早解除脊髓受压，促进神经功能恢复。采用保守治疗应去除出血病因和控制继续出血，预防再出血，防止继发性血管痉挛。脊髓血管造影确诊脊髓AVM应尽快行手术切除，尤其症状进行性加重、顽固性疼痛或形成髓内血肿者，AVM可行显微手术和双极电凝，或选用超选择性介入栓塞治疗。

419

脊髓动静脉畸形的临床表现和治疗有哪些？

脊髓动静脉畸形（spinal arteriovenous malformation）可导致脊髓受压症状，破裂后出现脊髓SAH。

（1）临床表现：本病多在45岁前发病，约半数在14岁前出现症状，患者多有不同程度的轻截瘫，并可复发，AVM压迫浸润脊髓可如同髓内病变，动作分离性感觉障碍和病变节段以下无力。AVM多累及胸腰髓，破裂出血时突发腰背部剧烈疼痛，下肢运动和感觉缺失、尿便障碍，检查可见颈项强直、Kernig征；伴同节段血管痣、椎旁皮肤血管瘤、椎体血管畸形和下肢静脉曲张，常可提示脊髓AVM。脊髓MRI检查可见多发的流空征，有时MRI可忽略或不能发现AVM，因此不能单凭MRI排除AVM。CT脊髓造影显示扩张扭曲的血管蜿行性充盈缺损，确诊需根据选择性脊髓动脉造影，显示畸形动脉分支、供血动脉与脊髓的关系。

（2）治疗：如病变偏向脊髓背侧或侧方，结构相对致密首选显微外科手术切除，争取最高的治愈率。无法手术切除可介入治疗，首要目的是闭塞动脉瘤样结构和流量较高的动静脉瘘，降低脊髓功能缺失加重风险。本病预后差，如早期诊断、早期手术可能减轻患者残疾。

420

神经源性间歇性跛行与血管性间歇性跛行的临床鉴别有哪些？

间歇性跛行（intermittent claudication）是指患者行走100m和几百米距离后感觉一侧或两侧腰腿酸痛，下肢麻木无力间歇出现跛行，蹲下或坐下稍事休息，症状很快缓解消失，继续走一段路再度出现症状。通常是由腰椎管狭窄、腰椎间盘突出所致，神经性间歇性跛行与血管性间歇性跛行的鉴别见表13-3。

表 13-3　神经性间歇性跛行与血管性间歇性跛行的鉴别诊断

症状/体征	神经性间歇性跛行	血管性间歇性跛行
行走后跛行	行走约100m腰酸腿疼，下肢麻木无力出现跛行	行走一段时间后大腿和小腿出现疼痛引起跛行
活动后腰痛	常见腰痛和股痛	腰痛罕见，常见小腿和足弓痛
活动停止缓解	需5～20min	迅速，数秒至1min
静息痛	无	严重时可能有
斜坡效应	下行时加重	上行时加重
站立效应	可见症状再现	无影响
麻木和感觉异常	常见	罕见
缓解姿势依赖	腰部屈曲如蹲位或坐位缓解，休息站立不缓解	持续站立或坐位休息均缓解
足背动脉搏动	正常	减弱

421

亚急性联合变性的临床表现和治疗有哪些？

亚急性联合变性（subacute combined degeneration，SCD）是由于维生素 B_{12} 的摄入、吸收、转运或代谢障碍导致体内含量不足，引起的中枢和周围神经系统变性病。维生素 B_{12} 缺乏常见于胃肠道吸收障碍，如恶性贫血（pernicious anemia）、胃肠道手术、胃酸缺乏和口炎性腹泻等，也见于严格素食者。维生素 B_{12} 是核糖核酸合成中必需的辅酶，缺乏可导致核糖核酸合成障碍，引起脊髓后索和侧索变性，上胸髓最严重，下颈髓次之，也可见周围神经和大脑白质病变。

（1）临床表现：中年起病，亚急性或慢性病程，逐渐进展，出现肢体远端感觉异常如刺痛、麻木和烧灼感，以及无力。双手症状出现较早，随后发生痉挛性轻截瘫，有的患者出现Lhermitte征。晚期可出现屈性截瘫，伴括约肌障碍；有些患者出现视神经受累，精神症状、智能减退或痴呆等。患者常伴大红细胞性巨幼细胞贫血（macrocytic megaloblastic anemia）。

1）查体可见双下肢后索和锥体束功能缺失体征，下肢音叉振动觉和关节位置觉消失，走路不稳，宽基底，走路踩棉花感，Romberg征（＋）；可见痉挛性轻截瘫，跖反射伸性，腱反射可增强或减低，取决于受累部位和严重程度，可见手套袜套形感觉缺失；伴视神经受累可见中心视野暗点或视神经萎缩，患者可伴行为或精神改变。

2）检测血清维生素 B_{12} 水平降低，维生素 B_{12} 治疗后症状改善。电生理检查显示正中神经或胫神经体感诱发电位异常，指示后索功能障碍。脊髓MRI有时可显示后索异常。

（2）治疗：患者在发病3个月内积极治疗常可能完全恢复，早期诊断和治疗是决定预后的关键。积极治疗原发病，如胃酸缺乏。大剂量维生素B_{12} 500～1000μg肌内注射，每日1次，2周后用小剂量维持，如500μg隔日肌内注射1次，或每周3次，用药3个月，有些患者可能需终身用药。口服维生素B_1、维生素B_6、维生素C。需注意补充叶酸对神经功能障碍恢复并无帮助，还可能掩盖伴发的贫血。加强营养，进行理疗和康复训练等。

铜缺乏也可导致SCD，可见于完全肠外高营养、肠道摄入铜不足、营养吸收不良和胃手术患者，以及过度锌摄入，因为锌可抑制小肠铜的吸收。血清铜、铜蓝蛋白水平降低和尿铜排泄减少可确诊。治疗可补充铜和去除存在的危险因素。

422

脊髓空洞症的分类、临床表现和治疗有哪些？

脊髓空洞症（syringomyelia）是一种缓慢进行性脊髓退行性变，在先天或后天性致病因素作用下导致脊髓中央管扩张和空洞形成，周围胶质增生，引起受累脊髓节段的神经功能丧失，好发于颈髓，病变累及延髓称为延髓空洞症。

（1）分类

1）交通性脊髓空洞症（communicating syringomyelia）：脊髓中央管与空洞交通。

2）非交通型脊髓空洞症：可见脊髓囊性扩张，不与CSF通路交通，常见于创伤、髓内肿瘤或脊髓蛛网膜炎，创伤后脊髓空洞常见于脊髓外伤数年后。

（2）临床表现

1）多在20～30岁发病，男女比例为3∶1，起病和进展缓慢。病变常见于一侧颈膨大后角底和中央管附近，典型导致病变水平一侧或双侧节段性分离性感觉缺失，即痛温觉缺失，轻触觉保留。依据存在无痛性溃疡、瘢痕、水肿、多汗征，指/趾末节无痛性坏死或脱落称为莫尔万（Morvan）征，可提示自主神经受累。脊髓前角受累，在病变相应节段出现肌无力和失用；常见的颈膨大空洞可导致一侧或两侧披肩样分布的感觉缺失、颈部弥漫性疼痛和双手臂根性痛，双手肌萎缩、肌束颤动，病变水平双上肢腱反射减低或消失等。

2）有时在病变平面以下出现锥体束功能缺失和尿便障碍，脊髓侧索皮质脊髓束通路神经胶质增生和受压可导致病变水平以下腱反射亢进。C_8、T_1侧角交感神经中枢受累常见同侧Horner征，晚期可见神经源性膀胱和尿便失禁等。

3）病变累及延髓或合并延髓空洞症（syringobulbia），可见软腭无力、声带麻痹、饮水呛咳、吞咽困难和构音障碍；三叉神经脊束核受累，出现分离性三叉神经感觉缺失，同侧面部核性痛温觉缺失；影响舌下神经核可见同侧舌肌萎缩和肌束震颤，也可见脑干受损的其他证据。

4）关节痛觉缺失可导致神经源性关节病或夏科（Charcot）关节，表现为关节磨损、萎缩和畸形，关节肿大，活动度增加，运动时有摩擦音而无疼痛。交通型脊髓空洞症常伴枕骨大孔区发育异常如阿诺德-基亚里畸形（Arnold-Chiari malformation）或伴基底池慢性蛛网膜炎。Arnold-Chiari畸形可引起脑积水、小脑性共济失调、肢体锥体束征、感觉功能缺失和后组脑神经异常等，本病常伴脊柱侧凸（scoliosis）、隐性脊柱裂和弓形足等先天畸形。

5）MRI检查在矢状面和横断面可显示脊髓空洞和Arnold-Chiari畸形，伴第四脑室下部移位，小脑扁桃体下疝入枕骨大孔等可确诊。

（3）治疗：取决于潜在的病因，对扩张的空洞行减压术可得到暂时获益。在交通型脊髓空洞症伴Arnold-Chiari畸形患者，切除枕大孔后缘和小脑扁桃体切断术有时有帮助。脊髓空洞可予引流，必要时在第四脑室做一出口。外伤后脊髓空洞症如出现难以忍受的疼痛或进行性神经功能缺失可考虑手术治疗，如脊髓空洞引流术、脊髓切开术和脑脊膜膨出成形术，可改善根痛和感觉障碍，但痉挛状态疗效不佳。

423

脊髓空洞症与髓内肿瘤和颈椎病的鉴别有哪些？

（1）脊髓空洞症与髓内肿瘤的鉴别见表13-4。

表13-4　脊髓空洞症与髓内肿瘤的鉴别

鉴别	脊髓空洞症	髓内肿瘤
病变进展	缓慢	较快，半年可形成轻截瘫
病变节段	较长	较短
锥体束征	多自一侧出现	多为两侧，可发展成横贯性损害
尿便障碍	无或晚期出现	早期出现
CSF	蛋白增高	梗阻时可增高
脊柱畸形	多有	无
MRI	矢状位可清晰显示脊髓空洞	可见脊髓膨大或肿瘤病灶
脊髓造影	显示病变较长	可有椎管梗阻，病变局限

（2）脊髓空洞症与颈椎病的鉴别见表13-5。

表13-5　脊髓空洞症与颈椎病的鉴别

鉴别	脊髓空洞症	颈椎病
发病年龄	青少年期和 20～30 岁多见	中老年期常见
神经根痛	无	可有，可见颈后仰疼痛、颈活动受限
感觉障碍	节段性分离性	神经根性
肌萎缩	明显	可有，不明显
营养障碍	多有且明显	无
先天畸形	多有	无
颈椎旁压痛	无	可有
椎-基底动脉 TIA	无	可有
X 线检查所见	脊柱畸形	颈椎退行性变，椎间孔变小
MRI	矢状位可清晰显示脊髓空洞	常可显示脊髓受压

424

脊髓肿瘤的临床表现和治疗有哪些？

脊髓肿瘤（spinal cord tumor）分为髓内肿瘤和髓外肿瘤，髓内肿瘤占10%～15%，如胶质瘤和室管膜瘤；髓外肿瘤包括硬膜外肿瘤和硬膜内肿瘤，硬膜内肿瘤常见神经纤维瘤、脊膜瘤，约占原发性髓外肿瘤的2/3，其他为畸胎瘤、脂肪瘤和肉瘤等；硬膜外肿瘤多为转移瘤，最多来自肺癌、乳腺癌、前列腺癌、肾癌、甲状腺癌，以及淋巴瘤如Hodgkin病、淋巴肉瘤和网状细胞肉瘤等。

（1）临床表现

1）髓外肿瘤：首发症状表现为神经根受压，出现神经根分布区疼痛、感觉异常和感觉缺失、肌无力和肌萎缩。随后出现病变平面以下痉挛性瘫、感觉障碍，体征多不对称，髓外硬膜内肿瘤呈上升性感觉障碍，感觉缺失平面由肢体远端上升至肿瘤水平。尿便障碍出现较晚。脊髓受压严重或脊髓血管闭塞可导致脊髓软化，出现脊髓横断性受损表现。

2）髓内肿瘤：病变区域较短，通常延伸几个脊髓节段，出现节段性分离性感觉障碍。尿便障碍早期出现。髓内肿瘤早期痛觉缺失水平可低于肿瘤部位。

（2）治疗：髓外肿瘤通常可手术切除，预后取决于已引起的神经功能缺失的程度。不能切除的髓外肿瘤和髓内肿瘤可放疗或减压术后放疗，约半数患者临床可望好转，糖皮质激素可减轻脊髓水肿和保持脊髓功能。

425

髓内肿瘤与髓外肿瘤的鉴别有哪些？

髓内肿瘤与髓外肿瘤的鉴别见表13-6。

表13-6　髓内肿瘤与髓外肿瘤的鉴别

鉴别点	髓内肿瘤	髓外肿瘤
自发性根痛	少见，不明显，烧灼样，定位含糊	多见，明显和早期出现，呈部位固定的根性分布
感觉缺失	自病灶开始向下发展，分离性感觉障碍，鞍区感觉可保留	自最下部开始向上发展至病灶水平，鞍区感觉障碍
下运动神经元损害	明显，分布较广，可有肌萎缩和肌束颤动	少见，如发生为节段性受损
锥体束征	晚期出现，不显著	常早期出现，显著
脊髓半切征	无	多见，可由半离断发展为全离断
肌萎缩	明显，广泛	无或局限
尿便障碍	早期出现，以圆锥病变为著	晚期出现
CSF黄变	（－）	（＋）
椎管阻塞	晚期出现且不明显	早期出现、明显和腰穿后加重
脊柱平片	多无改变	常见椎间孔扩大、椎弓根变扁和根距增宽等
碘剂造影	梭形缺损，无脊髓移位	杯口形梗阻，可见脊髓移位
MRI检查	脊髓梭形膨大	可见髓外肿物和脊髓移位

426

椎管转移瘤的临床表现和治疗有哪些？

椎管转移瘤（metastatic tumors of spinal canal）临床常见硬膜外转移，来自肺癌、乳腺癌、前列腺癌、肾癌、甲状腺癌、淋巴瘤和淋巴肉瘤等。

（1）临床表现：多见于中年以上患者，转移瘤浸润神经根早期出现神经根痛，渐呈持续性，从后背部放射和异常剧烈，常累及多个神经根，常误诊为神经根炎。咳嗽、打喷嚏或用力可加剧，夜间平卧时疼痛明显；在根痛部位出现明显棘突压痛或叩击痛有一定的定位价值。病情进展快，可迅速发展为脊髓横贯性损害。

CSF动力学测定可有不同程度梗阻，CSF蛋白增高。X线平片在病程早期可无改变，后期出现病变椎管周围骨质破坏，以椎板和椎弓根最常见，椎体破坏引起压缩性骨折。MRI检查可确定受累节段的脊髓、椎体、椎板、椎间孔等，脊髓受压水肿或变形，显示T1WI等-低信号，T2WI高信号，可有明显的增强效应。如发现原发性肿瘤或病理检查淋巴结转移可确诊。

（2）治疗：椎管转移瘤通常采取放疗或手术后加放疗等姑息治疗。手术最大限度地切除肿物，可减轻脊髓和神经根受压程度和疼痛，为术后放疗和化疗提供病理诊断依据，本病预后极差，手术和放疗等治疗不能显著改善患者的生存率。

椎管内肿瘤引起的假定位体征有哪些？

椎管内肿瘤可引起假定位体征，在临床观察中要善于识别。

（1）位于脊髓前位的肿瘤可引起受累节段支配区肌萎缩，后索受压可出现深感觉和位置觉障碍。

（2）胸段椎管肿瘤由于肿瘤以上CSF压力增高，可能刺激脊髓感觉神经根，导致上肢感觉障碍。

（3）椎管侧位肿瘤可能导致对侧或双侧脊髓受损症状或体征。

（4）髓外硬膜内肿瘤可导致上升性感觉障碍，感觉缺失平面由肢体远端逐渐上升至肿瘤所在部位。

（5）髓内肿瘤早期或脊髓中央性肿瘤出现痛觉缺失的水平可能低于肿瘤所在的部位。

副肿瘤性脊髓病的临床表现和治疗有哪些？

副肿瘤性脊髓病（paraneoplastic myelopathy）可能是全身性潜在肿瘤导致的自身免疫性反应。临床常见副肿瘤坏死性脊髓病、副肿瘤性脑脊髓炎、亚急性运动神经元病等。

（1）临床表现

1）副肿瘤坏死性脊髓病（paraneoplastic necrotizing myelopathy）：潜在的原发肿瘤多为肺癌，其次是淋巴瘤、前列腺癌、甲状腺癌、乳腺癌、小腿巨细胞肉瘤、皮肤鳞状上皮癌和肾细胞癌。亚急性起病，首发症状为不对称性双下肢无力，上升性弛缓性截瘫，逐渐进展为完全横贯性脊髓损伤，伴感觉障碍平面和尿便失禁，出现呼吸肌麻痹可在数日或数周内死亡。症状常出现于肿瘤发现前或肿瘤缓解期。常检出抗-Hu抗体。无根痛、背痛或脊柱叩击痛症状，可与硬膜外转移瘤鉴别。CSF 检查可见单个核细胞和蛋白增高；脊髓造影或 MRI 检查可见病变节段脊髓肿胀；病理检查显示脊髓受损节段横贯性坏死病灶，极少出现炎性反应。

2）副肿瘤性脑脊髓炎（paraneoplastic encephalomyelitis）：副肿瘤性脊髓病经常伴发脑病或神经病，患者出现不典型脊髓病表现和脑炎或脑病症状，CSF 可能含炎症细胞。MRI 检查通常正常或非特异性改变，有时可见脊髓肿胀。抗-Hu 抗体（抗神经元抗体）与副肿瘤性脑脊髓炎相关。值得一提的是，副肿瘤性脊髓病可同时伴有视神经炎（CRMP-5 抗体介导），此时最需要与视神经脊髓炎鉴别。

3）亚急性运动神经元病：病变酷似脊髓灰质炎或 ALS，机制不明，或与肿瘤患者长期应用免疫抑制剂有关，机体免疫功能低下继发病毒感染，但不能分离出脊髓灰质炎病毒，可为淋巴瘤、支气管肺癌和霍奇金病的 PNS。常在诊断恶性肿瘤后发病，在肿瘤缓解期出现神经症状，表现为亚急性进行性双下肢无力，上肢受累较轻，表现为下运动神经元受损，脑神经运动不受累，EMG 为失神经电位，运动、感觉传导速度正常；CSF 轻度蛋白-细胞分离，细胞数正常。

（2）治疗：副肿瘤性脊髓病目前尚无特效疗法，除了对症治疗，可试用血浆置换、B 族维生素、皮质类固醇和免疫抑制剂等，疗效未证实。治疗原发肿瘤症状可能缓解，及早发现和治疗潜在的肿瘤可提高患者的生活质量和延长寿命。

429

放射性脊髓病的临床表现和治疗有哪些？

放射性脊髓病（radiation myelopathy）是恶性肿瘤患者放疗后经过一段时期出现的脊髓损伤症状。

（1）临床表现

1）恶性肿瘤患者常在放疗后经一定的潜伏期出现脊髓症状，通常于放疗后 3～6 个月发病，病灶多出现在 X 线照射的相应节段，以颈部肿瘤放疗后导致颈髓损害最多。最常见特征性症状是四肢瘫和感觉异常，起病隐袭，早期出现感觉异常如手足麻木、针刺感、蚁走感和颈肩疼痛，随之出现一个或多个肢体无力或瘫痪，晚期出现括约肌功能障碍，检查脊柱无变形和压痛。

2）迟发性放射性脊髓病（early-delayed radiation myelopathy）常见于轻症患者，在颈部或上胸部放疗后早期出现，可见 Lhermitte 征，屈颈时产生电击样串痛，放射至背部和腿部，或表现为臂丛神经痛或腰骶神经痛。

3）晚期迟发性放射性脊髓病（late-delayed radiation myelopathy）见于重症患者，在脊柱外肿瘤放疗数月或数年后出现脊髓照射节段完全或不完全性脊髓横贯性损害，常见于颈髓，Hodgkin 病放疗可导致进行性肌无力，表现为脊髓半切综合征可进展为轻截瘫。肺癌、乳腺癌放疗后常见臂丛神经损伤。

4）椎管一般无梗阻，少数因脊髓水肿可有不完全梗阻。脊柱 X 线平片无明显改变。MRI 检查相应椎体 T1WI 信号增强，脊髓可见连续多节段病灶，早期 T1WI 显示脊髓增粗和边缘不整，慢性期呈 T1WI 低信号、T2WI 条状或斑片状高信号，可见斑点状或环状强化。

（2）治疗：放疗时需严格遵循放疗原则，已发生放射性脊髓病患者需立即停止放疗或隔离放射损害，给予 B 族维生素和促神经细胞代谢药，有许多病例报道使用激素后神经系统功能可获得较好的改善。对症处理并发症，可配合针灸、理疗等治疗。

430 颈椎病的临床表现和治疗有哪些？

颈椎病（cervical spondylosis）也称颈椎关节强硬，是颈椎退行性变使颈椎管或椎间孔变形狭窄，压迫神经根或脊髓，颈椎间盘退变和间盘物质疝出，伴骨赘突出也可导致一或两侧多数神经根和脊髓受压，产生血管功能不全或与反复轻微脊髓创伤有关的脊髓病。

（1）临床表现

1）本病常见于 40 岁以上患者，男性较多，起病缓慢，病程迁延，多无外伤史。过劳、咽部感染、长途旅行和天气变化等易加重。临床常见颈部疼痛僵硬、上肢神经根痛或手臂疼痛、双上肢无力等。

2）检查常见颈侧屈和旋转受限，手臂节段性无力或皮节区感觉缺失，受累神经根腱反射减弱。C_5 和 C_6 神经根最易受累，常见三角肌、冈上肌、冈下肌、肱二头肌、肱桡肌无力，肩周和上臂、前臂外缘疼痛或感觉缺失，肱二头肌和肱桡肌腱反射减弱；出现一侧或两侧下肢的上运动神经元瘫，屈肌受累比伸肌重，肌张力增高，腱反射亢进，伴痛温觉、深感觉缺失。

3）X 线平片显示骨赘形成、椎间隙变窄和椎间孔受侵蚀。脊髓 MRI 检查有助于确诊和排除其他脊髓病。CSF 检查正常，蛋白可增高。针式 EMG 对鉴别神经根病有帮助。颈椎病需与颈椎管狭窄鉴别，后者也见于 50 岁以上患者，首发症状为颈痛、臂痛和上肢麻木无力，伴一侧或双侧下肢无力，神经根性感觉减退；腰穿椎管部分梗阻，CSF 蛋白增高；MRI 检查或脊髓造影可确诊。

（2）治疗

1）护颈圈颈部制动可缓解严重疼痛，应用镇痛药、非甾体抗炎药、肌肉松弛药、三环类抗抑郁药（夜间服）可能有效。硬膜外注射激素或物理疗法对颈神经根病和严重疼痛可能有效。

2）如神经功能缺失明显，手术治疗可预防进展；如神经根痛严重或持续，保守治疗无效，影像学检查显示神经根受压，可考虑手术治疗。患者有脊髓受压进展的临床和影像学征象宜手术治疗，如有括约肌功能障碍应尽早手术。

431

后纵韧带骨化症的临床表现和治疗有哪些？

后纵韧带骨化症（ossification of the posterior longitudinal ligament，OPLL）是颈椎后纵韧带异位骨化引起椎管和神经根管狭窄，压迫脊髓或神经根导致功能受损。胸椎较少，腰椎罕见。病因不明，有家族聚集性。

（1）临床表现

1）40岁以上患者多见，进展缓慢，病程数年或数十年，颈椎过度活动时出现颈肩痛，轻微创伤症状常加重；早期手指麻木酸胀、伸屈不便和活动不灵，逐渐出现双上肢无力、持物困难，双下肢麻木、无力、僵硬、步履艰难，严重者卧床不起，翻身困难，尿便障碍。检查颈伸屈受限或疼痛，四肢不完全痉挛性瘫，肌张力增高，腱反射亢进和病理征，可有肌阵挛，感觉障碍不规则。

2）压颈试验正常或部分梗阻，CSF蛋白正常或增高。X线平片可见上位颈椎体后条索状骨化影，自 C_2 以下 2～10 个椎体不等。CT检查可见椎体后缘高密度骨性隆起突入椎管，骨化的后纵韧带呈蘑菇状或丘陵状使椎管变窄。MRI检查显示后纵韧带呈条状低信号和脊髓受压的程度。

（2）治疗：椎管狭窄率＜30%时脊髓受压较轻，可理疗、颈部牵引、颈托和药物治疗缓解症状。一旦出现脊髓受压症状，手术是唯一的治疗选择，手术指征包括脊髓受压体征，椎管狭窄率＞40%，症状逐渐加重趋势等，手术应尽早进行，手术采用后路颈椎管扩大成形术，术后需石膏托护颈3个月。

432

腰椎管狭窄症的临床表现和治疗有哪些？

腰椎管狭窄症（lumbar spinal stenosis，LSS）是黄韧带肥厚增生、小关节增生内聚、椎间盘膨隆突出和骨性退变等导致腰椎管、神经根管或侧隐窝狭窄，使马尾、神经根受压出现相应的神经功能缺失，是引起腰痛或腰腿痛最常见的疾病之一。

（1）临床表现

1）主要症状是腰腿痛，中年以后逐渐出现腰臀部疼痛伴两腿无力，隐袭进展，男性多见。步行时疼痛、无力加重，出现神经性间歇性跛行（intermittent limping），步行数十米即感到疼痛难忍，逐渐下移至两小腿前外侧，并伴有麻木，弯腰或下蹲休息后缓解，可继续行走，但再走同样距离症状又复出现，骑自行车、打网球等不弯腰活动可如常人。常出现鞍区感觉异常和尿便障碍。

2）发作期检查腰骶段可见轻度感觉障碍，双下肢肌力轻度减弱，腱反射不对称；间歇期通常无体征，发作期与间歇期症状和体征反差是本病的主要临床特点。

3）CT检查常可显示腰椎管狭窄和程度，但非骨性狭窄可能被遗漏；MRI检查可清楚显示椎管腔变小和硬膜囊受压等。

（2）治疗

1）保守治疗包括休息、使用围腰和理疗等，药物对症治疗如氢化泼尼松硬脊膜外腔注射可能缓解症状。

2）手术治疗可直接解除神经压迫，常采用椎板切除和椎管减压术；如神经根管狭窄需在椎管减压同时进行神经根管减压；伴腰椎不稳或减压范围大导致腰椎不稳者，应施行内固定和脊椎融合术。

（所　芮）

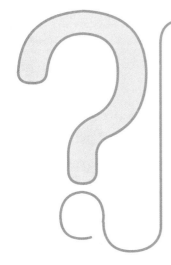

第十四章

脑血管疾病
Cerebrovascular Diseases

433

脑供血系统和脑血液循环特点有哪些？

由于脑组织无能源储备，需要血液循环连续不断供应氧和葡萄糖，一旦血液供应障碍可发生脑缺血或梗死。

（1）脑供血系统

1）颈动脉系统：包括颈总、颈外和颈内动脉和分支。颈总动脉左右各一，右侧起自头臂干动脉，左侧直接起自主动脉弓。颈外动脉分支供应头皮、颅骨、硬膜和颌面部器官，颈内动脉进入颅内延续为大脑中动脉（MCA）和大脑前动脉（ACA），发出眼动脉、脉络膜前动脉等供应大脑、眼球和垂体等。

2）椎-基底动脉系统：两侧椎动脉入颅后汇合成基底动脉，在大脑半球底部分为两侧大脑后动脉（PCA）；基底动脉和双侧椎动脉入颅后分出小脑上、小脑前下和小脑后下动脉供应脑干和小脑。

（2）脑血液循环特点：脑部血液由颈动脉系统（前循环）和椎-基底动脉系统（后循环）供应，前循环供应大脑半球前3/5的血液，后循环供应大脑半球后2/5和脑干、小脑血液。

1）脑供血包括旁中央动脉、短旋动脉和长旋动脉三种类型血管模式，旁中央动脉供应中线脑组织，短旋动脉供应中线外侧脑组织，长旋动脉供应大脑半球皮质区、小脑和脑干背外侧部。

2）脑动脉具有丰富的侧支循环，通过许多吻合支形成，脑底动脉环（Willis环）是构成前循环与后循环间及两侧半球间的侧支循环的核心结构。

3）脑血管的血流量自动调节功能，血压升高时脑部小动脉收缩，导致脑血流量减少，血压下降时脑小动脉扩张，使脑血流量增加，故血压变化时动脉灌注压虽有变化，但血流量可能维持相对稳定。

434

脑血管结构和脑动脉侧支循环特征有哪些？

（1）脑血管结构特征

1）脑动脉属于肌型动脉，内弹力膜较厚，可缓冲动脉管壁的冲击，对脑起保护作用；中膜和外膜较薄，弹力纤维较少，动脉搏动幅度较小。脑血管神经丰富，大的血管外膜有神经纤维束伴行，调节血管收缩和舒张。脑动脉可分为穿支和皮质支，均垂直进入脑实质，两者间在脑内形成广泛的吻合支。适应丰富的脑供血的需要。

2）脑部丰富的毛细血管在血液与脑组织间形成血脑屏障（BBB），主要由连续的毛细血管内皮构成，细胞间紧密连接、基膜、周细胞和星形胶质细胞脚板围成的神经胶质膜也参与形成BBB。

3）脑静脉壁薄，无平滑肌和瓣膜，脑静脉缺乏收缩功能。

（2）脑动脉侧支循环特征

1）脑底动脉（Willis）环是侧支循环的中心结构，沟通颈内动脉与椎-基底动脉两大系统，也沟通两侧大脑半球血液供应，调节平衡前循环与后循环和两侧半球的血液供应，某动脉血流减少或被阻断时通过Willis环可重新迅速分配血液。

2）颈内与颈外动脉分支间侧支循环，如颈内动脉之眼动脉与颈外动脉之脑膜中动脉、颞浅动脉分支吻合，脑膜中动脉与ACA、MCA、PCA之软脑膜动脉间吻合。椎动脉、锁骨下动脉与颈外动脉侧支循环，如椎动脉之寰椎动脉与颈外动脉之枕动脉吻合；锁骨下动脉之颈深动脉与颈外动脉之枕动脉吻合。ACA与MCA终末支间吻合，ACA-MCA-PCA终末支间形成的侧支吻合。

435

脑血流量调节和脑循环障碍对脑功能影响有哪些？

（1）脑血流量（cerebral blood flow，CBF）调节：CBF主要受血管床两端间的压力梯度，即脑灌注压（CPP）和脑血管阻力的影响，CBF＝CPP/血管阻力。

1）CPP是平均动脉压（MAP）与颅内压（ICP）之差。MAP是一个心动周期中动脉血压平均值，成人MAP正常值为70～105mmHg，MAP在60～140mmHg范围，脑血管通过自身调节机制可保持CBF恒定；MAP＜60mmHg时CBF显著减少，当MAP超过脑血管自身调节上限时CBF显著增加，均可引起脑功能障碍。高血压患者脑血管自动调节机制已适应高血压水平，自动调节曲线向高血压水平偏移，如高血压患者MAP较平时降低＞30%，影响自动调节功能可导致CBF减少；ICP增高也可使CPP下降和CBF减少。

2）血液化学因素如$PaCO_2$、PaO_2和pH改变时，通过脑血管反射性舒缩功能调节血管阻力可改变CBF。当CBF高于脑组织需要时，因组织代谢产物减少、pH降低使脑血管收缩和CBF减少；反之，当脑血流降低时，组织代谢产物增多、pH升高使脑血管扩张和CBF增多，使脑血流量稳定在脑组织需要的水平。神经调节机制如颈交感神经兴奋导致血管收缩，来自迷走神经的副交感纤维兴奋导致血管舒张。血液黏度增加可增加血管阻力和降低CBF，血液黏度降低可减少血管阻力和增加CBF等。

（2）脑循环障碍对脑功能影响：大脑对葡萄糖和氧的需求依赖于持续的血液供应，每

100g正常脑组织每分钟（100g·min）需要CBF 45～60ml，CBF下降时脑组织自动调节血流最大限度地减少脑神经元缺血。CBF降至20ml/（100g·min）阈值时脑自动调节机制失代偿，EEG变平表明神经元电功能衰竭，出现神经功能缺失症状，此时如脑血流恢复，神经功能可恢复正常。CBF降至10ml/（100g·min）是膜功能衰竭阈值，离子泵和能量代谢衰竭，梗死灶中心区发生不可逆性损伤，此时恢复脑血流，神经功能也不能恢复。CBF处于10～20ml/（100g·min）为半暗带区。此外，脑梗死还与脑缺血时间有关，如缺血缺氧程度不重，持续时间不长，一般不会出现坏死，如缺血时间较长可发生不可逆性坏死。

436

缺血半暗带和再灌注损伤的临床意义有哪些？

缺血半暗带和再灌注损伤是急性缺血性卒中（AIS）病理生理学的核心机制。

（1）缺血半暗带（ischemic penumbra）：是指一个脑动脉供血区脑血流量（CBF）下降，导致不同部位脑组织缺血程度不同，缺血中心区CBF最低、缺血性损伤最严重导致脑梗死。梗死核心区周围为缺血半暗带，由于存在或建立了侧支循环，CBF降至可导致脑细胞膜电位衰竭程度，但未达到神经元死亡阈值，缺血半暗带CBF如迅速恢复，神经细胞仍可存活和恢复功能，脑损伤为可逆性，因此保护和抢救缺血半暗带是急性脑梗死治疗的关键。

（2）再灌注损伤（reperfusion damage）：是动脉闭塞导致脑缺血后，如血管再通和恢复葡萄糖和氧供应，缺血性脑损伤理应得到恢复，但实际上存在再灌注的有效时间，被称为再灌注时间窗（time window）。一般认为，脑缺血事件超早期，即6h内是治疗的时间窗，如超过这一时限，恢复再灌注可能加剧脑损伤，称为再灌注损伤。再灌注损伤的机制复杂，包括过度形成的自由基连锁反应、细胞内钙超载、兴奋性氨基酸细胞毒性。因此，缺血性卒中治疗强调分秒必争，时间就是大脑，超早期溶栓或取栓治疗，以减轻神经细胞再灌注损伤和恢复功能。

437

急性脑卒中的临床诊断思路和诊断程序有哪些？

急性脑卒中是神经内科临床急症，迅速确诊和早期干预是治疗成功的关键。

（1）临床诊断思路

1）首先确定为卒中，可根据卒中的三个特征判定。一为突然发病；二为出现持续的局灶性神经功能缺失症状体征（病变定位）；三为血管性病因，依据患者的年龄、存在卒中危险因素、症状和体征与特定的血管区有关等。

2）定性诊断，临床主要根据发病急缓、起病状态（安静或活动中）和临床表现等分析病因，如缺血性卒中为血栓性抑或栓塞性，出血性卒中为脑出血或蛛网膜下腔出血（SAH）等，快速进行脑CT检查证实。

（2）诊断步骤

1）临床评估：首先依据详细准确的病史、全面的体格检查和神经系统检查，排除全身性疾病，确定为脑部病变；重症的急性脑卒中患者可发生意识障碍，注意系统性疾病的相关症状和体征，鉴别意识障碍是否为全身性疾病的神经系统表现；注意某些局灶性神经系统体征，如脑膜刺激征通常可能区别脑部疾病或脑部以外的疾病。脑卒中还需与颅内其他疾病，如各种颅内感染、癫痫持续状态等鉴别，根据病史、起病方式、发热等感染征象、局灶性和弥漫性脑损害等可初步区分。

2）特殊检查：如脑CT或MRI检查，EEG、CSF检查可提供诊断依据。CT可迅速确诊脑出血或SAH，缺血性卒中发病数小时内MRI弥散加权成像（DWI）检查可显示病灶，通过磁共振血管造影（MRA）、CT血管造影（CTA）和数字减影血管造影（DSA）可显示血管状况。根据患者临床症状可选择经颅多普勒超声（TCD）和颈动脉超声检查，血常规和血糖、血脂等生化检查，血流变和血小板聚集性检查，CSF常规检查，ECG、EEG和诱发电位检查，单光子核素断层扫描（SPECT）、正电子断层扫描（PET）、氙核素局部脑血流测定等，可能有助于病因诊断和鉴别。

3）在治疗过程中，医生应认真观察特殊患者的病情演变，随时修正诊断或充实诊断依据。患者出院时医生应对其诊断和治疗过程进行全面回顾和小结，吸取经验教训，不断提高诊疗水平。

438

脑卒中的早期识别、院前急救和辛辛那提院前评估有哪些？

脑卒中早期识别和院前急救是治疗的第一阶段，强调时间就是大脑，有助于有效治疗卒中和减轻残疾。

（1）早期识别：应加强卒中的科普，使民众普遍了解，如遇到家人或周围的人，特别是老年人突然发生偏身无力和麻木，一侧口角偏斜或面部麻木，说话不清或听不懂话，双眼向一侧偏斜，一眼或两眼视力丧失或视物不清，眩晕伴有呕吐，突发剧烈头痛伴呕吐，突发嗜睡或昏迷，以及偏身或四肢抽搐时，应高度怀疑卒中的可能，立即呼叫120，及时就诊。

（2）启动紧急医疗救护系统（EMS）：如急救人员可疑患者为卒中，应尽快安全转运到最近的综合医院，最好是到达后1小时内能进行溶栓的卒中中心。救护人员在转运中应通知医院，预告患者的简单病情和预计到达时间，家属或目击者最好陪同运送。急救系统在入院前应记录症状发生时间、临床表现和体征，已给予和正给予的治疗，提供脑卒中评估、格拉斯哥昏迷量表（GCS）评分等。

（3）辛辛那提院前评估：辛辛那提院前卒中量表（Cincinnati prehospital stroke scale, CPSS）已被美国心脏紧急救治和心肺复苏指南推荐在院前急救中应用，该量表仅包括面瘫、肢体瘫和失语症等最常见的卒中体征，院前急救人员仅需30～60s即可完成（表14-1）。

表14-1　辛辛那提院前卒中量表

寻找下列体征之一（任何一个异常均强烈提示卒中）

面部下垂（嘱患者示齿或微笑）
　　正常：两侧面部运动对称
　　异常：一侧面部运动不如另一侧

上肢无力（嘱患者闭眼，双上肢伸出10s）
　　正常：伸出时两上肢运动一致或不移动
　　异常：伸出后一侧上肢不移动，另一侧下落

言语异常（嘱患者说"吃葡萄不吐葡萄皮"）
　　正常：用词正确，发音不含糊
　　异常：用词错误，发音含糊或不能讲

439

脑卒中确切的危险因素有哪些？

根据美国心脏协会/美国卒中协会（AHA/ASA）指南，脑卒中证据确切的危险因素包括不可改变的、可改变的和证据欠充分的三类。

（1）不可改变的危险因素

1）年龄增长显著增加卒中风险，55岁后每增加10岁，缺血性卒中和脑出血风险增加2倍，男性各年龄段的缺血性卒中和脑出血发病率均高于女性。

2）出生低体重，如出生体重＜2500g人群的卒中相对风险是出生体重4000g人群的2倍以上。

3）种族，如黑种人、西班牙裔和拉美裔美国人所有类型卒中发病率和死亡率均高于白种人，中青年黑种人较同龄的白种人蛛网膜下腔出血和脑出血风险高。

4）有卒中家族史的卒中风险可增加近30%，单卵双胎发生卒中风险是异卵双胎的1.65倍。

（2）可改变的危险因素

1）血管性：高血压（＞140mm/90mmHg）是脑梗死和脑出血独立的危险因素，收缩压和舒张压增高均增加脑出血和脑梗死发病风险。吸烟可增加缺血性卒中风险，无症状性颈动脉狭窄（＞60%的直径）、颈内动脉颅外段或颈动脉球部动脉粥样硬化病变可增加卒中风险，周围性动脉疾病也增加卒中风险。

2）心源性：心房颤动常在左心耳形成血栓栓子，使缺血性卒中风险增加4～5倍。充血性心力衰竭、冠心病、心内膜炎、病态窦房结综合征、人工心脏瓣膜、扩张型心肌病、心脏导管术、起搏器植入术和冠状动脉旁路移植术均增加卒中风险。

3）内分泌性：糖尿病是缺血性卒中独立的危险因素，显著增加动脉粥样硬化病变，使脑梗死风险增加1.8～6.0倍。妇女绝经后激素替代疗法增加卒中风险，女性口服避孕药可使卒中风险增加2.75倍。

4）代谢性：血脂异常，如总胆固醇、甘油三酯、低密度脂蛋白-胆固醇升高，高密度脂蛋白-胆固醇降低均增加卒中风险。肥胖和脂肪异常分布增加卒中风险，腹型肥胖是卒中风险较强的预测因素。

5）血液系统：常染色体显性遗传镰状细胞病（SCD）的异常基因产物是一种变异的血红蛋白β链，SCD卒中常见于纯合子SCD患者，20岁时卒中患病率约11%，许多患者脑MRI检查可发现无症状性卒中。

6）缺乏活动或运动可增加卒中风险，高盐饮食、不适当饮食结构、大量饮酒可导致血压升高。

（3）缺血性卒中潜在的证据不充分的危险因素：如偏头痛、代谢综合征、过量饮酒、睡眠呼吸暂停、高同型半胱氨酸血症、脂蛋白升高、高凝状态，以及可卡因、苯丙胺、海洛因滥用等。

440

缺血性脑卒中或TIA不常见的病因有哪些？

（1）动脉夹层（dissection）或损伤：常见于中青年缺血性卒中或TIA患者。颈动脉损伤可产生夹层动脉瘤，钝器伤可致内膜撕裂或夹层，椎动脉受椎体保护不易受损，寰椎和枢椎水平旋转和过伸性损伤易损伤椎动脉；也可见自发性颈动脉夹层。可提示颈动脉夹层的症状包括环绕眼周围的面痛或颈部痛、Horner征、闻及颈动脉杂音等；椎动脉夹层常引起枕颈部疼痛。

（2）脑动脉炎：可引起动脉内血栓形成，也可因动脉破裂导致蛛网膜下腔出血或脑出血和颅内静脉血栓形成，可能需经DSA诊断。结核、梅毒、真菌、带状疱疹和HIV等感染也可引起动静脉炎、继发缺血性卒中。

（3）偏头痛性卒中（migrainous stroke）：临床常出现同向性偏盲，很少导致严重残疾，应注意排除动脉夹层可能。

（4）潜在的血液疾病：如血栓前或高凝状态，包括红细胞增多症、血红蛋白病或凝血异常等。

（5）结缔组织病：小和中等动脉纤维肌发育异常，女性多见，常累及ICA颈部中上段和椎动脉$C_1 \sim C_2$水平，累及多支动脉，肾动脉受累，可见埃莱尔-当洛综合征（Ehler-Danlos syndrome，EDS）、弹性假黄瘤和马方综合征（Marfan syndrome）。

（6）急性心肌梗死：如左心室血栓性栓塞、低灌注状态、心律失常等并发症导致的卒中。

（7）烟雾病（Moyamoya disease）：是进行性多发性脑动脉闭塞性疾病，双侧ICA远端和ACA、MCA起始部管腔狭窄闭塞，脑底穿支动脉、软脑膜动脉代偿性扩张，形成异常毛细血管网。好发于儿童和青少年，常见TIA或缺血性卒中，成年患者可多见出血性卒中。

441

卒中相关性遗传疾病和临床表现有哪些？

遗传因素对卒中发病的影响通常是多基因因素和与环境因素的作用，少数单基因遗传病以卒中为主要临床特征，有些致病基因已被鉴定。

（1）CADASIL（cerebral autosomal dominant arteriopathy with subcortical infarcts and leukoencephalopathy）：是常染色体显性遗传脑动脉病伴皮质下梗死和白质脑病，是19号染色体上*Notch3*基因突变所致的遗传性脑小血管病，表现为头痛、多发性腔隙梗死、Binswanger型广泛脑白质异常、进行性痴呆伴假性球麻痹。病理检查可见脑小动脉嗜锇颗粒沉积导致管壁增厚，皮肤活检可见皮肤血管内嗜锇颗粒。

（2）脑淀粉样血管病（cerebral amyloid angiopathy，CAA）：常染色体显性遗传，是老年人一种独立的脑血管疾病，*APP*基因突变产生淀粉样βA4前体蛋白，淀粉样沉积物常使毛细血管基膜增厚，小动脉纤维素样变性和形成许多微动脉瘤，临床表现为痴呆、精神症状、反复或多发性脑叶出血，也可发生缺血性卒中。

（3）大脑海绵状血管畸形（cavernous malformation）：常染色体显性遗传病，是胚胎期血管床发育异常形成的一种良性桑椹状血管错构瘤，由不规则、厚薄不一的窦状血管腔组成，可导致出血、钙化或血栓形成。约占CNS所有血管畸形的5%，多见于大脑内，小脑和脑干约占1/5，脊髓少见。癫痫、出血是常见症状。

（4）埃莱尔-当洛综合征（Ehler-Danlos syndrome，EDS）：常染色体显性遗传，为先天性结缔组织发育不全综合征，IV型胶原蛋白基因 α_1（COL3A1）突变产生III型胶原，动脉夹层导致缺血性卒中；IV型胶原是基底膜的重要组成成分，COL4A1突变使血管脆性增加，导致动脉瘤性SAH。

（5）Fabry病：是罕见的家族性X染色体隐性遗传代谢病，是一种性别相关的溶酶体贮积病，由于溶酶体酶α-半乳糖苷酶A缺乏，使神经酰胺三己糖苷脂异位沉积引起血管病变，导致卒中、肾衰竭、心肌受累及耳聋等。

（6）神经纤维瘤病1型（neurofibromatosis 1，NF1）：常染色体显性遗传，是染色体17q11.2肿瘤抑制性神经纤维素1基因突变。临床表现为牛奶咖啡斑、周围神经纤维瘤和Lisch结节，NF1引起肾动脉狭窄和高血压，脑动脉狭窄或动脉瘤可导致缺血或出血性卒中。

（7）遗传性出血性毛细血管扩张症：是常染色体显性遗传病，编码内皮因子和活化受体样激酶1基因突变，前者导致血管异常。患者常见频繁鼻出血、消化道出血，常见脑动静脉畸形引起的SAH。

（8）高胱氨酸尿症：是常染色体隐性遗传病，胱硫醚β-合酶遗传缺陷导致同型半胱氨酸代谢异常，与早发性动脉粥样硬化有关，严重的高同型半胱氨酸血症和高胱氨酸尿症可引起早发的缺血性卒中。

（9）此外，MELAS综合征（线粒体脑肌病伴高乳酸血症和卒中样发作）、Marfan综合征、镰状细胞贫血、视网膜血管病伴脑白质营养不良等均可引起缺血性卒中。

442

短暂性缺血发作的定义和ABCD2量表风险评分有哪些？

短暂性缺血发作（transient ischemic attack，TIA）是缺血性卒中的重要危险因素和强烈预兆，大规模队列和人群研究显示，10%～15%的TIA患者在90天内发生急性缺血性卒中（AIS），其中约半数发生在TIA后48h内。因此，TIA应按照AIS进行紧急评估和干预。

（1）TIA定义：美国心脏学会/美国卒中学会（AHA/ASA，2009）将TIA定义为脑、脊髓或视网膜局灶性缺血导致神经功能障碍短暂发作，但未发生急性脑梗死。TIA的临床症状通常持续不超过1h，如神经功能缺失症状超过1h，脑MRI检查大多可发现对应的脑部小梗死灶，许多传统诊断的TIA病例实际上是小卒中。TIA发病机制不明，可能与心源性微栓子、大动脉粥样硬化斑块微栓子、动脉粥样硬化严重狭窄或急性血压降低有关。

（2）ABCD2量表风险评分：评估TIA患者48h内脑卒中风险，主要是为了TIA患者急诊室分流和分层管理，包括年龄、血压、临床表现（局灶性无力或语言障碍）、事件持续时间和合并糖尿病等（表14-2）。总分为0～7分，评分越高表明卒中风险越高，0～3分为低风险，4～5分中风险，6～7分高风险，高、中和低风险患者在TIA 48h内发生卒中的比例分别为8.1%、4.1%和1.0%。因此，中、高风险患者应及早在卒中中心或专科诊治，低风险患者也须接受预防性治疗。

表14-2 ABCD2量表风险评分

TIA临床表现	评分
A（age）年龄≥60岁	1
B（blood pressure）血压≥140/90mmHg	1
C（clinical syndrome）临床综合征	
一侧肢体无力或伴言语障碍	2
仅言语障碍不伴无力	1
D（duration）持续时间	
≥60min	2
＜60min	1
D（diabetes）糖尿病（＋）	1

443

颈内动脉和椎-基底动脉系统TIA的典型临床表现和治疗有哪些？

颈动脉系统和椎-基底动脉系统TIA临床常见，特别是50～70岁的中老年人，发病率随年龄增长，多有高血压、糖尿病、高脂血症和冠心病等卒中危险因素。

临床表现：通常突然发病，出现局灶性神经功能缺失症状，如运动障碍、感觉缺失、语言障碍和视觉障碍等，历时短暂，可自发缓解，常可复发，表现为雷同或刻板的症状，发作间期不遗留神经体征。颈内动脉和椎-基底动脉系统TIA的典型临床表现见表14-3。

表 14-3 颈内动脉和椎-基底动脉系统 TIA 的典型临床表现

症状	颈内动脉系统 TIA	椎-基底动脉系统 TIA
常见的症状	对侧轻偏瘫或笨拙，可伴面瘫、感觉障碍或失语症	眩晕，平衡障碍，偶伴耳鸣、构音障碍或吞咽困难，一侧肢体无力
特征性症状	通常历时短暂，2～15min，复发可表现为刻板性发作眼动脉交叉瘫或 Horner 征交叉瘫，患侧一过性黑矇（amaurosis fugax）或 Horner 征伴对侧轻偏瘫和/或感觉障碍 优势半球外侧裂周围区缺血（MCA 皮质支）导致 Broca 失语，分水岭区缺血引起经皮质运动性或感觉性失语	持续时间较长，复发频率较高，症状多变而非刻板性 转头或仰头时突发失张力性或跌倒发作（drop attack），意识保留 短暂性全面遗忘症（transient global amnesia，TGA），时间、地点定向力障碍，有自知力 双眼视力障碍或双侧同向性部分性偏盲
可能的症状	对侧偏身麻木、感觉缺失或感觉异常 对侧同向性偏盲或部分性偏盲	复视，吞咽困难、饮水呛咳和构音障碍 小脑共济失调或平衡不稳 双侧轻瘫或交叉瘫 一侧或双侧面部或口周麻木

444

缺血性卒中的常见病因有哪些？

缺血性卒中的病因包括血管性疾病、心脏疾病和血液疾病。

（1）血管性病变：颈动脉或脑底大动脉粥样硬化是脑梗死的主要病因，影响大与中等口径的弹力和肌性动脉，颈总动脉起始部和分叉部上方、颈内动脉海绵窦段、大脑中动脉起始部、椎动脉起始部和入颅处、基底动脉等是易患部位。动脉粥样硬化易损斑块破裂，形成栓子随血流栓塞远端动脉；也可因大、中动脉严重狭窄引起远端脑组织缺血发生脑梗死，或因粥样硬化斑块覆盖穿支动脉开口使之闭塞导致脑梗死。

1）其他炎症性病变，如巨细胞动脉炎可影响颈部 ICA、椎动脉颅外段和颅内动脉，导致血小板在损伤血管壁黏附聚集，引起血栓形成或远端栓塞，老年人短暂性单眼失明或 TIA 应考虑本病。SLE 多累及脑小动脉引起多发性微梗死；结节性多动脉炎常见 TIA 和短暂性单眼失明；中枢神经系统原发性血管炎（肉芽肿性）主要影响脑小动脉和小静脉，出现头痛、轻偏瘫和认知障碍等。梅毒性动脉炎常影响中等口径穿支动脉；艾滋病增加 TIA 和缺血性卒中风险。

2）纤维肌性发育不良，为年轻人颈动脉病变，女性较常见，少数为家族性；颈动脉或椎动脉夹层，颈动脉夹层可伴下颌或颈部疼痛、类似偏头痛的视觉先兆和 Horner 征；腔隙性梗死常见于长期高血压患者，也与糖尿病有关；有先兆的偏头痛发作期间可发生卒中，常见于MCA和PCA供血区；静脉或静脉窦血栓形成是卒中不常见的病因。

3）烟雾病（Moyamoya）是多发进行性脑血管闭塞，儿童易患缺血性卒中，成年人易患脑出血和SAH，双侧ICA远端和ACA、MCA主干闭塞，脑底部出现微小的侧支循环是特征性表现。

4）药物滥用，如可卡因、苯丙胺类、海洛因是青年卒中的危险因素，静脉使用易发生感染性心内膜炎，导致栓塞性卒中。

（2）心脏疾病：多为可产生心源性栓子的疾病引发脑栓塞，如风湿性心脏病伴心房颤动、病态窦房结综合征出现心动过速-心动过缓综合征是栓塞性卒中常见的原因；其他如心内膜炎、二尖瓣脱垂、反常性栓子、4周内的心肌梗死、左心房或左心耳血栓、心房黏液瘤和人工心脏瓣膜等。

（3）血液疾病：如血小板增多症、红细胞增多症、镰状细胞病、白细胞增多症和高凝状态等，常可导致缺血性卒中。

445

脑梗死的TOAST分型有哪些？

TOAST分型是目前国际通常采用的缺血性卒中病因学分型。

（1）大动脉粥样硬化性卒中（LAA）：通过颈动脉超声检查、MRA或血管造影检查，发现由于动脉粥样硬化导致颈动脉、大脑前动脉、大脑中动脉、大脑后动脉、椎-基底动脉狭窄程度≥50%。患者病史中多次出现同一动脉供血区TIA；出现失语、运动功能缺失或小脑、脑干受损症状；脑CT或MRI检查发现大脑皮质或小脑病变，皮质下、脑干病灶直径＞1.5cm；颈动脉彩超、MRA或DSA显示颅内、外动脉和分支狭窄＞50%或闭塞可诊断为LAA。

（2）心源性栓塞（CE）：多种可产生心源性栓子的心脏疾病引起脑栓塞，临床表现和影像学表现与LAA相似，病史中有多次和多个脑血管供应区TIA或卒中，或有其他部位的栓塞。

（3）小动脉闭塞性或腔隙性卒中（SAA）：临床和影像学表现有以下三项标准之一：有典型腔隙性梗死临床表现，影像学可见与临床症状对应的卒中病灶的最大直径＜1.5cm；有非典型腔隙性梗死症状，但影像学未发现对应的病灶；有非典型腔隙性梗死表现，影像学发现与临床症状符合直径＜1.5cm的病灶。

（4）其他原因所致的缺血性卒中（SOE）：较少见，如感染性、免疫性、非免疫血管病、高凝状态、血液病、遗传性血管病和药物滥用等所致的急性脑梗死。应排除大、小动脉病变和心源性所致的卒中。

（5）不明原因的缺血性卒中（SUE）：是经多方面检查未能发现病因的患者。

英国牛津郡社区脑卒中项目的Bamford分型有哪些？

英国牛津郡社区脑卒中项目（Oxfordshire community stroke project，OCSP）的Bamford分型完全依据患者的临床症状、体征，是在影像学还不能显示脑梗死时判断病灶部位和病情轻重，优点为快捷、简便和重复性好。Bamford分型可分为以下四型。

（1）完全前循环梗死（TACI）：表现为高级神经活动障碍（意识障碍、失语和视空间障碍），对侧偏瘫，对侧同向性偏盲三联征。

（2）部分前循环梗死（PACI）：表现为三联征之两个症状，或只有高级神经活动障碍，或表现为感觉、运动功能缺失较TACI局限。

（3）后循环梗死（POCI）：表现为不同程度的椎-基底动脉综合征，如交叉性瘫或交叉性感觉障碍；四肢瘫和双侧感觉障碍；双眼协同运动障碍，小脑功能障碍不伴长束体征，孤立的视野缺损或皮质盲等。

（4）腔隙性梗死（LACI）：常见运动性轻偏瘫、纯感觉性卒中、共济失调性轻偏瘫、构音障碍-手笨拙综合征、感觉运动性卒中等。

前循环缺血性卒中的特征性临床表现有哪些？

前循环是指颈动脉系统，起自颈总动脉（CCA），终止于MCA和ACA。

前循环缺血性卒中的特征性临床表现如下。

（1）由于颈总动脉（CCA）与上行的交感神经纤维紧密伴行，CCA缺血性病变可引起同侧的Horner征，伴面部泌汗神经受累，还可以产生颈动脉痛（carotidynia），表现为颈动脉触痛，疼痛可波及同侧额颞区。

（2）颈动脉分叉部是在甲状软骨水平，颈内动脉（ICA）通常位于颈外动脉（ECA）后方，ECA为颈动脉体和颈动脉窦供血。分叉部常发生动脉粥样硬化，颈动脉内膜剥脱术常在此进行；高敏感性颈动脉窦受牵张可能是老年人晕厥的原因。

（3）ECA分支包括咽升动脉、甲状腺上动脉、舌动脉、枕动脉、面动脉、上颌内动脉、颞浅动脉和耳后动脉等，当前循环缺血时ECA-ICA侧支循环可能开放，ECA的常见病变是巨细胞动脉炎。

（4）ICA起始部周围有舌下神经和喉上神经，颈动脉内膜剥脱术时易受到损伤；ICA夹层可因损伤或炎症所致，也可自发性产生。

（5）ICA虹吸部位于海绵窦内呈S型，与在海绵窦外侧壁走行的第Ⅲ、Ⅳ、Ⅴ1、Ⅴ2和Ⅵ脑神经毗邻。虹吸部常见的动脉粥样硬化可导致缺血，虹吸部动脉瘤可引起动眼神经麻痹，破裂可导致颈动脉海绵窦瘘。

（6）ICA床突上段发出眼动脉，经视神经孔入眶，ICA缺血性病变或眼动脉栓子可引起一过性黑矇（amaurosis fugax）。ICA严重狭窄闭塞可导致视神经交叉瘫，出现同侧一过性失明与对侧偏瘫。

（7）后交通动脉（PCoA）起自ICA背侧，向尾端走行与大脑后动脉（PCA）连接，但PCoA也可能缺失。PCoA常见动脉瘤，可导致痛性动眼神经麻痹。

448

颈内动脉缺血综合征的临床表现和影像学表现有哪些？

颈内动脉（ICA）发出MCA和ACA，并发出眼动脉为视网膜供血。颅外或颅内ICA闭塞约占缺血性卒中的1/5。ICA闭塞常见于动脉粥样硬化性血栓形成，少数由动脉夹层引起。

（1）临床表现

1）根据闭塞部位和侧支循环状态差异极大，约15%的ICA闭塞病例预先出现先兆性TIA或因同侧视网膜动脉缺血引起暂时性单眼盲。缓慢进行性动脉粥样硬化性ICA闭塞可不出现神经功能缺失症状，可能因Willis环完整和良好的侧支循环代偿，侧支循环常在数周至数月中建立，当血管扩张时可伴有头痛。

2）ICA急性闭塞综合征常与MCA缺血性卒中的临床表现相似，出现病变对侧偏瘫、偏身感觉缺失或同向性偏盲，优势半球受累可伴失语症。在个别的变异型患者，PCA由ICA供血，可出现PCA闭塞症状。

3）由于MCA是ICA的直接延续，一侧ICA进行性狭窄和闭塞可导致MCA远端供血区分水岭梗死，如前交通动脉很细不能代偿时也可累及ACA供血区，发生ACA分水岭梗死。

4）眼动脉闭塞出现单眼一过性黑矇，偶可变为永久性盲；缺血累及颈上交感神经节后纤维可出现病侧Horner征。眼动脉交叉瘫（患侧一过性黑矇伴对侧偏瘫）或Horner征交叉瘫（患侧Horner征伴对侧偏瘫）是ICA闭塞的临床指征，临床应高度重视，ICA狭窄闭塞时颈部听诊或可闻及血管杂音。

（2）影像学表现：ICA闭塞患者脑CT或MRI检查可见梗死灶部位和程度差异颇大，大多数患者出现MCA与ACA或MCA与PCA供血区分水岭梗死，以及皮质下白质梗死（即MCA或ACA皮质支与穿支分水岭梗死）；有的患者出现MCA或ACA供血区的典型楔形缺血病灶，有时可包括PCA供血区，也可出现基底节和豆状核梗死灶，有的ICA完全闭塞可不出现缺血病灶。确诊ICA血栓或闭塞仍有赖于MRA、CTA或DSA检查。

449
大脑中动脉缺血综合征的临床表现和特征性症状有哪些？

大脑中动脉是颈内动脉最大的分支和直接延续，为大脑半球上外侧面大部分和岛叶供血。MCA缺血性卒中临床最常见，大多为栓塞性，栓子可停留于MCA主干，也可移行至皮质支上干（为中央前区和中央区供血）或下干（为颞叶外侧和顶叶下部供血），进入穿支者不足5%。

（1）临床表现：与ICA闭塞症状相似，但发病突然，侧支循环少，症状较ICA严重。

1）上干闭塞：上干为面部、手和上肢的运动和感觉皮质代表区（外侧裂以上部分）和优势半球表达性语言区供血，豆纹动脉偶有起源于上干。临床表现为对侧面部、手和上肢轻偏瘫，下肢不受累，伴该区域偏身感觉缺失，向病灶对侧凝视麻痹，无偏盲，优势半球伴布洛卡失语症，非优势半球伴体象障碍。

2）下干闭塞：下干为视放射、黄斑等视皮质区和优势半球感受性语言区（外侧裂以下和后部区域）供血。临床表现为对侧图形觉、实体觉受损，病觉缺失或忽视，常伴对侧同向性偏盲或象限盲，颞叶受损出现情绪和性格改变，伴易怒、多疑或暴力倾向；优势半球出现韦尼克失语症，非优势半球出现穿衣失用、结构性失用。MCA上干或下干远端皮质支闭塞几乎均源于栓塞，表现为相应皮质区功能缺损。

3）两干或三干闭塞：是广泛病变导致两干之上、下干或三干之上、中、下干闭塞。临床表现为对侧面舌瘫、偏瘫（上肢重于下肢）和偏身感觉缺失，对侧同向性偏盲，优势半球出现完全性失语等严重症状体征。

4）主干闭塞：发生于豆纹支起源的近端，导致MCA皮质支和穿支供血区均受累，临床症状严重，内囊纤维受损引起对侧均等性完全偏瘫和感觉缺失，优势侧出现完全性失语，可发生脑水肿、脑疝和出现昏迷，预后较差。

5）穿支闭塞：豆纹支供应基底节、内囊膝部和后肢的面部、手和上下肢运动纤维，因侧支循环较差，穿支闭塞常导致纹状体-内囊梗死，临床表现为明显的偏瘫，由于内囊后肢的后部常保留，感觉缺失一般较轻。

6）岛叶梗死：前部岛叶皮质由MCA上干供血，后部岛叶皮质由下干供血。岛叶梗死出现自主神经症状，常引起心血管系统改变；岛叶前部梗死常伴MCA外侧裂上部梗死症状，岛叶后部梗死常伴颞叶和顶下小叶梗死表现。

（2）特征性症状

1）MCA供血区梗死通常导致对侧偏瘫，面部和上肢较重，偏身感觉缺失，优势半球出现布洛卡失语症、韦尼克失语症或传导性失语，取决于病变部位与程度。MCA完全性梗死导致严重的均等性偏瘫，强迫性头眼向病变侧偏斜，优势半球伴完全性失语，继发脑水肿可引起脑疝，同侧或对侧瞳孔散大，意识水平进行性下降，MCA大面积脑梗死常因ICA闭塞、ICA夹层或心源性栓塞所致。

2）MCA穿支豆纹动脉闭塞引起纹状体-内囊梗死，伴尾状核头、壳核和内囊前肢受累（在CT或MRI上逗点形区），出现轻偏瘫（主要影响上肢）和失语、忽视、运用障碍等，常见于心脏栓塞性疾病和ICA闭塞疾病。

3）半卵圆中心由MCA浅支（软脑膜分支）的髓支供血，腔隙性梗死临床或无症状，如梗死影响内囊投射纤维可导致对侧轻偏瘫，影响胼胝体辐射纤维可出现失用。

4）优势侧角回受累出现失读伴失写，可见Gerstmann综合征，如不辨手指、不辨左-右、失计算和失写；非优势侧梗死引起忽略、否认和失用，偶见急性模糊状态、激越性谵妄，伴情感和自主神经兴奋，出现妄想和幻觉。一侧枕叶梗死引起对侧同向性偏盲或上象限盲。

5）口-手综合征（cheiro-oral syndrome）表现为口周和上肢远端感觉障碍，常见于对侧中央后回、放射冠、丘脑或脑干病变；对侧内囊后部梗死可出现共济失调性轻偏瘫伴口-手综合征。

450

大脑前动脉缺血综合征的临床表现有哪些？

大脑前动脉主要分支包括眶动脉、额极动脉、胼周动脉、胼缘动脉等皮质支和深穿支，供应顶枕沟前的半球内侧面和额叶底面一部分，即半球内侧前3/4和胼胝体前4/5区域，为额顶叶上外侧凸面狭长区的小腿和足运动、感觉皮质和排尿中枢供血。ACA闭塞多为栓塞所致，动脉粥样硬化血栓形成不常见。

（1）皮质支闭塞：出现对侧偏瘫和感觉缺失，以小腿和足为主，左侧肢体失用是ACA皮质支闭塞的特征性体征。辅助运动区皮质受累出现经皮质运动性失语或感觉性失语，额叶受累出现意志缺失或淡漠，如双侧梗死累及旁中央小叶出现尿潴留或尿失禁。

（2）深穿支闭塞：由Heubner返动脉供应尾状核头，苍白球外侧核，内囊前肢、膝部等血液，闭塞出现对侧中枢性面舌瘫和上肢近端轻瘫（面舌肩瘫），可出现短暂的舞蹈-手足徐动及其他运动障碍。

（3）主干闭塞：如在前交通动脉（ACoA）前，ACA与ACoA连接处近端闭塞，ACA远端可通过ACoA代偿。ACA在ACoA远端闭塞引起完全性梗死，出现面舌肩瘫和足与小腿瘫，呈"挑扁担样"瘫痪。如两侧旁中央小叶受累出现尿潴留或失禁；如ACA先天性变异，双侧起自同一主干，闭塞引起双侧半球前部和内侧梗死，出现脑性截瘫，伴淡漠、人格改变、痴呆和尿便失禁，强握、摸索和吸吮反射（＋），优势半球出现Broca失语和失用症。

451
脉络膜前动脉缺血综合征的临床表现有哪些？

脉络膜前动脉（anterior choroidal artery，AChA）较细小，起自颈内动脉发出眼动脉和后交通动脉之后，为苍白球、内囊后肢、内侧颞叶、中脑大脑脚底1/3、外侧膝状体和部分视放射等供血，少数也为丘脑供血。

（1）AChA缺血典型表现为内囊后肢受累导致对侧轻偏瘫，累及内囊后肢丘脑辐射上部导致对侧偏身轻触觉和痛觉缺失，AChA梗死可引起纯运动性综合征、感觉运动性综合征和共济失调性轻偏瘫。

（2）如视束和外侧膝状体受累，出现病灶对侧同向性偏盲或象限盲，也可出现少见的对侧同向性上部或下部视野缺损而水平子午线视野保留，是AChA供血的外侧膝状体受累的特征。少数患者丘脑受累出现丘脑手（丘脑病变对侧各种感觉障碍，深感觉重于浅感觉，远端重于近端），伴对侧自发性丘脑痛，感觉过度，以及过度外展的丘脑手伴手足徐动。

（3）CT或MRI检查可见内囊后肢梗死灶或丘脑梗死。

452
大脑后动脉缺血综合征的临床表现有哪些？

成对的大脑后动脉大多起于基底动脉（BA）尖端，约1/4两侧分别起于BA与一侧颈内动脉（ICA），极少数胚胎型大脑后动脉（PCA）双侧起于ICA。PCA皮质支包括颞下动脉、距状动脉和顶枕动脉，供应颞叶底、内侧颞叶和内侧枕叶；穿支包括丘脑穿通动脉、丘脑膝状体动脉，供应丘脑、下丘脑和内、外侧膝状体，脚间支供应红核、黑质、大脑脚内侧、动眼神经核、脑干上部网状结构和内侧纵束。进入基底动脉的栓子易停留在其尖端，在此阻塞一侧或双侧的PCA，栓子随后可分裂为碎片，产生PCA梗死的不对称性体征。

（1）近端综合征：是丘脑膝状体动脉、脚间支和丘脑穿通动脉等穿支闭塞。

1）丘脑膝状体动脉闭塞导致丘脑综合征，表现为对侧偏身感觉缺失，自发性丘脑痛或感觉异常，可伴短暂性轻偏瘫；偏身感觉异常伴偏盲而无轻偏瘫常提示PCA供血区梗死。优势侧丘脑枕梗死可引起失语、全面性遗忘和无动性缄默等。

2）脚间支闭塞或中脑水平PCA起始部闭塞出现中脑中央综合征，表现为垂直性凝视麻痹、核间性眼肌麻痹、动眼神经麻痹和垂直性眼球反向偏斜（vertical skew deviation），或可见木僵或昏迷、Weber综合征（动眼神经交叉瘫）或Benedit综合征（动眼神经麻痹伴对侧共济失调性震颤、舞蹈-手足徐动）。

3）丘脑穿通动脉闭塞出现红核丘脑综合征，表现为患侧小脑性共济失调，锥体外系运动障碍如偏身舞蹈手足徐动、偏身投掷或扑翼样震颤，深感觉缺失等。

（2）皮质综合征：皮质支侧支循环丰富，缓慢闭塞时症状较轻。距状动脉闭塞累及纹状皮质和视辐射产生对侧同向性偏盲或象限盲，距状裂下部舌回皮质或颞枕叶下部视辐射梗死出现上象限盲，距状裂上部楔叶皮质或顶枕叶上部视辐射受累产生下象限盲。与MCA梗死引起视野缺损不同，PCA闭塞引起的视野缺损上部较重，黄斑视力不受累，因黄斑视皮质接受MCA与PCA双重血液供应。优势侧顶枕叶梗死出现命名性失语、失读不伴失写，以及视觉失认。

（3）双侧PCA卒中综合征：常见于栓塞导致双侧同向性偏盲伴不成形的视幻觉，双侧枕叶或顶枕叶梗死引起皮质盲，如患者否认或未意识到失明称为Anton综合征；双顶枕叶梗死也可出现Balint综合征，患者表现为精神性注视麻痹、视觉随意运动障碍和视空间注意障碍。双侧颞叶受累引起记忆受损，不能识别熟悉的面孔（面容失认症）、各种奇异的幻视和行为异常。

453

桥脑缺血性综合征的临床表现有哪些？

BA走行在桥脑腹侧，为全部脑干和小脑和枕叶、内侧颞叶、内侧丘脑、内囊后肢供血，缺血出现皮质脊髓束、第Ⅲ～Ⅷ脑神经、桥脑核和内侧纵束等症状。BA穿支供应桥脑和中脑基底部和被盖部旁中线区。动脉粥样硬化性血栓性闭塞常见于BA起始段或双侧椎动脉与BA结合部，栓塞性闭塞常见于BA远端或双侧PCA。

桥脑缺血性综合征临床表现如下。

（1）Foville综合征：桥脑旁正中动脉闭塞导致桥脑内侧旁正中结构如锥体束、展神经核、桥脑侧视中枢或内侧纵束受损，表现为对侧轻偏瘫，患侧周围性面瘫和两眼向病侧凝视麻痹。

（2）米拉德-居布勒（Millard-Gubler）综合征：桥脑短旋支闭塞导致桥脑基底外侧梗死，出现同侧展神经、面神经瘫，伴对侧偏瘫伴中枢性舌瘫。

（3）腔隙性梗死：累及桥脑基底部皮质脊髓束引起纯运动性轻偏瘫；累及桥脑上1/3与下2/3交界处桥基底出现构音障碍-手笨拙综合征，或可出现共济失调性轻偏瘫，常见同侧共济失调和足部轻瘫。

（4）内听动脉闭塞综合征：内听动脉是BA的长旋支，起自小脑前下动脉，偶起自BA，闭塞表现为患侧耳鸣、听力减退、眩晕和眼球震颤等。

（5）Raymond-Cestan综合征：小脑上动脉闭塞导致桥脑背侧嘴端病变（桥脑被盖综合征），小脑受累出现病侧小脑性共济失调伴粗大震颤；内侧丘系和脊髓丘脑束受累出现对侧面部和躯体感觉缺失；如向腹侧扩展累及皮质脊髓束可出现对侧轻偏瘫，累及桥脑旁中线网状结构（PPRF）出现向患侧凝视麻痹。

（6）闭锁综合征（locked-in syndrome）：是BA双侧桥脑支闭塞导致双侧桥脑基底梗死，双侧皮质脊髓束和展神经核以下的皮质延髓束运动传出功能受损，桥脑被盖网状结构完整，患者表现为四肢瘫，不能吞咽和讲话，面无表情，但意识清楚，可睁眼、闭眼或眼球上下运动示意。

454

中脑缺血性综合征的临床表现有哪些？

中脑缺血性综合征包括如下几种。

（1）Weber综合征：是中脑旁正中动脉闭塞导致大脑脚内侧受损，影响同侧动眼神经和足底中部3/5的锥体束，表现为动眼神经交叉瘫，患侧动眼神经麻痹伴瞳孔散大，对侧肢体瘫伴面舌瘫；有时累及大脑脚内侧的水平凝视核上性纤维，出现向患侧同向凝视麻痹，称为中脑Foville综合征。

（2）Benedikt综合征：是中脑旁正中动脉闭塞累及被盖较腹侧的黑质和动眼神经，表现为患侧动眼神经不全麻痹常伴瞳孔散大，对侧半身不自主运动如意向性震颤、偏身舞蹈或手足徐动，也称动眼神经与锥体外系交叉综合征。

（3）Claude综合征：中脑旁正中动脉闭塞，导致被盖较背侧的红核和结合臂缺血，出现患侧动眼神经麻痹，对侧半身共济失调、辨距不良和轮替运动不良等小脑体征。

（4）基底动脉尖综合征：是基底动脉尖端分叉部闭塞导致中脑、丘脑、内侧颞叶和枕叶缺血性梗死，引起嗜睡或深昏迷、针尖样瞳孔、中枢性高热和四肢瘫，病情危重导致死亡（见455题）。

455

基底动脉尖综合征的临床表现有哪些？

基底动脉尖综合征（top of the basilar syndrome）多为基底动脉尖端分叉部的心源性或动

脉源性栓塞，导致中脑、丘脑、内侧颞叶和枕叶缺血性梗死，也见于基底动脉尖的巨大动脉瘤、血管炎和脑血管造影术后等。

（1）梗死累及中脑和丘脑网状激活系统，引起嗜睡至昏迷不同程度的意识障碍，持续性或反复发作，出现针尖样瞳孔、中枢性高热和消化道出血，锥体束和丘脑受损出现四肢瘫、感觉缺失和无动性缄默，病情危重导致死亡。

（2）第Ⅲ、Ⅳ和Ⅵ脑神经受损出现眼肌麻痹和复视，如一侧或双侧动眼神经部分或完全麻痹、一个半综合征、一侧或双侧向上或向下凝视麻痹、会聚障碍、外展不能、眼球反向偏斜（skew deviation），顶盖前区受损可见瞳孔光反应迟钝，调节反应存在，类似阿-罗瞳孔。

（3）可见行为异常、嗜睡、睡眠-觉醒周期异常、虚构、视觉失认、激越性谵妄，少数患者出现大脑脚幻觉，表现为形象生动的视幻觉，以及桥脑幻觉，仿佛看到墙壁弯曲、扭曲和倒塌，或可隔墙视物；内侧颞叶受损出现严重记忆障碍。

（4）如大脑后动脉供血区梗死为主，出现对侧同向性偏盲或皮质盲，Balint综合征表现为精神性注视麻痹、视觉随意运动障碍和视空间注意障碍。由于SCA、AICA与PICA间存在广泛的吻合支，小脑症状少见。

456

小脑缺血综合征的临床表现有哪些？

小脑供血包括小脑前下动脉（AICA）、小脑上动脉（SCA）和小脑后下动脉（PICA）。

（1）AICA闭塞：长旋支的AICA起自BA下端，为小脑半球下部、部分蚓部、桥臂、桥脑背外侧和延髓上端供血，并发出迷路动脉和内听动脉。AICA闭塞通常源于基底动脉粥样硬化或延长扩张症，导致小脑与桥脑尾端外侧部梗死，较少引起孤立的小脑梗死。患者表现为患侧肢体小脑性共济失调、同向性侧视麻痹、Horner征、周围性面瘫、构音障碍、面部和对侧躯体痛温觉缺失，但不出现呃逆。常见内听动脉闭塞，导致患侧听力下降或耳聋、耳鸣、眩晕、呕吐和眼球震颤等。

（2）SCA闭塞：SCA是基底动脉上端的长旋支，为小脑半球上部、部分蚓部、结合臂和中脑和桥脑背外侧供血，闭塞常见于栓塞性梗死；SCA闭塞可发生孤立的小脑梗死，出现小脑症状，不出现眩晕等脑干症状。表现与AICA闭塞相似，小脑半球或结合臂受累可出现患侧肢体小脑性共济失调或舞蹈样动作等。脑干受累出现眩晕、呕吐、言语不清、咀嚼无力和Horner征，可见视动性眼球震颤（optokinetic nystagmus）或眼球反向偏斜（skew deviation），患侧上肢静止性震颤、腭肌阵挛，累及脊髓丘脑束出现对侧半身痛温觉减退。

（3）PICA闭塞：见第458题。

457

椎动脉缺血性综合征的病因和临床表现有哪些？

椎动脉是延髓主要的供血动脉，供应延髓锥体下3/4、内侧丘系、背外侧区、绳状体和小脑半球后下部。约10%的一侧椎动脉很细，靠另侧粗大的椎动脉供血。

（1）病因

1）闭塞常见于椎动脉起始部动脉粥样硬化斑块，高安（Takayasu）动脉炎也可引起椎动脉闭塞，椎动脉也可能发生栓塞。

2）椎动脉颅外段穿经$C_6 \sim C_1$椎体横突，易受到创伤或脊椎的压迫。椎动脉在外伤或甚至轻微创伤后可能发生椎动脉夹层，引起狭窄和闭塞。

3）锁骨下动脉盗血综合征是锁骨下动脉在邻近椎动脉起始部有严重狭窄，上肢活动时可通过椎动脉发生脑盗血，引起脑低灌注和缺血症状。

（2）临床表现

1）如两侧椎动脉发育完整，一侧椎动脉闭塞可不引起临床症状。如椎动脉粥样硬化斑块恰阻断PICA供血，可引起延髓背外侧和小脑后下部梗死，出现延髓外侧（Wallenberg）综合征（见第458题）。

2）椎动脉夹层是其闭塞的常见原因，剧烈的咳嗽发作或头颈部轻微创伤患者如有颈枕部疼痛和脑干功能障碍症状常提示椎动脉夹层形成，应注意筛查。

3）延髓内侧综合征或称德热里纳综合征（Dejerine syndrome）临床很少见，是椎动脉远端动脉粥样硬化导致椎动脉或内侧分支闭塞，脑梗死累及延髓锥体、内侧丘系和舌下神经，导致对侧肢体瘫、深感觉缺失和同侧舌肌瘫，椎动脉夹层也是不常见的原因之一。某些延髓内侧梗死患者可出现交叉性偏瘫（hemiplegia cruciata）或三肢轻瘫（triparesis）。

4）杰克逊（Jackson）综合征：多因脊髓前动脉闭塞，脊髓前动脉由两侧椎动脉发出。因延髓前部橄榄体内侧梗死，导致舌下神经交叉瘫，患侧舌下神经瘫与对侧偏瘫，伸舌偏向病灶侧，伴舌肌萎缩。

458

延髓外侧综合征的典型临床表现有哪些？

延髓外侧综合征也称瓦伦贝格综合征（Wallenberg syndrome），常见于延髓背外侧梗死，该区域多由小脑后下动脉（PICA）开口处与基底动脉起始端之间的椎动脉末端发出的3～4

个小分支供血，少数由PICA的小分支供血。

（1）前庭神经核受累出现眩晕、呕吐，查体常见患者向患侧凝视时出现粗大的眼震，向健侧看时出现较快的细小眼震。

（2）累及三叉神经脊束、脊束核与对侧已交叉的脊髓丘脑束，出现交叉性感觉障碍，出现患侧面部麻木、痛觉减退和对侧躯体痛觉减退。

（3）绳状体或小脑受累，出现患侧肢体小脑性共济失调和动作笨拙，向患侧倾斜。

（4）上部脑干网状结构交感神经下行纤维受累，出现患侧不完全性Horner征，瞳孔小、眼睑轻度下垂；迷走神经背核受累引起顽固性呃逆、心率和血压不稳。

（5）患侧疑核受累，导致软腭麻痹、饮水呛咳、吞咽障碍、声音嘶哑，以及咽反射减弱或消失。

临床诊断Wallenberg综合征必须具备延髓外侧病变的临床证据，构音障碍、吞咽困难两者必具其一，提示延髓病变；痛温觉障碍、共济失调和Horner征三者必具其一，提示延髓背外侧病变。

459

后循环缺血的病因、临床表现和急性期治疗有哪些？

后循环缺血（posterior circulation ischemia，PCI）临床泛指椎-基底动脉系统缺血性卒中，包括TIA和脑梗死。PCI诊断在缺血性卒中早期或影像未显示病灶时有临床实用性。

（1）病因：动脉粥样硬化是PCI最常见的病变，好发于椎动脉起始段和颅内段，动脉狭窄闭塞引起低灌注和血栓形成；PCI栓塞约占40%，栓子主要来源于心脏、主动脉和椎-基底动脉，栓塞最常见于椎动脉颅内段和基底动脉远端。穿支动脉病变包括玻璃样变、微动脉瘤和小动脉起始部粥样硬化，好发于桥脑、中脑和丘脑。颈椎骨质增生和颈椎病很少引起PCI，椎动脉连续动态造影显示骨赘极少引起动脉受压，TCD检查未见转颈引起椎动脉颅外段受压。

（2）临床表现

1）PCI最常见的症状是急骤发生的眩晕，伴有血压增高、恶心、呕吐和平衡障碍，肢体无力、面部和肢体麻木、复视、短暂性意识丧失、视觉障碍、步态不稳或跌倒。常见眼球运动障碍、肢体轻瘫、感觉异常、共济失调、步态不稳、构音和吞咽障碍、声音嘶哑、视野缺损和Horner征等体征。

2）PCI特征性体征为一侧脑神经与对侧躯体交叉性运动和感觉损害，如延脑外侧综合征、Weber综合征，或出现闭锁综合征、基底动脉尖综合征的四肢瘫，也可见PCA供血区梗死、小脑梗死，以及腔隙性梗死综合征，如运动性轻偏瘫、共济失调轻偏瘫、构音障碍-手笨拙综合征。

3）以眩晕为主的患者需做Dix-Hallpike试验，排除良性阵发性位置性眩晕（BPPV），因眩晕最常见的病因是BPPV，并检查脑MRI和MRA，DWI有助于诊断急性脑干和小脑梗死，必要时进行DSA检查，可发现颅内外血管病变。

（3）急性期治疗：与前循环缺血性卒中相同，但缺乏PCI大样本随机对照研究，起病4.5h内有适应证患者可行重组组织型纤溶酶原激活物（rt-PA）、替奈普酶（TNK）静脉溶栓治疗，有条件可行动脉溶栓和血管内治疗，治疗时间窗可适当放宽。不适合溶栓、取栓治疗且无禁忌证患者应给予阿司匹林100～300mg/d或氯吡格雷75mg/d口服。

460

丘脑梗死综合征的临床表现有哪些？

丘脑主要由后交通动脉和PCA的中脑穿通支供血。

（1）丘脑穿通动脉梗死：是丘脑的旁正中动脉，起自PCA，为丘脑后内侧、丘脑下部和中脑被盖供血。梗死出现腹内侧丘脑综合征（ventromedial thalamic syndrome），典型引起急性意识水平降低、认知和行为异常、垂直注视障碍三联征。两侧的动脉约1/3起于一侧PCA，可引起双侧腹内侧丘脑综合征，起初表现为嗜睡，难以唤醒，唤醒又很快进入深睡，可有短暂意识丧失，可能出于丘脑板内核和中脑上部网状结构受损。认知和行为异常表现为定向障碍、淡漠呆滞、持续言语，常有虚构、近事遗忘、无动性缄默。垂直注视障碍表现为上视、下视麻痹或上视与下视麻痹共存，是内侧纵束上端间质核和后连合受损。该动脉发出的中脑支供应大脑脚，可引起轻偏瘫和偏身感觉障碍。

（2）丘脑膝状体动脉梗死：起自PCA环池段，为6～10条成束的小动脉，引起后外侧丘脑梗死，表现为丘脑综合征也称Dejering-Roussy综合征，出现对侧偏身感觉缺失，伴丘脑痛和分离性感觉障碍（腹后外侧核受损）三主征，可伴对侧短暂性轻偏瘫（锥体束受累），肢体协调不能、共济失调（影响丘脑腹外侧核与红核、小脑齿状核联系），偏侧肌张力不全、丘脑手或偏侧舞蹈症（豆状袢受累），丘脑痛或不自主运动可见于卒中后数周或数月。一两支丘脑膝状体动脉闭塞可导致腔隙性梗死，出现纯感觉性卒中，病变累及丘脑腹后外侧核和邻近的内囊后肢皮质脊髓束导致感觉运动性卒中。

（3）丘脑结节动脉梗死：起自后交通动脉中段，少数起自PCA大脑脚段，也可缺如，为丘脑前部供血，闭塞引起前部丘脑梗死，较少见。患者可出现意识水平波动、意志缺失、淡漠、定向障碍、自知力缺乏、懒散、不修边幅和人格改变，可见对侧情感性面神经麻痹，偶见轻偏瘫、视野缺损，优势侧梗死出现丘脑性失语，口语尚流利，听理解严重障碍，命名不正常，言语声律障碍；非优势侧病变可见偏侧忽视、异己手综合征和视空间缺损。记忆障碍在主侧病变倾向词语回忆困难，非主侧病变有视觉记忆缺陷，可能因乳头丘脑束受累。少数患者因大脑脚受累出现对侧一过性轻偏瘫或感觉障碍。

（4）后脉络膜动脉梗死：临床少见，起自PCA环池段，背侧丘脑梗死导致对侧忽视，常累及外侧膝状体产生对侧同向性上或下象限盲，呈特征性象限性楔形或扇形视野缺损，可有视幻觉，不对称光动反应。丘脑枕受累出现丘脑性失语，不自主运动伴肌张力异常，有时影响中脑支出现轻偏瘫或偏身感觉迟钝。

461

腔隙性梗死的病因和经典临床综合征有哪些？

腔隙性梗死（lacunar infarct）约占脑梗死的20%，常发生于MCA、ACA、PCA和椎-基底动脉穿支。

（1）病因：腔隙性梗死是高血压性小动脉透明变性或动脉源性栓塞所致，糖尿病和吸烟是重要的危险因素。常见的部位是基底节、内囊、丘脑、脑干和皮质下白质等穿支动脉供血区，病灶直径多为2～5mm。

（2）经典临床综合征：多在白天活动时急性起病，以TIA形式起病不足20%，临床症状较轻，体征单一，预后较好。

1）纯运动性轻偏瘫（pure motor hemiparesis，PMH）：临床最常见，常见于内囊后肢、桥脑和大脑脚病变，出现面部和肢体轻偏瘫，不伴失语和感觉缺失，多在2周内开始恢复。临床有多种变异型，如豆纹动脉闭塞导致内囊膝部和后肢腔隙性梗死，导致PMH伴运动性失语，桥脑下部旁正中动脉闭塞导致PMH伴水平凝视麻痹，大脑脚中部病灶导致Weber综合征（PMH伴动眼神经交叉瘫）。

2）纯感觉性卒中（pure sensory stroke）：临床较常见，表现为偏身感觉缺失，可伴感觉异常如麻木、烧灼、沉重、僵硬或刺痛，多为PCA的丘脑膝状体动脉闭塞导致丘脑腹后核梗死，内囊后肢梗死也可引起，需注意丘脑或中脑小量出血也可出现此综合征。

3）共济失调性轻偏瘫（ataxic hemiparesis）：见于桥脑基底部上1/3与下2/3交界处、内囊后肢或皮质下白质梗死，出现病变对侧小腿和足部轻瘫，伴小脑性共济失调，如指鼻试验、跟膝胫试验（＋）、轮替动作笨和不能走直线等。

4）构音障碍-手笨拙综合征（dysarthria-clumsy hand syndrome）：基底动脉旁中线支闭塞导致桥脑基底部上1/3与下2/3交界处梗死，也见于内囊膝部梗死，可视为共济失调性轻偏瘫的变异型，表现为构音障碍、吞咽困难、一侧手精细动作笨拙或无力，书写表现明显，可伴中枢性面舌瘫、指鼻试验不准和平衡障碍。

462

内囊纯运动性轻偏瘫的病因和临床表现有哪些？

（1）大脑中动脉穿支外纹动脉闭塞，引起内囊后肢前部和纹状体梗死，典型表现为三偏征，对侧均等性偏瘫伴面舌瘫、偏身感觉障碍，可伴对侧同向性偏盲，优势半球可出现皮质下失语。

（2）大脑前动脉穿支内纹动脉（Heubner返动脉）闭塞，引起内囊前肢、膝部和尾状核梗死，典型表现为对侧面舌瘫和上肢近端为主的偏瘫，尾状核梗死（偶尔扩展到内囊前肢和壳核前部）导致短暂的轻偏瘫、构音障碍、行为与认知功能缺失如激越、对侧忽视等。

（3）ICA分支前脉络膜动脉（AChA）闭塞，引起内囊后肢后部、视束、外侧膝状体、视辐射和内侧颞叶梗死，内囊后肢受累出现轻偏瘫，后肢丘脑辐射上部受累导致偏身感觉缺失，视束、外侧膝状体或视辐射受累产生同向性偏盲或象限盲。

463

脑分水岭梗死的病因、分型和临床表现有哪些？

脑分水岭梗死（cerebral watershed infarction，CWI）是相邻脑动脉供血的分水岭区或边缘带区缺血性低灌注所致。

（1）病因：Bogousslavsky等（1986）报道单侧CWI患者中75%患有严重ICA狭窄或闭塞，CWI典型病例发生于ICA高度狭窄闭塞伴心脏血流动力学显著变化或急性低血压时，栓塞性较少见。CWI约占全部脑梗死的10%，常见于MCA与ACA或PCA之间，MCA皮质支与穿支间边缘带，常见单侧多灶型，约占65%，小脑分水岭梗死少见。

（2）分型和临床表现：Bogousslavsky等（1986）将CWI分为以下三型。

1）前部CWI：是MCA与ACA皮质区CWI，病灶位于额中回，沿前后中央回上部呈带状前后走行直达顶上小叶。典型表现为对侧轻偏瘫，足部和下肢较重，半数患者伴对侧痛温觉、触觉障碍，优势半球伴经皮质运动性失语，非优势半球常见淡漠或欣快等情感障碍。

2）后部CWI：是MCA与PCA或ACA、MCA与PCA间皮质区CWI，病灶位于顶、枕、颞交界区。常见对侧同向性偏盲或下象限盲，伴黄斑回避；皮质性偏身感觉缺失如两点辨别觉和实体觉，轻偏瘫罕见，优势半球常见经皮质感觉性失语，伴命名不能，约半数患者可见抑郁、情感淡漠、记忆减退和Gerstmann综合征（角回受损）；非优势半球病变见对侧偏侧空间忽视和病觉缺失。

3）皮质下CWI：是MCA皮质与穿支供血区CWI，常见纯运动性轻偏瘫，约半数患者出现偏侧痛温觉缺失，优势半球病变常见Broca失语、完全性失语、经皮质运动性失语，非优势半球常见偏侧忽视。

464

心源性脑栓塞的常见血管和临床表现有哪些？

（1）常见血管

1）颈动脉系统：栓子常栓塞于动脉粥样硬化斑块和狭窄的ICA、ICA颅内段MCA与ACA分叉部，栓子进入MCA易进入上干、下干或皮质支，很少进入穿支豆纹动脉。

2）椎-基底动脉系统：栓子常栓塞于椎动脉颅外段或颅内段，也易栓塞于基底动脉远端分叉部（基底动脉尖）或分出的PCA。

（2）临床表现

1）心源性栓子通常比颈动脉或ICA来源的栓子大，心源性栓塞导致的梗死灶比动脉源性栓塞的梗死灶大，临床症状严重。

2）心源性栓塞常累及双侧ICA系统和/或椎-基底动脉系统，病灶分布较广，主动脉弓病变也可引起双侧大脑半球梗死。

3）心源性栓塞通常发生其他器官栓塞，如肢体动脉栓塞引起上肢疼痛、下肢痛性痉挛，胃肠道动脉栓塞引起胃痉挛或腹痛，肾动脉栓塞引起腰痛、血尿、肾功能下降，腹部CT或MRI检查可证实脾、肾或其他腹腔器官栓塞。

465

急性脑梗死的分型和临床表现有哪些？

急性脑梗死分为两大类。

（1）病变部位、体积和性质分型

1）大面积脑梗死：通常是ICA主干、MCA主干或皮质支完全性卒中，表现为病灶对侧完全性偏瘫、偏身感觉障碍和向病灶对侧凝视麻痹，常出现明显脑水肿、ICP增高征象和发生脑疝；脑梗死区内动脉坏死和血液漏出可见出血性梗死。

2）脑分水岭梗死（CWI）：是相邻的供血动脉边缘带缺血，多因血流动力学障碍，常见于ICA严重狭窄闭塞伴全身血压下降或心源性、动脉源性栓塞。临床症状和体征较轻，恢复较快。分为皮质前型，ACA与MCA分水岭梗死，轻偏瘫和偏身感觉障碍，下肢和足较重；皮质后型为MCA与PCA或ACA、MCA与PCA分水岭梗死，常见皮质性感觉缺失和下象限盲。皮质下型为MCA皮质支与穿支分水岭，或ACA穿支与MCA穿支分水岭梗死，出现运动性轻偏瘫、感觉障碍和失语症，脑CT或MRI检查有助于诊断和定位。

3）桥脑梗死：如基底动脉主干闭塞引起桥脑梗死，出现意识障碍、四肢瘫、多数脑神经麻痹、瞳孔小，进行性加重可发生脑疝。

4）小脑梗死：可见小脑局灶性梗死、动脉交界区梗死和深部梗死，突然起病，出现眩晕、呕吐、眼震、共济失调和言语不清等。

5）多发性脑梗死（multiple infarct）：是两个或两个以上的不同供血区或脑血管闭塞，通常为反复发生的脑梗死。

6）腔隙性梗死（lacunar infarct）：见于MCA、ACA、PCA和椎-基底动脉穿支，多由于高血压导致小动脉透明变性或动脉源性栓塞，症状单一，如运动性轻偏瘫、纯感觉性卒中、共济失调性轻偏瘫等，CT或MRI检查可见基底节、内囊、丘脑、脑干和皮质下白质小缺血病灶。

（2）病情进展分型

1）完全性卒中（complete stroke）：常于发病6h内病情达到高峰，多为MCA、ACA主干或多支动脉闭塞，病情较重，完全性偏瘫，伴不同程度的意识障碍，甚至深昏迷或死亡。

2）进展性卒中（progressive stroke）：发病后神经功能缺失症状在48h或更长时间里仍逐渐进展或呈阶梯式加重。

466

埃森（Essen）卒中复发风险评分和临床意义有哪些？

埃森卒中风险评分量表（Essen Stroke Risk Score，ESRS）是临床预测非心房颤动导致的缺血性卒中的复发风险，包括以下项目（表14-4）。

表14-4　Essen缺血性卒中复发风险评分量表（ESRS）

危险因素或疾病	分数
年龄65～75岁	1
年龄＞75岁	2
高血压	1
糖尿病	1
既往心肌梗死	1
其他心血管疾病（除外心房颤动和心肌梗死）	1
外周血管疾病	1
吸烟	1
既往的缺血性卒中或TIA	1

ESRS是一个简便易于临床操作的9分值量表，已证实对卒中复发和心血管事件发生有良好的预测价值，0～2分为低危，3～6分为高危，7～9分为极高危，可用来评估缺血性卒中复发风险分层和指导用药，预测患者的预后。

467 青年卒中的病因和临床表现有哪些？

青年卒中通常是指在45岁以下发病。

（1）病因

1）大或中等动脉脑栓塞约占31%，通常为心源性栓塞，常见于二尖瓣脱垂、心肌病、心内膜炎、心房颤动等；反常栓子常见于房间隔缺损、室间隔缺损、卵圆孔未闭、肺动静脉畸形，需伴有右向左的分流。早发性动脉粥样硬化斑块导致狭窄闭塞，多与高血压、糖尿病、高脂血症、吸烟或高同型半胱氨酸血症有关，腔隙性梗死常见于高血压病。

2）颅外和颅内动脉夹层多与外伤有关，许多患者可无明确的外伤史，其他如中年女性常见的颈内动脉纤维肌发育不良、偏头痛性脑梗死、口服避孕药等，偏头痛患者使用口服避孕药可增加卒中风险，包括可卡因、海洛因等药物滥用。

3）炎症性和结缔组织疾病，如SLE、风湿病、干燥综合征、硬皮病、高安病（Takayasu disease）（即大动脉炎）、结节性多动脉炎、克罗恩病（Crohn disease）和艾滋病等。

4）血液系统疾病，包括肿瘤、血小板增多症、红细胞增多症、凝血因子Ⅷ增多、血栓性血小板减少性紫癜、弥散性血管内凝血和抗磷脂抗体综合征等。遗传性易栓症或获得性高凝状态，特征为易发血栓倾向，常见静脉血栓栓塞疾病，特别是深静脉血栓（DVT），肺栓塞是DVT常见的严重并发症。

5）遗传性疾病，如CADASIL、CARASIL、Fabry病、MELAS综合征等。

（2）临床表现

1）青年缺血性卒中患者血管病变通常不广泛，常见MCA穿支受累，出现内囊纹状体梗死，大脑凸面侧支循环较好。常见心源性栓塞，多见于ICA岩突上段、MCA近端、基底动脉远端和PCA等，颅外动脉闭塞很少见。

2）青年出血性卒中较常见，常见脑出血和SAH。青年卒中临床常见癫痫发作，往往是首发症状；锥体外系症状明显，如舞蹈-手足徐动；脑水肿和ICP增高症状明显；病前很少发生TIA。

3）预后较好，可能因年轻患者血管病变不广泛，侧支循环较丰富，脑可塑性较强，但发病早和多次复发可导致显著的脑损伤。

468

抗磷脂抗体综合征的病因和临床表现有哪些?

抗磷脂抗体综合征是由于患者体内存在抗磷脂抗体(APLA)而引起血管内血栓形成或胎盘功能不全症状,特征是APLA持续阳性、复发性静脉或动脉栓塞、习惯性流产和血小板减少症。

(1)病因:APLs包括抗心磷脂抗体(anti-cardiolipin antibody,aCL)和狼疮抗凝物(lupus anticoagulant,LA)。该综合征常见于系统性自身免疫病如SLE等,也见于感染性疾病、恶性肿瘤、应用吩噻嗪类、抗心律失常药、抗癫痫药患者,不伴自身免疫病称为特发性抗磷脂抗体综合征。正常人群检出率为2%~12%。由于患者处于自体免疫介导的血栓前状态,易反复发生颅内大动脉血栓、腔隙性梗死、脑静脉窦血栓形成、血小板减少和习惯性流产等。

(2)临床表现:常见于儿童和青少年,出现外周静脉血栓形成或肺栓塞(Ⅰ型)、冠状动脉或外周动脉血栓形成(Ⅱ型)、脑动脉或视网膜动脉血栓形成(Ⅲ型)或为混合型(Ⅳ型)。

1)脑缺血综合征:可突发脑卒中,女性多见,可为脑血栓形成,少数为心瓣膜赘生物脱落引起脑栓塞,APLs(+)复发性卒中比APLs阴性者高8倍。TIA常见单眼一过性黑矇或频发的两眼短暂交替性黑矇,腔隙性梗死患者常无高血压,但aCL和LA增高,也可发生脑静脉窦血栓形成。

2)偏头痛或偏头痛样发作:可能是脑缺血的先兆,可继发TIA或卒中,常见双眼黑矇先兆,持续10~30min,随之发生偏头痛,可为有先兆的、无先兆的和特殊类型,女性多见,一般无家族史。

3)脑梗死数月后发生CNS其他表现,迟发性癫痫如局限性运动发作继发大发作、GTCS、发作性怪异行为,可逆性痴呆伴舞蹈症,斯内登综合征(Sneddon syndrome)表现为三主征,即全身深蓝色网状青斑、高血压病和至少一次卒中史。

4)APLs(+)可作为临床活动的证据。

469

眼卒中常见的病因和临床表现有哪些?

眼卒中(ocular stroke)是眼动脉及其分支闭塞导致视网膜或视神经缺血症状,如一过性黑矇、单侧视力丧失和视野缺损。

（1）常见病因：视网膜中央动脉为视网膜供血，睫状后动脉为视神经供血。视网膜缺血可因颈动脉闭塞性疾病、心脏或主动脉弓栓子、动脉高度狭窄导致低灌注。视神经缺血可因ICA粥样硬化性闭塞、颞动脉炎等。

（2）临床表现：视网膜缺血常见一过性黑矇，患者可主诉如眼前落下的阴影，眼底检查可见Hollenhorst斑，是视网膜血管上明亮的黄色胆固醇斑；Roth斑是视网膜出血性病灶，出血灶中间的白色小点是视网膜炎、出血或梗死所致，慢性病例可见视神经萎缩，视网膜动脉分支闭塞可见节段性视网膜梗死。视神经缺血常引起单侧视力丧失，出现颞侧或下部视野明显缺损。眼底检查可见视乳头苍白水肿，伴视盘周围火焰状出血。

470

急性脑梗死早期影像学检查有哪些？

（1）首选脑CT检查，可确诊脑出血或排除出血性卒中。CT对超早期缺血病变或皮质下腔隙性梗死灶不敏感，对脑干和小脑梗死难以判定，但需注意CT的某些早期征象。例如，梗死6h内脑组织X线吸收值轻度降低，导致灰白质界限模糊不清，有时可见脑沟变浅和侧裂变窄。豆状核模糊征见于约60%的MCA梗死，在发病6h内可见豆状核或壳核后部境界不清，是豆纹动脉缺血出现的细胞内水肿征。当MCA血栓形成或血流缓慢时，CT检查可见大动脉内高密度影。

（2）MRI的T2WI通常在发病8h后显示异常信号，弥散加权像（DWI）发病2h可显示高信号缺血灶，表观弥散系数（ADC）成像显示低信号病灶，提示不可逆性缺血损伤；如DWI病灶为高信号，ADC不是低信号推断不是超急性期病灶；卒中后7～10天DWI影像逐渐减低。灌注加权像（PWI）在卒中后30min可显示，弥散成像-灌注成像（DWI-PWI）之差是半暗带存活时间或治疗时间窗的客观影像学依据，是缺血性卒中早期治疗宝贵时机。

（3）数字减影血管造影（DSA）可显示颈动脉和颅内大动脉闭塞，但不能显示梗死范围和脑组织异常，如发现大动脉闭塞应立即进行超早期动脉溶栓治疗。

（4）经颅多普勒超声（TCD）可检测颅内大动脉血流，探测大血管闭塞，但不能检测远端血管和小血管闭塞。

471

中国急性缺血性卒中诊治指南（2018）推荐的溶栓治疗有哪些？

（1）缺血性卒中发病3h内患者（Ⅰ级推荐，A级证据）或3.0～4.5h（Ⅰ级推荐，

B级证据），应根据适应证和禁忌证严格筛选，尽快给予静脉rt-PA溶栓治疗，方法是rt-PA 0.9mg/kg（最大剂量90mg）静脉滴注，其中10%在最初1min内静脉推注，其余持续滴注1h，用药期间和24h内严密监护患者（Ⅰ级推荐，A级证据）。

（2）发病6h内，可按照适应证和禁忌证严格选择患者静脉给予尿激酶。方法是尿激酶100～150IU，溶于生理盐水100～200ml，持续静脉滴注30min，用药期间严密监护患者（Ⅱ级推荐，B级证据）。

（3）小剂量阿替普酶（Alteplase）0.6mg/kg静脉溶栓，出血风险低于标准剂量，可减少病死率，但不降低残疾率，可结合病情严重程度、出血风险等因素个体化确定决策（Ⅱ级推荐，A级证据）。

（4）对发病时间未明或超过静脉溶栓时间窗的急性缺血性卒中患者，如符合血管内取栓治疗适应证，应尽快启动血管内取栓治疗，如不能血管内取栓，可结合多模影像学评估确定是否静脉溶栓治疗（Ⅱ级推荐，B级证据）。

（5）替奈普酶（0.25mg/kg）静脉团注治疗轻型卒中的安全性和有效性与阿替普酶相似，但不优于阿替普酶。对轻度神经功能缺失，不伴颅内大血管闭塞患者可考虑使用替奈普酶（Ⅱ级推荐，B级证据）。

（6）不推荐在临床试验以外使用其他溶栓药物（Ⅰ级推荐，C级证据）。

（7）静脉溶栓治疗是实现血管再通的重要方法（Ⅰ级推荐，A级证据），静脉溶栓应尽快进行，减少时间延误，在DNT（Door-to-needle time）60min时间内，即患者从到达医院就诊至静脉溶栓的时间。

（8）静脉溶栓治疗过程中，医生应充分准备应对紧急不良反应，如出血并发症和可能引起气道梗阻的血管源性水肿（Ⅰ级推荐，B级证据）。

（9）患者在接受静脉溶栓治疗后尚需抗血小板或抗凝治疗，应推迟到溶栓24h后开始（Ⅰ级推荐，B级证据），如患者接受了血管内取栓治疗，应评估获益与风险后决定是否使用（Ⅱ级推荐，B级证据）。

472

醒后缺血性卒中患者应如何确定溶栓治疗的时间窗？

醒后缺血性卒中（wake-up ischemic stroke，WUIS）通常是指患者入睡前无明显的不适症状，醒后被患者本人或目击者立即发现出现了新发的神经功能缺失症状和体征。

确定WUIS患者的溶栓治疗时间窗。

（1）临床有14%～27%的急性缺血性卒中患者无法确定准确的发病时间，大部分是可能发生WUIS，既往将大多数WUIS患者排除在阿替普酶静脉溶栓治疗的范围之外，仅部分患者适合于机械取栓。

（2）WAKE-UP研究（2018）表明，利用MRI的DWI与FLAIR序列存在不匹配病灶可以证明WUIS发病是否在4.5h内。DWI-FLAIR不匹配是指DWI阳性、FLAIR阴性区域被视为缺血半暗带，可用于在WUIS患者中筛选出起病时间在4.5h内的候选者。绝大多数WUIS患者是在觉醒前几小时发病的，这部分患者可能符合静脉溶栓的时间窗，并能从静脉溶栓治疗中获益，这一研究结果也被写进了2019 AHA/ASA指南。

超时间窗的缺血性卒中患者静脉溶栓的多模影像组织窗筛选有哪些？

（1）静脉溶栓迄今仍是急性脑梗死的首选治疗方法，但3h时间窗始终是限制临床应用的一道门槛，人们经十几年的努力寻求扩大时间窗方法，2008年阿替普酶静脉溶栓时间窗扩展到4.5h；此后人们继续探索，2019年急性缺血性卒中患者静脉溶栓扩展时间窗研究（EXTEND）证明了超时间窗溶栓有效性和安全性，该研究采用了近年来已普及的多模影像学检查筛选患者，在发病4.5～9.0h或醒后卒中伴影像不匹配患者中，每治疗11例患者中，有1例获得良好的功能预后。

（2）多模影像检查旨在确定符合溶栓要求的组织窗（组织错配），即灌注不足与梗死核心之间的病灶体积差，是存在可挽救脑组织的标志，患者可从静脉溶栓治疗中获益。目前常用的不匹配主要有临床症状-梗死核心区不匹配、PWI-DWI不匹配、DWI-FLAIR不匹配，以及临床症状-ASPECTS不匹配。

（3）对于超时间窗患者、醒后卒中或发病时间不明患者，基于多模影像组织窗筛选适合溶栓的患者已逐渐成为临床治疗的趋势，可精准识别潜在的溶栓获益者。多模影像组织窗筛选需要使用一个RAPID软件，自动化测量CT或MRI灌注（CTP/MRP）不匹配。因此，时间窗的概念已变得越来越模糊。

急性缺血性卒中的血管内治疗适应证和策略有哪些？

急性缺血性卒中（acute ischemic stroke，AIS）的治疗关键是尽早开通闭塞的血管，挽救缺血半暗带。发病4.5h内使用重组组织型纤溶酶原激活剂（rt-PA）静脉溶栓已被证实有效，但静脉溶栓有严格的时间窗限制、血管再通率低和出血风险等。自2014年起一系列经筛选的脑梗死患者从血管内治疗（endovascular therapy），以及机械取栓（mechanical embolectomy）

中获益。

（1）适应证：①AIS患者，影像学检查证实为大动脉闭塞；②CT排除颅内出血；③前循环闭塞发病时间在6h内；前循环闭塞发病时间为6～24h，经过严格的影像学筛选可推荐血管内治疗；后循环大血管闭塞发病时间在24h内，血管内治疗是可行的；④患者或法定代理人签署知情同意书。

（2）治疗策略

1）同时存在颅内与颅外血管闭塞串联病变的患者介入取栓是合理的，具体取栓模式可根据患者病变个体化选择（Ⅱ级推荐，C级证据）。

2）MCA M1段、颈动脉闭塞的AIS患者，如发病前mRS评分＞1分、ASPECTS评分＜6分或NIHSS评分＜6分，在仔细分析获益风险后可考虑对筛选后的患者进行介入取栓（Ⅱ级推荐，B级证据）。

3）ACA、MCA M2段闭塞的AIS患者，在仔细分析获益风险后，对筛选后的患者可进行介入取栓（Ⅱ级推荐，C级证据）。

4）椎动脉、基底动脉闭塞的AIS患者，在仔细分析获益风险后，对筛选后的患者可进行介入取栓（Ⅱ级推荐，B级证据）。

前循环闭塞6～24h，经严格的影像学筛选后可推荐血管内治疗；后循环闭塞24h内血管内治疗是可行的。发病6～16h内影像学明确为前循环大血管闭塞的AIS且符合DAWN或DEFUSE-3标准的患者，推荐血管内治疗（Ⅰ级推荐，A级证据）。发病16～24h内影像学明确为前循环大血管闭塞的AIS且符合DAWN标准的患者可采用血管内治疗（Ⅰ级推荐，B级证据）。

475

急性缺血性卒中的桥接治疗的适应证和治疗策略有哪些？

桥接治疗（bridging therapy）是AIS患者在静脉溶栓的基础上进行动脉血管内介入治疗，如动脉药物溶栓、机械取栓或支架植入等血管开通治疗。

（1）适应证：桥接治疗的适应证与AIS血管内治疗相同。

（2）治疗策略：桥接治疗分为直接桥接治疗和挽救性桥接治疗，直接桥接治疗是静脉溶栓后不观察等待溶栓效果，直接进行血管内治疗；后者是静脉溶栓后观察无效时再进行血管内治疗。

目前对于静脉溶栓时间窗内的患者，静脉溶栓仍是首选的治疗方案。目前国际公认的取栓治疗临床随机对照研究，90%以上的患者是在静脉溶栓后进行机械取栓的桥接治疗。

颈动脉内膜剥脱术、血管成形术、支架治疗和脑血管旁路移植术适应证有哪些？

颈动脉内膜剥脱术、血管成形术、支架治疗和脑血管旁路移植术是治疗颈动脉狭窄或斑块引起的缺血性卒中的有效方法。

（1）颈动脉内膜剥脱术（carotid endarterectomy，CEA）：从狭窄的颈总动脉或ICA切除增厚的颈动脉内膜粥样硬化斑块，预防斑块脱落引起脑栓塞。适应证是ICA颅外段重度（70%～99%）狭窄，建议在最近一次缺血事件后2周内施行CEA，术后继续抗血小板治疗。

（2）血管成形术（PTA）：利用球囊扩张术治疗颈动脉血管狭窄，将球囊置于血管狭窄处，囊内注入含造影剂的液体加压扩张，重复3～4次，使狭窄的血管腔最大限度恢复正常，避免脑部低灌注或血栓形成。适应证是动脉粥样硬化性狭窄，也包括多发性大动脉炎、先天性血管狭窄。

（3）颈动脉支架植入术（carotid artery stenting，CAS）：通过血管内介入治疗植入支架，将狭窄的动脉撑开或压迫斑块，治疗ICA颅外段狭窄有效。适应证是颈动脉高度狭窄（＞70%）并有症状的患者，但支架植入术伴围手术期卒中和死亡风险增加，CEA可能总体上仍有优势，尽管CAS对一些较年轻患者可能更可取。

（4）脑血管旁路移植术：主要针对烟雾病、脑梗死患者，如颅外血管与颅内血管旁路移植术，使用抗血小板药维持脑血管旁路移植吻合口通畅性，恢复时间一般3～6个月，需做血管造影复查旁路移植血管通畅和颅内血流动力学改变。

急性脑梗死或TIA患者的二级预防有哪些？

（1）急性脑梗死或TIA患者合并风心病或二尖瓣病，不论有无房颤，均推荐长期使用华法林抗凝治疗，控制国际标准化比值INR在2.0～3.0。不建议抗凝加抗血小板治疗，以避免出血风险，如规范使用抗凝药仍出现复发性栓塞，可加用阿司匹林100mg/d。脑梗死患者有人工机械瓣膜或人工生物瓣膜可用华法林抗凝，目标INR分别控制在2.5～3.5或2.0～3.0。

（2）脑梗死或TIA合并心房颤动，包括阵发性心房颤动，以及脑梗死合并扩张性心肌病均可口服华法林抗凝治疗，预防血栓栓塞事件，目标剂量是维持INR在2.0～3.0，也可用抗血小板治疗。

（3）脑梗死或TIA合并急性心肌梗死可用阿司匹林抗血小板治疗，推荐剂量为

75～150mg/d，如急性心肌梗死合并左心室血栓，应使用华法林抗凝治疗3～12个月，控制INR水平在2.0～3.0。脑梗死患者伴心力衰竭也可抗血小板治疗。

（4）非瓣膜病心房颤动患者，华法林和新型口服抗凝药（NOACs），如达比加群酯、利伐沙班、阿哌沙班和依度沙班等均可作为二级预防的首选药。

（5）机械瓣置换术后、二尖瓣重度狭窄和终末期肾病患者，建议用华法林抗凝治疗，控制INR水平在2.0～3.0。脑梗死患者伴急性心肌梗死，影像学检查发现左心室附壁血栓形成，推荐口服华法林治疗至少3个月。脑梗死患者不伴心房颤动，二级预防可使用抗血小板药。

（6）急性脑梗死患者伴血压显著增高应适当降低血压，选药时需注意心力衰竭禁用钙通道阻滞剂（CCB），妊娠、高钾血症、双侧肾动脉狭窄禁用血管紧张素受体阻滞剂（ARB）、血管紧张素转换酶抑制剂（ACEI），痛风、低钾血症禁用利尿剂，哮喘和明显心动过缓的患者禁用β受体阻滞剂。

478

脑梗死的血糖和血脂管理二级预防有哪些？

（1）血糖管理：糖代谢异常是卒中的独立危险因素，使致残率和病死率显著升高，脑梗死患者空腹血糖增高应行葡萄糖耐量试验（OGTT）筛查，确定糖代谢异常的类型。糖尿病的血糖控制靶目标为HbA1c＜6.5%，对微血管和大中血管病变有保护作用，但高危2型糖尿病患者如严格控制HbA1c＜6.0%可能增加死亡率。严格控制血压＜130/80mmHg，ACEI、ARB类降压药对降低糖尿病合并高血压患者心脑血管事件获益明显。

（2）血脂管理：脑梗死患者胆固醇水平升高使用他汀类有利于降低卒中风险，使目标LDL-C下降幅度达30%～40%或降至＜100mg/dl（2.59mmol/L）。

1）脑梗死患者伴冠心病、糖尿病、吸烟、代谢综合征、外周动脉疾病和脑动脉粥样硬化危险因素，但无确切易损斑块或动脉源性栓塞证据者，如果LDL-C＞70mg/dl（1.8mmol/L），应将LDL-C降至70mg/dl以下或使其下降幅度＞50%。

2）脑梗死患者有颅内外大动脉粥样硬化易损斑块或动脉源性栓塞证据，无论胆固醇水平是否升高，推荐尽早启动强化他汀类治疗，建议目标LDL-C＜70mg/dL或使LDL-C下降幅度＞50%。

3）长期使用他汀类是较安全的，治疗前和治疗中应定期监测临床症状，肝酶（ALT）、肌酶（CK）变化，如ALT＞3倍正常上限，CK＞5倍正常上限应停药观察（Ⅰ级推荐，A级证据）。有脑出血病史或脑出血风险人群应权衡风险获益谨慎使用他汀类。

479

脑梗死患者使用华法林治疗后INR异常增高应如何调整剂量？

脑梗死患者应用华法林治疗需密切监测INR水平，减少出血并发症，如INR异常增高应及时调整剂量。

（1）如INR高于治疗目标值但＜5，无明显出血，宜减少华法林剂量或停服1次，密切监测INR，当INR达到治疗范围可重新口服。

（2）如5＜INR＜9，无明显出血倾向，应停服华法林1～2次，监测INR达到治疗范围可重新开始口服。如有出血风险应停用口服华法林1次，并给予维生素K 1.0～2.5mg口服，患者如需手术应迅速逆转INR，口服维生素K≤5mg，24h后INR会下降，如INR仍较高，再给予维生素K 1～2mg。

（3）如INR≥9，但无明显出血，可停用华法林治疗，口服维生素K 2.5～5.0mg，INR会在24～48h下降，监测INR，如必要可再次给予维生素K，当INR达到治疗范围可重新口服华法林。

（4）INR升高伴严重出血应停用华法林治疗，缓慢静脉输注维生素K 10mg，或根据病情给予新鲜冷冻血浆、人浓缩Ⅸ因子或重组Ⅶ因子静脉缓慢输注，如果INR未下降，每12小时给予1次维生素K。如INR升高伴颅内出血威胁生命，无论INR升高多少均应停用华法林，给予新鲜冷冻血浆、人浓缩Ⅸ因子或重组Ⅶ因子和维生素K 10mg缓慢静脉输注，必要时根据INR值重复给药。

480

脑出血的常见病因有哪些？

脑出血（intracerebral hemorrhage，ICH）约占所有脑卒中的15%，占脑卒中死因的11%。

（1）高血压性脑出血是最常见的病因，占ICH的50%～70%，多为穿支动脉破裂，长期高血压导致小动脉壁透明变性，局部膨出形成微动脉瘤，血压骤然升高可引起微动脉瘤破裂出血，常见于豆纹动脉、丘脑纹状体动脉和基底动脉旁正中支，引起壳核、丘脑、桥脑、小脑和皮质下出血。

（2）脑淀粉样血管病（CAA）是异常淀粉样物质沉积于脑皮质或软脑膜中小动脉中膜和外膜所致，约占ICH的10%，常见于65岁以上患者，发病率随年龄增长，常引起脑叶出血，以顶叶、枕叶多见，很少累及半球深部、脑干和小脑，可多发和有复发倾向，有时伴小梗死灶。

（3）脑动脉瘤和动静脉畸形（AVM）是SAH的常见病因，占ICH的4%～8%。脑动脉瘤出血常见于脑表面或脑底，破入脑实质可形成脑内血肿；AVM可位于脑内任何部位，常见于室管膜下，血肿密度不均和钙化常提示AVM，海绵状血管瘤也可出血。

（4）恶性脑肿瘤如胶质瘤、转移瘤和黑色素瘤的瘤卒中形成脑内血肿，占ICH的2%～10%，高恶性度肿瘤如胶质母细胞瘤易于出血，支气管癌、黑色素瘤、绒毛膜癌和肾细胞癌的转移瘤也有出血倾向。

（5）血液疾病如白血病、再生障碍性贫血、血小板减少性紫癜和血友病可引起脑内出血，溶栓、抗凝和抗血小板治疗可引起脑出血，抗凝引起的脑出血常见于脑叶或小脑，血肿不断扩大，死亡率高达65%。安非他命、苯丙醇胺、可卡因等药物滥用常引起脑叶出血，或因短暂性血压升高所致。

481

壳核出血和丘脑出血的临床表现有哪些？

壳核出血和丘脑出血是高血压性脑出血的常见部位。

（1）壳核出血：通常是外纹动脉破裂，该动脉自MCA近端呈直角分出，由于管腔受高压血流冲击易发生粟粒状动脉瘤破裂出血。

1）壳核出血主要引起内囊后肢前2/3受压，常导致对侧偏瘫、偏身感觉缺失和向病灶对侧凝视麻痹，如视放射受累出现对侧同向性偏盲，优势侧出现皮质下失语，非优势侧出现左侧视觉忽视、结构失用症，锥体外系下行纤维受损出现同侧肢体震颤。

2）壳核大量出血可出现意识障碍，同侧瞳孔异常、同侧凝视麻痹和病理征，可能与脑疝或脑干受压有关，如出血破入脑室出现头痛、脑膜刺激征。

（2）丘脑出血：通常是丘脑穿通动脉或丘脑膝状体动脉破裂。

1）常出现对侧半身深浅感觉障碍和感觉异常，可伴对侧轻偏瘫，血肿位于内囊锥体束后方，大量出血可见对侧较均等偏瘫，优势侧出现皮质下失语。出现单眼或双眼向上凝视麻痹，眼球过度内收可见特征性凝视鼻尖现象，是丘脑血肿压迫四叠体所致。

2）丘脑网状激活系统受累出现意识障碍，出血波及丘脑下部或破入第三脑室出现中线症状如昏迷加深、瞳孔缩小和去皮质强直，丘脑前部或前外侧部出血累及内侧丘脑核可出现情感淡漠和意志缺失。

3）丘脑出血破入侧脑室引起侧脑室铸型，血液也可经室间孔由第三脑室反流入侧脑室导致双侧脑室三角部积血，产生阻塞性脑积水，一或双侧脑室扩张。第三脑室积血导致导水管上端扩张累及中脑，出现瞳孔散大或不等、光反射减弱、核性动眼神经麻痹，以及去大脑强直和中枢性深大呼吸。

482

桥脑出血和中脑出血的临床表现有哪些？

脑干出血约占脑出血的10%，以桥脑出血最常见，多为桥脑旁中线动脉或短旋动脉破裂，中脑出血较罕见。

（1）桥脑出血：桥脑基底部出血常出现交叉性瘫、轻偏瘫或四肢瘫，可表现为Foville综合征、Millard-Gubler综合征，出现患侧周围性面瘫、展神经麻痹与对侧肢体瘫、两眼向病灶侧凝视麻痹、核间性眼肌麻痹或闭锁综合征，或伴眩晕、复视、听力减退和患侧共济失调。血肿量＞5ml常累及双侧被盖和基底部，破入第四脑室，迅速出现深昏迷、中枢性高热和中枢性呼吸障碍，呕吐咖啡样胃内容物，双侧针尖样瞳孔、四肢瘫、去大脑强直发作，患者多在48h内死亡。

（2）中脑出血：少量出血可出现动眼神经交叉瘫（Weber综合征），或动眼神经麻痹与对侧肢体小脑性共济失调（Claude综合征），可伴复视、睑下垂、一侧或两侧瞳孔扩大，眼球偏斜，水平性或垂直性眼球震颤。大量出血或导水管阻塞出现深昏迷、双侧瞳孔不等大、光反应迟钝、去大脑强直发作、四肢瘫、急性ICP增高和脑积水，患者可迅速死亡。

483

小脑出血的临床表现和治疗有哪些？

小脑出血占脑出血的5%～10%，常见于中老年高血压患者，多为小脑齿状核动脉破裂所致。

（1）临床表现：患者急性起病，出现后枕部剧烈头痛、眩晕和频繁呕吐，不出现肢体瘫。小量出血时患者意识清楚，可见瞳孔缩小，常见一侧肢体笨拙或共济失调，可伴眼球震颤、步态不稳。大量出血时患者出现意识模糊或昏迷、瞳孔散大、中枢性呼吸失调。由于颅后窝容积小，小脑出血后易发生枕骨大孔疝，可导致死亡。

（2）治疗：小脑出血病情演变迅速，发生脑疝可危及生命，即使临床症状较轻也应严密观察，病情如有变化可及时处理。

应根据患者年龄、意识障碍程度、血肿量和有无脑积水等选择治疗，小脑半球出血＜10ml或蚓部＜5ml的轻症患者，无意识障碍和脑干受压体征可内科治疗；半球出血＞20ml或蚓部＞10ml的重症昏迷患者，伴ICP增高或脑干受压体征，第四脑室铸型引起急性梗阻性脑积水应尽快手术清除血肿。

484

脑叶出血的临床表现和治疗有哪些？

脑叶出血通常位于大脑皮质的灰白质交界区下方，血肿易沿着白质传导束扩散，常见于 AVM、烟雾病、血管淀粉样变性和脑肿瘤等。

（1）临床表现：不同脑叶出血的临床表现各异，常出现头痛、呕吐、失语症、视野缺损、脑膜刺激征和癫痫发作，昏迷较少见。临床首选 CT 检查，可显示圆形或卵圆形均匀高密度血肿，边界清楚，可确定血肿部位、大小、形态、是否破入脑室、血肿周围水肿带和占位效应，预后通常比其他部位脑出血好。

1）额叶出血：常见情感淡漠、摸索、自发性活动减少、与人交流减少。前中央回受累出现对侧轻偏瘫、Broca 失语和两眼球向血肿侧同向偏斜。

2）顶叶出血：临床最常见，出现对侧偏身感觉缺失，对侧视野缺损，左顶叶出血出现失语症、失读、失写和失计算，右顶叶出血出现视空间障碍。

3）颞叶出血：常出现精神症状和谵妄，颞上回受累出现 Wernicke 失语，病灶较大时易出现脑疝。

4）枕叶出血：出现严重的对侧视野偏盲，可伴对侧轻偏瘫、轻度偏身感觉障碍等。

（2）治疗：患者宜安静卧床，重症需严密观察生命体征、瞳孔和意识变化，处理血压、脑水肿和 ICP 增高，防止脑疝，预防感染及其他并发症。手术适应证包括 AVM 所致的脑叶出血，占位效应明显和中线结构移位的初期脑疝患者，血肿量＞30ml 且在皮质表面 1cm 范围内可行开颅术清除幕上血肿，也可钻孔微创行颅内血肿清除术，脑室出血可行脑室引流术，应在发病后 6～24h 内早期进行。脑干出血、大脑深部出血、淀粉样血管病的脑叶出血不宜手术治疗，多数脑深部出血可破入脑室自发减压，手术反而会造成正常脑组织破坏。

485

脑室出血的临床表现和治疗有哪些？

脑室出血多为继发性，常见于脑叶、壳核、尾状核和丘脑出血破入脑室，丘脑出血多破入第三脑室，桥脑和小脑出血破入第四脑室，或因动静脉畸形、海绵状血管瘤破裂所致。原发性脑室出血占脑出血的 3%～5%，是脑室内脉络丛动脉或室管膜下动脉破裂出血。

（1）临床表现

1）继发性脑室出血：小量脑室出血患者常见头痛、呕吐和脑膜刺激征，一般无意识障碍，原发性出血灶可引起局灶性神经功能缺失体征。大量脑室出血通常起病急骤，患者迅速陷入昏迷，频繁呕吐，针尖样瞳孔，眼球分离斜视或浮动，四肢迟缓性瘫，可见去大脑强直发作、呼吸深和鼾声明显，中枢性高热，多迅速导致患者死亡。穿通性脑室积血见于ACA和前交通动脉瘤破裂，破入侧脑室形成积血或脑室铸型。

2）原发性脑室出血：起病急骤，患者迅速昏迷、四肢弛缓性瘫、去大脑强直发作、针尖样瞳孔和眼球分离斜视或浮动，病情危笃，多可迅速死亡，CT可见侧脑室、第三脑室和第四脑室大量积血或铸型；但个别患者无意识障碍和局灶性神经体征，酷似SAH，预后较好。

（2）治疗：脑室内少量积血，无明显脑室扩张，患者清醒或轻度意识障碍可采取止血、减轻脑水肿和腰椎穿刺治疗。意识障碍加重或脑室明显扩张应尽早手术治疗，脑室外引流简单易行，安全有效，并发症少，无特殊禁忌证。

脑室内大量积血、脑室铸型和形成占位性压迫时宜行穿通手术清除血肿，在直视下止血，术中注入尿激酶，以防不明出血点导致再出血。脑室血块梗阻CSF通道，使脑室急剧扩张和ICP迅速升高，如第四脑室铸型和双侧脑室扩张不宜单行脑室外引流，需要幕下开颅清除第四脑室内血肿，尽早解除脑室系统梗阻。

486

非典型脑出血的临床表现和诊断要点有哪些？

非典型脑出血（atypical cerebral haemorrhage）是指临床表现颇似缺血性卒中，但CT检查证实为脑出血。

（1）临床表现：患者在休息或睡眠等安静状态下发病，仔细询问可能发现患者有精神紧张、焦虑、烦躁、失眠或噩梦惊醒等。患者无高血压病史，发病时血压不增高，病因多因脑血管畸形、淀粉样脑血管病和烟雾病等，多为脑叶出血，位于远离中线的顶叶、颞叶和枕叶。患者多为老年人，由于出血量小和不同程度脑萎缩，ICP增高症状不明显，可有轻度头痛，无意识障碍，体征轻微单一，如失语伴轻偏瘫、偏盲伴轻偏瘫、轻偏瘫伴偏身感觉障碍，癫痫发作等。

（2）诊断要点：临床突发急性头痛伴以下症状的患者应特别关注非典型脑出血的可能，如感觉性或命名性失语伴或不伴轻偏瘫，运动性或混合性失语不伴轻偏瘫，单纯性偏盲或偏盲伴失语而不伴轻偏瘫，癫痫发作伴轻偏瘫、轻偏瘫伴偏盲但无偏身感觉障碍，临床表现似SAH伴轻偏瘫或偏身感觉障碍，临床仅表现为顶叶综合征等，脑CT检查可证实诊断。

487

脑出血患者的临床血压管理有哪些？

脑出血后血压管理包括急性期和康复期降压。

（1）急性期降压：脑出血后急性期血压过高，降压是合理的。急性期收缩压＞200mmHg或平均动脉压＞150mmHg应静脉持续给药降压，每5分钟监测1次血压；收缩压＞180mmHg或平均动脉压＞130mmHg且可能存在ICP增高，应监测ICP，间断或持续静脉给药降压，使脑灌注压维持在≥60mmHg；收缩压＞180mmHg或平均动脉压＞130mmHg，无ICP增高证据可适度降压，平均动脉压降为110mmHg或目标血压160/90mmHg，每15分钟监测1次血压。急性期收缩压150～220mmHg，应降至140mmHg可能是安全的，但降压不宜过快，避免可能引起脑缺血加重病情。

（2）康复期降压：脑出血康复期如无禁忌证，应控制好血压，特别是在壳核、丘脑、桥脑和小脑等高血压性脑出血常见部位时，降压目标值应＜140/90mmHg，糖尿病或慢性肾病患者应＜130/80mmHg。

488

脑出血急性期预后判定依据有哪些？

脑出血死亡率高，正确判定脑出血急性期预后有助于指导治疗。影响预后的主要因素是出血部位和出血量，是否伴昏迷、脑疝、全身状况和并发症等。

脑出血急性期预后判定依据如下。

（1）年龄越大预后越差，＜60岁死亡率为33%，＞71岁死亡率为68%。

（2）出血部位和出血量，丘脑出血常因累及丘脑下部，预后差；脑干、小脑出血均预后凶险，脑叶出血预后较好，但颞叶出血预后较差。出血量大、CT有占位效应和血肿进行性扩大预后差，大脑半球血肿＞50ml预后差，＞80ml多数死亡；丘脑出血＞15ml、小脑出血＞20ml、桥脑出血＞5ml预后不良，重症脑出血在病后数小时至数日可死于脑疝。

（3）出血破入脑室预后较差，独立因素分析显示，脑血肿量、脑室内血量和首次格拉斯哥-匹兹堡昏迷量表（GCS）是预测死亡率的重要因素。脑血肿量与初次GCS是预测脑出血患者30天内死亡率简易方法，初次CT脑内血肿量≥60ml和GCS≤8预测30天内死亡率高达91%，出血量≤30ml和GCS≥9预测30天内死亡率为19%。

（4）脑出血急性期临床表现

1）意识状态是判断预后的首要因素，发病后意识障碍越重、恶化速度越快、昏迷持续时间越长，预后越差。GCS＜10，死亡率显著增高，发病2天内死亡患者GCS均＜10。Waga意识状态分级为5级，入院时清醒或轻度意识障碍（3级以下）预后较好，昏迷（4、5级）预后不良。

2）生命体征如体温持续＞39℃，中枢性高热死亡率80%，脉搏持续＞100次/分和中枢性呼吸障碍死亡率分别为75%和76%。ICP越高预后越差，视乳头水肿死亡率59%，在发病3h内出现死亡率为100%，72h内出现为50%。发病时血压越高预后越不良。

3）癫痫发作可加重脑水肿，频繁发作预后差。其他神经体征如两侧瞳孔不等大死亡率为64%，瞳孔光反应消失为88%，眼球分离性斜视或眼球浮动或去大脑强直大多数死亡，完全性偏瘫或四肢瘫伴肌张力低预后差，昏迷1周以上多死于并发症。

4）约25%的脑出血合并呕血和黑便，常见于桥脑出血，严重呕血死亡率80%，出现越早预后越差。血糖＞12.0mmol/L、酸碱和水与电解质失调也预后不良，大量用脱水剂和补液不足极易引起电解质紊乱，影响预后。多器官功能衰竭（multiple organ failure，MOF）是脑出血致死的重要原因，可因丘脑下部功能障碍、继发感染诱发。

489

脑卒中后颅内压增高的处理有哪些？

大面积脑梗死、大量脑出血和SAH均可引起脑水肿和ICP增高，是卒中后第一周的主要死因。治疗目标是降低ICP，保证充足的脑灌注压和预防脑缺血或脑疝。ICP增高处理如下。

（1）患者卧床，避免激动、用力、发热、癫痫发作、呼吸道不通畅、咳嗽、便秘等ICP增高诱因，保持仰卧头直位，避免头部扭曲影响静脉回流，床头抬高20°～30°。不宜严格限制液体量，低血容量可降低脑灌注压（CPP），加重脑组织缺血-缺氧，尽量使用等渗液，维持血浆渗透压达到正常范围，吸氧维持通气功能，避免低氧血症。

（2）常使用20%甘露醇脱水，减轻占位效应和保证脑灌注压，在20min内快速给药，每6小时1次，起效快，不良反应如低血容量和CPP降低、心肾功能损害、脑水肿反跳等。甘油、呋塞米作用不肯定，卒中后脑水肿不推荐糖皮质激素。高张盐水也可降ICP，对大面积脑梗死疗效优于甘露醇，可用于常规治疗无效时；不良反应包括肺水肿、充血性心力衰竭、桥脑中央髓鞘溶解症和水肿反跳。

（3）对即将发生脑疝的患者，过度换气是最快的降ICP方法，通过气管插管过度换气可降低动脉血$PaCO_2$，使脑血管收缩和降低ICP。呼吸频率为16～20次/分，30min达峰，为避免反跳在ICP稳定后需持续6～12h，缺点是可加重脑缺血。

（4）亚低温（32～34℃）疗法可降低脑组织氧代谢率，保护血脑屏障，治疗难治性ICP增高，保护缺血脑组织，宜在ICU内进行。现已证实在严密监测下温度降至（32±1）℃是安全的，不良反应包括血小板减少、心动过缓和肺炎等。

（5）紧急重症病例开颅减压术，切除水肿的脑组织，避免脑血管受压，保证脑灌注和增加缺血区CBF，适于发病48小时内，<60岁MCA区梗死伴严重ICP增高、内科治疗无效者，大面积小脑梗死导致脑干受压者。

490

脑卒中合并上消化道出血的临床表现和处理有哪些？

脑卒中合并上消化道出血多见于脑干出血或急性大面积脑梗死引起应激性溃疡，是急性脑卒中严重并发症和预后不良指征，病死率高达80%以上。

（1）临床表现：上消化道出血出现于卒中后1周内占91.8%，发生呕血和黑便，出血量大时患者常有烦躁不安、口渴、皮肤苍白、湿冷、脉搏细速、血压下降、尿量减少等表现。

（2）处理：出血可反复发生，应止血和预防再出血，监护重要器官。

1）尽早留置胃管，下管宜缓慢轻柔，抽出胃内积血和负压抽吸，经胃管灌入去甲肾上腺素4～8mg加入冰盐水80～100ml，每日4～6次；胃内灌注凝血酶，云南白药0.5g，每日4次，或三七粉、白芨粉等，禁食或禁鼻饲。使用胃黏膜保护剂如牛奶硫糖铝1g鼻饲，每日4次，或氢氧化铝凝胶40～60ml，每日4次；或用强力收敛剂10%碱性硫酸铁溶液50ml鼻饲，每日2次，促使胃黏膜创面血液凝固。

2）H_2受体阻滞剂抑制胃酸分泌和保护胃黏膜，如西咪替丁（Cimetidine）0.2g，缓慢静脉注射，每4～6小时1次，或0.8g加入生理盐水静脉滴注，每日1次；雷尼替丁（Ranitidine）150mg鼻饲或口服，每日1～2次；法莫替丁（Famotidine）20mg鼻饲或口服，每日2次，也可20mg静脉注射或静脉滴注，每日2次。质子泵抑制剂阻断胃酸分泌，如奥美拉唑（Omeprazole）20mg口服，每日1～2次，或40mg静脉注射，每日1～2次；或泮托拉唑（Pantoprazole）40mg口服，每日1～2次，或40～80mg溶入0.9%氯化钠注射液10ml，溶后的药液加入0.9%氯化钠注射液100～250ml静脉滴注，15～60min滴完。

3）支持疗法，补液或输血维持血容量，维持水与电解质平衡，补充营养，防治合并感染，预防多器官功能衰竭。失血严重和内科治疗难以止血应紧急手术止血或在胃镜直视下止血。注意防止呕血引起窒息。

491

脑卒中急性期肺部并发症的临床表现和治疗有哪些？

脑卒中急性期应防治肺感染、肺水肿、肺栓塞和呼吸衰竭等肺部并发症。

（1）肺部并发症临床表现

1）肺感染：卒中患者多为老年人，常合并肺感染，咳嗽反射迟钝，咳嗽、痰多、排痰不畅、肺部啰音和呼吸困难。

2）神经源性肺水肿：临床少见，但脑卒中尸检发现轻度肺水肿高达60%，常见于脑出血、SAH，偶见于大面积脑梗死。肺水肿多见于一侧或双肺上叶，常在数分钟急骤起病，血压极度升高，呼吸急促，辅助呼吸肌用力，鼻翼扇动，口唇发绀，脉频速，肺部湿啰音，泡沫样痰，重症不迅速治疗可短期内致命。

3）肺栓塞：发生于约7%的卒中患者，其中1.5%～3.0%为致命性，栓子常来自下肢静脉血栓或肺感染引起血栓性梗死。急性、亚急性或隐性起病，发生在卒中后1～3个月。急性多为大片肺梗死，呼吸困难、心动过速，肺部X线检查、ECG、CT可确诊；亚急性和隐性诊断较难，肺动脉节段性或小分支肺梗死症状不典型，仅ECG提示心肌供血不足。

4）呼吸衰竭：包括中枢性和周围性，中枢性常因脑卒中影响呼吸中枢引起，大脑、间脑病变出现潮式呼吸，中脑或钩回疝表现中枢性过度换气，桥脑病变为长吸式或丛集式呼吸，延髓病变为双吸气或抽泣样失调呼吸。周围性呼吸衰竭多见于昏迷患者，吞咽和咳嗽反射减弱，呼吸道分泌物增多，肺感染和痰液阻塞呼吸道导致缺氧和CO_2蓄积，吸气性呼吸困难可见三凹征、口唇和末梢发绀、张口呼吸、高热、烦躁、谵妄或意识丧失、肺部啰音等。

（2）治疗

1）肺感染：注意口腔清洁护理，食物反流者流食或半流食少量多餐；昏迷或延髓麻痹患者应给予鼻饲，以防误吸。鼓励患者咳嗽，吸痰和雾化吸入，常翻身拍背。早期联合使用有效抗生素，可根据痰菌培养和药敏试验结果。

2）肺水肿：可用20%甘露醇与呋塞米静脉滴注，降低ICP，减少回心血量和肺血容量；地塞米松20mg静脉滴注，减低肺和脑毛细血管通透性。高浓度吸氧或高压氧舱治疗。β-肾上腺素能受体阻滞剂酚妥拉明静脉滴注，降低周围循环和肺动脉压。30%～70%酒精加入吸氧湿化瓶内吸入，二甲硅油消泡雾化剂喷入咽部或鼻孔内（距口腔8～10cm），每日4～6次，使泡沫表面张力降低易破裂，痰液易咳出，必要时气管插管或气管切开。

3）肺栓塞：鼓励卒中患者尽早做被动和主动下肢活动，预防下肢深静脉血栓，减少肺栓塞，有明显高凝状态的深静脉血栓高危者应预防性皮下注射小剂量低分子量肝素。

4）呼吸衰竭：如上痰液过多，吸痰不畅，吸气性呼吸困难、三凹征和末梢发绀，血气分析为Ⅱ型呼吸衰竭应行气管切开。突发呼吸停止，心跳血压尚好，不论中枢性呼吸衰竭或突然痰阻塞，应立即施行人工呼吸和气管插管。如肺感染、肺水肿引起，血气分析为Ⅰ型呼吸衰竭，可用高频呼吸机迅速提高氧分压，应用呼吸兴奋剂，维持呼吸功能。

492

卒中后中枢性高热、顽固性呃逆和肩手综合征的临床表现和治疗有哪些？

（1）临床表现

1）卒中后中枢性高热：是脑卒中的危重指征，多为中线症状，常见于丘脑、脑干和脑室出血，脑干梗死和脑疝，特征是持续39～40℃高热，躯干皮温高，肢体温度不高，不出汗，无感染征象，无寒战，血象正常，解热镇痛药无效，常伴应激性溃疡、血糖增高、蛋白尿等。

2）顽固性呃逆：常见于脑干梗死，发病即出现顽固性呃逆多为延髓外侧综合征，或因电解质紊乱、胃肠功能紊乱、精神因素引起。

3）肩手综合征：约80%的病例在发病后3个月内发生，2～16周最多，出现偏瘫侧肩周疼痛和活动受限，患肢上举、外展和外旋受限，被动活动引起剧痛，颇似肩关节周围炎，之后手背和手指肿胀，皮色发红发绀，偶有苍白，皮温高，手指伸直位，屈曲受限，活动疼痛，晚期肩手肌萎缩，关节挛缩。本病与肩周炎不同，后者不引起腕和手指活动受限、疼痛、手肿胀、皮温改变和肌萎缩。

（2）治疗

1）中枢性高热：积极治疗脑卒中，处理脑疝，首选物理降温，也可用多巴胺受体激动剂溴隐亭3.75～15mg/d，分次口服，溴隐亭与二价铁离子合用有助于降低高热。丹曲林0.8～2.5mg/kg，肌内注射或静脉注射，每6～12小时1次，缓解后改为100mg肌注，隔日1次，维持数日。

2）顽固性呃逆：应先明确病因，对症治疗哌甲酯10mg肌内注射或40mg缓慢静脉滴注，利多卡因100～200mg缓慢静脉滴注，维生素B_6 500mg静脉滴注，氟哌啶醇5mg肌内注射，每日1～2次，好转后改2mg口服，每日3次。氯丙嗪穴位注射，取行间、膈俞、内关、足三里穴，每次取左右各2穴，每穴注射5mg。苯妥英0.1g口服，每日3次；硝苯地平10mg口服，每日3次；巴氯芬10～20mg口服，每日3次。

3）肩手综合征：醋酸泼尼松龙在肱二头肌肌腱、冈下肌肌腱（天宗穴）局部注射，每周1次；或用甲泼尼龙、维生素B_{12}、曲马多合剂局部注射；2%奴夫卡因患侧星状神经节封闭，2%奴夫卡因25ml加5%葡萄糖液500ml静脉滴注，每日1次，1个疗程连用10天，配合按摩、理疗和体疗等。

493

脑出血与脑梗死的临床鉴别要点有哪些？

脑出血与脑梗死的临床鉴别要点见表14-5。

表14-5　脑出血和脑梗死的鉴别要点

临床表现	脑出血	脑梗死
发病年龄	多为60岁以下	多见于60岁以上
起病状态	动态起病（活动中或情绪激动）	在安静状态或睡眠中
起病速度	10min至数小时症状达高峰	10余小时或1～2天达高峰
原发病史	多有高血压病	多有高血压病、糖尿病和动脉粥样硬化
全脑症状	常伴头痛、呕吐、嗜睡等ICP增高症状	较轻或无，大面积脑梗死可伴ICP增高
意识障碍	较常出现	轻或无，大面积脑梗死伴脑疝时出现
神经体征	基底节内囊出血常见均等性偏瘫	MCA皮质支闭塞多为非均等性偏瘫
CT检查	显示高密度病灶	低密度病灶
CSF	可有血性	无色透明

注：其中第2、3条，起病状态和起病速度是最重要的鉴别点。

494

蛛网膜下腔出血的病因、临床表现和并发症有哪些？

蛛网膜下腔出血（SAH）是脑底或脑和脊髓表面的血管破裂，血液直接流入蛛网膜下腔。

（1）病因：约85%的SAH来自脑动脉瘤，好发于脑动脉分叉处，动脉壁内弹力层和中膜肌层由于先天发育障碍和受血流冲击形成突出的囊状动脉瘤，老年患者由于高血压和动脉粥样硬化受血流冲击扩张形成梭形动脉瘤。动静脉畸形（AVM）是在原始血管网期发育障碍导致血管壁发育不全，厚薄不一，常见于MCA、ACA脑表面供血区。椎动脉动脉夹层常引起SAH，伴舌咽、迷走神经麻痹或Wallenberg综合征，约半数患者在数小时至数周发生再出血可导致死亡。

非动脉瘤性SAH病因不清，仅在CT上显示中脑环池少量积血，血管造影不能发现动脉瘤，可能由于中脑周围小静脉破裂所致。SAH的少见病因包括肿瘤浸润、烟雾病、血液病、使用抗凝药和可卡因滥用等。

（2）临床表现

1）SAH是神经内外科临床急症，任何年龄均可发病，以30～60岁常见，多有剧烈活动、激动、过劳、用力排便、咳嗽、饮酒和口服避孕药等诱因。突然起病，经典表现为爆裂样头痛、喷射性呕吐，无头痛史的患者新发极剧烈头痛需警惕SAH可能，头痛始发部位常与破裂动脉瘤部位有关。约1/3的动脉瘤性SAH患者病前数日或数周有轻微头痛，或为小量前驱性出血或动脉瘤受牵拉所致。约半数患者有不同程度的意识障碍，重者昏迷者可短时间内死亡。少数患者出现全身性或局灶性癫痫发作，以及淡漠、嗜睡、谵妄、幻觉、妄想和躁动等精神症状。

2）检查可见颈项强直、Kernig征（＋），可为唯一体征，或可见脑神经麻痹，常见一侧动眼神经麻痹。迟发性脑血管痉挛可出现短暂或持久性偏瘫、单瘫或四肢瘫。急诊首选脑CT检查，临床确诊需做脑血管造影，确定动脉瘤或AVM等。

3）老年人SAH常无明显诱因，头痛、呕吐、颈项强直和Kernig征可不明显，可能与脑萎缩有关。老年人脑组织对出血、缺血、缺氧等应激反应敏感，常出现意识障碍，高血压病患者发病时血压显著增高。

（3）并发症：SAH的致命并发症是再出血，发病后1个月内风险最大，再次突发剧烈头痛常提示为再出血，伴呕吐、抽搐发作、昏迷和去大脑强直发作，脑膜刺激征加重，应行急诊脑CT检查。迟发脑血管痉挛发生在出血后7～10天，导致继发脑梗死，是SAH致残和致死的重要原因。发病后1周内可发生急性脑积水，是脑室和蛛网膜下腔大量积血所致，轻者表现为嗜睡、近记忆受损，重者表现为昏睡或昏迷，可因脑疝死亡。

495

蛛网膜下腔出血的病情分级法有哪些？

SAH的病情分级用于判断预后和选择手术治疗，Botterrell分级法用于破裂动脉瘤分级，Hunt和Hess分级法适用于已破裂或未破裂的动脉瘤分级。

（1）Botterrell分级法（1956）：分为五级。

Ⅰ级：清醒，无或只有轻度头痛、颈项强直。

Ⅱ级：嗜睡，头痛较剧烈，颈项强直，无神经功能障碍。

Ⅲ级：嗜睡或意识模糊，烦躁不安，颈项强直，有或无神经功能障碍。

Ⅳa级：浅昏迷，有神经功能障碍，并呈进行性加重。

Ⅳb级：浅昏迷，神经功能障碍较轻。

Ⅴ级：深昏迷，去大脑强直，生命体征（如呼吸、血压、脉搏、体温）有改变。

（2）Hunt & Hess动脉瘤分级法（1968）：分为六级。

0级：未破裂的动脉瘤，意识正常，多无神经系统症状或体征。

Ⅰ级：意识正常，轻微头痛、颈项强直，无神经系统功能障碍。

Ⅱ级：意识正常，中度头痛，颈项强直，轻偏瘫和脑神经（如动眼神经）麻痹。

Ⅲ级：意识模糊，烦躁，局灶性神经功能缺失同Ⅱ级。

Ⅳ级：昏睡，偏瘫等局灶性神经功能缺失，自主神经障碍。

Ⅴ级：深昏迷，去大脑强直发作，濒死状态。

颅内动脉瘤破裂预警征的临床表现和早期干预有哪些？

颅内动脉瘤破裂出血前，20% ～ 59%的患者可能出现预警征（warning signs），可因动脉瘤急性膨胀、预警性或小量漏血（minor leak）或局灶性脑缺血所致。

（1）临床表现：脑动脉瘤破裂预警征常见于年轻女性，平素常有头痛、头晕，由于无特异性而易被忽视。动眼神经麻痹是较常见的预警征，多见于后交通动脉瘤，也见于ICA分叉部、MCA、前交通动脉、ACA和眼动脉动脉瘤。约半数前交通动脉和ACA动脉瘤破裂前出现预警征如全头痛、恶心和呕吐，约半数MCA动脉瘤出现预警征如头痛、呕吐、轻偏瘫和失语，近2/3的ICA动脉瘤可见预警征如头痛、呕吐和眼外肌麻痹。前循环动脉瘤和多发性动脉瘤出现的预警征要比后循环动脉瘤多见。

（2）早期干预：患者出现不明原因的头痛、头晕、呕吐、复视、眼球上后部疼痛，需要警惕脑动脉瘤，及时到医院就诊，以免错失最佳治疗时机，应严控高血压和糖尿病，勿过劳、熬夜。如发现预警征，应及时检查，出血量小CT检查可为阴性，应做腰椎穿刺CSF检查，少量红细胞或CSF黄染可确定近期有过小量出血，应进一步做DSA检查。如能在脑动脉瘤破裂48小时内确诊和有效治疗，可最大限度地改善患者的预后。

颅内动脉瘤破裂的脑CT征象对推测出血部位有何价值？

颅内动脉瘤破裂的脑CT征象常见脑池积血、脑内血肿、脑室内积血和硬膜下血肿等，脑CT显示的出血分布对破裂的动脉瘤部位可有提示意义，但需要通过血管造影确诊。

（1）脑池积血：CT检查常显示SAH后出血已扩散，但可见脑池附近局灶高密度积血，根据脑池积血和动脉瘤好发部位常可推测动脉瘤的出血动脉。例如，前纵裂池积血常提示前交通动脉动脉瘤，外侧裂池积血常提示MCA动脉瘤。

（2）脑内血肿：为脑实质内动脉瘤破裂，常伴脑池、脑沟或脑裂积血，也可提示破裂动脉瘤部位，中线或旁中线额区血肿常提示前交通动脉或ACA动脉瘤破裂，额叶血肿不靠近中线常为眼动脉瘤，额角之间的血肿常为前交通动脉动脉瘤，内侧颞叶血肿常为后交通动脉动脉瘤，外侧裂血肿多为MCA动脉瘤。

（3）脑室内积血：常见于前交通动脉动脉瘤破裂，穿透终板使第三脑室和侧脑室积血，如积血充满第四脑室再充填第三脑室可能为小脑后下动脉瘤破裂。

（4）硬膜下血肿：2%～3%的动脉瘤破裂引起硬膜下血肿，伴蛛网膜下腔或脑沟积血，多提示邻近的动脉瘤破裂。

498

动脉瘤性蛛网膜下腔出血的治疗有哪些？

（1）动脉瘤破裂导致SAH首选手术或血管内治疗。颅内动脉瘤破裂一旦证实应早期治疗，降低再出血风险。临床首选开颅夹闭手术或行血管内弹簧圈栓塞术，两者在技术上都可行，根据患者和动脉瘤的个体特点，一般采取血管内治疗。包裹性动脉瘤、手术夹闭不完全或弹簧圈栓塞的动脉瘤仍有复发出血风险的需长期血管造影随访，可能时需要完全闭塞或切除动脉瘤。

（2）内科治疗主要为防治并发症，患者需绝对卧床休息4～6周，避免可引发血压和ICP增高的诱因，如咳嗽、便秘、头痛、烦躁者给予镇痛或镇静药。使用抗纤溶药以防动脉瘤周围血块溶解引起再出血，但可增加静脉血栓形成风险，早期72小时内可用6-氨基乙酸或氨甲环酸。

1）管理血压和降ICP，如去除疼痛等诱因，收缩压仍＞160mmHg可选择降压治疗，ICP增高可选择甘露醇、高渗盐水、甘油果糖、呋塞米或大剂量白蛋白。如出现正常颅压性脑积水表现，如痴呆、步态障碍、尿失禁三联征，经脑CT或MRI检查证实，可行脑脊液分流术，如脑室-心房分流术、脑室-腹腔分流术。

2）适当限制液体入量，特别是低张液体，防止低钠血症，多由尿钠排出过多或脑耗盐综合征所致，低钠血症使血容量降低，增加脑缺血风险，可使用醋酸氟氢可的松和高张盐水，但不可快速补钠而导致桥脑中央髓鞘溶解症。

3）SAH后出现癫痫发作，不建议常规使用抗惊厥药，有癫痫史、血肿或MCA动脉瘤可考虑使用。防治血管痉挛继发脑梗死，可用经颅多普勒检查（TCD）监测，早期口服钙离子拮抗药尼莫地平，必要时静脉滴注，注意低血压不良反应。维持等容量和正常循环血容量，如发生血管痉挛引起脑缺血，可适当提升血压增加脑灌注，但需考虑再出血风险。

脑动静脉畸形的临床表现和治疗有哪些？

脑动静脉畸形（AVM）是临床最常见的脑血管畸形，血管造影常显示畸形血管中存在从动脉直接到静脉异常分流，约90%以上位于幕上，多在顶叶、颞叶和额叶，幕下不足10%，大者可占据整个半球，小者肉眼看不到。

（1）临床表现：脑AVM在男性为女性2倍，发病高峰在20～39岁，平均25岁。癫痫发作见于约半数的患者，且为首发症状，多见于较大的、有大量脑盗血的AVM，多为部分性发作，常有杰克逊（Jackson）癫痫典型特征。20～30岁患者发生SAH伴癫痫发作、搏动性头痛或进行性神经功能缺失应想到AVM可能。

诊断首选脑CT检查，可见局部不规则低密度区，病变内钙化、新鲜出血或血肿，增强后呈不规则高密度；并行血管造影（DSA）检查，动脉期可见一团不规则扭曲的血管团，有一根或数根粗大、显影较深的供血动脉，引流静脉扭曲扩张，早期出现于动脉期，导入静脉窦。

（2）治疗：应根据病情分级权衡手术利弊，遵循个体化原则选择治疗。

1）手术治疗：可消除AVM破裂再出血风险，AVM全切除术适合1～3级，远离语言区或运动区皮质，如矢状窦旁或大脑镰旁AVM，但目前应用显微外科技术，即使功能区AVM也可切除。供血动脉结扎术适于3～4级、4级和不能切除但经常出血的AVM，可在颈部或颅内结扎，减少AVM血供。人工栓塞术适用于供血动脉较直接的巨大型AVM，或作为巨型AVM切除术前准备，减少术中出血。立体定向血管内手术是采用立体定向导管技术行供血动脉夹闭术和AVM切除术。脑深部中小AVM可用γ-刀和X-刀治疗。

2）内科治疗：与SAH治疗基本相同，如控制血压，避免用抗凝药和抗血小板药，由于妊娠妇女AVM出血风险较高，不建议受孕。

临床少见的脑血管畸形的临床表现和治疗有哪些？

（1）临床表现

1）海绵状血管瘤（CA）：是较少见的先天性脑血管畸形，边界清楚，形似紫红色桑椹样，大小数毫米至数厘米，由大小不等和不规则的血管间隙构成，覆盖一层扁平内皮细胞，内有血凝块，腔壁呈纤维化或玻璃样变。

CA好发于20～50岁，儿童也可发生，症状隐袭，临床常以癫痫发作（38%）、头痛（28%）、颅内出血（23%）和局灶性神经功能缺失（12%）起病，脑干CA约占20%，突发头痛、眩晕、复视，Ⅱ～Ⅶ脑神经麻痹，轻偏瘫少见，CA无直接输入动脉，血管造影不易发现，主要靠CT确诊，可见类圆形或结节形边界清楚、不均匀高密度病变，常有钙化灶，可轻微增强或不增强。

2）毛细血管扩张症（capillary telaniectasias）：是脑实质内一团扩张迂曲的毛细血管畸形汇入静脉，在脑皮质软膜下、基底节、内囊和桥脑多见，很少引起出血，血管造影时不显影。由于病变小，常位于静区，临床可无症状，如出血形成脑内血肿可引起头痛或运动感觉异常，桥脑出血多局限于桥脑背外侧，与高血压脑出血位于桥脑中央不同，病情较轻，无意识障碍，CT和DSA检查往往只可见血肿，看不到畸形血管，许多隐匿性血管畸形属于此类。

3）静脉性脑血管畸形：临床少见，无直接动脉输入，也称发育性静脉瘤，主要由异常静脉构成，破裂引起SAH或脑内血肿。由于病变较小，很少引起临床症状，出血后可出现癫痫发作或EEG阵发性痫样放电。CT显示脑内血肿，主要靠DSA确诊，仅见有若干侧支的增粗静脉，而不见畸形血管团，由于无供血动脉，无脑盗血分流现象，可与AVM鉴别。

（2）治疗

1）由于CA出血仅为0.25%，无症状患者可定期随访，有明显神经功能缺失、出血和难治性癫痫患者，如病变位于皮质下，边界清楚，可采取纤维外科手术切除病灶，脑干CA手术风险较大，但边界清楚和浅表的CA仍可手术切除。

2）毛细血管扩张症：因多无临床症状，隐性出血预后较好，一般无须治疗，如患者出现症状，为排除肿瘤出血或CA可考虑手术探查。

3）静脉性脑血管畸形：如破裂出血应手术治疗，未出血者治疗宜谨慎，有学者认为是静脉回流的一部分，切除后可导致脑水肿，也有主张应用微纤维胶原做血管原位注射形成血栓，效果较好。

501

烟雾病的病因、临床表现和治疗有哪些？

烟雾病也称Moyamoya病、大脑基底异常血管网症，是多发性进行性脑动脉闭塞性疾病。双侧ICA远端和ACA、MCA起始部动脉内膜逐渐增厚，管腔进行性狭窄闭塞，脑底穿通动脉、软脑膜动脉代偿性扩张，形成特征性细小密集吻合的异常毛细血管网，血管造影显示如烟雾，故名之。

（1）病因：本病可为散发性和遗传性，后者为常染色体显性遗传，是血管平滑肌肌动蛋白2（vascular smooth muscle actin 2，*ACTA2*）基因突变，散发性由于动脉粥样硬化、镰状细胞贫血或外伤，以及颅底脑膜炎、钩端螺旋体动脉炎等炎症病变引起。

（2）临床表现

1）本病好发于儿童和青少年，约半数以上10岁前发病，也见于任何年龄或有家族性。患儿常见TIA或缺血性卒中、短暂或持续性轻偏瘫、偏身感觉障碍或偏盲，主侧半球伴失语症，非主侧半球可有失用或忽视，可两侧交替出现轻偏瘫或反复发作，部分病例智能减退和痫性发作，头痛较常见。临床遇到儿童或中青年不明原因卒中，反复发作的TIA，脑室出血、脑出血或脑叶出血合并脑梗死，非原位再出血应想到本病的可能，MRA或DSA可确诊。

2）成年患者多见出血性卒中，常见SAH，以及脑出血和硬膜下出血，缺血性卒中约占20%，部分病例反复晕厥发作。本病出现轻偏瘫、偏身感觉障碍、视乳头水肿等定位体征比动脉瘤性SAH常见，脑出血症状较重，但恢复较好，可有复发倾向。

3）脑CT或MRI检查可无异常，或见脑梗死或脑出血，MRA、CTA可清楚显示ICA末端狭窄和颅底烟雾状血管网，CT可显示SAH的侧裂池、脑池和脑沟高密度积血。DSA是诊断"金标准"，显示双侧ICA末端闭塞伴颅底烟雾状血管，PCA也可见类似改变，可有脑萎缩征象。

（3）治疗：本病的内科治疗主要预防可能发生的脑梗死或颅内出血。外科手术分为直接血管重建和间接血管重建，前者采用颅内外血管直接吻合，如颞浅动脉-MCA吻合术、枕动脉-MCA吻合术等；后者如脑-颞肌贴敷术、脑-颞肌-动脉贴敷术、脑-硬脑膜-动脉贴敷术、颅骨钻孔术等，疗效尚待评估。

502

脑面血管瘤病的病理、临床表现和治疗有哪些？

脑面血管瘤病也称斯特奇-韦伯综合征（Sturge-Weber syndrome）、神经皮肤血管瘤病，可见血管痣、对侧轻偏瘫、偏身萎缩、青光眼、癫痫发作和智能减退，多为散发病例，部分为常染色体显性和隐性遗传。

（1）病理检查：可见软脑膜血管瘤和毛细血管畸形填充于蛛网膜下腔，常见于面部血管痣的同侧枕叶，也见于颞、顶叶或整个大脑半球，血管瘤下的脑皮质萎缩和钙化也是本病的特征。

（2）临床表现

1）皮肤改变：出生即可见一侧面部三叉神经分布区红葡萄酒色扁平血管痣，边缘清，略高出皮肤，压之不褪色，沿三叉神经第1支不规则分布，也可波及第2、3支，可蔓延至颈部、躯干和对侧面部，仅三叉神经第2或3支受累者很少出现神经症状。

2）神经系统症状：常见癫痫发作，可伴Todd麻痹，约1岁时发生，为抗癫痫药难治性，可发生癫痫持续状态，随年龄增长常见智能发育不全、对侧轻偏瘫和偏身萎缩。

3）眼及其他症状：30%的患者伴青光眼、突眼，突眼是产前眼内压过高引起，虹膜缺损、晶状体浑浊、肥胖、生殖器官发育不良、隐睾和脊柱裂等先天异常。枕叶受损出现对侧同向性偏盲，可发生SAH。

4）EEG显示受累半球波幅低，α波减少，可与颅内钙化程度一致，可见痫性波。脑CT可见钙化和单侧脑萎缩，MRI显示软脑膜血管瘤，DSA可见受累半球表面毛细血管增生、静脉显著减少和上矢状窦发育不良等。

（3）治疗：癫痫可使用抗痫药控制，部分难治性癫痫可行脑叶或半球切除术，偏瘫宜康复治疗。面部血管瘤可做整容术或激光治疗，青光眼和突眼可手术治疗。

颅内静脉窦血栓形成的病因和临床表现有哪些？

（1）病因：感染是硬脑膜静脉窦血栓形成最常见的原因，如面部和鼻窦感染累及海绵窦，耳和乳突感染累及横窦，脑膜炎、脑脓肿经皮质静脉累及上矢状窦。产褥期或产后期静脉闭塞较常见，可能因女性激素变化引起高同型半胱氨酸血症和血液高凝状态，口服避孕药也可引起。颅内肿瘤侵犯硬脑膜可引起邻近的硬脑膜窦闭塞和血栓形成，血液系统疾病如血小板增多症、真性红细胞增多症等也可引起，某些遗传性凝血功能异常如抗凝血酶缺乏、蛋白C和蛋白S缺乏、凝血酶原突变，获得性因素如肾病综合征、抗心磷脂抗体综合征、严重脱水和系统性红斑狼疮等也可引起。

（2）临床表现：不同的颅内静脉窦血栓形成临床表现不同，多为亚急性或慢性起病，常见头痛、癫痫发作。

1）横窦血栓形成：常继发于中耳炎或乳窦炎，急性或慢性感染期均可发生，多见于婴幼儿和儿童。常见于溶血性链球菌性败血症，少数患儿有皮肤、黏膜瘀点或肺、关节感染性栓塞。典型表现为发热、头痛、呕吐，患婴ICP增高可见骨缝裂开或囟门突出，约半数患儿可见视乳头水肿，ICP增高引起复视，病情严重出现抽搐、昏睡或昏迷。

2）海绵窦血栓形成：多见于眼眶、鼻窦、面上部化脓性感染，单侧窦内感染可经环窦迅速扩散至对侧或其他硬脑膜窦，肿瘤、外伤或AVM引起海绵窦血栓少见。急性起病，发热，眶内压力增高可引起眼球或眼眶疼痛，眶部水肿导致眼球突出和结膜水肿，动眼神经受累出现复视，眼静脉回流受阻可见视乳头水肿和多发出血灶，角膜浑浊或溃疡，瞳孔可大或小，光反射消失，视力正常或中度受损。

3）上矢状窦血栓形成：常见于脑外伤或肿瘤如脑膜瘤，产后期、口服避孕药、溶血性贫血、镰状细胞性贫血、血小板减少症、溃疡性结肠炎、糖尿病和白塞病，少数继发于横窦、海绵窦炎症扩散或骨髓炎，硬膜外、硬膜下感染。常见全身虚弱、发热、头痛、视乳头水肿、前额和头皮前部水肿、前或后顶部静脉扩张，非化脓感染性血栓形成可无局灶症状，仅表现为ICP增高，但血栓扩散至大的脑静脉发生脑内出血可突发局灶性神经体征，婴幼儿可见严重脱水、营养不良或恶病质，如出现ICP增高和局灶性神经功能缺失应排除上矢状窦血栓形成。

4）下矢状窦、直窦、Galen静脉血栓形成很少单独发生，常继发于化脓性或非化脓性横窦、上矢状窦或海绵窦血栓形成，临床常被其他重要静脉窦血栓形成症状掩盖，Galen静脉血栓形成可引起半球、基底节或侧脑室出血。

504

颅内静脉窦血栓形成的诊断性检查和治疗有哪些？

（1）诊断性检查

1）腰椎穿刺CSF检查可发现压力增高，蛋白增高，MNC数轻度增多，少数合并出血可见红细胞或黄变，化脓性感染可见中性粒细胞增多，CSF涂片或培养可检出病原菌。

2）脑CT筛查可发现静脉窦或深静脉圆形或三角形高密度（三角征），提示静脉内血栓，增强更易发现异常空三角征或Delta征，但少见，CT可发现脑水肿、脑积水、继发脑梗死和出血。脑MRI易发现肿瘤或静脉窦血栓形成血流异常证据；磁共振静脉成像（MRV）可见静脉窦和大脑、小脑静脉闭塞，目前无创性MRV已取代DSA检查，DSA曾是诊断"金标准"，现仅用于无法确诊的病例。

（2）治疗：颅内静脉窦血栓形成的治疗根据病因、病情严重程度和血栓部位而异。应首先考虑治疗和控制中耳炎、乳突炎等原发性化脓性感染，如无抗凝禁忌证应给予抗凝治疗，皮下注射低分子量肝素或静脉注射肝素，静脉窦血栓形成伴颅内出血不是肝素治疗禁忌证，皮下注射低分子量肝素有效和安全。溶栓治疗尚缺乏有力证据，重症和病情不断恶化和抗凝治疗无效患者可考虑重组组织型纤溶酶原激活剂（rt-PA）或尿激酶溶栓。对症治疗如镇痛、抗癫痫、处理ICP增高和控制精神症状等。

505

颈动脉海绵窦瘘的病因、临床表现和治疗有哪些？

颈动脉海绵窦瘘（carotid cavernous fistula，CCF）是ICA海绵窦段或分支破裂导致ICA

与海绵窦交通。

（1）病因：包括外伤性和自发性，前者占80%以上，多有头部外伤史，如颅骨骨折、眶部刺伤或弹片伤，少数为医源性损伤。自发性常见ICA海绵窦段和分支血管内膜先天性缺陷、动脉瘤、动脉炎和海绵窦AVM破裂等血管病变。按ICA海绵窦盗血量分为高流量和低流量，外伤性ICA几乎与海绵窦直接相通，形成高流量CCF，自发性多为低流量CCF。

（2）临床表现

1）外伤性CCF：约30岁发病，伤后2个月内，多在10天发病，也可更长时间，出现搏动性突眼，眼球前突，眼球跳动与脉搏一致，在突眼部、额颞部或乳突部可闻及颅内杂音，压迫患侧颈动脉杂音明显减轻或消失。海绵窦内动脉压增高使眶内、眦部、结膜和视网膜静脉怒张和水肿，可见第Ⅲ、Ⅳ、Ⅵ脑神经麻痹、复视和头痛，视乳头水肿导致视力障碍、结膜下出血或SAH。

2）自发性CCF：多在50岁后发病，病前多有海绵窦综合征或进行性视力障碍，多有ICA壁中层病变，如海绵窦段ICA瘤等，症状一般较轻。CCF确诊主要依靠DSA。

（3）治疗：外伤性CCF需手术治疗，首选安全高效的闭合或堵塞瘘口方法，如脱落球囊导管堵塞、带线ICA栓塞术（放风筝疗法）、经海绵窦ICA修补术、海绵窦堵塞术或电凝固术，力求一次手术成功。25%～30%的自发性CCF可自行血栓形成治愈，患者病情稳定可先行内科治疗，如有进行性视力障碍可手术治疗，手术可根据DSA所见选择颈外动脉结扎术、ICA人工栓塞术、球囊导管或可脱落球囊导管堵塞等。

506

不同年龄组脑卒中的临床特征有哪些？

（1）儿童脑卒中：发病率低，主要病因为脑动脉炎、AVM、动脉瘤、脑外伤、先天性心脏病和血液病等；缺血性卒中较多，症状较重，癫痫和智能障碍后遗症较多，多源于脑动脉炎，出血性卒中常见SAH，儿童多为AVM，婴儿动脉瘤居多。常见癫痫发作，可为首发症状，伴轻偏瘫或左右交替性偏瘫，失语较少。

（2）中青年脑卒中：发病随年龄增长，多因高血压、糖尿病、高脂血症、脑动脉炎，男性吸烟、酗酒，女性口服避孕药等。卒中以SAH多见（约40%），平均发病年龄为34岁，血栓性卒中约20%，平均发病40岁，脑栓塞占10%，平均发病36岁，脑出血约6%，平均年龄45岁，多为脑叶出血。症状和体征多为轻偏瘫（63%），以及头痛、颈项强直和Kernig征、失语症、意识障碍、抽搐、精神障碍、视乳头水肿等。

（3）老年人和老年前期脑卒中：发病率随年龄增长，年龄、高血压和糖尿病是老年脑梗死主要危险因素，糖尿病易患脑梗死，高血压易患脑出血，淀粉样脑血管病是老年期卒中，特别是脑叶出血的重要病因，常合并冠心病、心肌梗死、心房颤动等。脑出血常见壳核、丘脑出血；常见多发性腔隙性梗死、皮质下动脉硬化性脑病，伴精神和智力障碍，脑梗死易复发，常合并肺炎、多脏器功能衰竭，死亡率较高。脑CT或MRI检查常见不同程度脑萎缩，局限性脑萎缩多见。

507

脑卒中合并脑心综合征的临床表现有哪些？

脑心综合征（cerebrocardiac syndrome）是指由于急性脑卒中、颅脑外伤或脑病等累及丘脑下部、脑干和自主神经系统，导致心血管功能障碍，发生类似急性心肌梗死、心肌缺血、心律失常和心力衰竭症状，异常ECG可随脑病好转而恢复。

（1）脑卒中后12小时至2天内出现明显ECG异常，波形异常持续1～2周或长达4周。早期见明显U波，与低血钾无关，Q-T延长常合并明显U波、高大直立T波、双向T波或T波倒置，P波高而尖，随T波增高，ST段降低或抬高。

（2）卒中后出现心律失常，如窦性心动过速、窦性心动过缓、窦性心律失常、各类型传导阻滞、心房颤动、室性期前收缩、阵发性室性心动过速、室性心房扑动和心室颤动等，心律失常多在2～7天内消失。

（3）有些患者脑血管疾病常与冠心病并存，有时一种疾病掩盖了另一种疾病，应及时发现、妥善处理和预防心脏损害。

508

卒中单元的组成和临床优势有哪些？

卒中单元（stroke unit）是一种多学科合作的组织化病房管理系统，旨在改善住院的脑卒中患者管理，是针对卒中患者的科学管理系统，充分体现以人为本的医疗服务理念、多学科密切配合的综合性治疗。

（1）组成：卒中单元的核心工作人员包括临床医生、专业护士、物理治疗师、职业治疗师、语言训练师和社会工作者等。为脑卒中患者提供药物治疗、肢体康复、语言训练、心理康复和健康教育。

（2）临床治疗优势：由于脑血管疾病临床表现多样，并发症多，涉及的临床问题复杂，因此，卒中单元是脑卒中临床治疗的最佳途径，多学科密切合作和治疗标准化是提高疗效的主要原因。在有条件的医院，急性脑血管疾病患者应收入卒中单元治疗。卒中单元集卒中急救、急性期治疗、功能康复、健康教育、跟踪随访服务于一体，实现服务措施流程化，减少患者住院天数，降低致残率、病死率，减轻家庭和社会负担，使得对脑卒中患者药物治疗更规范、管理更科学、疗效更好和恢复更快。

（王丽华）

第十五章

中枢神经系统感染性疾病
Infectious Diseases of the Central
Nervous System

脑炎的主要临床表现有哪些？

脑炎（encephalitis）是脑实质弥漫性或多灶性炎症性疾病的统称，包括感染性和自身免疫性两类病因。感染性脑炎是病原体侵袭脑实质导致的炎症性病变，以病毒性脑炎最常见，也可由细菌、真菌、螺旋体、立克次体、寄生虫等感染引起。自身免疫性脑炎（AE）是由自身免疫机制介导的，一般由抗神经元抗体引起，如抗天冬氨酸受体（NMDAR）脑炎。急性播散性脑脊髓炎（ADEM）通常被归类为CNS炎性脱髓鞘疾病，但因其同时有明显的灰质受累，也属于广义的AE范畴。

（1）脑炎多为急性或亚急性起病，患者表现为发热、头痛、精神行为异常、意识障碍、认知障碍、癫痫发作、近事记忆下降、言语障碍或缄默，以及运动障碍或不自主运动，自主神经障碍等，合并脑膜炎可见明显头痛和脑膜刺激征，临床症状是评价脑炎严重性的重要指标。

（2）不同病因的脑炎表现不同，如边缘性脑炎表现精神行为异常、癫痫发作和近事记忆下降三主征。抗N-甲基-D-天冬氨酸受体（NMDAR）脑炎为弥漫性脑炎，多以精神行为异常或癫痫发作为首发症状，不自主运动较常见且可非常剧烈，包括口面部不自主运动、肢体震颤和舞蹈样动作，甚至角弓反张，儿童抗NMDAR脑炎常以不自主运动为首发症状；抗LGI1抗体相关脑炎患者也可见震颤。AE可以首发症状为唯一临床表现持续数周至数月，后来逐渐出现其他症状，言语障碍较常见，但可被意识障碍掩盖；自主神经障碍可见窦性心动过速、泌涎增多、心动过缓、低血压、中枢性发热或体温过低等，中枢性低通气是严重的神经功能障碍，NMDAR脑炎较常见。

（3）脑炎可伴其他神经精神综合征，包括局灶性症状体征，NMDAR脑炎累及中脑可出现复视，累及桥臂或小脑可引起共济失调，累及旁中央小叶可引起对称性轻截瘫等。NMDAR脑炎、LGI1抗体相关脑炎常见各种睡眠障碍，如失眠、快速动眼睡眠行为异常（RBD）、日间过度睡眠、嗜睡或睡眠觉醒周期紊乱。有些脑炎可伴周围神经和神经肌肉接头损害，如抗CASPR2抗体相关的莫旺综合征（Morvan syndrome）可见神经性肌强直、周围神经兴奋性增高和肌束震颤，抗GABAbR抗体相关脑炎可出现肌无力综合征，抗DPPX抗体相关脑炎可伴发严重腹泻等。

510

脑炎的临床诊断程序和要点有哪些？

脑炎患者通常病情危重，临床诊断具有紧迫性，临床诊断程序和要点如下。

（1）详细询问病史：包括流行病学和疾病危险因素，如发病季节，患者的职业、旅居史、蚊虫叮咬史、犬咬史、疫苗接种史和外伤史，肿瘤史可提示副肿瘤性边缘性脑炎。现病史主要询问脑炎的核心症状和伴随症状，发病经过和病程特点，病毒性脑炎多为急性起病，AE可亚急性起病或起病较隐袭，抗NMDAR脑炎病程达峰可能数周以上。

（2）神经系统症状和体征：脑炎主要症状如头痛、精神行为异常、癫痫发作、近事遗忘、意识障碍等。特殊癫痫发作可提示特殊的脑炎，如面臂肌张力障碍性发作（faciobrachial dystonic seizures，FBDS）是抗LGI1脑炎的特异表现，常见于脑炎发病前，为药物难治性；节律性肌阵挛伴无动性缄默可能提示CJD。

1）伴随症状：如锥体外系表现可见于NMDAR脑炎、日本脑炎等，小脑受损表现可见于肠病毒、EB病毒和副肿瘤综合征，下运动神经元瘫见于脊髓灰质炎、EV71肠病毒、蜱传性脑炎和西尼罗病毒脑炎等，中枢性低通气和心率异常等自主神经障碍常见于NMDAR脑炎、EV71脑干脑炎。脑膜刺激征通常不明显，明显的颈项强直、Kernig征提示合并脑膜炎。

2）系统性症状：应注意皮肤、黏膜病变，如口唇疱疹、带状疱疹等；肠病毒属感染可见手足口病、出血性结膜炎，口腔或生殖器溃疡有助于与神经白塞病鉴别；HIV、EBV和MCV等可引起明显的淋巴结肿大。

（3）EEG检查：脑炎患者多有EEG异常，常见非特异性慢波或癫痫样异常放电，对意识模糊和精神行为异常患者，癫痫样放电可帮助确定非惊厥性癫痫发作。某些EEG改变，如极端δ刷（extreme delta brush）在弥漫性高波幅δ慢波活动基础上叠加节律性β活动，可为抗NMDAR脑炎特异性EEG改变，成年患者长程EEG监测出现率达30%；与肌阵挛和无动性缄默相关的周期性高幅棘-慢综合波（periodic sharp wave complexes，PSWC）是CJD特征性EEG改变。

（4）脑MRI检查：某些脑炎可能有特征性征象，如单纯疱疹病毒性脑炎（HSE）常见双侧颞叶出血坏死病变；自身免疫性边缘性脑炎可见内侧颞叶包括海马非坏死性可逆性病变，无强化效应；抗LGI1脑炎常见海马异常信号，但抗NMDAR脑炎不多见。流行性乙型脑炎、西尼罗病毒脑炎常见双侧基底节、丘脑和中脑病灶，但神经白塞病也常见丘脑和中脑病变，神经梅毒可见双颞叶病变，需注意鉴别。

（5）CSF检查：脑炎患者CSF-MNC轻至中度升高或正常，少数可＞100×10⁶/L，伴有中性粒细胞，多见于脑组织炎性坏死严重的HSE和流行性乙型脑炎，自身免疫性脑炎CSF炎性改变较轻，可见CSF寡克隆带，CJD病理为脑海绵状变性，CSF无炎性反应；CSF细胞学可准确显示CSF炎性细胞反应类型。

检测CSF和血清抗体，如抗MNDAR抗体、抗LGI1抗体等神经元表面抗体是致病抗体也是诊断标志物，抗MNDAR抗体主要在鞘内合成，检测CSF抗体（＋）是主要依据。CSF和血清IgM型抗病毒抗体有确诊意义，IgG型抗体需动态观察，升高4倍以上可能有诊断意义。聚合酶链反应（PCR）和宏基因组二代测序检测CSF中病原体DNA和RNA。此外，还应检查血常规、生化和红细胞沉降率，甲状腺功能检测，胸部CT和女性患者盆腔CT或超声等。

自身免疫性脑炎的主要类型和相关抗体有哪些？

自身免疫性脑炎（autoimmune encephalitis，AE）是一组由抗神经元自身抗体导致的脑炎。达尔莫（Dalmau，2007）发现抗N-甲基-D-天冬氨酸受体（NMDAR）抗体，抗体相关性AE与副肿瘤性边缘性脑炎不同，AE的靶抗原是神经元表面受体或突触蛋白，体液免疫反应引起相对可逆性神经元功能障碍，对免疫治疗反应良好。副肿瘤性边缘性脑炎的靶抗原是神经元细胞抗原，如最常见的抗Hu抗体，这类自身抗体参与细胞免疫反应，常引起不可逆神经元损伤，免疫治疗反应较差。

（1）主要类型：目前发现20多种抗神经元表面受体和突触蛋白抗体，每种抗体都对应于特定的AE脑炎综合征。根据临床综合征及相关的自身抗体，AE可分为三类，即抗NMDAR脑炎、边缘性脑炎和其他AE综合征。

1）抗NMDAR脑炎：是AE最主要的类型，特征性临床表现符合弥漫性脑炎，与边缘性脑炎不同。

2）边缘性脑炎：抗LGI1抗体相关脑炎、抗GABAbR抗体相关脑炎、抗GAD抗体相关脑炎和抗AMPAR抗体相关脑炎等临床和MRI表现符合边缘性脑炎。

3）其他AE综合征：包括莫旺综合征（Morvan syndrome）、抗GABAaR抗体相关脑炎、伴强直与肌阵挛的进行性脑脊髓炎（progressive encephalomyelitis with rigidity and myoclonus，PERM）、抗DPPX抗体相关脑炎、基底节脑炎、欧菲莉亚综合征（Ophelia syndrome）和抗IgLON5抗体相关脑病等，可同时累及CNS与周围神经系统，或表现与边缘性脑炎不同的特征性临床-神经影像综合征。

（2）AE相关抗体及其临床表现和相关肿瘤：见表15-1。

表15-1　自身免疫性脑炎相关抗体及其临床表现和相关肿瘤

自身抗体	临床表现	相关肿瘤
抗NMDAR	边缘性脑炎	女性病例可伴畸胎瘤
抗LGI1	边缘性脑炎、面臂肌张力障碍性发作	罕见
抗GABA R	边缘性脑炎伴严重癫痫	1/3～1/2合并小细胞肺癌（SCLC）
抗AMPAR	边缘性脑炎	肺癌、乳腺癌、胸腺癌
抗GAD	边缘性脑炎、僵人综合征、小脑共济失调	少数SCLC
抗Hu	感觉神经元病、边缘性脑炎、亚急性小脑变性	SCLC等
抗Yo	亚急性小脑变性	卵巢癌、乳腺癌
抗Ma2	边缘性脑炎、脑干脑炎	精原细胞瘤、肺癌
抗CV2	感觉神经元病、亚急性小脑变性、边缘性脑炎	SCLC、胸腺瘤

512

抗NMDA受体脑炎的临床表现和诊断标准有哪些？

抗NMDA受体脑炎是由抗NMDAR介导的自身免疫性脑炎，是AE最常见的类型，临床表现呈弥漫性病变。

（1）临床表现：儿童和青年多见，女性较多，可有上呼吸道前驱感染，发热、头痛较常见，HSE 1型可为抗NMDAR脑炎的前驱感染，急性起病，多在2周至数周内达高峰。主要表现八个主要症状：精神行为异常、癫痫发作、近事记忆下降、言语障碍或缄默、运动障碍或不自主运动、意识水平下降或昏迷、自主神经障碍和中枢性低通气等，出现的主要症状数目是评价临床严重性的指标，也可见复视、共济失调等。

1）CSF检查通常压力正常，约5%的患者压力增高，CSF-MNC数轻度增高或正常，少数＞100×10⁶/L，CSF细胞学迈格姬（MGG）染色呈淋巴细胞性炎症，可见浆细胞；蛋白轻度升高，寡克隆带可为（＋），CSF抗NMDAR抗体（＋）。EEG常见弥漫性或多灶性慢波，偶见癫痫波，极端δ刷是特异性异常，长程EEG监测中出现率较高。部分女性患者卵巢超声和盆腔CT可发现卵巢畸胎瘤，男性合并肿瘤罕见。

2）脑MRI检查：1/2～2/3的患者无明显异常，或仅有FLAIR像散在的皮质、皮质下点片状高信号，部分患者有海马、杏仁体和扣带回等边缘叶病灶，也可累及外侧颞叶、基底节和脑干，超出边缘系统范围，部分患者有软脑膜弥漫性强化。

（2）诊断标准：根据Graus与Dalmau标准（2016）和《中国自身免疫性脑炎诊治专家共识》推荐，确诊的抗NMDAR脑炎需符合以下A、B、C三个条件。

A．六项主要症状中的一项或多项：①精神行为异常或者认知障碍；②言语障碍；③癫痫发作；④运动障碍/不自主运动；⑤意识水平下降；⑥自主神经功能障碍或中枢性低通气。

B．抗NMDAR抗体（＋），建议以CSF CBA法抗体＋为准。若仅有血清标本可供检测，除了CBA结果（＋），还需采用TBA与培养神经元进行ⅡF予以最终确认，且低效价血清阳性（1∶10）不具有确诊意义。

C．合理排除其他病因。

抗NMDA受体脑炎的治疗有哪些？

抗NMDAR脑炎患者一经发现卵巢畸胎瘤应尽快手术切除，并迅速开始一线免疫治疗。

（1）一线治疗：使用糖皮质激素，如甲泼尼龙1000mg/d，静脉滴注3天，然后500mg/d，使用3天，再减量为40～80mg/d，使用2周；或改为醋酸泼尼松1mg/（kg·d）口服，使用2周，之后每2周减5mg，口服激素总疗程约为6个月，轻症患者也可直接口服。激素减停过程中需评估脑炎活动性，以防病情波动和复发。

静脉免疫球蛋白（IVIg），剂量0.4g/（kg·d），静脉滴注，连续使用5天，重症患者常与激素合用，在2～4周内可重复使用。血浆交换可在激素或IVIg疗效不明显时使用，但使用IVIg后短期内不宜血浆交换，对CSF抗体（＋）而血清抗神经元抗体阴性患者疗效难以确定。

（2）二线治疗：利妥昔单抗（Rituximab）可在一线治疗无明显效果2周后使用，常规剂量按375mg/m²体表面积计算，静脉滴注，每周1次，根据外周血CD20阳性B细胞水平，用药3～4次。也可用减量方案，总剂量600mg，第1天100mg静脉滴注，第2天500mg静脉滴注；或用总剂量400mg，每周100mg，连用4次，用药期间需监测外周血CD19＋淋巴细胞。

环磷酰胺按750mg/m²体表面积，溶于100ml生理盐水，静脉滴注，1小时以上滴完，每4周使用1次，症状缓解后停用。难治性重症AE患者用二线治疗1～2个月后病情无明显好转，可考虑托珠单抗（Tocilizumab）静脉滴注，是一种重组人源化抗人IL-6受体单克隆抗体。

（3）长程免疫治疗：主要用于复发病例、一线治疗疗效不佳和不伴肿瘤的重症抗NMDAR脑炎患者。吗替麦考酚酯1000～2000mg/d，分2～3次口服，至少1年。硫唑嘌呤100mg/d口服，至少1年。难治性病例可试用甲氨蝶呤和地塞米松鞘内注射。重症患者合并中枢性低通气应及时行气管插管和呼吸机辅助通气。

本病总体预后较好，约80%的抗NMDAR抗体脑炎患者功能恢复良好。

514

抗富亮氨酸胶质瘤失活1蛋白抗体相关脑炎临床表现和治疗有哪些？

抗富亮氨酸胶质瘤失活1蛋白（Leucine-rich glioma inactivated-1，LGI1）抗体相关脑炎是由抗LGI1抗体介导的自身免疫性边缘性脑炎的主要类型之一。由伊拉尼（Irani，2010）最早报道，病变以海马区为主，也可累及基底节区，合并肿瘤罕见，对免疫治疗反应良好。

（1）临床表现：本病多见于中老年人，男性多于女性，多为急性或亚急性起病，进行性加重，常见癫痫发作、近事记忆下降和精神行为异常。面臂肌张力障碍发作（faciobrachial dystonic seizure，FBDS）是该病特征性癫痫发作形式，表现为同侧手臂、面部或下肢频繁的肌张力障碍样发作，时间短暂，一般不超过3s，发作频繁可达每日数十次，可伴双侧阵发性肌张力障碍样发作、感觉异常先兆、意识改变等，部分患者合并语言障碍、睡眠障碍、小脑性共济失调和抗利尿激素分泌不当综合征（顽固性低钠血症）等。

1）CSF检查压力多为正常，MNC数量正常或轻度升高，或呈轻度淋巴细胞性炎症，CSF寡克隆带可为（＋）。EEG检查，在FBDS发作期EEG异常仅为21%～30%，FBDS发作间期可表现轻度弥漫性慢波或双侧额颞叶慢波，也可完全正常。血清和/或CSF抗LGI1抗体（＋）。

2）脑MRI检查多数患者可见单侧或双侧内侧颞叶（杏仁核和海马）异常信号，部分可见杏仁核肥大，FLAIR像更敏感，部分患者可见基底节区异常信号，PET见内侧颞叶和基底节区高代谢。

（2）治疗：抗LGI1抗体相关脑炎作为一种AE，可使用糖皮质激素治疗，如甲泼尼龙1000mg/d，静脉滴注3～5天，逐渐减量停药。可用静脉免疫球蛋白（IVIg）静脉滴注，连续5天，重症患者可与激素合用。血浆交换也有一定的疗效。患者常有癫痫发作，可用抗癫痫药如丙戊酸口服，精神症状明显可口服奥氮平。

515

抗GABAb型受体抗体相关脑炎临床表现有哪些？

抗γ-氨基丁酸B型受体（γ-Aminobutyric acid B type receptor，GABAbR）抗体相关脑炎是抗GABAbR抗体介导的边缘性脑炎，由Lancaster等（2010）首次发现，部分患者合并小细胞肺癌（SCLC）。

（1）本病常见于中老年，男性多于女性，急性起病，进行性加重，多在数日至数周内达到高峰。主要症状是癫痫发作、精神行为异常和近事记忆下降，难治性癫痫发作是主要特点，多为全面强直-阵挛性发作，抗癫痫药通常无效，可迅速进展为癫痫持续状态。少数患者可合并语言障碍、睡眠障碍和小脑性共济失调等。

（2）CSF检查压力多为正常，少数患者升高，CSF-MNC数量正常或轻度升高，蛋白轻度升高，CSF寡克隆带可呈（＋），CSF细胞学可见淋巴细胞性炎症反应。EEG检查可见颞叶起源的痫性放电和弥漫或散在分布的慢波。脑MRI检查多数患者可见双侧或单侧内侧颞叶病灶，或未见异常。血清和/或CSF抗GABAbR抗体（＋）。

（3）约1/3的患者发现合并小细胞肺癌，患者常见抗Hu抗体（＋），胸部CT和PET常可发现肺恶性肿瘤，免疫治疗和抗肿瘤治疗（合并肿瘤病例）反应良好。

516

单纯疱疹病毒性脑炎病因和临床表现有哪些？

单纯疱疹病毒性脑炎（herpes simplex encephalitis，HSE）是由单纯疱疹病毒（herpes simplex virus，HSV）引起的急性CNS病毒感染性疾病，是临床最常见的散发性病毒性脑炎。

（1）病因：HSV是一种嗜神经DNA病毒，分为Ⅰ型和Ⅱ型。约90%的人类HSE是由HSV-Ⅰ型引起，常可见口唇疱疹，通常累及成人和大龄儿童；6%～15%由HSV-Ⅱ型引起，是新生儿疱疹脑炎的病因，HSVⅡ型主要通过性接触传播，新生儿可经胎盘或产道感染。HSE多累及颞叶，其次是额叶和边缘系统，导致脑组织出血性坏死。

（2）临床表现

1）HSE在任何年龄均可发病，约2/3的患者在40岁后发病，无季节性。原发感染潜伏期为2～21天，平均6天，前驱期可有发热、周身不适、头痛、肌痛、嗜睡、腹痛和腹泻。急性起病，部分患者有口唇疱疹史，高热达38.4～40.0℃。病程数日至1～2个月，常见头痛、呕吐、轻度意识模糊、记忆丧失、嗅觉缺失、轻偏瘫、失语、偏盲、共济失调、颈项强直、震颤、舞蹈样动作和肌阵挛等症状。

2）约1/3的患者出现全面性或部分性癫痫发作，也可为首发症状，常为单纯部分性发作继发全面性发作，复杂部分性发作常提示颞叶受损。部分患者精神症状突出或为首发或唯一症状，如注意力涣散、反应迟钝、言语减少、淡漠、呆坐或木僵，或有动作增多和不自主运动；常见精神行为异常和认知障碍、近事遗忘、语言障碍或缄默无语。病情可在数日内快速进展，出现意识混乱或谵妄，随病情加重出现嗜睡、昏睡、昏迷或去皮质状态。

3）CSF检查：HSV-Ⅰ型脑炎常见ICP增高，CSF-MNC数量增多［（50～100）×10⁶/L］，可高达1000×10⁶/L，病初中性粒细胞可呈一过性增多，蛋白正常或增高（800～2000mg/L），糖及氯化物正常。重症病例可见CSF黄变和红细胞，糖含量减少。CSF病原学检查用ELISA

和Western印迹法检测HSV-IgM、IgG特异性抗体（＋），病程中有两次以上抗体效价呈4倍以上增高可确诊。CSF HSV-DNA检测是主要的确诊实验，CSF PCR或宏基因组二代测序检出HSV-DNA可以确诊。

4）EEG常见一侧或双侧颞叶、额区周期性弥漫性高波幅慢波，可出现颞区尖波和棘波。脑CT可见一侧或两侧颞叶、海马等边缘系统局灶性低密度灶，可有增强效应，低密度病灶中散布点片状高密度提示颞叶出血性坏死，支持HSE诊断。MRI可见T1WI低信号、T2WI高信号病灶，检查也可正常。

517

单纯疱疹病毒性脑炎诊断和鉴别诊断有哪些？

单纯疱疹病毒性脑炎（HSE）是HSV侵犯脑实质引起的急性出血性坏死性脑炎，未经治疗的HSE病死率高达70%。

（1）诊断

1）主要根据患者的症状和体征，如发热、精神行为异常、癫痫发作、意识障碍和早期出现局灶性神经系统体征。

2）检查CSF-MNC数量增多，可有红细胞，糖和氯化物正常。EEG显示颞区、额区为主的弥漫性异常。脑CT和MRI可见一侧或两侧颞叶局灶性出血坏死病灶。

3）急性期和恢复期检测CSF HSV-IgM、HSV-IgG特异性抗体（＋），PCR病原学诊断，疱疹病毒属核酸检测较成熟，相对容易获得。CSF液相芯片技术和二代测序技术可实现多种病毒或全病毒谱检测。

4）应用特异性抗病毒药物，如阿昔洛韦治疗有效。

（2）鉴别诊断

1）脑脓肿：HSE疾病早期与脑脓肿的临床表现往往难以区别，由于HSE治疗有效和相对安全，宜先按HSE试验治疗，并进一步确诊。

2）带状疱疹病毒性脑炎：带状疱疹病毒（VZV）极少侵犯CNS，脑炎多为感染后的变态反应，表现为意识模糊和局灶性脑损害症状。根据带状疱疹病史、症状较轻、脑CT无出血坏死性病变、血清和CSF检出VZV抗体（＋），预后较好可确诊。

3）肠病毒性脑炎：肠病毒主要引起脑膜炎，夏秋季节多见，可流行或散发，很少引起脑炎，可表现为发热、意识障碍、癫痫发作、瘫痪等。根据病初胃肠症状、脑炎症状，以及PCR检出CSF肠病毒DNA即可诊断。

4）巨细胞病毒性脑炎：是巨细胞病毒（CMV）引起，常见于艾滋病或长期使用免疫抑制剂患者，亚急性或慢性病程，表现为意识模糊、遗忘、情感障碍和头痛，脑MRI显示弥漫性或局灶性白质病变，体液中查到典型的巨细胞，PCR检出CSF中CMV-DNA。

5）急性播散性脑脊髓炎（ADEM）：是特发性CNS脱髓鞘疾病，在感染或疫苗接种后急性发病，儿童多见，出现意识障碍和精神症状，病变累及脑实质、脑膜、脑干、小脑和脊髓等，典型为单相病程，预后良好。

518

单纯疱疹病毒性脑炎治疗有哪些？

（1）抗病毒药物：如阿昔洛韦（Acyclovir）是鸟嘌呤衍生物，可抑制病毒DNA合成，抗HSV作用较强，是HSE首选抗病毒药。15～30mg/(kg·d)，分3次静脉滴注，或500mg静脉滴注，每8小时1次，连用14～21天。早期治疗可改善预后，临床疑诊HSE但不能检查CSF病原学可用经验治疗。偶见胃肠反应、头痛、皮疹、震颤、癫痫发作和谵妄，血尿、血清转氨酶暂时升高，以及一过性肾功能异常等不良反应。更昔洛韦（Ganciclovir）5～10mg/(kg·d)，静脉滴注，每12小时1次，疗程14～21天。不良反应可有肝肾功能损害，骨髓抑制如中性粒细胞、血小板减少，为剂量相关性，停药后可恢复。

（2）对症治疗：高热、抽搐、精神错乱和躁动不安患者可分别给予降温、控制痫性发作、镇静或安定剂等。ICP增高使用脱水药，严重脑水肿可短程用糖皮质激素如地塞米松10～20mg/d，静脉滴注，病情危重出现谵妄或昏迷患者、CT显示出血性坏死病灶、CSF-MNC数量明显增多或有红细胞可酌情使用1～2周。全身支持疗法如静脉补充高营养，维持水与电解质平衡；加强护理，保持呼吸道通畅，预防压疮、呼吸道感染和应激性溃疡；恢复期进行康复治疗。

519

带状疱疹病毒脑炎临床表现和治疗有哪些？

带状疱疹病毒脑炎（herpes zoster encephalitis）是水痘-带状疱疹病毒（varicella-zoster virus，VZV）感染所致。带状疱疹病毒感染临床常见，主要侵犯和潜伏在脊神经后根脊神经节神经元或脑神经感觉神经节神经元内。

（1）临床表现

1）本病潜伏期为1～3周，通常为2周，发疹前常有发热、不适和厌食，3～4天后出现面部、躯干或四肢水疱样皮疹伴剧烈根痛，沿一条或数条神经根成簇状分布，根痛可出现于疱疹前。疱疹经7～10天消退留有瘢痕，偶遗留节段性感觉障碍。

2）约6%的病例合并脑炎，脑症状常见于皮疹后3～5周，如头痛、呕吐、发热、烦躁、谵妄、定向力障碍、精神错乱和嗜睡，可见轻度脑膜刺激征，发病后数日出现轻偏瘫，脑干受累出现脑神经麻痹、共济失调和病理征，脑炎症状较轻，预后较好，常可完全治愈。

3）严重并发症如眼部疱疹占10%～15%，累及三叉神经眼支，角膜和球结膜疱疹引起角膜感觉缺失、瘢痕形成和失明。动眼神经受累出现一过性或持久性眼外肌麻痹、上睑下垂和瞳孔散大。VZV侵犯膝状神经节引起鼓膜和外耳道疱疹（Hunt综合征），引起同侧面瘫伴舌前2/3味觉丧失；颈神经节受累可见颈部疱疹，累及螺旋神经节、前庭神经节出现耳鸣、听觉丧失、眩晕和呕吐；也可导致局限性脊髓炎、脑血管炎和吉兰-巴雷综合征等并发症。

4）腰椎穿刺CSF压力正常，CSF无色透明，MNC数量增高10个至数百个，通常＜250×10^6/L，蛋白轻至中度增高，糖和氯化物正常。皮肤损害细胞可检出核内包涵体，部分患者CSF检出VZV抗体，二代测序和PCR可检出CSF中病毒DNA。

（2）治疗：带状疱疹病毒性脑炎治疗可参考单纯疱疹病毒性脑炎，需用阿昔洛韦静脉滴注。

520 巨细胞病毒性脑炎临床表现、鉴别诊断和治疗有哪些？

巨细胞病毒性脑炎（cytomegalovirus encephalitis）是由巨细胞病毒（CMV）感染所致。CMV属于人类疱疹病毒属，正常成人大多感染过CMV，但正常人极少发病，围产期胎儿和婴儿是易感人群，约1%的成活婴儿感染CMV，CMV先天性感染是先天性神经系统缺陷的常见病因，偶发脑炎多见于器官移植、细胞免疫缺陷如艾滋病患者，约10%的严重播散性感染称为巨细胞病毒感染疾病（CID）。

（1）临床表现

1）患者常见发热，呼吸道症状和肝脾肿大、贫血和血小板减少，神经系统症状可见嗜睡、昏迷、抽搐、运动障碍和瘫痪。胎儿和新生儿感染急性期过后出现精神迟钝、智能障碍、发育迟滞、小头畸形、耳聋和抽搐。任何小头畸形婴幼儿，特别是伴眼脉络膜炎、网膜钙化、白内障和视神经萎缩应怀疑本病。CMV感染偶见于儿童，成人极少发病，脑炎表现弥漫性脑功能损害，发现脉络膜视网膜炎有诊断意义，CMV易侵犯脑室管膜细胞，脑室管膜炎是本病特征性改变。

2）CSF检查MNC数量增多。尿中可见巨细胞，浓缩的尿沉渣和唾液细胞内可查到包涵体。脑CT可见脑室周围低密度病灶，脑室周围和脑内钙化，以及脑积水。MRI显示脑室旁白质斑片状分布的T1WI低信号，T2WI高信号病灶，常可累及海马、基底节和脑干。

（2）鉴别诊断：CMV所致的先无性感染与因弓形虫、风疹、单纯疱疹病毒和梅毒等引起的先天性感染难以区分，血清特异性抗原和IgM型抗体及病毒DNA检测有助于诊断。CMV脑炎易与AIDS痴呆混淆，但CMV脑炎较AIDS痴呆起病急，意识障碍出现早，存活时间短，AIDS痴呆表现认知障碍和精神障碍为主。

（3）治疗：通常应用更昔洛韦（Ganciclovir）5～10mg/（kg·d），静脉滴注，每12小时1次，每疗程为14～21天。膦甲酸（Foscarnet）作用于病毒DNA多聚酶，60mg/kg，静脉滴注，每8小时1次，使用2～3周，继以维持量90mg/（kg·d）。常见肾毒性不良反应、电解质紊乱、抽搐和恶心。更昔洛韦合用膦甲酸疗效更好，但不良反应较大，不易耐受。

521

腮腺炎病毒性脑炎的临床表现、鉴别诊断和治疗有哪些？

腮腺炎病毒性脑炎（mumps virus encephalitis）是由腮腺炎病毒RNA副黏病毒感染所致。流行性腮腺炎实际上是全身性感染，病毒常累及腺体、器官和CNS。病理可见脑膜充血水肿、血管周围淋巴细胞浸润、脑软化和水肿，镜下可见白质脱髓鞘和小胶质细胞吞噬现象。

（1）临床表现：5～9岁患儿多见，男女发病比例为3:1，四季散在发病，冬春季多见。脑炎常见于流行性腮腺炎后3～10天，约28%的腮腺炎患儿可见神经系统症状，部分患儿在腮腺肿大前8天或晚至20天发生，出现发热、头痛、呕吐、颈项强直、嗜睡和谵妄，偶见面神经麻痹、视神经受累、眩晕、共济失调、单瘫、轻偏瘫和偏身感觉障碍，极少昏迷和癫痫发作。多数患儿约1周恢复或痊愈，持久性头痛是常见后遗症，少数可遗留脑积水、癫痫等。CSF压力增高，细胞数量增多，为（25～500）×10⁶/L；70%～90%的病例血清淀粉酶增高。

（2）鉴别诊断：腮腺炎也可由流感病毒A、副流感病毒、柯萨奇病毒、金黄色葡萄球菌等引起，干燥综合征、结节病、肿瘤、服用噻嗪类药或唾液腺导管阻塞等均可引起腮腺肿大，在病因上需与腮腺炎病毒感染鉴别。

（3）治疗：本病无特异性抗病毒药物，以支持和对症治疗为主，可使用抗病毒药利巴韦林，严重病例可考虑糖皮质激素治疗。

522

狂犬病毒性脑炎的临床表现和治疗有哪些？

狂犬病毒性脑炎（rabies viral encephalitis）是狂犬病的部分表现，狂犬病（rabies）是狂犬病病毒感染所致的急性传染病，也称恐水病（hydrophobia）。人被病兽咬伤后病毒经狂犬唾液自伤口进入人体，沿神经根进入CNS，患者出现恐水、怕风、咽痉挛和进行性瘫痪，病死率可达100%。

（1）临床表现：人被狂犬咬伤后经4～8周潜伏期发病，潜伏期最长可达数年，临床典型分为三期。

1）前驱期：患者发病多出现低热、头痛、倦怠、恶心、烦躁和恐惧不安，伤口周围麻木、痒痛和四肢蚁走感，持续2～4天。

2）兴奋期：患者表现为极度兴奋、暴躁、恐怖、恐水和怕风，伴发作性喉肌痉挛，风声、流水声常可诱发，出现呼吸困难，患者神志清楚，可见瞳孔散大、大汗、心率增快、血压增高和唾液分泌增加，持续1～2天。

3）瘫痪期：患者渐趋安静，痉挛发作逐渐停止，出现弛缓性瘫，呼吸、循环功能迅速衰竭，出现昏迷，持续6～18h死亡，整个病程通常不超过6天。有的患者以瘫痪发病，表现为安静型或哑狂犬病（dumb rabies），不出现恐水和兴奋，仅有高热、头痛、呕吐、咬伤处疼痛和肢体软瘫，外周血白细胞计数增高，CSF细胞数量增多，一般<200×10^6/L，表现为淋巴细胞性炎性反应。

（2）治疗：该病无特效疗法，临床救治关键是在出现CNS症状前实施预防性治疗，及时处理伤口，注射抗狂犬病血清。狂犬病患者应在安静的单人病房隔离，避免各种外界刺激，烦躁不安给予足量镇静药，早期可行气管切开术，保持呼吸道通畅，补液、营养支持和纠正电解质紊乱。

523

流行性乙型脑炎的分期和临床表现有哪些？

流行性乙型脑炎（epidemic encephalitis B）是乙脑病毒引起的CNS急性传染病。本病由蚊虫媒介传播，主要发生于夏秋季，流行于亚洲东部的热带、亚热带和温带国家。

（1）初热期：起病急骤，病初3天左右体温迅速达到38～39℃，伴头痛、恶心、呕吐和嗜睡，可出现颈项强直或抽搐发作，重症患者1～2天即出现高热和深昏迷。

（2）极期：发病后4～10天进入极期，高热稽留于40℃以上，意识障碍逐渐加深，由嗜睡到昏睡或昏迷，持续1周或长达1个月以上，出现不同程度的颈项强直、Kernig征（＋）；剧烈头痛、呕吐、血压增高和脉搏变慢等ICP增高症状，婴幼儿常见前囟隆起；部分患者可出现循环衰竭，血压下降、心肌损害和心功能不全。延髓受累出现球麻痹，累及前庭小脑系统可见眼震，锥体束和基底核受损出现肢体瘫、不自主运动，自主神经受损可见周身或偏侧多汗、皮肤过敏和尿便失禁等。乙脑急性期三主征为高热、抽搐和呼吸衰竭（延髓呼吸中枢受损），呼吸不规则、双吸气和叹息样呼吸，病程第5～6天常继发颞叶钩回疝或枕大孔疝，最终导致死亡。

（3）恢复期：患者体温逐渐下降，精神和神经症状好转，一般2周内完全恢复。重症患者通常在半年内恢复。

（4）后遗症期：5%～21%的重症患者发病半年至1年后仍遗留痴呆、失语、痉挛性瘫、扭转痉挛和精神失常，但仍有逐渐恢复的可能。

524

森林脑炎的临床表现和治疗有哪些？

森林脑炎（forest encephalitis）是蜱为媒介传播的自然疫源性疾病，又称蜱传脑炎，多见于林区。病原体是虫媒病毒B组蜱传脑炎病毒的一型，寄生在啮齿动物血液内，蜱叮咬吸吮啮齿动物血液时病毒进入蜱的胃壁而到达唾液腺，病毒是在啮齿动物与蜱之间循环传播，人被带病毒的蜱叮咬后可能发病。

（1）临床表现：本病多发生于5～7月春夏雨季，我国主要流行区为东北和西北原始森林，采伐工人或森林作业人员常被感染。急性发病，突发高热、头痛、呕吐、颈项强直和昏迷，颈肩和上臂近端弛缓性瘫痪是特征性表现。

1）临床分为三期：①潜伏期，9～14天，暴发病例短至4天，最长达30天；②前驱期，约20%的患者在发病前1～2天出现低热、头昏、乏力和全身不适等前驱症状；③急性期，2～3天内体温高达39～40℃，持续5～10天后下降，半数以上患者可有嗜睡、昏迷，常见头痛、恶心、呕吐、颈项强直和Kernig征等脑膜刺激征，部分患者出现震颤、不自主运动等锥体外系症状，少数有心音低钝、心率快等心肌炎表现，多在发病后2～5天出现颈、肩和上肢弛缓性瘫，垂头，2～3周可恢复。少数患者可有吞咽、发音困难、呼吸和循环衰竭等延髓症状，常遗留不同程度后遗症，病死率较高

2）检查外周血白细胞数量增高；CSF压力增高，细胞数为（50～500）×10⁶/L，淋巴细胞为主，蛋白正常或轻度增高，糖和氯化物正常。EEG多为弥漫性或散在的慢波。ELISA法检测患者急性期与恢复期双份血清，抗体效价增加4倍以上有诊断意义

（2）治疗：本病无特异性疗法，应及时隔离患者，加强护理，补充液体和营养，物理降温、控制癫痫发作、脱水降颅压和呼吸道管理，预防并发症，瘫痪等后遗症可针灸、体疗和理疗。发病3天内可使用恢复期患者含抗体血清治疗，20～40ml/d，肌内注射；或使用林区工作人员血清、新鲜全血和免疫马血清治疗，全血需用倍量，肌内注射，直至体温降至38.5℃以下，也可用免疫球蛋白静脉滴注。本病高发区可穿隔离衣预防蜱叮咬，预防接种是主要预防措施。

525

蜱传脑炎的分类和临床表现有哪些？

蜱传脑炎（tick-borne encephalitis，TBE）是以蜱作为传播媒介的脑炎。

（1）森林脑炎：在我国林区常见，蜱叮咬传播，临床分为潜伏期、前驱期和急性期。急性期突发高热、头痛、呕吐、颈项强直和昏迷，颈肩和上肢近端弛缓性瘫是特征性表现（详见第524题）。

（2）中欧脑炎（central European encephalitis）：是披膜病毒科黄病毒属蜱传脑炎病毒感染所致，由硬蜱属蓖麻豆蜱传播，流行于中欧、西欧和斯堪的那维亚半岛南部。临床典型为双相病程，潜伏期为7～14天，发病类似流感样症状，持续1周，症状缓解数日可骤发无菌性脑膜炎或脑膜脑炎，出现瘫痪、脊髓炎、脊神经根炎和延髓水肿，病情较轻，恢复期较长，重症可遗留瘫痪等后遗症。

（3）波瓦生脑炎（Powassan encephalitis）：波瓦生病毒在Cookei和Marxi等硬蜱与啮齿动物间循环传播，不引起动物发病，在美国东北部、加拿大东部发现少量病例，抗原性与俄罗斯春夏脑炎病毒相似。人被叮咬后出现发热、头痛、眼球震颤、阵发性抽搐、共济失调、偏瘫、昏睡或昏迷，脑膜刺激征较轻，CSF为病毒性脑炎特点，EEG为弥漫性异常，病死率高达50%。

（4）羊跃病脑炎（Lonping ill encephalitis）：也称苏格兰脑炎（Scotland encephalitis），主要发生于苏格兰、英格兰北部和爱尔兰的绵羊中，牛、马、猪和猫中罕见，已确定人群有散发病例。羊跃病病毒在蓖麻豆蜱中繁殖，寄生宿主包括小哺乳动物、地面栖居的鸟类（松鸡）和绵羊等。临床表现与中欧脑炎相似，表现为流感样症状、微热，出现无菌性脑膜炎或脑膜脑炎症状。

（5）科罗拉多蜱热（Colorado tick fever，CTF）：是急性蜱传病毒性传染病，硬壳木蜱叮咬将CTF病毒传给人，是一种环状病毒属RNA肠道病毒，多见于落基山脉和加拿大西部。常见于儿童，出现头痛、肌痛，双相热持续约1周，约12%的患儿出现皮疹、外周血白细胞数量减少，CNS偶可受累，出现无菌性脑膜炎或脑炎，曾有脑炎伴出血报道。直接免疫荧光染色检查患者红细胞中病毒抗原可快速诊断，接种乳鼠从其血清或全血中分离病毒可确诊。

526

区域性病毒性脑炎的分类和临床表现有哪些？

区域性病毒性脑炎是在世界的某些区域发生的脑炎。

（1）西部马脑炎（Western equine encephalitis，WEE）：主要见于北美西部，南美洲也有报道，多在4～9月在农村马中流行，患病以男性较多，1岁以下婴儿易患，最初为流感样表现，后来出现脑膜炎或脑炎症状，患儿病情重，约1/3遗留后遗症，病死率为3%～5%。急性期与恢复期双份血清抗体效价升高，ELISA检测血清或CSF中IgM有助诊断，患者血液、CSF可分离出病毒，本病无特效疗法。

（2）东部马脑炎（Eastern equine encephalitis，EEE）：见于墨西哥湾和大西洋沿岸，加勒比海和南美洲也有报道。多在夏末秋初发病，流行规模小，病死率达50%～75%。15岁以下患儿和55岁以上人群发病率和病死率高，无性别差异。发病急，进展迅速，1～2天发生昏迷、癫痫、肌痉挛或强直性瘫痪，常见呼吸困难和发绀，儿童可见面部、眶周和全身水肿，半数患者尤其患儿遗留后遗症。诊断、预防与WEE基本相同。

（3）圣路易脑炎（St.Louis encephalitis，SLE）：仅在北美和加勒比群岛流行，常见于7～9月，中老年患者多见，表现为发热、头痛、无菌性脑膜炎和脑炎等，常见舌面和肢体震颤、意识障碍、面神经麻痹、肌阵挛、抽搐、眼震和共济失调，常见血清CK、谷草转氨酶、醛缩酶升高。EEG典型可见前额和颞部无定型δ波活动。1/3的患者抗利尿激素分泌异常，出现尿急、尿频、尿失禁和尿潴留，常见显微镜检血尿、脓尿、蛋白尿和血尿素氮升高。诊断同WEE，约80%的患者发病2周内死亡，目前尚无预防疫苗。

（4）委内瑞拉马脑炎（Venezuelan equine encephalitis，VEE）：由委内瑞拉马脑炎病毒引起，蚊为传播媒介的人畜共患的CNS感染性自然疫源性疾病，在中南美洲流行。患者多表现为流感样症状，发热、头痛、肌痛（腰腿部明显）、恶心、呕吐，伴心动过速、结膜炎和非渗出性咽峡炎，4～6天上述症状消失，约4%的感染者发生脑炎，常见于15岁以下儿童，出现嗜睡、昏迷、抽搐、痉挛性瘫和中枢性呼吸衰竭，CSF呈病毒性脑炎特点，病死率约为0.7%。

（5）加利福尼亚脑炎（California encephalitis）：由LaCrosse病毒、加利福尼亚脑炎病毒、詹姆斯敦峡谷病毒（Jamestown Canyon virus）和雪兔病毒（snowshoe virus）等引起，分布于美国西部。临床表现有发热、无菌性脑膜炎和脑炎症状，脑炎急性期症状严重，本病为自限性，预后较好。

527

亚急性硬化性全脑炎的临床表现、鉴别诊断和治疗有哪些？

亚急性硬化性全脑炎（subacute sclerosing panencephalitis，SSPE）又称道森病（Dawson disease），是一种大脑白质和皮质损害的全脑炎，由缺损型麻疹病毒持续感染所致的罕见的致命性慢病毒感染性脑炎。早期为炎症性病变，晚期主要是神经元坏死和胶质增生，核内包涵体是本病特征性改变。发病率为（5～10）/100万儿童，自从接种麻疹减毒活疫苗后发病率已显著下降。

（1）临床表现：本病多见于12岁以下儿童，多在2岁前患过麻疹，经6～8年的无症状期，隐袭起病，缓慢进展，无发热，典型表现智力损害、阵发性肌痉挛和癫痫，约10%的病例为暴发性，农村发病率较高，男女比例为3:1。临床分四期。

1）早期：患儿出现认知和行为改变，如健忘、学习成绩下降、淡漠、注意力不集中、人格改变、坐立不安、情绪不稳、易激怒、妄想、幻觉和嗜睡，逐渐出现痴呆，历时数月。

2）运动障碍期：数周或数月后出现广泛肌阵挛，常因响声诱发，局灶性或全面性癫痫发作、共济失调、肌张力增高、姿势性张力障碍、动作性震颤、舞蹈-手足徐动、失语症和失用症，进行性脉络膜视网膜炎、视神经萎缩或皮质盲，均可导致视力障碍。

3）强直期：出现肢体肌强直、腱反射亢进和Babinski征（+）、去皮质或去大脑强直发作，可有角弓反张，伴高热、多汗和呼吸不规则等自主神经障碍。

4）终末期：高热、肌张力减低、运动减少或无动，最终死于合并感染或循环衰竭。

脑CT检查可见广泛皮质萎缩，多数或单个脑白质低密度病灶，脑室扩张。MRI显示广泛脑萎缩、白质显著丧失和胼胝体变薄。EEG可见弥漫性异常，早期失节律和慢波，进展期可见爆发-抑制性高波幅慢波或尖慢波，伴棘波和相对平坦波。CSF细胞数量、蛋白和糖含量正常，免疫球蛋白增高，可检出寡克隆带，血清和CSF麻疹病毒中和抗体增高，麻疹病毒荧光抗体染色（+），PCR可检出脑组织麻疹RNA，脑活检发现细胞内包涵体或脑组织分离出麻疹病毒可确诊。

（2）鉴别诊断：SSPE需与儿童和青少年遗传代谢性脑病，如脂质沉积病、肾上腺脑白质营养不良、Lafora型进行性肌阵挛性癫痫和线粒体脑肌病等鉴别。

（3）治疗：本病目前无特效疗法，主要是支持和对症治疗，加强护理，预防并发症。患儿多在1～3年死亡，约10%可长期稳定，存活10年以上。

528

进行性风疹全脑炎的临床表现和治疗有哪些？

进行性风疹全脑炎（progressive rubella panencephalitis）是风疹病毒引起的罕见疾病，常见于先天性风疹病儿免疫功能低下时，少数为后天获得性感染，

（1）临床表现：本病多在儿童和青少年（10～14岁）隐袭发病，表现可类似SSPE，首发症状常表现行为异常、学习成绩下降和认知障碍，可见小脑性共济失调，步态不稳，相继出现躯干和肢体共济失调，舞蹈-手足徐动；晚期出现智能损害、癫痫发作、视网膜病、痉挛性四肢瘫和无动性缄默，肌阵挛不如SSPE明显。病程8～10年，呈进行性加重，患者最终出现完全性痴呆和进行性痉挛状态，在数年内死亡。

CSF检查可见淋巴细胞增多，蛋白增高，IgG明显增高，可有寡克隆带。CSF和血清抗风疹病毒抗体效价增高，从脑组织中发现风疹病毒即可确诊。EEG可见弥漫性高幅慢波，无周期性变化。脑CT或MRI一般无特异变化，可见脑室扩大，尤其小脑萎缩引起第四脑室扩大。

（2）治疗：目前本病无特异疗法，对症治疗为主，包括加强营养、预防感染、控制癫痫发作和预防肌阵挛，曾有使用干扰素、利巴韦林、拉米夫定和异丙肌苷（Inosine pranobex）治疗的报道。

529

朊蛋白病的分类和临床表现及其治疗有哪些？

朊蛋白病（prion disease）是传染性朊蛋白（prion protein，PrP）导致的致命性CNS变性疾病，临床以进展性痴呆、精神行为改变、运动障碍和EEG异常为特征。朊蛋白是海绵状脑病的病原体，是有传染性的无核酸的非病毒致病因子。人类PrP由20号染色体短臂上 *PRNQ* 基因编码，有两种异构体，分别是存在于正常细胞的PrPc和引起动物和人类朊蛋白病的PrPsc。动物朊蛋白病包括羊瘙痒病、传染性水貂脑病、麋鹿和骡鹿慢性消耗病和牛海绵状脑病（bovine spongiform encephalopathy，BSE）等。

（1）分类和临床表现

1）CJD：散发性CJD发病率1/100万，家族性占15%。临床表现是精神行为异常、进行性痴呆、锥体系和锥体外系体征、癫痫发作和肌阵挛等。

2）格斯特曼-施特劳斯勒-沙因克尔综合征（Gerstmann-Sträussler-Scheinker syndrome,

GSS）：是朊蛋白导致的家族性神经变性疾病，常染色体显性遗传，病变为小脑、大脑和基底节海绵状变性，淀粉样斑块沉积，合并脊髓小脑束和皮质脊髓束变性。多在19～66岁（平均40岁）发病，缓慢进展2～10年，病初表现为小脑性共济失调，最终合并痴呆、核上性凝视麻痹和缓慢进展性痉挛性截瘫，脑干受累出现橄榄桥脑小脑变性症状。EEG为弥散性慢波，无周期性改变。

3）致死性家族性失眠症（fatal familial insomnia，FFI）：是罕见的常染色体显性遗传，由Lugaresi（1986）首先报道。多在18～61岁发病，病程7～36个月，临床表现多变，早期的突出症状是睡眠障碍，患者睡眠时间不断显著减少，重者一昼夜睡眠不足1小时，安眠药无效；早期可见激越、锥体束征、共济失调、构音障碍、自主神经障碍、痴呆和肌阵挛等。基因型检查有助于诊断。

4）Kuru病：是人类发现的第一个致死性朊蛋白病，最初的描述见于新几内亚土著Fores部落，通过生食人肉的恶习传播，在Kuru病首先发现含异常朊蛋白的淀粉样斑，称为Kuru斑。本病表现为欣快和面肌控制丧失，在数月至数年内进展。

5）变异型CJD：1995首先在英国发现。早期常见精神异常如焦虑、抑郁、孤僻、萎靡和记忆减退，随病情进展出现严重进行性智力衰退、痴呆或精神错乱、肢体和面部感觉障碍，运动平衡障碍，肌收缩和不随意运动，个别病例以癫痫发作为首发症状，患者一般在出现临床症状后1～2年内死亡。

（2）治疗：目前尚无延缓疾病进展的有效疗法，主要是支持治疗。

530

克-雅病（CJD）的病理、临床表现和治疗有哪些？

克-雅病（Creutzfeldt-Jacob disease，CJD）曾称为皮质纹状体脊髓变性，是可传播的致命性脑病，以快速进展性痴呆，大脑皮质、基底节和脊髓局灶病变为特征。本病呈全球性分布，人群年发病率为1/100万，多为散发，家族性占15%，多在中老年发病，平均年龄约58岁，男女均可罹患。

（1）病理检查：病变侵犯大脑皮质、纹状体最严重，也累及丘脑、黑质、小脑、延髓和脊髓前角，双侧病变不对称。病理特征是脑组织海绵样变性、空泡形成、神经元变性和胶质细胞增生，可见淀粉样斑。

（2）临床表现：CJD临床分为四型，即散发型、医源型、家族型和变异型。

1）本病起病隐袭，缓慢进展，临床分三期。初期，出现疲劳、注意力不集中、食欲改变、失眠、抑郁和记忆减退，也可见头痛、眩晕和共济失调。中期，出现明显记忆障碍和进行性痴呆，进展迅速，外出找不到家，人格改变，伴失语、轻偏瘫、皮质盲、腱反射亢进、

Babinski征（＋），肌强直、震颤和运动迟缓等帕金森病样表现。约90%的患者有特征性肌阵挛，惊吓和视觉刺激可诱发。少数病例以突发卒中、癫痫发作或ALS（脊髓前角损害如肌萎缩）方式起病。晚期出现无动性缄默、昏迷或去皮质强直状态、尿失禁，多因肺感染或压疮死亡。

2）变异型CJD的特征是发病较早，平均约26岁，病程较长（＞1年），出现小脑性共济失调，早期突出的精神行为异常，出现弥漫性淀粉样斑；痴呆发生较晚，通常无肌阵挛和特征性EEG改变。

3）CSF检查蛋白正常或轻度增高，CSF14-3-3可为（＋），中晚期EEG检查可见高波幅三相或多相尖波或棘波周期性放电。实时震动诱导蛋白扩增（realtime quakinginduced conersion，RTQuIC）是一种通过蛋白扩增检测样本中微量蛋白方法。CSF或皮肤PrPScRTQuIC（＋）有助于CJD诊断和鉴别，RTQuIC诊断CJD敏感度和特异度分别为73%～96%和99%～100%。

4）脑CT和MRI检查晚期CJD患者可见大脑和小脑皮质萎缩和脑室扩大，T2WI显示双侧尾状核、壳核对称性均质高信号，T1WI可正常，无强化。

（3）治疗：本病目前尚无特效治疗，患者发病后生存6～12个月，个别患者可长达5年。应鼓励患者适当参加体育活动，减轻压力，均衡饮食，延缓疾病进展。

531

化脓性脑膜炎的临床表现和治疗有哪些？

化脓性脑膜炎（purulent meningitis）是化脓性致病菌侵入颅内引起的脑膜炎症病变。

（1）临床表现：患者常有耳、鼻、喉感染，肺感染，皮肤化脓感染史，头外伤或手术史，潜伏期2～3天，出现高热、寒战、头痛和脑膜刺激征等全身感染中毒症状。普通型，约占90%，急性感染症状起病，皮肤黏膜暗紫色瘀点或瘀斑，1～2天出现剧烈头痛，频繁呕吐和脑膜刺激征，畏光、狂躁或呼吸衰竭，谵妄、昏迷等毒血症表现。暴发型，多见于儿童，病情凶险，常见高热、精神萎靡、频繁惊厥发作或昏迷，不及时抢救可在24小时内死于呼吸衰竭。

外周血白细胞计数明显增高，以中性粒细胞为主；急性期CSF细胞数高达千计，中性粒细胞为主。涂片法或培养可能查到致病菌，最常见为肺炎球菌、脑膜炎双球菌和流感嗜血杆菌B型，其次是金黄色葡萄球菌、链球菌、大肠埃希菌、变性杆菌、厌氧杆菌、沙门菌和铜绿假单胞菌等。

（2）治疗：本病应及早使用抗生素，未确定病原菌前常用广谱抗生素，首选三代的头孢曲松、头孢噻肟。确定后根据病原菌选择敏感抗生素，如肺炎球菌用大剂量青霉素、头孢曲松，必要时合用万古霉素；脑膜炎球菌首选青霉素、头孢噻肟、头孢曲松和氯霉素；革兰阴性杆菌如铜绿假单胞菌可用头孢他啶，其他革兰阴性杆菌脑膜炎用头孢曲松、头孢噻肟或头孢他啶，疗程通常为3周。

1）激素可抑制炎性细胞因子释放，稳定血脑屏障，病情危重且无激素禁忌证患者可考虑应用，地塞米松10mg静脉滴注，连用3～5天。

2）对症支持治疗，ICP增高可脱水降颅压，高热可物理降温或使用退热药，癫痫发作使用抗癫痫药控制发作。

532 细菌性脑膜炎的抗生素选药原则和特异性治疗有哪些？

合理选用抗生素是细菌性脑膜炎治疗的关键。

（1）抗生素选药原则：抗生素必须能通过血脑屏障（BBB），透入脑组织的抗生素浓度影响抗生素的杀菌活性，小分子量、与蛋白结合力差、离子化程度低和高脂溶性抗生素可增加BBB通透性和CSF中浓度，细菌性脑膜炎的BBB损伤使β-青霉素酶类抗生素更易进入CSF。青霉素和头孢曲松是治疗细菌性脑膜炎最常用的抗生素，氨苄西林抗菌谱较广，对革兰阳性与阴性菌均有效，也是首选药物。

（2）特异性治疗：患者一旦确诊细菌性脑膜炎应立即开始抗生素治疗，早期特异性治疗对临床治愈和改善预后至关重要。原则是选用病原菌敏感性抗生素。

1）肺炎球菌性脑膜炎对青霉素敏感者可用青霉素，青霉素耐药菌株推荐第三代头孢菌素，尽量选用易通过BBB的头孢噻肟、头孢曲松，第三代的头孢哌酮BBB通过性差，不宜选用。

2）流感嗜血杆菌性脑膜炎的抗生素选择与β-内酰胺酶有关，此酶阴性者应选氨苄西林，可加用氯霉素，阳性者宜选第三代头孢菌素。

3）脑膜炎球菌性脑膜炎应选青霉素和氨苄西林或第三代头孢菌素。

抗生素治疗时限通常维持10～14天，病死率视病原菌和患者年龄而不同，肺炎球菌为19%，脑膜炎奈瑟球菌13%，流感嗜血杆菌3%。

533 细菌性脑膜炎的抗生素经验性治疗原则和建议有哪些？

患者的病史、临床症状和体征及CSF检查如符合细菌性脑膜炎，应根据临床背景，如年龄、脑创伤、颅底骨折、手术、CSF分流术、免疫缺陷、社区获得性感染、院内感染和易感因素等立即开始经验性治疗。

（1）抗生素经验性治疗原则

1）通常选择广谱抗生素，多推荐用头孢曲松。

2）小儿（＜3个月）和中老年人（＞50岁）宜加用氨苄西林。

3）近期脑创伤、神经外科手术和CSF引流史患者，应给予抗革兰阴性和革兰阳性菌广谱抗生素，如万古霉素加头孢他啶。

4）抗生素应静脉注射，须注意药物剂量、稀释浓度、注射速度和间隔时间等。

（2）经验性治疗建议：见表15-2。

表15-2　细菌性脑膜炎经验性治疗建议

年龄和背景	可能的病原菌	选择的抗生素（每日总剂量和间隔时间）
＜3个月	B组链球菌、大肠埃希菌、单核细胞增多性李斯特杆菌	氨苄西林（Ampicillin 100mg/kg，静脉滴注，q8h）＋第三代头孢（头孢噻肟Cefotaxime 50mg/kg，静脉滴注，q6h；头孢曲松Ceftriaxone 50～100mg/kg，静脉滴注q12h）
3个月至18岁	脑膜炎球菌、肺炎球菌、流感嗜血杆菌	第三代头孢（头孢噻肟50mg/kg，静脉滴注，q6h；头孢三嗪50～100mg/kg，静脉滴注，q12h）
18～50岁	肺炎球菌、脑膜炎球菌	第三代头孢（头孢噻肟每次2g，静脉滴注，q6h；头孢曲松每次2g，静脉滴注，q12h）
＞50岁	肺炎球菌、单核细胞增多性李斯特杆菌、革兰阴性杆菌	氨苄西林（每次2g，静脉滴注，q4h）或青霉素G（400万U，静脉滴注，q4h）＋第三代头孢菌素（头孢噻肟每次2g，静脉滴注，q6h；头孢曲松每次2g，静脉滴注，q12h）
细胞免疫缺陷	单核细胞增多性李斯特杆菌、革兰阴性杆菌	氨苄西林（依据年龄选用以上用量）＋头孢噻甲羧肟（Ceftazidime成人每次2g，静脉滴注，q8h）
颅底骨折	肺炎球菌、B型流感嗜血杆菌	第三代头孢，选用头孢噻肟、头孢曲松、头孢噻甲羧肟，参照剂量如前
脑创伤、手术或CSF分流术	葡萄球菌、革兰阴性杆菌、肺炎球菌	万古霉素（Vancomycin每次1g，静脉滴注，q12h）＋头孢噻甲羧肟（成人每次2g，静脉滴注，q8h）

534

结核性脑膜炎的病因病理和临床表现有哪些？

结核性脑膜炎（tuberculous meningitis，TBM）是最常见的CNS结核病感染，占全身性结核病的6%，神经系统结核的70%。近年来因结核分枝杆菌的基因突变、抗结核药研制滞后和获得性免疫缺陷综合征（AIDS）患者增多，结核病发病率和病死率呈增高趋势。

（1）病因与病理：TBM是结核分枝杆菌导致脑膜和脊膜非化脓性炎症，结核分枝杆菌经血行播散在软脑膜下种植形成结核结节，结节破溃后大量结核分枝杆菌进入蛛网膜下腔引起TBM。病理检查可见脑膜和脑表面结核结节，颅底脑膜MNC渗出，脑积水导致脑室扩张，室管膜渗出引起肉芽肿室管膜炎，颅底脑神经受压，继发脑动脉炎可导致脑梗死。

（2）临床表现：本病通常急性或亚急性起病，慢性病程，早期发热、头痛、呕吐、体重减轻和颈项强直，早期由于脑膜、脉络丛和室管膜炎性反应，CSF生成增多，蛛网膜颗粒吸收下降，发作交通性脑积水和轻中度ICP增高，通常持续1～2周；晚期蛛网膜、脉络丛粘连，引起梗阻性脑积水，ICP明显增高，出现头痛、呕吐和视乳头水肿。如未确诊治疗，4～8周时常见脑实质受损症状，如精神萎靡、淡漠、谵妄或妄想，部分性或全身性癫痫发作或癫痫状态，昏睡或意识模糊等。如卒中样发病可见偏瘫、交叉瘫、四肢瘫或截瘫等，提示结核性动脉炎所致。

1）老年人TBM症状不典型，头痛、呕吐较轻，ICP增高症状不明显，约半数患者CSF变化不典型，脑动脉硬化合并结核性动脉内膜炎易引起脑梗死。

2）体检常见脑膜刺激征，意识混乱，常见脑积水、脑水肿、脊髓蛛网膜下腔阻塞等并发症，ICP增高，可见视力障碍和视乳头水肿，出现眼肌麻痹、复视和轻偏瘫，严重时出现去大脑强直发作或去皮质状态。约半数患者皮肤结核菌素试验（＋），胸部X线平片或CT可见陈旧或活动性肺结核，脑CT可显示基底池和软脑膜对比增强或脑积水。

3）腰椎穿刺CSF压力增高，可达400mmH$_2$O或以上，外观无色透明或微黄，静置后可有纤维蛋白薄膜形成。CSF细胞数（50～500）×10^6/L，MNC显著增多，早期中性粒细胞为主；蛋白增高1～2g/L，脊髓蛛网膜下腔阻塞可＞5g/L，糖和氯化物下降。CSF抗酸涂片仅少数病例（＋），CSF结核分枝杆菌培养可确诊，但需大量CSF和数周时间；CSF-PCR检查阳性率较高，采用酶联免疫斑点法（ELISPOT）的T-SPOT定量检测患者血液或CSF中结核反应性T细胞数，有高度敏感性和特异性。

535

结核性脑膜炎的药物治疗有哪些？

结核性脑膜炎是临床常见的难治性神经系统疾病之一，药物治疗原则是早期给药、合理选药、联合用药和系统治疗。

（1）抗结核治疗：TBM联合用药方案的一线抗结核药物包括异烟肼、利福平、吡嗪酰胺、乙胺丁醇和链霉素（表15-3）。儿童因乙胺丁醇的视神经毒性，孕妇因链霉素的听神经毒性应尽量不用。

表15-3 TBM联合用药方案的主要一线抗结核药物

药物	成人日用量	儿童日用量	用药途径	用药时间
异烟肼（Isoniazidum，INH）	900～1200mg，qd	10～20mg/kg	静脉和口服	1～2年
利福平（Rifampicinum，RFP）	450～600mg，qd	10～20mg/kg	口服	6～12个月
吡嗪酰胺（Pyrazinamidum，PZA）	500mg，tid	20～30mg/kg	口服	2～3个月
乙胺丁醇（Ethambutolum，EMB）	750mg，qd	15～20mg/kg	口服	2～3个月
链霉素（Streptomycin，SM）	750mg，qd	20～30mg/kg	肌注	3～6个月

WHO建议TBM应至少选择三种药物联合治疗，常用异烟肼、利福平和吡嗪酰胺，轻症患者治疗3个月后停用吡嗪酰胺，继续用异烟肼和利福平7个月，耐药菌株可加用第4种药如链霉素或乙胺丁醇。利福平不耐药菌株总疗程需用9个月，耐药菌株需连续治疗18～24个月。由于中国人多为异烟肼快速代谢型，成人患者日剂量可加至900～1200mg。药物不良反应包括肝功能障碍（如异烟肼、利福平和吡嗪酰胺）、多发性神经病（异烟肼）、视神经炎（乙胺丁醇）、癫痫发作（异烟肼）和耳毒性（链霉素）。注意保肝治疗，异烟肼可合用吡哆醇（维生素B$_6$），50mg/d。

（2）糖皮质激素：常用于重症患者，如脑水肿引起ICP增高，伴局灶性神经功能缺失体征和脊髓蛛网膜下腔阻塞，泼尼松成人60mg/d或儿童1～3mg/（kg·d）口服，3～4周后逐渐减量，之后2～3周停药。

（3）其他：ICP增高的患者可用渗透性利尿剂如20%甘露醇、甘油果糖或甘油盐水等，及时补充丢失的液体和电解质，保护肾脏和监测血浆渗透压。

新型隐球菌脑膜炎的临床表现和治疗有哪些？

新型隐球菌脑膜炎是CNS最常见的真菌感染，临床表现与结核性脑膜炎颇相似，病情较重，常易误诊，病死率高。新型隐球菌广泛分布于自然界，如水果、奶类和土壤，为条件致病菌，当宿主免疫力低下时致病，可单独发生，或常见于艾滋病、淋巴肉瘤和慢性衰竭性疾病患者。

（1）临床表现

1）起病隐袭，早期常有不规则低热或间断性头痛，持续性或进行性加重。免疫功能低下患者可急性发病，首发症状为发热、头痛和呕吐，或无发热。少数患者烦躁不安、人格改变、记忆减退、昏睡、意识模糊或癫痫发作；脑底蛛网膜粘连引起多数脑神经受损，如视力下降、上睑下垂、眼球突出、动眼神经麻痹、面瘫和耳聋；脊髓受压出现轻截瘫、锥体束征和感觉平面等，大脑、小脑或脑干肉芽肿可引起轻偏瘫和共济失调。检查可见明显脑膜刺激征，大多数患者ICP增高，如视乳头水肿，后期视神经萎缩，脑室系统梗阻出现脑积水。仔细检查皮肤、眼眶、鼻窦和胸部可能发现真菌感染证据，糖尿病酸中毒患者如出现面部或眼眶疼痛、眼球突出和视力丧失常提示真菌感染。

2）CSF检查：CSF澄清，压力正常或增高，MNC增至（10～500）×10^6/L，可达1000×10^6/L。蛋白增高，通常不低于2g/L，糖降低。CSF细胞学和墨汁染色可检出隐球菌，CSF隐球菌培养或隐球菌抗原检测可（＋）。

3）MRI检查可证实与隐球菌感染有关的颅内占位病变、眶周或鼻旁窦感染源和脑积水等。多数患者X线平片可见肺门淋巴结病、斑片样或粟粒样浸润、空洞或胸膜渗出等，类似肺结核、肺炎或占位病变。

（2）治疗

1）两性霉素B：是目前药效最强的抗真菌药，常见肾脏毒性，可选用肾毒性较小的脂基剂型如两性霉素B脂质复合物、两性霉素B硫酸胆固醇。不良反应如高热、寒战、血栓性静脉炎、头痛、呕吐、低血压、低钾血症和氮质血症，偶见心律失常、癫痫发作、白细胞或血小板减少等。

2）氟康唑（Fluconazole）：对隐球菌脑膜炎有特效，口服吸收良好，CSF和血药浓度高，200～400mg/d口服，每日1次，5～10天达稳态血药浓度，疗程6～12个月。不良反应如恶心、腹痛、腹泻、胃肠胀气和皮疹等。

3）5-氟胞嘧啶（Flucytosine，5-FC）：单用疗效差，与两性霉素B合用增强疗效。初始剂量400mg/d，之后200mg/d口服或静脉给药，再减量为100～200mg/d口服，维持数周至数月，可减少艾滋病患者隐球菌脑膜炎治愈后复发。不良反应为骨髓抑制引起白细胞、血小板减少，恶心、厌食、皮疹和肝肾功能损害。

4）对症和支持治疗：ICP增高可使用脱水剂，预防脑疝形成，脑积水可行侧脑室分流术。应注意患者营养、全面护理，防治肺感染、泌尿系感染。

537

化脓性、结核性和病毒性脑膜炎的CSF鉴别诊断有哪些？

化脓性、结核性和病毒性脑膜炎CSF的鉴别见表15-4。

表15-4 化脓性、结核性和病毒性脑膜炎的CSF鉴别诊断

鉴别点	压力（kPa）	白细胞计数和细胞学检查（×10⁶/L）	蛋白含量（g/L）	糖含量（mmol/L）	氯化物（mmol/L）	其他
化脓性脑膜炎	压力升高一般为2.94	＞1000，可达2000，早期中性粒细胞占90%以上，中期可见免疫活性细胞、MNC增多，晚期激活的MNC、吞噬细胞为主	1～5g，可＞10g	极低或消失	多正常	涂片或培养（＋）
结核性脑膜炎	压力升高，1.96～4.9	白细胞多为25～100，少数为＞500，早期以中性粒细胞为主，中后期淋巴细胞为主	多在1～2g，如阻塞可更高	晚期降低（＜2.75）	明显降低	涂片可（＋）培养或接种
病毒性脑膜炎	正常或稍升高	白细胞正常或轻度升高，混合反应出现早，消失快，常以淋巴细胞为主	多＜1g	正常或稍降低	大多正常	组织培养（＋），细菌培养和涂片（－）

良性复发性脑膜炎的临床表现和治疗有哪些？

良性复发性脑膜炎（benign recurrent meningitis）临床少见，也称莫拉雷特脑膜炎（Mollaret meningitis, MM）。由Mollaret（1944）首先描述，病因不明，可能与多种因素有关，近年来病毒学研究MM多由单纯疱疹病毒2型（HSV-2）引起。

（1）临床表现：本病在5～60岁发病，无性别差异。发病突然，发热、头痛、恶心、呕吐、颈项强直、Kernig征和颈痛等轻微脑膜炎症状，数小时达到高峰，2～7天后消退。部分病例有一过性精神失常、意识障碍、GTCS、幻觉、复视、面神经麻痹、瞳孔不等大，以及单侧或双侧Babinski征（＋）。患者多次出现短暂的脑膜炎发作，伴CSF淋巴细胞增多和蛋白含量增高。间歇期无症状，CSF正常，数月或数年后可不明原因地复发，病程短则1年，最长可达28年，发作次数2～15次，发作持续2～7天，少数持续数周。病程呈自限性，良性经过，不遗留任何神经系统后遗症。

（2）治疗：早期应用PCR法快速诊断病毒，如为HSV-2感染可用阿昔洛韦静脉滴注，剂量可参照单纯疱疹性脑炎，发作间歇期宜口服阿昔洛韦预防再发，抗病毒新药如伐昔洛韦更有利于口服吸收。

539

结节病脑膜炎的病理、临床表现和治疗有哪些？

结节病脑膜炎（sarcoidosis meningitis）是结节病病变累及脑膜所致。结节病是一种累及多脏器的慢性肉芽肿性疾病，肺和淋巴结多见，也累及皮肤、骨和眼等，神经系统常累及脑膜和周围神经，称为神经结节病，我国较少见。

（1）病理检查：神经系统结节病主要累及脑膜、脑实质、下丘脑及垂体等。颅底脑膜受累，可见软脑膜增厚和慢性粘连，蛛网膜下腔和室管膜粘连使 CSF 循环受阻，ICP 增高，侵犯某些脑神经、丘脑下部和脑垂体，导致脑神经麻痹及丘脑下部功能障碍。

（2）临床表现：本病常见于 15～40 岁，女性略多，亚急性或慢性起病，约 64% 的结节病患者有头痛、呕吐和脑膜刺激征等脑膜炎症状，颅底蛛网膜受累影响多数脑神经，如一侧周围性面瘫，突然发病，应用激素或不经治疗可痊愈，也可累及舌咽、迷走和听神经。脑实质受损较常见，多为脑室旁和室管膜单个或多个结节性肉芽肿，出现视力减退、视神经炎、视神经萎缩或视乳头水肿，轻偏瘫、偏盲和失语等。慢性脑膜炎常局限于垂体柄、视交叉和下丘脑，引起视觉障碍、多饮、多尿、高血糖、血泌乳素异常和嗜睡等。临床遇到慢性脑膜炎合并脑神经麻痹和尿崩症患者应做胸部平片或活组织检查，排除结节病可能。腰椎穿刺 CSF 压力正常或增高，CSF 淋巴细胞增多，蛋白增高。Kveim 抗原试验有助于诊断，90% 的患者 Kveim 皮肤试验（＋）。因无标准化抗原，实际应用受到限制。

（3）治疗：约半数的结节病脑膜炎患者可自发缓解，近期出现脑神经、下丘脑症状或脊髓功能障碍表明疾病处于活动期，是应用糖皮质激素治疗指征，泼尼松 40mg/d 口服，每日 1 次，2 周后开始减量，疗程至少 6 个月。病情慢性进行性加重或复发可加用环孢素、环磷酰胺等免疫抑制剂，提高疗效和减少激素用量。

540

脑蛛网膜炎的临床表现和治疗有哪些？

脑蛛网膜炎（arachnoiditis of brain）多为局灶性粘连性蛛网膜炎，是感染、外伤或异物刺激等导致的蛛网膜炎症、粘连或囊肿形成。通常由于急性或慢性软脑膜感染，如结核性、化脓性或真菌性脑膜炎，中耳炎、鼻窦炎、脑创伤、脑寄生虫病，鞘内注药或造影剂，或病因不清。脑蛛网膜炎主要侵犯后颅凹、视交叉和大脑半球凸面等。

（1）临床表现：本病多在 11～30 岁发病，男性较多，根据临床病程分为三型。

1）急性弥漫型：突然或亚急性起病，突发头痛、恶心、呕吐和脑膜刺激征，少数伴意识改变、抽搐，动眼神经、展神经和面神经麻痹，CSF循环受阻使症状加重，出现眩晕、眼震、共济失调和意识障碍。CSF压力增高，无色透明，MNC略增多，蛋白正常或稍高，糖和氯化物正常。

2）慢性弥漫型：缓慢发病，进行性加重，可间歇发作。脑膜刺激征不明显，头痛、头晕、呕吐和视乳头水肿等ICP增高症状，一或两侧展神经麻痹，伴嗜睡和精神障碍。CSF压力中度增高，CSF蛋白轻度增高。

3）局灶粘连型：因蛛网膜粘连部位不同，分为以下类型：①视交叉型，最常见，视交叉及邻近的视神经被蛛网膜粘连或蛛网膜囊肿压迫，出现一或两侧视力减退或失明、双颞侧偏盲、中心暗点或向心性周边视野缩小，有时见视乳头充血、苍白或水肿，动眼神经、展神经受损导致眼肌麻痹；少数下丘脑受累出现尿崩症、嗜睡、肥胖和性功能减退等。②后颅凹型，多因小脑延髓池蛛网膜粘连引起CSF循环障碍和ICP增高，第四脑室出口受阻导致脑积水，出现头痛、眩晕、视乳头水肿、眼震和共济失调。桥小脑角蛛网膜粘连或囊肿引起第Ⅲ、Ⅵ、Ⅶ、Ⅷ等脑神经受损，小脑和脑干受损体征，炎症波及颈静脉孔区可见舌咽、迷走或副神经受损。③大脑半球凸面型，炎症病变多在大脑外侧裂周围，少数在大脑半球之间、胼胝体前上方。早期出现持续弥漫性头痛，局灶性癫痫发作，缓慢出现ICP增高，远比颅后凹型轻，可引起单瘫、轻偏瘫、失语和感觉异常，额、颞叶受累可出现精神行为异常。

腰椎穿刺CSF压力中度增高，急性期MNC数增多（＜50×10⁶/L），慢性期可正常，蛋白稍增高。脑MRI检查可清晰显示颅底和颅后窝，排除颅内占位病变。

（2）治疗：病因治疗如感染性或结核性蛛网膜炎可用有效抗生素或抗结核药治疗，弥漫型蛛网膜炎可使用甲泼尼龙静脉滴注或泼尼松口服。对症治疗如ICP增高可用20%甘露醇脱水治疗，如ICP增高明显，内科治疗无效或有脑疝形成风险可手术松解粘连或行CSF分流术。

541 神经梅毒的病理和临床表现有哪些？

神经梅毒（neurosyphilis）是苍白密螺旋体（*treponema pallidum*）感染引起大脑、脑膜或脊髓损害的临床综合征。

（1）病理检查：早期可见脑膜炎症、脑膜血管周围淋巴细胞浸润，脑膜小动脉炎性闭塞导致脑、脊髓局灶性缺血坏死，颅底蛛网膜炎引起CSF循环障碍。脊髓痨可见脊髓后索、后根变性萎缩，腰骶段明显。麻痹性痴呆可见淋巴细胞、浆细胞侵入皮质小血管或大脑皮质，炎症反应导致皮质神经元丧失和胶质细胞增生，视神经纤维变性和纤维化。

（2）临床表现

1）无症状型：可见阿-罗瞳孔，光反射消失，调节反射存在，是提示本病的唯一体征。血清学试验（＋），CSF细胞数＞5×10^6/L，MRI显示脑膜增强信号。

2）脑膜神经梅毒：常见于原发性感染1年内，出现发热、头痛和颈项强直等脑膜炎症状，无特异性体征，偶有双侧面瘫或听力减退，阻塞性或交通性脑积水等。

3）脑膜血管梅毒：脑膜和血管病变常见于原发感染后5～30年，内囊基底节区豆纹动脉和Huebner返动脉最常受累，引起偏瘫、偏身感觉障碍、偏盲或失语，病前常见持续头痛、人格改变等前驱症状。根据年轻患者有患性病危险因素，血清学和CSF检查，MRI显示内囊基底节区缺血病灶和脑膜增强信号可诊断。脊膜血管梅毒可引起横贯性脊髓炎，运动、感觉和排尿障碍，需与脊髓痨鉴别。

4）麻痹性痴呆：为梅毒性脑膜脑炎，常见记忆丧失、精神行为改变，后期出现痴呆、四肢瘫和癫痫发作。脑实质型梅毒如麻痹性痴呆和脊髓痨现已少见。

5）脊髓痨：为晚期梅毒，见于感染后15～20年，表现为脊髓症状如下肢针刺或闪电样疼痛、进行性感觉性共济失调、括约肌和性功能障碍，特异体征阿-罗瞳孔，膝、踝反射消失，下肢震动觉和位置觉缺失。内脏危象可见于10%～15%的患者，胃危象表现为突发胃痛伴呕吐，持续数日，疼痛可迅速消失，钡餐透视可见幽门痉挛；肠危象表现为肠绞痛、腹泻和里急后重；咽喉危象表现为吞咽和呼吸困难；排尿危象表现为排尿痛、排尿困难。病情缓慢进展，可自发或治疗后缓解。

6）先天性神经梅毒：是妊娠期4～7个月时梅毒螺旋体由母体传播给胎儿，可出现所有的类型（脊髓痨除外），可出现脑积水，哈钦森三联征（间质性角膜炎、畸形齿和听力丧失）。

腰椎穿刺可见CSF淋巴细胞数显著增多［（100～300）$\times 10^6$/L］，蛋白增高（0.5～2.0g/L），糖降低或正常。血清性病研究实验室（venereal disease research laboratory，VDRL）反应和FTA-ABS（荧光密螺旋体抗体吸附试验）有助于神经梅毒确诊。

542

神经梅毒的治疗和预后有哪些？

（1）治疗：病因治疗应早期开始，首选青霉素G，1800万～2400万U/d，分4～6次静脉输注，治疗2周；随后苄星青霉素240万U肌内注射，每周1次，连续3次。首次青霉素注射时因大量螺旋体死亡引起机体过敏反应称为拉里森-赫克斯海默反应（Larison-Herxheimer reaction），为了减轻这种反应，青霉素治疗前宜口服泼尼松5～10mg，每日4次，连续3天。青霉素过敏者可使用头孢曲松2g，静脉滴注，每日1次，连用14天；也可用四环素500mg口服，每日4次，连用14天；多西环素200mg，每日2次，连用30天；米诺环素100mg，每日

2次，连续2～4周，并间断口服数月；也可口服大环内酯类如红霉素500mg，每日4次。

对症治疗如脊髓痨闪电样疼痛可口服卡马西平0.1～0.2g，每日3次；或口服氯硝西泮1～2mg，每日3次。内脏危象可用甲氧氯普胺10mg，肌内注射，阿托品和吩噻嗪类治疗内脏危象也有效，剧烈疼痛可能需用哌替啶镇痛。Charcot关节应注意预防骨折。

（2）预后：治疗期间应定期复查CSF常规、血和CSF特异性梅毒抗体。大多数神经梅毒经积极治疗和监测，均能得到较好的转归。脊髓梅毒预后不确定，大多数患者可停止进展或改善，部分病例治疗后病情仍在进展。

莱姆病的病因和临床表现有哪些？

莱姆病（Lyme disease）是经蜱传播的伯氏疏螺旋体（*Borrelia burgdorferi*）感染引起的自然疫源性疾病，可侵犯皮肤、神经系统、心脏和关节等。1975年在美国康涅狄格州Lyme镇发现本病而命名。

（1）病因：伯氏疏螺旋体通过蜱咬虫媒传递，感染人和动物，但感染后不一定发病。伯氏疏螺旋体侵入皮肤局部孵育播散，形成慢性游走性红斑（chronic migratory erythema，ECM），受损皮肤可培养出螺旋体（Ⅰ期）。数日至数周螺旋体经淋巴管进入淋巴结或经血液播散到各器官，形成循环免疫复合物导致血管损伤，引起心肌、视网膜、肌肉、骨骼、滑膜、脾、肝、脑膜和大脑病变，病理可见脑血管周围淋巴细胞、浆细胞浸润，内膜增厚，可查到螺旋体（Ⅱ期）；约10%的患者变为严重慢性病变（Ⅲ期），疗效不佳。

（2）临床表现：多在夏季发病，累及神经系统为神经莱姆病，病程分三期。

Ⅰ期：蜱叮咬后3～32天出现ECM，见于股部、腹股沟或腋窝，常在3～4周消失，可见头痛、肌痛和颈项强直。

Ⅱ期：ECM后数周出现无菌性脑膜炎或脑膜脑炎，如头痛、颈项强直等脑膜刺激征，同时或先后出现双侧面瘫、畏光、眼球活动疼痛、疲劳、食欲减退、咽痛、情绪不稳、易怒、记忆和睡眠障碍、关节或肌肉疼痛，肢体无力或剧烈的根痛；心脏传导障碍、心肌炎、心包炎、心脏扩大或心功能不全；CSF淋巴细胞增多。

Ⅲ期：见于感染后数月，出现慢性关节炎，常见于HLA-DR2（＋）患者；少数病例可见慢性脑脊髓病，表现记忆和认知障碍、视力障碍和括约肌功能异常。

CSF检查淋巴细胞增多，（100～200）×10⁶/L，蛋白轻度增高，糖正常；病后4～5周CSF-IgG指数增高和寡克隆带（＋），提示鞘内免疫球蛋白合成。ELISA法可检出CSF和血清特异性抗伯氏疏螺旋体抗体，感染后3～4周IgM抗体（＋），6～8周达峰，4～6个月恢复正常；6～8周IgG抗体（＋），4～6个月达峰，数年内仍可检出。EEG检查，脑CT或

MRI检查多为正常，慢性期MRI可见脑室旁病灶或多灶性病变。

544

神经莱姆病的临床诊断和治疗有哪些？

神经莱姆病（Lyme neuroborreliosis）是伯氏疏螺旋体（*Borrelia burgdorferi*）引起的神经系统感染。

（1）临床诊断：本病主要根据流行病学和蜱叮咬史，患者出现慢性游走性红斑（ECM）高度提示诊断，ECM后数周出现无菌性脑膜炎、脑膜脑炎临床征象，或出现慢性关节炎、神经根炎，少数患者可见慢性脑脊髓病，CSF和血清特异性抗伯氏疏螺旋体抗体（＋），可以确诊。

（2）治疗：使用抗生素治疗，伯氏疏螺旋体对头孢曲松钠、氨苄西林和四环素高度敏感，对青霉素、苯唑西林和氯霉素中度敏感，常用三代头孢霉素如头孢曲松钠，成人1～2g/d，1次或2次静脉注射，儿童20～80mg/（kg·d），1～2次静脉注射。头孢呋辛，成人0.75～1.5g，静脉注射，每日3～4次，重症患者可达9g/d；儿童50～100mg/（kg·d），分2～3次注射，疗程2～3周。慢性患者或病情较重可适当延长疗程，必要时可连续数月。如患者心肌严重受累，或对抗生素治疗反应缓慢可加用糖皮质激素。关节炎可使用吲哚美辛、芬必得，脑膜炎或心肌炎可用激素如泼尼松，症状改善后逐渐减停。

545

莱姆病与森林脑炎的鉴别诊断有哪些？

莱姆病与森林脑炎均为蜱咬传播性疾病，两者鉴别见表15-5。

表15-5　Lyme病与森林脑炎的鉴别诊断

疾病	Lyme病	森林脑炎
病原体	*Borrelia burgdorferi*疏螺旋体	虫媒性蜱传脑炎B组病毒的一型
临床分期	1）早期感染：Ⅰ期表现局部游走性红斑，可有头痛、肌痛、颈项强直；Ⅱ期（播散感染）以神经症状为主 2）晚期感染：Ⅲ期（持续感染）表现慢性脑脊髓病，记忆及认知障碍	临床分为三期： 1）潜伏期：通常9～14天，暴发病例4天 2）前驱期：病前1～2天出现低热、头昏、乏力、周身不适 3）急性期：2～3天高热达39～40℃，持续5～10天稽留热、弛张热或双峰热

续　表

疾病	Lyme病	森林脑炎
临床表现	蜱咬伤处出现亮红色环状皮肤损害，游走性关节痛，可出现无菌性脑膜炎、脑膜脑炎或慢性脑脊髓炎，运动或感觉神经根神经炎、痉挛性轻截瘫、共济失调步态、轻微精神障碍或痴呆等	急性起病，高热、嗜睡和昏迷，早期常见剧烈头痛、呕吐、颈项强直、Kernig征等，发病后2～5天出现颈肩和上臂近端肌弛缓性瘫、震颤和不自主运动，延髓受累出现眩晕、构音障碍、吞咽困难，甚至呼吸循环衰竭
特征征象	面神经麻痹，可双侧或先后发生	副神经麻痹，引起头下垂
CSF检查	细胞数约100×10^6/L，蛋白轻度增高，糖正常，可检出寡克隆带	脑压增高，细胞数（50～500）$\times10^6$/L，蛋白正常或轻度增高，糖正常
血清学检验	ELISA可检出伯氏疏螺旋体特异性IgM和IgG抗体	急性期与恢复期双份血清补体结合试验、ELISA抗体效价增加4倍以上
病原学检验	病变皮肤可培养出病原体，血液和CSF有时可检出病原体	发病早期血和CSF可分离出病毒，但阳性率很低
EEG检查	多为正常	EEG多为弥漫性慢波或散在的慢波
脑CT和MRI	急性期多为正常，慢性期可见脑部多灶性和脑室周围病变	大脑白质、皮质和脑膜均可见病灶
治疗	用敏感抗生素如头孢曲松钠、氨苄西林、四环素，以及对症治疗	对症治疗，发病3天内用恢复期患者含抗体血清20～40ml/d，肌内注射

546

神经系统钩端螺旋体病的临床表现和治疗有哪些？

神经系统钩端螺旋体病（Leptospirosis）是钩端螺旋体引起的神经系统感染综合征。人类钩端螺旋体病是由细螺旋体（Leptospira）的单独类别L.interrogan引起，分为犬型（Canicola）、波摩那型（Pomona）及黄疸出血型三个亚型。接触受感染动物的组织、尿液或被污染地下水、蔬菜均可感染，螺旋体通过皮肤黏膜破损处侵入人体。与动物组织有较多接触机会的屠宰场、食品加工及实验室人员易感染。

（1）临床表现：患者常在感染后1～2周突然发病，病程分三个阶段。

1）早期：是钩体血症期，持续2～4天，出现发热、头痛、全身乏力、眼结膜充血、腓肠肌压痛和浅表淋巴结肿大等感染中毒症状。

2）中期：是钩体血症极期，发病后4～10天，表现为脑膜炎症状，如剧烈头痛、频繁呕吐和颈项强直等；个别病例可见大脑或脑干损害，CSF可分离出钩端螺旋体。

3）后期：是后发症期或恢复期，大部分患者完全恢复，部分患者可出现两型神经系统并发症。其一为后发脑膜炎型，多为急性期后变态反应，表现脑膜刺激征，CSF淋巴细胞增多，蛋白增高＞1g/L，可检出钩端螺旋体IgM抗体，但不能分离出螺旋体。其二为钩体脑动脉炎，急性期退热后半月至5个月发病，是常见的神经系统严重并发症，病理改变为多发性脑动脉炎，内膜增厚、血管闭塞引起脑梗死，表现为中枢性面舌瘫、偏瘫或单瘫、运动性失语、假性延髓麻痹和病理征，可出现全身性、部分性癫痫发作及癫痫持续状态；MRA或DSA显示脑动脉狭窄或闭塞，CT或MRI常见双侧多发性脑梗死灶，个别病例主干动脉闭塞后建立侧支循环，形成脑底异常血管网，状如烟雾病。年轻患者预后良好，50岁以上患者常合并严重肝病和黄疸，病死率约达50%。

（2）治疗：疾病早期应用青霉素G治疗，成人剂量120万～160万U/d，分3～4次肌内注射，疗程至少1周。青霉素过敏者可用四环素，疗程1周。出现脑膜炎和变态反应性脑损害可合用糖皮质激素，脑梗死可应用血管扩张药等。

547

脑脓肿的分期、临床表现和治疗有哪些？

脑脓肿（cerebral abscess）是化脓性病原体侵入脑组织引起局限性化脓性炎症和脓腔形成，常见的致病菌是金黄色葡萄球菌、变形杆菌、大肠埃希菌和链球菌，真菌和溶组织阿米巴原虫也可引起。

（1）脑脓肿形成分三期

1）急性化脓性脑炎期：病灶脓毒性静脉炎或小血管化脓性栓塞，导致脑组织软化坏死，出现小液化区伴炎症细胞浸润和脑水肿。

2）化脓期：局限性液化区扩大融合形成脓腔，有少量脓液，周围是薄层不规则的炎性肉芽组织，邻近脑组织水肿和胶质细胞增生。

3）包膜形成期：感染后10～14天脓腔外周肉芽组织初步形成包膜，4～8周完全形成。

（2）临床表现：全身感染中毒症状常见畏寒、发热、头痛、呕吐、意识障碍和脑膜刺激征，神经系统可无明显定位体征。外周血白细胞增高，中性粒细胞增多，红细胞沉降率快。2～3周后症状逐渐消退。隐源性脓肿可不出现症状。

1）急性脑炎阶段，多在脓肿形成后逐渐出现ICP增高症状，如持续性头痛，阵发性加剧，常伴呕吐、脉缓和血压升高，半数患者有视乳头水肿，重症可有意识障碍。

2）局灶性体征因脓肿部位而异，如优势半球颞叶脓肿引起失语、轻偏瘫和对侧同向性象限盲；额叶脓肿常见淡漠、性格改变和记忆力减退，可伴对侧局灶性或全身性发作，轻偏瘫，优势半球伴运动性失语；顶叶脓肿可有深浅感觉障碍和皮质觉障碍，优势半球伴失读、失写和失认。小脑脓肿常见枕部头痛向颈部或前额放射，视乳头水肿，注视患侧出现粗大水平眼震、共济失调和强迫体位，肌张力减低，晚期后组脑神经麻痹。丘脑脓肿少见，表现为偏瘫、偏身感觉障碍和偏盲。

3）并发症：颞叶脓肿易发生颞叶钩回疝，小脑脓肿引起小脑扁桃体疝。邻近脑室或脑表面脓肿在紧张、用力、脑室造影可突然破溃，引起化脓性脑膜脑炎或室管膜炎，突发高热、昏迷、癫痫发作和脑膜刺激征，CSF白细胞增多或为脓性。

（3）治疗：脑脓肿尚未完全局限前应积极抗炎治疗，经验性选用抗生素抗菌谱应全面，通常选青霉素和头孢曲松，再根据细菌培养和药敏试验选用敏感抗生素，足量和长时间用药。脓肿包膜形成后手术是唯一有效的治疗方法，控制脑水肿，以及对症治疗。

硬脑膜外脓肿和硬脑膜下脓肿的临床表现、鉴别诊断和治疗有哪些？

（1）硬脑膜外脓肿（extradural abscess）：局限于颅骨与硬脑膜之间，是鼻窦炎、中耳炎或颅骨骨髓炎直接蔓延到硬膜外间隙，或开放性颅脑损伤、开颅术继发感染，临床较少见。

患者早期出现发热、头痛和全身不适，局部头皮浮肿伴叩痛，脓肿增大后可引起谵妄、意识障碍或癫痫发作，但单纯硬脑膜外脓肿出现ICP增高和局灶性神经体征较少见。CSF压力增高不明显，细胞数、蛋白含量多正常。脑CT可显示脓肿部位的硬脑膜和脑组织与颅骨内板分离现象。MRI检查可见颅骨内板下方梭形异常信号区，脓液在T1WI为低或中等信号，T2WI为略高信号。

（2）硬脑膜下脓肿（subdural abscess）：也常继发于鼻窦炎、中耳炎和乳突炎向颅内扩散，来自颅脑损伤、开颅术后感染和颅骨骨髓炎较少。

本病多见于青少年，病程进展迅速，由于脓液覆盖在大脑凸面，积聚于脑沟和脑裂内，或由于脑水肿、皮质静脉炎及静脉窦血栓形成等，可出现脑膜刺激征及ICP增高，脓肿压迫皮质功能区出现偏瘫、失语或局灶性癫痫发作，逐渐出现嗜睡、昏睡和谵妄，重症者昏迷和出现脑疝，病情凶险，病死率高。CSF压力增高，细胞数和蛋白增高，糖及氯化物正常或降低。脑CT可见大脑凸面新月形或椭圆形低密度肿块，靠近脑实质包膜有增强，少数慢性病程包膜有钙化，可见脑水肿、脑脓肿和脑组织受压等。

（3）鉴别诊断：硬脑膜外脓肿与硬脑膜下脓肿临床表现有相似之处，需注意鉴别（表15-6）。

表 15-6　硬脑膜外脓肿与硬脑膜下脓肿的鉴别诊断

鉴别点	硬脑膜外脓肿	硬脑膜下脓肿
感染源	源于鼻窦炎、中耳炎、颅骨骨髓炎和开放性颅脑损伤、开颅术	鼻窦炎、中耳炎、乳突炎向颅内硬膜下间隙蔓延
脓肿特点	局限性病灶，位于颅骨与硬脑膜之间	扩展到半球表面、颅底和脊髓腔，引起脑水肿、脑膜脑炎和脑脓肿
症状体征	早期发热、头痛，意识障碍、癫痫和局灶性体征	发热、头痛、颈项强直、Kernig 征、谵妄、昏迷，出现脑疝，病情凶险
CSF 检查	多无特殊发现	脑压增高，细胞数和蛋白含量增高
MRI 检查	颅骨内板下稍高信号梭形病灶	大脑凸面新月形病灶，稍高信号

（4）治疗：硬脑膜外和硬脑膜下脓肿治疗基本相同，术前、术后均使用足量的抗生素，抽取脓汁做需氧菌、厌氧菌培养和药敏试验，选用抗生素，重视营养和支持疗法。急性期应及时手术治疗，包括钻颅引流和抗生素配液冲洗，开颅病灶清除、咬除坏死颅骨和原发病灶根治术等。

549

艾滋病神经综合征的临床表现有哪些？

艾滋病也称获得性免疫缺陷综合征（acquired immuno-deficiency syndrome，AIDS），是人类免疫缺陷病毒（human immunodeficiency virus，HIV）感染引起人体细胞免疫缺陷，导致一系列条件致病菌感染和发生肿瘤等致命性合并症。艾滋病神经综合征可作为首发症状出现，见于 10% ～ 27% 的艾滋病患者。

临床表现：根据起病急缓、病程长短、病毒侵犯神经系统部位，以及伴其他病原体感染等，可分为三类。

（1）HIV 原发性神经系统感染

1）HIV 急性原发性神经系统感染：初期可无症状，或出现急性可逆性脑病，如意识模糊、记忆力减退和情感障碍；急性化脓性脑膜炎，如头痛、颈项强直、畏光和四肢关节痛，偶见皮肤斑丘疹；单发脑神经炎如面神经麻痹，急性上升性或横贯性脊髓炎、炎性神经病如吉兰-巴雷综合征等。

2）HIV 慢性原发性神经系统感染：①AIDS 痴呆综合征，见于约 20% 的 AIDS 患者，表现皮质下痴呆，隐袭进展，早期淡漠、回避社交、思维减慢、注意力不集中和健忘，可抑郁或躁狂、运动迟缓、下肢无力和共济失调；晚期严重痴呆、无动性缄默、运动不能和尿失禁；MRI 可见皮质萎缩、脑室扩张和白质病变。②复发性或慢性脑膜炎，表现为慢性头痛、脑膜刺激征，可伴三叉神经、面神经和听神经损害，CSF慢性炎性反应，HIV培养（＋）。③慢性进展性脊髓病，常见胸髓后索、侧索病变，白质空泡样变性（空泡样脊髓病），进行性痉挛性截瘫，伴深感觉障碍、感觉性共济失调和痴呆，数周至数月即依赖轮椅。④常见远端对称性多发性神经病如GBS，也可见多数性单神经病、慢性炎症性脱髓鞘性多发性神经病（CIDP）、感觉性共济失调性神经病和多发性神经根神经病，但很少引起肌病。

（2）机会性CNS感染：由于广泛使用抗反转录病毒药物，AIDS患者各种机会性感染发病率已降低或减轻。

1）脑弓形虫病：是AIDS最常见的机会性感染，缓慢进展，发热、意识模糊、局灶性或多灶性脑病征象，如脑神经麻痹、轻偏瘫、癫痫发作、头痛和脑膜刺激征。MRI可见基底节一或多处大病灶，环形增强；PCR检出弓形虫DNA，确诊有赖于脑活检。应用抗弓形虫药甲氧苄啶-新诺明已减少。

2）并发感染：6%～11%的患者发生新型隐球菌脑膜炎。单纯疱疹病毒、巨细胞病毒、带状疱疹病毒等引起脑膜炎、脑炎和脊髓炎，乳头多瘤空泡病毒导致进行性多灶性白质脑病。分枝杆菌、李斯特菌、金黄色葡萄球菌等细菌感染引起各种脑膜炎，结核性脑膜炎多见。

（3）继发性CNS肿瘤：AIDS细胞免疫功能受损导致易患肿瘤。原发性淋巴瘤较常见，发病率为0.6%～3.0%，出现意识模糊、头痛、脑神经麻痹、轻偏瘫、失语和癫痫发作，与弓形虫病不易区分；局部侵袭性内皮细胞肿瘤卡波西肉瘤（Kaposi sarcoma）罕见，CSF蛋白增高，MNC轻度增多，糖降低。脑MRI可见单发或多发增强病灶。淋巴瘤和Kaposi肉瘤引起非细菌性血栓性心内膜炎，可导致脑栓塞，急性肉芽肿性脑血管炎引起多发性脑梗死。

550

艾滋病神经综合征的治疗有哪些？

艾滋病联合药物治疗通过抑制HIV复制，增强免疫功能，延长患者生命。

（1）抗HIV药物治疗

1）HIV反转录酶抑制剂：叠氮脱氧胸苷（AZT）100～150mg，静脉注射，每4小时1次，2周后改为200～300mg口服，每4小时1次，持续4周。不良反应如头痛、骨髓抑制、白细胞减少和贫血等。

2）鸡尾酒疗法：由三种药物组成，HIV反转录酶抑制剂AZT和3TC，可通过血脑屏障，有协同增效作用，蛋白酶抑制剂吲哚那韦（Indinavir）。

3）脱氧核苷类化合物：如二脱氧胞苷（DDC）、二脱氧腺苷（DDA）是广谱抗反转录病毒药，DDC可通过血脑屏障，对CNS病变有显效。

4）其他：①核苷反转录酶抑制剂如齐多夫定（Zidovudine）、双脱氧腺苷或地达诺新（Didanosine）、扎西他滨（Zalcitabine）、司他夫定（Stavudine）、拉米夫定（Lamivudine）和阿波卡韦（Abacavir）等；②非核苷反转录酶抑制剂如奈韦拉平（Nevirapine）、甲磺酸地拉韦定（Delavirdine mesylate）和依非韦伦（Efavirenz）等；③蛋白酶抑制剂如利托那韦（Ritonavir）、沙喹那韦（Saquinavir）、溴隐亭（Mesylate）、吲哚那韦（Indinavir）、奈非那韦（Nelfinavir）和安泼那韦（Amprenavir）等。

（2）机会性感染治疗：脑弓形虫病可用乙胺嘧啶和磺胺嘧啶，单纯疱疹病毒感染用阿昔洛韦或更昔洛韦，巨细胞病毒导致神经根病疼痛早期可用更昔洛韦，结核用抗结核药治疗，真菌感染用两性霉素B等。

551

阿米巴脑脓肿的临床表现和治疗有哪些？

阿米巴病（amoebiasis）是溶组织阿米巴滋养体感染所致。阿米巴原虫可寄生于肠腔多年无症状，溶组织阿米巴滋养体由肠壁经血液、淋巴迁移至肝、肺、心包形成脓肿。滋养体感染脑部引起阿米巴脑脓肿（amoebic brain abscess），多为大脑半球单发性脑脓肿，常见于患阿米巴痢疾多年，继发于肝、肺阿米巴病。

（1）临床表现：患者通常出现头痛，后来出现意识模糊、谵妄、昏迷和抽搐发作，或有偏瘫、失语等局灶性体征。粪便和CSF涂片检查常可检出阿米巴滋养体，即可确诊。

（2）治疗：病因治疗如甲硝唑（Metronidazole）是治疗肠外阿米巴病的首选药物，常用剂量0.8g，静脉注射，每日3次，每疗程10天；轻症或慢性病例0.4g，每日3次，每疗程5天；孕妇忌用，用药期间忌酒。氯碘喹啉（Chloroiodoquine）对肠外阿米巴病疗效显著，成人0.6g/d口服，连用2天后改为0.3g/d，每疗程2～3周；小儿10～15mg/（kg·d）。应用甲硝唑和氯碘喹啉可防止胃肠道溶组织阿米巴扩散至CNS。脑脓肿需合用盐酸依米丁（Emetine hydrochloride）60mg/d，深部肌内注射或静脉注射，每个疗程10天，心、肾疾病和孕妇禁忌；或用盐酸去氢依米丁（Dehydroemetine hydrochloride）1mg/（kg·d），用法相同。合并感染需用抗生素。手术治疗抽除脓液、手术摘除脑脓肿，术前、术后需配合使用有效的抗生素治疗。对症治疗应及时处理高热、ICP增高、精神症状和癫痫发作。

552

阿米巴脑膜脑炎的临床表现和治疗有哪些？

阿米巴脑膜脑炎（amoebic meningoencephalitis，AME）是自由生活的阿米巴感染直接侵入人体CNS。病原体多为福勒尔-耐格里（Naegleria Fowleri）阿米巴原虫，多因在污染的湖水、河水中游泳感染，少数棘阿米巴原虫（Acanthamoeba），无游泳史。1965年在澳大利亚首先发现该病，病死率高。

（1）临床表现：潜伏期为3～7天，急性或亚急性发病，发热、剧烈头痛、呕吐，伴脑膜刺激征，可迅速转为谵妄、昏迷，出现神经定位体征，表现为化脓性、出血坏死性脑膜脑炎。亚急性或慢性发病表现脑膜炎，病程长达1～2个月，部分患者出现失明。CSF血性或脓血性，细胞数增多，中性粒细胞为主，蛋白增高，糖降低，培养无细菌。光镜下CSF涂片可检出阿米巴滋养体。

（2）治疗：两性霉素B（Amphotericin B）成人初始量1mg，加入10%葡萄糖250ml，6～8h缓慢静脉滴注；第2～3天分别为2mg和5mg加入10%葡萄糖500ml静脉滴注；如无严重不良反应，第4天增至10mg加入10%葡萄糖1000ml静脉滴注；以后每日增加5mg，直至剂量为30～40mg/d，每疗程通常3个月。酮康唑（Ketoconazole）200mg口服，每日2次。棘阿米巴引起的肉芽肿尚无有效疗法。

553

脑型疟疾的流行病学、临床表现和治疗有哪些？

疟疾（malaria）是疟原虫寄生于人体引起的疾病，以间歇性寒战、高热、出汗、脾肿大和贫血为临床表现，包括间日疟、三日疟和恶性疟，传染媒介是雌性按蚊。脑型疟疾是人类CNS中最常见、最严重的寄生虫感染性疾病，可通过蚊虫叮咬和其他方式传播，如输血、污染的针头或器官移植等。

（1）流行病学：疟疾在世界上分布广泛，据统计全球有1.2亿疟疾患者，带虫者约3亿，非洲每年有百万儿童死于疟疾。脑型疟疾是发展中国家导致死亡的神经系统疾病重要病因，因非疟区人群无免疫力，对热带地区旅游者影响与日俱增。

（2）临床表现

1）脑型疟疾多为恶性疟原虫侵犯脑而引起的凶险发作，常见于新进入疟区的无免疫力的外来人和儿童。由于大量疟原虫寄生的红细胞聚集成团阻塞脑微血管，导致脑缺血和水肿，病情迅速恶化，主要表现为谵妄和昏迷，常伴剧烈头痛、烦躁不安和抽搐（儿童常见），少数患者有精神错乱、烦躁，可见瘫痪、失语和脑膜刺激征，ICP增高常见视乳头水肿和眼底出血，多数患者有高热或过高热（42℃）。CSF压力增高，细胞计数与生化检查大多正常；周围血液涂片检查多易找到疟原虫，疟原虫＞25万/mm³，易致昏迷。

2）恶性疟可引起头痛、呕吐等脑膜刺激征，为疟疾性脑膜炎，也可见疟疾性脊髓炎，表现为截瘫、双下肢感觉障碍和尿便障碍；也可出现单神经炎、神经根炎和神经丛炎，末梢型或放射性神经痛，多发性神经病少见。

（3）治疗：临床确诊或高度怀疑疟疾的患者应进入ICU治疗，迅速开始抗疟和对症治疗，卧床休息，监测血糖，及时纠正低血糖，如呼吸窘迫或低血氧应给予吸氧，脱水应及时补液。

抗疟疾治疗，氯喹（Chloroquine）抑制疟原虫分裂繁殖，杀灭红细胞内期裂殖体，作用快、强效持久，可根治，第1天服1.0g，8h后服0.5g，第2～5天服0.5g/d。青蒿素（Artemisinin）抗疟疾治疗为我国独创，屠呦呦为此获得2015年诺贝尔生理学或医学奖，青蒿素可杀死虫体，对氯喹耐药的恶性疟有显效，青蒿素油混悬剂肌内注射抢救脑型疟疗效满意，总量为800mg，复发可再用。咯萘啶（Pyronaridine）对脑型疟有效，250mg加入5%葡萄糖500ml静脉滴注，2h内滴完，间隔6小时重复1次。对症治疗如癫痫发作可用抗痫药，谵妄用镇静药。

554

弓形虫病的临床表现和治疗有哪些？

弓形虫病（Toxoplasmosis）是刚地弓形虫（*Toxoplasma gondii*）引起的人畜共患的寄生虫病。多为隐性感染，主要侵犯脑、眼、淋巴结、心、肝等，孕妇感染后病原可通过胎盘感染胎儿，引起严重畸形。由于血脑屏障可阻止抗体进入CNS，约50%的弓形虫患者可伴发脑弓形虫病，本病与艾滋病关系密切。

（1）临床表现

1）获得性脑弓形虫病：潜伏期数日至2年不等，可为原发性脑病或弓形虫病的部分表现，免疫功能低下的艾滋病患者感染后常出现脑弓形虫病，亚急性起病，持续头痛、癫痫发作、脑膜炎、弥散性脑病和精神异常等，脑实质损害出现偏瘫、失语等局灶性体征，ICP增高、视乳头水肿和颅内占位病变，可出现昏迷。

2）先天性脑弓形虫病：孕妇被感染后常可引起流产、早产或死产，存活婴儿可有脑积水、小头畸形和智力缺陷等发育异常，眼异常常见双侧视网膜脉络膜炎、虹膜睫状体炎、白内障、视神经萎缩和眼组织缺损。

3）血清和CSF抗弓形虫抗体检测可为（＋），CSF-MNC数量增多，伴嗜酸性粒细胞增多，蛋白中度增高，糖正常。脑CT可见单个或多个等或低密度病灶，MRI可提示脑炎和增强的脑占位病变。CSF、淋巴结和脑活检查到弓形虫滋养体即可确诊。

（2）治疗

1）乙胺嘧啶（Pyrimethamine）合用磺胺嘧啶（SD）可协同抑制滋养体、控制症状，但对包囊无效；乙胺嘧啶第1天成人50mg/d，儿童1mg/（kg·d），分2次服，第2天起减半；同时口服SD，成人2～4g/d，儿童50～100mg/（kg·d），分4次服；每疗程4～6周，共用2个疗程，疗程间隔2周。乙胺嘧啶有骨髓抑制，可口服甲酰四氢叶酸（Folinic acid）5～20mg/d，孕妇慎用。可用复方新诺明（SMZ Co）成人2片/次（每片含SMZ400mg，TMP80mg），每日2次，疗程为4周。螺旋霉素（Spiramycin）毒性小，胎盘组织中浓度较高而不影响胎儿，适于孕妇，2～4g/d，分2～4次服；孕妇也可用克林霉素（Clindamycin）600～900mg/d；均连用3周，休息1周后再重复1个疗程。孕妇在妊娠22周前感染者宜行治疗性人工流产，围产期感染者应积极治疗直至分娩。

2）眼疾病可用糖皮质激素合并乙胺嘧啶，第2个月用SD，眼周注射克林霉素对视网膜脉络膜炎有效。艾滋病患者可用乙胺嘧啶加SD治疗，因停止治疗至少有50%复发，抗弓形虫治疗需服用全剂量和持续终身。对癫痫发作，ICP增高和瘫痪患者给予对症治疗。

脑血吸虫病的神经系统感染的流行病学、临床表现和治疗有哪些？

脑血吸虫病是血吸虫卵在脑组织中沉积引起的虫卵性肉芽肿和炎性反应、脑水肿和脑软化。血吸虫病感染途径是粪便中血吸虫卵污染水源，在中间宿主钉螺体内孵育成尾蚴，人接触疫水后经皮肤或黏膜侵入人体，在门静脉系统发育为成虫，寄居肠系膜小静脉，经数月或1～2年发病。日本血吸虫易侵犯大脑皮质，虫卵寄生后引起脑实质坏死、钙沉积和形成肉芽肿。

（1）流行病学：血吸虫病（schistosomiasis）是全球性重要的寄生虫病，全球患者可能超过200万，寄生人体的血吸虫主要有三种，流行于非洲北部的埃及血吸虫，流行于拉丁美洲和非洲中部的曼氏血吸虫，流行于亚洲的日本血吸虫。我国流行区主要是长江中下游流域和南方十三省，多为日本血吸虫（Schistosomiasis japonica），脑血吸虫病（cerebral schistosomiasis）占3%～5%。新中国成立后血吸虫病曾得到基本控制，但近年来发病率又有增高趋势。

（2）临床表现

1）慢性型通常发生于感染后6个月或1～2年，表现颇似肿瘤，虫卵性肉芽肿导致ICP

增高如头痛、呕吐和视乳头水肿，伴局灶性神经功能缺失体征，癫痫发作多为局限性癫痫；脊髓肉芽肿导致急性不完全性横贯性脊髓损害如轻截瘫。

2）急性型较少见，暴发起病，表现为脑膜脑炎，如发热、头痛、意识混乱、昏迷、轻偏瘫、部分性和全面性癫痫发作，脑膜刺激症和锥体束征。外周血嗜酸性粒细胞、淋巴细胞增多。如ICP增高提示肉芽肿较大引起蛛网膜下腔部分梗阻，CSF淋巴细胞增多、蛋白轻至中度增高，MRI检查可显示脑和脊髓病灶。

（3）治疗：药物治疗首选吡喹酮（Praziquantel），对日本、埃及和曼氏血吸虫感染均有效，常用二日疗法，100mg/kg口服，每日3次；急性病例连服4天。对症治疗如癫痫发作可用抗癫痫药，蛛网膜下腔梗阻可口服甲泼尼龙或泼尼松减轻脑水肿，必要时行椎板切除减压术，巨大肉芽肿需手术切除。

556

脑型肺吸虫病的临床表现和治疗有哪些？

脑型肺吸虫病（cerebral paragonimiasis）是卫氏并殖吸虫和墨西哥并殖吸虫寄生于脑部所致，10%～15%的肺吸虫病累及CNS。我国华北、华东、西南和华南22个省区均有流行，感染途径是食用生的或未煮熟的淡水蟹或蝲蛄（第二中间宿主），幼虫在小肠脱囊穿透肠壁在腹腔移行，穿膈肌到肺内发育为成虫，成虫可从纵隔沿颈内动脉周围软组织上行入颅，在脑实质内形成隧道样多房性小囊肿，颞、枕和顶叶多见，邻近的脑膜炎性粘连增厚，病灶组织坏死出血，坏死区可见多数虫体或虫卵。

（1）临床表现：脑实质病变可表现为急性脑膜炎型、慢性脑膜炎型或脑膜脑炎型，引起发热、头痛和呕吐；癫痫型出现部分性或全面性癫痫发作；脑梗死型表现为偏瘫、失语；慢性肉芽肿或肿瘤型出现头痛、视力障碍和视乳头水肿；慢性脑病型可见共济失调、精神症状和痴呆；脊髓型出现轻截瘫等类似脊髓压迫症症状。CSF检查急性期可见中性粒细胞增多，慢性期淋巴细胞增多，蛋白和γ-球蛋白增高，糖降低。外周血可有贫血，嗜酸性粒细胞增多，γ-球蛋白增高，红细胞沉降率增快。痰液和粪便可查到虫卵，血清学和皮肤试验（＋）有助于诊断。脑CT检查可见脑室扩张和肿块伴有钙化。

（2）治疗：急性或亚急性病变，吡喹酮（Praziquantel）10mg/kg口服，每日3次，总量为120～150mg/kg；硫双二氯酚（Bithionol）成人剂量3g/d，儿童50mg/（kg·d），分3次服，每疗程10～15天，需重复治疗2～3个疗程，疗程间隔1个月。慢性肿瘤型需手术治疗。

557

脑囊虫病的分型和临床表现及其治疗有哪些？

脑囊虫病（cerebral cysticercosis）是猪带绦虫蚴虫（囊尾蚴）寄生于脑组织形成包囊。常见于墨西哥和中南美洲、非洲西南部、印度和东南亚，我国主要流行区是东北、华北、西北和山东省，大多数囊虫病累及脑，是我国北方症状性癫痫的常见病因。感染途径是摄入虫卵污染的食物，虫卵进入十二指肠孵化为六钩蚴，经血行播散发育成囊尾蚴，寄生在脑和脑室；脑实质包囊内蚴虫很少引起炎症，常在感染数年后蚴虫死亡后出现炎症反应和临床症状。

（1）分型和临床表现：分四型。

1）脑实质型：症状取决于包囊位置，皮质可引起部分性或全面性癫痫发作，出现卒中发作如失语、轻偏瘫、感觉缺失和偏盲，累及小脑引起共济失调，额颞叶多数包囊可发生痴呆、意识障碍或昏迷。

2）脑膜型：包囊破裂或死亡引起头痛、交通性脑积水或脑膜炎等。

3）脑室型：第三、第四脑室的包囊阻塞CSF循环，导致梗阻性脑积水，第四脑室正中孔包囊游移，突然阻塞导致ICP突然增高和Brun征，出现眩晕、呕吐、意识丧失和跌倒发作。

4）脊髓型：罕见，常出现颈胸髓节段损害表现，脊髓蛛网膜受累可见蛛网膜炎和蛛网膜下腔梗阻。

检查外周血嗜酸性粒细胞增多；腰椎穿刺脑压增高，CSF淋巴细胞增多（＜100×10⁶/L），嗜酸性粒细胞增多，蛋白增高，糖降低。ELISA检测血清和CSF囊虫抗体（＋）。脑CT显示多发钙化灶，MRI检查可见对比剂强化的占位病变伴水肿、脑积水和阻塞部位。

（2）治疗

1）病因治疗：广谱抗寄生虫药吡喹酮（Praziquantel）最初剂量100mg口服，每日2次；根据用药反应逐渐加量，日剂量不超过1.8/d；囊虫数量多和病情重应缓慢加量。2～3个月后开始第2疗程，共3～4个疗程。阿苯达唑（Albendazole）也是广谱抗寄生虫药，小剂量开始渐增量，成人每疗程总剂量300mg/kg；1个月后开始第2疗程，共3～5个疗程。用药后囊尾蚴死亡引起严重的急性炎性反应、脑水肿和ICP升高，可导致脑疝，需严密监测并给予脱水剂、糖皮质激素。脑室内、蛛网膜下腔和葡萄状囊肿疗效不良，囊虫钙化无须治疗。

2）对症治疗：癫痫可用抗癫痫药控制发作，脑积水可行脑脊液分流术缓解症状，脑室内单个病灶宜手术摘除。

558

脑包虫病的临床表现和治疗有哪些？

脑包虫病（cerebral echinococcosis）也称脑棘球蚴病，是细粒棘球绦虫的幼虫（棘球蚴）引起的颅内感染性疾病。约占棘球蚴病的2%。我国西北、内蒙古、西藏、四川西部、陕西和河北等畜牧区均有散发。感染途径为细粒棘球绦虫的中间宿主狗、牛、羊和猪等粪便排出虫卵污染饮水和蔬菜，人误食后虫卵在十二指肠孵化成六钩蚴，穿入门静脉后随血至肝、肺或脑，数月发育为包虫囊，常为单发，常见于大脑中动脉供血区，也见于小脑、脑室和颅底，几年后包虫死亡，囊壁钙化，少数包虫形成巨大囊肿。

（1）临床表现：本病见于任何年龄，农村儿童多见，常见头痛、呕吐、视乳头水肿等ICP增高症状，出现局灶性神经体征或癫痫发作，缓慢进展，随脑内囊肿增大病情加重，颇似脑肿瘤。脑CT和MRI显示非强化的CSF密度的单一类圆形囊肿，未破裂时嗜酸性粒细胞数正常；60%～90%的患者血清学试验（＋）。

（2）治疗：手术治疗可彻底摘除囊肿，囊肿不宜穿刺，因可引起过敏性休克和头节的移植和复发。抗寄生虫药物治疗，如甲苯达唑（Mebendazole）0.4～0.6g口服，每日3次，连用3～4周，可透入包虫囊壁杀死包虫；芬苯达唑（Fenbendazole）0.75g口服，每日2次，连用6周；阿苯达唑（Albendazole）0.4g口服，每日2次，连用30天。吡喹酮（Praziquantel）0.4g口服，每日2次，连用30天。对症治疗如癫痫发作可用抗癫痫药，ICP增高可使用脱水药等。

559

蛔虫病神经系统损害的临床表现和治疗有哪些？

蛔虫病（ascariasis）是蛔虫寄生于人体引起的疾病，蛔虫主要寄生于小肠，学龄期与学龄前儿童感染率最高。早期幼虫在体内转移可引起呼吸道和变态反应症状，成虫寄生于小肠引起腹痛、胆道蛔虫病和蛔虫性肠梗阻等严重并发症。

（1）神经系统损害临床表现：蛔虫分泌毒素如脂肪醛、酯、抗凝素和溶血素，以及代谢产物可引起神经系统症状，如头痛、烦躁、失眠、兴奋性增高、腱反射减弱和瞳孔散大，严重中毒可引起类似脑膜炎症状和癫痫持续状态。蛔蚴移行症出现发热、腹痛、呕吐、肌肉关节痛、突然失明和肢体瘫痪等。

（2）治疗：驱虫治疗如左旋咪唑是首选驱蛔虫药，抑制蛔虫肌肉中琥珀酸脱氢酶，使肌肉产能减少，虫体麻痹被排出，成人150mg，儿童2～3mg/kg，睡前顿服，不良反应为轻度胃肠道反应。甲苯咪唑（Mebendazole）和阿苯达唑（Albendazole）是广谱驱虫药，抑制蛔虫摄取葡萄糖，使糖原耗竭和ATP减少，导致虫体麻痹。甲苯咪唑剂量200mg，阿苯达唑为400mg，均顿服，疗程为1～2天，驱蛔作用较缓慢，服药后2～3天排出，多无明显不良反应，有时引起蛔虫游走，服药后吐蛔虫现象。对症处理如癫痫发作可用抗癫痫药，头痛可用镇痛药。

560

旋毛虫病的脑损害临床表现和治疗有哪些？

旋毛虫病（Trichiniasis）是旋毛线虫侵入人体所致，因生吃或半熟食用含旋毛虫幼虫包囊的猪肉或其他动物肉类感染。

（1）脑损害临床表现：本病潜伏期为5～15天，平均10天，可见胃肠道症状、发热、肌痛、水肿和血中嗜酸性粒细胞增高，临床分为小肠期、幼虫移行期、包囊形成期。神经系统症状出现于幼虫移行期，是本病的急性期，出现中毒和过敏症状，幼虫在体内移行侵入肌肉和脑，引起高热、皮疹、肌痛、头痛、呕吐、颈项强直、意识模糊和脑压增高等脑膜炎症状，CSF细胞数和蛋白增高，偶可查到幼虫。脑实质受损可引起轻偏瘫、单瘫、失语、全身性或局限性抽搐，包囊形成后病变渐趋局限，急性炎症消退，遗留肌肉隐痛和相应脑损害的局灶体征。

（2）治疗

1）病因治疗：首选阿苯达唑（Albendazole），20mg/（kg·d），分2次服，连续7天，疗效优于甲苯咪唑（Mebendazole），可驱除肠内早期脱囊期幼虫、成虫，抑制雌虫产幼虫，杀死移行期幼虫，用药后2天热度下降，4天后体温恢复正常，水肿消失，肌痛减轻或消失。仅有头晕、食欲减退等轻微反应，少数患者服药后第2～3天体温增高，发生类赫氏反应，是虫体死亡释放的异体蛋白反应，可加用泼尼松30～60mg/d口服，疗程为3～10天。

2）对症治疗：急性期应卧床休息，肌痛适当给予镇痛药；全身中毒或变态反应导致高热、脱水和电解质紊乱、心肺症状，应密切观察，对症处理，预防和处理心力衰竭。

561

丝虫病的脑损害的临床表现和治疗有哪些？

丝虫病（Filariasis）是丝虫寄生于淋巴组织、皮下组织、深部结缔组织或浆液腔导致的慢性寄生虫病，本病通过蚊虫传播。

（1）临床表现：丝虫病早期出现淋巴管炎和淋巴结炎，晚期淋巴管阻塞形成象皮肿，偶有微丝蚴丝虫感染而无明显症状。丝虫病的脑损害是由于微丝蚴凝成栓子栓塞脑血管，引起头痛、激越、抑郁、意识障碍、抽搐、瘫痪、失语和脑膜刺激征等。药物治疗导致微丝蚴在脑中崩解死亡，引起局部脑组织坏死、炎症反应、胶质细胞增生和肉芽肿形成，导致脑皮质和白质受损。在外周血和CSF中可查到微丝蚴。

（2）治疗

1）病因治疗：乙胺嗪（Diethylcarbamazine）是哌嗪类衍生物，能使血中微丝蚴集中到肝脏微血管中被杀灭，长期用大剂量可杀死成虫。短程疗法成人用1.0～1.5g顿服，或0.75g，每日2次，连服2天；或0.5g，每日3次，连服3天，严重感染患者的药物反应较大，杀虫效果不完全。中程疗法成人用0.2g，每日3次，连服7～8天，适于微丝蚴数量大的严重感染者。间歇疗法为0.5g，每周1次，连服7周，疗效可靠，不良反应小。呋喃嘧酮（Furapyrimidone）可直接杀灭微丝蚴和成虫，疗效似优于乙胺嗪，剂量20mg/（kg·d），分2～3次服，总剂量140mg/kg，每疗程连服7天。左旋咪唑（Levamisole）对微丝蚴疗效较好，4～5mg/（kg·d），分2次服，共5天。

2）对症治疗：淋巴管炎可用解热镇痛药或糖皮质激素治疗，ICP增高可给予20%甘露醇静脉滴注。

（关鸿志）

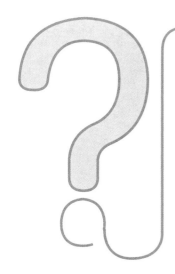

第十六章

多发性硬化和其他脱髓鞘疾病
Multiple Sclerosis and Other
Demyelinating Diseases

中枢神经系统自身免疫性脱髓鞘疾病的疾病谱有哪些？

中枢神经系统脱髓鞘疾病是一组病因不明的自身免疫性疾病，以髓鞘脱失为主要病理特征。多发性硬化（MS）、视神经脊髓炎谱系疾病（NMOSD）是典型代表性疾病，临床症状体征复杂多样，如运动、感觉、视觉、小脑、脊髓、认知障碍和自主神经障碍等，疾病谱较宽泛。

（1）多发性硬化（MS）：女性：男性（2∶1），多在20～40岁起病，多见于欧美国家，CNS表现多样，表现为空间与时间多发性病变。MRI检查显示圆形、椭圆形病变多位于脑室周围、皮质和近皮质、幕下、脊髓和视神经，活动期病变可呈对比剂增强。

（2）视神经炎（ON）：表现为视力下降、视野缺损，MRI检查显示活动期视神经增粗和强化，也可为阴性，可为MS或NMOSD等疾病的首发症状。

（3）横贯性脊髓炎（TM）：表现为轻截瘫、感觉异常和尿便障碍等脊髓症状，MRI检查显示脊髓内病变和活动期强化，可为MS或NMOSD等疾病的首发症状。

（4）视神经脊髓炎谱系疾病（NMOSD）：女性：男性（9∶1），通常30～40岁起病，亚洲国家较常见；以严重视神经炎（视力下降）、纵向延伸的长节段横贯性脊髓炎（截瘫）和延髓最后区综合征（顽固性呕吐）等为特征临床和影像学表现。

（5）少突胶质细胞糖蛋白相关疾病（MOG-IgG associated disorders，MOGAD）：在儿童发病率较高，性别差异不明显。可为单相或复发病程，主要症状包括：视神经炎（ON）、脑膜脑炎、脑干脑炎和脊髓炎等。

（6）急性播散性脑脊髓炎（ADEM）：单相病程，与近期感染或疫苗接种有关，急性起病，临床表现多样，MRI可见脑脊髓内同期多发白质受累病变，可累积灰质，部分病变直径＞2cm，活动期强化。儿童较常见，成人也可发生。急性坏死性出血性脑脊髓炎是ADEM的超急性型，影像上可见出血。

（7）急性小脑炎：儿童较多见，表现为共济失调，常见于水痘-带状疱疹病毒感染，脑脊液细胞数增高，激素治疗有效。

（8）自身免疫性脑炎：临床表现多样，常见高级皮质功能减退、也可出现癫痫、共济失调、锥体外系表现，MRI检查或可见边缘叶等受累或为阴性，部分活动期病变强化，脑脊液自身免疫抗体异常，免疫抑制治疗有效。

（9）系统性免疫疾病：如SLE、神经白塞病和干燥综合征，可出现全身多系统受累，神经系统可出现MS或NMOSD样表现或共病。

563

中枢神经系统其他脱髓鞘疾病有哪些？

CNS其他脱髓鞘疾病包括感染性、肉芽肿性、遗传性、中毒和代谢性疾病等。

（1）感染性疾病

1）中枢神经系统HIV感染：HIV通过血脑屏障进入CNS，直接损伤脑、脊髓和中枢神经，导致头痛、眩晕、智力下降、反应迟钝甚至痴呆、痉挛等，急性脑炎、脑膜炎、卒中、周围神经病和CNS肿瘤，MRI检查可见双侧脑白质弥漫性斑片状信号异常。

2）进行性多灶性白质脑病（PML）：多见于免疫抑制的患者，与HIV感染、移植和免疫缺陷有关，与机会性乳头瘤病毒（JC或SV-40毒株）感染少突胶质细胞有关，常见顶叶、枕叶多灶性脱髓鞘病变。

3）Lyme病：可导致脊髓病或多发性脑白质病变，根据蜱咬伤史和游走性红斑等临床表现可确诊。

4）慢性布鲁杆菌病：可导致脊髓病或多发性脑白质病变，流行病史可鉴别。

5）神经梅毒：可导致脑、脊髓病或脑脊膜炎，早期淋巴细胞、MNC浸润脑膜，炎症反应累及脑神经也可引起轴索变性，炎症影响脑膜引起小动脉炎性闭塞，导致脑、脊髓局灶性缺血坏死，脊髓发生脱髓鞘和脊髓软化。

6）人类嗜T-淋巴细胞病毒-Ⅰ型（human T-lymphotropic virus type I，HTLV-I）与热带痉挛性截瘫（TSP）或HTLV-I相关脊髓病（HAM）有关，病理检查显示脊髓白质炎性脱髓鞘，35～45岁发病，以女性较多，表现为痉挛性截瘫，颇似MS脊髓型，CSF可见MNC数增多和OB（＋）。

（2）肉芽肿性疾病：神经结节病（neurosarcoidosis）表现为全身多系统受累、神经系统症状体征，易累及脑膜和幕下结构，肺内表现有助于鉴别。Wegener肉芽肿表现为全身多系统受损，神经系统可出现占位病变。淋巴瘤样肉芽肿病（lymphoid granulomatosis）可见全身多系统受累和神经系统占位病变。

（3）遗传性疾病：异染性脑白质营养不良为常染色体隐性遗传，幼年或儿童期发病，脑白质弥漫性病变，伴周围神经病。肾上腺脑白质营养不良和肾上腺脊髓神经病，为X-连锁遗传，新生儿常染色体隐性遗传极罕见，病变从枕叶向额叶进展，累及胼胝体压部。Krabbe球样细胞脑白质营养不良（Krabbe globoid leukodystrophy）为常染色体隐性遗传，婴儿期发病，角弓反张姿势，CSF蛋白增高，周围NCV减慢。亚历山大病（Alexader disease）可见巨头畸形，儿童期发病，自额叶向枕叶进展。卡纳万病（Canavan disease）是常染色体隐性遗传，为海绵状脑白质营养不良，婴儿期发病，伴巨头畸形。

（4）中毒和代谢性疾病：亚急性联合变性是维生素B_{12}和内因子缺乏导致脊髓神经变性。桥脑中央髓鞘溶解症（central pontine myelinolysis，CPM）与慢性酒精中毒、败血症、烧伤、移植和恶性疾病有关，病理检查为桥脑基底部对称性脱髓鞘，见于低钠血症纠正过快和血浆渗透压极高。马尔基亚法瓦-比格纳米病（Marchiafava-Bignami disease）是中央胼胝体选择性脱髓鞘和萎缩，与酒精中毒和营养缺乏有关。

1）CO中毒性脑病在急性中毒后数周至数月出现弥漫性皮质下白质脱髓鞘；放疗史患者放射总剂量＞40Gy可出现白质脱髓鞘。

2）环孢霉素、他克莫司可导致白质脑病，典型为枕部病灶，甲氨蝶呤与放疗合用也可能出现。可逆性后部白质脑病综合征（reversible posterior leukoencephalopathy syndrome，RPLS）与高血压、肾衰竭和使用免疫抑制剂如环孢霉素有关，可见两侧顶、枕叶白质和灰质病变。

564

中枢神经系统炎性脱髓鞘疾病的病理特征和鉴别有哪些？

CNS髓鞘破坏和脱失是导致神经传导阻滞等临床症状的重要原因，阻断了髓鞘形成细胞与轴索的相互作用，轴索细胞骨架发生不可逆变化，破坏的髓鞘成分被巨噬细胞吞噬，星形胶质细胞增生形成硬化斑。

（1）病理特征：病变为多灶性，病灶直径多为1～50mm，个别直径＞50mm；病变常分布于小静脉周围、软膜下或室管膜下，病灶内神经纤维髓鞘破坏，轴索相对保留，破坏的髓鞘被巨噬细胞吞噬、消化成嗜苏丹脂质，小静脉周围淋巴细胞和浆细胞浸润，形成袖套样结构，其他神经组织不受损，不继发华勒变性，这些病理特征具有诊断特异性。

（2）鉴别：脱髓鞘并非脱髓鞘疾病的唯一的病理改变，也见于其他神经系统疾病，包括CNS其他白质病变，如缺血缺氧性脑病、进行性多灶性白质脑病（PML）、桥脑中央髓鞘溶解症（CPM）等通常无炎性改变，但小动脉炎和脑缺氧性坏死可出现静脉周围轴索和髓鞘坏死，与静脉周围脱髓鞘难以鉴别。研究发现MS病变具有异质性，某些类型MS患者无CNS典型脱髓鞘病变，表现轴索损伤或坏死，因此临床不能仅凭影像学发现诊断脱髓鞘病变，需结合免疫学证据综合判定。

565

多发性硬化的病因和发病机制可能有哪些？

MS是以CNS白质脱髓鞘病变为特征的自身免疫性疾病，可能是遗传易感个体与环境因素共同作用导致的自身免疫性病理过程，确切的病因和发病机制迄今未明，可能与以下因素有关。

（1）病毒感染与自身免疫反应

1）流行病学资料提示，MS与儿童期接触的某种环境因素如病毒感染有关，曾高度怀疑EB病毒、嗜神经病毒如麻疹病毒、人类嗜T淋巴细胞病毒Ⅰ型（HTLV-I），但从未在MS患者脑组织证实或分离出病毒。

2）经典的实验是用髓鞘素碱性蛋白（MBP）抗原免疫Lewis大鼠，造成MS的实验动物模型实验性自身免疫性脑脊髓炎（experimental autoimmune encephalomyelitis，EAE）。将EAE大鼠识别MBP多肽片段的致敏细胞系转输给正常大鼠也可引起EAE，证明MS是T细胞介导的自身免疫病。

3）MS患者CSF-IgG指数增高，可检出IgG寡克隆区带（IgG oligoclonal bands），是CNS内IgG合成的证据。HLA抗原特殊分布也是自身免疫病的证据。

4）病毒感染或其他因子通过破坏血脑屏障，使T细胞和抗体进入CNS，导致促炎性细胞因子、细胞黏附分子、基质金属蛋白酶表达增加，吸引其他免疫细胞，细胞外基质分解也利于免疫细胞移行，激活针对自身抗原如MBP、含脂质蛋白（PLP）、少突胶质细胞糖蛋白（MOG）和髓鞘结合糖蛋白（MAG）、αB-晶体蛋白（αB-crystallin）、磷酸二酯酶和S-100的自身免疫反应。这些靶抗原通过抗原呈递细胞触发辅助性T细胞1型（Th1）激活和分泌促炎性细胞因子如IL-2、IFN-γ等，并有巨噬细胞和补体参与，免疫攻击导致髓鞘崩解和引起神经系统症状。

5）分子模拟（molecular mimicry）学说认为，感染的病毒可能与CNS髓鞘蛋白或少突胶质细胞存在共同抗原，病毒氨基酸序列与MBP等神经髓鞘组分某段多肽氨基酸序列相同或极相近。推测病毒感染后体内T细胞激活，浆细胞生成抗病毒抗体可与神经髓鞘多肽片段发生交叉反应，导致脱髓鞘病变。

（2）遗传因素：MS有家族倾向，同卵双生可同时罹患，约15%的MS患者有一个患病的亲属。患者一级亲属的患病风险较一般人群大12～15倍。MS遗传易感性可能由多数弱作用基因相互作用决定MS的发病风险。

（3）环境因素：MS发病率随纬度增高而呈增加趋势。近来研究证实接受日照时间长短与体内维生素D水平与MS发病率相关。吸烟可能增加MS患病风险。

总之，目前认为MS可能是一种多病因的疾病，在遗传与环境因素影响下，通过自身免疫反应发病，感染、外伤、妊娠、手术和中毒可能为诱因。

566

多发性硬化的流行病学有哪些？

MS的发病率较高，呈全球性广泛分布，为慢性病程，倾向于年轻人罹患，估计目前全球范围MS患者约250万人。女性MS患病率高于男性（约1.8∶1），女性平均起病年龄＜30岁，男性略晚，发病风险期10～60岁，高峰年龄20～29岁。

（1）MS发病率随着纬度而增加，离赤道越远发病率越高，南北半球皆然。MS高危地区包括美国北部、加拿大、北欧、英国、澳洲的塔斯马尼亚（Tasmania）岛和南新西兰等，患病率为40/10万或更高。奥克尼（Orkney）岛和苏格兰北部是MS异常高发病区，发病率高达300/10万。赤道国家发病率小于1/10万，亚洲和非洲国家发病率较低，约为5/10万，我国发病率为0.236/10万，近年来MS病例报道越见增多，我国仍属于低发病区而被列为罕见病。

（2）移民的流行病学资料表明，15岁以前从北欧移居南非的移民MS发病率低，15岁后移民仍保持出生地高发病率，提示15岁前与某种外界环境因素接触可能在MS发病中起重要作用。生活在北美和南美的日本人、中国人、马耳他人和非混血的印度人MS患病率很低，少于他们生活的白种人群的1/10。生活在夏威夷和美洲大陆的第一代日本和中国移民仍表现如同他们出生国的MS低发病率，美国黑种人与白种人混血儿发病率介于两者之间。MS与6号染色体组织相容性抗原HLA-DR位点相关，表达最强的是HLA-DR$_2$。

（3）流行病学调查显示，遗传素质（inherited predisposition）对MS易感性起重要作用，某些民族如爱斯基摩人、吉普赛人、西伯利亚的雅库特人和非洲的班图人都不罹患MS。在某些近亲结婚的白种人中，如加拿大的胡特瑞特（Hutterites）人几乎不存在MS。遗传因素的作用还表现在MS患者可发生在同一家庭，两同胞可同时罹患。McAlpine等的研究发现，MS患者一级亲属中患病风险较一般人群大12～15倍，在同卵双胎孪生子女中这种风险更大。

567

多发性硬化的病理特征和病变异质性有哪些？

MS的病理主要是CNS白质脱髓鞘病变，累及大脑半球、视神经、脑干、小脑和脊髓等。

（1）大体病理：大脑半球冠状切面可见白质内大小不等、形态各异的灰色斑块，多见于半卵圆中心、内囊和脑室周围，侧脑室前角最多，脑干和小脑白质（齿状核周围）较常见。硬化斑大小不等，直径为1～20mm，最大可达一个脑叶白质。急性期新鲜斑块境界欠清晰，呈暗灰色或深红色，局部轻度肿胀；慢性期陈旧性斑块境界清楚，呈浅灰色，可见局限性脑萎缩和脑室扩张。急性期病例可见软脑膜轻度充血和脑水肿，慢性严重病例软脑膜增厚。

脊髓以颈段病损多见，可见切面灰白质境界不清，急性期可见脊髓节段性肿胀、脱髓鞘，慢性期脊髓节段性萎缩变细。视神经、视交叉、视束也可累及，切面可见局灶性肿胀或萎缩的硬化斑。

（2）组织病理学

1）急性型：髓鞘崩解脱失，轴突正常或轻度损害，病灶内小胶质细胞增生。血管扩张，血管周围淋巴细胞和浆细胞浸润，偶见中性粒细胞。炎性细胞围绕小静脉周围形成血管套，可见格子细胞和吞噬细胞。病变早期：新鲜病灶可见脱髓鞘，无炎性细胞反应，病灶色淡，边界不清，称为影斑（shadow plaque）。中期髓鞘崩解被清除形成局灶性组织缺损区，可见大量吞噬细胞。晚期可有轴突崩解，神经细胞减少，神经胶质形成硬化斑。我国一组13例急性MS尸检报告发现脱髓鞘病灶多为软化坏死灶，呈海绵状空洞，与欧美典型硬化斑不同，与日本的MS病理类似，可能由于种族差异和HLA抗原分布不同，但我国也有典型硬化斑病理。

2）暴发型：首次发病在较短时间内死亡患者病灶炎性细胞浸润明显，轴索破坏严重形成坏死灶。

（3）病变异质性

1）病理学和神经影像学研究显示，MS除了局灶性脱髓鞘病变，在表现正常的白质（normal-appearing white matter，NAWM）也存在弥漫性异常。原发进展型MS的NAWM磁共振波谱（MRS）显示神经变性标志物N-乙酰天冬氨酸（N-acetylaspartate，NAA）减少，作为髓鞘完整性指标的磁转移率（magnetic transfer ratio）在进展型与复发型MS的NAWM均减少。

2）皮质和深部灰质病变也较常见，由于脱髓鞘性轴索也存在于灰质中，与白质病变比较，皮质病损相对较轻，神经元、轴索和少突胶质细胞保留较多，皮质和深部灰质病变在常规MRI和组织活检中不易分辨，研究表明高场强MRI更易于发现MS灰质病变。

568

多发性硬化的临床表现有哪些？

MS急性、亚急性或慢性起病，我国以急性或亚急性居多。MS病灶散在多发，症状千变万化，病变常见大脑、脑干、小脑、脊髓和视神经不同的组合，显示CNS空间多发性，病程中缓解-复发体现病变的时间多发性，构成MS的主要特征。

（1）首发症状常见一个或多个肢体局部无力、麻木、刺痛感或单肢不稳，单眼突发视力丧失或视物模糊（视神经炎）或复视，急性或逐渐进展的痉挛性轻截瘫、平衡障碍和感觉缺失，膀胱功能障碍如尿急或尿流不畅；通常持续时间短暂，数日或数周消失，仔细检查仍可发现残留体征。发病诱因包括感冒、发热、感染、败血症、外伤、手术、拔牙、妊娠、分娩、过劳、精神紧张、药物过敏和寒冷等。

（2）神经功能缺失征象

1）肢体瘫痪常见双下肢无力或沉重感，继而变为不对称性痉挛性轻截瘫、四肢瘫，也有偏瘫和单瘫。体征多于症状是MS的一个重要特征，如患者主诉一侧下肢无力、走路不稳和麻木，检查却可能发现双侧锥体束征或Babinski征（＋）。半数以上MS患者出现感觉障碍，包括深感觉障碍和Romberg征，约半数病例可见共济失调，但眼震、意向性震颤和吟诗样语言等Charcot三主征仅见于部分晚期患者。

2）约半数病例出现视力障碍，自一侧开始再侵犯对侧，或短时间内两眼先后受累。发病较急，常有缓解-复发，早期眼底无改变，可出现双颞侧偏盲、同向性偏盲。多于数周开始恢复，约50%病例可遗留颞侧视乳头苍白，但患者可能不觉察视力障碍。

3）眼球震颤与核间性眼肌麻痹并存指示脑干病灶，是两个高度提示MS的体征，水平性眼震为主，也可水平加垂直、水平加旋转或垂直加旋转。复视约占1/3，内侧纵束受累出现核间性眼肌麻痹，桥脑旁正中网状结构（PPRF）受损可见一个半综合征。晚期病例可见视神经萎缩，但其他脑神经受累较少见，如周围性面瘫、耳聋、耳鸣、眩晕、咬肌力弱、构音障碍和吞咽困难等。精神障碍可见病理性情绪高涨如欣快和兴奋，但多数病例表现为抑郁、易怒，可见淡漠、嗜睡、强哭强笑、反应迟钝、重复语言、猜疑和迫害妄想等。

4）神经电生理检查证实，少数MS患者合并周围神经损害如多发性神经病、多数性单神经病，可能与周围神经P1蛋白与CNS的MBP为同一组分有关。

（3）发病后可有数月或数年的缓解期，复发时出现新的症状或原有症状再现，感染、发热、女性分娩后3个月左右均可使稳定的病情暂时恶化，复发次数可能多达10次以上，每次复发后都会使症状体征越发加重。

（4）MS患者可见发作性症状，但极少是首发症状，常在数日、数周或更长时间内以固定模式频繁再发，可完全缓解。如短暂的一过性视力下降、无力和麻木等。Lhermitte征是颈髓受累征象，过度屈颈时出现针刺样异常疼痛，沿脊柱放散至大腿或足部；其他如单肢痛性痉挛发作、眼前闪光、强直性发作、阵发性瘙痒、广泛面肌痉挛、发作性构音障碍和共济失调、眩晕发作伴眼震等。

（5）MS的罕见症状包括癫痫、失语、偏盲、锥体外系运动障碍、严重肌萎缩、肌束震颤等，通常作为MS诊断的警示征象，有这些症状体征必须谨慎排除其他疾病可能，但并非绝对。

569

多发性硬化的病程分型和临床表现有哪些？

美国全国MS协会（NMSS）的临床试验建议委员会卢布林（Lublin）和莱茵戈尔德（Reingold）等（1996）将MS分为复发-缓解型（RRMS）、继发进展型（SPMS）、原发进展型（PPMS）和进展-复发型（PRMS）四型，该病程分类也与MS治疗选择有关。

MS表型小组（The MS Phenotype Group，2012）重新评估了MS表型，根据临床、影像学和生物标志物进展，将MS分为三种表型，另增加了临床孤立综合征（CIS）作为疾病首次发作阶段（Lublin等，2013）。

（1）复发-缓解型（RRMS）：临床最常见，占80%～85%，女性多见，典型为急性或亚急性发病，疾病早期出现多次复发-缓解，不残留或较少遗留后遗症，发作期病情不进展，预后良好。

（2）继发进展型（SPMS）：约50%的RRMS患者在患病10～15年后疾病不再复发缓解，而表现为缓慢进行性病程。

（3）原发进展型（PPMS）：约占10%，男女之比为1:1.3，发病年龄晚，多在40岁后，隐袭或慢性起病，发病后轻偏瘫或轻截瘫可在数年内缓慢进展，脊髓病变常见，常见轻截瘫、下肢麻木和共济失调，括约肌和性功能障碍，CSF炎性改变较轻，MRI钆增强病灶较少，预后不良。

（4）临床孤立综合征（CIS）：作为新的分型，因CIS患者具有MS高风险，临床试验证明药物干预可推迟CIS进展为确诊的MS。

570

Charcot三主征、Lhermitte征和痛性强直性发作对MS诊断意义有哪些？

Charcot三主征、Lhermitte征和痛性强直性发作是MS患者的非特异性体征。

（1）Charcot三主征是法国神经病学家Charcot在观察他家里年轻女佣人的病程，发现她有眼球震颤、意向性震颤和吟诗样断续语言，认为她患有当时较流行的神经梅毒脊髓痨，但死后尸解发现其有CNS多发硬化斑，于是Charcot提出这组体征可作为MS临床诊断标准，后人称为Charcot三主征。然而，后来的临床观察发现，Charcot三主征仅见于部分MS晚期患者，并非MS特异性症状。

（2）Lhermitte征是颈髓受累的征象，当颈部过度前屈时出现触电样不适感，沿脊柱向下放散至大腿或足部，病理生理基础是相应的脊髓后根和后索受累，发生异常放电所致，多见于MS和NMO患者，也可见于其他颈髓病变。

（3）痛性强直性发作也称痛性痉挛，是指四肢沿神经根的放射性异常疼痛，并诱发相应水平的肌肉强直性痉挛发作，数十秒消失，特殊动作牵拉也可诱发，MS患者常见Lhermitte征与痛性强直性发作并存。

571

多发性硬化的脑脊液检查和临床意义有哪些？

CSF检查可为MS临床诊断提供重要的免疫学证据，是其他检查不能取代的。

（1）CSF常规检查：单个核细胞数（MNC）正常或轻度增高（pleocytosis），通常＜15×10^6/L，CSF蛋白轻度增高约占40%。

（2）IgG鞘内合成：MS的CSF-IgG增高主要为CNS内合成，血脑屏障（BBB）损伤不明显。

1）CSF-IgG指数：是IgG鞘内合成的定量指标，表示为：

$$CSF\text{-}IgG/S（血清）\text{-}IgG] / [CSF\text{-}Alb（白蛋白）/S\text{-}Alb]$$

IgG指数＞0.7提示鞘内合成，可见于约70%的MS患者。测定这组指标也可计算CNS 24小时IgG合成率，意义与IgG指数相似，指标的动态变化可一定程度反映疾病的活动。

2）CSF-IgG寡克隆带（oligoclonal bands，OB）：是IgG鞘内合成的定性指标，采用琼脂糖等电聚焦和免疫印迹（immunoblot）技术，用双抗体过氧化物酶标记和亲合素-生物素（avidin-biotin）放大系统检测。需同时检测CSF和血清，只有CSF中存在OB而血清中缺如或CSF出现与血清中不同的IgG条带才是OB（＋），支持MS诊断。OB阳性率约达95%，亚洲人OB阳性率约70%或更低。然而，OB为非特异性指标，少数Lyme病、神经梅毒、SSPE、周围神经病、HIV感染和多种结缔组织病患者CSF也可检出。

572

视觉诱发电位和电生理检查对多发性硬化诊断价值有哪些？

视觉诱发电位（VEP）是大脑皮质枕叶区对视觉刺激发生的电反应，是代表视网膜接受刺激经视路传导至枕叶皮质引起的电位变化，当双侧VEP不等，尤其P100潜伏期明显延迟而波幅未见明显下降是更支持视神经脱髓鞘证据，反之，如P100潜伏期延迟不明显而波幅明显下降支持轴索损伤。可评价球后视神经脱髓鞘病变或轴索损伤，发现视神经病变的亚临床证据，是 MS 的重要辅助检查手段。

（1）VEP 对发现 MS 临床和亚临床病变有一定价值，已得到大量研究的反复证实，阳性率通常可达 70%～97%。VEP 潜伏期是检测视觉通路损害的客观手段，甚至 MS 患者视觉通路损害处于亚临床状态时 VEP 技术也可检出。MS 患者 VEP 常表现为潜伏期延迟，反映了受损视觉纤维传导速度减慢和非广泛性脱髓鞘病变。

（2）其他电生理检查，如视神经 OCT（光学相干断层扫描），主要检查眼底病变，如视神经萎缩、视神经水肿、视乳头的杯盘比异常；视网膜电图、电脑视野检测、体感诱发电位（SEP）、脑干听觉诱发电位（BAEP）等对检测视神经或脑干、脊髓病变证据有一定的价值。

573

多发性硬化的典型 MRI 特征和警示信号有哪些？

MRI 检查对 MS 诊断具有重要的价值，与临床病史和体征一样，MRI 检查也可提供 MS 病变的时间与空间多发的证据，MRI 具有高敏感性，可发现幕上、小脑、脑干、脊髓和视神经病变，连续动态观察可显示 MS 病变进展、消退和转归。

（1）典型 MRI 特征

1）MS 特征性病变多位于皮质和近皮质、侧脑室旁、脑干和脊髓，胼胝体和半卵圆中心也易受累，但特异性相对较低。病变多呈圆形、类圆形和斑片状，大小 3～20mm，大融合性斑块多累及侧脑室体，脑干、小脑和脊髓可见不规则斑块，显示 T1WI 低信号、T2WI 高信号。病程较长时伴脑室系统扩张、脑沟增宽等脑白质萎缩征象。MRI 检查显示视神经可为正常或病变受损节段偏前和较短，脊髓病变多 ≤1～2 个脊髓节段，呈非横贯性，周围多为偏心。

2）T2WI 和质子密度加权像易显示白质病变，T1WI 可鉴别 MS 陈旧与新鲜斑块，前者 T1WI 为明显低信号，注射 Gd-DTPA 后不强化，后者呈模糊等信号，有显著强化效应。MRI 双反转恢复序列（DIR）易显示皮质病变，磁敏感成像（SWI）易发现阴燃（smodering）病变。典型的脱髓鞘病变由急性期病变实质性强化伴周边水肿，逐渐演变为亚急性期环形强化、开环强化和线样强化，再演变为慢性恢复期病变不强化和胶质增生。

（2）MRI 警示信号：如 MRI 显示病变过大（>3cm）或过小（1mm，点状），脊髓病变过长（>3 个椎体节段），水肿和占位效应很明显，伴钙化、出血和囊性变，位于丘脑、基底节灰质核团等不典型区域，急性期病变不强化、过度强化或持续强化（>12 周），均不支持 MS 诊断。

多发性硬化MRI检查的诊断价值和检查规范有哪些？

MRI检查是MS临床诊断不可或缺的手段，有不可替代的地位。

（1）诊断价值：在结合临床事件的基础上，MRI检查幕上、小脑、脑干、脊髓和视神经病变，可能发现MS的无症状病变，MRI动态观察可发现MS病变进展、消退和转归等，发现MS病变时间与空间多发证据，有助于早期确诊MS。在临床试验中有助于评价药物疗效和预后，以及进行个体化疗效的监测。

（2）检查规范：国际MS联盟推荐。①在不同MRI检测中心应采取统一的简单易行的标准化MRI检查方法。②检查双回波和FLAIR轴位脑图像、正中矢状位未增强双回波或FLAIR图像（可选）和T1WI增强扫描。③宜应用磁通量至少1.5T的MRI设备。④采用特定的定位标志以保持扫描定位的一致性，尤其多次扫描时。⑤可使用钆造影剂。

MS诊断与治疗中国专家共识推荐，最好应用1.5T和以上场强MRI扫描，头部序列应包括平扫（矢状位FLAIR序列，轴位T1WI、T2WI、FLAIR、DWI）和增强（轴位T1WI）；扫描层数为全脑覆盖（30～32层），层厚4mm；中心定位线为平行胼胝体膝部、压部下缘连线；推荐注射造影剂后延迟10～15min做增强扫描。

多发性硬化的EDSS残疾量表评分有哪些？

EDSS评分是Kurtzke扩展的残疾状态量表（Expanded Disability Status Scale），是目前国际公认的MS评估量表，在MS患者神经功能评估和临床药物试验中被广泛采用。

EDSS评分将CNS分为8个功能分别评价，低级别区0～5.0分，侧重于视觉、脑干、锥体束、小脑、感觉、膀胱直肠和大脑综合功能，高级别区5.5～10分，侧重运动系统，主要是行走功能和日常生活限制评价，最终得分由这8个功能评分与行走能力评分共同决定，但行走能力和日常生活限制评分起决定性作用。EDSS评分有20个步骤（表16-1）。

表16-1　EDSS评分（扩展的残疾状态量表）

评分	主要是行走功能和日常生活受限的评价
0	神经检查正常，所有的功能系统（FS）评分均为0
1.0	没有残疾，只有1个功能系统轻度异常体征（1个FS 1）
1.5	没有残疾，有超过1个功能系统轻度异常体征（＞1个FS 1）
2.0	累及1个功能系统轻度残疾，1个FS 2，其他FS 0或1
2.5	累及2个功能系统轻度残疾，2个FS 2，其他FS 0或1
3.0	累及1个功能系统中度残疾或累及3～4个功能系统轻度残疾；行走不受限
3.5	行走不受限；累及1个FS中度残疾（1个FS3，其他FS 0或1），合并1～2个系统评分为2；或2个功能系统评分为3；或5个FS评分为2（其他是0或1）
4.0	行走不受限；即使有累及1个FS较严重残疾（评分4分，或超过前几步总和的分级），其他系统为0～1分，但生活自理，起床行走时间＞12h；不休息独立行走超过500m
4.5	行走不受限；每天大多可站立，能完成正常工作，但活动部分受限并需要少许帮助；特点是累及1个FS相对严重残疾（评分4分，或超过前几步总和的分级），其他系统为0～1分；不休息独立行走超过300m
5.0	残疾严重，影响日常生活和工作；不休息独立行走200m；1个FS的评分为5分，或低于前几步总和分级，其他系统为0～1分
5.5	不休息独立行走100m；残疾严重，影响日常生活和工作；1个FS的评分为5分，或低于前几步总和分级，其他系统为0～1分
6.0	间歇行走，或一侧辅助下行走100m，中间休息或不休息；2个以上的神经FS评分＞（3＋）
6.5	双侧辅助下可行走20m，中途不休息；2个以上的神经FS评分＞（3＋）
7.0	辅助行走不超过5m，活动限于轮椅上，可独立推动轮椅；轮椅上时间超过12h；1个以上的FS评分为（4＋），少数情况下锥体束评分为5分
7.5	几乎不能行走，生活限于轮椅上，辅助才能挪动，不能整天待在标准轮椅上，需要自动轮椅；1个以上的FS评分为（4＋）
8.0	活动限于床、椅、轮椅，每天有一定时间在轮椅上活动；生活可部分自理，上肢功能正常；几个FS评分为（4＋）
8.5	每天大多数时间卧床；生活部分自理，上肢保留部分功能；几个FS评分为（4＋）
9.0	卧床不起，可以交流、吃饭，大多数FS评分为（4＋）
9.5	完全卧床不起，不能正常交流和吃饭，大多数FS评分为（4＋）
10.0	死于MS，直接死因为呼吸肌麻痹、昏迷或反复痫性发作

　　EDSS评分主要评价患者神经功能障碍和疾病严重程度，评分范围0～10分，得分越高表明神经功能缺失越严重，EDSS评分≤2.5分为低分组，3～6分之间为中分组，≥6.5分为高分组。低级别得分侧重于评价面部或手指麻木、视力障碍等功能障碍，高级别得分侧重评价运动系统功能障碍，主要是行走困难。

　　该评分的缺陷是对上肢功能和高级皮质功能偏重较少，评分系统过于复杂，耗时长，需要定期强化培训。为避免临床对照试验偏倚，应由不知晓患者临床情况的医生评分，能行走的患者应走足够的距离，以便评估者细致观察。

576

儿童多发性硬化的临床表现和MRI特征有哪些？

（1）临床表现：MS患儿的临床症状多样，95%的儿童MS为复发-缓解型（RRMS），远高于成人，发病多为单一症状，约80%的患儿出现临床孤立综合征（CIS），伴有T2WI病灶，病初常有较长的完全缓解期，60%的患儿在第1年内复发，但儿童MS复发不频繁，转化为SPMS和出现不可逆残疾较慢，儿童PPMS罕见（2.3%～7.0%）。＜11岁的患儿首次发病常为急性脑病或急性播散性脑脊髓炎（ADEM），幼儿MS最常见共济失调和脑干症状，10%～15%的患儿有长节段脊髓炎表现；可出现痫性发作，患儿多伴有疲劳，可见乌托夫征（Uthoff sign）（发热导致脱髓鞘复发，如热水浴后视力下降）、Lhermitte征（颈前屈时从颈椎向下放散的闪电样疼痛）；发病时可不出现CSF-IgG指数增高或寡克隆带。

诊断儿童MS应慎重，需与ADEM、NMOSD、MOGAD等鉴别，对患儿宜进行临床和MRI动态随访，当临床观察到2次非ADEM样发作或MRI发现典型新增的MS脑病变方可诊断MS。

（2）MRI特征：MS患儿常见幕下脑干和小脑病变，尤其年龄＜10岁患儿，在儿童首次脱髓鞘事件后3～6个月连续进行MRI检查评估，儿童MS病灶通常较少，不易被造影剂增强，垂直于胼胝体的边缘清楚病灶对儿童MS有特异性。McDonald（2010）诊断专家组认为，MRI修订标准也适用于大多数MS患儿，特别是表现为CIS急性脱髓鞘的患儿，大多数患儿可能在CNS的四个特定部位（脑室周围、幕下、皮质和近皮质或脊髓）有两处或以上的病变。

577

多发性硬化的临床诊断思路有哪些？

MS诊断的精髓是求证CNS脱髓鞘病变的时间与空间多发性，除外其他疾病，临床诊断思路如下。

（1）根据病史和临床症状和体征作为诊断的线索，如患者发病年龄15～50岁，亚急性起病，复发-缓解病程，有两次或以上的复发，症状体征提示两个或以上的病变，如视神经炎、横贯性脊髓炎、脑干或小脑病变，出现核间性眼肌麻痹、Lhermitte征和易疲劳等。

（2）获取MS病变的时间多发（DIT）与空间多发（DIS）影像学证据，患者只有一个临床症状体征，但MRI显示侧脑室旁、近皮质、幕下和脊髓至少两个典型病灶，存在至少一个T2WI病灶，或临床出现CNS不同部位发作，支持病变空间多发。患者临床只有一次发作，但

MRI同时存在无症状的Gd增强与非增强病灶共存或出现一个新的T2WI和/或Gd增强病灶，提示病变时间多发。进行电生理检查如VEP、BAEP，并检测CSF寡克隆带提供免疫学证据。

（3）排除其他疾病，在亚洲人群中特别注意与NMOSD鉴别，如有严重的视神经炎，包括复发性视神经炎（recurrent Optic Neuritis，r-ON），脊髓受累≥3个椎体节段，复发性纵向延伸的横贯性脊髓炎（recurrent longitudinally extensive myelitis，r-LETM），脑部缺乏典型MS病灶，检测AQP4-IgG（＋）。与急性播散性脑脊髓炎（ADEM）、MOGAD鉴别，可检测MOG-IgG。如患者出现失语、失用和忽视等皮质功能障碍症状，强直、持续肌张力障碍等锥体外系症状，惊厥发作和早期痴呆等通常不支持MS诊断。还应对患者疾病演变和治疗反应进行动态观察和随诊，判断诊断是否正确。

578

多发性硬化临床诊断标准的演进史有哪些？

半个多世纪以来，MS诊断经历了由临床到临床＋MRI影像学诊断的沿革。

（1）Schumacher（1965）临床确诊MS的诊断标准，包括病程中有两次或以上缓解复发，间隔1个月；呈进展型，病程＞6个月；有两个或以上的病变体征；病变主要位于神经系统白质；发病年龄为10～50岁；排除其他的病因。

（2）Poser（1983）MS诊断标准：第一次将实验室证据纳入支持证据中。

1）临床确诊的MS（clinical definite MS，CDMS）：病程中两次发作和两个分离病灶临床证据；或病程中两次发作，一处病变临床证据和另一部位病变亚临床证据。

2）实验室支持确诊的MS（laboratory-supported definite MS，LSDMS）：病程中两次发作，一个临床或亚临床病变证据，CSF-OB/CSF-IgG指数增高（CSF-OB/IgG）；病程中一次发作，两个分离病灶临床证据，CSF-OB/IgG；病程中一次发作，一处病变临床证据和另一病变亚临床证据，CSF-OB/IgG。

3）临床很可能的MS（clinical probable MS，CPMS）：病程中两次发作，一处病变的临床证据；病程中一次发作，两个不同部位病变临床证据；病程中一次发作，一处病变临床证据和另一部位病变亚临床证据。

4）实验室支持很可能的MS（laboratory-supported probable MS，LSPMS）：病程中两次发作，CSF-OB/IgG，两次发作需累及CNS不同部位，需间隔至少1个月，每次发作需至少持续24小时。

（3）麦克唐纳（McDonald）MS诊断标准：MS诊断国际专家组（2001）推出了修正的McDonald诊断标准，第一次将MRI时间、空间多发证据引入到MS诊断标准，2005年、2010年和2017年又经修订，修订版引入MRI和免疫学检查，对病变的时间与空间多发和免疫活跃度进行早期精准评估，提高了诊断敏感性和特异性。McDonald等的MRI诊断标准依据MRI多种常规序列，证实病变和时间与空间多发特征。T1WI显示白质低信号病灶称为"黑洞"，T2WI表现高信号，液体衰减反转恢复序列（FLAIR）可显示病理水肿区。Gad强化可估计疾病活动，Gad强化T1WI可评估血脑屏障（BBB）完整性，萎缩程度可估计疾病进展；T2WI和FLAIR像常可显示脑室旁白质多发高信号病灶。

579

麦克唐纳（McDonald）多发性硬化诊断标准有哪些？

McDonald（2017）多发性硬化诊断标准见表16-2。

表16-2　McDonald（2017）的MS诊断标准

临床表现	诊断MS所需的辅助指标
有≥两次发作，≥两个客观临床证据的病变	无[a]
≥两次发作；一个（并且有明确的历史证据证明以往的发作涉及特定解剖部位的一个病灶[b]	无[a]
≥两次发作；具有一个病变的客观临床证据	通过不同CNS部位的临床发作或MRI检查证明了DIS
一次发作；具有≥两个病变的客观临床证据	通过额外的临床发作，或MRI检查证明了DIT，或具有OCB的证据[c]
有一次发作；存在一个病变的客观临床证据	通过不同CNS部位的临床发作或MRI检查证明了DIS，并且通过额外的临床发作，或MRI检查证明了DIT或具有OCB的证据[c]
提示MS的隐匿的神经功能障碍进展（PPMS）	疾病进展1年（回顾性或前瞻性确定）同时具有下列三项标准的两项：①脑病变的DIS证据；MS特征性的病变区域（脑室周围、皮质/近皮质或幕下）内≥一个T2病变；②脊髓病变的DIS证据：脊髓≥两个T2病变；③CSF（＋）（等电聚焦电泳显示OB）

注：如患者满足2017年McDonald标准，且临床表现没有更符合其他疾病诊断的解释，则诊断为MS；如有因CIS怀疑为MS，但并不完全满足McDonald标准，则诊断为可能的MS；如评估中出现了另一个可更好解释临床表现的诊断，则排除MS诊断。

a.不需要额外的检测来证明DIS和DIT，除非MRI不可用，否则所有考虑MS诊断的患者均应检查脑MRI。临床证据不足而MRI提示MS，表现典型CIS以外表现或有非典型特征患者应考虑脊髓MRI或CSF检查，如影像学或CSF检查阴性，诊断MS需谨慎，应考虑其他可替代的诊断。

b.基于两次发作的临床发现做出诊断是最保险的。在没有记录在案的客观神经系统发现的情况下，既往一次发作的合理历史证据可包括有症状的历史事件，以及先前炎性脱髓鞘发作的演变特征，但至少有一次发作得到客观结果的支持。在没有神经系统残余客观证据的情况下，诊断需谨慎。

c.尽管CSF特异性OB（＋）本身并未体现出DIT，但可以作为这项表现的替代指标。

McDonald（2017）诊断标准与2010年标准比较做了以下更改：建议对典型CIS，满足临床或MRI的DIS标准，且临床无其他原因可解释的患者，CSF中出现寡克隆带（＋）即可诊断MS；症状性病变可用于证明幕上、幕下或脊髓综合征患者空间或时间的多发；皮质病变可用于证明空间多发。该标准旨在促进MS的早期诊断。

580

复发-缓解型多发性硬化急性期药物治疗有哪些？

复发-缓解型（RRMS）是MS最常见的临床表型，疾病早期常出现复发-缓解，较少遗留后遗症。RRMS患者急性期应尽早治疗，缩短病程、减少疾病复发。

（1）糖皮质激素（corticosteroids）：推荐甲泼尼龙静脉滴注（IVMP），大剂量、短疗程冲击疗法。循证医学研究显示，短期内能促进急性发病的MS患者神经功能恢复（A级推荐），但延长用药期对神经功能恢复无长期获益（B级推荐）。轻症患者给予甲泼尼龙1g/d，静脉滴注约3h，3～5天；病情较重者1g/d，3～5天，之后剂量依次减半，0.5g/d、240mg/d、120mg/d各2天，改泼尼松60～80mg，1次晨服，依次减半，每剂量2～3天，逐渐减停，总疗程不超过3周。若在激素减量过程中病情再次加重，出现新体征或MRI新病灶可再次用IVMP。不良反应如血糖、血压、血脂异常，上消化道出血和电解质紊乱等通常是可预防的，尽量控制激素疗程，预防长期使用引起骨质疏松、股骨头坏死等并发症。

（2）激素治疗无效或病情严重可试用大剂量免疫球蛋白静脉滴注（intravenous immuno-globulin，IVIg）或血浆交换血浆置换（plasma exchange，PE），IVIg推荐剂量为0.4g/（kg·d），连用5天，如无效也不建议再用，如有效但不满意，可继续每周用1天，连用3～4周。PE治疗MS疗效不肯定，一般不作为急性期常规治疗，仅用于急重症MS患者或其他疗法无效时，作为一种可选择的治疗手段。

581

多发性硬化治疗目标和无疾病活动证据（NEDA）评价意义有哪些？

（1）MS治疗目标：遵循循证医学证据，结合患者的经济条件和意愿，早期合理治疗。

1）急性期治疗：主要目标是减轻疾病复发或恶化期症状、缩短病程、改善残疾程度和防治并发症。

2）缓解期治疗：首选疾病缓和疗法（DMT）控制疾病进展，包括免疫调节和免疫抑制治疗，目前DMT药物主要针对RRMS患者，SPMS推荐西尼莫德，PPMS推荐奥瑞丽珠单抗

（CD20单抗）。

（2）无疾病活动证据（no evidence of disease activity，NEDA）：是随着MRI研究进展和DMT药物使用出现的疗效评价新指标，主要通过临床和MRI指标监测。①临床上无疾病复发恶化；②扩展的残疾量表评分（EDSS）无增分；③MRI无新的T2WI高信号病灶或T1WI钆增强病变；④脑容积比相应正常年龄人群退化速率不下降。NEDA作为可能获得更早期更准确的治疗和评价指标已得到普遍关注，在新的DMT药物临床试验中已成为次要评价指标。

NEDA评价通过临床和MRI监测疾病活动，如MS患者接受DMT＞6个月，临床仍每年复发≥2次，疾病稳定期EDSS进展，增分≥1分；MRI年新增病变数目＞5个；MRI脑容积明显减少（脑萎缩年进展率＞0.3%）；应考虑治疗无效和变换DMT方案，更换其他一线或二线治疗药物或联合药物治疗。

成人复发-缓解型多发性硬化缓解期疾病缓和疗法有哪些？

MS缓解期首选疾病缓和疗法（disease modifying therapy，DMT），美国FDA已批准MS的DMT药物有19种，我国SFDA已批准引进以下8种。

（1）干扰素β：是RRMS的一线治疗药，免疫调节作用包括调节细胞因子、抑制细胞迁移入脑、抑制T细胞活化、抑制其他炎性T细胞等，可减少年复发率29%～34%，减少36%～83%新增T2WI病灶，减少33%～88%新增强化病灶。IFN-β能降低RRMS患者或有高风险发展为MS的CIS患者发作次数（A级推荐）；IFN-β治疗能减少MRI病灶数和延缓肢体残疾进展（B级推荐）。剂量为250μg，皮下注射，隔日1次，起始剂量62.5μg，隔日1次。不良反应如发热、头痛等流感样症状，可同服非甾体抗炎药，部分患者一过性肝酶升高和白细胞下降。

（2）特立氟胺（Teriflunomide）：通过阻断嘧啶从头合成途径可逆性抑制二氢乳清酸脱氢酶（DHODH），抑制活化的T、B淋巴细胞增殖，但保留保护性免疫应答。两项Ⅲ期研究TEMSO和TOWER提示特立氟胺14mg组比安慰剂组显著降低年复发率（31.5%、36.3%）和显著延缓持续12周残疾进展（29.8%、31.5%）。TOWER研究中国数据显示，显著降低中国复发型MS（RMS）患者年复发率71.2%，持续12周残疾进展的风险相对降低68.1%。14mg口服，每日1次，不良反应常见有腹泻、恶心、脱发和肝酶升高，用药前6个月每月监测肝功能。

（3）芬戈莫德（Fingolimod）：是1-磷酸-鞘氨醇受体调节剂，RRMS一线治疗药，防止T、B淋巴细胞从淋巴结中移出，对CNS造成损害。全球多中心Ⅲ期研究证实，芬戈莫德比安慰剂显著降低RRMS年复发率55%（P＜0.001）、延缓3个月残疾进展风险30%和6个月残疾进展风险37%、降低钆增强病灶数82%、降低新发或扩大的T2病灶数74%、降低脑容量损失36%。治疗10岁以上RRMS患儿可减少疾病年复发率和MRI病灶数、延缓残疾进展（A级推荐）。成人和10岁以上（体重＞40kg）患儿童推荐0.5mg口服，每日1次。不良反应为短暂无症状心率减慢（与剂量相关）、血压升高和黄斑水肿，疱疹病毒感染，肺感染略增高。

（4）西尼莫德（Sinimod）：是新一代口服S1P1，5受体调节剂，阻止淋巴细胞溢出淋巴结，并促髓鞘再生。全球多中心Ⅲ期研究EXPAND（Ⅰ级证据）显示西尼莫德比安慰剂显著降低6个月残疾进展风险26%，降低年复发率55%，钆增强病灶数减少86%。西尼莫德治疗RRMS和SPMS，可减少疾病复发率和MRI病灶数量、延缓残疾进展（A级推荐）。用药前应先确定患者CYP2C9基因型，不良反应是头痛、高血压和转氨酶升高。

（5）奥扎莫德（Ozanimod）：是新一代口服S1P1，5受体调节剂，机制与西尼莫德相同。两项Ⅲ期研究证实，Ozanimod减少淋巴细胞进入CNS破坏髓鞘，可显著减少RMS患者复发，控制疾病进展，减少颅内病灶和延缓脑萎缩。对比干扰素β-1a可显著降低ARR、钆增强病灶数和新增/扩大的T2病灶数。治疗成人RMS（A级推荐），0.92mg口服，每日1次。常见不良反应有鼻咽炎、头痛、上呼吸道感染和淋巴细胞减少。

（6）富马酸二甲酯（Dimethyl fumarate，DMF）：主要通过激活Nrf2通路发挥免疫调节和细胞保护作用。两项多中心Ⅲ期研究DEFINE和CONFIRM（均Ⅰ级证据）证实与安慰剂相比，DMF 2年时显著降低ARR、残疾进展风险和新发或扩大的T2病灶平均数等。治疗RMS，包括CIS、RRMS和复发的SPMS患者（A级推荐）。起始剂量120mg口服，每日2次，7天后增至维持量240mg，每日2次。不良反应是潮红、腹痛、腹泻和恶心。

（7）奥法妥木单抗（Ofatumumab）：是全球首个皮下注射全人源抗CD20单克隆抗休（IgG1），主要通过抗体依赖性细胞溶解和补体介导的溶解作用选择性清除CD20＋B淋巴细胞。两项Ⅲ期研究显示，奥法妥木单抗对比特立氟胺降低ARR为51%和59%，减少钆增强病灶数为98%和94%，降低新发或扩大的T2病灶数82%和85%。用于治疗RMS（A级推荐），第0、1和2周，皮下注射初始剂量20mg，从第4周注射20mg，每月1次。不良反应为上呼吸道感染、注射部位反应。

（8）米托蒽醌（Mitoxantrone）：是美国FDA第一个批准用于治疗MS的免疫抑制剂，MS为二线治疗药物，2000年美国FDA批准用于治疗重症RRMS、SPMS。推荐剂量为12mg/m²，静脉注射，每3个月1次，终身总累积剂量限制＜104mg/m²，疗程不宜＞2年。需注意监测心脏毒性，应监测ECG和心脏超声。米托蒽醌治疗RRMS可减少复发率（B级推荐）。

583

复发-缓解型多发性硬化患者的对症治疗和康复治疗有哪些？

（1）对症治疗：RRMS患者痛性痉挛可用卡马西平、巴氯芬（Baclofen），剧烈的三叉神经痛、神经根痛可用加巴喷丁、普瑞巴林；慢性疼痛或感觉异常用阿米替林、普瑞巴林、选择性5-羟色胺/去甲肾上腺素再摄取抑制剂（SNRI）文拉法辛。严重痉挛性截瘫和大腿痛性屈肌痉挛口服巴氯芬或鞘内泵药，使用肌松药替扎尼定（Tizanidine）或氯硝西泮，难治性病例可行背侧脊神经前根切断术、脊髓切开术。

1）MS患者常见抑郁、焦虑，可使用选择性5-羟色胺再摄取抑制剂（SSRI）如氟西汀（Fluoxetine）、舍曲林（Sertraline）和西酞普兰（Citalopram），以及SNRI、NaSSA类和心理治疗。乏力、疲劳可用金刚烷胺100mg，早、午口服，或用中枢兴奋药哌甲酯（Methylphenidate）、莫达非尼（Modafinil），以及氟西汀、西酞普兰等。

2）姿势性震颤可口服盐酸苯海索、盐酸阿罗洛尔，少数病例用卡马西平或氯硝西泮有效。行走困难可用中枢性钾通道拮抗剂氨吡啶缓释片，10mg，每日2次。认知障碍可用胆碱酯酶抑制剂（ChEI）多奈哌齐、卡巴拉汀等。

3）膀胱直肠功能障碍宜配合药物治疗和导尿等处理，尿潴留试用氯化氨甲酰甲胆碱（Bethanechol chloride），监测残余尿量，预防尿路感染。痉挛性膀胱出现尿频、尿急可用溴丙胺太林（普鲁本辛）或盐酸奥昔布宁（Ditropan），使逼尿肌松弛，应间断用药；性功能障碍可用改善性功能药物。

（2）康复治疗：MS患者伴有肢体、语言和吞咽功能障碍应早期进行功能康复训练，医生要耐心指导患者生活，合理交代病情和预后，增加患者治疗信心和依从性。在婚姻、妊娠、饮食、心理和用药方面为患者提供合理建议，避免预防接种、过度疲劳、洗热水澡、强烈阳光下曝晒等，保持心情愉快，作息规律，不吸烟，适量运动、补充维生素D等。

584

继发进展型和原发进展型多发性硬化的药物治疗有哪些？

SPMS和PPMS的治疗比RRMS困难，免疫抑制剂由于毒副作用不能长期使用，只能暂时阻止MS病情进展。

（1）继发进展型MS（secondary progressive MS，SPMS）：首选西尼莫德治疗，可减少SPMS患者的复发率和MRI病灶数量、延缓残疾进展（A级推荐）。首次用药前应先确定患者的CYP2C9基因型，对绝大多数携带CYP2C9*1*1或*2*2基因型患者维持量为2mg/d，对少数携带CYP2C9*1*3或*2*3基因型患者维持剂量为1mg/d，极少数CYP2C9*3*3基因型患者不能使用。开始服药时需进行4～5天的剂量滴定，直至维持剂量，每日晨（空腹或进食后）服一次推荐的日剂量。不良反应是头痛、高血压和转氨酶升高。其次，也可考虑使用米托蒽醌等免疫抑制剂。

（2）原发进展型MS（primary progressive MS，PPMS）：奥瑞丽珠单抗（Ocrelizumab）是迄今美国FDA批准的PPMS唯一有循证证据的药物，是一种人源化IgG1型CD20单抗，能结合B细胞及其前体细胞表面的CD20，诱发抗体依赖的细胞毒作用和补体介导的细胞毒作用，我国尚未引进。虽然MS一直被认为是T细胞介导的疾病，但B细胞可间接导致T细胞过度激活，清除B细胞也是MS的一个治疗策略。Ⅲ期ORATORIO研究结果表明，与安慰剂相比，奥瑞丽珠单抗显著减少患者的残疾进展和其他疾病活动生物标志物。初始剂量300mg静脉输注，2周后再给予300mg静脉输注，随后每6个月静脉输注1次，剂量为600mg。常见不良反应为上呼吸道感染、注射相关反应和注射部位反应。

585

临床孤立综合征和影像学孤立综合征的临床表现有哪些？

（1）临床孤立综合征（clinically isolated syndromes，CIS）：是CNS炎性脱髓鞘综合征首次发作的单时相事件，多表现为视神经、脊髓和脑干受累。

1）CIS临床可表现孤立的视神经炎、脊髓炎和脑干综合征，少数患者出现小脑或大脑综合征，也可见多部位受累，如视力下降伴肢体麻木、无力、尿便障碍，病变表现时间孤立性，临床症状持续24h以上。CIS临床表现与预后密切相关，仅有感觉症状、临床症状完全缓解5年、MRI检查正常者通常预后良好，有多数病灶、运动系统受累和不完全缓解者预后较差。

2）Morrissey（1993）提出CIS概念以来，定义和分类不断更新，最初CIS是独立概念，临床观察发现一半以上的CIS患者最终进展为MS，MRI显示颅内多发病灶的CIS患者易演变为MS。MS表型小组（The MS Phenotype Group，2012）将MS分为RRMS、SPMS和PPMS三种表型，并增加了CIS作为疾病首发阶段。CSF-IgG指数、OB、血清MBP抗体、MOG抗体等对CIS诊断也有一定的意义。

（2）影像学孤立综合征（radiologically isolated syndromes，RIS）：是指影像学上显示脱髓鞘病变，但患者无临床症状体征。由Okuda等（2009）提出的一个概念，它可能是MS的早期表现，存在进展为CIS或RRMS的风险。临床应侧重关注患者的复发事件与EDSS评分，影像方面应关注在MRI基线基础上新增的T2WI病变数和脑容积变化等。

586

视神经脊髓炎与视神经脊髓炎谱系疾病的演变和疾病谱有哪些？

视神经脊髓炎（neuromyelitis optica，NMO）是一种体液免疫介导为主的CNS炎性脱髓鞘疾病，常累及视神经后段和长节段的脊髓，具有复发性和致残性特点。病因与水通道蛋白4抗体（AQP4-IgG）相关。

（1）NMO与NMOSD演变：长期以来NMO被认为是MS的亚型，两者均为CNS脱髓鞘疾病，女性多见，MS也可见视神经和脊髓受累，NMO也有复发病程，CSF检查相似，激素和免疫抑制剂治疗都有疗效。然而，近20年临床研究发现，NMO临床表现严重的视神经炎（ON）和纵向延伸的横贯性脊髓炎（LETM），病灶＞3个椎体节段，轴位像多位于脊髓中央；MS脊髓病灶为1个或＜2个椎体节段，轴位像多位于周边白质。CSF-MNC数大多明显增高，部分＞$50×10^6$/L，可见中性粒细胞，MS患者CSF-MNC数正常或轻度增高，通常＜$15×10^6$/L，淋巴细胞为主，约90%的MS患者CSF-OB（＋），NMO患者CSF-OB＜20%。总之，NMO与MS的临床、影像学和CSF改变完全不同。

梅奥医学中心的Lennon（2004）发现了NMO-IgG，针对的靶抗原是AQP4，但经典的MS患者血清中却无此抗体，这一突破性发现证明NMO是与MS不同的独立疾病。AQP4是CNS最主要的水通道蛋白，主要存在于视神经、脊髓、下丘脑、海马和最后区等，构成BBB的星形胶质细胞终足主要是介导水分子在细胞内外的跨膜转运，参与脑组织与血液、CSF间水转运和渗透压调节。

（2）视神经脊髓炎谱系疾病（neuromyelitis optica spectrum disorders，NMOSD）：这一概念的提出是基于临床普遍检测AQP4-IgG，发现AQP4-IgG（＋）不仅见于有ON和LETM的经典NMO患者，也见于暂无典型表现不能确诊NMO患者，长期随访发现迟早会出现典型LETM或ON。临床和影像学研究发现，NMO病变并不局限于视神经和脊髓，也分布于延髓最后区、丘脑、下丘脑、第三及第四脑室周围、脑室旁、胼胝体和半球白质，均邻近室管膜的AQP4高表达区，NMO的非经典症状如严重嗜睡、中枢性高热、离子紊乱、顽固呃逆和呕吐等与这些区域病变有关。

Wingerchuk（2007）将这组疾病统一命名为NMOSD，随后的观察证实，NMO与NMOSD患者的生物学特性无显著差异，免疫治疗方法也相同。国际NMO诊断小组（IPND，2015）制定了NMOSD新诊断标准，将NMO纳入NMOSD，定义为一组主要由体液免疫参与的抗原-抗体介导的CNS炎性脱髓鞘疾病，2015年新诊断标准强调AQP4-IgG具有高度诊断特异性。

587

视神经脊髓炎谱系疾病的核心症状和临床常见形式有哪些？

视神经脊髓炎谱系疾病（NMOSD）临床常见六组核心症状，前三组更具特异性。

（1）核心症状

1）视神经炎（optic neuritis，ON）：可单眼起病，双眼同时或相继发病，起病急，进展快。视力下降明显甚至失明，多伴有眼痛，可出现视野缺损。通常疗效不佳，部分患者残余视力＜0.1。

2）纵向延伸的横贯性脊髓炎（longitudinally extensive transverse myelitis，LETM）：多起病急，症状重，急性期多表现严重的截瘫或四肢瘫，尿便障碍，在脊髓损害平面可有根性痛，高颈髓病变严重可累及呼吸肌导致呼吸衰竭。恢复期常发生阵发性痛性痉挛或相应的脊髓水平长时间的瘙痒或顽固性疼痛。

3）最后区综合征（postarea syndrome）：可为单一首发症状，表现为顽固性呃逆、恶心和呕吐等，不能用其他原因解释。

4）急性脑干综合征：表现为头晕、眩晕、复视和共济失调等。

5）急性间脑综合征：表现为发作性睡病、低钠血症和体温调节异常等。

6）大脑综合征：患者意识水平下降、认知、语言高级皮质功能减退和头痛等。

（2）临床常见形式

1）NMO：传统的NMO被认为病变局限于视神经和脊髓，法国Devic早在1894年描述了一组临床上单时相快速进展的严重的视神经和脊髓受累病例，后来被命名为德维克病（Devic Disease）。后来研究发现，80%～90%的NMO病例临床为多时相复发过程，约50%可合并脑内病变。

2）ON或复发性视神经炎（r-ON）：部分病例在疾病某一阶段或整个病程中表现单一的ON，可为单次或复发病程，每次ON发作可为单眼、相继双眼或同时受累，部分病例在随后的病程中出现其他症状。

3）TM（横贯性脊髓炎）/LETM/r-LETM（复发性纵向延伸的横贯性脊髓炎）：表现在疾病某一阶段或整个病程中仅脊髓受累，单次或复发病程，病变长度多＞3个椎体节段，多为横贯性受损，部分早期病例可＜3个椎体节段或不完全横贯性受累，部分病例在随后病程中出现其他症状。

4）延髓最后区综合征：在首次发作时或疾病某一阶段突出表现顽固性呃逆、恶心和呕吐，MRI可显示延髓最后区病灶，也可与LETM脊髓病变相连续，偶有延髓最后区病变不出现症状。

5）其他脑病征象：可见与NMOSD脑MRI特征性影像对应的临床症状，如脑干或邻近第四脑室病变出现头晕、复视和共济失调，下丘脑表现发作性睡病、困倦、顽固性低钠血症和体温调节障碍，大脑半球白质或胼胝体病变可见淡漠、反应迟缓、认知水平下降和头痛等。临床也可见以上不同形式的组合，伴或不伴AQP4-IgG（＋），合并或不合并自身免疫性疾病如干燥综合征、SLE或桥本病等，伴或不伴风湿自身免疫性相关抗体如ANA、SSA、SSB（＋）等。

588

视神经脊髓炎谱系疾病的实验室诊断有哪些？

（1）血清AQP4-IgG：是NMO的特异性自身抗体标志物，有多种检测方法，流式细胞技术和细胞转染免疫荧光法（CBA）的灵敏度和特异性高，NMOSD阳性率达70%以上。20%～30%的NMOSD患者AQP4-IgG阴性，这些阴性NMOSD患者较多检出血清MOG抗体（＋），发病更年轻，男性居多，下胸髓易受累，临床表现较轻，较少复发。目前认为少突胶质细胞糖蛋白相关疾病（MOGAD）是一组独立的疾病。约50%的NMOSD患者伴有血清抗核抗体（ANAs）、抗SSA抗体、抗SSB抗体、抗甲状腺抗体和AChR抗体（＋），这些非特异性抗体＋更支持NMOSD诊断。

（2）急性期CSF检查：大多数NMOSD患者MNC数＞5×10⁶/L，约1/3的患者＞50×10⁶/L，约20%可见CSF中性粒细胞增高，或可见嗜酸性粒细胞。CSF-OB（＋）＜20%，急性期CSF蛋白多明显升高，可高达4～5g/L，部分患者有椎管梗阻。

589

视神经脊髓炎谱系疾病的MRI特征有哪些？

（1）视神经：可出现单侧或双侧视神经受累、病变累及节段较长，可＞1/2的视神经长度，常累及视神经后段和视交叉。急性期可见视神经增粗和强化，部分有视神经鞘强化，提示伴视神经周围炎。

（2）脊髓：纵向延伸的横贯性脊髓炎（LETM）是NMOSD最具特征性的影像表现，脊髓受累节段长，病变沿纵向连续延伸＞3个椎体节段，部分病例甚至纵贯全脊髓，上与延髓最后区病变相连。轴位多见横贯性中央型损害，累及中央灰质和部分白质，呈圆形或H型，脊髓后索多数受累，部分也可见蛇眼征。急性期脊髓明显肿胀，呈T1WI低信号、T2WI高信号，增强可呈亮斑样或斑片样、线样强化，相应脊膜也可强化。慢性恢复期可见脊髓萎缩、空洞形成，长节段病变转变为间断的不连续性。

（3）最后区病变：出现在延髓背侧的小病灶，也可见与颈髓病变相连。

（4）脑内病变：不符合典型的MS病变分布特征，可见半球病变体积较大且融合，呈弥漫的云雾状，无边界，通常不强化；胼胝体常见弥漫性病变，纵向大于1/2的胼胝体长度；也可见丘脑、下丘脑和邻近第三脑室或第四脑室的病灶，也可沿着基底节、内囊后肢、大脑脚等锥体束走行，T2WI、FLAIR显示高信号。需注意NMOSD与MS的脑内病变部位可有重叠，如在半卵圆中心、放射冠和皮质下均可出现病灶，但NMOSD皮质病变罕见，MS可见近皮质病变。两者也可见类似炎性假瘤、ADEM、可逆性后部脑病综合征的影像表现。

590

视神经脊髓炎和视神经脊髓炎谱系疾病的诊断标准有哪些？

NMO和NMOSD的诊断标准如下。

（1）NMO诊断标准：目前国际上采用Wingerchuk等（2006）修订标准（表16-3）。

表16-3　NMO修订的诊断标准（Wingerchuk等，2006）

1. 必要条件：①视神经炎；②急性脊髓炎

2. 支持条件：①脊髓MRI在T2WI显示病灶范围≥3个椎体节段；②脑MRI病变不符合MS诊断标准；③血清NMO-IgG＋

3. 同时具备全部必要条件和三项支持条件中≥两项即可诊断NMO

与1999年标准相比，2006年诊断标准主要进行了两项修订：其一纳入血清NMO-IgG作为一项支持条件，其二患者首次发病时颅内可存在非典型MS病灶，但仍保留脊髓炎和ON两项必要条件。该标准对NMO诊断敏感性为99%，特异性为90%，适于不同种族。

（2）NMOSD诊断标准：NMO诊断国际专家组在2015年达成共识，将NMO纳入NMOSD，制定了NMOSD诊断标准。该标准以AQP4-IgG作为分层诊断的前提，提出六大核心症状，以ON、LETM和延髓最后区综合征最具有特征性。对AQP4-IgG阴性的NMOSD患者提出更严格的MRI附加条件，强调影像学特征与临床表现的一致性。伴自身免疫疾病或自身免疫抗体（＋）患者，CSF细胞数轻度升高和视神经轴索损害等证据也提示支持NMOSD诊断，强调除外其他可能疾病。

成人NMOSD诊断标准（2015）见表16-4。

表16-4　成人NMOSD诊断标准（2015）

AQP4-IgG阳性的NMOSD诊断标准

1. 至少有1个核心临床表现[※]

2. 应用最佳检测方法AQP4-IgG为（＋）（高度推荐细胞学方法检测）

3. 排除其他可能的诊断

AQP4-IgG阴性的NMOSD或未能检测AQP4-IgG的NMOSD诊断标准

1. 至少有两个核心临床表现，出现一次或多次临床发作，并符合以下所有的必要条件：

　　a. 至少一个核心临床表现必须是ON、LETM或最后区综合征

　　b. 空间播散性（两个或以上不同的核心临床表现）

　　c. 满足附加的MRI诊断的必要条件[※※]

2. 应用最佳方法检测AQP4-IgG为阴性或未能检测

3. 排除其他可能的诊断

注：[※]核心临床表现。

1. 视神经炎。

2. 急性脊髓炎。

3. 最后区综合征：其他原因不能解释的呃逆或恶心和呕吐发作。

4. 急性脑干综合征。

5. 症状性睡眠发作或急性间脑综合征伴NMOSD典型的间脑MRI病灶。

6. 症状性大脑综合征伴NMOSD典型的脑病变。

[※※]AQP4-IgG阴性的NMOSD或未能检测AQP4-IgG的NMOSD附加的MRI必要条件

1. 急性ON：要求脑MRI显示（a）正常或仅有非特异性白质改变，或者（b）视神经MRI显示T2WI高信号病灶或T1WI Gd增强病灶延伸超过1/2视神经长度或病变涉及视交叉。

2. 急性脊髓炎：要求相关的髓内MRI病灶延伸≥3个连续的节段（LETM），或既往有急性脊髓炎病史患者局灶性脊髓萎缩≥3连续节段。

3. 最后区综合征：要求伴延髓背侧和最后区病灶。

4. 急性脑干综合征：要求伴室管膜周围的脑干病变。

591

视神经脊髓炎谱系疾病与多发性硬化的鉴别诊断有哪些？

（1）视神经脊髓炎谱系疾病与多发性硬化的鉴别见表16-5。

表16-5　NMOSD与MS的鉴别

鉴别点	NMO/NMOSD	MS
种族	非白种人多发	白种人多发
平均发病年龄	39岁	29岁
性别（女∶男）	（5～10）∶1	2∶1
发病严重程度	中至重度多见	轻至中度多见
遗留神经残疾	早期可致盲或截瘫	早期功能正常
临床病程	＞80%为复发型，无继发进展过程	85%为复发-缓解型，RRMS最后多发展为SPMS，15%为PPMS
免疫机制异常	与水通道蛋白4抗体（AQP4-IgG）相关的自身免疫病	T细胞介导的自身免疫病，可能与病毒感染等分子模拟机制有关
血清AQP4-IgG	70%～80%为（＋）	阴性（－）
CSF-MNC	大多＞5×10^6/L，部分患者＞50×10^6/L，可见中性粒细胞，甚至嗜酸性粒细胞	多数正常，少数轻度增多，MNC＜50×10^6/L，淋巴细胞为主
CSF-OB＋	＜20%	西方国家＞90%，我国约50%
IgG指数	多正常	多增高
脊髓MRI	脊髓病灶＞3个椎体节段，轴位像多位于脊髓中央	脊髓病灶1个或＜2个椎体节段，轴位像多位于白质
脑MRI	可见延髓最后区，邻近第三、四脑室，下丘脑、丘脑病变，较大的融合性皮质下或深部白质病变，胼胝体较长的（＞1/2胼胝体）弥散性病变，较长的皮质脊髓束病变，扩展的脑室管膜周围病变，可云雾状强化	侧脑室旁多发性白质卵圆形、线形病变，与脑室垂直近皮质病变幕下小脑和脑干病变

（2）NMOSD的鉴别还包括

1）不支持NMOSD的临床或实验室表现：如进展性临床病程，神经系统症状恶化与发作无关，提示MS的可能；不典型发作的时间低限＜4h，提示脊髓缺血或梗死，发病后持续恶化＞4周提示结节病或肿瘤可能，部分性横贯性脊髓炎，病变较短，提示可能为MS，CSF-OB（＋），不除外MS。

2）排除与NMOSD表现相似的疾病：如神经结节病表现发热、纵隔腺病、夜间出汗、血清血管紧张素转换酶或白介素-2受体增高等。恶性肿瘤、淋巴瘤和副肿瘤综合征，脑衰蛋白（collapsing）反应性调节蛋白-5相关性视神经病和脊髓病，以及抗Ma相关性间脑综合征，排除艾滋病、梅毒等慢性感染。

3）MRI检查T2WI显示侧脑室表面垂直性病变（Dawson指征），下部颞叶病变与侧脑室相连，近皮质病变累及皮质下U-纤维，提示MS。脊髓矢状位T2WI病变1～2个椎体节段，轴位像病变（＞70%）位于脊髓周边白质，T2WI显示脊髓不清晰弥散性信号，可见于MS陈旧病变或进展型MS。病变强化持续＞3个月，不支持NMOSD和MS。

592

视神经脊髓炎谱系疾病的急性期治疗有哪些？

NMOSD急性期治疗旨在减轻症状、缩短病程、改善残疾程度和防治并发症。适应证是急性发作或复发，伴神经功能缺失或残疾表现，如视力下降、运动障碍、排尿障碍和脑干受损等。

（1）糖皮质激素：甲泼尼龙静脉滴注（intravenous methylprednisolone，IVMP）可促进NMOSD急性期患者神经功能恢复（A级推荐）。重症或预后不佳的急性期患者推荐给予大剂量甲泼尼龙联合血浆置换或免疫吸附治疗（A级推荐）。用药原则是大剂量冲击、缓慢阶梯式减量和长期小剂量维持。甲泼尼龙1g，静脉滴注，每日1次，连用3天；500mg/d，3天，240mg/d，3天，120mg/d，3天，改为泼尼松60mg，一次晨服，连用7天，50mg/d，7天，依次递减至10～20mg/d，长期维持。轻症患者用甲泼尼龙1g/d静脉滴注，3～5天，泼尼松60mg/d口服，连用14天，渐减量至10～15mg/d维持一段时间。需注意减量时或可复发，减量宜慢，每周减5mg直至10～15mg/d维持量，维持较长时间。大剂量激素可引起心律失常，每次滴注应持续3～4h，出现心律失常应及时停药；可用质子泵抑制剂预防上消化道出血，预防卒中，注意电解质紊乱，血糖、血压和血脂异常，骨质疏松、股骨头坏死等不良反应，治疗中注意补钾、钙和维生素D，长时间使用应加二膦酸盐。

（2）血浆置换和免疫吸附（immunoadsorption，IA）：PE可从血液循环中消除AQP4-IgG、补体和细胞因子等病理因子。PE单次置换量以患者血浆容量的1.0～1.5倍为宜，隔日一次，2周内重复5～7次。IA是一种PE替代疗法，患者血浆通过特定的免疫吸附柱去除抗体和免疫复合物重新输回体内，起到类似PE作用，无需补充血浆。中至重度NMOSD患者，早期PE/IA或与IVMP联合使用对促进长期临床功能残障恢复有益（A级推荐）。

（3）大剂量免疫球蛋白静脉滴注（IVIg）：可用于IVMP冲击疗法反应差的患者（B级推荐）。不适合PE的患儿可使用IVIg，0.4g/（kg·d），静脉滴注，连续5天。IVMP冲击疗效不佳，由于经济情况不能使用IVIg或PE的患者可用环磷酰胺静脉滴注。NMOSD的对症治疗和康复治疗与MS患者相同。

视神经脊髓炎谱系疾病的疾病缓和疗法（DMT）有哪些？

NMOSD的疾病缓和疗法（DMT）是为预防缓解期疾病复发，适应证包括AQP4-IgG（＋）的NMOSD和AQP4-IgG（－）的复发型NMOSD。目前依库珠单抗、萨特丽珠单抗、伊奈利珠单抗3种药物已被美国FDA或欧盟批准治疗NMOSD，我国已批准两种药物入市。

（1）萨特利珠单抗（Satralizumab）：是一种人源化IgG2亚型重组的抗IL-6R单克隆抗体（IL-6受体阻断剂），通过阻断IL-6R信号传导抑制淋巴细胞炎症过程。单药或联合传统免疫抑制剂可显著延缓AQP4-IgG（＋）NMOSD患者疾病复发时间（A级推荐）。适于12周岁以上儿童和成人患者，剂量120mg皮下注射，首次先给予负荷剂量：第0、2、4周皮下注射，以后每4周重复注射。常见不良反应有鼻咽炎、头痛、上呼吸道感染和中性粒细胞轻度下降。用药前做HBV和结核病筛查，在开始治疗1年内，每4周定期监测肝功能和中性粒细胞。

（2）伊奈利珠单抗（Inebilizumab，MEDI-551）：是一种人源化IgG亚型CD19单克隆抗体，CD19＋B淋巴细胞耗竭剂，导致B细胞和表达CD19的浆细胞耗竭，抑制抗体和补体依赖性细胞毒性作用，可显著降低NMOSD患者疾病复发和减缓残疾进展（A级推荐）。适于AQP4-IgG（＋）的NMOSD患者。初始负荷剂量第0、2周，300mg静脉注射，以后每6个月重复静脉注射300mg。常见不良事件为尿路感染、关节痛、输液反应、鼻咽炎、头痛和背痛，感染发生率较低。推荐首次用药前进行HBV和结核病筛查，治疗期间监测免疫球蛋白水平。

（3）依库珠单抗（Eculizumab）：是一种重组人源化IgG2/4单克隆抗体，为终端补体蛋白C5抑制剂，可防分裂为C5a、C5b片段参与补体级联反应，阻断炎症和膜攻击复合体形成，减少星形胶质细胞破坏和神经元损伤。单药或联合传统免疫抑制剂可显著降低AQP4-IgG（＋）患者疾病复发（A级推荐）。剂量第0、2、3、4周900mg，以后每2周1200mg静脉注射，输注时间控制在30～45min，注射后应监测患者1h。如给药期间发生不良事件可停止。推荐首次用药前2周接种脑膜炎球菌疫苗。不良反应是上呼吸道感染、头痛、鼻咽炎和恶心。我国尚未批准入市。

（4）利妥昔单抗（Rituximab，RTX）：是一种人鼠嵌合性CD20单克隆抗体，通过耗竭B细胞减少浆细胞和抗体产生，减少抗体依赖的细胞介导的细胞毒作用（antibody-dependent cell-mediated cytotoxicity，ADCC），能显著减少NMOSD复发和减缓神经功能缺失进展（A级推荐）。适于AQP4-IgG（＋）患者和AQP4-IgG（－）的复发型NMOSD患者。按体表面积375mg/m²静脉滴注，每周1次，连用4周；或1000mg静脉滴注，间隔2周用2次。我国方案单次500～600mg静脉滴注，或100mg静脉滴注，每周1次，连用4周，6～12个月后重复应用。可维持B细胞耗竭6～8个月，推荐监测CD19/CD20＋细胞和CD27＋记忆B淋巴细胞，若B淋巴细胞再募集（＞1%）可再次注射。RTX开始静脉滴注速度要慢，输注前可用对乙酰氨基酚、泼尼松龙减少不良反应；不良反应如中性粒细胞减少，我国尚未批准NMOSD治疗。

（5）免疫抑制剂

1）硫唑嘌呤：可减少NMOSD复发和减轻患者功能障碍，推荐2～3mg/（kg·d），单用或合用泼尼松1mg/（kg·d）口服，常在硫唑嘌呤起效后（4～5个月）逐渐减停泼尼松。复发型NMOSD或AQP4-IgG（＋）患者应长期使用，以防复发。不良反应为白细胞减少和肝功能损害，应定期监测血象和肝功能。

2）吗替麦考酚酯：起效比硫唑嘌呤快，作用相似，白细胞减少和肝损害较轻。1.0～1.5g/d口服，硫唑嘌呤无效可使用，不良反应主要是胃肠道症状和增加感染机会。

3）环磷酰胺：为二线药物，作用相似，推荐10～15mg/kg静脉滴注，每月1次，共12个月，总剂量＜10g。不良反应有恶心呕吐、感染、脱发、性腺抑制、月经不调、停经和出血性膀胱炎，预防出血性膀胱炎可同时注射美司钠。患者应多饮水。

4）米托蒽醌：为二线药物，可减少NMOSD复发，可用于反复发作者。按体表面积10～12mg/m²静脉滴注，每月1次，3个月后每3个月1次，再用3次，总量不＜100mg/m²。主要不良反应为心脏毒性和白血病，每次注射前应监测左心室射血分数（LVEF），LVEF＜50应停用。

5）甲氨蝶呤：可减少NMOSD复发和进展，耐受性和依从性较好，价格低，适于不能耐受硫唑嘌呤不良反应者，单用每周剂量15mg，或与小剂量泼尼松合用。定期IVIg也可能用于预防治疗。

MOG抗体相关疾病的临床表现和影像学特征有哪些？

MOG抗体相关疾病（MOG antibody-associated disease，MOGAD）是近年来提出的一种免疫介导的CNS炎性脱髓鞘疾病。近年来应用CBA法发现检出血清MOG-IgG（＋）患者组成临床上一组独立的疾病，髓鞘少突胶质细胞糖蛋白（myelin oligodendrocyte glycoprotein，MOG）自身抗体（MOG-IgG）在发病中起重要作用。

（1）临床表现：MOGAD在儿童中比成人多见，男女比例为1∶（1～2）。可有病前感染或疫苗接种诱因，多在4天至4周内发病，单相或复发病程，病灶可广泛累及CNS。临床表型与年龄相关，儿童可为单相或多相病程，常见ADEM、ON和脑炎等表型，成人多表现

NMOSD 或脑干脑炎。

1）视神经炎表现单眼或双眼视力急剧下降、视野缺损和色觉改变，常伴转眼球疼痛，病灶较长，多在视神经前段，可见视乳头水肿、视神经周围炎，预后较好，可与 MS 或 NMOSD 的 ON 鉴别。急性脊髓炎可为长节段或短节段横贯性脊髓炎，腰髓和圆锥受损常遗留永久性括约肌障碍和勃起功能障碍。

2）可发生脑膜脑炎，常见颈项强直、意识障碍、认知受损、行为改变和癫痫发作，伴 ICP 升高，CSF-MNC ＞（50 ～ 100）×10⁶/L，蛋白增高，寡克隆带＋较少（约10%），但脑膜炎在 MS 和 NMOSD 患者很少见。约30%的 MOGAD 患者可见脑干脑炎，表现顽固性呕吐、构音障碍、吞咽困难、动眼神经麻痹、眼球震颤、核间性眼肌麻痹和复视、面神经麻痹、面部感觉迟钝、眩晕、听力丧失、平衡障碍、步态和肢体共济失调及呼吸衰竭。

3）血清 MOG-IgG 检测采用 CBA 法（cell based assay），是基于细胞转染的间接免疫荧光法，推荐对所有 AQP4-IgG 阴性 CNS 炎性脱髓鞘疾病患者筛查 MOG-IgG。

（2）影像学特征：MRI 检查显示脊髓短节段病灶多于长节段，轴位像显示病灶呈斑片状，位于脊髓中央或周边，脊髓圆锥病变具有特征性。MRI 检查可见视神经病变一般较长，多累及视神经前部包括视乳头。急性期可发现视神经增粗、边缘模糊、明显均匀强化，部分伴视神经鞘强化，慢性期可见视神经萎缩。脑 MRI 检查可见皮质、丘脑和海马斑片状病灶，也可见脱髓鞘假瘤样大病灶。

595

MOG抗体相关疾病的诊断标准和治疗有哪些？

（1）MOGAD 诊断标准：是建立在血清 MOG-IgG（＋）基础上，以病史和临床表现为依据，结合辅助检查，寻找亚临床和免疫学辅助诊断证据，排除其他疾病可能。中国专家组建议的 MOGAD 诊断标准（2020）见表16-6。

表16-6　中国专家组MOGAD诊断标准建议（2020）

Ⅰ.符合以下所有标准：

（1）用全长人 MOG 作为靶抗原的细胞法检测血清 MOG-IgG（＋）

（2）临床有下列表现之一或组合：①视神经炎（ON），包括慢性复发性炎性视神经病变；②横贯性脊髓炎（TM）；③脑炎或脑膜脑炎；④脑干脑炎

（3）与 CNS 脱髓鞘相关的 MRI 或电生理（孤立性 ON 患者的 VEP）检查结果

（4）排除其他诊断

注：应注意，由于可能存在 MOG-IgG 短暂（＋）或低 MOG-IgG 滴度患者，对存在非典型表现患者，且在第2次采用不同细胞法检测未确认 MOG-IgG（＋）患者，应诊断为"可能 MOGAD"。

（2）治疗

1）急性期治疗：推荐糖皮质激素大剂量冲击后缓慢递减和小剂量长期维持，成人甲泼尼龙 1000mg/d，500mg/d，240mg/d 和 120mg/d，分别 3 天静脉滴注，共 12 天后泼尼松 60mg 口服，每日 1 次，共 7 天；50mg 口服，每日 1 次，共 7 天；顺序递减至中等剂量 30～40mg/d 时，根据序贯治疗免疫抑制剂作用时效快慢与之相衔接，逐步放缓减量速度，如每 2 周递减 5mg，至 10～15mg 口服，每日 1 次，长期维持。儿童起始剂量 20～30mg/（kg·d），参考成人方案递减。血浆置换（PE）可作为激素治疗失败的选择，推荐用法为置换 5～7 次，每次用血浆 2～4L。IVIg 推荐剂量 0.4g/（kg·d），连续 5 天为 1 个疗程。

2）缓解期治疗：患者应尽早开始缓解期 DMT 治疗，尽管尚无特效 DMT 药物和治疗方案。硫唑嘌呤（AZA）2～3mg/（kg·d）单用或与泼尼松［0.75mg/（kg·d）］合用，AZA 起效后（为 4～5 个月）将泼尼松逐渐减至小剂量长期维持。利妥昔单抗（Rituximab，RTX）有些小样本研究显示可降低复发 33%～100%，推荐按体表面积 375mg/m^2，静脉滴注，每周 1 次，连用 4 周，大部分患者治疗后可维持 B 淋巴细胞消减 6 个月，若 B 淋巴细胞再募集可进行第 2 疗程治疗。

已出现复发的 MOGAD 患者使用小剂量激素合用其他免疫抑制剂可能使患者获益，建议泼尼松 10～15mg/d 维持治疗 6 个月以上，可试用硫唑嘌呤、吗替麦考酚酯、利妥昔单抗等，具体用法参见 NMOSD 治疗（第 593 题）。

舍格伦（Sjögren）综合征诊断标准和中枢神经系统舍格伦综合征的临床表现、鉴别和治疗有哪些？

舍格伦综合征（Sjögren syndrome，SS）也称干燥综合征，是累及外分泌腺为主的慢性炎性自身免疫性疾病，常侵犯涎腺和泪腺，包括原发性和继发性，原发性是单纯 SS，继发性伴类风湿关节炎（RA）和 SLE 等自身免疫病。本病由瑞典眼科医生 Sjögren（1933）最早描述。

（1）Sjögren 综合征国际分类诊断标准：见表 16-7。

表16-7 Sjögren综合征国际分类诊断标准（2002）

Ⅰ. 口腔症状：三项中有一项或一项以上

1. 每日口干持续3个月以上

2. 成年后腮腺反复或持续肿大

3. 吞咽干性食物时需用水送下

Ⅱ. 眼部症状：三项中有一项或一项以上

1. 每日感觉不能忍受的眼干持续3个月以上

2. 反复有沙子进眼或磨砂感

3. 每日需用人工眼泪3次或3次以上

Ⅲ. 眼部体征：以下检查任一项或一项以上阳性

1. Schirmer试验（＋）（≤5mm/5min）

2. 角膜染色指数（＋）（≥4 Van Bijsterveld计分法）

Ⅳ. 组织学检查：下唇腺病理活检示淋巴细胞灶≥1（指4mm²组织内至少有50个淋巴细胞聚集于唇腺间质者为一个灶）

Ⅴ. 涎腺受损：以下检查任一项或一项以上阳性

1. 涎腺流率（＋）（≤1.5ml/15min）

2. 腮腺造影（＋）

3. 涎腺同位素检查（＋）

Ⅵ. 自身抗体：抗SSA或SSB＋（双扩散法）

注：Schirmer试验，检测泪腺功能，用滤纸测定泪流量，5mm×35mm滤纸在5mm处折成直角，置于结膜囊内观察泪液湿润滤纸的长度，≤5mm/5min为（＋）。

Van Bijsterveld计分法角膜染色指数，用2%荧光素或1%孟加拉红作角膜染色，可使无泪膜形成的角膜区着色，在裂隙灯下观察染色斑点的强度和形态，若≥4为（＋）。

涎腺流率测定，用中空导管相连的小吸盘负压吸附于一侧腮腺导管开口处，收集唾液分泌量，正常人＞0.5ml/min，若≤1.5ml/15min为（＋）。

（2）中枢神经系统（CNS）Sjögren综合征：与水通道蛋白5（AQP5）抗体有关，可累及CNS和周围神经。

1）临床表现：患者多为50多岁女性，黑种人或东方人常见，CNS原发性Sjögren综合征患者干燥和唇活检（＋）占95%，脊髓症状占35%（其中急性横贯性脊髓炎占41%），ON占16%，痫性发作占9%，认知功能损害占11%，脑炎占2%；周围神经病变占45%，多为感觉性，脑神经损害占20%。MRI检查显示脑损害占70%，其中40%类似MS，CSF-OB为30%。

2）鉴别：CNS Sjögren综合征症状可与NMO或MS脊髓型相似，AQP5抗体（＋）；与AQP4有50%的蛋白序列重叠，Sjögren综合征与NMO可产生针对AQP共享肽段的抗体反应；本病与RA、SLE、乳糜泻和MG等自身免疫病也可共享ANA等自身抗体，易误诊。本病的脊髓病灶是融合性长节段（3～6个节段或更多），位于脊髓中心，颇似NMO，但MS脊髓病灶为1～2个节段，圆形或卵圆形，位于脊髓周围；MRI检查显示本病病灶很少毗邻脑室，多位于半卵圆中心，大小0.3～10mm，MS在T2WI和FLAIR像可见邻近脑室的长形、卵圆形病灶，半卵圆中心可有大圆形病灶。

3）治疗：患者应勤漱口，保持口腔清洁，减轻口干；干燥性角膜炎、结膜炎可用人工泪液滴眼，预防角膜损伤；肌肉、关节痛可用非甾体抗炎药和羟氯喹。合并神经系统疾病、肾小球肾炎、肺间质病变、肝损害、血小板减少和肌炎等可给予糖皮质激素，病情进展迅速可合用免疫抑制剂，如环磷酰胺、硫唑嘌呤等，出现恶性淋巴瘤应及时联合化疗。

597

急性播散性脑脊髓炎的病因和临床表现有哪些？

急性播散性脑脊髓炎（acute disseminated encephalomyelitis，ADEM）是广泛累及脑和脊髓白质的急性炎性脱髓鞘疾病，通常发生于感染或免疫接种后，也称感染后、出疹后或疫苗接种后脑脊髓炎，多为单时相病程。

（1）病因：本病与麻疹或水痘感染或疫苗接种有关，推测为T细胞介导的免疫反应，也有认为是急性MS或变异型。病理检查可见散布于脑和脊髓小和中等静脉周围脱髓鞘病灶，大小约0.1mm，伴炎性反应，淋巴细胞形成血管袖套，多灶性脑膜浸润。

（2）临床表现：常见于儿童和青壮年，在感染或疫苗接种后1～2周急性起病，多为散发，无季节性。疹病后脑脊髓炎常见于皮疹后2～4天，常在疹斑正消退、症状改善时突然出现高热、痫性发作、昏睡和深昏迷，病情严重或凶险，国内一组病理证实的ADEM在发病后12～46天死亡。

1）脑炎型首发症状为头痛、发热和意识模糊，严重者迅速昏迷、去大脑强直发作，发病时背部中线疼痛可为突出症状，可有痫性发作，脑膜受累出现头痛、呕吐等脑膜刺激征。脊髓炎型常见部分性或完全性弛缓性截瘫或四肢瘫、传导束型感觉障碍、病理征和尿潴留，也可见视神经、半球、脑干或小脑受累体征。

2）急性坏死性出血性脑脊髓炎（acute necrotizing hemorrhagic encephalomyelitis）又称急性出血性白质脑炎，是ADEM的暴发型。起病急骤，病情凶险，死亡率高，表现为高热、意识模糊或昏迷、烦躁、痫性发作、偏瘫或四肢瘫。

3）外周血白细胞增多；CSF压力增高或正常，MNC增多（>50×10^6/L），蛋白轻中度增高，CSF寡克隆带少见。EEG常见θ波和δ波，弥漫性慢活动，也可见棘波和棘慢复合波。MRI检查可见脑和脊髓白质内散在多发T1WI低信号、T2WI高信号病灶，常见于脑室周围白质、胼胝体和丘脑。

598

急性播散性脑脊髓炎的诊断、鉴别诊断和治疗有哪些？

ADEM是脑和脊髓白质急性炎性脱髓鞘疾病。

（1）诊断标准：国际儿童MS研究小组（IPMSSG，2007）。

1）临床符合：首次发生急性或亚急性起病的多灶性受累的脱髓鞘性疾病，表现为多症状并伴脑病（行为异常或意识改变），激素治疗后症状或MRI表现多有好转，也可有残存症状，之前无脱髓鞘特征的临床事件，排除其他原因，3个月内出现的新症状或原有症状波动应视为本次发病的一部分。

2）神经影像学：脑白质受累为主的局灶或多灶性表现，未见陈旧性白质损害，脑MRI表现为1～2cm大小的多灶病变，位于幕上或幕下白质、灰质尤其基底节和丘脑，少数患者表现为单发孤立大病灶，脊髓可见弥漫性髓内异常信号伴不同程度强化。

3）复发型ADEM：在第1次ADEM事件3个月后或结束激素治疗1个月后出现新的ADEM事件，但新事件只是时间上复发，无空间的多发，症状和体征与第一次相同，影像学所见仅有旧病灶扩大，无新病灶出现。

4）多相型DEM（MDEM）：在第一次ADEM事件3个月后或结束激素治疗1个月后出现新的ADEM事件，新事件不论时间或空间上都与第一次不同，症状、体征和影像学检查都有新病灶出现。

（2）鉴别诊断：根据患者MRI的不同特点对ADEM鉴别诊断进行分类。

1）多灶脑实质损害，需与MS、NMOSD、原发性中枢神经系统血管炎、系统性红斑狼疮、神经结节病、桥本脑病、线粒体脑病、病毒性脑炎等鉴别。

2）双侧丘脑或纹状体病灶，需与静脉窦血栓、急性坏死性脑病、双侧丘脑胶质瘤、Leigh病、西尼罗病毒脑炎、EB病毒脑炎、日本脑炎等鉴别。

3）双侧弥漫性白质病灶，需与脑白质营养不良、中毒性白质脑病、胶质瘤病等鉴别，伴瘤样脱髓鞘病变需与星形细胞瘤鉴别。

（3）治疗：目前ADEM尚无多中心、随机、安慰剂对照临床试验，糖皮质激素被认为是一线治疗，用药选择、剂量和减量方法尚未统一。IVIg是二线药物，总剂量为2g/kg，分2～5天静脉滴注。PE可清除病理性抗体、补体和细胞因子，用于激素治疗无效或急性暴发型ADEM，隔日1次，共5～7次，小样本研究显示IVIg或PE有效；不良反应如贫血、低血压、免疫抑制和感染等。ADEM为单相病程，急性期通常为2周，多数患者可恢复，死亡率为5%～30%，存活者常遗留明显的神经功能缺失，患儿恢复后常伴精神发育迟滞或癫痫发作。

599

急性出血性白质脑炎的病理和临床表现有哪些？

急性出血性白质脑炎（acute hemorrhagic leukoencephalitis，AHL）又称急性坏死性出血

性白质脑病或赫斯特病（Hurst disease），是CNS炎性脱髓鞘疾病，临床经过急骤，病情凶险，死亡率高，被认为是急性播散性脑脊髓炎的暴发型。澳大利亚Hurst（1941）对本病做了最早的详尽描述。

（1）病理检查：可见小血管壁坏死、出血和中性粒细胞浸润，白质坏死区大量白细胞浸润，白质布满点状出血，脑膜可见严重炎性反应。

（2）临床表现：多在30～50岁发病，男性略多于女性，患者常在轻微病毒感染或出疹性疾病后发病，突发头痛、高热、呕吐、惊厥发作、意识模糊、定向障碍和烦躁不安，意识障碍进行性加重，出现颈项强直、弛缓性瘫和锥体束征，个别病例可见视乳头水肿伴出血，脊髓受累出现四肢瘫和尿潴留。ICP迅速增高，外观清亮，轻度浑浊或呈微血色，CSF细胞数增高，中性粒细胞为主，蛋白中度增高，糖和氯化物正常，细菌培养阴性。EEG可见弥漫性慢波活动。脑CT可见大脑、脑干、小脑等白质不规则低密度区，在低密度病灶中可见斑片状高密度影，以半卵圆中心病变最为显著。

600

肿瘤样炎性脱髓鞘疾病的临床表现、影像学特征和治疗有哪些？

肿瘤样炎性脱髓鞘疾病（tumor-like demyelinating diseases，TIDD）是CNS特殊类型的免疫介导的炎性脱髓鞘疾病。特点为临床表现相对较轻，影像学病变体积较大伴周边水肿，具有占位效应或增强改变，易与脑肿瘤混淆。

（1）临床表现：多为亚急性或慢性起病，少数可急性起病，多无前驱感染症状，个别患者病前有疫苗接种史和感冒着凉史。各年龄均可发病（平均30岁）。

1）大多数患者为单病程，符合临床孤立综合征特点，少数呈复发-缓解转变为NMO或MS。儿童期ADEM可伴TIDD，一般为首次发作，若病情反复可表现为MS。TIDD可见脑或脊髓均受累，以颅内病变多见。与脑胶质瘤相比，临床症状多较显著，少数表现影像上病灶大而临床症状相对较轻。

2）脑型病灶多发，水肿引起颅内压增高，以头痛、言语不清、肢体力弱起病最多见，皮质下白质病变出现定向、记忆和计算力障碍和轻偏瘫、肢麻和病理征等，病变较弥漫或多发时常影响认知功能，也可见视力下降，但很少出现癫痫发作。脊髓型进展较迅速，本病一般预后较好，少数可复发，但许多患者最终被证实演变为MS或Boló同心圆硬化。

（2）影像学特征：TIDD多为T1WI低信号、T2WI高信号，部分伴T2WI低信号边缘，部分表现为同心圆硬化型，MRI呈"煎蛋样"表现。像肿瘤一样，病变常见占位效应伴周围水肿，但肿块体积与占位效应常不成比例，水肿带随病程进展逐渐减轻或消失。急性或亚急性期以细胞源性水肿为主，DWI多为高信号，ADC多为高信号；Gd-DTPA增强表现结节样、闭环样、开环样、火焰状等强化，开环样强化最具特征，环形开口处多朝向皮质方向，连续强化部分多向着皮质下。部分患者MRI增强扫描可见垂直于脑室的扩张的静脉影，呈"梳齿样"结构。

（3）治疗：本病与MS、NMO等CNS炎性脱髓鞘疾病相似，通常使用糖皮质激素、免疫调节和神经修复等治疗。

601 巴洛（Baló）同心圆性硬化的病理、临床表现和治疗有哪些？

巴洛同心圆性硬化（concentric sclerosis of Baló）是大脑白质脱髓鞘病变，Marburg（1906）首次描述，匈牙利病理科医生Baló（1928）报道一例23岁男性学生右侧偏瘫伴视神经炎，尸检发现这种脱髓鞘，命名为同心圆性轴周性脑炎。

（1）病理检查：病灶脱髓鞘区呈现环状的脱髓鞘带，与正常髓鞘保留区形成整齐相间的同心圆形分层排列，状如树木年轮，故名同心圆性硬化。除了脱髓鞘与胶质增生，可见小静脉周围淋巴细胞浸润，病理改变和临床特点与MS和Schilder弥漫性硬化相似，多认为是急性MS和Schilder弥漫性硬化的变异型。

（2）临床表现：本病临床罕见，多在20～50岁发病，无明显性别差异，临床病程无特异性，典型表现为亚急性（数周至数月）进行性脑病，运动、感觉、脑干或膀胱直肠功能障碍，可为单相病程，病程较短，进展迅速，也可发展为经典的MS。首发症状常见明显的精神障碍，如沉默寡言、淡漠、反应迟钝、发呆、无故发笑、言语错乱和重复语言等，以后相继出现脑弥漫性多灶性损害症状体征，如头痛、失语、眼外肌麻痹、眼球浮动和假性球麻痹，体征常见轻偏瘫、肌张力增高、腱反射亢进和病理征等，临床易误诊为病毒性脑炎。

1）CSF检查压力正常，MNC数正常或轻度增高，蛋白含量可增高，部分病例可见CSF寡克隆带（＋）和IgG指数增高。

2）脑MRI检查可见洋葱头样明暗相间病灶，T1WI显示在额叶、顶叶、枕叶和颞叶白质类圆形树木年轮样病灶，有3～5个黑白相间环，直径为1.5～3.0cm，低信号环为脱髓鞘和坏变带，等信号是大致正常髓鞘带。T2WI显示高信号类圆形病灶，直径较T1WI略大，黑白相间环不清，大脑白质可见数个小类圆形T2WI高信号病灶，颇似MS斑，数目可多于T1WI，增强后洋葱头样结构更分明，桥脑也可见类似病灶。皮质类固醇治疗数月病情缓解者，T1WI和T2WI均显示典型洋葱头样明暗相间环，说明炎性水肿已消退和血脑屏障功能恢复。

（3）治疗：本病的与RRMS相似，糖皮质激素是一线治疗药，患者对甲泼尼龙大剂量冲击治疗反应良好。甲泼尼龙常用剂量1g/d，儿童20mg/（kg·d），静脉滴注，每日1次，连用

3 ～ 5天，然后改为泼尼松60mg，每日1次晨服，根据病情逐渐减停。

602

希尔德（Schilder）弥漫性硬化的病理、临床表现和治疗有哪些？

弥漫性硬化（diffuse sclerosis）是亚急性或慢性广泛的脑白质脱髓鞘疾病，由Schilder（1912）最早报道，命名为弥漫性轴周脑炎（encephalitis periaxalis diffusa），也称Schilder病，有学者认为是幼年或少年期严重的MS变异型。

（1）病理检查：脑白质病变常侵犯整个脑叶或半球，两侧病变常不对称，以一侧枕叶为主，界限分明。视神经、脑干和脊髓可见与MS相似的病灶，新鲜病灶在血管周围可见淋巴细胞浸润和巨噬细胞反应，晚期胶质细胞增生、组织坏死和空洞。

（2）临床表现：患儿在幼儿或青少年期发病，男性较多，多呈亚急性、慢性进行性恶化病程，极少缓解-复发，停顿极罕见。早期出现视野缺损、同向性偏盲和皮质盲等视力障碍，也常见痴呆或智能减退、精神障碍、皮质聋、不同程度偏瘫或四肢瘫和假性球麻痹，可有癫痫发作、共济失调、锥体束征、视乳头水肿、眼肌麻痹或核间性眼肌麻痹、眼震、面瘫、失语症和尿便失禁等。本病呈进行性恶化，预后不良，多在数月至数年内死亡，平均病程6.2年。

1）CSF-MNC正常或轻度增多，蛋白轻度增高，一般无寡克隆带。EEG可见高波幅慢波占优势的非特异性改变。常见VEP异常，与视野和视力障碍一致，提示视神经受损。

2）脑CT显示白质大片状低密度区，枕、顶和颞区为主，累及一侧或两侧半球，多不对称。MRI可见脑白质T1WI低信号、T2WI高信号弥漫性病灶。

（3）治疗：本病目前尚无有效疗法，主要采取对症和支持治疗，加强护理。文献报道用皮质类固醇和环磷酰胺可使部分病例临床症状有所缓解。

603

桥脑中央髓鞘溶解症的病因病理、临床表现和治疗有哪些？

桥脑中央髓鞘溶解症（central pontine myelinolysis，CPM）是以桥脑基底部对称性脱髓鞘为病理特征的疾病，由Adams等（1959）首次报道。

（1）病因病理：本病的病因不明，患者多为酒精中毒晚期，也见于肾衰竭透析后、肝衰竭、肝移植后、淋巴瘤和癌症晚期，营养不良、败血症、急性出血性胰腺炎和严重烧伤等。低钠血症时脑组织为低渗状态，过快补充高渗盐水导致血浆渗透压迅速升高、脑组织脱水和

BBB破坏，有害物质透过BBB导致髓鞘脱失。特征性病变是桥脑基底部对称性神经纤维脱髓鞘，边界清楚，直径数毫米或占据整个桥脑基底部，也可累及被盖部，神经细胞和轴索相对完好，可见吞噬细胞和星形细胞反应。以往CPM需要病理诊断，现在MRI检查可确诊。

（2）临床表现：本病为散发性，可见于任何年龄，包括儿童。注意长期酗酒、严重全身性疾病和低钠血症纠正过快等病因，患者在原发病基础上突发四肢弛缓性瘫，咀嚼、吞咽和言语障碍，眼震和眼球凝视障碍，出现缄默，数日内迅速进展为闭锁综合征，应高度怀疑CPM。

1）脑干听觉诱发电位（BAEP）有助于确定桥脑病变，但不能确定病灶范围。MRI检查可发现桥脑基底部特征性蝙蝠翅膀样病灶，呈对称分布的T1WI低信号、T2WI高信号，无增强效应。

2）CPM为致死性，多数患者预后差，死亡率极高，可于数日或数周内死亡，少数存活者遗留痉挛性四肢瘫等严重神经功能障碍，偶有完全康复的患者。

（3）治疗：目前CPM以支持和对症治疗为主，积极治疗原发病。切记纠正低钠血症时生理盐水应慢速静脉滴注，限制液体入量，急性期可用甘露醇、呋塞米等治疗脑水肿。早期使用大剂量甲泼尼龙冲击疗法可抑制疾病进展，可试用高压氧、血浆置换等治疗。

604

脑白质多发性脱髓鞘病变的临床表现和诊断思路有哪些？

脑白质位于大脑半球皮质下、半卵圆中心、放射冠和脑室旁，是脑部各功能区信息传递和联络的通路。白质脑病（leukoencephalopaty）是一组主要累及CNS白质，以脱髓鞘病变为主，导致一系列神经功能障碍综合征。

（1）临床表现：脑白质病变主要导致长传导束受损，常见有运动障碍、锥体束征、视听觉损害、精神运动发育迟滞、认知障碍、执行功能障碍、情绪异常、步态异常和排尿障碍等，惊厥少见或在病程晚期出现。

（2）诊断思路：具有这些临床表现疑诊白质脑病的患者，应首先进行脑MRI检查，FLAIR像、弥散加权像（DWI）和弥散张量成像（DTI）等对诊断和鉴别诊断有重要意义；如果影像学证实脑白质病变，应区分后天获得性或遗传性。

遗传性白质脑病（genetic leukoencephalopathy）也称脑白质营养不良（leukodystrophy），是主要累及CNS白质进展性遗传病，表现为白质髓鞘发育异常或弥漫性变性。后天获得性的白质脑病包括缺血、免疫相关性、感染、中毒、肿瘤和代谢等。临床诊断主要根据出生史、发育史、家族史、中毒史和疾病进展、脑白质受累区域和范围等，必要时还需进行基因筛查。

605

肾上腺脑白质营养不良的病因病理、临床表现、诊断和治疗有哪些？

肾上腺脑白质营养不良（adrenoleukodystrophy）又称嗜苏丹性脑白质营养不良伴肾上腺皮质萎缩、X链锁隐性遗传性Schilder病。

（1）病因病理：本病是*ABCD1*基因突变的长链脂肪酸代谢障碍病，基因定位于Xq28。由于过氧化物酶缺乏、长链脂肪酸（C23～C30）代谢障碍，脂肪酸在脑和肾上腺皮质沉积，导致脑白质广泛髓鞘脱失，由枕叶向额部蔓延，顶颞叶最明显，伴肾上腺皮质萎缩。病理可见枕顶和颞叶白质对称性大片状脱髓鞘病灶，可累及脑干、视神经和脊髓，周围神经不受损。脱髓鞘病灶中央可见血管周围炎性细胞浸润，与MS的病理不同。肾上腺皮质萎缩、睾丸间质纤维化和输精管萎缩，脑内和肾上腺含大量长链脂肪酸。

（2）临床表现：本病多在儿童期（5～14岁）发病，通常为男孩，可有家族史。首发症状是脑或肾上腺皮质功能受损，缓慢进展性病程。神经系统早期症状常见学龄儿童成绩退步，个性改变，易哭、傻笑等情感障碍，步态不稳和上肢意向性震颤，晚期出现偏瘫或四肢瘫、假性球麻痹、皮质盲和耳聋等，重症病例可见痴呆、癫痫发作和去大脑强直。部分青少年患者出现周围神经病。

1）肾上腺皮质功能不全可见色素沉着，肤色变黑，口周和口腔黏膜、乳晕、肘和膝关节、会阴和阴囊等处明显。血清皮质类固醇水平、尿17-羟皮质类固醇、17-酮皮质类固醇含量下降。血清或皮肤培养成纤维细胞中长链脂肪酸浓度高于正常。EEG可见痫性电活动。预后差，多在出现神经症状后1～3年死亡，可因肾上腺皮质功能不全死于Addsion病。

2）脑CT或MRI所见酷似其他脑白质营养不良，CT可见两侧脑室三角区周围白质大片对称性低密度区，有增强效应。MRI显示两侧大脑白质、胼胝体、皮质脊髓束、视束等较对称分布的异常病变，无占位效应，边缘可增强，双侧脑室后部白质病变为主，呈蝶样分布，小脑、脑干白质也可受累。

（3）诊断：男孩出现进行性皮质盲、智能减退、行为异常、共济失调、抽搐发作、偏瘫、痉挛性截瘫，晚期出现四肢瘫，去大脑强直和痴呆，伴肾上腺皮质功能减退如肤色变黑，ACTH试验异常，血清或皮肤培养成纤维细胞长链脂肪酸水平增高等可临床诊断。需注意与其他类型脑白质营养不良和Schilder病鉴别。

（4）治疗：肾上腺皮质激素替代治疗可能延长生命，减少色素沉着，偶可部分缓解神经系统症状，但通常不能阻止髓鞘破坏。食用富含不饱和脂肪酸饮食，避免食用含长链脂肪酸食物。65%的患者服用Lorezo油（三芥酸甘油酯与三酸甘油酯按4∶1混合）1年后，血浆长链脂肪酸水平显著下降或正常，但不能改变已发生的神经系统症状。

异染性脑白质营养不良的临床表现和治疗有哪些？

异染性脑白质营养不良（metachromatic leukodystrophy）是神经鞘脂沉积性疾病。Alzheimer（1910）首先报道，为常染色体隐性遗传，是22号染色体芳基硫酯酶A（arylsulfa-tase-A）基因缺乏，导致芳基硫酯酶A不足，不能催化硫脑苷脂水解，在体内沉积引起CNS脱髓鞘。发病率（0.8～2.5)/10万，为家族性，国内多散发病例。

（1）临床表现

1）婴幼儿型（1～4岁）多见，男多于女。1～2岁发育正常，后出现双下肢无力、步态异常、痉挛和易跌倒，伴语言障碍和智能减退。病初腱反射活跃，周围神经受累伴腱反射减弱或消失。可有视力减退、视神经萎缩、斜视、眼震、上肢意向性震颤和吞咽困难等。婴幼患儿发病后1～3年常因四肢瘫而卧床不起，伴严重语言和认知障碍，可存活数年。

2）少年型少见，成人型极少，常以精神障碍、行为异常、记忆减退为首发症状。晚期出现构音障碍、四肢活动不灵、锥体束征、癫痫发作、共济失调、眼肌麻痹、周围神经病等，可见视乳头苍白，个别病例偶见视网膜樱桃红点。成人病例进展相对缓慢，存活时间较长。

3）检测尿液芳基硫酸酯酶A明显缺乏，无活性，硫脑苷脂阳性支持诊断。脑CT检查可见脑白质或脑室旁对称性不规则低密度区，无占位效应，无强化。MRI可见T1WI低信号、T2WI高信号病灶。

本病诊断根据婴幼儿进行性运动障碍、视力减退和精神异常，脑CT或MRI证实两侧半球对称性白质病变，尿芳基硫酸酯酶A活性消失等。

（2）治疗：目前本病无特异疗法，支持和对症治疗为主。基因疗法用腺病毒等载体将芳基硫酸酯酶A基因转染患者骨髓，尚处于探索阶段。由于维生素A是合成硫苷脂的辅酶，患儿应避免和限制摄入富含维生素A的食物。

球样细胞脑白质营养不良的病因病理、临床表现和治疗有哪些？

球样细胞脑白质营养不良（globoid cell leukodystrophy）也称半乳糖脑苷脂酶缺陷（galac-tocerebrosidase deficiency）、半乳糖脑苷脂贮积病，由丹麦神经学家Krabbe（1916）首先发现，又称Krabbe病（Krabbe disease）。本病在北欧国家多见。

（1）病因病理：本病是β-半乳糖脑苷脂酶缺乏导致脑白质内半乳糖脑苷脂聚集，为常染色体隐性遗传，β-半乳糖脑苷脂酶基因位于14号染色体长臂（14q21-q31），在人类已发现多种不同的突变基因。病理大体可见脑白质明显减少，质地变硬。光镜下广泛髓鞘丢失，小脑、脑干、脊髓和周围神经的神经胶质细胞增生，电镜下可见特异性球样细胞。

（2）临床表现

1）早发型：出生后3～6个月内发病，约10%在1岁后发病。早期出现食欲减退、呕吐、易激惹，无原因哭闹，全身肌张力增高或肌强直，头部不能控制，声音刺激可引起痉挛发作，颈、躯干角弓反张，锥体束征（＋），腱反射逐渐减弱或消失，但Babinski征仍阳性。发病后一至数月可出现失明、视神经萎缩和失聪，半乳糖脑苷脂酶明显降低。预后极差，多数患儿在1岁前死亡，存活2年以上者少见。

2）晚发型：目前报道10余例球样细胞脑白质营养不良2～6岁发病，早期视力下降，伴视神经萎缩。后出现共济失调、下肢痉挛性瘫、智力减退和去大脑强直等。在3例个案报道中，1例进行性四肢瘫伴轻度假性延髓麻痹、慢性进行性认知障碍，上肢失张力性姿势异常，患儿可存活至9～16岁。少数病例成年发病，伴不对称性痉挛性四肢瘫和视神经萎缩，半乳糖脑苷脂酶降低不明显。

3）EEG可见非特异性慢波，EMG提示神经源性损害，运动、感觉NCV减慢。CSF蛋白可升高（70～450mg/dl）。脑CT和MRI可见基底节对称性病变，随病程进展，脑白质和脑干呈脱髓鞘改变。确诊依靠检测白细胞或成纤维细胞β-半乳糖脑苷脂酶活性。

（3）治疗：本病无特异疗法，可对症治疗。在确诊病例已有骨髓移植治疗的尝试，效果尚不肯定。

（黄德晖）

第十七章

神经肌肉传递障碍性疾病
Disorders of Neuromuscular Transmission

608

重症肌无力的病因和发病机制有哪些？

重症肌无力（myasthenia gravis，MG）是一种自身抗体介导的、辅助性T细胞依赖和补体参与的器官特异性自身免疫性疾病。病变累及运动终板的神经-肌肉接头（NMJ）突触后膜烟碱样乙酰胆碱受体（acetylcholine receptor，AChR）。

（1）Patrick和Lindstrom（1973）的经典实验，使用从电鳗电器官提取纯化的AChR抗原，与福氏完全佐剂混合免疫家兔，再次注射抗原后制成了MG的实验动物模型实验性自身免疫性重症肌无力（EAMG）。临床研究发现，80%的全身型MG（gMG）和50%的眼肌型（oMG）患者可检出AChR-Ab（＋），但症状严重程度与抗体水平不相关。90%以上的患胸腺瘤（thymoma）的MG患者可检出与横纹肌可收缩成分反应的抗横纹肌抗体（striational antibodies，StrAb），StrAb的主要价值是预测胸腺瘤，StrAb浓度也与疾病严重性无关。有些AChR-Ab阴性患者可检出抗骨骼肌特异性受体酪氨酸激酶（muscle specific tyrosine kinase，MuSK）抗体和低密度脂蛋白受体相关蛋白4（low-density lipoprotein receptor-related protein 4，LRP4）抗体。许多MG患者合并其他自身免疫病，如甲状腺功能亢进、甲状腺炎、SLE、RA和天疱疮等。

（2）人类白细胞抗原HLA研究显示，欧美白种人年轻女性MG与HLA-B8显著相关，我国和日本MG患者与DR2或DR4相关。根据HLA可将MG分为两个亚型，年轻女性发病的MG多合并胸腺增生，中年男性起病通常合并胸腺瘤。临床病理研究发现，70%以上的成人MG患者伴胸腺异常，其中胸腺增生约占80%，可见胸腺髓质生发中心富含成熟的B细胞（浆细胞）；胸腺瘤占15%～20%。

（3）胸腺中自身免疫性CD4＋Th细胞进入外周，激活B细胞分泌自身免疫抗体，自身抗体主要针对肌肉AChR，AChR-IgG占全部抗体谱的85%～90%，MuSK-IgG占5%，LRP4-IgG占1%～2%，少数患者可检出两种或以上的抗体。

609

重症肌无力的一般临床特征有哪些？

（1）MG在青少年至40岁女性发病居多，50～60岁男性较多合并胸腺瘤。多隐袭起病，胸腺瘤患者可急性或亚急性发病，慢性病程。约85%的患者先出现眼外肌受累，全身型首发症状也多为眼肌疲劳，常见上睑下垂、复视或两者，上睑下垂可为单侧、双侧或双侧交替，瞳孔正常。约10%的患者局限于眼肌型，大多数患者在发病1年后演变为全身肌无力，首发症状为延髓麻痹或全身无力者约占10%。

（2）横纹肌无力特征是局部性或全身性病态疲劳，活动后加重，晨起或休息后减轻，呈晨轻暮重波动性变化。颈屈肌易受累，三角肌、肱三头肌、腕肌和指伸肌、踝背屈肌易出现肌无力，检查疲劳试验（＋）。

（3）肌无力典型为斑片状分布，与神经或神经根不符，常局限于眼肌、延髓肌、颈肌等，受累顺序多为眼外肌、咽喉肌、咀嚼肌、肩胛带、躯干肌和呼吸肌等。咽喉肌无力导致饮水呛咳、吞咽困难、语音低弱、含糊不清或带鼻音，咀嚼肌无力不能连续咀嚼，常进食中断，颈肌无力抬头困难，肩胛带无力上臂不能抬举，通常上肢较重，近端较重，呼吸肌、膈肌受累出现咳嗽无力、呼吸困难。偶有心肌受累可引起猝死，平滑肌和括约肌通常不受累。

（4）患者可因感染、紧张、压力、过劳或精神创伤等诱因急性加重或发生危象，女性妊娠可病情加重，麻醉、手术可诱发危象，服用影响NMJ突触传递的药物可短暂加重，如奎宁、奎尼丁、普鲁卡因胺、青霉胺、普萘洛尔、苯妥英、锂剂、四环素和氨基糖苷类抗生素等。

610

眼肌型和全身型重症肌无力的临床表现有哪些？

（1）眼肌型重症肌无力（ocular myasthenia，OMG）临床最常见，由于眼外肌体积很小，突触后膜含AChR很少，眼外肌受多个神经支配，收缩反应快和高频率收缩不耐受疲劳，常最早出现症状，90%以上的MG患者最终眼外肌受累。

1）OMG多见于儿童，最常见眼睑下垂和周期性复视，症状晨轻暮重，休息减轻，常见一侧、双侧或交替性。大多数孤立的无痛性波动性上睑下垂，不伴瞳孔异常或其他眼肌麻痹多提示OMG，如瞳孔扩大或伴眼球痛应考虑其他诊断。严重时眼外肌完全麻痹或固定，为了代偿上睑下垂或复视，患者常头后仰或颈部扭转。

2）检查：①瞳孔括约肌不受累，光反射和调节反射正常，个别可见凝视诱发眼震。②嘱患者持续向上凝视可使上睑下垂加重，为辛普森试验（simpson test）（＋）。③"增强的"上睑下垂，嘱患者被动抬举下垂的眼睑时可使对侧眼睑同时下垂，为戈雷利克试验（Gorelick test）（＋）。④科根睑颤搐征（Cogan eyelid twitch sign）下视10～15s后直视时出现提上睑肌颤搐。⑤冰试验是上睑降温后上睑下垂改善，是一种高效和重现性好的诊断试验。

3）MG的复视常伴有垂直成分，要着重检查，有些患者常规检查不能发现眼肌麻痹，但主诉视物双影和晨轻暮重，提示眼肌协调功能轻微下降引起。眼科复视相检查更适用视远物重影的患者，对看近物复视患者几乎不适用。

（2）全身型重症肌无力（generalized myasthenia，GMG）：大多由OMG发展而来，常在第1年开始出现，3年内可达90%。

1）约1/6的GMG患者表现为球麻痹（MGFA的b亚型），约4%的青少年或成人的主要症状是肢带无力（MGFA的a亚型），通常近端重于远端。球麻痹导致饮水呛咳、咀嚼或吞咽困难、构音障碍或声音嘶哑，下颌闭合不能，不得不中断进食，久之出现体重下降。

2）颈肌无力，症状轻微时主诉颈部僵硬，严重时需用手托举下颌，颈屈肌无力重于伸肌，患者常抱怨洗头、刮脸、刷牙、从高处拿东西、上楼、跑步、骑自行车和从椅子上起立困难。呼吸肌受累导致呼吸困难，严重时出现肌无力危象威胁生命。

3）远端型是MG的特殊类型，远端肌以手肌多见，表现为尺侧、桡侧手固有肌不对称性肌无力，下肢累及足背伸肌、跖屈肌等，需注意鉴别，以免误诊为远端型肌病或线粒体肌病。

611

重症肌无力改良的Osserman分型有哪些？

国内外曾广泛采用改良的Osserman重症肌无力临床分型，包括以下五型。

Ⅰ型：眼肌型（ocular myasthenia gravis）。表现单纯眼外肌受累，出现上睑下垂和复视，无其他肌群受累的临床和电生理所见，糖皮质激素治疗反应佳，预后良好。约80%的眼肌型患者在发病2年内累及其他肌肉或成为全身型，如发病后3年内肌无力仅局限于眼肌，94%的这些患者可能不会进展为全身型。

Ⅱ型（全身型）

ⅡA型：为轻度全身型（mild generalized myasthenia gravis）。四肢肌群轻度受累，常累及眼外肌，咽喉肌受累不明显，生活多可自理，药物治疗反应较好，预后一般。

ⅡB型：为中度全身型（moderately severe generalized myasthenia gravis）。四肢肌群受累明显，除了伴眼外肌麻痹，咽喉肌无力症状较明显，如说话含糊不清、吞咽困难、饮水呛咳、咀嚼无力，但呼吸肌受累不明显，生活自理有困难，药物治疗反应欠佳，预后一般。

Ⅲ型：急性重症型（acute fulminating myasthenia gravis）。急性起病，常在数周内累及延髓肌、肢带肌、躯干肌和呼吸肌，肌无力严重，生活不能自理，可发生重症肌无力危象，需气管切开，药物治疗反应差，死亡率较高。

Ⅳ型：迟发重症型（late severe myasthenia gravis）。进展较慢，多在2年内由Ⅰ、ⅡA、ⅡB型逐渐进展而来，症状同Ⅲ型，常合并胸腺瘤，预后差。

Ⅴ型：少数患者肌无力，起病半年内出现肌萎缩。

612

美国重症肌无力协会（MGFA）的重症肌无力分型有哪些？

美国重症肌无力协会（MGFA，2000）提出的临床分型也分为五型（表17-1），该分型最大的特点是简明，便于记忆和临床操作。

表17-1 美国重症肌无力协会（MGFA，2000）临床分型

分型	临床表现
Ⅰ型	任何眼肌无力，可伴眼闭合无力，其他肌群肌力正常
Ⅱ型	无论眼肌无力的程度如何，其他肌群轻度无力
Ⅱa	主要累及四肢肌和/或躯干肌，可有同等程度以下的咽喉肌受累
Ⅱb	主要累及咽喉肌和/或呼吸肌，可有同等程度以下的四肢肌和/或躯干肌受累
Ⅲ型	无论眼肌无力的程度如何，其他肌群中度无力
Ⅲa	主要累及四肢肌和/或躯干肌，可有同等程度以下的咽喉肌受累
Ⅲb	主要累及咽喉肌和/或呼吸肌，可有同等程度以下的四肢肌和/或躯干肌受累
Ⅳ型	无论眼肌无力的程度如何，其他肌群重度无力
Ⅳa	主要累及四肢肌和/或躯干肌，可有同等程度以下的咽喉肌受累
Ⅳb	主要累及咽喉肌和/或呼吸肌，可有同等程度以下的四肢肌和/或躯干肌受累
Ⅴ型	气管插管，伴或不伴机械通气（术后常规使用除外），无插管或鼻饲病例为Ⅳb型

613

儿童和新生儿重症肌无力的临床表现和治疗有哪些？

（1）儿童重症肌无力：我国儿童MG发病率较高，可分为眼肌型（OMG）和全身型。①OMG最多见，常见一侧或双侧眼睑下垂，也可见复视、斜视，晨轻暮重，眼肌型易于自行缓解。②全身型主要累及四肢，常伴眼外肌麻痹，严重时伴咀嚼、吞咽和构音困难，不同程度的呼吸肌无力，合并胸腺瘤少见。

（2）新生儿重症肌无力：常见于AChR-Ab（＋）的母亲，孕母体内抗体通过胎盘转移给新生儿导致发病，患婴出现吮奶无力、哭声低微、肌张力低、动作减少等，症状持续1周至3个月不等。新生儿MG需与先天性终板乙酰胆碱酯酶缺乏（congenital deficiency of end-plate ACh esterase）区别，患婴均男性，出生即出现骨骼肌无力，肌活检可正常，光镜和电镜细胞化学检查可见ACh酯酶缺如。

（3）治疗

1）儿童OMG可用溴吡斯的明治疗，如不缓解加用短期小剂量激素可明显改善，也可定期PE或IVIg替代激素。由于儿童胸腺未退化，除非确诊胸腺瘤，一般不推荐胸腺切除术。

2）新生儿MG应严密监测，对症支持治疗，待新生儿体内抗体清除后可自愈，无须特殊处理。

614

重症肌无力的诊断性试验和辅助检查有哪些？

（1）诊断性试验

1）疲劳试验：让患者重复活动受累肌群，诱发肌无力加重或疲劳现象。如嘱患者上视1min出现上睑下垂证实提上睑肌无力，或连续眨眼动作50次可见眼裂逐渐变小，复视患者连续睁闭眼10～20次后症状显著加重；重复咀嚼、举臂、下蹲、仰卧位抬头等动作后，肌无力症状显著加重。

2）冰试验：将冰试管置于疲劳肌5min（上睑至少2min）后出现特征性肌力改善，如2min后睑裂无变化或仅有轻微改善（＜2mm）为阴性。该试验诊断MG敏感度为76.9%，特异性为98.3%，可因低温下AChE活性下降，有利于ACh与AChR更多的结合。

3）新斯的明（Neostigmine）试验：是抗胆碱酯酶试验，体重60kg成人肌内注射1mg，7～12岁儿童减半，学龄前儿童再减半，20min后肌力改善，30～40min明显改善为（＋），可持续约2h。需注意注射后偶可发生呼吸困难或流涎、腹泻、恶心等毒蕈碱样反应，出现腹痛、晕厥等严重反应可用阿托品0.25mg肌内注射拮抗；新斯的明禁忌证包括闭角型青光眼、哮喘等。依酚氯铵或腾喜龙（Tensilon）试验，10mg用注射用水稀释至1ml，先给予2mg试验剂量静脉注射，如可耐受在30s内注射其余8mg，30～60s后肌无力好转，持续2～5min为（＋），该试验阳性有助于MG与胆碱能危象鉴别。

（2）辅助检查

1）胸部CT平扫或增强扫描可发现胸腺异常，纵隔CT和增强的胸腺瘤检出率可高达94%。

2）电生理检查：重复神经电刺激（repetitive nerve stimulation，RNS）分别用低频（≤5Hz）和高频（＞10Hz）重复刺激尺神经、腋神经或面神经，动作电位波幅递减＞15%为（＋），约50%的MG患者低频刺激（＋）；应停用抗胆碱酯酶药24h后检查，以免假阴性。阳性率OMG＜50%，GMG为75%，但正常不能排除MG。单纤维肌电图显示颤抖（Jitter）增宽和/或阻滞为（＋），敏感性95%～99%，特异性差。

3）血清AChR-Ab：80%～90%的GMG，50%～60%的OMG可检出，对MG诊断有高度特异性，急性重症全身型（Ⅲ型）患者抗体效价最高，AChR-Ab阴性不能排除MG诊断，有时抗体效价与病情严重程度可不完全一致。

4）AChR-Ab阴性的部分GMG患者可能检出抗MuSK抗体或抗LRP4抗体。抗横纹肌抗体如抗titin抗体、抗RyR抗体可见于85%的胸腺瘤患者，可作为筛查胸腺瘤的标志物，但不能作为MG诊断指标。此外，还需红细胞沉降率、CK、甲状腺功能和肿瘤标志物等，有利于鉴别诊断。

615

重症肌无力的临床诊断标准和临床亚型分类有哪些？

（1）MG诊断标准（参照中国MG诊断和治疗指南，2020）

1）患者临床表现某些特定的横纹肌群肌无力呈斑片状分布，波动性和易疲劳性，症状晨轻暮重，持续活动后加重，休息后减轻，眼外肌受累最常见。

2）具有新斯的明试验（＋）药理学特征。

3）神经电生理检查，RNS检查低频电刺激递减＞10%，单纤维肌电图（SFEMG）测定可见颤抖增宽，伴或不伴阻滞。

4）抗体检测：多数GMG患者血清可检出AChR-Ab，或极少数MG患者可检出抗MuSK抗体、抗LRP-4抗体。

具备前三条可确诊，如检出AChR-Ab更明确诊断。

（2）临床亚型分类（表17-2）

表17-2　重症肌无力的临床亚型

亚型	抗体	年龄性别	胸腺	MG占比	IgG亚型
OMG	AChR，MuSK，LRP-4	如何年龄，性别无差异	正常或异常	－	－
AChR-GMG（早发型）	AChR	20～30岁，女性	胸腺增生		
AChR-GMG（晚发型）	AChR，合并titin，RyR横纹肌抗体	＞50岁，男性	胸腺萎缩，少数增生	80%	IgG1，IgG3
MuSK-MG	MuSK	如何年龄，女性	正常	4%	IgG4
抗LRP4-MG	LRP-4	如何年龄，女性	正常	2%	IgG1，IgG2
抗体阴性MG	未检出AChR，MuSK，LRP-4	如何年龄，性别无差异	正常或增生	5%	－
胸腺瘤相关MG	AChR，通常合并titin，RyR抗体	如何年龄，性别无差异	胸腺上皮细胞瘤	－	－

注：LRP-4，低密度脂蛋白受体相关蛋白4；titin，连接素；RyR，兰尼碱受体。

616

重症肌无力的临床鉴别诊断有哪些？

（1）眼肌型MG需与动眼神经麻痹鉴别，延髓型MG需与真性延髓麻痹鉴别（表17-3）。

表17-3　眼肌型、延髓型MG的鉴别诊断

OMG	动眼神经麻痹
仅累及眼外肌，常见睑下垂，一侧、双侧或交替性，伴复视，严重时眼球固定，瞳孔括约肌不受累，光反射和调节反射正常	眼外肌、眼内肌均受累，出现上睑下垂、外斜视、复视、瞳孔散大、光反射及调节反射消失
症状呈波动性，表现晨轻暮重，休息减轻	症状呈进展性，通常随着原发病的进展逐渐加重
冰试验（＋）（上睑降温后上睑下垂改善）	新斯的明试验（＋）
可能检出AChR-Ab（＋）	通常无特异性生物标志物
抗胆碱酯酶药物治疗有效	由于病因复杂多样，需针对病因治疗
延髓型MG	**真性延髓麻痹**
病变部位在延髓肌的NMJ	病变位于延髓运动神经核和神经，是舌咽、迷走和舌下LMN病变
延髓型MG导致饮水呛咳、吞咽困难、构音障碍或声音嘶哑，咀嚼困难和下颌闭合不能，影响进食	真性球麻痹可见咽喉肌和舌肌麻痹，饮水呛咳、吞咽困难、构音障碍或声音嘶哑，可伴舌肌萎缩，如延髓外侧综合征、吉兰-巴雷综合征
可伴表情肌无力，表情少、苦笑面容、面纹浅、鼓腮漏气，伴眼肌、颈项肌、呼吸肌无力	如延髓外侧综合征常伴眩晕、交叉性感觉障碍、Horner征、小脑性共济失调等
根据血清AChR-Ab（＋）、RNS低频电刺激递减＞10%，SFEMG可见颤抖增宽	真性球麻痹症状较持续，MRI可发现延髓责任病灶
抗胆碱酯酶药物治疗可能有效	缺少特异性疗法

此外，OMG还需与睑痉挛、眼咽型肌营养不良、Miller-Fisher综合征、慢性进行性眼外肌麻痹、眶内占位病变、脑干病变、Graves眼病、梅杰（Meige）综合征、提上睑肌外伤、海绵窦综合征和后循环动脉瘤引起的不完全性动眼神经麻痹鉴别。

（2）GMG需与GBS、慢性炎症性脱髓鞘性多发性神经病（CIDP）、周期性瘫痪、Lambert-Eaton肌无力综合征、进行性脊肌萎缩症、强直性肌营养不良、多发性肌炎、皮肌炎、代谢性肌病（如线粒体肌病、庞贝病）、肉毒毒素中毒和有机磷中毒等鉴别。这些疾病临床症状无波动性，新斯的明试验阴性，血清AChR-Ab阴性，无低频电刺激递减，SFEMG无颤抖增宽或阻滞，是鉴别要点。

（3）MG需与慢性甲亢性肌病（chronic thyrotoxic myopathy）鉴别，后者中年男性较多，隐袭起病，骨骼肌无力经数周至数月进展，可见进行性肌萎缩，骨盆带和大腿肌群无力较重，称为巴塞多假截瘫（Basedow pseudoparaplegia）；肌萎缩上肢重于下肢，伸侧重于屈侧，肩胛带肌和手肌明显，无肌束震颤，少数患者可见吞咽困难，但无眼肌受累、症状波动性和晨轻暮重等。

MuSK抗体阳性重症肌无力的临床表现和治疗有哪些？

MuSK抗体＋MG（MuSK-MG）是MG的一种亚型，临床较少见，占全部MG患者的1%～4%。MuSK-MG患者几乎均为GMG，极少数为OMG，具有早发、重症、易于进展和疗效差等特点。该型的发病机制尚不清楚，发病可能与基因、激素水平、环境因素等相关。

（1）临床表现

1）该亚型在女性多见，发病较早，多不超过40岁。临床最常见的表现是早期累及颅肌和延髓肌，有较高的呼吸危象风险，但并非都如此。未治疗的MuSK-MG患者肌无力较重（相当于MGFA分类中Ⅲ～Ⅴ型），颈肌和延髓肌症状更明显，四肢无力和眼肌无力发生率较低，症状较轻。面部萎缩，尤其舌肌萎缩也是特征性表现，MuSK-MG患者发生比率高于AChR-MG。

2）MuSK-MG通常起病较迅速或呈进展性加重，发病数周内就可因呼吸肌麻痹和呼吸衰竭危及生命。

3）MuSK-MG患者未发现类似AChR-MG患者的胸腺病理改变，尽管有个别的轻度增生性病变和小胸腺瘤的报道，这类患者通常不具备胸腺切除的指征。

（2）治疗：抗胆碱酯酶药物如溴吡斯的明对MuSK-MG患者往往无效或不良反应较大，甚至可加重肌无力；近年来试用3,4-二氨基吡啶对症治疗有部分疗效。临床使用大剂量糖皮质激素和血浆置换治疗可缓解肌无力症状，免疫球蛋白疗效一般，胸腺切除术通常无效，DMT治疗可参考第618题难治性MG。

难治性重症肌无力的病因和治疗有哪些？

美国重症肌无力基金会（MGFA）制定的MG管理（2016）国际共识提出，难治性MG不是临床分型，而是干预后状态，是指使用足剂量、足疗程糖皮质激素和至少两种免疫抑制剂后病情无改善或症状持续，不可能出现药物不良反应。这类MG患者占10%～15%，女性较多，起病较早，常检出MuSK抗体（＋）或合并胸腺瘤，临床频发肌无力危象。

（1）病因：在MG患者临床真实世界里，主要由AChR、肌肉特异性受体酪氨酸激酶（MuSK）和低密度脂蛋白受体相关蛋白-4（LRP4）为靶点被自身抗体封闭，还有许多原因如感染、过劳、情感障碍、营养不良、失眠和药物治疗衍生的多系统失衡等影响NMJ的ACh传递和功能，临床表现难治状态，这些原因通常隐匿存在，与MG骨骼肌病态疲劳混为一体，表面看似药物难治状态。

（2）治疗：难治性MG患者临床反复使用IVIg和/或PE短期疗法通常是有效的，近年来MG治疗发现了许多新靶点，如B细胞靶向药、补体抑制剂和IgG FcRn拮抗剂等。

1）利妥昔单抗（Rituximab，RTX）：虽然目前仍是作为超适应证用药（off-label），但对难治性MG，特别是抗MuSK抗体＋MG患者有一定的疗效，可作为使用其他免疫抑制剂治疗无效或不能耐受的一种选择。推荐剂量375mg/m²体表面积，静脉滴注，每周1次，共给药4次。不良反应如发热、寒战、心脏毒性、支气管痉挛、白细胞和血小板减少，以及进行性多灶性白质脑病（PML），应在具备完善复苏设备的医院使用。

2）依库珠单抗（Eculizumab）：是补体C5抑制剂，FDA（2017）批准用于严重难治性全身型MG，推荐在其他免疫治疗不能达标时使用，我国已纳入医保。依库珠单抗也是FDA批准的NMOSD的DMT治疗药物。

3）IgG FcRn拮抗剂：全球首款IgG FcRn拮抗剂艾加莫德（Efgartigimod）获FDA批准（2021），用于治疗AChR抗体＋成人全身型MG。AChR-Ab是MG患者NMJ免疫病理的关键性驱动因素。Efgartigimod是一款人IgG1抗体片段，可与Fc受体（FcRn）结合，专门针对致病性免疫球蛋白（IgG），降低循环中IgG抗体。

重症肌无力管理国际共识指南（2016）的要点有哪些？

重症肌无力管理国际共识指南（International consensus guidance for management of myasthenia gravis，2016）要点如下。

（1）对症治疗和免疫抑制治疗

1）溴吡斯的明是大多数MG患者的初始用药，应根据症状调整剂量，如能停药表明治疗达标，不能达标的患者应使用激素或免疫抑制剂。如患者发生激素不良反应，足量和足疗程激素治疗后无效，或因症状反复而无法减停激素，激素可与免疫抑制剂合用。

2）免疫抑制剂如硫唑嘌呤、环孢素、霉酚酸酯、甲氨蝶呤和他克莫司，专家共识和

RCT证据认为硫唑嘌呤是MG的一线治疗药物；RCT证据也支持环孢素治疗MG，但不良反应限制使用；霉酚酸酯和他克莫司被广泛使用和被多国MG治疗指南推荐，但目前尚无RCT证据。

3）如患者治疗达标应渐减少激素剂量，长期使用小剂量激素有助于维持达标。免疫抑制剂治疗达标，应逐渐减至最小维持量维持治疗6个月至2年，减量如导致复发需重新上调剂量，患者有时需终身用药，应监测患者的不良反应。

（2）免疫球蛋白静脉滴注（IVIg）和血浆置换（PE）适用于存在呼吸困难或严重吞咽困难的患者，有球部症状准备手术的患者，开始激素治疗前短期应用以预防肌无力加重。IVIg和PE治疗严重全身型MG疗效相当，不宜用于OMG患者。对MuSK-MG患者PE疗效更佳，难治性MG患者可作为长期治疗。PE不能用于败血症，IVIg不能用于肾衰竭患者。

（3）肌无力危象或前期是临床急症，危象前期应收入院，严密观察呼吸和球部功能，积极支持治疗，发生危象应立即转入ICU监护处理，使用PE和IVIg短期治疗（PE疗效更好更快），数日后给予激素或免疫抑制剂。

（4）MG的胸腺切除术：见第622题，胸腺切除术的治疗选择。

（5）儿童OMG比成人MG容易自行缓解，MG患儿仅有眼外肌症状时可用溴吡斯的明治疗，如不缓解可加免疫治疗。儿童易发生激素不良反应，如生长缓慢、影响骨质发育和易感染，长期使用应取最低有效剂量减少不良反应。MG患儿可定期使用PE或IVIg替代免疫抑制药。

（6）MuSK抗体（＋）的MG（MuSK-MG）患者胆碱酯酶抑制剂疗效差，常规剂量的溴吡斯的明常出现不良反应，但激素和多数免疫抑制剂疗效较好，即使合用免疫抑制剂通常也需要长期激素治疗。治疗不满意的MuSK-MG患者应尽早使用利妥昔单抗。

620

重症肌无力患者的常规治疗有哪些？

（1）重症肌无力的对症治疗首选抗胆碱酯酶药，用于OMG和轻度全身型，可明显改善症状，对咽喉肌无力可能疗效不明显。溴吡斯的明（Pyridostigmine bromide），成人60mg口服，每日3～4次，儿童7mg/（kg·d），剂量需个体化，每日剂量可不同，最大剂量480mg/d。不良反应为剂量相关性，如肠绞痛、腹泻、流涎和支气管分泌物增多。

（2）病因治疗使用糖皮质激素，泼尼松最初剂量15～25mg/d，数月后症状持续改善改为隔日服，以后每月逐渐减量至隔日5～10mg，维持量选择不使症状恶化的最小剂量。反复发生危象可用甲泼尼龙1000mg/d冲击疗法，连用3～5天，如1个疗程不能取得满意疗效，隔2周可再重复一次。需注意高血压、糖尿病、胃溃疡、骨质疏松等不良反应。IVIg和PE可减少或清除自身抗体，起效快，但疗效短。禁用影响神经肌肉传递功能药物如吗啡、氨基糖苷类抗生素、青霉胺和普萘洛尔。

（3）胸腺切除术适于GMG或伴胸腺瘤患者，非胸腺瘤OMG患者药物治疗疗效不明显的也可选择。胸腺放疗如钴[60]直线加速器治疗，适于药物疗效差，巨大或多个胸腺瘤或恶性胸腺瘤术后放疗。

621

重症肌无力患者的免疫抑制剂治疗有哪些？

免疫抑制剂（immunosuppressive drugs）通常与激素合用，可减少激素的用量和不良反应。

（1）硫唑嘌呤（Azathioprine）：眼肌型MG患者使用硫唑嘌呤合用激素可减少OMG进展为GMG可能。一项RCT研究硫唑嘌呤与泼尼松合用治疗GMG疗效优于单用泼尼松。初始剂量$2.5 \sim 3mg/(kg \cdot d)$，$3 \sim 10$个月起效，维持量$1mg/(kg \cdot d)$；或最初2周50mg/d，通常加量至$100 \sim 150mg/d$，分$2 \sim 3$次服。需注意骨髓抑制和感染，定期检查血象和肝肾功能，白细胞$< 3 \times 10^9/L$应停用；约20%的患者在2周内出现严重变态反应性流感样综合征，需停药。

（2）吗替麦考酚酯（Mycophenolate mofetil）：即骁悉（CellCept），推荐用于激素减量时，疗效基本与硫唑嘌呤相当，能阻止OMG进展为全身型，减少OMG长期治疗所需的激素量，通常维持量为2g/d，分2次服，需监测骨髓和肝脏不良反应。

（3）环孢素（Cyclosporin）：常用剂量为$2 \sim 4mg/(kg \cdot d)$，每12小时1次，可用于重症全身型MG用其他疗法不能控制或不能耐受泼尼松或硫唑嘌呤的患者，监测血浆环孢霉素药物浓度，并调整剂量，不良反应如肾功能损害、血压升高、震颤、牙龈增生、肌痛和流感样症状等。

（4）他克莫司：可用于OMG治疗，对难治性MG有益，常用剂量<3mg/d，在明确基因代谢型后从小剂量起始逐渐加量，监测血药浓度调整剂量。不良反应如消化道症状、麻木、震颤、头痛、血压和血糖升高、血钾升高、肾功能损害等。

（5）甲氨蝶呤：治疗全身型MG患者疗效和减少激素用量与硫唑嘌呤相近，起始量为每周10mg，逐渐加至每周$17.5 \sim 20mg$。

DMT治疗可见第618题难治性MG。

622

重症肌无力患者胸腺切除术适应证和治疗选择有哪些？

胸腺切除术（thymectomy）是治疗自身免疫性MG的有效疗法。

（1）适应证：重症肌无力管理国际共识指南（2020）推荐对年龄18～50岁的非胸腺瘤性AChR-Ab（＋）全身性MG患者，应在疾病早期考虑进行胸腺切除术，改善临床转归和最大程度降低免疫治疗需求或住院率。如AChR-Ab（＋）全身性MG患者对最初的免疫疗法无反应或出现无法忍受的不良反应，应强烈考虑胸腺切除术。

MG患者常伴胸腺异常，10%～15%的患者罹患胸腺瘤，70%胸腺可见生发中心，胸腺瘤多为良性，可完全切除，清除胸腺中表达AChR的肌样细胞，减少分泌AChR-Ab的B细胞池活性，可改善20%～50%的MG患者症状，特别是GMG患儿，症状改善常需数月或2～5年，术后仍需继续抗胆碱酯酶药或激素治疗。

（2）治疗选择：重症肌无力管理国际共识指南（2016）推荐。

1）不伴胸腺瘤的MG患者，最初免疫治疗无效或不能耐受不良反应，AChR抗体（＋）全身型患儿溴吡斯的明和免疫抑制治疗不满意，均可选择胸腺切除术。AChR抗体阴性的全身型患儿术前需在神经肌肉疾病中心进行评价，排除先天性肌无力综合征及其他神经肌肉疾病。

2）所有伴胸腺瘤的MG患者均应手术切除，主要是治疗胸腺瘤，切除胸腺瘤需将所有的胸腺组织一并切除。胸腺切除术越来越多应用胸腔镜和机器人手术，安全性良好。不能完全切除的胸腺瘤术后应放疗和化疗。老年胸腺瘤患者或伴多种并发症可姑息性放疗，小胸腺瘤可不切除，进行随访。目前证据不支持MuSK-MG、LRP4-MG患者行胸腺切除术。

623

重症肌无力危象的病因、临床表现和治疗有哪些？

重症肌无力危象（myasthenic crisis）是MG患者病情急骤恶化，发生呼吸肌或延髓肌严重无力，不能维持通气功能，需进行呼吸道管理，是MG最常见的死亡原因。

（1）病因：临床最常见为肌无力危象，由于抗胆碱酯酶药剂量不足或因肺感染、大手术如胸腺切除术后诱发，月经、感染、抑郁心境和应用吗啡、庆大霉素等神经肌肉阻断剂也可诱发。胆碱能危象（cholinergic crisis）是抗胆碱酯酶药过量使终板膜电位长期去极化，阻断神经肌肉传导；反拗性危象（brittle crisis）是由于对抗胆碱酯酶药不敏感或失效，加大剂量也无反应，后两者较少见。

（2）临床表现

1）肌无力危象前期患者出现呼吸肌无力、构音障碍和吞咽困难，症状快速恶化，可在数日到数周短期内发生肌无力危象。肌无力危象患者症状迅速严重恶化，出现致命性风险，由于通气或球部功能受损需气管插管或无创性通气，属于MGFA分类的V类，未气管插管但需要鼻饲为Ⅳb类。

2）胆碱能危象可见瞳孔缩小、出汗、流涎、腹痛、腹泻、呕吐等毒蕈碱样反应，可伴肌束颤动。反拗性危象多由于应激、感染、电解质紊乱引起药物突然失效，常见于严重全身型患者。

（3）危象/危象前期治疗：首要处理原则是保证呼吸道通畅，面罩吸氧，插管和呼吸机辅助呼吸，必要时气管切开，减少呼吸道分泌物，监测PaO_2，停服抗胆碱酯酶药，控制感染。使用呼吸机后，区分危象类型就变得不那么重要了。

1）危象患者或呼吸机脱机困难可用IVIg，0.4～0.6g/（kg·d），静脉滴注，连用5天，可迅速改善症状。PE也可短期使用，每周3次，通常置换5～6次，直至病情改善。大剂量激素冲击对肌无力危象疗效不肯定，并可诱发肌无力短期加重。

2）使用适当的抗生素控制呼吸道感染，避免用氨基糖苷类如链霉素、卡那霉素、新霉素、万古霉素等，抑制神经肌肉传导。

3）如临床确定为胆碱能危象，阿托品0.25～0.50mg静脉注射可使症状好转，重症患者可静脉注射阿托品2mg/h，直至流涎出汗明显减少。反拗性危象主要采取支持疗法，辅助呼吸，维持输液。

624

重症肌无力患者的妊娠建议和治疗有哪些？

MG患者妊娠时约1/3肌无力加重，约1/3症状减轻，约1/3无明显变化。妊娠前3个月、分娩和产后1个月通常症状较重，流产率或围产期死亡率增高，可发生肌无力危象，合并子痫风险增大。

MG患者妊娠建议和治疗（重症肌无力管理国际共识指南，2016）如下。

（1）MG患者应提前计划妊娠，充分调整MG临床状况，减少胎儿风险。相关专家应在妊娠、分娩和产后进行全程多学科合作管理。

（2）如妊娠前MG控制良好，多可保证患者整个妊娠期稳定，如果出现加重，多出现在分娩后最初几个月内。

（3）溴吡斯的明口服是妊娠期一线治疗，但抗胆碱酯酶药静脉注射可导致子宫收缩，妊娠期避免使用。泼尼松是妊娠期可使用的免疫抑制剂，胸腺切除术应延迟到分娩后进行。考虑到放射线对胎儿影响，除非紧急情况，应在分娩后进行CT检查。

（4）妊娠期如需要快速改善症状可使用PE或IVIg，但疗效持续时间不长，要考虑母亲和胎儿情况，权衡治疗可带来的风险和获益。

（5）激素疗效不佳或不能耐受的妊娠MG女性，硫唑嘌呤、环孢素相对安全，但有专家反对妊娠期使用硫唑嘌呤。霉酚酸酯、甲氨蝶呤可增加致畸风险，妊娠期禁忌。

（6）鼓励和争取经阴道自然分娩。应检查新生儿有无短暂性肌无力。

625

Lambert-Eaton肌无力综合征的临床表现、鉴别和治疗有哪些？

Lambert-Eaton肌无力综合征（Lambert-Eaton myasthenic syndrome，LEMS）是突触前膜ACh释放异常的自身免疫性疾病。约半数患者合并小细胞肺癌（SCLC）等，肿瘤自身抗体针对突触前膜电压门控性钙通道（VGCC）和ACh囊泡释放区，导致ACh释放减少和神经肌肉传递障碍。

（1）临床表现：患者通常在40岁后慢性起病，表现为肌无力和易疲劳，下肢重于上肢，小腿近端肌无力和疼痛，患肌短暂用力后肌力增强、持续收缩后又呈病态疲劳是其特征，腱反射减弱或消失，肌肉反复收缩后腱反射可能增强。眼外肌、咽喉肌不受累或轻微，半数患者可见口干、眼干和泌汗减少、便秘、阳痿和直立性低血压等自主神经症状，常出现于肿瘤之前，多伴发SCLC、胃癌、前列腺癌或直肠癌等，偶伴发SLE，副肿瘤性LEMS进展较快。

LEMS电生理三联征包括CMAP波幅减低，低频重复神经电刺激（RNS）衰减＞10%，高频RNS或最大用力收缩后明显递增，波幅增高＞200%为（＋）。电生理检查和血清VGCC抗体（＋）可确诊，新斯的明试验可为弱（＋）反应。

（2）鉴别：LEMS与MG鉴别诊断见表17-4。

表17-4　LEMS与MG鉴别诊断

LEMS	MG
可能男性居多	女性多见
眼外肌、咽喉肌不受累或轻微，肌无力下肢为主	首发症状多为眼外肌受累，常累及咽喉肌，波动性肌无力，晨轻暮重，休息后减轻
约半数患者伴发癌肿，特别是小细胞肺癌	可伴发胸腺瘤
特征表现为短暂用力后肌力增强，持续收缩后呈病态疲劳	疲劳试验（＋）
新斯的明试验弱（＋）	新斯的明试验（＋）
约半数患者伴口干、少汗、便秘、阳痿和直立性低血压等	不伴自主神经症状
血清VGCC抗体可为（＋）	可检出AChR-Ab、MuSK-Ab（＋）
盐酸胍治疗有效	溴吡斯的明对症治疗有效

（3）治疗：LEMS患者如发现潜在的恶性肿瘤，应治疗肿瘤，如手术切除肿瘤，肌无力症状可获好转。

1）盐酸胍（Guanidine）对症治疗有效，增加ACh释放和增强肌力，剂量为20～50mg/（kg·d），分3～4次服，不良反应如骨髓抑制、肾衰竭。抗胆碱酯药无效，糖皮质激素疗效差。非肿瘤性LEMS预后较好，但不如MG，合并SCLC的LEMS患者平均生存期约16个月。

2）PE或IVIg可使部分LEMS患者症状暂时改善，有些患者重复使用PE或IVIg有效。

626

先天性肌无力综合征的临床表现、鉴别和治疗有哪些？

先天性肌无力综合征（congenital myasthenia syndrome，CMS）是一组异质性肌病，由一种或多种机制导致NMJ处突触前、突触和突触后缺陷和神经肌肉传递障碍，是一种与MG症状类似的遗传性肌病，包括常染色体显性和常染色体隐性方式，临床极罕见，发病率<2/100万。

（1）临床表现

1）CMS大多在婴儿期发病，吃奶费力；少数在儿童或青少年期发病，进展非常缓慢，症状主要局限于眼肌，出现明显上睑下垂、不完全性眼肌麻痹，也可见咽喉肌无力、轻度面瘫和易疲劳，四肢近端轻度无力，无力在活动后加重，休息后好转；可因呛咳或呼吸肌无力、呼吸衰竭而危及生命。低频重复神经电刺激可见明显频率递减，血清CK正常。如父母或直系亲属有类似表现应考虑遗传因素。

2）慢通道先天性肌无力综合征（slow-channel congenital myasthenic syndromes，SCCMS）：是罕见的常染色体显性遗传，外显率高。由于AChR钙离子通道开放时间延长，导致终板电位延长，钙离子流入突触皱褶增加，导致突触肌浆膜内和近肌纤维区肌病特征。早发型在婴儿后期发病，症状重，晚发型在20岁后发病，症状略轻，肌无力进展缓慢，指伸肌、颈项肌萎缩，轻至中度上睑下垂，眼外肌活动受限，下颌肌、面肌、上肢肌、呼吸肌和躯干肌不同程度肌无力，下肢较轻。肌肉病理检查可见终板微观结构重塑如钙沉积、突触后膜皱褶破坏、空泡变和管聚集等。

（2）与MG鉴别：主要根据起病年龄和遗传方式，临床特点症状明显，但各种检查似乎无明显异常，EMG、肌活检（包括电镜）无特异性，无AChR或MuSK抗体，本病诊断主要依靠低频RNS和基因检查。

（3）治疗

1）药物治疗：使用抗胆碱酯酶药多有效，但不同类型用药不同，如ChAT型可用抗胆碱酯酶药，ColQ型可用盐酸麻黄素或沙丁胺醇；硫酸奎尼丁（Quinidine sulfate）、氟西汀和3,4-二氨基吡啶都可能改善肌无力。关键是临床神经科医生能够想到婴儿可能患这一疾病，在儿童期及时用药都可使患儿处于基本正常状态。

2）呼吸管理：由于各亚型CMS都可能发生通气不足，患儿可使用无创通气进行辅助呼吸，有利于改善预后。

（王化冰）

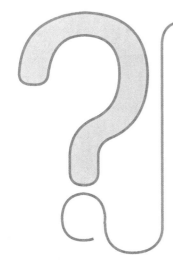

第十八章

肌肉疾病
Muscular Diseases

骨骼肌疾病的一般临床特征有哪些？

骨骼肌疾病（skeletal muscle diseases）是一大组以骨骼肌为主要损害靶点的疾病，包括遗传性和获得性，获得性病因如炎症、寄生虫、代谢异常、线粒体疾病、甲状腺疾病等系统性疾病、电解质异常和免疫异常等。一般临床特征如下。

（1）肌无力（muscle weakness）：通常双侧对称，缓慢进行性加重，常见于肌营养不良和运动神经元病；亚急性起病的肢体无力多为炎症性肌病，波动性肌无力提示重症肌无力（MG），周期性发作提示周期性瘫痪，进展缓慢的无力可能为先天性肌病。根据受累肌群分布可分为如下。

1）中轴肌无力主要累及颈肌、腰肌，表现为低头、弯腰或呼吸无力，多见于炎症性肌病。

2）近端肌无力主要累及肩胛带肌、骨盆带肌，隐匿发病多为肢带型肌营养不良，急性或亚急性发病多为炎症性肌病、成年近端性脊髓性肌萎缩。远端肌无力主要累及肢体远端肌，如小腿、前臂、手肌和足肌，常见于各种远端型肌病、远端型运动神经病等。

3）面肌无力，常见上睑下垂、眼外肌麻痹，慢性发病如慢性进行性眼外肌瘫痪，亚急性发病如MG和眶肌炎，强直性肌营养不良、面肩肱肌营养不良可出现面肌无力，MG、先天性肌病和肌营养不良可见饮水呛咳、吞咽困难。

（2）肌疲劳（muscular fatigue）：是指在日常活动后肌肉容易疲劳，休息后可缓解，MG和先天性肌无力综合征常见病理性肌疲劳。

（3）肌萎缩（muscular atrophy）：是指骨骼肌容积减少，肌无力与肌萎缩可不平行，原发性骨骼肌疾病如肌营养不良、炎症性肌病在病程早期肌无力明显，但肌萎缩轻微，神经源性肌病一般肌无力和肌萎缩都很明显。

（4）肌肥大（muscular hypertrophy）：表现为骨骼肌容积增大，全身性肌肥大常见于先天性肌强直，局限性肌肥大如腓肠肌假肥大常见于进行性肌营养不良症，肌肥大也可见于儿童型脊肌萎缩症。

（5）肌强直（myotonia）：是指肌肉收缩活动后不能迅速放松，常持续数秒至数分钟，寒冷易诱发。颜面、咬肌强直表现特殊的"斧状容貌"，咀嚼费力，进食慢。上肢肌强直可见双手动作不灵活，握拳后难以松开，重复数次后减轻；下肢肌强直表现双腿僵硬、起动困难。

（6）肌痛（myalgia）：是指骨骼肌自发性疼痛和肌肉握痛。静止性疼痛常见于特发性炎症性肌病、横纹肌溶解症，运动后疼痛见于代谢性肌病。

（7）肌痉挛（myospasm）：是指整块肌肉不自主收缩，伴或不伴疼痛，伴疼痛称为肌肉痛性痉挛（muscular cramp），见于离子通道肌肉病、神经源性肌强直和部分代谢性肌病等。

（8）肌束颤动（fasciculation）：是一个运动单位的肌纤维自发的短暂性收缩，常在身体的不同部位无规律反复出现，常见于脊髓前角细胞和前根病变，或为躯体化形式障碍的表现。肌纤维颤搐（myokymia）也是前角细胞过度兴奋，几个运动单位肌纤维自发性缓慢收缩，导致肌肉局部缓慢蠕动。

（9）肌张力低下（hypotonia）：是新生儿、婴幼儿神经肌肉疾病的重要体征，可见于遗传性神经肌肉病，称为松软儿综合征。

628

骨骼肌疾病肌电图检查的适应证和意义有哪些？

常规针极肌电图（routine needle electromyography，EMG）检查采用同心圆针，观察和记录骨骼肌在放松、轻收缩和大力收缩状态下的肌肉电活动和重复神经电刺激（repetitive nerve stimulation，RNS）。EMG至少应在出现临床症状20天后检查，过早检查可能出现假阴性，造成漏诊和误诊。

自1961年意大利帕维亚（Pavia）第一届国际肌电图学会议以来，JunKimura等学者研究证明，EMG检查对神经肌肉疾病的诊断和疗效评估有重要价值，通过测定MUP时限、波幅，安静状态下自发电活动，肌肉大力收缩的波形和波幅，可以区分肌源性与神经源性损害。

（1）肌源性损害：轻收缩可见短时限、低波幅多相运动单位电位（MUP），募集相表现病理干扰相等特异性表现。非特异性表现：①纤颤电位和正相电位，常见于肌病快速进展期和活动期，有助于急性骨骼肌病与慢性进展型肌病鉴别。②正常单个MUP多为双向或三相波，四相以上的多相波＞20%为异常，多相电位增多可见于肌肉病和周围神经病，多相电位增多伴MUP平均时限缩短、大力收缩呈干扰相多倾向肌病诊断；多相电位增多伴MUP平均时限延长，大力收缩单纯相多为周围神经病。③MUP正常伴肌强直放电多见于先天性肌强直、强直性肌营养不良、高钾性周期性瘫痪；EMG肌源性损害伴肌强直放电多为强直性肌营养不良。④束颤电位、肌纤维颤搐见于神经性肌强直。⑤复合肌肉动作电位（CMAP）波幅降低提示肌纤维数减少，EMG肌源性异常，见于进行性肌营养不良、低钾性周期性瘫痪发作期。

（2）神经源性损害：EMG检查可诊断脊髓前角急性（如脊髓前角灰质炎）、慢性病变（运动神经元病早期诊断），神经根和周围神经病；肌肉安静状态可见失神经电位，轻收缩可见MUP时限显著增宽、波幅增高，募集相呈单纯相；EMG可用于在各种疾病治疗过程追踪和疗效评估，发现临床下病灶或易被忽略病变。

（3）NMJ病变：检查低频重复神经电刺激（RNS）出现波幅递减现象提示MG，高频

RNS波幅递增可见于Lambert-Eaton综合征。

629

进行性肌营养不良的病因和发病机制及其临床分型有哪些？

进行性肌营养不良（progressive muscular dystrophy）是一组单基因遗传性骨骼肌疾病，包括常染色体显性、常染色体隐性、X染色体隐性遗传，以及散发病例，表现为肢体缓慢进行性对称性肌无力和肌萎缩，多数病例无明确家族史。

（1）病因和发病机制：目前已发现几十种致病基因变异，导致编码的肌纤维基底膜、浆膜、肌节和核膜等蛋白异常，引起肌纤维肥大、萎缩和间质增生，部分伴肌纤维坏死和再生。不同类型肌营养不良发病机制有明显差异，与临床表型、活检骨骼肌病理特征，缺陷蛋白的分布、结构和功能密切相关。

1）细胞膜结构稳定性下降：抗肌萎缩蛋白复合体、层粘连蛋白等基因突变导致编码的肌细胞膜骨架蛋白异常，引起肌纤维收缩过程中肌纤维弹性下降和传递障碍，等张收缩后肌纤维结构破坏。

2）修复功能下降：Dysferlin肌病（dysferlinopathy）基因突变导致Dysferlin蛋白缺乏，该蛋白作用主要是修复肌纤维膜的微小损伤，蛋白缺乏导致肌纤维膜修复功能下降和肌纤维破坏；面肩肱肌营养不良基因突变导致肌纤维发育障碍。

3）补体介导的肌纤维破坏：核纤层蛋白（LMNA）相关肌病、Dysferlin蛋白肌病、面肩肱肌营养不良和抗肌萎缩蛋白病的基因突变伴免疫功能异常，补体参与肌纤维破坏。

（2）临床分型：美国肌萎缩协会（MDA）分型（表18-1）。

表18-1　进行性肌营养不良分型（MDA）

分型	遗传方式	英文名称（缩略语）
杜兴型肌营养不良	XR	Duchenne muscular dystrophy（DMD）
贝克型肌营养不良	XR	Becker muscular dystrophy（BMD）
肢带型肌营养不良	AD/AR	limb-girdle muscular dystrophy（LGMD）
先天性肌营养不良	AR	congenital muscular dystrophy（CMD）
强直性肌营养不良	AD	myotonic dystrophy（DM）
埃默里-德赖弗斯型肌营养不良	XR/AD	Emery-Dreifuss muscular dystrophy（EDMD）
远端型肌营养不良	AD/AR	distal muscular dystrophy（DD）
面肩肱型肌营养不良	AD	facioscapulohumeral muscular dystrophy（FSHD）
眼咽型肌营养不良	AD	oculopharyngeal muscular dystrophy（OPMD）

注：XR，X-连锁隐性遗传；AD，常染色体显性；AR，常染色体隐性。

630

先天性肌营养不良的分型、临床表现和治疗有哪些？

先天性肌营养不良（congenital muscular dystrophy，CMD）多为常染色体隐性遗传，已发现35种致病基因，在60%的患者中可检出，从新生儿或婴幼儿开始发病，表现为肌张力降低和肌无力，骨骼肌病理检查显示肌营养不良改变。

（1）分型：CMD多为肌纤维基底膜或浆膜蛋白结构和功能异常，肌纤维基底膜是肌纤维分化和成熟的基础，蛋白异常导致肌纤维发育和成熟障碍，伴部分肌纤维变性、坏死和再生。CMD的蛋白功能分型和致病基因见表18-2。

表18-2 先天性肌营养不良的蛋白功能分型和致病基因

CMD的蛋白功能分型和缩略语	基因	定位	编码蛋白
基底膜或细胞外基质蛋白			
分层蛋白缺失型（MDC1A）	*LAMA2*	6q22-23	laminin-α2/merosin
乌尔里希型（UCMD）	*COL6A1/6A2/6A3*	21q22.3/2q37	collagens-6α1/6α2/6α3
Integrin-α7缺陷型（无）	*ITGA7*	12q13	integrin-α7
α-dystroglycan 糖基化功能缺陷			
Walker-Warburg综合征（WWS）	*POMT1*	9q34.1	POMT1
肌眼脑病（MEB）	*POMGnT1*	1p34-P33	POMGnT1
福山型（FCMD）	*FKTN*	9q31	Fukutin
继发性lamininα2缺失1型（MDC1B）	不明	1q42	不明
继发性lamininα2缺失2型（MDC1C）	*FKRP*	19q13.3	Fukutin相关蛋白
精神发育迟滞和巨脑回（MDC1D）	*LARGE*	22q12.3～q13.1	LARGE
脊柱强直肌营养不良1型（RSMD1）	*SEPN1*	1p36～p35	硒蛋白N1

（2）临床表现

1）乌尔里希（Ullrich）型CMD（UCMD）：常染色体隐性遗传，出生后发病，四肢远端无力、肌萎缩伴肌张力低，运动发育迟滞，不能走路，颈屈曲无力，呼吸困难，远端关节过度伸展，近端关节挛缩，脊柱强直和侧弯，可见皮肤毛囊角化和瘢痕体质。

2）分层蛋白（Merosin）缺乏型CMD：常染色体隐性遗传，患儿多在出生后6个月内发病，变异型在青少年发病，面肌和肢体近端肌无力、肌张力低，运动发育缓慢，关节挛缩，脊柱强直和侧弯，可伴癫痫发作，脑MRI显示白质营养不良，CK增高5～35倍。

3）CMD伴家族性大疱性表皮松解症：为Plectin突变所致，先天发病，肌无力缓慢进展，四肢近端与远端受累，伴面肌和眼外肌无力，出现大疱性表皮松解，晚期可见大关节挛缩。

4）CMD伴脊柱强直综合征（rigid spine syndrome，RSS）：常染色体隐性遗传，10岁前发病，肌张力低，面、颈和四肢肌萎缩明显，肌无力较轻，脊柱强直侧弯，儿童期出现呼吸困难，约半数患儿关节挛缩，肌肉分层蛋白（Merosin）免疫组化染色（＋），CK正常。

5）福山型CMD（Fukuyama CMD，FCMD）：常染色体隐性遗传，多在出生后6个月内发病，福山基因（*Fukutin*）突变导致肌肉和脑功能紊乱，肢体无力，张力减低，精神运动发育迟滞，不能独立行走，面肌受累缺乏表情，颊部高凸和咬合不全的特殊面容，关节挛缩，脊柱侧弯，脑回发育不良、脑白质营养不良和脑积水，视网膜变性，癫痫发作，呼吸肌受累，多在2～23岁死亡，CK增高10～60倍。

6）沃克-沃伯格综合征（Walker-Warburg syndrome，WWS）：常染色体隐性遗传，是编码*O*-甘露糖基-转移酶的*POMT1*基因突变。新生儿期发病，周身无力、肌张力低，轻症可独坐和行走，大脑可见Ⅱ型无脑回畸形、精神运动发育延迟、癫痫发作、白内障和青光眼，多在9个月内死亡，CK增高5～20倍。

7）肌肉-眼-脑病（muscle-eye-brain disease，MEB）：常染色体隐性遗传，新生儿期发病，出生后全身无力、肌张力低、精神运动发育迟滞、癫痫、眼前房和后房畸形，MRI检查可见脑积水、巨脑回-多小脑回畸形。多在1岁前死亡，少数活到3岁。

（3）治疗：CMD患儿需注意预防感染，宜食用高蛋白，富含维生素和钙、锌等食物，如瘦肉、鸡蛋、鱼、虾仁、动物肝脏、蘑菇、豆腐等。坚持活动和锻炼，防止肌肉萎缩。

631

抗肌萎缩蛋白病的分型和临床表现及其诊断有哪些？

抗肌萎缩蛋白病（dystrophinopathy）是*DMD*基因突变导致最常见的X-连锁隐性遗传性骨骼肌疾病，根据发病年龄和临床症状严重程度，分为杜兴型（DMD）、贝克型（BMD）、抗肌萎缩蛋白病携带者（dystrophinopathy carrier）、X-连锁扩张性心肌病（X-linked dilated cardiomyopathy，XLDC）等。

（1）分型和临床表现

1）DMD：是最严重的肌营养不良类型，发病率约为1/3500男婴。患儿多在3～5岁时出现走路姿势异常、易跌倒、跑步慢和上楼困难，可见高肌酸激酶（CK）血症，散发病例症状最重，家族受累代数越多，病情越轻。

2）BMD：发病率为（3～6）/10万新生男婴，出现肌无力比DMD晚，症状较轻，可见四肢近端肌，尤其骨盆带肌无力和肌萎缩。

3）DMD缺陷携带者：DMD/BMD是XR遗传，患儿的母亲、姐妹都可能是DMD缺陷携带者，分为有症状和无症状，重者可见典型的DMD表现，轻者近端轻度肌无力，腓肠肌假肥大，肌肉功能基本正常。肌纤维dystrophin蛋白不同程度缺失，或dystrophin蛋白阳性与阴性表达呈镶嵌分布。

4）XLDC：DMD/BMD患者可合并心肌受累，部分扩张型心肌病患者存在*DMD*基因变异，骨骼肌无力症状轻微，10～20岁出现充血性心功能不全。骨骼肌活检可见轻度肌营养不良，dystrophin蛋白免疫标记多为正常，心肌内表达异常，XLDC被认为是BMD的一个亚型。

（2）诊断：抗肌萎缩蛋白病需骨骼肌活检病理、分子病理和基因分析诊断。病理检查可见肌营养不良改变，抗Dystrophin-N，C，R单克隆抗体免疫组化染色显示肌纤维膜dystrophin蛋白完全缺失（DMD）或部分缺失（BMD），女性携带者多为"马赛克"样分布。多重连接探针扩增技术检测50%～60% DMD患者片段缺失/重复突变，部分为点突变或特殊类型突变，女性症状携带者需要X染色体失活分析。

632

假肥大型肌营养不良的临床表现有哪些？

假肥大型肌营养不良泛指杜兴型和贝克型肌营养不良（DMD/BMD），是学龄前和学龄期儿童最常见的X-连锁隐性遗传肌肉疾病，男性患病，女性携带突变基因，DMD发病率为1/3600男婴，BMD约为其1/10。

（1）杜兴型肌营养不良（Duchenne muscular dystrophy）：患儿3～5岁时出现四肢对称性肌无力，近端重于远端，下肢先受累，易频繁跌倒、跑步慢、上楼和蹲起困难，站起或上楼需用手支撑保持直立。病情进展时腰带肌无力加重，走路左右摇摆，典型鸭步，站立时腰椎前凸，约10岁不能行走。患儿从仰卧站起可见高尔征（Gower sign），90%的患儿腓肠肌假肥大，臀肌、三角肌和冈下肌也有假肥大，为脂肪浸润骨骼肌。肩带肌萎缩形成翼状肩胛，举臂时肩胛骨内侧远离胸壁。

1）患儿常见心肌受累，出现各型心律失常，7岁后应每年检查一次超声心动图。20岁左右进入病程晚期，80%的患者并发扩张型心肌病，并出现吞咽和呼吸困难，易合并吸入性肺炎，是本病的重要死因。约1/3的患儿出现精神发育迟滞，智力下降；约3岁时出现骨质疏松、踝关节挛缩，晚期可见进行性脊柱侧凸。

2）血清CK升高可达正常值的100倍以上；EMG显示典型肌源性损害，骨骼肌活检病理检查可见典型肌营养不良改变，肌纤维膜dystrophin蛋白缺失。女性基因携带者常见腓肠肌轻微无力、假肥大和CK升高，EMG和肌肉活检轻度异常，肌纤维为独特的镶嵌模式。

（2）贝克型肌营养不良（Becker muscular dystrophy，BMD）：患儿在7岁后发病，15岁

前多可自主活动，四肢近端对称性肌无力比DMD程度轻，表现类似，进展缓慢，轻度肌肥大。部分患者主要表现股四头肌无力和萎缩，少数仅出现肌肉痉挛疼痛，称为痉挛疼痛综合征，或无症状仅CK明显升高。40岁前失去步行能力者不足10%，部分患者直至老年仍可自主活动，BMD患者多可存活至40岁左右。

1）合并心肌病多见，甚至早期出现心功能不全，单独出现称为X-连锁扩张性心肌病（XLDC），超声心动图显示早期右心室受累，后期左心室功能不全和快速进展的心力衰竭。

2）CK升高达数十倍，低于DMD；EMG可见典型肌源性损害，骨骼肌活检病理显示肌营养不良，肌膜dystrophin蛋白部分缺失。

633

假肥大型肌营养不良的治疗和预防有哪些？

目前DMD尚无特效疗法，积极对症和支持治疗可提高患儿生活质量，延长存活期。

（1）治疗：患儿应避免长期卧床，注意防护骨折，保证蛋白质和钙等营养摄入，做好膳食平衡，避免超重，饮食宜清淡，营养丰富，少食油腻，适当多食鱼、蛋、鸡肉和瘦猪肉等，多食蔬菜水果。药物可用泼尼松0.75～1.0mg/（kg·d）口服，宜早期用，连续用药可维持缓解2年以上。第三代糖皮质激素抗炎药地夫可特（Deflazacort），0.9mg/（kg·d）口服，药效相当于泼尼龙10～20倍，不良反应较少。辅酶Q10需与泼尼松合用才有效，沙丁胺醇、左卡尼汀、精氨酸、依普瑞酮、绿茶提取物和中药也可改善肌肉代谢。

1）预防致命性呼吸道感染疾病，定期检测心肺功能，必要时及时佩戴无创呼吸机辅助通气，治疗心肺并发症，后期常需呼吸机辅助支持。心脏传导阻滞可使用心脏起搏器，心脏彩超左心室射血分数（EF）＜55%或有明显心脏症状建议用血管紧张素转换酶抑制剂增加左心室功能，3个月后心功能无改善应合用β受体阻滞剂。

2）应适当康复治疗，活动和锻炼增加肌肉力量，配合肢体被动伸展，延缓肌肉关节挛缩，逐渐丧失站立或行走能力的患者可使用支具帮助活动或运动。物理治疗、矫形治疗可预防关节挛缩畸形和脊椎弯曲。

（2）预防：由于DMD患儿的女性亲属可能是携带者。①肯定携带者是有一个或以上男性患儿的母亲，患儿姨表兄弟或舅父也患病；②可能携带者是患儿母亲，但母系亲属中无先证者；③可疑携带者是散发病例的母亲或患儿的同胞姐妹。如妊娠男性胎儿应行产前诊断，妊娠3个月取胎盘绒毛或妊娠4个月采羊水，如发现*DMD*基因突变，应告知胎儿父母，决定是否继续妊娠，避免患儿出生。

634

面肩肱型肌营养不良的病因、临床表现和治疗有哪些？

面肩肱型肌营养不良（facioscapulohumeral muscular dystrophy，FSHD）是常染色体显性遗传，发病率约为1/16 000，占遗传性骨骼肌疾病第三位。

（1）病因：致病基因为4q35染色体上D4Z4重复单位的重复数量减少，导致下游的双同源框蛋白4基因（*DUX4*）不恰当表达。

（2）临床表现：发病年龄6～30岁，多在20岁之前，男女均罹患，以颜面肌无力和萎缩起病，眼睑闭合不能，唇肌肥大呈噘嘴面容，不能微笑，不能吹口哨。肩胛带和上臂肌受累早，出现翼状肩胛，肌无力、肌萎缩常不对称，肱二头肌、肱三头肌常见严重无力和肌萎缩，躯干肌、胸肌无力和肌萎缩明显，胫骨前肌受累导致足下垂，频繁摔倒。下腹肌无力可见隆凸腹，Beevor征（＋），腰椎前凸；随疾病进展可见骨盆带肌和大腿近端肌无力，出现鸭步。眼外肌、咀嚼肌和呼吸肌不受累，吞咽不受影响。半数患者伴视网膜血管病变，不影响视力，60%～75%的患者伴有感音性耳聋。

约75%的患者血清CK轻至中度升高，EMG为轻度肌源性损害，骨骼肌活检病理可见肌纤维大小不一，大量萎缩或肥大肌纤维，散在的坏死和再生肌纤维，可见核聚集，严重者肌内膜大量MNC浸润，病理严重程度与临床表现无关。检测4q35短片段多可做出诊断。本病进展缓慢，可数年静止，不影响患者生存期。

（3）治疗：目前尚无药物改善肌力或延缓疾病进展，主要是支持疗法，如口服非甾体抗炎药缓解肩背、腹部和大腿疼痛，适当活动或运动。定制踝-足矫正器减轻足下垂和稳定步态，腰腹部疼痛使用腰背紧身衣或腹带。

635

肢带型肌营养不良的病因和临床表现有哪些？

肢带型肌营养不良（limb girdle muscular dystrophy，LGMD）是主要累及骨盆带和肩胛带肌的遗传性肌肉疾病。发病率为1∶（14 500～12 300），目前已报道约30多个亚型，各亚型发病年龄、受累肌群、病程和预后均有差异。

（1）病因：LGMD具有高度遗传和临床异质性，包括八种常染色体显性遗传（LGMD1A-1H）、23种隐性遗传（LGMD2A-2W）和两种X-连锁隐性遗传（Becker型和Emery-Dreifuss型）。

（2）临床表现

1）LGMD1成人晚期起病，LGMD2多数在20岁前发病，隐匿性或缓慢进展，出现骨盆带、肩胛带、躯干肌和四肢近端肌不同程度对称性肌无力和肌萎缩，病程早期受累肌群分布不同，LGMD1C和LGMD2B下肢远端无力，LGMD2C-F和部分2A肌无力较严重，其他类型较轻。首发症状常见上楼费力，蹲起困难，逐渐出现平地行走费力，腰椎前凸和鸭步，肩胛带肌受累出现举臂困难和翼状肩胛。部分亚型可有关节挛缩、脊柱强直和心肌病等。

2）血清CK数倍至数十倍升高，EMG为典型肌源性损害。MRI检查大小腿肌肉可见受累肌群脂肪变，伴骨骼肌肥大和萎缩。不同LGMD亚型诊断主要依靠骨骼肌免疫组化或免疫荧光染色确定何种蛋白脱失，部分类型可基因检查，晚期肌细胞严重破坏，CK由高峰值下降。

636

眼咽型肌营养不良的病因和临床表现有哪些？

眼咽型肌营养不良（oculopharyngeal muscular dystrophy，OPMD）是主要累及眼肌和咽喉肌的常染色体遗传病。

（1）病因：致病基因是*PABPN1*基因1号外显子（GCG）重复次数异常所致，多为常染色体显性遗传，GCG重复次数为8～13次，常染色体隐性遗传常重复7次。

（2）临床表现

1）患者多于40岁后隐匿发病，缓慢进展，许多患者70岁后出现典型症状，眼外肌和咽喉肌受累，双侧上睑下垂或不对称，约半数患者眼外肌麻痹，完全性麻痹少见，吞咽固体食物困难，逐渐出现进流食困难，舌肌无力萎缩，构音障碍，可伴面肌无力，部分患者肢体近端肌无力和肌萎缩，患者易反复发生吸入性肺炎，伴有营养不良。

2）血清CK正常或轻度升高；EMG为肌源性损害，可合并轻度神经源性改变，吞咽功能测定显示咽部和食管活动减弱。骨骼肌活检病理可见肌纤维镶边空泡，栅栏样核内包涵体。

637

埃默里-德赖弗斯（Emery-Dreifuss）型肌营养不良的病因和临床表现有哪些？

埃默里-德赖弗斯型肌营养不良（Emery-Dreifuss muscular dystrophy，EDMD）通常表现为进行性肌无力、关节挛缩和心脏病变三主征的遗传性骨骼肌疾病，由德国医生 Dreifuss 和

Emery（1966）首次描述。

（1）病因：本病有高度遗传异质性，包括X-连锁隐性遗传、常染色体显性遗传和罕见的常染色体隐性遗传。EDMD也表现为临床异质性，不同的亚型和个体间临床表现差异较大，与肢带型肌营养不良、先天性肌营养不良表型重叠，难以鉴别，亚型诊断依赖于致病基因检测。

（2）临床表现

1）本病多在儿童期发病，X-连锁隐性遗传约10岁，常染色体遗传10～20岁。X-连锁患儿早期出现颈、肘、膝、踝等多关节挛缩，可为首发症状，后期脊柱屈曲受限；常染色体显性遗传在肌无力后出现关节挛缩。胫骨前肌和腓骨肌无力和肌萎缩最明显，逐渐累及肩胛带肌或上肢近端肌，常见肱-腓肠肌或肩胛-腓肠肌首先受累，可见翼状肩胛，缓慢进展，后期骨盆带肌受累，丧失行走能力。心肌病常见于20～40岁，表现为心房颤动或扑动、室性及室上性心律失常、房室及束支传导阻滞、心脏超声显示扩张型心肌病，心力衰竭和心脏并发症有猝死风险，需定期进行心脏评估。

2）血清CK正常或中度升高；EMG显示肌源性损害，NCV多正常，肌肉活检病理可见肌纤维大小不等、肌纤维萎缩或比例失常，少数见肌纤维内镶边空泡。基因检测是EDMD诊断的"金标准"，可区分亚型和遗传方式，抗埃默（emerin）蛋白单克隆抗体免疫组化/荧光染色，95%的性连锁-EDMD核膜emerin蛋白完全缺失，常染色体显性遗传患者正常，可对两者鉴别。

638

强直性肌营养不良的病因、临床表现和治疗有哪些？

强直性肌营养不良（myotonic dystrophy，DM）是常染色体显性遗传的多系统疾病，主要特征为肌无力和肌强直，是第二位常见的肌营养不良。

（1）病因：本病为核苷酸重复序列异常扩增，包括DM1和DM2两型。DM1致病基因是DMPK 3′非编码区内CTG串联重复序列异常扩增，DM2为锌指蛋白9基因1号内含子CCTG重复序列动态扩增突变。

（2）临床表现

1）DM1：患病率约为1∶7400，多在20～40岁起病，或老年发病，多有家族史，男性多见，起病隐袭，进展缓慢。用力收缩或叩击上肢远端肌、面肌、舌肌可诱发肌强直，持续数秒后复原，伴面肌、四肢远端肌无力和萎缩。口面肌无力导致肌病面容，张口状态，闭眼睫毛外露，颞肌萎缩如斧头状脸；屈颈力弱，前臂和手部小肌肉萎缩，伸指、伸腕和握拳力弱；足踝背伸无力导致足下垂，后期出现四肢近端肌无力和萎缩。常见心肌病和心脏传导异常、白内障、秃顶、糖尿病、女性月经不调、男性睾丸萎缩和阳痿，多伴有智能低下和思睡。CK正常或轻度升高，EMG可见肌强直电位和肌源性损害，骨骼肌活检可见肌纤维肥大和萎缩，大量核内移和肌浆块等。

2）DM2：也称近端型DM，较罕见，症状比DM1轻，近端肌受累为主。多在30岁后发病，病初表现为运动后易疲劳、肌痛和轻度肌强直，40～60岁出现下肢近端肌无力和肌强直，肌萎缩较轻，面肌和肢体远端肌很少受累，可见腓肠肌肥大。肌强直可不对称，运动和叩击可诱发，温暖可加重。白内障见于所有20岁以上患者，少数伴有心律失常、糖尿病和听力下降。

（3）治疗：DM患者症状通常较轻，不需要治疗。改善肌强直首选膜稳定剂美西律（Mexiletine），起始量为50～100mg，每日3次，可增至150～200mg；也可用氯丙咪嗪、牛磺酸、奎尼丁和普鲁卡因胺，需注意对心脏传导影响；苯妥英100mg，每日3次，可能有效。康复疗法有助于保持肌肉功能，下肢远端肌无力可使用踝-足矫形器防止足下垂。定时检查ECG，原因不明的晕厥、二度以上传导阻滞、三束支传导障碍伴PR间期显著延长患者需植入心脏起搏器。

639

中央轴空病的病因、临床表现和治疗有哪些？

中央轴空病（central core disease，CCD）以肌纤维出现中央区域氧化酶缺乏为特征，Shy和Magee（1956）首先报道，是最早被认识的先天性肌病。

（1）病因：本病是常染色体显性遗传，是钙释放通道蛋白（RYR1）基因突变所致，在氧化酶染色显示 I 型肌纤维特征性中央轴空病变。

（2）临床表现：常见出生后或儿童期起病，但任何年龄均可发病，可见面肌和四肢肌不同程度肌无力，肌张力低，下肢重于上肢，部分患儿运动发育迟滞，可见脊柱侧弯、髋关节脱位、关节挛缩和弓形足。患者对麻醉异常敏感，可导致恶性高热。CCD与恶性高热（malignant hyperthermia，MH）为等位基因病，均为RYR1变异导致，可见单纯CCD、单纯MH或CCD合并MH。患者出现高热伴肌肉僵硬、心动过速、过度换气、乳酸增高，重症患者心功能异常、肺水肿和凝血障碍，以及肾衰竭死亡。EMG为肌源性损害，下肢骨骼肌MRI可见选择性肌群受累；骨骼肌病理检查可见肌纤维中央轴空病变。

（3）治疗：由于本病不发展或只是缓慢发展，也无有效的疗法，可鼓励患者适当运动和康复训练。

640

中央核肌病的病因和临床表现有哪些？

中央核肌病（centronuclear myopathy，CNM）又称肌小管肌病（myotubular myopathy，MTM），是一组以肌核位置异常（位于肌纤维中央）为特征的先天性肌病，包括X-连锁隐性遗传、常染色体显性和隐性遗传等。

（1）病因：基因突变导致肌细胞在肌管形成阶段发育停滞或受阻有关。病理特征表现为肌肉出现大量中央核肌纤维。严重的X-连锁隐性遗传在出生前或新生儿期发病，常染色体隐性遗传在婴儿期或儿童期发病，常染色体显性遗传通常为轻症，在晚期发病。本病的遗传方式、定位、致病基因和编码蛋白见表18-3。

表18-3　中心核肌病的遗传方式、定位、致病基因和编码蛋白

遗传方式	定位	致病基因	编码蛋白
AD	19.p13.2	DNM2	dynamin 2
AR	2q14	BIN1	amphiphysin
XR	Xq28	MTM1	myotubularin 1
AD	12q21	MYF6	myogenic factor 6
AD	16p13	CCDC78	Coiled-coil domain-containing protein 78
AR	2q31	TTN	Titin
AR	19q13.1	RYR1	ryanodine receptor 1

（2）临床表现：缓慢进展的骨骼肌无力，累及四肢肌、眼肌和面肌。CK正常或轻度升高，EMG为肌源性损害，肌肉活检可见肌核居中位，伴肌浆网结构异常，病理上由 I 型肌纤维萎缩、I 型纤维占优势和核中央化增加而确认。

1）X-连锁隐性遗传型：*MTM1*基因突变，胎儿或新生儿期起病，母亲常有羊水过多、胎动减少，出生后胎儿严重全身肌张力低下，四肢近、远端对称性肌无力，腱反射消失，呼吸肌无力，面肌无力、上睑下垂、眼球运动受限、吞咽困难；可见大头、细长脸型和瘦长指等。重症病儿呼吸困难，需辅助呼吸，多因呼吸衰竭、严重感染于1岁内死亡。

2）常染色体隐性遗传型：*BIN1*、*TTN*基因突变，婴儿期、儿童期或成年早期起病。*TTN*突变多在3岁前发病，肢体近端肌和面肌轻度无力、弥漫性肌萎缩。*BIN1*突变伴眼外肌瘫痪，可见构音障碍。

3）常染色体显性遗传型：为*MYF6*、*DNM2*基因突变，新生儿期至成年期起病，全身肌

无力，近端肌为主，面肌可受累，伴眼外肌瘫痪、腿部肌痉挛，缓慢进展。*DNM2*突变可见踝关节挛缩，脊柱强直明显。

4）肌小管素相关蛋白（myotubularin related protein）基因*MTMR14*突变型：常见散发病例，临床表现多样，多为良性，进展缓慢。

641

杆状体肌病的病因、临床表现和治疗有哪些？

杆状体肌病（nemaline myopathy）是一组常见的遗传异质性与临床异质性先天性肌病，病理特征为肌纤维内出现杆状体，表现为非进行性或缓慢进行性全身性肌无力，个体间严重程度差异颇大。

（1）病因：本病至少有12种不同的基因突变，这些基因共同之处是都编码肌纤维的肌节细丝结构或调节相关蛋白，最常见为常染色体隐性遗传，致病基因是伴肌动蛋白（Nebulin），编码骨骼肌α肌动蛋白（α actin）；其次是常染色体显性遗传，*TPM3*、*TPM2*基因突变频率较低，分别编码原肌球蛋白（Tropomyosin，TPM）α和β，其他少见基因还有*MYPN*、*TNNT1*、*TNNT3*、*KLHL40*、*KLHL41*、*KBTBD13*、*CFL2*、*LMOD3*等。

（2）临床表现：典型可表现为胎儿期肌无力伴运动迟缓，关节错位，出生时呼吸困难，运动发育延迟，婴儿发病的松软儿，多在婴儿期死亡。儿童期或少年期发病，表现为非进展性或缓慢进展的肌无力和肌萎缩，可累及面肌和呼吸肌，患儿个体间临床表现可差异颇大，即使同一基因的相同突变。成年期发病多为散发的晚发性杆状体肌病，或非遗传性如自身免疫性疾病，表现为肌无力伴张力过低，可见肌病面容、高腭弓、小舌、小嘴和细颈等。呼吸肌无力、换气不足是主要死因。血清CK正常或轻度升高，EMG为肌源性损害。

（3）治疗：重点是对患者症状管理，如保持肌力和关节活动性，监测呼吸功能，必要时进行干预，确保日常生活活动独立性。晚发性杆状体肌病散发病例需按自身免疫疾病治疗。

642

先天性肌强直（Thomsen病）的病因、临床表现和治疗有哪些？

先天性肌强直（congenital myotonia）是一组以肌强直为主要临床特征的骨骼肌离子通道病。由Charles Bell（1832）和Leyden（1874）最早报道，丹麦医生Thomsen（1876）详细描述他本人及其家族中4代20个成员罹患此病，后来追溯此家族8代共有68例患者，男女均发病，为高外显率常染色体显性遗传，Westphal（1883）将其称为Thomsen病（Thomsen disease）。

（1）病因：Thomsen病为常染色体显性遗传，是染色体7q32编码离子通道基因突变所致；贝克病（Becker disease）为常染色体隐性遗传，定位于7q35染色体，两者致病基因均为氯化物通道1（Chloride Channel 1，CLCN-1）。

（2）临床表现

1）Thomsen病在婴儿或儿童早期发病，全身短暂的无痛性肌强直，不伴肌无力和肌萎缩，用力握拳不能立即松开，打喷嚏闭眼时不能立刻睁眼，久坐不能站起，静立后不能起步，登楼困难，发笑后不能迅速收住，跌倒时不能用手支撑状如门板样倾倒，反复运动可使症状减轻，可见叩击性肌强直，局部呈肌球状，患者全身肌肥大貌似运动员，上唇假肥大状如帐篷，称为挑剔嘴（carping mouth），尿道括约肌受累出现排尿困难。血清CK正常或轻度升高，EMG可见典型肌强直电位，远端较重，MUP多正常，病程中无明显加重，不影响寿命。

2）Becker型在儿童晚期6～12岁发病，起病隐匿，肌强直与Thomsen病相似，症状相对严重，我国此型较少见，国外常见。症状常从下肢开始，肌肥大较明显，偶见远端肌群萎缩，少数有轻微肌无力，手肌、颈肌、咀嚼肌和舌肌常见肌强直。血清CK较Thomsen型升高明显，EMG为典型肌强直电位，可合并轻度肌源性损害。病程缓慢，30～40岁后病情稳定，不影响寿命。隐性遗传型少见。

（3）治疗：针对肌强直对症治疗，严重者首选美西律，也可用卡马西平，症状可缓解。部分轻症患者已适应肌强直状态，对日常生活影响不大，无须特殊治疗。新生儿先天性肌强直需注意喂养，避免吸入性肺炎。

643

先天性副肌强直的病因、临床表现和治疗有哪些？

先天性副肌强直（congenital paramyotonia）是*SCN4A*基因突变的常染色体显性遗传病，与高钾型周期性瘫痪是一个等位基因病，由Eulenburg（1886）首先描述。

（1）病因：为常染色体显性遗传，位于17q23编码骨骼肌电压门控钠离子通道（VGSC）α4亚单位*SCN4A*基因错义突变，导致钠通道温度相关性通透力下降，该基因突变还引起乙酰唑胺反应性先天性肌强直、钾恶化性先天性肌强直、波动性肌强直和持续性肌强直等，可能都是本病的变异型。

（2）临床表现

1）本病多在幼年起病，遇冷后出现肌强直，温暖时缓解，运动也可诱发，常累及面肌、颈肌、舌肌和手部肌群，四肢僵硬或不灵活，持续数分钟至数小时，反复运动后肌强直加重，而先天性肌强直运动后减轻。寒冷和运动诱发发作性肌无力，持续数分钟，补钾也加重。患者青春后期至成年期暴露于寒冷或运动后出现骨骼肌弛缓性麻痹，双眼持续闭合后不能快速睁开，长时间向上凝视不能快速闭合，可见叩击性肌强直、睑退缩征（lid lag）。成年后病情稳定好转。

2）血清CK和血钾可升高；EMG为典型肌强直电位，比其他类型肌强直轻，寒冷时出现，常温时肌强直电位可消失。骨骼肌活检可见肌纤维均匀性肥大，伴少量核内移或管聚集。

（3）治疗：患者应注意保暖，避免在寒冷环境工作。口服葡萄糖或碳水化合物能减轻肌强直症状，药物常用噻嗪类利尿药和美西律，乙酰唑胺、卡马西平和氯硝西泮也有一定疗效，中等量糖皮质激素可减轻肌强直，需注意药物不良反应，定期检查血象和ECG。

644

周期性瘫痪的病因和临床分型有哪些？

周期性瘫痪（periodic paralysis）是一组反复发作性骨骼肌弛缓性瘫痪的肌病，伴有血清钾水平异常，发作间期肌力和血清钾正常，分为低血钾、高血钾和正常血钾三型。

（1）病因：原发性也称家族遗传性周期性瘫痪，常染色体显性遗传离子通道病，编码三个离子通道的基因CACNAIS、SCN4A、KCNJ2突变，导致钾敏感性肌膜兴奋性异常。继发性最常见于甲状腺功能亢进，也见于原发性醛固酮增多症、肾小管酸中毒、糖尿病酸中毒、硬皮病、噻嗪类利尿药、腹泻和吸收不良等。

（2）临床分型

1）低血钾型：多在20～40岁发病，男性居多，表现为发作性肌无力，持续半天至3天，发作时平均血钾浓度2.4mmol/L。常见的诱因是饱餐尤其进食过多的碳水化合物，以及剧烈运动、过劳和寒冷等。

2）高血钾型：伴发于高钾血症，常在运动后或寒冷和服钾盐诱发，下肢近端无力较重，历时短暂，通常不足1小时，可每日发作多次或每年1次。发作期血钾升高，可达5～7mmol/L，部分患者发作伴有强直体征。

3）正常血钾型：发作前常有极度嗜盐、烦渴，表现为发作性肌无力，血钾正常，可持续10天以上，给予钾盐可诱发，发作严重时不能移动肢体，呼吸和吞咽极少受累。

安德森-塔韦尔综合征（Andersen-Tawil syndrome）是内向整流钾离子通道基因KCNJ2突变所致，常染色体显性遗传。临床表现为周期性瘫痪，室性心律失常，面部或骨骼肌畸形，发作时血钾可升高、降低或正常，发作可因用力后休息诱发。

645

低血钾型周期性瘫痪的临床表现和治疗有哪些？

低血钾型周期性瘫痪（hypokalemic periodic paralysis）是编码α1S亚单位的左旋型、二氢吡啶敏感性骨骼肌钙通道基因*CACNA1S*突变，常染色体显性遗传。

（1）临床表现

1）患者多在青少年期或成年早期发病，以男性多见，常在夜间发病，晨起时发现对称性弛缓性近端肌无力，下肢较重，伴肢体酸胀不适或肌痛，症状持续数小时至1天或2～3天，可反复发作，频率不等，发作间期正常，应激、过劳、过量进食高碳水化合物可诱发。患者多在补钾后缓解，随病程进展有发作频率增多、肌无力加重趋势，但中年后发作逐渐减少。

2）伴甲状腺功能亢进的低血钾型患者在亚洲年轻患者中尤多见，无家族性，约占甲状腺功能亢进病例的3%，常在觉醒时、运动或饱食后突然发作，可持续数小时至数日；四肢和躯干软瘫，下肢较常见，腱反射消失，面肌、咀嚼肌、吞咽肌和眼外肌受累较轻，严重时呼吸肌麻痹，常伴血钾降低，服钾可减轻。

3）发病时检查血清钾＜3.5mmol/L，平均2.4mmol/L，当＜2.0mmol/L时需警惕远端肾小管酸中毒继发低钾型周期性瘫痪，后者发作间期低钾血症仍不恢复。ECG可见低钾改变，如出现U波，T波低平或倒置，P-R间期和Q-T间期延长，ST段下降，QRS波增宽等。

（2）治疗：发作时口服或静脉滴注氯化钾可阻止，10%氯化钾40～50ml顿服，24小时内分次服，总剂量为10g/d；口服补钾或乙酰唑胺250～750mg/d可能预防发作。补钾需确定患者ECG和肾功能正常，24小时血钾和ECG监测，不能输入葡萄糖溶液，以防胰岛素升高加重病情。注意避免各种诱因，如过劳、寒冷、精神刺激、低钠饮食，忌摄入过多碳水化合物。甲状腺功能亢进患者治疗后病情可缓解。

646

骨骼肌离子通道病的分类和临床表现有哪些？

骨骼肌离子通道病（skeletal muscle channelopathy，SMC）是一组具有临床和遗传异质性骨骼肌疾病，由编码骨骼肌细胞膜电压门控氯、钙、钠和钾离子通道亚单位的基因突变或表达异常，导致先天性或获得性疾病。离子通道是一组镶嵌在细胞膜脂质双分子层中的糖蛋白，调节细胞内外的离子环境，参与神经元、肌细胞膜电位形成和细胞兴奋性机制，是维持生命过程的基础。

分类和临床表现：依据肌细胞膜兴奋性高低、临床表现特点可分为非萎缩性肌强直（NDMs）和原发性周期性麻痹（PPPs）。

（1）非萎缩性肌强直（non-dystrophic myotonias，NDMs）：是一组以肌强直为特征的骨骼肌离子通道病，表现为肌肉收缩后松弛延迟，肌肉僵硬、肌容积过饱满（运动员体魄），可伴肌无力（持续或周期性发作）、肌痛等，多于儿童或青少年期起病，无肌萎缩，NDMs的临床表型可为常染色体显性先天性肌强直（Thomsen病）、常染色体隐性先天性肌强直（贝克病）和常染色体显性先天性副肌强直。

（2）原发性周期性麻痹（primary periodic paralyses，PPPs）

1）钠离子通道病：是一组常染色体显性遗传骨骼肌疾病，由骨骼肌电压门控钠通道α-4亚单位编码基因（SCN4A）突变引起，如高钾型周期性瘫痪、低钾型周期性瘫痪2型、正常血钾型周期性瘫痪、周期性瘫痪型肌强直、先天性副肌强直、钾加重性肌强直，主要表现发作性肌无力。

2）钾离子通道病：是一组常染色体显性遗传骨骼肌疾病，如KCNE3基因突变所致低钾性周期性瘫痪3型，KCNA1基因突变的神经性肌强直和发作性共济失调、肌纤维颤搐，KCNJ2基因突变的安德森-塔韦尔（Andersen-Tawil）综合征。

3）氯离子通道病：如氯离子通道CLCN1基因突变所致的先天性肌强直，包括AD遗传的Thomsen病和AR遗传的贝克（Becker）病，由CLCN1基因突变引起。由位于19q13.3的DMPK基因突变的强直性肌营养不良1型，位于3q21的CNBP1基因突变的强直性肌营养不良2型，均为AD遗传，强直性肌营养不良可见明显肌萎缩、疼痛和痉挛，EMG显示肌强直；先天性肌强直常见肌肉假肥大和特殊面容。

4）钙离子通道病：由二氢吡啶受体CACNA1S基因突变导致的低钾型周期性瘫痪1型，为AD遗传；骨骼肌兰尼碱受体（RYR）基因突变导致的中央轴空病和微小轴空病等。

线粒体遗传和线粒体病及其遗传方式有哪些？

线粒体（mitochondrial）是细胞质中的一种细胞器，有独立的基因组线粒体DNA（mtDNA）。线粒体氧化磷酸化产生的ATP为细胞活动提供能量，组成氧化磷酸化系统的蛋白质是mtDNA与核基因组共同编码的产物。

（1）线粒体遗传（mitochondrial inheritance）是mtDNA遵循母系遗传方式，在受精卵形成过程中，精子携带的mtDNA不进入受精卵，受精卵内线粒体均来自卵细胞，母亲将mtDNA传递给子代，其女儿又将mtDNA传递给下一代。

线粒体病（mitochondrial diseases）是mtDNA和/或细胞核DNA（nDNA）编码的线粒体相关蛋白基因突变，引起线粒体代谢酶缺陷、ATP合成障碍和能量来源衰竭，导致一组异质性疾病。病理检查显示骨骼肌线粒体聚集，形成蓬毛样红纤维、琥珀酸脱氢酶深染的肌纤维、细胞色素C氧化酶阴性肌纤维。脑部灰质神经元丢失伴胶质和毛细血管增生，可伴脑白质脱髓鞘病变。神经系统线粒体病包括线粒体肌病主要侵犯骨骼肌，线粒体脑肌病病变同时侵犯骨骼肌和脑，线粒体脑病病变主要侵犯脑，线粒体周围神经病表现视神经、听神经和脊神经病。

（2）线粒体病遗传方式：遗传学上线粒体基因组只控制线粒体中部分蛋白质合成，大多数蛋白质合成由nDNA调控。因此，线粒体病包括母系遗传和孟德尔遗传两种方式，后者包括常染色体遗传和性连锁遗传。

1）mtDNA严密的母系遗传方式决定突变垂直传代，由母亲将致病基因传给男女子代，导致下一代发病，但只有女儿可继续传给下一代，表面看似常染色体显性和（X）性连锁遗传。

2）如为常染色体隐性遗传，父亲是患者，母亲正常，后代都是携带者，不发病；父亲是患者，母亲是携带者，后代中患者和携带者各半。AR线粒体肌病如脂肪酸氧化中丙酮酸羧化酶缺失、三羧酸循环障碍和一些呼吸链缺陷等。mtDNA多发性缺失是AD遗传特点，患者多在30岁发病，有些因nDNA缺陷改变线粒体基因组生物整合发生mtDNA多发性缺失。

3）典型X性连锁遗传是鸟苷酸甲酰酸酶缺陷（OTC），多数病例为丙酮酸脱氢酶缺陷，男患儿出生后发生致命性高氨酸血症，半合子女患儿可无症状或发生阵发性高氨酸血症昏迷。

648

线粒体脑肌病的分类和临床表现有哪些？

线粒体脑肌病（mitochondrial encephalomyopathy）是线粒体结构和/或功能异常导致以脑和肌肉病变为主的多系统疾病，骨骼肌极度不耐受疲劳，神经系统异常表现为眼外肌麻痹、卒中、反复癫痫发作、肌阵挛、偏头痛、视神经病、共济失调和智能障碍等，伴心脏传导阻滞、心肌病、糖尿病、肾功能不全和身材矮小。

（1）Kearns-Sayre综合征：母系遗传，20岁前缓慢发病，进行性加重。视网膜色素变性、眼外肌瘫痪和心脏传导阻滞，约90%的患者伴肢体无力、小脑性共济失调、神经性耳聋、智能减退和乳酸酸中毒。CSF蛋白≥100mg/dl；脑MRI可见双侧半球皮质下白质、苍白球、丘脑及小脑齿状核对称的T2WI高信号病变；多在30～40岁死亡。

（2）慢性进行性眼外肌瘫痪（chronic progressive external ophthalmoplegia，CPEO）：常染色体遗传或母系遗传，多在儿童或青少年期发病，持续缓慢进展的眼外肌瘫痪，对称性，可眼球固定，后期吞咽和四肢无力，心肌病、周围神经病和听力障碍，血乳酸正常，脑MRI无异常，需与MG、眼咽型肌营养不良鉴别。

（3）线粒体脑肌病、乳酸酸中毒和卒中样发作（mitochondrial encephalomyopathy，lactic acidosis，and stroke-like episodes，MELAS）：是最常见的线粒体病，多为母系遗传，最常见mtDNA第3243处发生A→G点突变（A3243G）。通常45岁前，多在儿童期发病，出现头痛、呕吐和反复卒中样发作，视野缺损、失语、轻偏瘫、偏身感觉缺失和精神症状，随发作增多常伴认知减退，局灶性或全身性癫痫，部分患者出现近端肌病和周围神经病。可见体形矮小、糖尿病、心肌病、肾病、视网膜病和耳聋，血乳酸明显升高，脑CT常见双基底节对称性钙化，卒中样发作期MRI可见颞、顶、枕叶病灶。

（4）肌阵挛性癫痫与蓬毛样红纤维（myoclonic epilepsy and ragged red fibers，MERRF）：80%以上为母系遗传，80%～90%是赖氨酸转运RNA（tRNA）A8344G突变。青少年期首发肌阵挛是典型特征（约60%），惊吓易诱发，随病程进展逐渐出现癫痫发作、小脑性共济失调、四肢近端肌无力、视网膜色素变性、耳聋（40%）。血和CSF乳酸升高，EMG正常或肌源性/神经源性损害，脑CT和MRI显示大脑和小脑萎缩。

（5）线粒体神经胃肠性脑肌病（mitochondrial neurogastrointestinal encephalomyopathy，MNGIE）：常染色体隐性遗传，多在20岁前发病，出现胃肠神经病如腹泻、腹部绞痛、恶心、呕吐、假性肠梗阻和胃轻瘫、消瘦和恶病质、眼外肌麻痹，大多有周围神经病，白质脑病常累及胼胝体、内囊、基底节、丘脑、中脑、桥脑和小脑白质。变异型为神经胃肠病，但无白质脑病。可见ECG异常、血乳酸升高、CSF蛋白增高等。

649

线粒体脑病的分类和临床表现有哪些？

线粒体脑病（mitochondrial encephalopathy）是线粒体结构与功能异常导致以脑损害为主的多系统疾病，与mtDNA点突变和缺失重排有关。

（1）Leber遗传性视神经病（Leber hereditary optic neuropathy，LHON）：母系遗传，平均30岁发病，男性多见，急性或亚急性起病，双眼同时或先后出现无痛性视力丧失，间隔不超过2个月，中心视野为主，周边视力和光反射保存，可伴色觉障碍，之后病情稳定好转。眼底检查急性期视网膜毛细血管扩张、充血和视盘水肿，晚期视神经和节细胞萎缩。少数患者合并心脏传导阻滞、周围神经病、痉挛性截瘫或肌张力不全，或类似多发性硬化表现，肌肉病理正常。

（2）线粒体性脊髓小脑共济失调与癫痫综合征（mitochondrial spinocerebellar ataxia and epilepsy syndrome，MSCAPS）：常染色体隐性遗传，儿童和青少年起病，表现为偏头痛、小脑性共济失调、智力发育倒退、单纯部分性、复杂部分性癫痫，肌阵挛或肌阵挛癫痫，继发全面性发作或癫痫状态，枕叶癫痫表现闪光、幻视、暗点和视力丧失，部分可伴眼震、深感觉减退和肌张力障碍。脑MRI可见丘脑、枕叶皮质和小脑T2WI高信号。

（3）利氏综合征（Leigh syndrome）：也称亚急性坏死性脑脊髓病或亚急性坏死性脑病，由Leigh（1951）最早报道。本病为母系遗传、常染色体隐性和X-连锁遗传，临床分急性型、亚急性型和慢性型，多于1岁内发病，新生儿型常早期死亡，婴儿型多不能存活。出现精神运动发育迟滞，伴癫痫、痉挛性瘫、视力下降和眼球活动障碍，伴锥体束征、肌张力障碍、视神经萎缩、眼震、色素视网膜病变和共济失调，严重者夜间呼吸节律异常。血和CSF乳酸显著升高，脑MRI典型可见双侧对称性基底节和脑干T1WI低信号和T2WI高信号病变，脑白质可受累，MRS病灶处乳酸峰值异常升高。

（4）阿尔佩斯病（Alpers disease）：常染色体隐性遗传，大脑灰质受累为主，称为进行性脑灰质营养不良、婴儿弥漫性大脑变性。多在出生后数月或2岁内发病，表现为难治性肌阵挛或局灶性运动发作，精神运动发育迟滞，枕叶受累导致皮质盲。肝功能受损，严重者出现致死性肝性脑病，多数患儿11岁前死亡。脑MRI见枕叶、颞叶、额叶皮质和白质萎缩，病理检查显示脑皮质受累，枕叶皮质神经元丢失、海绵样变性和胶质细胞增生。

650

线粒体病的治疗有哪些？

线粒体病是编码线粒体相关蛋白的基因突变，导致线粒体代谢酶缺陷和能量衰竭，目前尚不可治愈，早期诊断和治疗可一定程度缓解症状和延缓进展。

（1）维持患者能量代谢平衡和稳定饮食，避免饥饿、饮酒、高脂肪低糖饮食，丙酮酸羧化酶缺乏推荐高蛋白、高碳水化合物和低脂饮食。生活中避免劳累、精神紧张、过度思虑、惊吓和感染等消耗能量的诱因。

（2）运动疗法宜采取有氧耐力训练，不宜长时间剧烈活动和空腹过度活动，增强线粒体肌病患者肌力，降低线粒体基因突变比例，有助于维持病情稳定。

（3）药物治疗主要是对症用药，缓解症状，停用影响线粒体功能的药物，如卡马西平、丙戊酸等。使用改善线粒体功能药物或氧自由基清除剂，如大剂量辅酶Q10、艾地苯醌、B族维生素、维生素C、维生素E、左卡尼汀、精氨酸和硫辛酸等口服，可使血乳酸和丙酮酸水平降低。线粒体脑肌病急性发作可用依达拉奉、L-精氨酸静脉滴注，补充代谢酶类如胍氨酸、亚叶酸、维生素B_2等。合并癫痫的患者使用抗癫痫药控制发作，如拉莫三嗪、氯硝西泮、托吡酯、左乙拉西坦等，或可减少MELAS卒中样发作。心脏病治疗可用心脏起搏器、心脏复律除颤器、血管介入治疗。上睑下垂、斜视可手术治疗。

651

肉碱缺乏病的病因、临床表现和治疗有哪些？

肉碱缺乏病（carnitine deficiency）是由于血浆和组织内肉碱低于正常水平，导致肌病型和系统性肉碱缺乏病。

（1）病因：原发性肉碱缺乏病（primary carnitine deficiency，PCD）为常染色体隐性遗传，由于患者自身肉碱转运蛋白缺陷，或由于肉碱转运蛋白基因*SLC22A5*突变引发脂肪酸β氧化代谢障碍，导致脂质沉积性肌病，细胞膜和线粒体外膜病变直接影响肌细胞对肉碱摄取和利用。继发性肉碱缺乏是由于体内有机酸蓄积，引起肾脏通过尿液排泄乙酰化肉碱增多，导致肉碱缺乏。

（2）临床表现

1）肌病型：血清肉碱水平正常或轻度下降，儿童期或成年早期发病，常染色体隐性遗传，表现为易疲劳、运动不耐受、四肢近端对称性肌无力，颈肌无力，有时为波动性；少数患者伴心肌病，可发生充血性心力衰竭，或累及咽喉和咀嚼肌。

2）全身型：多在婴幼儿或儿童期（10岁前）发病，常见喂养困难、全身肌无力、疲劳、肌张力低下、智力和运动发育迟缓，部分患儿食欲减退、恶心、呕吐、低体重和低血糖症、呼吸急促、嗜睡和便秘，出现反复发作性脑病，类似Reye综合征，以及心肌病、肝肿大等。本病可由长时间剧烈运动、饥饿、禁食或感染等因素诱发，可以通过常染色体隐性方式遗传给子女。原发性肉碱缺乏症易造成骨骼肌、心脏、肝脏等多系统损害，随病情反复发作，对心脏损害加大。

（3）治疗

1）原发性肉碱缺乏首倡饮食治疗，多给患者补充维生素和铁剂，让患者多吃蔬菜水果、牛羊肉或猪肉，可促进人体合成肉碱，日常生活中注意控制低脂饮食，改善心肌肥厚。

2）左卡尼汀（L-Carnitine）（左旋肉碱）口服有显著的疗效，急性期可静脉滴注。出现急性能量代谢障碍时立即静脉输注足量葡萄糖，维持血糖水平＞5mmol/L；出现急性心力衰竭时静脉输注左卡尼汀，联合洋地黄、利尿剂对症治疗，限制钠盐摄入，心律失常者给予抗心律失常药。

652

炎症性肌病分类和临床表现有哪些？

炎症性肌病（inflammatory myopathy）是一组骨骼肌炎症性肌肉疾病，临床主要表现为肌无力，病理特征主要是炎性细胞浸润和肌纤维坏死。

（1）分类

1）特发性炎症性肌病（idiopathic inflammatory myopathies，ⅡMs）：病因未明，可能与自身免疫有关，包括抗合成酶抗体综合征、皮肌炎（DM）、包涵体肌炎（IBM）和免疫坏死性肌病等。

2）感染性肌病：有明确的病因，如病毒性肌炎、寄生虫性肌炎和热带肌炎等，急性病毒性肌炎常见于流感病毒、柯萨奇病毒感染。

（2）临床表现

1）抗合成酶抗体综合征、DM、免疫坏死性肌病可在任何年龄发病，呈急性和亚急性病程，IBM慢性发病，常见于成年晚期。

2）抗合成酶抗体综合征、DM、免疫坏死性肌病以四肢近端肌无力为主，可伴有球部肌肉和呼吸肌受累；包涵体肌炎主要累及股四头肌和前臂屈指肌，导致肌无力和肌萎缩，部分患者合并其他结缔组织病。

3）血清CK不同程度升高，免疫坏死性肌病升高最明显，IBM一般不超过正常的12倍；EMG显示肌源性损害，出现自发电位是肌炎活动的重要标志。肌炎特异性抗体检测，DM可检出抗Mi-2、MDA5、TIF1、NXP-2和SAE抗体，IBM肌炎可见抗cN1A抗体，免疫坏死性肌病可检出抗SRP抗体和HMG-CoA抗体，抗合成酶抗体综合征可见抗Jo-1、PL-7、PL-12、EJ、KS、OJ、Ha和Zo抗体。

4）肌肉活检可见肌纤维坏死、再生和炎性细胞浸润，DM可见束周肌纤维严重损害，IBM可见明显的间质增生和肌纤维内镶边空泡，免疫坏死性肌病缺乏炎细胞浸润。

653

抗合成酶抗体综合征的临床表现有哪些？

抗合成酶抗体综合征（antisynthetase antibody syndrome，ASS）是慢性自身免疫性炎症性肌病，主要表现为肌无力，可检出抗合成酶抗体（anti-synthetase antibody），该抗体与多发性肌炎/皮肌炎（PM/DM）相关。迄今已发现13种ASS抗体，抗JO-1抗体阳性率最高，ASS

也被称为抗JO-1抗体综合征。

（1）抗JO-1抗体综合征：在成年或老年期发病，女性较多，急性或亚急性，抗JO-1抗体（＋）患者出现肌炎，四肢近端轻至重度对称性肌无力，急性发热、肺间质病变、对称性多关节炎、技工手和雷诺现象等，血清特异性抗JO-1抗体（＋），很少合并恶性肿瘤，治疗反应较好，但易复发，合并间质性肺炎通常预后不良。抗JO-1抗体由西贝（Nishikai，1980）最早发现，证实与肌炎密切相关，DM和PM患者血清阳性率为25%～40%，后来陆续又发现了抗PL-7、PL-12、OJ和EJ等抗氨酰-tRNA合成酶抗体。

多发性肌炎（polymyositis，PM）亚急性起病，见于任何年龄，中年以上多见，四肢近端肌无力，蹲起困难，双臂不能平举，颈肌无力的垂头或耷拉头综合征（head-hanging or head-lolling syndrome）多提示PM，可伴肌痛，可见吞咽困难、胸闷和呼吸困难。

（2）血清CK常明显升高、红细胞沉降率增快、C反应蛋白（＋）、抗核抗体＋，血清肌炎特异性自身抗体（myositis specific autoantibodies），如抗Jo-1抗体，肌炎相关自身抗体（myositis associated autoantibodies，MAAs）也有一定的诊断价值。EMG显示肌源性损害，可见短时限、低波幅多相电位，纤颤波和正相电位，偶见肌强直样电位。急性期病理可发现束周肌纤维大小不一，变性、坏死与再生活跃，肌内膜、肌周膜和血管周围大量炎细胞浸润。

654
皮肌炎的病理和临床表现有哪些？

皮肌炎（dermatomyositis，DM）是一种免疫介导的肌纤维与皮肤同时受损的炎症性肌病，表现为横纹肌淋巴细胞浸润为主的非特异性炎症，也可见骨骼肌未受累的无肌病型皮肌炎（amyopathic dermatomyositis，ADM），DM与抗Mi-2、MDA5、TIF1、NXP-2和SAE等6种抗体有关，可伴肿瘤和结缔组织病。

（1）病理检查：萎缩肌纤维呈束周分布，小静脉病变可见管壁增厚和管腔内微血栓形成，小血管周围大量炎性细胞浸润。皮肤病理检查可见表皮基底细胞空泡变性，角质形成细胞坏死和微血管损害，活化的CD4＋辅助淋巴细胞浸润，免疫组化提示血管壁免疫球蛋白和补体沉积。

（2）临床表现：本病可见于任何年龄，儿童和青少年多见，男女比例为1∶2.1。缓慢起病，少数为急性或亚急性，四肢近端肌无力缓慢进展，也可见远端无力和萎缩，伴吞咽困难、构音障碍、呼吸肌无力，30%的DM患者伴有肌痛。可见双颊和鼻梁蝶型分布紫色斑疹，上睑淡紫色斑和水肿，弥漫性血管炎导致指、趾溃烂，胃肠坏死性血管炎导致溃疡、出血和穿孔。ECG可见传导阻滞、心律失常，心动超声可见室壁运动异常、射血分数下降。血清CK升高，EMG可见轻度肌源性损害，肌肉活检见肌纤维坏死、再生与炎性细胞浸润支持

DM诊断。

1）无肌病型皮肌炎（ADM）可见双眼睑淡紫色皮疹，眼睑或面部水肿，戈特隆征（Gottron sign）表现掌指关节伸面脱屑斑丘疹、皮肤萎缩和色素脱失；暴露部位出现皮疹、红斑和皮肤瘙痒，手掌皮肤变厚、角化和皲裂，称为技工手。颈肩部皮疹或日光过敏性红斑被称为V字征（V sign），肩和上臂皮疹称为披肩征（shawl sign），暴发起病可见眶周和口周水肿。

2）重叠综合征（overlap syndromes）：DM常合并RA、SLE、白塞病、干燥综合征和硬皮病等，肌肉、皮肤损害与结缔组织病征象先后或同时出现，约1/3的患者可见雷诺现象。

655

包涵体肌炎的病理、临床表现和治疗有哪些？

包涵体肌炎（inclusion body myositis，IBM）是以缓慢进展的四肢肌无力和肌萎缩为特征的特发性炎症性肌病。

（1）病理检查：可见肌纤维直径变大，伴肌纤维变性、坏死、再生和炎细胞浸润，冷冻切片格莫瑞（Gomori）三色染色在肌膜下或肌纤维中央可见镶边空泡（rimmed vacuoles），电镜下可见肌质或肌核内管丝状包涵体。

（2）临床表现：多在45岁后起病，隐袭发生，缓慢进展，男性较多，表现为下肢近端与手臂远端肌无力、肌萎缩特殊分布，双侧不对称或部分肌肉选择性受累，早期可伴膝、踝反射减弱，屈指无力有特征性，数月或数年后出现其他肌群无力，如延髓肌引起吞咽困难，面肌、三角肌、胸肌和骨间肌多不受累。少数患者伴糖尿病或结缔组织病，不合并癌症。血清CK正常或轻度升高，EMG显示肌源性损害，与ASS相似，少数肢体远端肌出现神经源性损害。血浆抗胞质5-核苷酸酶1A抗体（cytosolic antibodies，cN1A）（＋）对本病诊断特异性较高，但阳性率不高。

（3）治疗：本病对糖皮质激素或其他免疫抑制剂治疗反应不一，难治性ASS或DM病例应怀疑IBM可能。少数吞咽无力的患者对激素或IVIg治疗有短暂的疗效，目前尚无改变患者长期预后疗法，肌无力可在10年内相对稳定。

656

免疫坏死性肌病的临床表现和治疗有哪些？

免疫坏死性肌病（immune necrotizing myopathy，INM）是欧洲神经肌肉疾病中心

（ENMC，2004）提出的一类特发性炎症性肌病。

（1）临床表现：本病可在任何年龄发病，常见于成年人，女性多见，亚急性起病，四肢近端对称性肌无力，下肢较重，颈肌无力引起头下垂，躯干弯曲（驼背），吞咽困难，部分患者有远端无力，足背屈肌和指伸肌无力。CK水平持续显著升高（数千至数万），肌无力逐渐进展，病程数月至10余年，可有抗SRP、HMG-CoA抗体。MRI检查可见骨骼肌水肿，确诊需肌肉病理检查，显示肌纤维坏死和再生，缺乏炎细胞浸润。可合并肺间质病变，一般较轻，也可合并肿瘤。

（2）治疗：首选糖皮质激素，泼尼松0.75～1mg/（kg·d），4～8周逐渐减至20mg/d，再缓慢减停，减量过快可导致复发，注意补钾、钙和应用抑酸药。急性或重症患者出现肺病变、吞咽困难和严重肌无力，可首选甲泼尼龙500～1000mg/d静脉滴注，连用3～5天，减量或改泼尼松口服维持，如激素治疗3个月无效，应考虑换药或诊断是否正确。

1）免疫抑制剂为二线药物。适应证是激素治疗反应差或减量时复发，严重肌无力、绝经后妇女和50岁以上男性等。硫唑嘌呤，2～3mg/（kg·d）口服，肺损害患者可使用，维持量1.5～2.5mg/（kg·d），6～12个月起效，或与泼尼松15～25mg/d合用。甲氨蝶呤每周7.5～15mg，分3次服，用于无肺损害患者，1～3个月起效，需监测白细胞减少。免疫球蛋白静脉滴注加泼尼松是最佳的二线用药，IVIg 0.4g/（kg·d），连用5天，之后每月用药1次，适应证为威胁生命的严重肌无力、合并间质性肺炎、心肌炎和绝经后妇女。

2）三线药物在激素和二线药物反应不佳患者可考虑，环磷酰胺2～2.5mg/（kg·d），1～6个月起效；环孢素2.0～2.5mg/kg，每日2次，1～3个月起效；他可莫司开始2mg/d，2周后3mg/d，维持量1mg/d；吗替麦考酚酯500mg，每日2次，剂量可增至1g，每日2次；利妥昔单抗1g，分别在第1天和第14天使用。以上治疗后患者肢体无力消除，CK恢复正常，MRI检查骨骼肌无水肿2个月后可考虑停药。重症卧床患者应被动活动肢体，以防关节挛缩和失用性肌萎缩。患者宜食用高蛋白、高维生素饮食，适当活动、理疗和进行康复治疗。

657

抗合成酶抗体综合征、皮肌炎、包涵体肌炎和免疫坏死肌病的鉴别有哪些？

抗合成酶抗体综合征、皮肌炎、包涵体肌炎和免疫坏死肌病鉴别见表18-4。

表18-4　抗合成酶抗体综合征、皮肌炎、包涵体肌炎和免疫坏死肌病鉴别

体征/症状	抗合成酶抗体综合征	皮肌炎	包涵体肌炎	免疫坏死肌病
发病年龄	成年或老年期	各年龄段，儿童、青少年多见	多在45岁后	任何年龄，多为成人
肌无力分布	四肢近端，垂头	四肢近端	腿近端与手臂远端肌无力，肌萎缩	四肢近端，下肢重，头下垂
皮肌炎皮疹	可有	有	无	偶尔有
CK	不同程度升高	不同程度升高	＜12倍	显著升高
病理特征	束周肌纤维坏死、肌束衣断裂	肌纤维束周变性	肌纤维肥大萎缩，镶边空泡	肌纤维坏死
炎细胞浸润	CD20＋B细胞	CD4＋T和B细胞	CD8＋T细胞	很少
激素治疗	有效	有效	耐药	部分耐药，可用免疫抑制剂
其他损害	心肌炎，间质肺炎	心肌炎，间质肺炎	无	少
预后	除肿瘤，通常良好	除肿瘤，通常良好	难治性	不良

658

类固醇性肌病的分类、临床表现和治疗有哪些？

　　类固醇性肌病（steroid myopathy）是使用类固醇激素治疗过程中出现的肌肉损害，氟化类固醇如地塞米松较非氟化类固醇如醋酸泼尼松更易产生。

　　（1）分类：包括内源性和外源性，内源性是原发性肾上腺功能亢进所致，表现为库欣综合征（Cushing syndrome），约半数患者伴骨骼肌受损；外源性如风湿免疫性疾病使用类固醇激素引起，与激素用量和持续时间有关。

　　（2）临床表现：在类固醇激素治疗原发病过程中，患者出现库欣综合征表现，向心性肥胖如满月脸、水牛背，皮肤紫纹和痤疮，高血脂和糖尿病倾向，高血压和骨质疏松；以及骨骼肌受损症状，被称为类固醇性肌病，如肢体近端肌无力、易疲劳，下肢明显，坐或蹲位起立困难，随病情进展可影响远端肌和躯干肌。血清CK正常或轻度升高，早期尿肌酸可增高。EMG正常或为肌源性损害，骨骼肌活检病理可见选择性Ⅱ型肌纤维萎缩、核内移增多，肌纤维坏死极少见，肌细胞胞质中可见大量脂滴沉积。

　　（3）治疗：本病应减停类固醇激素和治疗原发病，多数患者停药后数周好转，少数肌无力可持续1年，可给予辅酶A、左卡尼汀（左旋肉碱）等改善肌肉代谢。

659

神经性肌强直的病因、临床表现和治疗有哪些？

神经性肌强直（neuromyotonia，NMT）是一种少见的慢性进行性神经肌肉疾病，也称伊萨克斯综合征（Isaacs syndrome），是周围神经过度兴奋引起的一组自发性肌肉不自主运动，如肌纤维颤搐、肌束震颤及肌肉松弛障碍等。

（1）病因：可为遗传性或获得性，获得性多为自身免疫性电压门控钾通道（VGKC）抗体介导，约40%的患者血清可检出VGKC抗体，导致周围神经过度兴奋和自发性肌纤维持续收缩。部分患者合并肿瘤，是副肿瘤综合征表现。

（2）临床表现：发病年龄为9～80岁，平均46岁，男女均发病，部分有家族史。起病缓慢，进行性加重，表现为肉眼可见的肩部、大腿、小腿肌肉不自主连续颤动，轻者睡眠后可减轻或消失，重者睡眠中仍出现，可见肌痉挛、僵硬或肌强直样表现，运动延迟，腓肠肌、大腿肌明显，面、颈肌也可累及；部分患者出现肌束震颤或肌纤维颤搐，颤搐表现为较大范围肌肉蠕动样或波浪样运动，腓肠肌明显；少数患者可见肌肥大或肌无力，伴多汗等。EMG表现为自发持续性不规则2个或多个单一运动单位爆发性发放，频率为30～300Hz。

（3）治疗：本病以缓解症状为主，抗癫痫药效果较好，可降低周围神经兴奋性，如苯妥英、卡马西平、丙戊酸等可缓解肌痉挛和疼痛，需要较长时间服用，地西泮（安定）对本病无效。激素冲击治疗、IVIg和PE可能有短期疗效，口服泼尼松和硫唑嘌呤对少数获得性NMT患者有效，副肿瘤综合征应治疗原发性肿瘤。

660

僵人综合征的病因、临床表现和治疗有哪些？

僵人综合征（stiff-man syndrome）是以躯干轴和下肢肌肉过度收缩，伴持续的强直性痛性肌痉挛为特征的CNS疾病。

（1）病因：尿中去甲肾上腺素代谢产物水平升高提示中枢性GABA抑制系统与去甲肾上腺素兴奋系统失平衡可能是本病的原因。患者血和CSF有抗谷氨酸脱羧酶（GAD）抗体，GAD抗体与脑和脊髓中γ-氨基丁酸（GABA）能抑制性神经元GAD结合，抑制GABA的合成。

（2）临床表现

1）患者常在中年隐袭起病，两性无差异，最初出现腹肌、躯干肌阵发性酸痛和紧束感，可一过性，常见躯干、四肢和颈部肌肉持续性或波动性僵硬，腹肌板样坚实，主动肌与拮抗肌同时收缩，导致关节固定，随意活动受限，行走时挺直不能弯腰，严重如僵人样姿势，肢体和腰肌痛性痉挛，突然触碰或情感刺激可诱发，疼痛剧烈、哭喊、惊恐、出汗、心律失常、血压增高、腱反射亢进，严重者导致骨折或肌肉撕裂，极少累及面部表情肌和咽喉肌，国内病例常累及咀嚼肌，持续数分钟，间隔数小时可再发，睡眠时僵硬消失；副肿瘤性患者常见颈部和上肢僵硬，疼痛明显，进展快。

2）神经系统检查正常，可见腰椎明显前凸，移动肢体如同移动巨石样。少数患者伴有失眠、抑郁、幻觉和妄想，可合并自身免疫病如甲状腺炎、恶性贫血、胰岛素依赖型糖尿病、视网膜病、亚急性脑脊髓炎和免疫介导性白癜风等，也可合并乳腺癌。EMG静息电位可有正常动作电位发放，发作时肌电发放增强，可见强直样电位，注射地西泮后电位发放减弱或消失。CSF细胞数、蛋白可增高，80%的患者可检出抗GAD抗体。

（3）治疗：本病可用GABA拮抗剂，首选苯二氮䓬类，地西泮50～200mg/d，分4次口服，从小剂量起，逐渐加量，不小于200mg/d，病情重可肌内或静脉注射，每次10～20mg；氯硝西泮6～24mg/d，分2～3次服，效果不佳可选用巴氯芬；也可用增强GABA能神经元药物如加巴喷丁、丙戊酸、左乙拉西坦和氨己烯酸。局部肌痉挛可用肉毒毒素局部肌内注射，但效果短暂。免疫球蛋白静脉滴注是最佳的二线药物，2g/kg，分2～5天；也可使用血浆置换；糖皮质激素、吗替麦考酚酯、环磷酰胺、硫唑嘌呤、甲氨蝶呤和利妥昔单抗疗效不肯定。

661

酒精中毒性肌病和药物中毒性肌病的临床表现和治疗有哪些？

（1）酒精中毒性肌病（alcoholic myopathy）是酒精依赖者或短期过量饮酒导致中毒性骨骼肌疾病，根据起病形式分三型。

1）急性酒精中毒性肌病：多发生于一次大量饮酒后数小时，也见于急性戒断或引起癫痫发作后，患者双下肢突然出现痉挛和肌痛，常见于腓肠肌，也可见于肱三头肌，伴肢体近端无力、水肿和压痛，可为全身性或局限于一个肢体。

2）慢性酒精中毒性肌病：常见于长期大量酗酒者，隐袭起病，酗酒引起四肢近端为主的肌无力和肌萎缩，常累及骨盆带和股部肌，两侧对称，肩胛带肌很少受累，一般不伴肌痛和压痛，常伴酒精中毒性周围神经病。

3）其他酒精中毒性肌病：急性低钾性肌病表现发作性肌无力，低钾型周期性瘫痪；抗MAS抗体相关肌炎表现骨骼肌溶解伴肌痛，酒精中毒性心肌病等。

（2）药物中毒性肌病（drug toxic myopathy）是某些药物滥用、中毒或横纹肌毒性所致，干扰线粒体、肌原纤维和溶酶体功能，或因免疫功能异常引起骨骼肌损害。

1）直接肌肉毒性肌病：常见类固醇性肌病，还包括：①环孢霉素肌病，多在用药1～5个月出现肌痛、肌痉挛和近端肌无力。②他汀类肌病，治疗4个月后出现肌痛，可伴肌无力，严重者横纹肌溶解。③海洛因肌病，注射后数小时发生，可见横纹肌溶解。④两亲性药物肌病，由氯喹、羟氯喹引起近端肌无力，伴心肌病。⑤抗精神病药肌病：吩噻嗪类引起恶性高热。⑥抗微管药肌病：秋水仙碱导致近端肌无力伴肌痛，下肢较重。⑦抗反转录病毒药肌病：如拉米夫定导致肌无力伴肌痛或神经病。⑧吐根碱肌病：肌痉挛痛，严重者骨骼肌溶解，可伴心肌受损。

2）间接肌肉损害肌病：如药物诱导昏迷伴肌肉受压性缺血损害，利尿剂诱发低钾血症，吩噻嗪类相关性肌张力障碍，神经安定剂恶性综合征等。

3）免疫介导性肌肉毒性肌病：干扰素α和D-青霉胺导致炎症性肌病，对称性近端肌无力、皮肌炎皮疹和吞咽困难；他汀类也可引起免疫坏死性肌病。

（3）治疗

1）急性酒精性肌病在戒酒后数日至数周开始恢复，也可遗留近端肌无力。慢性酒精中毒性肌病在戒酒后2～3个月好转，常伴周围神经病，给予足量B族维生素、高蛋白、高热量和含多种维生素饮食，改善全身营养，通常恢复较缓慢，注意预防和治疗肾衰竭。

2）药物中毒性肌病应立即停药，给予足量维生素B_1等多种维生素，改善肌肉代谢，部分患者逐渐恢复。横纹肌溶解症应进入ICU监测和治疗，预防急性肾小管坏死，免疫介导的炎性肌病使用激素治疗。

662

庞贝（Pompe）病的病因、临床表现和治疗有哪些？

庞贝病（Pompe disease）也称Ⅱ型糖原贮积症（glycogenosis Ⅱ），是一种罕见的致命性常染色体隐性遗传病，由荷兰病理学家Pompe（1932）报道，人群患病率为1/40 000～1/300 000。根据发病年龄、受累器官和疾病进展，分为婴儿型（1岁前发病）和晚发型（1岁后），婴儿型进展迅速，若未有效治疗，常于1岁内死于心功能衰竭或呼吸衰竭。

（1）病因：本病是位于17号染色体长臂23区（17q23）编码酸性α-葡糖苷酶（alpha glucosidase，*GAA*）基因突变，导致溶酶体内GAA酶缺乏，糖原进入溶酶体不能被降解，贮积于骨骼肌、心肌、肝脏、脑和脊髓神经元中，形成膜性包裹糖原，达到一定程度后引起溶酶体破裂。骨骼肌和心肌各种蛋白水解酶释放入细胞内导致其他细胞器破坏，肌纤维内形成含细胞碎片的空泡结构，导致细胞功能障碍。

（2）临床表现

1）婴儿型庞贝病（IOPD）：常在出生后至4个月发病，首发症状多为进食后出现发绀、呼吸窘迫，全身肌无力，弛缓性瘫，肌肉触之有不自然的坚实感，可见巨舌、心脏扩大和心律失常，少数肝脏肿大，或有肌束震颤，类似脊髓性肌萎缩婴儿型，即韦德尼希-霍夫曼病（Werdnig-Hoffman disease）。胸部X线平片可见巨大心脏，如扩张型心肌病，GAA干血斑点筛查试验（dried blood spot screening test）酶活性为0可确诊，也可行GAA基因检测。患儿病情进展快，常在1岁内死亡。

2）晚发型庞贝病（LOPD）：出生后第2年起，多在20岁前发病，个别在30岁后发病，呼吸肌和四肢近端无力，几乎都有不同程度呼吸功能下降，呼吸困难或发绀，蹲起费力和全身消瘦，偶见心脏扩大和心力衰竭，早期呼吸肌受累是重要诊断线索。CK轻度升高，EMG为肌源性损害，通常需肌肉活检或基因检查确诊。病情进展较慢，存活时间较长，常死于呼吸衰竭。

（3）治疗：应给予辅助呼吸，调整饮食结构，康复治疗有助于维持呼吸功能和四肢肌力。IOPD患儿可采用酶替代疗法（enzyme replacement therapy，ERT），2006年FDA批准使用重组的酸性α-葡糖苷酶（recombinant glucosidase alpha，GαA），剂量20mg/kg，静脉注射，每2周1次。6月龄前开始治疗可延长患儿生存时间，3年内病死风险下降95%，晚发型患者对呼吸功能和四肢肌力获益不大。

663

多种酰基-辅酶A脱氢酶缺乏病的病因、临床表现和治疗有哪些？

多种酰基-辅酶A脱氢酶缺乏病（multiple acyl-CoA dehydrogenase deficiency，MADD）：也称戊二酸尿症Ⅱ型（glutaric aciduria typeⅡ，GAⅡ），是最常见的脂肪沉积性肌肉病。本病分为三型：Ⅰ型新生儿发病，伴先天畸形；Ⅱ型新生儿发病，无先天畸形；Ⅲ型晚期发病。

（1）病因：本病是常染色体隐性遗传，由于电子传递链黄素蛋白（ETFA、ETFB）或电子传递链黄素蛋白脱氢酶（ETFDH）基因突变，导致电子传递障碍。ETFA和ETFB致病变异在新生儿发病的Ⅰ型和Ⅱ型MADD患儿相对较常见，大多数晚发Ⅲ型患者ETFDH存在致病性变异。

（2）临床表现

Ⅰ型新生儿起病伴畸形，病情危重，多伴巨头、前额高、鼻梁低平、眼距宽、耳畸形等头面畸形，内脏异位、多囊肾和生殖器畸形，出生后肌张力低、低血糖、代谢性酸中毒、高氨血症等，常有汗脚样体臭（sweat feet odor），多在新生儿早期死亡。

Ⅱ型新生儿起病不伴畸形，间歇性发病，出现严重低血糖和高氨血症，在饥饿、寒冷、感染和腹泻等应激状态下出现代谢危象，也可见类似Reye综合征的反复代谢失代偿或肥厚型心肌病。本病Ⅰ、Ⅱ型预后不良。

Ⅲ型晚发（温和）型，婴儿期到成年期隐匿起病，常见进展性或波动性近端型肌病，不耐受运动，颈伸肌受累明显，抬头无力呈"垂头征"，部分患者有不同程度吞咽困难，少数出现严重感觉神经病。

MADD的诊断是在先证者血液中发现多种酰基肉碱升高、尿液中多种有机酸排泄增加和/或发现ETFA、ETFB或ETFDH中的双等位基因致病变异；EMG呈肌源性损害，肌肉病理显示肌纤维内脂质沉积。

（3）治疗：应限制患儿饮食中蛋白质和脂肪摄入，避免长时间禁食。本病对核黄素反应良好，称为核黄素反应性脂肪沉积性肌肉病，大剂量核黄素（维生素 B_2）30～90mg，每日3次口服；肉碱缺乏补充肉碱50～100mg/d，分3次服；辅酶Q10 60～240mg/d，分2次服。急性期宜住院治疗，10%葡萄糖静脉输液，根据代谢情况给予碳酸氢盐治疗。

664

横纹肌溶解症的病因、临床表现和治疗有哪些？

横纹肌溶解症（rhabdomyolysis，RML）是各种原因引起广泛的急性横纹肌细胞坏死，少数患者尿中出现大量肌球蛋白。

（1）病因：RML已报道约有200种获得性病因，如过量运动、挤压综合征、缺血，代谢异常如低钾、甲状腺功能减退、糖尿病酮症酸中毒，高热，感染，药物性常见HMG-CoA还原酶抑制剂、纤维酸盐衍生物（fibric-acid derivatives）、氯氮平、氯喹、可卡因、烟酸和抗病毒药，遗传性见于 *RYR* 基因突变。

（2）临床表现：患者在某种病因后短期内出现肌痛和无力，肌纤维坏死较轻时仅见轻度肌无力、肌痛、全身不适和恶心等非特异性症状，血清CK轻度升高。肌纤维大量坏死时可见急性肌痛、痉挛、肌肉水肿，棕色或酱油色肌球蛋白尿，电解质紊乱，血清CK水平升高（＞1000IU/L），肌细胞破坏所致，血、尿肌球蛋白升高，少数患者肾小管内肌球蛋白管型，导致急性肾衰竭、心肺功能衰竭、高钾血症性心律失常和弥散性血管内凝血等。

（3）治疗：最重要为早期诊断，及时消除病因。轻症可很快恢复，病情严重者采取支持疗法，早期输注大量液体和利尿剂，维持足够的尿量，尽快清除血肌红蛋白，碳酸氢钠可纠正酸中毒、碱化尿液，减少肾小管肌红蛋白栓塞。积极处理肾功能并发症，采取血液透析治疗。

（袁　云）

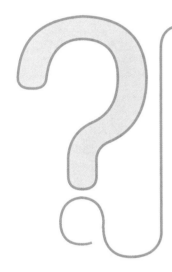

第十九章

帕金森病和运动障碍疾病
Parkinson Disease and Movement Disorders

锥体外系统的解剖构成和皮质-基底节-皮质调控环路有哪些？

锥体外系统（extrapyramidal system）通常是指基底节和一些脑干核团，具有协调运动功能，调节肌张力和姿势步态作用的结构。

（1）解剖构成：基底节包括尾状核、壳核、苍白球（CP）、杏仁核、带状核和异位的伏隔核等。壳核与尾状核称为新纹状体；苍白球是旧纹状体，包括外侧苍白球（GPe）、内侧苍白球（GPi）和腹侧苍白球，Gpi是基底节信息主要输出部分之一。杏仁核属于边缘系统，带状核功能尚不清楚。锥体外系的脑干核团包括红核、黑质、丘脑底核（STN）和脑干网状结构等。

（2）皮质-基底节-皮质调控环路

1）皮质-新纹状体-内侧苍白球（GPi）-丘脑-皮质环路：从大脑皮质相当广泛区域，如运动区、体感区、联合区、边缘区甚至顶叶发出皮质纹状体纤维，按一定的排列投射到同侧新纹状体输入核的尾状核和壳核，然后再按一定的定位排列终止于GPi，再终止于丘脑腹前核、腹外侧核、内侧背核和中央中核，最后从丘脑腹前核和腹外侧核发出纤维投射至大脑皮质辅助运动区和运动前区，这两区与运动皮质有密切联系。丘脑中央核也有纤维返回新纹状体壳核。

2）皮质-新纹状体-苍白球外侧部（GPe）-丘脑底核-内侧苍白球（GPi）-丘脑-皮质环路：此环路从大脑皮质投射到新纹状体，再投射到GPe，再由GPe按一定的定位排列投射到丘脑底核，再返回皮质。丘脑底核也接受运动区和运动前区直接的下行纤维，也有返回纤维投射到GPe和黑质网质部。

3）皮质-新纹状体-黑质-丘脑-皮质环路：此环路是从大脑皮质投射到新纹状体后，再按一定的定位排列投射到黑质网质部，再投射到丘脑腹前核和腹外侧核，最后返回大脑皮质运动区和运动前区。从黑质致密部也有纤维返回新纹状体，组成多巴胺神经元系统。

因此，锥体外系与基底节是两个不同的概念，不可混淆。前者与运动调控有关，后者是皮质下核团的总称。基底节中参与运动的纹状体，主要功能是对皮质下信息加工处理，然后返回大脑皮质，可见基底节对运动调控是通过大脑皮质中与运动调控有关区域实现的。基底节并非纯运动结构，它通过复杂的多突触传递的神经回路进行信息处理和参与调控某些识别功能。

666

运动障碍疾病的临床诊断程序有哪些？

运动障碍疾病（movement disorders）临床诊断程序如下。

（1）收集详尽的病史：包括发病年龄、起病方式、病程、用药史、既往疾病或伴发疾病史、生长发育史和家族史等。

1）发病年龄：常可能提示病因，如婴儿或幼儿期起病可能为脑缺氧、产伤、胆红素脑病或遗传因素，少年期出现震颤很可能是肝豆状核变性。也有助于判定预后，如特发性扭转痉挛在儿童期起病远较成年起病严重，致残率高；相反地，老年发病的迟发性运动障碍较年轻时发病更顽固。

2）起病方式和病程：常可提示病因，如急性起病的儿童或青少年肌张力障碍可能提示药物不良反应，缓慢起病多为特发性扭转痉挛、肝豆状核变性。严重舞蹈症或偏侧投掷症如急性起病可能提示血管性病因，缓慢隐袭起病可能为神经变性病。小舞蹈病通常在起病6个月内缓解，与儿童期起病的其他舞蹈病不同。

3）注意吩噻嗪类、丁酰苯类药物可引起运动障碍，某些疾病如风湿热、甲状腺疾病、SLE、真性红细胞增多症可伴舞蹈样动作，以及遗传性运动障碍疾病，如亨廷顿病、良性遗传性舞蹈病、特发性震颤、扭转痉挛、抽动-秽语综合征等，仔细询问家族史非常重要。

（2）认真的体格检查：可了解运动障碍症状特点，明确有无其他神经系统症状体征。静止性震颤、铅管样或齿轮样肌强直提示帕金森病；角膜K-F环提示肝豆状核变性；亨廷顿病和肝豆状核变性除运动障碍，常伴精神和认知损害。

（3）适当的辅助检查：血清铜、尿铜和血清铜蓝蛋白含量测定。脑CT显示双侧豆状核区低密度灶或MRI显示信号异常，有助于肝豆状核变性的诊断。嗅觉检测和黑质超声对运动障碍疾病鉴别有意义。正电子发射断层扫描（PET）或单光子发射断层扫描（SPECT）可显示纹状体DA转运载体（DAT）功能降低、DA递质合成减少和D_2型DA受体活性改变，对帕金森病有诊断意义。基因分析对确诊某些遗传性运动障碍疾病有意义。

667

帕金森病与帕金森综合征的病因有哪些？

（1）帕金森病（Parkinson disease，PD）是一种中老年人常见的CNS变性疾病，与遗传、环境、神经系统老化等因素相关。其病因如下。

1）遗传性：绝大多数PD患者为散发性，但散发性患者的一级亲属患PD的可能性增高。约10%的患者有家族史。目前发现近20个PD相关基因，呈不完全外显的常染色体显性遗传或隐性遗传。与显性遗传相关的基因有：*PARK1*基因（α-synuclein）、*PARK8*基因（*LRRK2*）和*GBA*基因；与隐性遗传相关的基因有：*PARK2*基因（Parkin），*PARK6*基因（*PINK1*）和*PARK7*基因（*DJ-1*）等。

2）环境因素：流行病学调查显示，长期接触杀虫剂、除草剂或某些工业化学品等可能是PD发病的危险因素。嗜神经毒1-甲基-4-苯基-1,2,3,6-四氢吡啶（MPTP）和某些杀虫剂、除草剂可能抑制黑质线粒体呼吸链NADH-CoQ还原酶（复合物Ⅰ）活性，使ATP生成减少，自由基生成增加，导致DA能神经元变性死亡。PD患者黑质区存在明显的脂质过氧化，还原型谷胱甘肽显著降低，提示抗氧化机制障碍和氧化应激可能与PD发病和病情进展有关。

3）老化：PD主要见于中老年人，40岁前发病少见。研究发现30岁后黑质DA能神经元、酪氨酸羟化酶（TH）和多巴脱羧酶（DDC）活力、纹状体DA递质水平随年龄增长逐渐减少，但生理性DA能神经元退变不足以致病，老化只是PD的促发因素。

目前认为，多种因素可能参与PD的发病，遗传因素可增加患病易感性，在与环境因素相互作用下，包括衰老因素，通过氧化应激、线粒体功能衰竭、钙超载、兴奋性氨基酸毒性作用、细胞凋亡、免疫异常等机制导致黑质DA能神经元大量变性而导致发病。

（2）帕金森综合征（Parkinsonism）：通常有明确的病因所致，例如，吩噻嗪类、丁酰苯类抗精神病药、利血平、甲氧氯普胺、α-甲基多巴、锂剂、氟桂利嗪等中毒，MPTP及其结构类似的杀虫剂和除草剂、一氧化碳、锰、汞、二硫化碳、甲醇、乙醇等。血管性常有多发性脑梗死病史，检查发现锥体束征和MRI检查可提供证据；也可见于脑炎后、慢病毒感染、创伤如拳击性脑病、正常压力脑积水、脑肿瘤、肝脑变性、甲状腺功能减退和甲状旁腺异常等。

668

帕金森病的病理特征和布拉克（Braak）病理分期有哪些？

帕金森病是黑质-纹状体系统退行性疾病，是运动障碍疾病的典型代表。

（1）病理特征

1）含黑色素神经元变性或缺失，主要为黑质致密部DA能神经元丢失。蓝斑核、迷走神经背核、中缝核等脑干含黑色素神经元和苍白球、壳核、尾状核等也有较明显改变。丘脑底核、下丘脑、延髓、导水管周围和第三脑室周围灰质和大脑皮质偶可受累。

2）残存的神经元胞质内出现嗜酸性包涵体（Lewy小体），其内含α-突触核蛋白和泛素等，是PD的特征性病理改变。研究证实α-突触核蛋白在身体各器官的神经末梢，特别是脑内神经元的异常聚集是导致PD的主要原因。

（2）布拉克（Braak）病理分期：德国病理学家Braak等通过一系列尸解研究提出，PD病理改变并非起始于中脑黑质，而是从下位脑干和嗅皮质开始，逐渐向脑干上端发展，依次累及桥脑被盖、中缝核、尾状核和皮质运动区等。Braak病理分期分为六期。

1期和2期：嗅球和前部嗅神经核变性，表现为嗅觉障碍。低位脑干包括舌咽神经和迷走神经运动核、网状结构、中缝核、巨细胞网状核和蓝斑-蓝斑下核复合体和延髓的核团的退行性病变，与自主神经功能障碍有关；中缝核、蓝斑等变性出现睡眠障碍。

3期和4期：黑质、中脑深部核团和前部脑叶受累，出现PD的运动症状。

5期和6期：边缘系统及新皮质出现路易小体，出现抑郁、幻觉、认知障碍等神经精神症状。

669

帕金森病的临床表现有哪些？

帕金森病（PD）多于60岁后发病，偶有20岁后发病者，起病隐匿，进展缓慢，症状不对称，以运动症状为主。

（1）运动症状

1）静止性震颤（static tremor）：肢体完全放松状态时出现4～6Hz震颤，精神紧张时加重，随意动作时减轻，睡眠时消失。常为PD的首发症状，多由一侧上肢远端（手指）开始，逐渐扩展到同侧下肢和对侧肢体。典型表现为拇指与示指呈"搓丸样"（pill-rolling）动作或肢体交替旋前与旋后、屈曲与伸展运动。

2）肌强直（rigidity）：放松体位时，屈肌与伸肌张力同时增高。四肢和颈部主要关节的被动运动缓慢。由于关节被动运动时始终保持阻力增高，似弯曲软铅管，称为"铅管样强直"；如患者伴有震颤，检查者感觉在均匀阻力中出现断续停顿，如同转动齿轮，称为"齿轮样强直"。

3）运动迟缓（bradykinesia）：运动缓慢，在持续运动中随意运动幅度或速度下降，出现迟疑、犹豫或暂停，包括始动困难。肢体运动迟缓是帕金森综合征诊断的必备条件，包括面具脸（masked face）、写字过小征（micrographia）、走路摆手幅度减小或消失、语音低沉单调和流涎等特征性表现。

4）姿势步态异常：表现为头部前倾、躯干俯屈、上肢肘关节屈曲、腕关节过伸、前臂内收、指间关节伸直和拇指对掌等特殊屈曲体姿。中晚期患者不能自然起立，站立时易前后跌倒，走路时常见前冲步态或慌张步态（festination）。

（2）非运动症状，在疾病早期常出现便秘、嗅觉减退、快速眼动期睡眠行为障碍、焦虑或抑郁、自主神经紊乱等。晚期交感神经障碍导致直立性低血压，部分患者出现轻度认知功能减退和视幻觉。

670 帕金森病的诊断标准和赫恩-亚尔（Hoehn-Yahr）分级量表有哪些？

（1）国际运动障碍病学会（MOS，2015）制定了PD国际诊断标准。

1）首先确定帕金森综合征（Parkinsonism）诊断，是诊断原发性帕金森病的先决条件。必须满足核心运动症状，存在运动迟缓，同时至少存在静止性震颤或肌强直两项症状其中一项。

2）明确诊断为帕金森综合征后，不存在绝对排除标准（absolute exclusion criteria），无警示征象（red flag），至少存在两条支持标准（surpportive criteria），临床可确诊为帕金森病。

（2）帕金森病Hoehn-Yahr（修订）分级量表。

0级：无症状。

1.0级：单侧肢体受累，但没有影响平衡。

1.5级：单侧肢体受累，合并躯干（轴）症状。

2.0级：双侧肢体受累，但没有影响平衡。

2.5级：双侧肢体轻度受累，但后拉测试（pull test）能自行恢复。

3.0级：双侧肢体轻至中度受累，不能从后拉测试恢复，患者可自理。

4.0级：严重病残，但可自行站立和行走。

5.0级：坐轮椅或卧床，完全依赖别人帮助。

早期：1.0～2.5级；中期：3.0级；晚期：4.0～5.0级。

671 帕金森病的药物治疗有哪些？

帕金森病临床以药物治疗为主。

（1）抗胆碱能药：苯海索（Trihexyphenidyl）是最常使用的抗胆碱能药，可改善震颤，常用1～2mg口服，每日3次；常见口干、便秘和视物模糊等不良反应，偶见神经精神症状，闭角型青光眼和前列腺肥大患者禁用。

（2）金刚烷胺（Amantadine）：50mg，开始每日2～3次，一般不超过300mg/d，老年人不超过200mg/d；可改善少动、强直和震颤，有助于改善异动症；不良反应如意识模糊、下肢网状青斑、踝部水肿和心律失常，肾功能不全、癫痫、严重胃溃疡和肝病患者慎用，哺乳期妇女禁用，老年人需注意幻觉和认知减退不良反应。

（3）复方L-dopa：PD治疗的"金标准"，但疾病中晚期或长期（3～5年）后会出现疗效减退如症状波动、异动症和精神症状。主要剂型为标准片多巴丝肼（Madopar），息宁控释片（Sinemet CR），疾病早期治疗量不应超过300mg/d，中晚期应多次给药，每日4～5次，避免每日2～3次发生脉冲样血药浓度波动。活动性消化道溃疡者慎用，闭角型青光眼、精神病患者禁用。

（4）DA受体（DR）激动剂：使用非麦角类DR激动剂，从小剂量开始，逐渐加量至疗效满意。普拉克索（Pramipexole），初始量0.125mg，每日3次，最大剂量不超过4.5mg/d；罗匹尼罗（Ropinirole）开始0.25mg，每日3次，逐渐加量至2～4mg，每日3次；吡贝地尔缓释片初始量50mg，每日1次，不超过250mg/d；罗替戈汀（Rotigotine）透皮贴剂，早期使用4.5mg/10cm^2，每日1贴，视病情加量；不良反应包括精神症状、睡眠障碍、直立性低血压，冲动控制障碍等。

（5）单胺氧化酶B型（MAO-B）抑制剂：司来吉兰（Selegiline）2.5～5.0mg，每日2次，早、午服用，不可与5-羟色胺再摄取抑制剂（SSRI）合用；雷沙吉兰（Rasagiline）1mg，每日1次，胃溃疡者慎用。

（6）儿茶酚-氧位-甲基转移酶（COMT）抑制剂：抑制L-Dopa外周代谢，使之进入脑内增加，增加脑内DA含量。恩他卡朋（Entacapone）100～200mg，与复方L-dopa同时服用，极少数患者出现严重肝毒性，需监测肝功能，肝病禁用。可使用达灵复（Stalevo），是L-Dopa、多巴脱羧酶抑制剂卡比多巴和COMT抑制剂恩他卡朋三联复方制剂。

672

早发型和晚发型帕金森病首选的药物治疗有哪些？

帕金森病一旦早期诊断应尽早开始治疗，争取掌握疾病的修饰时机。

（1）早发型患者，在不伴智能减退的情况下，可有以下选择：①非麦角类多巴胺受体（DR）激动剂；②单胺氧化酶B型（MAO-B）抑制剂；③金刚烷胺；④复方L-dopa；⑤复方L-dopa＋儿茶酚-O-甲基转移酶（COMT）抑制剂；⑥抗胆碱能药物。首选药物并非按照以上顺序，需根据不同患者的具体情况选择不同方案。若遵照美国、欧洲的治疗指南应首选方案①、②或⑤；若患者由于经济原因不能承受高价格药物可首选方案③；若因特殊工作之需，力求显著改善运动症状，或出现认知功能减退可首选方案④或⑤；也可小剂量应用方案①、②或③时可小剂量联合应用方案④；震颤明显可选方案⑥。

（2）晚发型或伴智能减退患者，一般首选复方L-dopa治疗。随着症状加重、疗效减退可添加DR激动剂、MAO-B抑制剂或COMT抑制剂等，尽量不应用抗胆碱能药物，对老年男性患者会有较多不良反应。

673

帕金森病手术治疗适应证和禁忌证有哪些？

帕金森病手术治疗方法很多，近年来立体定向技术发展使手术效果大幅度进步，目前较常用苍白球毁损术、丘脑毁损术和脑深部电刺激术（deep brain stimulation，DBS）等。

（1）手术适应证

1）年龄一般在70岁以下，但不是限制手术的标准；原发性帕金森病具有单侧或双侧症状，病史多在5年以上，但震颤为主的PD患者，经规范药物治疗震颤改善不理想，震颤严重影响患者生活可放宽至3年。

2）服用L-dopa类药物曾有效，但因长期服药，药物用量增加，疗效减退，或出现异动症、剂末效应、开关反应等不良反应，开期Hoehn-Yahr分级≤4级。

3）立体定向毁损术后复发，相关核团结构完好，或一侧毁损术后，对侧仍有症状者。

（2）禁忌证：病情严重不能配合手术的晚期PD患者，明显认知或精神障碍，严重高血压、糖尿病和心、肺、肝、肾疾病不能耐受手术者，PSP、多系统萎缩、痴呆或血管性帕金森综合征，严重脑萎缩、脑器质性病变，凝血机制异常患者，对L-dopa疗效不佳或未经药物系统治疗者不推荐手术治疗。

674

帕金森病的非运动症状治疗有哪些？

帕金森病的非运动症状涉及许多类型，主要包括精神障碍、自主神经功能障碍和睡眠障碍等，需给予积极的相应的治疗。

（1）便秘和排尿障碍：便秘应增加饮水量和高纤维食物，停用抗胆碱能药，必要时应用芦荟胶囊、麻仁丸、多潘立酮或开塞露等通便剂。如为膀胱过度活动症，以尿急为特征伴尿频和夜尿，伴或不伴急迫性尿失禁，可使用M受体阻滞剂如托特罗定（Tolterodine）初始剂量2mg，每日2次。根据患者的反应和耐受程度，剂量可下调到一次半片（1mg），每日3次。患者应减少晚餐后摄水量。出现尿潴留应采取间歇性清洁导尿，如有严重前列腺增生肥大可手术治疗。

（2）睡眠障碍：失眠最常见，若与夜间运动症状相关，睡前需加用多巴丝肼控释片，如伴有不宁腿综合征（RLS）睡前加用DA受体激动剂如普拉克索或多巴丝肼控释片，快速眼动期睡眠行为异常（RBD）可使用褪黑素和镇静安眠药。

（3）直立性低血压：可增加盐和水摄入量，睡眠时抬高头位，穿弹力裤，从卧位站起宜缓慢；使用米多君治疗有效，也可用选择性外周DA受体拮抗剂多潘立酮。

（4）抑郁症：可使用SSRIs类如舍曲林、酒石酸西酞普兰，应避免与MAO-B抑制剂合用，也可选用三环类（TCAs），需注意心律失常、直立性低血压、认知障碍和幻觉等。认知障碍可用胆碱酯酶抑制剂多奈哌齐、艾斯能、美金刚等。

（5）精神障碍：幻觉和妄想，排除治疗药物诱发因素，推荐选用氯氮平或喹硫平，氯氮平可导致粒细胞缺乏症，需监测血细胞计数。

675

帕金森病的运动并发症及其处理有哪些？

运动并发症（症状波动和异动症）是PD中晚期的常见症状，调整药物种类、剂量和服药次数可使症状改善，脑深部电刺激（DBS）治疗也有效。

（1）症状波动处理

1）剂末恶化（end of dose deterioration）：①复方L-dopa原剂量不大可适当增加每日总剂量和服药次数，或不增加每日总剂量，减少每次剂量，适当增加服药次数；②常释剂换用控释剂，延长L-dopa作用时间，适宜早期出现剂末恶化，尤其夜间发生者，剂量需增加20%～30%；③加用长半衰期DR激动剂（DAs）普拉克索、罗匹尼罗，罗替高汀贴片或阿扑吗啡间断皮下输注；④加用对纹状体产生持续DA能刺激的COMT抑制剂如恩他卡朋；⑤加用MAO-B抑制剂如雷沙吉兰、司来吉兰、唑尼沙胺；⑥避免含蛋白质饮食对L-dopa吸收和通过血脑屏障影响，宜餐前1小时或餐后1.5小时服药，调整蛋白饮食可能有效；⑦可采用丘脑底核（STN）的DBS治疗。

2）开-关现象（on-off phenomenon）：较困难。①选用长半衰期非麦角类DAs如普拉克索、罗匹尼罗和罗替高汀；②对口服药物无法改善的严重关期患者可考虑采用持续皮下注射阿扑吗啡或L-dopa肠凝胶灌注；③采用丘脑底核DBS或GPi-DBS治疗。

（2）异动症：又称运动障碍（dyskinesia），包括剂峰异动症、双相异动症和肌张力障碍处理。

1）剂峰异动症：①减少复方L-dopa每次剂量；②如单用复方L-dopa可适当减量，加用DAs或COMT抑制剂；③加用金刚烷胺；④加用非典型抗精神病药如氯氮平；⑤使用复方L-dopa控释剂应换用常释剂，避免控释剂累积效应。

2）双相（剂初和剂末）异动症：①复方L-dopa控释剂应换用常释剂，最好换水溶剂，有效缓解剂初异动症；②加用长半衰期DAs，COMT抑制剂延长L-dopa血浆清除半衰期，缓解剂末和剂初异动症。微量泵持续输注DAs或L-dopa甲酯或乙酯可同时改善异动症和症状波动。

3）肌张力障碍包括清晨、关期和开期。①清晨肌张力障碍：睡前加用复方L-dopa缓释片或DAs，起床前服复方L-dopa水溶剂或常释剂；②关期肌张力障碍：增加复方L-dopa剂量或次数，加用DAs、COMTI或MAO-BI；③开期肌张力障碍：与剂峰异动症处理相同，若调整药物治疗无效可在EMG引导下行肉毒毒素注射治疗。药物难治性异动症可使用L-dopa/卡比多巴肠凝胶制剂、阿扑吗啡皮下注射、丘脑底核DBS和GPi-DBS治疗。

676

年轻人发病的帕金森病的临床表现和治疗有哪些？

年轻人发病的帕金森病（young-onset Parkinson disease，YOPD）是指在21～40岁发病的PD患者，多数有家族史。

（1）临床表现：患者发病年龄早，病程长，病情进展较缓慢，患者的运动迟缓、肌强直、静止性震颤帕金森病三联征较轻，症状多不典型，震颤幅度小、频率快，经典"搓丸样"震颤少见，左右不对称。常见局限性肌张力障碍，足部肌张力障碍明显，有学者认为是区别于经典晚发型帕金森病的唯一特征。病变影响皮质脊髓束，导致腱反射活跃，常见症状波动，常见睡眠后减轻；较少发生认知障碍，嗅觉相对保留。

（2）治疗：患者对复方L-dopa治疗反应良好，但多巴制剂引起症状波动和运动障碍出现较早而频繁，治疗需谨慎控制L-dopa剂量。

677

特发性震颤与静止性震颤的鉴别及其药物、手术治疗有哪些？

特发性震颤（essential tremor，ET）是可能与家族遗传相关的特征性姿势性或动作性震颤，为缓慢进展性疾病。

（1）ET与PD静止性震颤的鉴别见表19-1。

表19-1　特发性震颤与PD静止性震颤的鉴别

表现	特发性震颤	静止性震颤
震颤	姿势性或动作性	静止性，行走加重，保持姿势和运动时减少
频度	4～12Hz	4～6Hz
分布	对称	不对称
身体部位	手、头部和发音	手和腿
书写	震颤性	小写症
病程	稳定或缓慢进行性	进行性
家族史	常有	不常见
其他神经体征	无	运动缓慢、肌强直、姿势反射消失
改善震颤药物	酒精、普萘洛尔、扑米酮	L-dopa、抗胆碱能药如苯海索
外科治疗	丘脑深部DBS或丘脑切开术	丘脑底核DBS或GPi-DBS

（2）ET药物治疗：如症状轻微者可不必治疗。通常使用β-肾上腺素能阻滞剂如普萘洛尔（Propranolol），10mg，每日2次，可增量至30～60mg/d，不超过90mg/d，需长期服用；禁忌证为心力衰竭、二或三度房室传导阻滞、哮喘、胰岛素依赖性糖尿病；通常耐受较好，但需监测脉搏和血压，脉搏＞60次/分是安全的；不良反应如疲乏、恶心、腹泻、皮疹、阳痿和抑郁；或用阿罗洛尔（Arotinolol）10～15mg口服，每日1～2次。

1）扑痫酮（Primidone）可减轻手震颤幅度，不影响震颤频率，对头震颤、舌震颤疗效不佳，25mg开始逐渐加量，睡前服，一般250mg/d疗效佳。可有眩晕、恶心和姿势不稳等短暂不良反应。氯硝西泮（Clonazepam）1～2mg口服，每日2～3次，可有效，不良反应为嗜睡。氯氮平（Clozapine）可缓解ET症状，需监测血细胞计数。碳酸酐酶抑制剂醋甲唑胺（Methazolamide）能减轻头部和言语震颤，最大剂量为200mg/d，不良反应如嗜睡、恶心、厌食和感觉异常。难治性病例可试用以下方案：先睡前服扑痫酮50mg，根据病情可增至125～250mg；必要时换用或合用长效普萘洛尔80mg晨服，视病情剂量可增至120mg/d，需监测脉搏和血压。

2）肉毒毒素A（BTX-A）可有效减轻肢体、软腭震颤幅度，对频率影响不大。手伸肌与屈肌注射BTX-A 100U治疗4周，75%的患者震颤轻至中度缓解。治疗原发性言语震颤，将BTX-A经环甲膜皮下注射至声带，多数患者发声显著改善，部分需再次注射至胸骨舌骨肌和胸骨甲状肌。

（3）手术治疗

1）立体定向丘脑损毁术：适应证为症状严重、一侧为主和药物治疗无效的ET患者。最佳靶点是丘脑腹中核或腹外侧核，单侧丘脑毁损术缓解率＞90%，安全有效，10%的患者术后出现构音障碍、平衡失调、对侧肢体无力和癫痫。

2）脑深部电刺激术：在丘脑腹中核埋植微型脉冲发生器，采用135～185次/秒高频刺激，脉冲60～120μs，波幅1～3V，干扰和阻断神经元电活动，控制震颤。DBS对静止性和姿势性震颤、肢体远端震颤疗效好，对头震颤和言语震颤不佳。

纹状体黑质变性的病理和临床表现有哪些？

纹状体黑质变性（striato-nigral degeneration）由Raymond Adams等（1961）首先报道，是多系统萎缩的帕金森病型（MSA-P）。

（1）病理检查：特征为纹状体，尤其壳核显著萎缩，神经元变性，继发性苍白球萎缩，铁颗粒沉着，黑质色素细胞明显变性和脱失。

（2）临床表现：患者多在50～70岁发病，男性多见，出现进行性肌强直、运动迟缓和步态障碍，多从双下肢开始，酷似帕金森病，但震颤较少。自主神经症状常见膀胱直肠功能障碍，部分患者可见小脑体征或锥体束征；L-dopa治疗无效或仅有短暂疗效。

皮质基底节变性（CBD）的病理和临床表现有哪些？

皮质基底节变性（conical basal ganglionic degeneration，CBD）是一种罕见的慢性进展性变性疾病，表现为不对称性强直少动、大脑皮质功能受损、失用、肌张力障碍和姿势异常。Rebeiz等（1968）最早报道了3例CBD病例。

（1）病理检查：额顶叶皮质明显萎缩，特别是中央沟周围、黑质、壳核、苍白球、丘脑、齿状核和脑干等。组织病理检查可见气球样神经元，黑质和基底节神经元脱失合并胶质增生，星形细胞斑是CBD特征性病变，神经元和胶质细胞过度磷酸化tau蛋白沉积，神经原纤维缠结（NFT）等。

（2）临床表现

1）本病40～70岁发病，平均60岁，病程4～8年，表现为进行性非对称性帕金森综合征，常见肌强直伴肌张力障碍、运动迟缓，静止性、姿势性和动作性震颤，多发展为肌阵挛，见于一侧上肢和面部，肌张力障碍表现握拳或手指过伸姿势，姿势步态障碍，可见垂直性或水平性眼球运动障碍，腱反射亢进，病理征（＋），对L-dopa反应不良。

2）额顶叶皮质功能障碍常见失用症，最常见观念运动性失用，也可见运动性、观念性和结构性失用，可有非流利性失语、原发性进行性失语症（primary progressive aphasia，

PPA）和言语失用症（apraxia of speech，AOS）。可见执行功能障碍、记忆减退、视空间障碍，额叶释放征如摸索反射和强握反射，异己手或异己肢（alien limb）征，以及人格改变、行为异常、缄默和痴呆等。

680

进行性核上性麻痹的病理、临床表现和治疗有哪些？

进行性核上性麻痹（progressive supranuclear palsy，PSP）也称斯蒂尔-理查森-奥尔谢夫斯基综合征（Steele-Richardson-Olszewski syndrome），是一种少见的进行性神经系统变性疾病。

（1）病理检查：PSP是以tau蛋白病变为病理基础的神经系统变性疾病，主要病变是桥脑和中脑神经元变性和神经原纤维缠结（NFT），苍白球、黑质萎缩，侧脑室和第三脑室扩张。镜下可见黑质、苍白球-纹状体通路、四叠体上丘、导水管周围白质病变，NFT分布致密，神经纤维网丝形成，基底核、脑干可见tau蛋白（＋）的星形胶质细胞，神经元丢失，胶质细胞增生，大脑、小脑皮质可不受累。

（2）临床表现

1）患者通常在中年晚期（45～75岁）发病，起病隐袭，男性稍多。特征是垂直性核上性眼肌麻痹，先出现两眼下视不能，看不到足尖而步行困难，看不到桌上食物而取食困难，再出现上视不能，眼球固定于正中位。下视麻痹常伴头部过伸肌张力障碍姿势，称为眼颈肌张力障碍（oculocervical dystonia）。晚期患者出现两眼侧视麻痹、核间性眼肌麻痹，可见两眼会聚不能，瞳孔缩小，光反射和辐辏反射存在，头眼反射存在提示核上性损害，晚期头眼反射消失为核性损害。

2）肌强直和轴性肌张力障碍也为特征性症状，早期步态不稳、大步态、双膝僵硬，转身时双下肢交叉，后仰跌倒，颈肌和躯干伸直，严重者肘、膝均伸直，坐在椅子上身体后倾，双脚离地。起病1年内出现垂直性注视麻痹伴跌倒常提示PSP。

3）常见假性球麻痹、构音不清、吞咽困难、咽反射亢进和情绪不稳，腱反射亢进，Babinski征（＋），少数患者张口惊讶状表情，眼睑痉挛，睁眼闭眼不能。病程第1年出现认知减退或出现较晚，情感活动减少、性格改变和痴呆，可见言语含糊、重复言语或模仿言语和共济失调性言语，复述困难。平均病程6～8年，早期尿失禁和肌张力障碍存活期短，常死于肺感染、肺栓塞、心肌梗死和心力衰竭。约1/3的患者CSF蛋白增高，约半数患者EEG可见非特异性弥漫性异常；MRI轴位像典型可见中脑上丘、红核萎缩，如"鼠耳"样，正中矢状位T1WI显示中脑背侧萎缩如"蜂鸟征"。

（3）治疗：本病无特效疗法，基础治疗是神经递质替代疗法，复方L-dopa、DAs可轻度短期改善PSP早期肌强直、动作迟缓和步态障碍。

681

肝豆状核变性（Wilson病）的病因和临床表现有哪些？

肝豆状核变性（hepatolenticular degeneration，HLD）也称威尔逊病（Wilson Disease，WD），是常染色体隐性遗传铜代谢障碍疾病，由Wilson（1912）首先描述，患病率为（0.5～3.0）/10万。

（1）病因：致病基因*ATP7B*定位于13q14.3，基因突变使编码铜转运P型ATP酶功能减弱或丧失，血清铜蓝蛋白（ceruloplasmin，CP）合成障碍，铜离子在体内蓄积和沉积于豆状核、肝、肾和角膜，引起进行性肝硬化、锥体外系症状、精神症状、肾损害和角膜K-F环等。

（2）临床表现

1）WD多在儿童和青少年期发病，少数成年期发病，5～35岁多见，40岁后发病仅约3%，25%～50%的患者有家族史，10岁前首发症状多为肝脏损害，10岁后多见神经系统症状，少数首发症状为急性溶血性贫血、皮下出血、鼻出血和肾损害。

2）神经症状主要表现为肌张力障碍、震颤、帕金森病样症状，儿童期多见舞蹈动作、手足徐动和上肢扭转，下肢跳跃性步态，痴愚表情、流涎、呐吃和吞咽障碍，后期持续全身扭转痉挛，可伴痫性发作；成人期多见肌强直、动作减少、慌张步态和不规律震颤。可见小脑性共济失调、腱反射亢进、Babinski征（＋）和假性球麻痹，极少数患者发生晕厥或括约肌障碍。精神症状较常见，如进行性智能减退，反应迟钝，学习成绩退步，注意力不集中，无故哭笑、傻笑和不能自制，躁动不安、冲动行为或淡漠，晚期可出现幻觉等。

3）角膜K-F环（Kayser-Fleischer ring）是角膜与巩膜交界处暗棕色角膜环，为角膜弹力层铜沉积，宽1～3mm，肉眼可见，是本病重要的体征，具有诊断意义。患者可有白内障、眼调节和暗适应能力下降表现。

4）急性或慢性肝病表现，慢性如肝硬化伴腹水、脾肿大和脾功能亢进，溶血性贫血、血小板减少、鼻出血，食管静脉曲张破裂出血，以及肝性脑病。部分可见皮肤色素沉着，双小腿伸侧明显。女性可有月经不调、流产史等。近端肾小管和肾小球铜沉积，肾小管重吸收障碍，导致肾性糖尿、微量蛋白尿和多种氨基酸尿，少数伴肾衰竭。关节铜沉积可致骨关节畸形和骨关节痛，钙、磷代谢障碍易引起骨质疏松和骨折。

682

肝豆状核变性的诊断检查和治疗有哪些？

（1）WD诊断检查

1）血清铜蓝蛋白（CP）显著降低，正常为200～500mg/L，＜80mg/L高度提示诊断，12岁前患儿血清CP矫正公式为：

$$矫正后CP值＝血清CP测定值×（12－年龄）×1.7$$

大多数血清铜氧化酶活力降低，与CP降低有同样意义。24小时尿铜量显著增加，≥100μg（正常＜100μg），患儿间隔12小时服2次青霉胺500mg，测24小时尿铜＞600μg有诊断价值。采取肝组织测定铜含量是诊断的"金标准"，正常肝铜为50μg/g干重，WD通常＞250μg/g干重，需注意如在新生肝硬化结节取材可为假阴性。

2）脑CT可见脑室扩大，基底节区低密度病灶；脑MRI检查显示豆状核，尤其壳核、尾状核、中脑、桥脑T1WI低信号、T2WI高信号。

3）基因诊断：患者家族进行限制性片段长度多态性（RFLP）连锁分析，采用WD基因附近的侧翼标记如ESD、RB1、D13S31、D13S59、P68RS2.0等，部分患者家族成员可做出早期诊断和检出杂合子。

（2）治疗：确诊的WD患者应早期治疗，低铜饮食，使用铜代谢改善剂，纠正铜代谢失调，减轻铜蓄积，促进体内铜排泄，避免不可逆的严重组织损害。

1）避免食用富含铜的食物，如豌豆、蚕豆、玉米、坚果类、蕈类，鱿鱼、牡蛎、乌贼和贝壳类，动物肝脏和血液，以及可可、蜜糖和巧克力等；避免使用铜制炊具，进食高蛋白、高氨基酸、高糖和低脂饮食。

2）D-青霉胺（D-penicillamine）：为青霉素衍生物，可螯合体内铜离子从尿排出，是首选药物，需做青霉素皮试，小剂量（62.5～125.0mg/d）开始缓慢加量，每周加量250mg，总量1000～2000mg/d；儿童日剂量20mg/kg。维持量成人750～1500mg/d，儿童250mg/d，餐前1小时服用，避免食物影响吸收，服药期间监测尿铜以调整剂量。不良反应常见有恶心、呕吐和上腹不适，天疱疮样黏膜皮肤损害、橡皮样皮病、皮肤变脆，IgA减少引起免疫复合物肾病、红斑狼疮、甲状腺炎、重症肌无力、多发性肌炎等自身免疫病，血小板减少、粒细胞减少、严重溶血性贫血、再生障碍性贫血，变态反应如发热、皮疹、淋巴结肿大等。

3）高效重金属络合剂：如二巯基丁二酸钠（sodium dimercaptosuccinate，Na-DMS），常规用量1g溶于10%葡萄糖液40ml缓慢静脉滴注，每日2次，每疗程6天；儿童每次20mg/kg。二巯基丁二酸（DMSA），用量0.75～1.0g口服，每日2次；儿童70mg/（kg·d），每日2次；

不良反应常见有胃肠道反应，变态反应如发热、药疹、皮肤黏膜出血、肌肉酸痛。二硫丙磺酸（DMPS），5mg/kg加于5%葡萄糖液500ml缓慢静脉滴注，每日1次，每个疗程6天，不良反应如食欲减退、恶心、呕吐、皮疹、发热、结膜充血、口鼻出血和转氨酶升高。曲恩汀（trientine）又称三乙基羟化四甲胺（triehyleneteramine，TETA），铜络合作用比青霉胺弱，不良反应小，初始量900～2700mg/d，维持量900～1500mg/d，每日2～3次口服，儿童20mg/（kg·d），不超过250mg/d，每日2～3次，药源困难，价格不菲。

4）锌剂促进沉积铜排泄，起效慢（4～6个月），常用醋酸锌150mg/d，每日3次；＜5岁50mg/d，每日2次口服；5～15岁，75mg/d，每日3次，餐前1小时服，偶有恶心、呕吐、口唇麻等不良反应；或用葡萄糖酸锌、硫酸锌和甘草锌。硫化钾使肠道铜形成不溶性硫化铜，减少肠道铜吸收，20mg，每日1～2次，餐后服。四硫钼酸铵（ammonium tetrathiomolybdate，TM）可阻止肠道铜吸收和细胞铜摄取，促使体内铜较快排出，国内尚无使用经验。

5）中药治疗，如大黄、黄连、姜黄、金钱草、泽泻、三七等有利尿和排铜作用，推荐用于症状前患者、早期或轻症患儿。

6）对症治疗：患者伴肌强直和震颤可用L-dopa，精神症状用抗精神病药，脑萎缩和智力减退用促神经细胞代谢药，肝功能障碍应护肝治疗，脾肿大伴脾功能亢进可行脾切除术，急性肝衰竭或严重病例可考虑肝移植。

683

西德纳姆（Sydenham）舞蹈病的临床表现、鉴别诊断和治疗有哪些？

西德纳姆舞蹈病（Sydenham chorea）也称小舞蹈病（chorea minor）、风湿性舞蹈病（rheumatic chorea），由英国医生 Thomas Sydenham（1684）最早描述，是儿童期代表性舞蹈病或是CNS急性风湿热的表现。

（1）临床表现：多见于5～15岁患儿，女孩较多，亚急性隐匿起病，发病前多有发热、关节痛、扁桃体肿大等。患儿表现为不随意舞蹈样动作、肌张力低下、肌力减弱和自主运动障碍，早期出现情绪不稳，注意力不集中，学业退步，字迹歪斜，持物体易失落，可见挤眉弄眼、皱额、努嘴、吐舌和扮鬼脸，躯干扭转，上肢各关节交替屈伸扭转、耸肩、甩肘、手指不停的屈伸，重者不自主挥舞，可发生碰伤，步态颠簸，紧张时加重，安静时减轻，睡眠时消失；可伴行为异常、易激动、焦虑不安、情绪不稳和强迫症等。

1）检查：上肢平举或上举可见手臂或手掌过度内旋（旋前肌征）；两臂前伸时腕部屈曲，掌指关节和手指直伸，拇指外展，为华纳征（Warner sign）；握拳时紧时松，握力时强时弱，称为盈亏征（wax-waning sign）或挤奶妇手法（milkmaid grip）；可见四肢张力低、肌力减弱、腱反射减低、共济失调和小脑性语言。

2）约30%的病例有心脏受累或风湿性关节炎、皮下结节等风湿热表现，典型可见外周血白细胞计数增多，红细胞沉降率快、抗链球菌溶血素"O"增高或正常，C反应蛋白增高，咽拭子培养检出A型溶血型链球菌。本病3～6个月可自愈，约1/4的患者复发，预后取决于心脏合并症转归。

3）CT显示尾状核区低密度灶和水肿，MRI T2WI可见尾状核、壳核、苍白球和双侧黑质异常高信号，PET显示纹状体高代谢；EEG常见轻度弥漫性慢活动等非特异性改变。

（2）鉴别诊断：儿童习惯性痉挛表现刻板的不自主运动，同一肌肉或肌群重复收缩，肌张力正常，无旋前肌征，无风湿病表现。HD有遗传和家族史，中年以上发病，慢性进行性舞蹈样运动，精神、智力障碍或痴呆，病程长，不可逆。先天性舞蹈病于出生后出现，是脑瘫的一种表现，常伴智力障碍、痉挛性瘫。

（3）治疗：患儿即使无急性风湿病表现也应卧床休息，给予镇静药，青霉素静脉滴注，1个疗程为10～14天；水杨酸钠1.0g，每日4次，或合用泼尼松，症状消失后逐渐减停，预防心肌炎和瓣膜病。舞蹈病可口服地西泮5mg，硝西泮7.5mg，丁苯那嗪（Tetrabenazine）25mg，每日2～4次；或硫必利50～100mg，氯丙嗪12.5～25.0mg，氟哌啶醇0.5～1.0mg口服，每日2～3次，后三种药需注意锥体外系不良反应。中至重度患者使用泼尼松可缩短症状持续时间，血浆置换、免疫球蛋白静脉滴注也可缩短病程和减轻症状。

684

亨廷顿（Huntington）病的病因、临床表现、诊断和防治有哪些？

亨廷顿病（Huntington disease，HD）是完全外显率的常染色体显性遗传病，病变主要累及纹状体和大脑皮质，由美国医生George·Huntington（1872）首先报道。

（1）病因：HD是4号染色体短臂4p16.3的 *Huntingtin* 基因突变，基因产物为CAG三核苷酸重复扩增产生的Huntingtin蛋白，正常人CAG为11～34个重复序列，HD为40个以上，在连续后代中有发病提前的倾向，称为遗传早现（anticipation）现象。

（2）临床表现

1）患者多有家族史，偶有散发病例，通常在30～40岁开始出现临床症状，并进行性加重。早期常见精神症状，易激惹、烦躁不安、抑郁和反社会行为，后来出现进行性痴呆，早期皮质下痴呆特征，后期皮质与皮质下混合性痴呆。运动障碍表现为四肢、面部和躯干突发快速的跳动或抽动，舞蹈样运动是最突出特征，后期由于全身不自主运动不能站立行走。本病可见眼球扫视速度减慢、晚期眼球追随运动、自主扫视受损等眼球运动异常。少数病例无舞蹈样动作，表现为进行性肌强直和运动减少，多见于儿童期发病患儿，称为韦斯特法尔

（Westphal）变异型，青少年型常见癫痫和小脑性共济失调。

2）EEG可显示弥漫性异常，脑CT和MRI检查常证实临床确诊病例有脑皮质萎缩和尾状核萎缩。

（3）诊断：主要根据患者中年以上起病，家族遗传史、慢性进行性加重的舞蹈样运动、精神症状和痴呆四主征。采用PCR法检测*4p16.3*基因突变，CAG重复序列＞40，阳性率高，遗传学检测可诊断症状前患者和用于产前诊断。

（4）防治：本病无特效疗法，平均生存期约为15年，应告知患者和家人此病的遗传风险，完全外显的常染色体显性遗传罹病风险大，基因诊断可为产前诊断和遗传咨询提供可靠证据。需注意致病基因阳性会给无症状基因携带者带来心理和社会负担，影响就业、婚姻和生活。因此，基因检测应在受检者充分知晓检查意义后自愿进行，并给予充分的心理咨询帮助。

药物治疗如抑制纹状体DA能输出药物，多巴胺D_2-受体阻滞剂如氟哌啶醇0.5～4.0mg口服，每日4次；氯丙嗪25～50mg，每日3次；硫必利0.1～0.2mg，每日3次，从小剂量开始逐渐增量，注意锥体外系不良反应。神经末梢DA耗竭药利血平0.1～0.25mg口服，每日3次；丁苯那嗪（tetrabenazine）12.5～50.0mg，每日3次；选择性5-羟色胺再摄取抑制剂（SSRI）可能减轻病情进展。

增加GABA含量药物如异烟肼可抑制GABA转氨酶活性，减少GABA降解，增加脑GABA含量，常用剂量11～21mg/（kg·d），应加服维生素B_6 100mg/d。增加ACh功能药物，如水杨酸毒扁豆碱（Physostigmine）抑制胆碱酯酶活性和阻止ACh降解，1～2g口服，每日2～3次，不良反应为头晕、流涎、瞳孔缩小和出汗。可使用ACh前体如二甲氨基乙醇（Dimethylaminoethanol）250mg口服，每日3次；以及胆碱、磷脂酰胆碱。可用安定类药如地西泮（Diazepam）、氯硝西泮（Clonazepam）、硝西泮（Nitrazepam），精神症状明显可使用抗精神病药。

685

家族性舞蹈病-棘红细胞增多症的临床表现和治疗有哪些？

家族性舞蹈病-棘红细胞增多症（familial chorea-acanthocytosis）是由莱文（Levine，1960）首先报道，常染色体隐性遗传表现共济失调为主类型，常染色体显性遗传表现多动为主，偶有散发病例。

（1）临床表现：多在20～30岁发病，男性约为女性4倍。本病主要表现为舌肌、口唇和咀嚼肌不自主运动，影响讲话和进食，逐渐发展为躯干或全身舞蹈运动，常见突然咬断舌尖或咬破口唇，或不断用上肢自击面部。半数以上有认知障碍和人格改变甚至皮质下痴呆，可伴癫痫。晚期少数患者有心肌病，周围神经损害很多见，为轴索性周围神经病，检查腱反射消失、肌张力异常、肌力减弱和肌萎缩等。外周血红细胞可见棘红细胞（acanthrocyte）增高10%～40%，是本病的特征性表现，血清CK异常增高，血清脂蛋白（lipoprotein）无异常，是与神经棘红细胞增多症（NA），即巴森-科恩兹威戈（Bassen-Kornzweig）综合征的区别。

（2）治疗：本病可参照Huntington病对症治疗，通常疗效不佳。

686

妊娠舞蹈病、偏侧舞蹈病和老年性舞蹈病的临床表现和治疗有哪些？

妊娠舞蹈病、偏侧舞蹈病和老年性舞蹈病临床少见。

（1）临床表现

1）妊娠舞蹈病（chorea gravidarum）：是少见的妊娠并发症，病因不清，学者认为是妊娠诱发的晚发性舞蹈病，或妊娠期高血压疾病或感染引起的轻度脑炎，或归因于胎儿变态反应，精神因素也可诱发。多见于17～23岁初产妇，再次妊娠可能复发，30岁以上孕妇极少，多在妊娠前3个月发病，常发生流产，部分患者有风湿热或小舞蹈病史，症状如同小舞蹈病，患者一般先有头痛、性格改变。

2）偏侧舞蹈病（hemichorea）：表现为一侧肢体不自主舞蹈样动作，多继发于基底节血管病变，或为小舞蹈病或HD的部分表现，少数为基底节肿瘤或变性疾病。本病多见于中老年人，常在发生偏瘫后或间隔一段时间出现粗大的无目的舞蹈样动作，上肢重，下肢和面部较轻，紧张时明显，睡眠时消失。完全性瘫的患者常在瘫痪开始恢复后出现舞蹈动作，通常随时间推移逐渐减轻。

3）老年性舞蹈病（senile chorea）：老年人出现舞蹈动作，与HD相似，有时只见于舌、面和颊部，有学者认为是老年期发病的HD，但无脑皮质变性，无家族史，病情较轻，无精神症状，多呈良性病程。

（2）治疗

1）妊娠舞蹈病：与小舞蹈病治疗相同，病死率可达13.1%，胎儿死亡率比正常约高2倍，应尽早终止妊娠，症状可立即消失，轻症可先药物治疗，争取足月分娩，足月分娩婴儿大多正常。

2）偏侧舞蹈病：应针对脑血管疾病、风湿病、变性病或肿瘤等病因治疗，减少脑组织损伤；对症治疗可用氟哌啶醇、氯丙嗪、利血平和地西泮等，无效可用立体定向手术破坏苍白球、丘脑腹外侧核。老年性舞蹈病治疗同HD。

687

遗传性齿状核红核-苍白球路易体萎缩症的病因和临床表现有哪些？

遗传性齿状核红核苍白球路易体萎缩症（dentatorubral-pallidoluysian atrophy，DRPLA）也称山楂河综合征（Haw river syndrome），是一种罕见的神经系统遗传病，Smith（1958）首先报道了散发病例，日本发病率约为0.48/10万。

（1）病因：本病为常染色体显性遗传，外显率高，是CAG三核苷酸重复扩增突变，传统孟德尔遗传方式不能完全解释DRPLA的遗传现象，如多变的发病年龄、明显遗传早现现象，遗传早现在父系遗传中尤明显，每代提前26～29岁发病，母系遗传每代提前14～15岁。病理检查可见较严重的齿状核变性，纹状体变性较轻微。

（2）临床表现：本病多为家族性发病，年龄较HD小，患者出现痴呆、言语障碍、共济失调、癫痫和不自主运动，如舞蹈样动作、震颤和肌阵挛，全身痉挛发作、肌张力减低，临床可见不同症状组合，以舞蹈动作为主的表现与HD极相似，但脑CT检查无尾状核萎缩。临床遇到小脑性共济失调、小脑萎缩和痉挛发作的患者，舞蹈样动作不明显，应想到本病的可能。

688

肌张力障碍的分类和临床表现有哪些？

肌张力障碍（dystonia）是主动肌与拮抗肌持续性或间歇性过度或不协调收缩，导致异常运动和/或异常姿势，常伴持续性不自主运动。

（1）根据病因分为遗传性、特发性和获得性。

1）遗传性肌张力障碍：如HD、肝豆状核变性、神经节苷脂病，多巴反应性肌张力障碍（DRD）是酪氨酸羟化酶缺乏（THD）所致，常染色体隐性遗传。

2）特发性肌张力障碍：临床较常见，如口-下颌肌张力障碍、书写痉挛、打字员痉挛和运动员肢体痉挛，包括散发性和家族性，创伤或过劳可诱发。

3）获得性肌张力障碍：可见于病毒性脑炎、昏睡性脑炎、亚急性硬化性全脑炎（SSPE）、HIV感染、结核和梅毒等，L-dopa、多巴胺受体激动剂、抗精神病药、抗惊厥药和钙拮抗剂诱发，锰、钴、氰化物和甲醇中毒，脑梗死、脑出血、脑肿瘤、脑创伤、手术或围产期脑损伤、系统性自身免疫病，以及自身免疫性脑炎等。

（2）发病年龄分类：婴幼儿期（出生至2岁），儿童期（3～12岁），青少年期（13～20

岁），成年早期（21～40岁），成年晚期（＞40岁）。

（3）受累部位分类：①局灶性为身体一个区域受累，如睑痉挛、口下颌肌张力障碍、颈部肌张力障碍；②节段性为身体两个或以上相邻区域受累，如颅段肌张力障碍；多灶性为身体两个或以上不相邻的区域受累；③偏身性常为基底节损害，全身性为躯干和至少两个其他部位受累。

689

扭转痉挛的病因、临床表现和治疗有哪些？

扭转痉挛（torsion spasm）也称变形性或扭转性肌张力障碍（torsion dystonia），特征是肌张力障碍伴躯干和四肢剧烈不自主痉挛和扭转运动。

（1）病因：遗传性为常染色体显性遗传，9号染色体长臂（9q34）*DYT1*基因突变，以及*DYT6*、*DYT7*和*DYT13*等；特发性扭转痉挛（原发性肌张力障碍）病因不明。本病多为散发，少数有家族史。症状性见于基底节疾病，如脑炎后、肝豆状核变性、基底核钙化和肿瘤，L-dopa、吩噻嗪、丁酰苯类过量和CO中毒等。

（2）临床表现：各年龄均可发病，常染色体隐性遗传常在儿童期发病，多有家族史；常染色体显性和散发病例起病较晚，外显率不完全。特发性多见于成年期。症状多从一或两侧下肢开始，足内翻和痉挛性跖屈，行走足跟不能着地，后来出现躯干为轴的四肢不自主扭转，动作多变，自主运动或紧张时加重，睡眠消失。可见口下颌肌张力障碍如挤眉弄眼、睑痉挛、张口闭口、伸舌扭动等怪异表情，痉挛性斜颈、屈腕、伸指、手臂过度前旋、腿伸直、足内翻跖屈，脊柱前凸、侧凸和骨盆倾斜，扭转时张力增高，停止时张力正常或减低。通常病情持续，进展缓慢，极少缓解，重症病例口齿不清、吞咽受限、智力减退；罕有症状急骤恶化导致死亡，称为肌张力障碍风暴（dystonic storm）。

（3）治疗：本病尚无特效疗法，对症治疗如张力障碍缓解剂可用地西泮2.5～5.0mg或硝西泮5.0～7.5mg，每日3次，部分病例有效。大剂量中枢抗胆碱能药对特发性扭转痉挛有效，苯海索（Trihexyphenidyl）3～8mg/d，分3～4次口服；肌松药巴氯芬（Baclofen）小量鞘内注射可能有效。典型抗精神病药氟哌啶醇（Haloperidol）0.5mg，每日3次口服，逐渐加量；非典型抗精神病药氯氮平和喹硫平也可有效。小剂量L-dopa对多巴反应性肌张力障碍有戏剧性疗效，局灶性扭转痉挛首选肉毒毒素A局部注射，有效率约为90%。严重的特发性扭转痉挛可行内侧苍白球脑深部电刺激（GPi-DBS），约半数患者症状得到改善。

手足徐动症的病因病理、临床表现和治疗有哪些？

手足徐动症（athetosis）又称指划运动、易变性痉挛，特点是肢体远端游走样肌张力增高与减低动作，如蚓蚓样缓慢蠕动，它并非独立的疾病，而是肌张力障碍的亚型。

（1）病因病理：病因为遗传或家族性，常染色体隐性遗传，也见于脑炎、卒中后遗症、围产期低氧性脑病、大脑发育不良、脑穿通畸形、泰-萨克斯病（Tay-Sachs didease）或家族性黑矇性痴呆、肝豆状核变性等CNS疾病。病理检查可见壳核、尾状核大理石样变性，也累及丘脑、苍白球、黑质、内囊和大脑皮质，神经细胞变性，胶质增生，有髓纤维显著增加，髓鞘呈斑状大理石样染色。

（2）临床表现

1）家族性手足徐动症多在出生后数月内起病，也可见于任何年龄，无性别差异，常伴婴幼儿发育迟滞，起坐、行走或说话时间延迟，智力缺陷，约半数患儿可见双侧瘫或痉挛，为锥体束受损。特征性表现为手足徐缓不规则的不自主蠕动，过伸与过屈蜿蜒状如蚓蚓蠕动，扮鬼脸、咽喉肌、舌肌受累言语不清、吞咽障碍和伸缩舌，可见舞蹈-手足徐动症，或伴痉挛性斜颈或扭转痉挛，常见蹈趾不自主背屈，精神刺激或随意运动加重，安静时减轻，睡眠消失。

2）症状性手足徐动症，如肝性脑病、药物过量常见于成年或老年人，伴原发病症状和体征，进展缓慢，病程可数年或数十年，少数病例可长期不进展。

（3）治疗：疗效不确定，以镇静和抗精神病药物为主，脑瘫患儿采用立体定向毁损丘脑后结节、背外侧核和小脑齿状核，改善运动障碍疗效可达80%。

偏侧投掷症的病因、临床表现和治疗有哪些？

偏侧投掷症（hemiballismus）表现为一侧肢体粗大的无规律的持续舞动或投掷样运动，可为持续性或间断性。

（1）病因：本病是丘脑底核（Luys体）病变所致，多见于脑梗死，以及AVM、烟雾病和海绵状血管瘤，高血糖、渗透压紊乱、低钙血症、肿瘤、感染、药物中毒、自身免疫病等。

（2）临床表现：患者出现一侧肢体近端粗大的无规则投掷样运动，可持续性或间歇性，通常上肢较重，每分钟数次，常突然发作，常持续6～8周后消失，或转变为舞蹈样动作，通常为自限性，持续数周可导致身体衰竭死亡。脑MRI检查T1WI可见豆状核、尾状核和苍白球高信号病变，可因缺血性，个别患者血糖恢复正常后异常运动消失。需注意与急性偏身舞蹈症（常见于尾状核肿瘤或梗死）、局灶性癫痫发作鉴别。

（3）治疗：首先应针对病因治疗，抗精神病药如氟哌啶醇、利培酮对症治疗通常有效，试用DA耗竭剂丁苯那嗪，极少数病例需行苍白球腹外侧核切除术。

692

梅杰（Meige）综合征的分型和临床表现及其治疗有哪些？

梅杰（Meige）综合征由法国神经科医生Henry Meige（1910）首先描述，主要表现双眼睑痉挛、口-下颌肌张力障碍、口-舌-面颊异常运动等，病因不明，可能与基底节病变有关。

（1）分型和临床表现

1）睑痉挛（blepharospasm）：表现为双眼睑不自主闭合或痉挛，持续数秒至数分钟，少数由单眼开始波及双眼，精神紧张、阅读和注视时加重，讲话、唱歌、张口、咀嚼和笑时减轻，睡眠消失，女性较多，随着年龄增长患病率增加。

2）口-下颌肌张力障碍（oromandilular dystonia）：表现为不自主抬眉蹙额、张口闭口、噘嘴或缩拢口唇、伸舌扭舌等，严重者可使下颌脱臼，牙齿磨损脱落、撕裂牙龈、咬掉舌或下唇，影响发声和吞咽，讲话、咀嚼可触发痉挛，触摸下颌或压迫颏部减轻，睡眠消失。

3）睑痉挛-口-下颌肌张力障碍（blepharospasm-oromandilular dystonia）：是以上两型的组合，少数患者可见口-舌-颈肌张力障碍，可伴震颤或抑郁，易受情感变化影响，一天内多变，病程自2个月至10余年。

（2）治疗：肉毒毒素A局部注射可改善几乎所有的睑痉挛，1/3以上的口-舌-颈肌张力障碍。使用抗胆碱能药苯海索，苯二氮䓬类、L-dopa、匹莫齐特、氟哌啶醇、丁苯那嗪、巴氯芬和氯氮平也可能有效。肉毒毒素注射反应差的患者可行GPi-DBS作为替代治疗。

693

肉毒毒素A在神经系统疾病治疗适应证有哪些？

肉毒毒素A（Botulinum toxin type A，BTX-A）是由肉毒杆菌产生的一种神经毒素，分为A～G七种抗原型，BTX-A稳定性高，主要作用可与胆碱能神经末梢突触前膜受体特异性结合，抑制神经末梢释放乙酰胆碱，阻断胆碱能神经传导，从而使肌肉松弛。BTX-A被广泛应用于神经系统疾病治疗，已证明有一定的疗效，常见的适应证如下。

（1）Meige综合征：睑肌痉挛（blepharospasm）表现为眼睑不自主收缩，可扩展为偏侧面肌痉挛（hemifacial spasm），包括皱眉肌、眼轮匝肌、额肌和颊肌等，肉毒毒素多点小剂量注射是治疗的首选，90%以上的患者有效，痉挛可减轻或消失3～6个月。口-下颌肌张力障碍（oromandibular dystonia，OMD）表现为下颌、面部和舌持续或重复的不自主运动，注射部位根据患者类型和受累肌肉选择，如闭口型肌张力障碍主要注射咬肌。不良反应如患侧暂时性面瘫、眼睑水肿、瘀斑、复视、眼畏光、流泪等。

（2）痉挛性斜颈（spasmodic torticollis）：是最常见的颈部肌张力障碍（cervical dystonia），在过度收缩的肌内注射肉毒毒素是最有效的治疗，可缓解痉挛和疼痛，疗效持续数月，根据需要可重复注射，应早期开始，以避免受累的肌肉发生挛缩。

（3）痉挛性发音困难（spasmodic dysphonia）：是喉肌局部性肌张力障碍，最常见为内收肌型，由于声带过度内收，声音听起来发紧和紧绷；外展肌痉挛性发音困难，说话时声带被不适当地外展，产生一种带呼吸的耳语声。喉肌注射肉毒毒素治疗有效，特别是内收肌型。

（4）帕金森病伴发肌张力障碍，患者表现为纹状体手足，复方L-dopa远期运动并发症，如关期肌张力障碍、部分异动症，包括口唇异常吸吮动作、手足异常姿势、足内翻等是近年来注射肉毒毒素新发展的适应证，也包括局灶性肌张力障碍，如书写痉挛、职业痉挛（如音乐家痉挛）和足趾痉挛等。

（5）痉挛状态，如脑创伤、脊髓损伤、脑卒中、脑瘫、MS等UMN损害引起的肌肉僵硬和过度收缩，肉毒毒素局部注射可有效改善肌张力，恢复肢体姿势，配合康复训练改善功能。

（6）难以控制的震颤，如特发性震颤、唇颤和迟发性运动障碍所致的震颤，使用肉毒毒素治疗可一定程度改善症状。

（7）头痛和三叉神经痛，使用肉毒毒素注射治疗机制不清，紧张性头痛可使局部肌肉松弛；其他适应证如多汗症、盆底肌肉失弛缓症、僵人综合征、局灶性抽动或蠕动、磨牙等。

书写痉挛的临床表现和治疗有哪些？

书写痉挛（writer cramp）是典型的特殊任务性局灶性张力障碍，书写时因手肌、腕肌痉挛和异常运动导致书写不能，不伴其他功能障碍，多见于年轻人。

（1）临床表现：患者执笔书写时出现手和前臂痉挛和张力障碍，拿笔如握匕首，手腕屈曲，手臂僵硬，肘部不自主地向外弓形抬起，也可见于长期用手做精细技艺操作者，如编辑、秘书、作家、画家、书法家、绘图员、打字员和弹琴者，常因手过度疲劳或紧张诱发，越紧张越明显，手的其他动作正常，有的患者用另一只手轻触手或前臂可使书写改善，称为感觉诡计（sensory trick）。

（2）治疗：BTX-A注射是主要疗法，也可用抗胆碱能药如苯海索，以及扑米酮、巴氯芬和苯妥英等。针灸和维生素B$_1$穴位注射，合谷、曲池和外关穴自我按摩，连续书写后让手休息片刻，双手掌快速摩擦30～50次使手掌发热，心理治疗等。

695

痉挛性斜颈的分类和临床表现及其治疗有哪些？

痉挛性斜颈（spasmodic torticollis）是阵发性不自主颈肌收缩，引起头颈向一侧扭转或阵挛性倾斜，是最常见的局灶性张力障碍，可为独立疾病，也可为原发性或症状性肌张力障碍的组成部分，由荷兰医生Tulpius（1652）首先提出。

（1）分类和临床表现

1）特发性斜颈：病因不明，多见于30～50岁，儿童或老年人也可发生，女性较多。最初为发作性，最终颈部向一侧偏斜，常持续终身，起病18个月内偶可自发缓解，颈部深、浅肌肉均受累，胸锁乳突肌、斜方肌和颈夹肌常见。

2）症状性斜颈：脑炎史约5%，颈肌炎、颈淋巴结炎刺激颈肌，吩噻嗪和丁酰苯类抗精神病药或甲氧氯普胺不良反应可引起，上斜肌麻痹导致矫正性斜颈。

3）癔病性斜颈：多在精神刺激后突然发病，多变性不自主运动，经典斜颈多刻板不变，暗示可戏剧性缓解，需注意典型斜颈也可受精神因素影响，诊断癔病性需慎重。

4）先天性斜颈：发病年龄小，可由于胸锁乳突肌血肿纤维化、短颈畸形、克利佩尔-费尔综合征（Klippel-Feil syndrome）（颈椎先天性融合畸形）引起。

（2）治疗：肉毒毒素A局部注射是最有效的治疗，每次总剂量一般不超过200U；注射点应尽量靠近头侧，以防注射后不良反应如吞咽困难。特发性扭转性肌张力障碍治疗药地西泮2.5～5.0mg或硝西泮5.0～7.5mg，每日3次，可能有效。癔病性斜颈可暗示治疗，或用镇静药、按摩、理疗对症治疗。采用立体定向丘脑电凝术可缓解偏侧肌张力障碍，脊髓内相关神经切断术可使斜颈有不同程度改善，GPi-DBS可使有些患者获得改善。

696

抽动秽语综合征的临床表现和治疗有哪些？

抽动秽语综合征（multiple tics-coprolalia syndrome）又称吉勒·德·拉·图雷特综合征（Gilles de la Tourette syndrome），简称图雷特综合征，由法国医生Itard（1825）首先报道，法

国医生 Gilles de la Tourette（1885）做了详细描述。

（1）临床表现

1）患儿多在2～15岁发病，男性较多，表现为慢性多发性抽动（chronic multiple tic），特征为多部位突发快速无目的重复肌抽动，常先累及头面肌，出现点头、眨眼、噘嘴、喷鼻或耸肩，逐渐向上肢、躯干或下肢扩展，出现肢体或躯干短暂暴发性不自主运动，如一侧投掷样运动、转圈或踢腿，抽动频繁一日可达数十至数百次。另一特征是发音肌抽动，伴暴发性异常喉音和各种怪声，如猴叫、犬吠、哼哼、吼叫声、哨声或刻板的咒骂声、秽语等，见于约半数患儿。

2）患儿常伴有不同的行为症状，轻者表现为敏感、不安、躁动、易激惹，重者可见注意缺陷、多动障碍和强迫症，学习退步，出现破坏行为，智力多不受影响，保留一定的控制力，不自主抽动可受意志遏制数分钟至数小时，精神松弛时减轻，紧张加重，睡眠消失。症状波动性在数周或数月内可有变化，病程长，至少持续1年。检查神经系统无阳性体征，可有轻微运动失调、精细运动不对称；少数患儿EEG可见非特异性异常。

（2）治疗：氟哌啶醇（Haloperidol）和哌咪清是美国FDA批准治疗本病药物，氟哌啶醇0.05mg/（kg·d），小剂量开始逐渐增量，有效剂量为2～10mg/d，分3次服，症状控制后逐渐减量并维持1～3个月，用药过程中可出现急性锥体外系反应，如动眼危象可用海俄辛（Hyoscine）缓解，动作迟缓可合用苯海索。哌咪清（匹莫齐特）疗效与氟哌啶醇相似，但无镇静作用，易被患者接受，开始量0.5～1.0mg/d，晨1次顿服，每周可小量增加，直至抽动被控制，一般儿童为2～6mg/d，成人为4～12mg/d，维持量为3～6mg。哌咪清可引起Q-T间期延长、心率过缓或传导阻滞，每1～2个月应检查ECG。

阵发性运动障碍的病因、分型和临床特征鉴别有哪些？

阵发性运动障碍（paroxysmal dyskinesias，PxDs）是发作性异常不自主运动，如张力障碍、舞蹈症、手足徐动或投掷样动作，突然发作、持续时间不定，无意识改变，临床较罕见。

（1）病因：包括遗传性和获得性，获得性如缺血性、出血性卒中，MS，脑炎、HIV和CMV感染，神经变性病如HD，代谢疾病如糖尿病、甲状腺功能亢进、甲状腺功能减退和胆红素脑病，矢状窦旁脑膜瘤、Chiari畸形、颈髓空洞症。

（2）分型和临床特征鉴别（表19-2）

1）阵发性非运动诱发性运动障碍（paroxysmal nonkinesigenic dyskinesia）：常染色体显性遗传，伴不完全外显率，儿童或成年早期发病，表现为张力障碍、舞蹈病和手足徐动，持续数分钟至数小时，患者可有肌原纤维生成调节因子1（myofibrillogenesis regulator 1，MR1）基因突变，可被咖啡因、酒精、疲劳、饥饿和情绪压力诱发，运动不诱发，发作间期正常。

2）阵发性运动诱发性舞蹈手足徐动（paroxysmal kinesigenic choreoathetosis）：散发性或常染色体显性遗传，16号染色体*PRRT2*基因突变。婴儿期惊厥史，几岁或十几岁开始发作，舞蹈-手足徐动持续数秒或数分钟，可被突然运动诱发。

3）阵发性运动诱发性运动障碍（paroxysmal exercise-induced dyskinesias）：临床罕见，散发性或家族性，与溶质载体家族2（solute carrier family 2）（促葡萄糖载体）成员1基因（*SLC2A1*）突变有关。表现运动诱发张力障碍，通常30岁前发病，发作持续数分钟至数小时。

表19-2　阵发性运动障碍的分类和临床特征鉴别

鉴别	阵发性非运动诱发性运动障碍	阵发性运动诱发性舞蹈-手足徐动	阵发性运动诱发性运动障碍
突变基因	*MR1*	*PRRT2*	*SLC2A1*
遗传方式	AD	AD或散发性	散发性或可能AD
诱发因素	咖啡因、酒精、疲劳、压力、饥饿、月经	突然运动或惊愕	运动（如步行30min）或体力活动
罕见的继发性病因	MS、创伤、内分泌病、血管性疾病	MS、创伤、内分泌病	创伤、胰岛瘤
发病年龄	儿童或成年早期	儿童或青少年	30岁前
发作持续时间	数分钟、数小时	数秒、数分钟	数分钟、数小时（多为5～30min）
发作频率	每日1～3次，无发作间期可很长	不固定，每日数次	每日1次至每月1次
临床表现	舞蹈手足徐动、张力障碍，单侧然后全身性	舞蹈-手足徐动、张力障碍，通常单侧	运动肢体张力障碍，可单侧
治疗	氯硝西泮、抗惊厥药苯妥英有效	小剂量卡马西平（50～200mg/d）对发作有奇效	生酮饮食有部分反应，试用L-dopa、乙酰唑胺

698

脑铁沉积神经变性的病因、临床表现和治疗有哪些？

脑铁沉积神经变性（neurodegeneration with brain iron accumulation，NBIA）是一组脑组织铁代谢异常，苍白球铁过度沉积导致的神经变性疾病。Hallervorden和Spatz（1922）首先报道，称为哈勒沃登-施帕茨病（Hallervorden-Spatz disease），现已被重新命名为NBIA。

（1）病因：可为常染色体隐性遗传，致病基因位于20p12.3-p13，由编码泛酸激酶2

（pantothenate kinase，*PANK2*）基因错义突变导致泛酸激酶相关的神经变性（pantothenate kinase-associated neurodegeneration，PKAN），也有碱基缺失、重复、插入突变。病理见苍白球、内侧黑质和红核深棕铁锈色素沉积，镜下可见病变区神经细胞、胶质细胞和小血管内含铁色素增加，神经元丢失。

（2）临床表现

1）泛酸激酶相关的神经变性（PKAN）：即NBIA1，为经典型，通常3～6岁发病，出现步态异常、痉挛状态、认知能力下降和构音障碍，可伴口-下颌张力障碍，视力障碍和色素性视网膜炎。晚发非经典型（NBIA2）在青少年或成年早期发病，言语困难、认知下降和精神症状为主，张力障碍不明显。血液、尿和CSF检查无异常，脑CT可见纹状体低密度病灶，MRI T2WI显示双苍白球外侧低信号，内侧小高信号，称为虎眼征（eye of the tiger sign）。

2）神经铁蛋白病（neuroferritinopathy）：为NBIA3，是罕见的成人起病的常染色体显性遗传，与铁蛋白轻链基因（*FTL*）突变有关。早期出现舞蹈病、两下肢肌张力障碍、帕金森综合征或这些症状组合，后来变为全身性，早期情绪不稳、轻微认知改变，晚期智力衰退，可见面颈肌张力障碍，对称性额肌和颈阔肌收缩表现一种惊愕表情。MRI显示基底节过量铁沉积。

（3）治疗：尚无特效疗法，对症治疗如张力障碍和痉挛可用巴氯芬、复方L-dopa、典型和非典型抗精神病药，精神症状可用苯二氮䓬类、5-羟色胺再摄取抑制剂、利培酮和奥氮平，口-下颌肌张力障碍注射肉毒毒素A，痫性发作可用抗癫痫药，螯合剂去铁酮（deferiprone）可有一定的疗效，GPi-DBS可缓解张力障碍。患者晚期不能起床，多在10年内死于并发症。

迟发性运动障碍的病因、临床表现和治疗有哪些？

迟发性运动障碍（tardive dyskinesia，TD）也称迟发性多动症，是长期使用抗精神病药诱发的刻板重复的不自主运动，由克莱恩（Crane，1968）首先提出。

（1）病因：TD是长期服用大剂量多巴胺受体阻滞剂或与该受体结合的抗精神病药，如吩噻嗪类（Phenothiazine）氯丙嗪、奋乃静，丁酰苯类（Butyrophenone）氟哌啶醇，是抗精神病药物治疗最严重和棘手的锥体外系不良反应。

（2）临床表现：多见于老年女性，服用抗精神病药物1～2年以上，出现迟发性刻板运动（tardive stereotype），常累及面部、舌和颊肌，如不自主连续刻板的咀嚼动作，突然间断伸舌即捕蝇舌征（fly-catcher tongue）；躯干反复屈曲与伸展的身体摇摆（body-rocking）征，肢体远端连续不断的屈伸动作，弹钢琴指（趾）征，少数可见肢体近端舞蹈样动作、无目的拍打、两腿不停跳跃和古怪姿势，紧张激动时加重。膈肌和胸肌异常动作引起呼吸不规则，腹部和骨盆肌受累导致躯干或骨盆运动，称为交媾性运动障碍（copulotary dyskinasia）；也可见迟发性静坐不能或迟发性肌张力障碍。

（3）治疗：本病治疗困难，应预防为主，长期服用大剂量抗精神病药必须在医生指导下合理慎用，采取周期药物假日（drug holiday），避免合用两种以上抗精神病药物，一旦出现TD症状应立即停药，停药后数月或1～2年内运动障碍可逐渐消退。尽量不用抗胆碱能药苯海索，停用抗精神病药应逐渐减量。

美国FDA批准缬苯那嗪Ingrezza（Valbenazine）和丁苯那嗪（Deutrabenazine）用于治疗TD成年患者，或多巴胺耗竭剂利血平0.25mg，每日1～3次，逐渐增量，需注意直立性低血压或抑郁症不良反应；四苯喹嗪25mg/d，可增至150mg/d；小剂量氯氮平（Clozapine）100～200mg/d；地西泮2.5～5.0mg，每日2～3次；普萘洛尔10～20mg，每日2～3次，可稳定患者情绪减轻症状；丙戊酸、卡马西平、巴氯芬和盐酸多奈哌齐也可能有效。药物难治性患者可用苍白球切开术或GPi-DBS。

700

神经阻滞剂恶性综合征的病因、临床表现、诊断和治疗有哪些？

神经阻滞剂恶性综合征（neuroleptic malignant syndrome，NMS）是一种少见的潜在威胁生命的抗精神病药特异性体质反应，表现为高热、运动障碍和精神意识改变。Delay等（1960）进行氟哌啶醇试验时首先发现和报道。

（1）病因：主要见于使用传统神经阻滞剂如吩噻嗪类、丁酰苯类和硫杂蒽类，利培酮、氯氮平等新型抗精神病药也可出现，多巴胺耗竭药物四苯喹嗪，丙戊酸和拉莫三嗪也能引起。帕金森病患者突然撤除多巴胺能药物可出现帕金森高热综合征（Parkinsonism hyperpyrexia syndrome）。

（2）临床表现：NMS见于任何年龄，年轻人多见，常在使用治疗量神经阻滞剂2周内突发，也可用药数月或数年后，在24h内出现所有症状，72h内达高峰，如高热、锥体外系体征和意识障碍三联征。高热常伴心动过速、窦性停搏、血压下降和出汗等自主神经异常，锥体外系征如肌强直、静止性震颤、动作缓慢、肌张力障碍、舞蹈样动作、肌阵挛和吞咽困难，意识障碍如嗜睡、意识模糊或昏迷，激越、谵妄和木僵等精神状态。重症患者出现急性肾衰竭、急性心肌梗死、肝功能异常、肺感染、肺水肿、酸中毒、严重血小板减少、CK升高。部分患者由于不可逆脑损伤遗留帕金森综合征、迟发性运动障碍、共济失调和痴呆等后遗症。

（3）诊断（美国精神病学协会标准）：主要症状是严重强直和高热，至少2个次要症状，如震颤、出汗、精神活动改变、吞咽困难、尿便失禁、心动过速、缄默、心境不稳、血压升高、白细胞增多和CK升高等。

（4）治疗：关键是早期识别NMS，立即停用神经阻滞剂，加强监护和支持治疗。高热需物理降温，持续吸氧，保持呼吸道通畅，深昏迷、痰坠积和发绀患者需气管切开，肺感染应选用三代头孢菌素或喹诺酮类抗生素，适当补液，纠正水电失衡，防治心、肺、肾并发症，收入ICU治疗。使用多巴胺受体激动剂溴隐亭（Bromocriptine）5～15mg，每日3次，可使体温迅速下降、肌张力降低。地西泮10mg，每日3次，肌内注射或口服；肌松剂丹曲林（Dantrolene）0.8～2.5mg/kg，每6小时1次，静脉滴注，使肌肉松弛，减少产热和肌细胞破坏。帕金森综合征伴高热、运动不能和类抗精神病药恶性综合征可用NMDA受体激动剂金刚烷胺（Amantadine）、美金刚（Memantine）。本病预后差，死亡率高达50%以上，舒必利死亡率可达80%，发病后3～10天为死亡高峰期，多死于并发症。

701

多巴反应性肌张力障碍的病因、临床表现和治疗有哪些？

多巴反应性肌张力障碍（dopa-responsive dystonia，DRD）是由酪氨酸羟化酶（TH）缺乏导致的一种罕见的代谢性遗传病，对小剂量L-dopa反应明显。由Segawas（1976）首先报道，也称塞加瓦病（Segawas disease）。

（1）病因：本病为酪氨酸羟化酶缺乏（tyrosine hydroxylase deficiency，THD），不能将酪氨酸转变为L-dopa，散发性或常染色体显性遗传，最常见GCH-1基因突变，导致GCH-1活性降低，影响四氢生物蝶呤合成，四氢生物蝶呤是TH、色氨酸羟化酶和苯丙氨酸羟化酶的天然辅助因子，导致TH活性下降，DA合成障碍，纹状体神经元内DA水平降低。

（2）临床表现：多在婴幼儿发病，也可在儿童或青少年，男女之比为1:（2～4）。起病缓慢，首发症状常见下肢肌张力障碍或步态异常，腿僵直、足屈曲或外翻，严重者累及上肢和颈部，肌张力障碍可伴运动迟缓、齿轮样肌强直、姿势反射障碍，症状呈昼夜波动性，清晨或午后症状较微，运动后或晚间加重，症状波动随着年龄增长变得不明显，发病20年内病情进展明显，20～30年趋于缓和，40年时病情几乎稳定。

（3）治疗：小剂量L-dopa有戏剧性和持久疗效是本病的显著特征，长期服L-dopa无须增加剂量，半数患者服药当日即见效，起效时间一般≤7天，不出现L-dopa运动并发症。本病需避免误诊漏诊，一旦怀疑此病，可进行诊断性治疗，用量一般为62.5～187.5mg/d。

702

家族性特发性基底节钙化（Fahr病）的病因病理、临床表现和治疗有哪些？

家族性特发性基底节钙化（familial idiopathic basal ganglia calcifications，FIBGC）也称法尔（Fahr）病，由Bamberger（1855）首先报道，德国神经科医生Fahr（1930）做了进一步详细描述。

（1）病因病理：本病多为常染色体显性遗传，也有常染色隐性或散发病例，2012年刘静宇、张学等国际合作团队在7个FIBGC家系中克隆了该病第一个致病基因，位于8p11.2的*SLC20A2*，有5种错义突变、1种缺失突变和1种移码突变，之后又发现1q25.3的*XPR1*基因，9p13.3的*MYORG*基因（常染色体隐性），22q13.1的*PDGFB*基因，5q32的*PDGFRB*基因，21q21.3的*JAM2*基因（常染色体隐性）。病理检查显示双侧基底节区、小脑齿状核、脑干、大脑和小脑灰白质交界区广泛对称性终末小动脉和静脉周围钙质沉积。

（2）临床表现：本病从儿童至老年均可发病，*PDGFRB*基因突变发病最早，平均16岁，*XPRJ*基因突变发病最晚，平均55岁，无性别差异，病程进展缓慢。许多患者有钙质沉着，但无神经系统症状，脑CT检查时偶被发现。

1）患者多在45～60岁出现症状，如双侧手足徐动、单侧舞蹈-手足徐动，可源于基底节和小脑钙化，以及类帕金森病症状如运动迟缓、震颤和肌强直。约40%的患者以精神障碍为首发症状，如抑郁、焦虑、幻觉、人格障碍和精神分裂症；约2/3的*XPRJ*基因突变患者合并认知损害，记忆力、注意力减退和痴呆，有些表现为额叶综合征，常见言语障碍，患者可出现头痛、各种类型癫痫、眩晕、晕厥和脑卒中事件等。

2）脑CT检查是诊断的依据，可见双侧基底节对称性钙化，小脑齿状核和脑沟也可见钙化，较典型可见尾状核头钙化呈"纺锤"或"倒八"字形排列，大脑轻度萎缩和脑室扩大。

（3）治疗：目前本病尚无有效疗法，对症治疗如单侧肌张力障碍使用L-dopa可能有效；针对改善焦虑、抑郁、肌张力障碍和手足徐动等治疗，精神异常可使用抗精神病药，尿失禁可用奥西布林，癫痫发作可用抗癫痫药，以及使用双磷酸盐治疗骨质疏松。

（张丽梅）

第二十章

运动神经元病和神经变性疾病
Motor Neuron Diseases &
Neurodegenerative Diseases

神经变性疾病的分类和一般临床特征有哪些？

神经变性疾病（neurodegenerative disease）是指神经元变性、凋亡导致的神经系统退行性疾病，主要表现为运动功能障碍和认知障碍。病理检查显示神经元缓慢消失，伴轴索崩解、髓鞘脱失、胶质细胞增殖和吞噬细胞反应。

（1）分类：由于病因不明，分类方法尚未统一，目前主要根据临床表现、病变部位和病理分类。本章讨论运动神经元疾病和多系统萎缩，运动障碍性疾病在第19章讨论，痴呆综合征在第24章讨论。

1）痴呆综合征：如阿尔茨海默病、额颞痴呆、路易（Lewy）体痴呆和血管性痴呆等。

2）运动障碍疾病：如帕金森病，以及西德纳姆舞蹈病、肝豆状核变性和亨廷顿舞蹈病（HD）等。

3）运动神经元疾病（MND）：如肌萎缩侧索硬化（ALS）、进行性脊髓肌萎缩、原发性侧索硬化等。

4）多系统萎缩（MSA）：MSA-P型为纹状体黑质变性（SND），MSA-C型为橄榄桥脑小脑萎缩（OPCA），MSA-A型为Shy-Drager综合征。

5）进行性共济失调综合征：如脊髓小脑共济失调。

6）感觉性和感觉运动性周围神经病：如遗传性运动感觉性神经病（Charcot-Marie-Tooth病）。

7）进行性失明或眼外肌麻痹、神经性耳聋综合征：如遗传性视神经病、视网膜色素变性、单纯性感觉神经性聋等。

（2）一般临床特征

1）神经变性疾病起病隐袭，偶有症状突然出现，进展缓慢，常持续数年、10余年或更长时间，患者和家属通常说不出准确发病时间，常伴外伤、感染、手术或心理应激因素，仔细询问病史会发现轻微症状早已存在，但未引起注意。

2）临床表型多表现为特定的神经解剖损害，如ALS为皮质、脑干和脊髓UMN、LMN，某些遗传性共济失调损伤小脑蒲肯野细胞，有的疾病如MSA可见多系统神经元变性，路易体痴呆、帕金森病可有特异性病变如路易小体。

3）疾病的家族聚集现象有意义，但可因家族成员少、居住分散，不了解家系中其他成员状况或羞于承认疾病家族史，或有的成员病情轻，未意识到疾病遗传性而未被发现或难以确定，只有详细检查家族其他成员后才能确定为遗传性。

4）目前尚无有效疗法，某些症状如帕金森病经对症治疗可有缓解。

704

运动神经元病的病理、分型和临床特征有哪些？

运动神经元病（motor neuron disease，MND）是一组选择性侵犯运动系统的慢性进行性神经变性病，原因不明，年发病率（1～3）/10万。

（1）病理检查：病变累及上运动神经元（UMN）和下运动神经元（LMN），如脊髓前角细胞、脑神经运动核和皮质锥体细胞、皮质脊髓束和皮质延髓束等。镜下可见脊髓前角细胞和皮质锥体细胞数减少，伴胶质细胞增殖和皮质脊髓束脱髓鞘病变。

（2）分型和临床特征

1）肌萎缩侧索硬化（amyotrophic lateral sclerosis，ALS）：出现UMN和LMN受损体征，如肌无力、肌萎缩和锥体束征组合。ALS是MND的代表性疾病，以下三种可视为变异型。

2）进行性脊髓肌萎缩（PMA）：表现为LMN受损体征，如肌无力、肌萎缩和腱反射减弱消失。

3）原发性侧索硬化（PLS）：表现为UMN受损体征，如肌无力、腱反射亢进和Babinski征（＋）。

4）进行性延髓麻痹（PBP）：表现为后组脑神经LMN受损体征，吞咽困难、饮水呛咳、构音障碍和舌肌萎缩等。

705

肌萎缩侧索硬化的临床表现有哪些？

肌萎缩侧索硬化（amyotrophic lateral sclerosis，ALS）是运动神经元病（MND）最常见和经典的类型。法国神经病学家Charcot最早（1869）提出本病，法国称之为夏科病（Charcot disease）。病因不明，约10%的病例可能与遗传和基因缺陷有关，某些环境因素如重金属、农药中毒、脑外伤也与发病有关。

（1）患者多在40～50岁发病，男女之比约为2∶1，起病隐匿，缓慢进展，偶有亚急性，一般先出现LMN病变，最早出现手指精细动作不灵，手部非对称性小肌肉萎缩和无力，大小鱼际肌、骨间肌和蚓状肌明显，严重可呈鹰爪手，逐渐累及前臂、上臂和肩胛带肌，同时或之后出现下肢僵直、无力、动作不协调和行走困难，可见肌强直、肌束震颤、腱反射亢进和Babinski征（＋）。随病程进展出现颈肌无力，不能抬头和转颈，延髓肌受累不能饮水和吞咽，患者被迫卧床，饮食靠鼻饲，晚期出现排尿障碍，呼吸肌受累可导致呼吸衰竭。

（2）本病临床表型包括肢体起病型，首先出现四肢进行性肌无力和肌萎缩，最后产生呼吸衰竭。延髓起病型先出现吞咽困难、饮水呛咳和讲话费力，四肢肌力相对较好，可很快出现呼吸衰竭，患者多死于肺感染，一般存活2～5年。ALS早期诊断需进行脑MRI、EMG、MCV、腰椎穿刺CSF检查和病理检查等（第707题）。

706

肌萎缩侧索硬化临床表型分类和临床表现有哪些？

（1）经典型ALS：也称夏科型，患者通常先出现LMN损害，再出现UMN损害征象，如肢体远端肌无力、肌萎缩，手指活动不灵，手肌萎缩，逐渐出现下肢无力、僵直、动作不协调，伴腱反射亢进、Babinski征（＋），最后出现饮水呛咳、吞咽困难和呼吸肌受累。

（2）延髓型ALS：延髓后组脑神经受累，首发症状为吞咽困难、饮水呛咳和构音障碍，舌肌萎缩和肌纤维震颤，以后逐渐出现LMN和UMN损害体征。

（3）连枷臂综合征（flail arm syndrome）：表现为双上肢对称性近端为主的肌萎缩和肌无力，上肢近端肌冈上肌、冈下肌、三角肌萎缩明显，无张力增高或阵挛，早期可见上肢腱反射亢进或Hoffmann征（＋），发病后上肢功能受累至少12个月，下肢肌和延髓肌在较长时间受累较轻微。

（4）连枷腿综合征（flail leg syndrome）：起病隐袭，进展较慢，男性较多，下肢近端起病的肌无力和肌萎缩，病程早期可见膝反射亢进或Babinski征（＋），无肌张力增高或阵挛，EMG和病理检查为骨骼肌失神经支配。

（5）呼吸型ALS：发病时表现为呼吸功能损害，休息或劳累时出现端坐呼吸或呼吸困难，发病6个月后仅有轻微的脊髓或延髓体征，表现为UMN受累。

（6）纯LMN综合征：即进行性脊髓肌萎缩（PMA），有进行性LMN受累的临床和电生理证据，无UMN受损体征，排除类运动神经元病综合征、有家族病史的脊髓性肌萎缩症、SMN1基因缺失患者。

（7）纯UMN综合征：即原发性侧索硬化（PLS），表现为痉挛性轻截瘫或四肢瘫，腱反射亢进，Hoffmann征（＋），Babinski征（＋），下颌阵挛性抽动、构音障碍和假性球麻痹。排除随访过程中按El Escorial诊断标准有临床或EMG表现的LMN受累、类运动神经元病综合征、痉挛性截瘫或四肢瘫家族史、遗传性痉挛性截瘫相关基因突变患者如SPG3A、SPG4、SPG6、SPG7和SPG20等。

肌萎缩侧索硬化的辅助诊断检查有哪些？

（1）脑MRI检查：常可见运动皮质轻度萎缩，弥散张量成像（DTI）可见皮质脊髓束异常。颈部MRI检查可排除颈椎病引起脊髓或神经受压、MS或脊髓病变。

（2）神经电生理检查

1）EMG检查上下肢、舌肌、胸锁乳突肌、斜方肌、胸段脊旁肌EMG，可疑病例在2个或以上的脊髓节段或延髓出现失神经表现，如广泛纤颤电位、正锐波、小力收缩时运动单位电位（MUP）时限增宽或巨大电位等神经源性损害，可早期提示ALS。常规EMG特征是出现球部、颈髓、胸髓、腰骶髓等多节段神经源性损害，进行性失神经与慢性失神经共存，即同时出现自发电位和MUP及大力收缩募集电位等。

2）MCV正常或轻度减慢，节段运动神经传导测定（inching技术）无传导阻滞可排除多灶性运动神经病（MMN）。运动神经复合肌肉动作电位（CMAP）随病程进展波幅明显下降。SCV和感觉神经动作电位（SNAP）正常，如明显异常可排除ALS，SNAP波幅下降可能提示糖尿病或其他晚发性神经病。

（3）肌活检有助于确诊神经源性损害，但无特异性，早期神经源性肌萎缩较明确，晚期在光镜下与肌源性萎缩不易鉴别。

（4）肌酸激酶（CK）通常正常，快速进展性肌无力和肌萎缩可轻度升高。CSF蛋白正常或轻度增高。抗GM1抗体、抗AChR抗体检测排除自身免疫性疾病，抗Hu抗体筛查某些癌症和副肿瘤综合征，检测甲状腺功能、维生素B_{12}和叶酸水平，家族成员如有罹患ALS应做基因检测。

肌萎缩侧索硬化的诊断标准有哪些？

ALS的诊断标准包括世界神经病学联盟El Escorial标准、Airlie House标准（El Escorial修订标准）和Awaji-shima标准三种。

（1）El Escorial标准：世界神经病学联盟ALS协作组（WFN-ALS，1990）在西班牙El Escorial制定的首个标准（表20-1），根据临床征象将ALS分为确诊、拟诊、可能和疑诊四级，确诊要求存在延髓区与至少两个脊髓（颈髓、胸髓、腰骶髓）支配区或三个脊髓区的UMN和LMN体征。

表20-1 ALS的El Escorial诊断标准（1994）

等级	临床表现
确诊的	在延髓和两个脊髓区或三个脊髓区的UMN和LMN体征
拟诊的	在两个或更多区域的UMN和LMN体征，区域可不同，但某些UMN体征必须在LMN缺损的喙端
可能的	仅一个区域的UMN和LMN体征，或两个或更多区域仅有UMN体征，或LMN体征在UMN体征的喙端
疑诊的	至少两个区域的LMN体征而非UMN体征

（2）Airlie House标准：WFN（1998）在美国弗吉尼亚修订的El Escorial标准，增加了实验室支持临床拟诊的ALS（clinical probable ALS laboratory supported），EMG作为检测LMN损害的重要手段，分为确诊的、拟诊的、实验室支持临床拟诊的、可能的四个级别（表20-2）。

表20-2 WFN-ALS的肌萎缩侧索硬化Airlie House诊断标准（1998）

诊断等级	临床表现
确诊的	在延髓与两个脊髓区或三个脊髓区的UMN和LMN体征
拟诊的	两个或更多区域的UMN和LMN体征，部位可以不同，但某些UMN体征必须在LMN功能缺失上部
实验室支持临床拟诊的	一个区域的UMN和LMN体征，或一个区域的UMN体征，但LMN体征是根据EMG标准在至少两个肢体发现的，以及神经成像和电诊断检查排除其他原因
可能的	仅一个区域的UMN和LMN体征，或在两个或更多区域单独UMN体征，或LMN体征在UMN体征的上部，需排除其他诊断

（3）Awaji-shima（2006）标准：认为临床和EMG表现对诊断LMN损害有同等效力，只保留确诊的、拟诊的和可能的三级。在针电极EMG出现慢性神经源性损害如束颤电位、纤颤电位和正锐波都是肌肉失神经表现，使ALS诊断标准更简化和利于临床操作，目前临床宜采用Awaji标准（表20-3）。

表20-3 Awaji-shima（2006）肌萎缩侧索硬化电生理诊断标准

诊断级别	临床表现
确诊的	根据临床或电生理表现，在延髓区和至少两个脊髓节段（颈髓、胸髓或腰骶髓）或三个脊髓支配区出现UMN和LMN体征
拟诊的	根据临床或电生理表现，在至少两个节段出现UMN和LMN体征，部分UMN体征所在节段必须在LMN体征所在节段之上
可能的	根据临床或电生理表现，仅一个部位UMN和LMN体征，或两个或更多部位仅有UMN体征，或LMN体征所在节段在UMN体征所在节段之上，需有神经影像学和实验室检查排除其他病因

此外，国际电生理联盟（IFCN）和WFN-ALS（2020）在澳大利亚昆士兰制定了黄金海岸（Gold coast，GC）标准（表20-4），对既往的标准进行简化，提高了ALS诊断标准实用性和敏感性，取消了以上标准的分级，强调针电极EMG诊断价值与临床所见的LMN损害有同等效力，更体现了临床医生经验和水平在诊断中的作用。

表20-4 IFCN和WFN-ALS（2020）肌萎缩侧索硬化的黄金海岸电生理诊断标准

1. 通过病史或反复临床评估证实的进展性运动障碍，此前运动功能正常
2. 至少在一个身体区域存在UMN和LMN功能障碍（如果只有一个身体区域受累，则在同一个身体区域出现UMN和LMN功能障碍）或至少在两个身体区域可见LMN功能障碍
3. 检查排除其他疾病过程

注：①上运动神经元功能障碍至少意味着以下一种：

A. 腱反射增强，包括临床无力和萎缩的肌肉存在反射，或扩散到邻近肌肉。

B. 存在病理反射，包括霍夫曼征、Babinski征、交叉内收反射（crossed adductor reflex）或噘嘴反射。

C. 速度依赖性张力增高（痉挛状态）。

D. 协调性随意运动缓慢、不良，不能归因于下运动神经元无力或帕金森病表现。

②特定肌肉的下运动神经元功能障碍要求，或有：

肌无力和肌萎缩的临床检查证据，或有EMG异常，必须包括：

慢性神经源性改变证据：限定大的运动单位电位（MUP）时限增宽和/或波幅增加，伴有多相性和运动单位不稳定作为支持而非必备证据，以及目前存在的失神经证据如纤颤电位、正锐波或束颤电位。

③身体区域被限定为球部、颈髓、胸髓和腰骶髓。受累区域根据下运动神经元受损进行分类，根据临床检查或EMG检查，必须有被不同的神经根和神经支配的两个肢体肌肉异常，或一个球部肌，或有一个胸部肌异常。

④适当的检查取决于临床表现，并可能包括NCV检查和针电极EMG、MRI及其他影像学检查，血和CSF检查或临床必需的其他方面检查。

709

肌萎缩侧索硬化的鉴别诊断有哪些？

典型ALS患者大多可临床确诊，鉴别诊断如下。

（1）颈椎病：好发于中年以上，脊髓型表现为手肌无力和萎缩，伴双下肢痉挛性轻截瘫或病理征，易与ALS混淆，但症状和体征多局限于1～2个脊髓节段，伴上肢或肩部疼痛和感觉缺失，MRI检查可见脊髓受压。临床如有超过一个神经根分布区的广泛肌束颤动、EMG发现舌肌和胸锁乳突肌失神经现象高度提示ALS，颈椎病胸锁乳突肌EMG多正常。

（2）多灶性运动神经病（MMN）：是运动神经受累为主的慢性进行性神经病，上肢重于下肢，肢体远端不对称性肌无力和肌萎缩伴肌束颤动，可有轻度感觉障碍，NCV检查可见多灶性运动传导阻滞（MCBs）和纤颤波，inching技术测定节段运动神经传导阻滞提示MMN。血清和CSF单克隆或多克隆抗神经节苷酯GM1抗体效价升高，IVIg治疗有效。

（3）包涵体肌炎（IBM）：多在50岁后发病，缓慢进展，常见手肌或近端肌无力和肌萎缩，股四头肌萎缩伴上楼费力和起立困难，无肌束震颤，无UMN损害体征，可有肌痛，无感觉障碍，易误诊为ALS。EMG显示肌源性损害，血清CK正常或轻度升高，确诊有赖于肌活检，可见镶边空泡形成和嗜伊红包涵体。

（4）平山病（Hirayama disease）：也称单肢脊髓性肌萎缩（monomelic spinal muscular atrophy），青少年起病，男性较多，非对称性前臂和手肌萎缩、肌无力和肌束震颤，症状进展约1年停止，MRI检查正常或可见脊髓萎缩。

（5）脊髓性肌萎缩（spinal muscular atrophy，SMA）：神经遗传性疾病有多种表型，成年慢性近端型17～30岁起病，缓慢进展，肢体近端肌无力、肌萎缩和肌束震颤；脊髓延髓型SMA（Kennedy病）多在40岁发病，吞咽困难，乳房增大，基因检测可确诊。

（6）脊髓空洞症：可见双手小肌肉萎缩、肌束震颤和锥体束征，伴有节段性分离性感觉障碍；延髓空洞症可出现延髓麻痹征象，MRI检查可确诊。

（7）Tay-Sachs病：常染色体隐性遗传，GM2神经节苷脂沉积病，儿童或青少年起病，进展缓慢，UMN和LMN受损体征，易与ALS混淆。

（8）良性肌束震颤：病因未明，可见广泛的肌束震颤，见于正常人疲劳、寒冷、焦虑、剧烈运动时，不伴肌无力和肌萎缩。

（9）副肿瘤性ALS：淋巴瘤患者可见UMN体征，一些肿瘤患者合并ALS切除肿瘤后ALS症状体征完全消失。

710

肌萎缩侧索硬化的治疗有哪些？

ALS是进行性运动系统神经变性病，尚无治愈方法，尽早诊断，神经保护和支持疗法是可行的。

（1）利鲁唑（Riluzole）：是CNS谷氨酸能神经通路神经保护剂，是目前FDA唯一批准的ALS治疗药，50mg，每日2次口服，疗程为1.0～1.5年，耐受性好，常见不良反应为恶心、乏力和谷丙转氨酶升高，长期使用可延长患者生存期，但不能改善肌力和运动功能，价格昂贵。

（2）依达拉奉（Edaravone）：是一种自由基清除剂，针对ALS氧化应激学说，可延缓ALS病程。2017年美国FDA批准标准治疗方案：第1个月前14天，60mg/d，静脉滴注，后5个月，每个月前14天有10天静脉滴注，60mg/d，6个月为1个疗程。适应证为临床确诊或很可能的ALS，病程在2年内，ALSFR评分≥24，且每项评分≥2；肺功能FVC（用力肺活量）≥80%。监测肝肾功能，肾功能不全慎用。

（3）支持疗法：营养支持是改善预后的基础，宜食用富含营养、易消化的食物，保持体重不降。适当活动，扶车行走，改善运动能力，提高患者生活质量，完全卧床后应定时翻身，预防压疮，理疗防止肢体挛缩。痰多给予雾化吸入和化痰药，预防吸入性肺炎，进食困难给予鼻饲或经皮胃造瘘。痛性痉挛可用卡马西平0.1g，每日3次，巴氯芬（Baclofen）初始量5mg，每日3次，以后每3天增加5mg，有效范围为30～60mg；流涎可口服阿米替林10mg，每日3次，抑郁给予抗抑郁药治疗。

711

进行性肌萎缩和原发性侧索硬化的临床表现有哪些？

（1）进行性肌萎缩（progressive muscular atrophy，PMA）是脊髓前角细胞变性所致的LMN损害。

患者在20～50岁，多在约30岁发病，男性较多，隐袭起病，进展缓慢。约90%的患者首先侵犯颈膨大，首发症状常见一侧或两侧手肌无力，大小鱼际肌、骨间肌和蚓状肌萎缩，严重者出现爪形手，向上发展出现前臂、上臂和肩胛带肌萎缩，进而发展到下肢肌无力和萎缩，下肢首发症状者少见。检查见上肢肌萎缩和无力、肌束震颤、肌张力减低和腱反射消失，舌肌震颤罕见，感觉正常。患者生存时间差异较大，部分患者生存15～25年或更长时间。

（2）原发性侧索硬化（primary lateral sclerosis，PLS）是皮质脊髓束和皮质延髓束变性所致的UMN损害，较罕见。

患者多于中年或更晚（50～60岁）隐袭起病，进展缓慢，多数自下肢开始，出现进行性强直性轻截瘫或四肢瘫，无感觉障碍，多无膀胱症状。大多数患者可见典型的Erb三联征，即肌痉挛、腱反射亢进和轻瘫。皮质延髓束受累出现假性球麻痹，吞咽困难、饮水呛咳、构音障碍或声音嘶哑，舌狭长、强直和活动受限，下颌、掌颏反射亢进，强哭强笑；少数患者眼球活动障碍，认知功能异常。检查可见肌无力、腱反射亢进和Babinski征（＋），无明显肌萎缩。本病生存期明显比ALS患者长。

712

进行性延髓麻痹的临床表现和鉴别诊断有哪些？

进行性延髓麻痹（progressive bulbar palsy，PBP）也称球部起病的ALS（bulbar-onset ALS），是MND的经典分型之一，是延髓后组脑神经运动核受损导致真性球麻痹，临床较罕见。

（1）临床表现：患者较早出现延髓麻痹症状，吞咽困难、饮水呛咳、构音障碍、声音嘶哑或鼻音重，流涎，咳嗽无力，咀嚼困难，常见情绪反应如强哭、强笑，不适当情绪发作。

孤立的球麻痹病例少见，患者逐渐出现肢体症状，检查可见软腭和咽喉肌无力，咽反射消失，舌肌明显萎缩，舌肌束震颤如蚯蚓蠕动，下颌、掌颏反射亢进，噘嘴反射明显。患者由于不能饮水进食常导致机体消耗，预后不良，通常在 1～2 年内因呼吸肌麻痹和肺感染死亡。

（2）鉴别诊断

1）延髓外侧综合征是临床较常见缺血性卒中，疑核受累引起饮水呛咳、吞咽困难和构音障碍，急性起病，伴眩晕、患侧 Horner 征和共济失调，交叉性感觉障碍，易于鉴别，急性期脑 MRI 或 DWI 检查可确诊。

2）双侧皮质延髓束病变导致假性球麻痹，表现为饮水呛咳、吞咽困难和构音障碍，但有强哭强笑，舌收缩和痉挛，不能从一侧向另一侧快速移动，常见于双侧多发性脑梗死、皮质下动脉硬化性脑病、血管性痴呆和进行性核上性麻痹等。

3）少数重症肌无力患者早期主要表现咽喉肌无力，但常伴上睑下垂，症状晨轻暮重，易与本病鉴别。

713

家族性肌萎缩侧索硬化的临床表现、分型和鉴别诊断有哪些？

家族性肌萎缩侧索硬化（familial amyotrophic lateral sclerosis，FALS）约占 ALS 的 5%～10%，多为常染色体显性遗传，少数为常染色体隐性，自 1993 年发现 FALS 第一个致病基因 *SOD1*，已证实 *TDP43*、*FUS*、*ALSIN*、*SETX*、*VCP*、*OPTN* 和 *C9orf72* 等基因与 FALS 有关。

（1）临床表现：本病患者常见家族史，多为常染色体显性遗传，少数常染色体隐性，极少数性连锁遗传。典型表现 UMN 和 LMN 损害体征，延髓受累常表现真性与假性球麻痹并存。部分 FALS 患者伴痴呆和/或帕金森病征象，也可伴共济失调和周围神经病，部分病例可有感觉障碍和神经根痛。

（2）分型

Ⅰ型：病理和临床表现与散发型 ALS 相同，LMN 损害为主，病程多＜5 年。

Ⅱ型：与Ⅰ型类似，但病变分布较广，除了前角细胞、脑干运动神经核和锥体束，也常累及脊髓后索、Clarke 柱和脊髓小脑束等。

Ⅲ型：病变部位和临床表现均与Ⅱ型相同，但病程可长达数十年。

（3）鉴别诊断

1）脊髓性肌萎缩（SMA）：尤其青少年 SMA（SMA-Ⅲ型），多为常染色体隐性遗传，儿童或青少年起病，累及肢体近端肌，股四头肌、髋屈肌无力、肌萎缩和肌束震颤，登楼及蹲位站立困难，举臂困难，腱反射消失，呈鸭步，翼状肩胛，高尔（Gower）征（＋），延髓肌不受累，可见脊柱侧凸、弓形足、腓肠肌假肥大，无感觉障碍，患者生存期较长。

2）成年慢性近端SMA（SMA-Ⅳ型）：多为常染色体显性遗传，偶有隐性遗传，17～30岁隐袭起病，早期出现痛性肌痉挛，缓慢进行性近端肌无力、萎缩和肌束震颤，约5年丧失跑步能力，常染色体隐性遗传表现良性病程；X-连锁隐性遗传称为脊髓脑干型SMA或肯尼迪病（Kennedy disease），多在40岁前发病，40岁后起病者可自肢体近端扩展到远端和躯干肌，可出现延髓麻痹。预后较好，可存活20～30年。

714

脊髓性肌萎缩的病因、分型和临床表现及其治疗有哪些？

脊髓性肌萎缩（spinal muscular atrophy，SMA）是家族遗传型进行性肌萎缩，按发病年龄及病变严重性分为Ⅰ～Ⅳ型，人群发病率为1/10 000～1/6000，携带者为1/60～1/40。Ⅰ～Ⅲ型称为儿童近端型SMA，是婴儿期最常见的致死性遗传病和儿童期第二位常见的神经肌肉疾病，发病率仅次于杜兴（Duchenne）型肌营养不良。

（1）病因：该病遗传方式复杂，SMA-Ⅰ～Ⅲ型为常染色体隐性遗传，个别的SMA-Ⅲ可为常染色体显性或X-连锁隐性，这三型的基因已定位于5号染色体长臂（5q11.2～13.3），约15%的患儿不与5号染色体连锁，可能存在遗传异质性。SMA有维存运动神经元（survival motor neuron，SMN）和神经元凋亡抑制蛋白（neuronal apoptosis inhibitor protein，NAIP）两个候选基因，SMN是SMA的决定性基因，SMA-Ⅰ可能主要由于＞70kb的大片段缺失，包括*SMNt*和*NAIP*基因；SMA-Ⅱ，Ⅲ多与*SMNt*基因转化成*SMNc*基因有关。

（2）分型和临床表现：主要根据发病年龄分为SMA Ⅰ～Ⅳ型（表20-5）。

表20-5 脊髓性肌萎缩（SMA）的分型和临床表现

类型	临床表现
SMA-Ⅰ，婴儿型	常染色体隐性遗传，多于出生后6个月内起病，新生儿肌张力低，吸吮及吞咽无力，可有关节弯曲，不能坐，少数存活1年
SMA-Ⅱ，中间型	常染色体隐性，6～18个月起病，近端无力、肌束震颤，手细震颤，不能站立，预后不良，死于呼吸合并症
SMA-Ⅲ，青少年型	常染色体隐性或显性，1岁至青春期起病，运动发育迟滞，下肢近端无力，缓慢进展，预后不一
SMA-Ⅳ，成年慢性近端型	常染色体显性、隐性，17～30岁起病，早期痛性肌痉挛，缓慢进行性肢体近端无力、肌萎缩和肌束震颤，预后较好，终身可行走，可存活20～30年
Kennedy综合征，SMA-Ⅳ亚型	X-连锁隐性，40岁后起病，肌无力自肢体近端扩展至远端和躯干肌，延髓麻痹，口咽肌无力，缓慢进展

（3）治疗：诺西那生钠（Nusinersen）（商品名Spinraza）是全球首个针对维存运动神经元的反义寡核苷酸，2016年被美国FDA批准的SMA精准靶向治疗药，每次12mg/5ml鞘内注射，初始剂量为4个负荷剂量，在第1次注射后2周、4周和9周分别重复注射，之后每4个月注射1次，只要有效，这一疾病-缓和疗法（DMT）就应持续下去。药物直接输送到脊髓周围的CSF中，Spinraza的SMN2反义寡核苷酸片段可被脊髓神经细胞吸收，靶向合成寡核苷酸结合目标RNA，改变拼接的SMN2前-mRNA（pre-mRNA），调节基因表达，阻止缺陷蛋白合成，增加SMN蛋白生成，有利于神经发育和改善运动功能，延长生存率。常见不良反应有上、下呼吸道感染，便秘，头痛和背痛，可有血小板减少和肾毒性。

715

婴儿型和中间型脊髓性肌萎缩的临床表现有哪些？

（1）婴儿型脊髓性肌萎缩（infantile spinal muscular atrophy）是SMA-Ⅰ型，也称Werdnig-Hoffmann病，是脊髓前角运动神经元变性导致肢体近端肌无力和肌萎缩，是最常见的类型，发病率约1/20 000活婴，患儿双亲常有近亲血缘关系。

1）多在出生时或出生后6～12个月内发病，约1/3的母亲在妊娠后期感觉胎动减少或消失，婴儿出生后哭声微弱、吸吮无力、吞咽困难、呼吸表浅、翻身和抬头困难、四肢近端无力、手臂外展、躯干肌、骨盆肌不同程度受累，下肢蛙腿样姿势，张力过低呈软婴，病情进展快，晚期患儿眼睛明亮、机警和敏感，患婴多存活数月，在发病后1年内死亡，通常死于呼吸衰竭。

2）检查血清CK多为正常；EMG检查和肌活检可与肌肉疾病鉴别，晚期EMG可见肌纤颤、运动单位电位数降低，提示失神经性损害，缓慢进展病例可见巨大或多相电位，提示神经再生；MCV正常或正常下限。肌活检显示典型失神经性肌萎缩和神经再生现象，可确诊SMA。

（2）中间型脊髓性肌萎缩（intermediate spinal muscular atrophy）是SMA-Ⅱ型或慢性SMA。

1）患儿多于15个月至2岁发病，进展缓慢，婴儿早期正常，6个月后开始出现运动发育迟滞，表现为近端严重肌无力，下肢重于上肢，许多患儿可独坐，少数需在他人帮助下站立行走，骨盆带肌无力导致走路摇摆，可见肌束震颤。约1/3的患儿面肌受累，呼吸肌、吞咽肌、眼外肌和括约肌不受累，约半数以上患儿可见舌肌纤颤，腱反射减弱消失。

2）血清CK偶见增高，相对良性病程，生存期超过4年或可存活至青春期后，多死于呼吸合并症。

青少年型脊髓性肌萎缩的临床表现有哪些？

青少年型脊髓性肌萎缩（juvenile spinal muscular atrophy）是SMA-Ⅲ型，也称沃尔法特-库格尔贝格-韦兰德病（Wohlfart-Kugelberg-Welander disease）。

（1）SMA-Ⅲ型约占全部近端型SMA的一半，3～18岁发病，儿童晚期至青春期居多，是症状最轻的SMA，开始表现为下肢近端肌无力，股四头肌和髋屈肌明显，步态异常，腹部前挺，走路摇摆呈鸭步，登楼和蹲位站立困难，缓慢进展，渐累及下肢远端和双上肢肌，举臂困难，但脑神经支配肌、眼外肌不受累，智能正常，检查腱反射减弱消失，部分患儿脊柱侧凸、翼状肩胛、弓形足，Gower征（＋），半数病例舌肌、肢带肌肌束震颤，无感觉障碍，偶有Babinski征（＋），患者发病20年还能独立行走，生存期较长。

（2）约1/4的病例腓肠肌假肥大，几乎均为男性，需与杜兴肌营养不良（DMD）鉴别，DMD血清CK＞正常值上限10倍，肌营养不良蛋白（dystrophin）缺失。本病血清CK增高＜正常值10倍，晚期肌萎缩严重时CK下降。

（3）EMG检查可见异常自发电位，运动单位时限延长，波幅增高。肌活检可见肌纤维成组萎缩和同型肌群化，Ⅰ型肌纤维肥大；95%以上患者基因检测发现缺失SMNt的7、8号外显子可确诊。

平山病的病因病理和临床表现有哪些？

平山病（Hirayama disease）也称良性单肢肌萎缩（benign monomelic amyotrophy），Hirayama等（1959）最早在日本文献中报道，称为青少年单侧上肢肌萎缩（juvenile muscular atrophy of unilateral upper extremity），认为与传统的运动神经元病不同。世界各地均有报道，大多为散发性，日本、印度、中国和马来西亚等亚洲国家报道较多，欧美国家相对少见。

（1）病因病理：平山认为可能由于青春期硬膜囊发育不平衡，颈部屈曲时硬膜囊和脊髓前移，造成前部脊髓受压，导致脊髓长期微循环障碍和缺血，颈髓下段明显，导致一种少见的局灶性缺血性颈髓灰质脊髓病（focal ischemic cervical poliomyelopathy）。平山（1982）报道一例尸检的单肢肌萎缩患者，15岁发病，23年后死于肺癌。大体发现下颈髓节段前后径明显变扁，镜下可见下颈髓两侧脊髓前角前后径变小，C_7、C_8节段最明显，前角病灶中心坏死，神经元数量减少，轻度胶质增生，后角和白质完好，脊髓血管未见异常，病变支持脊髓慢性缺血所致。

（2）临床表现：在青少年隐袭起病，15～20岁居多，男性多见，病前多无感染或外伤等诱因，表现为一侧手和前臂肌萎缩、肌无力和肌束颤动，右上肢常见，双侧受累症状不对称，肱桡肌多不受影响，无感觉异常。约1/4的患者遇冷后肌无力加重，称为冷麻痹（cold paresis）。约10%的患者伸手可见手指不规则的细小震颤，腱反射正常，脑神经不受累，无锥体束征，无尿便障碍，症状进展约1年后病情平稳。颈椎MRI检查正常或可见脊髓萎缩。

多系统萎缩的病理、分型和临床表现有哪些？

多系统萎缩（multiple system atrophy，MSA）是一组累及锥体外系、锥体系、小脑和自主神经系统的神经变性疾病，临床散发，病因不明。

（1）病理检查：MSA与帕金森病在病理和临床表型上存在重叠，少突胶质细胞出现α-突触核蛋白（α-synuclin）包涵体。病变主要在纹状体、黑质致密部、蓝斑、小脑、桥脑核、下橄榄核、交感和副交感神经核，皮质脊髓束变性。特征性病理标志物是少突胶质细胞质包涵体（oligodendroglial cytoplasmic inclusions，OCI）。

（2）分型和临床表现

1）MSA分为三个临床表型。

MSA-P型是纹状体黑质变性（SND），表现为强直、动作迟缓和姿势不稳等PD样症状为主，可伴体位性低血压、尿失禁和阳痿。

MSA-C型是橄榄桥脑小脑萎缩（OPCA），以小脑症状为主，小脑性共济失调，伴腱反射亢进、病理征（＋）。

MSA-A型是Shy-Drager综合征，自主神经障碍为主，严重性低血压伴PD或小脑症状。

2）本病多在中年隐袭起病，男性较多，缓慢进行性加重，早期男性常见勃起障碍，女性多有尿失禁，男性尿不净感，排便无力，提示骶髓侧角副交感神经变性，男性易误诊前列腺肥大。常见体位性低血压，卧位血压一般正常，站立时血压迅速下降（收缩压下降≥30mmHg或舒张压≥15mmHg），是胸腰髓侧角节前交感神经元变性所致。心率无明显变化，常见快速眼动期（REM）睡眠障碍。患者逐渐出现动作减少、活动缓慢、翻身困难、姿势性震颤和强直，使用L-dopa疗效欠佳。检查可见四肢腱反射亢进，双侧Babinski征（＋），约1/3的患者有小脑症状，走路不稳，指鼻试验（＋），快复动作差。少数患者可见LMN损害体征如肌萎缩，以及精神、认知障碍或轻度痴呆。晚期出现夜间喘息性呼吸困难，迷走神经背核受损导致吞咽困难、声音嘶哑，心搏骤停导致猝死。

719

多系统萎缩的辅助诊断有哪些？

MSA的诊断以临床为主，辅助诊断有助于确诊和鉴别。

（1）脑MRI检查：可显示壳核、脑臂或脑干萎缩，T2WI可见桥脑基底部"十字征"、桥臂高信号和壳核裂隙征（壳核背外侧缘条带状弧形高信号），但无特异性。氟脱氧葡萄糖PET（FDG-PET）显示MSA患者小脑、脑干、纹状体和额叶皮质局部脑葡萄糖代谢水平下降，尾状核受累严重，D2受体水平下降，但帕金森病患者D2受体水平正常或略升高。

（2）肛门括约肌EMG检查：显示不同程度神经源性损害，平均时限延长、自发电位、纤颤电位、正锐波和波幅增高，阳性率较高，有助于MSA早期诊断，但需慎重排除导致EMG异常的干扰因素。多导睡眠图在几乎所有的MSA患者可检出REM睡眠行为异常。

（3）膀胱功能评价：有助于早期发现神经源性膀胱，如尿动力学试验检测逼尿肌反射兴奋性升高，尿道括约肌功能减退；膀胱超声可判断膀胱排空情况，残余尿量＞100ml提示膀胱排空障碍，MSA膀胱排空障碍呈进行性加重。

（4）基因检测：有助于遗传性脊髓小脑共济失调与MSA鉴别。

720

多系统萎缩的临床诊断和鉴别诊断有哪些？

MSA临床诊断根据四组症状：自主神经功能障碍，如体位性低血压（收缩压下降30mmHg或舒张压下降15mmHg），男性勃起功能障碍，排尿障碍如尿失禁；帕金森病样症状如运动减少，伴强直、姿势不稳和姿势性震颤三项中至少一项；小脑症状如小脑性共济失调步态，伴吟诗样语言、意向性震颤和持续侧视诱发眼震三项中至少一项；锥体束征如腱反射亢进、Babinski征（＋）。

（1）MSA诊断标准（Gilman，1998）

1）可能的（possible）：具备一组临床表现，加上另外两个属于不同组的特征，如表现PD样症状时对DA反应差可作为一个特征，此时仅需附加一个特征。

2）很可能的（probable）：具有自主神经和排尿功能障碍表现，加上对DA反应差的PD样症状或小脑共济失调。

3）确诊的（definite）：神经病理检查证实存在广泛分布的少突胶质细胞质包涵体（GCI），伴黑质纹状体和橄榄桥脑小脑通路变性。

（2）修订的MSA国际共识临床诊断标准（Gilman等，2008）：限定MSA为散发性、进展性、成人（＞30岁）起病的神经变性疾病。

很可能的标准：是自主神经障碍伴L-dopa反应差的帕金森综合征或小脑功能障碍。

可能的标准：是帕金森综合征或小脑功能障碍合并至少一项自主神经障碍和至少一项其他特征。

可能的MSA-P其他七项特征：进展较快的帕金森综合征，L-dopa反应差；运动功能障碍3年内出现姿势不稳，步态共济失调、小脑性构音障碍、肢体共济失调或小脑性眼球运动障碍；运动功能障碍5年内出现吞咽困难，MRI显示壳核、小脑中脚、桥脑或小脑萎缩，FDG-PET显示壳核、脑干或小脑代谢下降。

可能的MSA-C的其他四项特征：帕金森综合征（运动迟缓和强直），MRI显示壳核、小脑中脚或桥脑萎缩，FDG-PET显示壳核代谢下降，SPECT或PET显示突触前黑质纹状体多巴胺能神经元失神经支配。

（3）鉴别诊断

1）MSA-A与老年性体位性低血压鉴别，后者表现为单纯自主神经障碍，不伴PD样或小脑症状。

2）MSA-P与双下肢症状明显的帕金森综合征鉴别，后者表现步态不稳，伴锥体束征和假性球麻痹；MSA-P以强直为主，很少震颤，L-dopa疗效不佳，自主神经障碍明显。MSA-P与进行性核上性麻痹（PSP）鉴别，PSP表现为PD样症状，步态不稳，肢体震颤，肌张力障碍表现为轴性特征，站立或行走易前后倾倒，两眼垂直注视麻痹，L-dopa疗效不佳，伴认知障碍，MRI检查可见中脑顶盖和四叠体区明显萎缩。

3）MSA-C与遗传性和非遗传性小脑性共济失调鉴别，症状进展较快的病例需除外副肿瘤综合征。

橄榄桥脑小脑萎缩的临床表现有哪些？

橄榄桥脑小脑萎缩（olivopontocerebellar atrophy，OPCA）是以表现小脑性共济失调为主的进行性神经变性病，MSA-C亚型，多为散发，少数为家族性，常染色体显性遗传。病理表现以橄榄核、桥脑和小脑明显萎缩为特征。

（1）患者在中年或老年前期，平均约50岁发病，无性别差异，隐袭起病，缓慢进展，表现为小脑性共济失调，自主活动缓慢不灵活，步态异常，走路不稳，躯干摇摆，步基宽，易跌倒，逐渐出现双手笨拙，精细动作不能，意向性震颤，吟诗样语言是共济失调性构音障碍的特征；常见眼球震颤，可见眼外肌麻痹，眼球扫视运动减慢，视神经萎缩，视乳头苍白；

延髓肌受累出现吞咽困难、饮水呛咳、舌肌萎缩和肌束震颤，极少数出现软腭肌阵挛，部分病例有面肌肌束颤动。

（2）随病程进展出现帕金森综合征、锥体束征，少数病例可见肢体远端肌萎缩和肌束震颤；勃起功能障碍、尿失禁、直立性低血压和晕厥等自主神经受损征象。中晚期患者可见不同程度痴呆，5～10年后正常活动受影响，生活不能自理。

（3）脑MRI显示脑干和小脑萎缩，桥脑萎缩可呈"臼齿"状，桥脑前池、环池、桥脑小脑角池增宽，第四脑室扩大，有时可见中脑上方萎缩，矢状位如"蜂鸟征"。

722

夏伊-德雷格（Shy-Drager）综合征的临床表现和治疗有哪些？

夏伊-德雷格综合征（Shy-Drager syndrome）也称特发性直立性低血压（idiopathic orthostatic hypotension），是MSA-A亚型，以自主神经系统损害为主，临床少见，病因未明。

（1）临床表现

1）患者多为50岁以上中年男性，起病隐袭，进展缓慢，常见性功能障碍或阳痿，可为首发症状，括约肌障碍如尿失禁或尿潴留，便秘、腹泻、局部或全身出汗异常，病初多汗，后来变为少汗或无汗，部分患者皮温异常，颈交感神经麻痹引起瞳孔不等大、眼睑下垂和Horner征等。

2）体位性低血压是早期显著特征，常引起老年人晕厥，卧位血压正常，站立3min内收缩压下降≥30mmHg或舒张压下降≥15mmHg，伴苍白、出汗、恶心等先兆，随后头晕或眩晕、视物模糊、全身乏力、站立不稳和晕厥，可伴抽搐发作，说话含糊，平卧数十秒或1min症状缓解。严重者直立后立即出现晕厥，被迫长期卧床。迷走神经背核受损引起吞咽困难、声音嘶哑，偶可心搏骤停猝死。部分患者可见PD样症状，肌强直、运动缓慢和动作减少，或伴小脑症状，共济失调、眼球震颤和构音困难，假性球麻痹，Babinski征（＋）。少数患者可见肌萎缩，为脊髓前角受损。

（2）治疗

1）本病尚无有效疗法，对症治疗和精心护理以缓解症状。患者平卧宜适当抬高头部，下床应动作缓慢，直立后适当活动促使静脉血回流，减少晕厥发作。穿弹力长袜和紧身衣裤促使血液回流。治疗上应适当多盐，多饮水，增加血容量，增加营养，少食多餐。尿淋漓可针灸治疗，排便无力可腹部按摩，适当运动，提肛运动可训练括约肌。REM睡眠行为障碍可睡前服氯硝西泮0.5mg，但睡眠呼吸暂停慎用，避免饮酒、室温过高、泡浴和桑拿等诱发低血压。

2）可用盐酸米多君（Midodrine），初始量2.5mg，每日2～3次，选择性兴奋外周α_1受体，增加周围血管阻力，促进肢体血液回流，提升直立位血压，部分患者服药后尿频，不能耐受应及时停药。可用中药生脉饮、生脉胶囊，有一定的升压作用。中枢性低钠和乏力感可增加盐摄入，严重者试用泼尼松10mg口服，每日3次，不出现直立性低血压时可减量维持。

视网膜色素变性的病因、临床表现和治疗有哪些？

视网膜色素变性（retinitis pigmentosa，RP）也称色素性视网膜炎，是一组遗传性进行性失明综合征。

（1）病因：本病是光感受器细胞和色素上皮营养不良性退行性病变所致，视网膜全层受累，视网膜视锥、视杆细胞营养不良，但无炎症反应。多为常染色体隐性遗传，常染色体显性者发病晚，病损轻，占20%；性连锁隐性遗传＜10%，发病早，病损重；散发病例个体差异大，男女发病比例为（2～3）：1。

（2）临床表现

1）儿童和青少年早期出现暗视力受损，表现为夜盲，暗光下视野变窄，逐渐进展，后来光照下永久性视力受损，最早黄斑周边受损严重，出现部分或完全性环状暗点，双眼同时受累，中心视力和色觉丧失较晚，最后出现管状视野和失明，个别患者视力减退停止进展。眼底可见视网膜色素沉着、视乳头苍白等特征表现。

2）临床可见相关性综合征，如巴德特-毕德尔综合征（Bardet-Biedl syndrome，BBS），表现视网膜色素变性、智力发育不全、肥胖、并指（趾）畸形和性腺功能减退；劳伦斯-穆恩综合征（Laurence-Moon syndrome），视网膜色素变性、生殖腺发育不全、肥胖和精神障碍，伴痉挛性截瘫或四肢瘫；Friedreich共济失调及其他脊髓小脑性共济失调；Refsum病，视网膜色素变性、多发性神经病、小脑性共济失调、感音神经性耳聋和鱼鳞病；科凯恩综合征（Cockayne syndrome）也称侏儒-视网膜色素变性-耳聋综合征，多有家族遗传史；巴森-柯茨威格病（Bassen-Kornzweig disease）为β-脂蛋白缺乏症（abetalipoproteinemia），常染色体隐性遗传，β-脂蛋白缺乏、脂肪吸收不良、棘红细胞增多、共济失调和视网膜色素变性；线粒体疾病Kearns-Sayre综合征可见进行性眼外肌麻痹（PEO）伴视网膜色素变性、心脏传导缺陷、小脑性共济失调和CSF蛋白增高。

（3）治疗：患者平时可使用遮光眼镜，不宜吃刺激性食物，应避免精神压力和过度紧张，可引起儿茶酚胺增高和脉络膜血管收缩，加重视网膜色素变性症状。可使用糖皮质激素、维生素A和维生素E保护视网膜，抗氧化和阻止病变进展，但疗效不肯定，或可试用交感神经切断术。

（陈红媛）

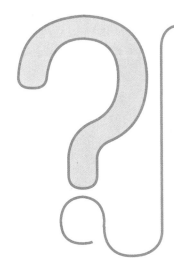

第二十一章

颅内肿瘤
Intracranial Tumor

世界卫生组织（WHO，2021）中枢神经系统肿瘤分类有哪些？

WHO（2021）CNS肿瘤第5版分类如下。

（1）胶质瘤：胶质神经元和神经元肿瘤

1）成人型弥漫性胶质瘤：包括星形细胞瘤，IDH突变型；少突胶质细胞瘤，IDH突变伴1p/19q联合缺失型；胶质母细胞病，IDH野生型。

2）儿童型弥漫性低级别胶质瘤：包括弥漫性星形细胞瘤，伴MYB或MYBL1改变；血管中心型胶质瘤；青少年多形性低级别神经上皮肿瘤；弥漫性低级别胶质瘤，伴MAPK信号通路改变。

3）儿童型弥漫性高级别胶质瘤：包括弥漫性中线胶质瘤，伴H3 K27改变；弥漫性半球胶质瘤，H3 G34突变型；弥漫性儿童型高级别胶质瘤，H3及IDH野生型；婴儿型半球胶质瘤。

4）局限性星形细胞胶质瘤：包括毛细胞型星形细胞瘤，高级别星形细胞瘤，多形性黄色星形细胞瘤，室管膜下巨细胞星形细胞瘤，脊索样胶质瘤，星形母细胞瘤，伴MN1改变。

5）胶质神经元和神经元肿瘤：包括节细胞胶质瘤；婴儿促纤维增生型节细胞胶质瘤/婴儿促纤维增生型星形细胞瘤；胚胎发育不良型神经上皮肿瘤；具有少突胶质细胞瘤样特征及簇状核的弥漫性胶质神经元肿瘤；乳头状胶质神经元肿瘤；形成菊花形团的胶质神经元肿瘤；黏液样胶质神经元肿瘤；弥漫性软脑膜胶质神经元肿瘤；节细胞瘤；多结节及空泡状神经元肿瘤；小脑发育不良性节细胞瘤即莱尔米特-杜克洛（Lhermitte-Duclos）病；中枢神经细胞瘤；脑室外神经细胞瘤；小脑脂肪神经细胞瘤。

6）室管膜肿瘤：包括幕上室管膜瘤；幕上室管膜瘤，ZFTA融合阳性；幕上室管膜瘤，YAP1融合阳性；颅后窝室管膜瘤；颅后窝室管膜瘤，PFA组；颅后窝室管膜瘤，PFB组；脊髓室管膜瘤；脊髓室管膜瘤，伴MYCN扩增；黏液乳头型室管膜瘤；室管膜下瘤。

（2）脉络丛肿瘤：①脉络丛乳头状瘤；②不典型脉络丛乳头状瘤；③脉络丛癌。

（3）胚胎性肿瘤

1）髓母细胞瘤：分子分型包括WNT活化型；SHH活化/TP53野生型；SHH活化/TP53突变型；非WNT/非SHH活化型。

2）其他类型的中枢神经系统胚胎性肿瘤：包括非典型畸胎样/横纹肌样肿瘤；筛状神经上皮肿瘤；伴多层菊形团的胚胎性肿瘤；CNS神经母细胞，FOXR2激活型；伴BCOR内部串联重复的CNS肿瘤；CNS胚胎性肿瘤。

（4）松果体肿瘤：①松果体细胞瘤；②中分化松果体实质瘤；③松果体母细胞瘤；④松

果体区乳头状肿瘤；⑤松果体区促纤维增生型黏液样肿瘤，SMARCB1突变型。

（5）脑神经和椎旁神经肿瘤：①神经鞘瘤；②神经纤维瘤；③神经束膜瘤；④混合型神经鞘瘤；⑤恶性黑色素性神经鞘瘤；⑥恶性外周神经鞘瘤；⑦副神经节瘤。

（6）脑（脊）膜瘤

（7）间叶性非脑膜上皮来源肿瘤

1）软组织肿瘤：包括孤立性纤维性肿瘤；血管瘤和血管畸形；血管母细胞瘤；横纹肌肉瘤；颅内间叶性肿瘤，FET-CREB融合阳性；伴CIC重排的肉瘤；颅内原发性肉瘤，DICER1突变型；尤文肉瘤。

2）软骨及骨肿瘤：间叶性软骨肉瘤；软骨肉瘤；脊索瘤（包含差分化型脊索瘤）。

（8）黑色素细胞肿瘤

1）弥漫性脑膜黑色素细胞肿瘤：脑膜黑色素细胞增多症和脑膜黑色素瘤病。

2）局限性脑膜黑色素细胞肿瘤：脑膜黑色素细胞瘤和脑膜恶性黑色素瘤。

（9）淋巴和造血系统肿瘤

1）淋巴瘤：包括CNS原发性弥漫性大B细胞淋巴瘤；免疫缺陷相关的CNS淋巴瘤；淋巴瘤样肉芽肿；血管内大B细胞淋巴瘤；硬脑膜MALT淋巴瘤；CNS的其他低级别B细胞淋巴瘤；间变性大细胞淋巴瘤（ALK＋ALK-）；T细胞或NK/T细胞淋巴瘤。

2）组织细胞肿瘤：Erdheim-Chester病；Rosai-Dorfman病；幼年性黄色肉芽肿；朗格汉斯细胞组织细胞增生症；组织细胞肉瘤。

（10）生殖细胞肿瘤：①成熟型畸胎瘤；②未成熟型畸胎瘤；③畸胎瘤伴体细胞恶变；④生殖细胞瘤；⑤胚胎性癌；⑥卵黄囊瘤；⑦绒毛膜癌；⑧混合性生殖细胞肿瘤。

（11）鞍区肿瘤：①造釉细胞型颅咽管瘤；②乳头型颅咽管瘤；③垂体细胞瘤、鞍区颗粒细胞瘤和梭形嗜酸细胞瘤；④垂体腺瘤/PitNET；⑤垂体母细胞瘤。

（12）CNS转移性肿瘤：①脑和脊髓实质转移性肿瘤；②脑膜转移性肿瘤。

725

颅内肿瘤的一般临床表现有哪些？

颅内肿瘤的一般临床表现主要是颅内压（ICP）增高和局灶性症状。

（1）ICP增高症状

1）头痛：常因肿瘤引起ICP增高，刺激脑膜、血管和神经等颅内痛觉结构引起，常见于前额、颞和枕部，持续性伴阵发性加剧，清晨明显，咳嗽、用力、打喷嚏、俯身和低头时加重。颅后窝肿瘤多引起枕颈部疼痛，放射至眶部；中线肿瘤早期发生梗阻性脑积水，头痛出现早，伴强迫头位；婴幼儿脑肿瘤可见颅缝分离、前囟膨隆和头皮静脉怒张等。幕下肿瘤常见喷射性呕吐，较早出现，由于ICP增高刺激延髓呕吐中枢或前庭、迷走神经引起，吐后头痛可缓解，需注意频繁呕吐可能是小儿颅后窝肿瘤唯一的症状。

2）视乳头水肿：是ICP增高的客观体征，提示视神经受压和眼静脉回流受阻，常见于幕下肿瘤、中线肿瘤、恶性胶质瘤和转移瘤，较早出现，进展快且严重，可伴眼底出血。早期可见生理盲点扩大，继发视神经萎缩、视力进行性下降、视野向心性缩小甚至失明，但幼儿发生视乳头水肿较少见。其他ICP增高症状如展神经麻痹、复视、一过性黑蒙、头晕、猝倒、颈强、角膜反射减弱、精神症状、癫痫发作、淡漠和意识模糊等。急性ICP增高可引起生命体征变化，如呼吸和脉搏减慢，血压升高，称为Cushing反应。ICP增高的进展速度和严重程度与肿瘤部位、性质和患者年龄有关。

（2）局灶性神经功能缺失体征：主要取决于肿瘤部位，病程早期常见头痛、痫性发作。Iversen等（1987）报道163例幕上肿瘤，头痛占63%，首发症状占16%；胶质瘤、转移瘤发生头痛是脑膜瘤2倍；癫痫发作见于约1/3脑肿瘤患者，额、颞和顶叶肿瘤多见，高分化神经胶质瘤较胶质母细胞瘤发生率高，脑膜瘤常见局灶性运动发作和Jackson癫痫，GTCS是最常见类型。

726

神经胶质瘤的临床分类有哪些？

神经胶质瘤（neuroglioma）的分类目前尚不统一，临床常用贝利-库欣（Bailey-Cushing）分类法和克诺汉（Kernohan）分类。贝利-库欣分类（1926）根据不同神经胚胎组织确定相应肿瘤类型，便于临床医生预测患者预后，但忽略了肿瘤间变特性，不能动态反映胶质瘤发生发展。克诺汉分类（1949）把所有的胶质瘤分成星形细胞型、室管膜细胞型、少突胶质细胞型、神经元型和髓母细胞瘤型五组，由这些成熟细胞形成肿瘤发生间变，可成为恶性型，根据间变程度分为Ⅰ、Ⅱ、Ⅲ、Ⅳ级，该分类法较简便，多为临床采用，缺点是某些肿瘤迄今无法确定来源于何种细胞，有些肿瘤只有恶性型分级无意义。神经胶质瘤两种分类对照见表21-1。

表21-1　克诺汉（Kernohan）分类与贝利-库欣（Bailey-Cushing）分类对照

	Kernohan分类	Bailey-Cushing分类
星形细胞型	星形细胞瘤Ⅰ级	星形细胞瘤
	星形细胞瘤Ⅱ级	星形母细胞瘤
	星形细胞瘤Ⅲ～Ⅳ级	多形胶质母细胞瘤

续 表

	Kernohan分类	Bailey-Cushing分类
室管膜细胞型	室管膜细胞瘤Ⅰ级	室管膜细胞瘤
	室管膜细胞瘤Ⅱ～Ⅲ～Ⅳ级	室管膜母细胞瘤
少突胶质细胞型	少突胶质细胞瘤Ⅰ级	少突胶质细胞瘤
	少突胶质细胞瘤Ⅱ～Ⅲ～Ⅳ级	少突胶质母细胞瘤
神经元型	神经星形细胞瘤Ⅰ级	神经节细胞瘤
		节细胞胶质瘤
	神经星形细胞瘤Ⅱ～Ⅲ～Ⅳ级	神经母细胞瘤
		成胶质神经母细胞瘤
髓母细胞瘤型	髓母细胞瘤	

727

神经胶质瘤的临床表现有哪些？

神经胶质瘤是最常见的颅内肿瘤，约占脑肿瘤的40%，来自神经外胚叶，神经外胚叶组织肿瘤包括两类，神经胶质细胞形成的胶质瘤和神经元形成的神经细胞瘤。

（1）本病常在20～50岁发病，30～40岁为高峰，约10岁儿童也较常见形成一个小高峰。多为慢性起病，进展缓慢，病程较长，渐进性加重，出现头痛、呕吐、视乳头水肿、血压增高和脉搏徐缓等慢性ICP增高征象。ICP增高可见展神经麻痹和复视，头晕、淡漠、意识模糊和尿便失禁，严重者出现脑疝、昏迷和呼吸衰竭；个别患者如卒中样发病，多为肿瘤出血囊性变症状。

（2）局灶性神经功能缺失症状体征，可因不同类型胶质瘤好发部位、生长速度和伴脑水肿程度而异，如星形细胞瘤多见于额、颞和顶叶，髓母细胞瘤多在小脑蚓部，室管膜瘤多邻近脑室导致阻塞性脑积水。癫痫发作可为胶质瘤的首发或早期症状，ICP增高或肿瘤直接压迫可引起精神障碍，额叶肿瘤常见淡漠、语言和活动减少、记忆减退，皮质功能区或传导束受损可见运动、感觉障碍和视野缺损，优势半球可出现失语。

（3）脑CT检查常见脑实质坏死、囊变、出血和钙化等异常密度区，瘤体周围水肿带和占位征，脑室受压引起移位变形或病变以上脑室扩张。脑MRI检查从轴位、冠状位和矢状位清晰显示肿瘤，使空间定位更准确，显示幕下肿瘤更清晰，但难以区分脑肿瘤与脑水肿。弥散张量成像（DTI）可显示锥体束与胶质瘤的解剖关系，为手术切除肿瘤时有效保护肢体功能提供依据。DSA显示肿瘤供血有助于胶质瘤诊断。CSF细胞学有助于诊断髓母细胞瘤、室管膜瘤和脉络丛乳头瘤等。

星形细胞瘤的分类和分级有哪些？

星形细胞瘤（astrocytoma）是CNS最常见的肿瘤或脑胶质瘤，约占神经上皮肿瘤的75%，根据恶变潜能分为两类。

（1）恶性星形细胞瘤：呈弥漫性浸润生长，是进行性恶变或高度侵袭性，肿瘤与正常脑组织界限不清，细胞形态呈不同级别的间变和恶性生长，包括WHO Ⅱ级的毛细胞黏液型星形细胞瘤、多形性黄色瘤型星形细胞和弥漫性星形细胞瘤，WHO Ⅲ级的间变性星形细胞瘤，WHO Ⅳ级的胶质母细胞瘤，三个级别的肿瘤生物学特征呈连续恶性进展，级别越高预后越差，其中弥漫性星形细胞瘤又分纤维型、肥胖细胞型和原浆型三个亚型；胶质母细胞瘤绝大多数起源于星形细胞瘤，罕见的也可起源于少突胶质细胞瘤或室管膜瘤，甚至正常的胶质细胞。

（2）局限性星形细胞瘤：相当于WHO Ⅰ级，相对少见，根据病理形态分为毛细胞性星形细胞瘤、室管膜下巨细胞性星形细胞瘤。与弥漫浸润性星形细胞瘤不同，仅镜下可见浸润邻近脑组织，恶性增殖力弱，间变较少，临床经过预后较好。

星形细胞瘤的分类和分级可见表21-2。

表21-2 星形细胞瘤的分类和分级

肿瘤分类	WHO分级
毛细胞型星形细胞瘤（pilocytic astrocytoma）	Ⅰ
室管膜下巨细胞型星形细胞瘤（subependymal giant cell astrocytoma）	Ⅰ
毛细胞黏液型星形细胞瘤（pilomyxoid astrocytoma）	Ⅱ
多形性黄色瘤型星形细胞瘤（pleomorphic xanthoastrocytoma）	Ⅱ
弥漫型星形细胞瘤（diffuse astrocytoma）	Ⅱ
纤维型星形细胞瘤（fibrillary astrocytoma）	Ⅱ
肥胖细胞型星形细胞瘤（gemistocytic astrocytoma）	Ⅱ
原浆型星形细胞瘤（protoplasmic astrocytoma）	Ⅱ
间变型星形细胞瘤（anaplastic astrocytoma）	Ⅲ
胶质母细胞瘤（glioblastoma）	Ⅳ
巨细胞型胶质母细胞瘤（giant cell glioblastoma）	Ⅳ
胶质肉瘤（glosarcoma）	Ⅳ
大脑胶质瘤病（gliomatosis cerebri）	Ⅲ

729

低级别星形细胞瘤的临床表现和治疗有哪些？

低级别星形细胞瘤是指WHO分级Ⅰ级和Ⅱ级，约占颅内胶质瘤的30%，发生于大脑半球、小脑半球、下丘脑、视神经、视交叉、桥脑和脊髓。

（1）临床表现

1）大脑半球星形细胞瘤多见于30～40岁成人，小脑、脑干和视神经星形细胞瘤常见于儿童和青少年，约2/3的低级别星形胶质瘤首发症状是部分性或全面性癫痫发作，约2/3的患者症状性癫痫可再发，其他神经症状多在数月甚至数年后出现，头痛等ICP增高症状出现较晚。

2）CT可发现筛选肿瘤，MRI有助于鉴别胶质瘤恶性程度，低级别毛细胞型星形细胞瘤边界清晰，少有水肿，T1WI显示肿瘤为等或低信号，T2WI低信号，增强后肿瘤边界扩大，肿瘤常见囊腔和小钙化灶，尤其小脑肿瘤；纤维型缺少特征性表现，一般可见低信号，边界欠清，很少增强。

（2）治疗：大脑功能区低级别星形细胞瘤推荐在电生理监测下进行保护功能的全切除术，为保护功能仅行部分切除可使患者功能健全地生存数年。小脑囊性星形胶质细胞瘤表现良性肿瘤生物学特征，切除囊肿时一并切除肿瘤结节有助于预防肿瘤复发，全切后患者5年生存率超过90%。如脑干肿瘤不能安全切除，预后难以评估。幕上低级别胶质瘤术后给予5300cGY放疗的患者10年生存率为40%，而术后未放疗者为11%，成年患者早期放疗可能提高中位无进展生存期。

730

高级别星形细胞瘤的临床表现和治疗有哪些？

高级别星形细胞瘤包括间变型星形细胞瘤（anaplastic astrocytoma，AA）和多形性胶质母细胞瘤（glioblastoma multiforme，GBM），占胶质瘤的25%～50%，占成人大脑半球胶质瘤的80%，也见于脑干。原发性GBM较少，多为星形细胞瘤恶变而来，GBM多位于深部白质，快速全脑浸润性生长，有时出现症状前体积已很大，蔓延至脑膜或脑室表面，约50%的病灶跨脑叶，3%～6%为多中心生长。

（1）临床表现

1）发病高峰40～60岁，AA平均46岁，GBM平均56岁，儿童少见，男性较多（1.6∶1），均为散发。AA和GBM起病急，进展快，病程多在1年内，起病时偏于良性，后来转为胶质母细胞瘤。常见ICP增高和局灶性神经功能缺失症状，成人可见相应脑叶受损，如不同程度的偏瘫、失语和偏盲；儿童多见脑神经麻痹和长束损害等脑干症状，晚期导水管阻塞出现明显ICP增高征象。

2）CSF蛋白增高，多＞1g/L，CSF细胞数增多，（10～100）×10⁶/L或更多，多为淋巴细胞和脱落的肿瘤细胞，但很少脊髓转移或脑膜播散。脑CT显示病灶较大，边界不清，形态不规则，低与等混合密度，可见高密度瘤内出血，病灶周围中重度水肿，环状或花环状增强边界清楚而不规则，脑干肿瘤常见阻塞性脑积水征象。MRI常见中心低信号伴不规则环形强化，瘤周的水肿带和明显的占位效应，侧脑室受压或第三脑室移位，坏死灶和囊腔为低信号。

（2）治疗：AA和GBM通常采用手术、放疗与化疗综合治疗。手术通常仅能切除部分肿瘤，短期使用糖皮质激素可缓解头痛、嗜睡、局灶症状和瘤周水肿。除非抽搐，一般不用抗癫痫药，全脑放疗患者应慎用苯妥英，可引发严重皮肤反应如多形性红斑。放疗肿瘤灶照射总剂量可达6000cGy，平均延长5个月生存期。化疗单用卡莫司汀（BCNU）、罗莫司汀（CCNU）、顺铂和卡铂，或甲基苄肼、CCNU合用长春新碱似可延长生存期，但化疗药毒副作用大，患者不能实质性获益；替莫唑胺毒性作用小，5%～10%的患者出现血小板或白细胞减少，2年生存期从10%提高到27%。

731

成人胶质瘤的MRI影像学特征有哪些？

成人胶质瘤的MRI影像学特征见表21-3。

表21-3　成人胶质瘤的MRI影像学特征

组织学类型	T1WI	T2WI	水肿	增强影像	常见部位
星形细胞瘤	低信号	高信号	轻度	不增强	发生于皮质白质交界
少突胶质细胞瘤	低信号	高信号	轻度	有时增强	发生于皮质白质交界
间变性星形细胞瘤	低信号	较广泛高信号	严重	不均一性增强	瘤体较大，侵犯几个脑叶或越中线侵犯对侧半球
多形性胶质母细胞瘤	低信号	较广泛高信号	严重	环状、多房性增强	发生于脑深部白质

732

脑干胶质瘤的临床表现和治疗有哪些？

脑干胶质瘤占颅内肿瘤的 1.4%，多见于儿童和青少年，星形细胞瘤和极性胶质母细胞瘤较多见，其次是少突胶质细胞瘤、室管膜胶质瘤、髓母细胞瘤。极性成胶质细胞瘤主要是指在脑室系统旁发生的恶性胶质瘤，临床罕见，常见于儿童和青年人，好发于脑干、视神经、视交叉和基底节，对放疗敏感。

（1）临床表现

1）脑干胶质瘤发病高峰为 6～10 岁，占儿童脑肿瘤的 10%～20%，占儿童颅后窝肿瘤的 30%，分为脑干内弥漫型、局限型和脑干外生型。局限性多见于中脑、桥脑（向背侧外生性生长）和延髓，桥脑胶质瘤绝大多数呈浸润性生长，侵及整个桥脑和邻近的组织。头痛最常见，多为后枕部痛，患儿常有性格改变，由温和变为倔强或固执，检查不合作，急躁，兴奋性增高，不想睡觉等。

2）脑干肿瘤常见一个或多个脑神经麻痹，约 1/4 为首发症状，最常见展神经麻痹，其次是动眼、面神经、舌咽和迷走神经，可见上睑下垂、瞳孔扩大、光反射消失、眼球内斜视和复视、面瘫、饮水呛咳、吞咽困难。锥体束受损可见同侧脑神经麻痹伴对侧偏瘫，锥体束征常为双侧，肿瘤侵犯小脑-齿状核-红核-丘脑束导致肢体共济失调、步态不稳和眼震等小脑征；ICP 增高症状不明显。

3）CT 可见脑干肿瘤多为实性，少囊变，低或等密度或混杂密度，不均匀强化，受 CT 伪迹影响，肿瘤显示不佳。MRI 显示星形细胞瘤为 T1WI 低信号、T2WI 高信号，脑干膨大，边界不清，强化不明显或不均匀，与肿瘤恶性度相关，可伴瘤内出血，偶有囊变。

（2）治疗：脑干胶质瘤呈弥漫性生长，难以全切除，低级别胶质瘤对放疗敏感，宜首选放疗，选肿瘤部位照射剂量 50～60Gy，如 CSF 细胞学或影像学诊断无明确播散，不必行全脑-全脊髓预防照射。3 岁以下患儿一般采用化疗。本病有沿脑干内神经纤维扩散趋势，易扩散者可发展为恶性级别高的胶质瘤，预后不良。

733

星形细胞瘤与星形母细胞瘤的鉴别有哪些？

星形细胞瘤与星形母细胞瘤鉴别有时较困难，甚至术中也难以做出正确的区分，最终需依靠病理诊断（表 21-4）。

表21-4 星形细胞瘤与星形母细胞瘤鉴别

鉴别点	星形细胞瘤	星形母细胞瘤
分化程度	良性肿瘤，相当Kernohan Ⅰ级	属良性、恶性过度型，相当于Ⅱ～Ⅲ级
发生率	多见，占脑胶质瘤17%～40%	少见，占脑胶质瘤的2%～5%
年龄和部位	成人多见大脑半球，儿童常见小脑	青年人，大脑半球多见
病程	较长，半年至4年	较短，1～20个月
脑CT检查	多为均匀低密度灶，少数混合密度，边界较清，钙化多，无瘤周水肿或轻微，不增强或轻微强化	多混杂密度，少数均匀低密度，边界模糊，钙化少，有瘤周水肿，连续或断续花环状增强，病灶内可见壁结节
脑MRI检查	瘤体T1WI低信号，T2WI高信号，边界不清，与瘤周水肿不易区分，T1WI可见混杂信号或增强效应	瘤体T1WI混杂信号，可见坏死和出血，边界不清，瘤周水肿明显，增强效应显著

734

成人和儿童不同部位常见的原发性脑肿瘤有哪些？

原发性脑肿瘤类型与部位相关，也与患者年龄有关，成人和儿童不同部位常见的脑肿瘤见表21-5。

表21-5 成人和儿童不同部位常见的原发性脑肿瘤

部位	成人	儿童
大脑半球	星形细胞瘤	星形细胞瘤
	多形性胶质母细胞瘤	室管膜瘤
	脑膜瘤	少突胶质细胞瘤
颞叶	神经节瘤	神经节瘤
	少突胶质母细胞瘤	少突胶质细胞瘤
	多形性黄色星形细胞瘤	多形性黄色星形细胞瘤
小脑	血管母细胞瘤	髓母细胞瘤
	星形细胞瘤	星形细胞瘤（毛细胞性）
	髓母细胞瘤	皮样囊肿
胼胝体	星形细胞瘤	星形细胞瘤
	多形性胶质母细胞瘤	少突胶质细胞瘤
	少突胶质细胞瘤	脂肪瘤
脑室	室管膜瘤	髓母细胞瘤
	脉络丛乳头状瘤	室管膜瘤
	脑膜瘤	脉络丛乳头状瘤
		脑膜瘤

续 表

部位	成人	儿童
桥脑小脑角	听神经鞘瘤	室管膜瘤
	脑膜瘤	脉络丛乳头状瘤

735

成人幕上肿瘤的常见类型和临床表现有哪些？

成人幕上肿瘤（supratentorial tumors）约占70%，常见头痛、癫痫发作，以及无力、麻木、偏盲和失语等局灶性神经功能缺失，额叶和非优势半球颞叶肿瘤症状不明显，脑膜瘤和少突胶质细胞瘤进展缓慢和症状轻微。

（1）转移瘤：是成人最常见的幕上肿瘤，约占颅内肿瘤的40%，多随颈动脉（80%）和椎-基底动脉（20%）血流转移，通常多发，孤立转移占35%～50%，原发性肿瘤多为肺癌、乳腺癌、肾癌、黑色素瘤和淋巴瘤等，转移瘤多位于灰白质交界处，界线分明，可见水肿。CT典型可见低密度灶，MRI显示T1WI低信号，T2WI信号强度不同，多有强化，随对比剂剂量增大病灶增多。

（2）星形细胞瘤、间变性星形细胞瘤和多形性胶质母细胞瘤（GBM）：占成人幕上肿瘤的30%～40%，男性多见，年龄越大，肿瘤分级可能越高。GBM最常见，瘤内常见出血坏死，MRI常见占位效应和环状增强。

（3）少突胶质细胞瘤：占颅内肿瘤的1.3%～4.4%，占所有脑胶质瘤的4%～7%，钙化率较高，单一成分肿瘤疗效好，但混合性伴星形细胞型多见。

（4）脑膜瘤：占颅内肿瘤的19.2%，居第二位，男女性之比为1:2，发病高峰为45岁，儿童少见；矢状窦旁约占50%，多见于大脑凸面和大脑镰旁，其次是蝶骨嵴、鞍结节、嗅沟、桥脑小脑角和小脑幕，很少浸润脑实质。

（5）垂体腺瘤：是最常见的鞍区肿瘤，多见于育龄女性，扩展至鞍上区，视交叉受压导致双颞侧偏盲，大腺瘤（＞1cm）出现头痛、视力视野受损和内分泌病，小腺瘤（＜1cm）常引起内分泌病。诊断主要根据临床表现、影像学和内分泌检查。

（6）CNS淋巴瘤：弥漫性组织细胞（大B细胞）淋巴瘤最常见，多见于艾滋病、移植等免疫缺陷状态；原发性CNS淋巴瘤常见于幕上深部灰质核团，覆盖脑室和越过胼胝体扩展高度提示淋巴瘤，继发性淋巴瘤多累及软脑膜和CSF系统，脑积水可为唯一征象。

736

成人幕下肿瘤的常见类型和临床表现有哪些？

成人幕下肿瘤相对少见，占中线区肿瘤的15%～20%。

（1）转移瘤：是成人最常见的幕下肿瘤，原发肿瘤多为乳腺癌、肺癌、前列腺癌、淋巴瘤和头颈部肿瘤。常见头痛和脑神经受损，脑MRI和增强检查、腰椎穿刺细胞学检查可确诊，通常采取姑息放疗。

（2）桥脑小脑角肿瘤：占颅内肿瘤的5%～10%，成人最常见听神经瘤，平均50岁发病，无性别差异，双侧病例约5%。常见隐匿性听力丧失（97%）、耳鸣（70%）、步态不稳（70%），以及头痛、眼震和面部麻木等症状。

（3）脑膜瘤：见于岩部后面、斜坡、枕骨大孔、天幕或小脑凸面，常见脑神经受损和脑积水，枕骨大孔脑膜瘤常见颅颈疼痛和痉挛性四肢瘫，天幕脑膜瘤可见对侧偏盲，小脑脑膜瘤出现辨距不良和共济失调。

（4）幕下其他肿瘤包括颅咽管瘤、脊索瘤和桥脑胶质瘤，松果体区肿瘤扩展至幕下。

737

儿童幕上胶质瘤的临床表现和治疗有哪些？

儿童胶质瘤较成人多见，多发于中线和颅后窝，幕上胶质瘤占幕上肿瘤的26.3%，多为星形细胞瘤、多形性胶质母细胞瘤和室管膜瘤，大脑半球各部位均可发生。

（1）临床表现：可见头痛、呕吐、视乳头水肿和视力减退，双侧展神经不全麻痹等ICP增高表现，症状可较成人不典型。定位体征多不明确，癫痫发作发生率为39%～76%，局灶性发作极少，癫痫史较长说明肿瘤生长缓慢，相对良性，多为星形细胞瘤Ⅰ～Ⅱ级或少突胶质细胞瘤。如一侧肢体无力、腱反射亢进和Babinski征（＋）提示肿瘤邻近运动区，中央区上部和邻近大脑镰肿瘤多见下肢力弱，额叶肿瘤经胼胝体累及对侧常见人格改变、学习障碍、易激惹或攻击行为等精神症状。

（2）治疗：在保证患儿术后生存质量的前提下尽可能手术切除肿瘤，较良性肿瘤可直接手术切除，高恶性度肿瘤在定向活检下综合治疗，如瘤组织切除彻底，术后可不放疗，未完全切除需要放疗，放疗会影响患儿神经系统发育，照射剂量3～5岁为45～50Gy，＞5岁为54～60Gy。化疗适用于低级别胶质瘤和高级别胶质瘤早期，在术前或放疗前后进行，针对脑肿瘤细胞发育不同阶段可联合使用长春新碱、羟基脲、甲基苄肼、CCNU、顺铂、阿糖胞苷、环磷酰胺、达卡巴嗪等化疗药。

738

特殊脑区常见的肿瘤和临床表现有哪些？

特殊脑区（particular brain regions）常见肿瘤如下。

（1）鞍区和鞍上肿瘤：如垂体腺瘤，颅咽管瘤，鞍膈、蝶骨翼和鞍结节脑膜瘤，转移瘤和鼻咽癌等，可见头痛、视力障碍和内分泌病变，肿瘤向后扩展引起脑神经受损。

（2）松果体区肿瘤：常见生殖细胞肿瘤，恶性肿瘤如绒毛膜癌、胚胎细胞癌、恶性畸胎瘤，神经胶质瘤多为星形细胞瘤，以及松果体细胞瘤、脑膜瘤。可见头痛、呕吐、上视受损、步态不稳、共济失调、瞳孔异常和内分泌病变等。

（3）脑室内肿瘤：儿童髓母细胞瘤是最常见的第四脑室内肿瘤，室管膜瘤常见于第三脑室和侧脑室，儿童多见于第四脑室；脉络丛乳头状瘤常见于侧脑室和第三脑室，神经细胞瘤见于第三脑室和侧脑室，胶样囊肿典型位于第三脑室，典型表现为头痛、恶心和呕吐等脑积水征象。

（4）桥脑小脑角肿瘤：常见听神经瘤、脑膜瘤、胆脂瘤、脉络丛乳头状瘤和脑干胶质瘤，表现为耳鸣、听力丧失、头痛、面部麻木、角膜反射减弱、眼震和平衡障碍等。

739

局限性非浸润性脑肿瘤的常见类型和临床表现有哪些？

少数局限性非浸润性脑肿瘤通常不侵犯脑实质，与大多数原发性脑肿瘤如胶质瘤、淋巴瘤弥漫性浸润不同。非浸润性脑肿瘤如下。

（1）转移瘤：典型可见与脑实质有清晰的推压界面，一般为多发性，常位于灰白质交界处。

（2）脑膜瘤：局限性附着于硬脑膜，累及邻近的颅骨，可见邻近结构如脑神经受压征象。

（3）中枢神经细胞瘤（central neurocytoma）：生长于侧脑室和第三脑室的小细胞神经元肿瘤，常见于透明隔邻近室间孔处，是神经元和混合神经元神经胶质起源，为Ⅱ级，常见梗阻性脑积水引起头痛等ICP增高症状，此时往往肿瘤已长得很大。

（4）室管膜下瘤（subependymoma）：是一种少见的良性肿瘤，占颅内肿瘤不足1%，起源于室管膜下胶质细胞、星形细胞和室管膜细胞。平均40岁发病，见于侧脑室或第四脑室，病变越大可出现囊变和小点状钙化。

（5）多形性黄色星形细胞瘤（pleomorphic xanthoastrocytoma）：多见于儿童和青少年，

位于脑表浅部位，是坚实的局限性星形细胞瘤。

740

颅内转移瘤病因和临床表现有哪些？

颅内转移瘤（intracranial metastatic tumor）见于脑实质、硬脑膜或软脑膜等，来自25%的全身性癌症。

（1）病因：颅内转移瘤典型经血行播散，通常为多灶性，多位于灰白质交界处，常见于肺癌（46%）、乳腺癌（13%）、消化道癌（9%）、白血病（7%）、肾癌等泌尿生殖系统（7%），以及黑色素瘤、绒毛膜上皮癌和淋巴瘤转移。

（2）临床表现

1）颅内转移瘤常见于40～60岁患者，约半数急性起病，首发症状多为癫痫发作、轻偏瘫、感觉异常、失语、眼肌麻痹、眩晕和SAH，约半数慢性进行性加重，首发症状多为头痛和精神障碍，局限一侧头痛可能提示病灶，可进展为持续全头痛，ICP进展迅速头痛加重，但视乳头水肿不明显，出现精神症状常提示脑膜弥漫性转移，如反应迟钝、智力减退、柯萨可夫综合征、攻击行为、兴奋躁动和痴呆，常见脑膜刺激征。

2）神经体征可见瘫痪、感觉障碍、失语症、视乳头水肿、小脑体征、脑神经麻痹和脑膜刺激征，取决于转移瘤部位。患者全身状态差或恶病质，起病急、进展快和病程短提示多发性脑转移瘤。症状和体征复杂，不能用单一病灶解释，严重头痛、明显精神症状和多种癫痫发作形式须警惕转移瘤可能。

3）脑CT检查可见多发圆形低密度或混合密度肿块，边界清，伴坏死、囊变和出血，瘤周水肿和占位效应，环形或结节状增强，交通性脑积水伴脑池、脑室壁增强提示脑膜转移。MRI检查可能发现颅后窝脑干、小脑和脑膜转移瘤。

741

少突胶质细胞瘤的临床表现和治疗有哪些？

少突胶质细胞瘤（oligodendroglioma）占全部脑胶质瘤的4.0%～12.4%，幕上占95%，多发于大脑半球，额叶最常见，也见于丘脑，肿瘤生长缓慢。

（1）临床表现：好发于30～50岁，男性稍多，癫痫发作多为首发症状，在3～5年内逐渐出现ICP增高征象，病程较长。脑CT常见稍低或等密度病灶，少数稍高密度，肿瘤多为圆形或卵圆形，边界不清，无瘤周水肿或轻度，占位征象轻，约70%的瘤内可见大而不规则的条带状或团块状钙化灶，少数半球浅表肿瘤使颅骨受压和变薄，少数瘤内见低密度囊变和高密度出血灶，无强化或轻度强化。

（2）治疗：本病为低级别胶质瘤，手术多为了组织学诊断、减小肿瘤体积、降低ICP、改善神经功能缺失，阻止恶性变和控制癫痫发作。术后可立即放疗，手术切除不完全的低级别胶质瘤、肿瘤复发或进展均可放疗。

742

室管膜瘤的临床表现和治疗有哪些？

室管膜瘤（ependymoma）约占颅内肿瘤的5%，多为良性，是儿童第三位常见的颅内肿瘤，约占3岁以下幼儿脑肿瘤的33%，发生于脑室系统任何部位，第四脑室最常见，也见于脑实质，幕下约2/3，幕上1/3。

（1）临床表现：常见于儿童和青少年，6～15岁多见，脑积水常为首发症状。第四脑室室管膜瘤早期可见头痛、呕吐和视乳头水肿等ICP增高或脑干症状，病程较短；第三脑室室管膜瘤引起阻塞性脑积水和ICP增高，局灶症状较少；侧脑室肿瘤较小可无症状，阻塞室间孔引起脑室积水和ICP增高，病程较长；脑实质肿瘤多位于颞、顶、枕交界，癫痫发作常为首发症状。脑CT常见肿瘤多位于脑室系统，等或略高密度不规则病灶，边界清，有散在小斑点状钙化灶或囊性变，周围脑组织无水肿，脑实质肿瘤可有轻度水肿带，有时肿瘤部分突入脑室，多呈均一增强。

（2）治疗：室管膜瘤需要手术、放疗与化疗综合治疗，根据患者年龄确定放疗，肿瘤细胞播散转移可行全脑和脊髓放疗，肿瘤切除完整和系统治疗患者的5年存活率达75%以上。

743

中枢神经细胞瘤的临床表现和治疗有哪些？

中枢神经细胞瘤（central neurocytoma）是小细胞神经元肿瘤，多位于幕上侧脑室和第三脑室内，常附着于透明隔、侧脑室或胼胝体，分级Ⅱ级，发病率约占颅内肿瘤的0.5%。

（1）临床表现：多见于20～40岁，CSF循环通路受阻发生脑积水和ICP增高，常见头痛，出现症状时肿瘤已长得很大，通常预后良好。脑CT检查可见圆形肿瘤，边界清，等或稍高不均匀密度，多数在一侧脑室或靠近脑室的透明隔有点状钙化，幕上肿瘤可中度或明显强化。脑MRI显示肿瘤清楚，肿瘤轻度增强，附着于侧脑室壁或透明隔，免疫组化可显示特异性神经细胞抗原。

（2）治疗：肿瘤对放疗极敏感，手术切除可解除梗阻性脑积水，配合术后放疗可增加长期生存率，术后脑积水不能解除可行侧脑室-腹腔分流术。

744

神经节细胞瘤的临床表现和治疗有哪些？

神经节细胞瘤（gangliocytoma）是临床罕见的良性肿瘤，起源于成熟的交感神经节细胞，是成熟型神经母细胞瘤，好发于脊柱两旁交感神经链和肾上腺，第三脑室、颞叶和额叶等部位也可发生。

（1）临床表现：该肿瘤可发生于任何年龄，青年人以上成人较多见，肿瘤生长缓慢，一般无症状，发生于颈部可引起声音嘶哑、吞咽困难和呼吸困难，发生于胸、腹部多无症状，发生于椎间孔附近者可经椎间孔长入椎管内引起脊髓压迫症，发生于肾上腺因分泌儿茶酚胺可引起高血压。

（2）治疗：神经节细胞瘤治疗主要以手术切除肿瘤为主。

745

脑膜瘤的常见部位、临床表现和治疗有哪些？

脑膜瘤（meningioma）起源于脑膜和脑膜间隙的衍生物，占颅内原发肿瘤的14.4%～19.0%，是第二位常见的脑肿瘤和最常见的良性脑肿瘤，恶性脑膜瘤少见，多发性脑膜瘤约占8%，常见于神经纤维瘤病患者。

（1）常见部位：脑膜瘤位于脑外，边界清，多为球形，少数扁平状，质地坚硬，好发于脑表面富有蛛网膜颗粒处，常见于矢状窦旁和大脑镰（25%）、大脑凸面（20%）和蝶骨嵴（20%），嗅沟（10%）、鞍上（10%）、颅后窝（10%）、中颅窝（3%）和脑室内（2%），肿瘤生长缓慢，可长得很大，症状却不明显。丰富的血供来源于脑膜动脉或脑动脉，肿瘤可侵入脑膜静脉和静脉窦，也可引起颅骨骨质改变。

（2）临床表现：多见于中年人，平均41岁发病，20岁以下占3%～4%，女性与男性之比为2：1。肿瘤膨胀性生长，病程长达数年，头痛和癫痫发作多为首发症状，大脑凸面脑膜瘤和老年人多见，有时可见视神经萎缩，视力、视野、嗅觉或听觉障碍和肢体运动障碍，无头痛，老年人ICP增高症状不明显。脑CT显示肿物位于脑外，宽基底与硬膜相连，均一等密度或稍高密度，边界清，瘤内可见钙化或囊变，瘤附着处可见颅骨骨质改变。脑水肿不明显，肿物所在的脑沟和脑池闭塞，可见明显增强。MRI T2WI可显示肿瘤，硬脑膜窦通畅，明显增强和"硬脑膜尾征"。

（3）治疗：手术切除脑膜瘤是最有效的治疗手段，显微手术使疗效提高，良性脑膜瘤全切效果极佳，患者大多获得治愈，DSA检查肿瘤供血和进行术前栓塞可减少术中出血。约1/3的脑膜瘤由于生长部位不能全切，少数恶性脑膜瘤无法全切，需术后放疗，恶性脑膜瘤和血管外皮型脑膜瘤对放疗敏感，疗效肯定。

746

临床常见的脑膜瘤的临床表现有哪些？

（1）矢状窦旁脑膜瘤（parasagital sinus meningioma）和大脑镰脑膜瘤（cerebral falx meningioma）：最常见，约占颅内脑膜瘤的28%。矢状窦和大脑镰前1/3脑膜瘤多无局灶症状，肿瘤相当大时才出现ICP增高和额叶症状。矢状窦与大脑镰中1/3脑膜瘤可见癫痫发作，运动感觉缺失症状从足部和括约肌开始，依次影响下肢、上肢和头面部。矢状窦和大脑镰后1/3脑膜瘤可见顶枕叶症状如对侧同向性偏盲，如累及双侧距状沟视区后部引起皮质盲，较早出现ICP增高症状。

（2）大脑凸面脑膜瘤：占20%，常见头痛、呕吐和视乳头水肿（81%）ICP增高症状，较早出现神经定位体征，局灶性或全面性癫痫发作（36%），轻偏瘫（18%），感觉障碍或异常（21%），发作性昏倒（15%）和精神症状（10%），肿瘤邻近颅骨常见骨质破坏或增生。CT检查可见瘤周轻中度水肿，明显均匀强化，肿瘤附着处颅骨破坏。

（3）蝶骨嵴脑膜瘤：占12.5%，床突型较少见，蝶骨嵴内端与视神经、眶上裂、海绵窦、颞叶前内侧和大脑脚比邻，早期出现神经功能缺失症状，如单眼鼻侧偏盲，视神经萎缩和视力障碍，ICP增高伴对侧视乳头水肿（Foster-Kennedy综合征）。肿瘤向后压迫颞叶前内侧出现幻味或钩回发作，向前上压迫嗅神经引起同侧嗅觉丧失，突入眶上裂或压迫海绵窦导致眶上裂综合征或海绵窦综合征，可见患侧突眼，累及大脑脚出现对侧偏瘫，侵入蝶鞍影响垂体功能。小翼型和大翼型较多见，临床表现相似，常见ICP增高，局灶症状较少，患侧视束受压可见对侧同向性偏盲，脑膜瘤与MCA主干或皮质支粘连，出现钩回发作、患侧嗅觉减退、对侧中枢性面舌瘫、轻偏瘫和失语，前额叶受累出现智能减退。

不同部位脑膜瘤常累及的脑神经与症状和体征见表21-6。

表21-6　不同部位脑膜瘤常累及的脑神经与症状和体征

部位	常累及的脑神经	症状和体征
矢状窦，大脑镰	不受累	前部脑膜瘤偶见额叶症状，中部见癫痫或运动感觉症状，自足部逐渐影响下肢、上肢和头面部，后部见对侧同向性偏盲、皮质盲，头痛呕吐ICP增高症状

续 表

部位	常累及的脑神经	症状和体征
大脑凸面	不受累	头痛、呕吐和视乳头水肿等ICP增高症状，癫痫发作、轻偏瘫、感觉障碍、精神症状和邻近颅骨骨质破坏
蝶骨嵴	Ⅱ	可引起视神经萎缩、视力丧失
嗅沟	Ⅰ，Ⅱ	嗅觉缺失、视力丧失、精神改变和癫痫发作
海绵窦	Ⅱ，Ⅳ，Ⅵ，Ⅴ1，Ⅴ2	眼球运动障碍，面部感觉障碍
桥脑小脑角	Ⅴ，Ⅶ，Ⅷ，Ⅸ，Ⅹ	眩晕、耳鸣、面瘫，以及小脑、脑干体征
斜坡前中部	Ⅲ，Ⅴ，Ⅵ，Ⅶ，Ⅷ	常见三叉神经、听神经受累，眼震，晚期见锥体束征、ICP增高、斜坡骨质破坏
斜坡后部	Ⅸ，Ⅹ，Ⅺ，Ⅻ	呛水、吞咽困难、共济失调、ICP增高和斜坡骨质破坏
小脑凸面，天幕	不受累或较轻	眼球震颤、小脑步态、肢体共济失调、视力丧失或偏盲
枕骨大孔	Ⅷ，Ⅸ，Ⅹ，Ⅺ，Ⅻ	颅颈交界区四主征，如高颈髓受压、后组脑神经受损、小脑征、ICP增高和枕部疼痛

不常见的脑膜瘤的临床表现有哪些？

不常见的脑膜瘤如下。

（1）嗅沟与颅前窝底脑膜瘤：临床表现相似，早期常见单侧嗅觉障碍，视力障碍和视神经萎缩，偶见Foster-Kennedy综合征，大多出现ICP增高，有时可见额叶精神症状。头颅X线平片或CT可见约70%的患者蝶骨骨质增生，CT检查可见圆形或卵圆形肿块以宽基底与颅前窝底相连，向两侧发展，向上突向额叶，大肿瘤可引起侧脑室前角受压变形和瘤周脑水肿。

（2）鞍结节与鞍膈脑膜瘤：鞍结节脑膜瘤早期出现嗅觉障碍，由于偏于一侧常导致单眼视力障碍或同向性偏盲；鞍膈脑膜瘤常同时出现视觉和垂体功能不足症状，由于瘤多居中常见双颞侧偏盲。下丘脑受压出现尿崩症、嗜睡，海绵窦或眶上裂受压出现眼肌麻痹，累及颞叶前内侧可见钩回发作，累及内囊或大脑脚出现轻偏瘫，第三脑室受压出现脑积水和ICP增高。CT显示鞍上池内稍高密度圆形肿块，边界清，肿块较大可导致鞍上池填塞，可向前伸入颅前窝，向后压迫视交叉，向下侵及鞍内，向上突入纵裂，自下方压迫第三脑室引起双侧脑积水，瘤内常见钙化，肿瘤多见均一强化。

（3）天幕脑膜瘤：较小时可无症状，变大后压迫视皮质出现偏盲或皮质盲、ICP增高和小脑体征，有时发生窦汇内血栓形成，如直窦血栓引起大脑大静脉血流阻滞，可出现意识不清和去大脑强直。脑膜瘤沿天幕缘向天幕上下生长，骑跨天幕使肿瘤生长受限，形成切迹，MRI冠状位可见肿块呈逗号样。

（4）桥脑小脑角脑膜瘤：最常见的颅后窝脑膜瘤，肿瘤附着于内听道内侧，邻近岩上窦，较早出现一侧听力障碍（80%）、面部感觉减退（63%）、面神经麻痹（53%）、后组脑神经受损（30%），无ICP增高和共济失调。MRI检查显示桥脑小脑角肿物，与岩骨宽基底相连，内听道不扩大。

（5）斜坡脑膜瘤：常见三叉神经、听神经症状，眼震、共济失调和步态不稳，少数晚期患者出现锥体束征，75%的患者出现ICP增高症状。CT检查显示斜坡骨质破坏或增生有助于定位。

（6）小脑凸面脑膜瘤：较少见，脑膜瘤多粘连于横窦与乙状窦连接处，常见ICP增高症状，晚期出现脑神经受损，眼震、小脑步态和肢体共济失调。CT检查常见肿瘤压迫第四脑室移位和脑积水。

7）枕大孔区脑膜瘤：较少见，位于延髓前方为55%，左、右和后方各15%，可见颅颈交界病变四主征，高颈髓受压、后组脑神经受损、小脑症状和ICP增高、枕部疼痛等。MRI矢状位清晰可见，但CT检查常难发现。

748

脑干肿瘤的临床表现和治疗有哪些？

脑干肿瘤（brainstem tumor）约占颅内肿瘤的3%，儿童颅内肿瘤的15%，多为星形细胞瘤和多形性胶质母细胞瘤。

（1）临床表现：脑干肿瘤可在任何年龄发病，儿童和青少年多见，5～30岁发病占73%，儿童进展快，病程短，数周至数月出现严重脑干症状；成人进展慢，病程较长，数月至1年症状开始明显，常见枕部头痛，儿童性格改变，由温和变为固执或急躁，少数成人精神症状，部分出现排尿困难、心悸、腹痛等自主神经症状，早期无ICP增高。

1）局灶症状因部位而异，桥脑肿瘤约占脑干肿瘤半数以上，儿童常见复视、易跌倒，成人首发症状为眩晕、共济失调，桥脑外侧肿瘤常见耳鸣、眩晕、听力减退和眼震，影响桥脑旁正中网状结构（PPRF）眼球向病侧凝视麻痹，桥脑基底肿瘤可见Foville综合征或Millard-Gubler综合征，早期出现对侧轻偏瘫、锥体束征，第四脑室受压变形和阻塞性脑积水。中脑肿瘤常见动眼神经麻痹，延髓肿瘤常见吞咽困难和生命体征变化，未经治疗的自然存活期为6～13个月。

2）脑CT多可见低密度病变，脑MRI显示T1WI低信号、T2WI高信号，脑干弥漫性增粗，瘤内囊性变或坏死，中脑肿瘤常见导水管阻塞，引起第三脑室和侧脑室对称性扩张。

（2）治疗：MRI显示边界清楚的局限性胶质瘤可显微外科手术切除，脑干背侧血管母细胞瘤向脑干外生长，无论大小或囊性均为手术适应证。星形细胞瘤应从瘤内向周围逐渐吸除，能辨认肿瘤界限可沿边界切除。儿童桥脑胶质瘤弥漫性肿大，MRI不能分辨正常桥脑结构应首选放疗，每疗程常规剂量4000～5000cGy，部分患儿可暂时改善症状。术后、放疗后或复发可行化疗，疗效不确切。

749

三叉神经鞘瘤的临床表现和治疗有哪些？

三叉神经鞘瘤（trigeminal nerve schwannoma）占颅内肿瘤的0.11%～0.13%，占颅内神经鞘瘤的0.18%～8.0%，仅次于听神经瘤，是第二位常见的颅内神经鞘瘤。

（1）临床表现：多在中年起病，女性略多，最常见症状是同侧面部感觉障碍，如麻木、疼痛或感觉异常，如三支均为完全性感觉缺失常提示半月神经节恶性病变，可见三叉神经痛、复视、听力减退、视力减退、突眼和共济失调等。脑CT检查显示卵圆形等或低密度肿瘤，边界清晰，周围水肿不明显。MRI可见T1WI等或低信号，T2WI高信号，均匀或不规则强化，偶有囊性变。

（2）治疗：本病为良性肿瘤，全切可以治愈，病灶较小、难以耐受手术治疗或不愿手术的患者可行立体定向放射治疗。

750

听神经瘤的临床表现和治疗有哪些？

听神经瘤（acoustic neuroma）多源于前庭神经，国际统一命名为前庭神经鞘瘤（vestibular schwannoma，VS），是桥脑小脑角（CPA）最常见的良性肿瘤，约占颅内神经瘤的91%。神经纤维瘤病NF-2可伴双侧听神经瘤，占全部听神经瘤的5%。

（1）临床表现

1）发病高峰30～50岁，病程长，进展慢，首发症状多为耳蜗和前庭神经异常，听力下降可突发，伴持续高调耳鸣，常见头晕、眩晕、耳闭塞感、平衡失调、面部麻木和颞枕头痛，可见特征性布隆眼震（Bruns nystagmus），是一种双向眼震，特点是向病侧注视时出现低频率大振幅眼震，向健侧注视时出现高频率小振幅眼震。症状进展从前庭耳蜗神经症状开始→颞枕痛伴患侧枕大孔区不适→邻近的脑神经受累如面痛、麻木和感觉减退，面肌抽搐、轻度面瘫→小脑性共济失调→中脑导水管受压导致ICP增高症状→晚期吞咽困难、饮食呛咳等。

2）CSF细胞数正常，蛋白增高。X线平片见内听道扩大和岩骨嵴破坏，脑CT可见CPA

均匀等或略低密度圆形、椭圆形或不规则肿块，边界不清，均匀或不均匀增强或环状强化。脑MRI显示T1WI低信号、T2WI高信号肿瘤，蒂状伸入内耳道。

（2）治疗：听神经瘤是良性肿瘤，宜手术治疗，大肿瘤需分块切除，脑干受压、听力或面神经功能受损应做减压术，最大限度切除肿瘤，保留神经功能和实用性听力。γ-刀、放疗适于老年患者的小中肿瘤和肿瘤次全切除后复发。

751

嗅神经母细胞瘤的临床表现和治疗有哪些？

嗅神经母细胞瘤（esthesioneuroblastoma）是罕见的鼻-前颅底肿瘤，早期症状不典型，确诊时多已属晚期。

（1）临床表现：多在30～70岁发病，男女比例相当，隐匿起病，常见鼻塞、鼻溢液、鼻衄、头痛、嗅觉减退或丧失，视力下降、复视、溢泪和头晕少见。体检在鼻腔顶部、中鼻道或鼻窦腔可见淡红色息肉样新生物，触之易出血。10%～30%的病例可经淋巴或血液途径转移，常转移至颈部淋巴结、脑、肺和骨，复发率38%～86%。由于临床表现无特异性，确诊主要靠病理活检，光镜下可见高密度小圆形细胞，大小一致，少数纤维状胞质，核深染，瘤细胞排列成小叶状、片状、条索状，可见典型和不典型菊团形结构。

（2）治疗：目前主要采用手术为主综合治疗，可单独手术、放疗或两者结合，化疗作用不确定。

752

脑垂体解剖和垂体腺瘤分类有哪些？

脑垂体（pituitary）是人体重要的内分泌腺，重0.5～0.6g，位于蝶鞍垂体窝内，上覆以鞍膈，垂体上方为视交叉，两侧为颈内动脉海绵窦段。

（1）脑垂体解剖：垂体分为腺垂体和神经垂体。垂体前叶为腺垂体，占脑垂体的大部分，腺细胞分为嗜酸性细胞（35%），位于前叶中心部，包括生长素细胞和生乳素细胞，生长素分泌过多发生巨人症或肢端肥大症；嗜碱性细胞（15%）位于周边部，包括促甲状腺激素细胞、促皮质类固醇细胞、卵泡刺激素细胞和黄体生成素细胞；嫌色性细胞（50%），嫌色性细胞瘤可生长很大，侵犯视交叉、海绵窦、颈内动脉和动眼神经。垂体后叶为神经垂体，视上核、室旁核分泌抗利尿激素（ADH）和催产素（oxytocin）。

（2）垂体腺瘤分类：以往按病理组织学分为嗜酸性、嗜碱性、嫌色性和混合性，目前按细胞分泌功能分类。

1）分泌功能性腺瘤：约占75%。①生长激素细胞腺瘤引起肢端肥大症和巨人症，约16%；②催乳素细胞腺瘤是最常见的分泌功能腺瘤，约占28.9%，大多为鞍内微腺瘤；③促皮质激素细胞腺瘤表现为库欣病，约占14.4%；④促甲状腺素细胞腺瘤多表现中枢性甲状腺功能亢进，仅少数表现原发性甲状腺功能低下，约占0.5%；⑤促性腺激素细胞腺瘤约占3.3%；⑥多激素分泌腺瘤，约占12%。

2）无分泌功能性腺瘤：约占25%，临床早期无内分泌失调或仅轻度性欲减退、早泄或女性不明显的月经紊乱，大多数患者肿瘤增大压迫视神经、视交叉时引起视力障碍，侵犯垂体产生垂体功能减退症状。

753

垂体腺瘤的临床表现有哪些？

垂体腺瘤（pituitary adenoma）临床表现复杂，主要是内分泌症状，如垂体功能亢进或不足，以及神经功能症状。

（1）垂体功能亢进：约75%的垂体腺瘤有分泌活性，泌乳素、生长激素、促肾上腺激素和促甲状腺激素增高导致相应的临床综合征。

1）闭经-泌乳综合征：泌乳素腺瘤所致，多见于青年（20～30岁）女性，表现为闭经、溢乳、不孕三联征，多为微腺瘤，病程长，血清催乳素（PRL）增高＞200μg/L可确诊（正常女性PRL＜30μg/L，男性＜20μg/L）。

2）儿童巨人症和青春期后肢端肥大症：生长激素细胞腺瘤所致，男性早期性欲亢进，晚期阳痿，女性闭经，心脏肥大、高血压导致心力衰竭，可合并糖尿病和并发症。

3）库欣综合征：促皮质类固醇细胞腺瘤所致，多见于青壮年和女性，典型表现为向心性肥胖、满月脸、水牛背和四肢瘦小，常见高血压、多毛症，ACTH使盐皮质醇增加，引起低钾、高钠和无力，高皮质醇血症抑制垂体促性腺激素分泌，导致女性闭经和不孕，男性睾丸萎缩和阳痿。

4）继发性甲状腺功能亢进：是促甲状腺激素细胞腺瘤所致，很罕见，侵袭性生长，导致甲状腺肿大和血浆T3、T4和TSH增高。

（2）垂体功能不足：约25%的垂体腺瘤无分泌功能，常见于青壮年，生长缓慢，当瘤体较大压迫周围的垂体、垂体柄或下丘脑促垂体区导致垂体功能低下症状，晚期患者可见垂体功能危象，如无力、倦怠、面色苍白、低血压、低血糖、低体温和低血钠等。

1）促性腺功能不足：男性睾丸萎缩、性欲减退、阳痿和第二性征不明显，皮肤细腻；女性月经紊乱、闭经、乳房、子宫和附件萎缩，性欲减退，阴毛少，肥胖；儿童发育迟滞、身材矮小和智力减退。

2）促甲状腺功能不足：表现为畏寒、少汗、疲乏、精神萎靡、食欲减退、嗜睡和基础代谢率降低。

3）促皮质类固醇不足：出现低血糖、低血钠、虚弱无力，伴厌食、恶心、易感染，体重减轻，血压偏低、心音弱和心率快。

4）生长激素不足：儿童骨骼发育障碍，体格矮小（侏儒症），肿瘤向鞍上、鞍旁、额叶和颞叶内生长或突向第三脑室，压迫室间孔引起脑积水和ICP增高。

（3）与肿瘤相关的神经症状：肿瘤向上生长牵拉鞍膈，早期出现头痛，鞍上生长压迫前视觉通路导致视力障碍、视野缺损，向鞍上生长产生多饮、多尿、嗜睡等下丘脑症状，累及第三脑室或阻塞室间孔引起脑积水；侵犯邻近结构如侵入海绵窦累及脑神经Ⅲ、Ⅳ、Ⅵ和Ⅴ1、Ⅴ2，导致海绵窦综合征；肿瘤沿颈内动脉周围生长引起ICA狭窄闭塞，导致偏瘫、感觉障碍和失语；侵犯三叉神经节继发三叉神经痛；向前影响额叶产生精神症状、癫痫和嗅觉障碍；向后长入脚间窝，压迫大脑脚和动眼神经，产生Weber综合征，可见动眼神经麻痹与对侧偏瘫。

754

垂体腺瘤的影像学诊断和治疗有哪些？

（1）影像学诊断：对确诊垂体腺瘤颇重要。脑CT检查常见鞍上池等密度或略高密度肿物，低密度为坏死或囊变，少数有钙化、出血，有增强效应，第三脑室受压可见侧脑室扩张和脑积水，应做冠状位增强扫描。脑MRI冠状位、矢状位可见垂体微腺瘤，T1WI和T2WI显示肿瘤低信号，与正常脑灰质类似，垂体上缘膨隆，垂体柄向健侧移位，可见强化，囊变不强化，T1WI强化前后证实微腺瘤准确率达90%，肿瘤直径＜5mm的检出率为50%～60%。

（2）治疗

1）手术治疗：为首选，传统采用经颅切除术，适于巨大侵袭性垂体腺瘤晚期向鞍旁、鞍上、脑叶和第三脑室发展，视路受压或下丘脑受损，伴癫痫、精神症状、脑积水、ICP增高和垂体危象等。微侵袭外科经蝶窦切除术适于切除早期微腺瘤，包括分泌功能性或无分泌功能性腺瘤的鞍内型或向鞍上、蝶窦内生长，伴CSF鼻漏，巨大腺瘤向鞍上生长等。术后并发症如下丘脑和视交叉损伤、颅内大血管痉挛闭塞、继发性空蝶鞍、CSF鼻漏、蝶窦感染和垂体功能低下等。

2）γ-刀治疗也可作为治疗首选，适应证是中小（直径＜4cm）垂体腺瘤、垂体腺瘤距视神经距离＞2mm、垂体腺瘤术后残留或复发，年老体衰患者不适合手术等，并发症包括瘤内出血、视交叉损伤和CSF鼻漏。

3）术后放疗适于无分泌功能腺瘤术后辅助治疗，对放射线中度敏感，可使大部分瘤组织破坏，体积缩小，分泌功能性腺瘤疗效不理想。并发症如放射性脑坏死、瘤内出血、视交叉损伤、空蝶鞍综合征和CSF鼻漏。

4）药物治疗：约1/3的垂体腺瘤患者不宜立即手术，药物治疗可促使肿瘤缩小，改善视力，切除不完全、难以切除或复发病例也需药物治疗，妊娠期患者可用药控制肿瘤生长，分娩后再行切除。无分泌功能腺瘤如垂体功能减退可使用皮质类固醇、甲状腺素片、甲基睾丸素对症治疗。垂体分泌性腺瘤可用：①多巴胺（DA）受体激动剂如溴隐亭（Bromocriptine）、利舒脲（Lisuride），长效生长激素释放抑制因子如生长抑素类似物（SMS201-995）、奥曲肽（Octreotide），作用于下丘脑和垂体增强DA作用，调节垂体激素活动，抑制催乳素、促生长激素和ACTH分泌；溴隐亭治疗催乳素（PRL）腺瘤开始7.5mg/d，约半数患者＞10mg/d有效，疗程为数月。②赛庚啶（Cyproheptadine）24mg/d（4mg/q4h），对ACTH腺瘤可能有效。③氨基导眠能（Aminoglutethamide）阻断肾上腺皮质激素合成，作为ACTH腺瘤手术或放疗后辅助治疗。

755

空蝶鞍综合征的病因、临床表现和治疗有哪些？

空蝶鞍综合征（empty sella syndrome）是一种罕见的非肿瘤性蝶鞍增大综合征，但尸检病例中发病率高达5.5%～12.0%。

（1）病因不明，可能因鞍隔缺损或垂体萎缩，在CSF压力冲击下蛛网膜下腔突入鞍内，使蝶鞍扩大和垂体受压，垂体功能通常不受损，称为原发性空蝶鞍综合征，发生在鞍内或鞍旁手术或放疗后称为继发性空蝶鞍综合征。

（2）临床表现：空蝶鞍综合征通常是在脑MRI检查时无意中发现的，患者多无临床症状，少数继发性空蝶鞍综合征患者可见ICP增高如顽固性头痛、视力下降或视野缺损、CSF鼻漏、焦虑、抑郁等。

（3）治疗：患者无症状无须治疗，建议每年做一次脑CT或MRI检查和视野检查。有症状患者可药物治疗，如甘露醇降ICP和眼内压，糖皮质激素如泼尼松、甲泼尼龙替代垂体激素纠正内分泌紊乱，溴隐亭可作用于腺垂体，抑制催乳素分泌，纠正高泌乳素血症，如有顽固性头痛、进行性视力下降和视野缺损、CSF鼻漏需要手术治疗。

756

颅咽管瘤的临床表现和治疗有哪些？

颅咽管瘤（craniopharyngioma）是缓慢生长的CNS良性肿瘤，占脑肿瘤的5%～6%，起源于颅咽管残余上皮细胞，鞍上型占80%，或位于第三脑室和鞍旁。颅咽管瘤虽是组织学低级别肿瘤（WHO Ⅰ级），但因位于下丘脑-垂体区，肿瘤本身或手术损伤可导致不良预后。

（1）临床表现：多见于儿童和青年，发病高峰5～10岁，也见于其他年龄，早期症状不明显，后期出现头痛、呕吐和视乳头水肿等ICP增高症状，展神经麻痹，幼儿可见骨缝分开、头围增大和头皮静脉怒张。鞍上型压迫视神经、视交叉引起视力下降、偏盲和象限盲。肿瘤向鞍旁生长导致海绵窦综合征，向颅前窝扩展引起记忆减退、定向力差、嗅觉障碍和癫痫发作，向中颅窝扩展出现幻嗅、幻味等颞叶癫痫。

1）下丘脑症状和内分泌失调：患儿生长缓慢、发育迟缓（垂体性侏儒症），成人可见肥胖、性功能低下、乏力、基础代谢率低（肥胖性生殖无能综合征），体温较低35～36℃（下丘脑后部受损）或中枢性高热（下丘脑前部受损），视上核、室旁核、下丘脑-垂体束、神经垂体受累导致尿崩症，出现多饮多尿，下丘脑-边缘系统受损引起嗜睡、健忘、虚构、多食和闭经-溢乳综合征。

2）脑CT检查可见鞍上或鞍内均匀低密度或低、等混合密度圆形或椭圆形肿块，边缘较清，瘤周无水肿，可伴囊性变，约半数病灶有钙化，可增强，肿瘤较大压迫第三脑室引起阻塞性脑积水。脑MRI显示实质性颅咽管瘤T1WI低信号，T2WI高信号，囊性颅咽管瘤T1WI、T2WI均高信号。

（2）治疗：手术治疗为主，肿瘤较局限可全切除，范围较广难以全切，术后辅以放疗和内分泌治疗。

757

脊索瘤的临床表现和治疗有哪些？

脊索瘤（chordoma）是一种罕见的生长缓慢的具有局部侵袭和破坏性肿瘤，起源于胚胎结构脊索残余组织，颅底脊索瘤占颅内肿瘤的0.15%～0.50%，为良性肿瘤，常见于斜坡、鞍旁和鞍区。

（1）临床表现：本病典型多在40～50岁发病，20岁以下少见，无性别差异，病程长，常见弥漫性头痛，展神经麻痹。30% ～ 50%的患者有鼻咽部肿块，引起鼻塞、吞咽困难、脓性或血性鼻分泌物。

1）不同部位肿瘤：①斜坡型，肿瘤偏于一侧，脑干受压症状，一侧第Ⅵ～Ⅻ脑神经受损，如双侧展神经麻痹，伴轻偏瘫，第三脑室和导水管向后上移位引起脑积水，肿瘤压迫桥脑小脑角出现听力障碍、耳鸣和眩晕。②鞍旁型，第Ⅵ脑神经受累，第Ⅲ、Ⅳ、Ⅴ脑神经部分麻痹，向上压迫视交叉出现视野缺损。③鞍内型，引起视力减退、双颞侧偏盲、视神经萎缩，垂体功能低下如阳痿、闭经和肥胖等。

2）脑CT检查可见斜坡或岩尖或蝶窦为中心的圆形或不规则略高密度肿块，内散在点片状高密度影为钙化或骨残余，边界清，伴明显骨破坏；部分病例仅见略高密度病灶，其中低密度区为黏液或胶冻物；肿瘤较大可见脑组织、脑池和脑室受压。MRI显示脊索瘤为混杂信号，T1WI不均匀低-等信号，T2WI不均匀高信号，矢状位可清楚显示斜坡脊索瘤。根据长期头痛、多组脑神经损害、影像学显示广泛骨质破坏应怀疑脊索瘤可能。

（2）治疗：手术切除是较有效方法，手术残余肿瘤组织术后应进行放疗。脊索瘤复发率较高，5年复发率高达60% ～ 70%，复发时重复放疗往往无效，反有放射损害之虞，脊索瘤总体疗效不令人满意。

松果体区肿瘤的临床表现和治疗有哪些？

松果体区肿瘤是一组原发于松果体区、组织来源各异的颅内肿瘤，临床少见，是儿童期常见的颅内肿瘤。

（1）临床表现：好发生于儿童和青少年，发病高峰10 ～ 12岁，男性多见。临床表现复杂多样，可见三组症状，ICP增高症状见于80%的病例；内分泌症状如性早熟、垂体功能不足和尿崩症等；神经症状如60% ～ 70%的患者两眼上视不能，动眼神经核性麻痹，双侧动眼神经支配眼肌不完全和不对称性麻痹，瞳孔反射改变，小脑上脚受累出现动作不协调、辨距不良、共济失调和肌张力减低等小脑症状，累及丘脑下部或中脑上部网状激活系统出现嗜睡，大脑脚和丘脑底部受累导致轻偏瘫和锥体外系症状，下丘受损引起听觉障碍等。

脑CT检查可见松果体区等-稍高密度肿块，肿瘤内常有斑块状松果体钙化，瘤边界不清，肿瘤较大可沿第三脑室侧壁向两侧丘脑扩展为特征性蝴蝶形，瘤周无水肿带，可见阻塞性脑积水，肿瘤可明显均匀强化。

（2）治疗：松果体区肿瘤位置深在，与丘脑后部、中脑、大脑内静脉和大脑大静脉等重要结构毗邻，手术难度较大，风险较高，但畸胎瘤质地硬，边界清，可以全切除。生殖细胞瘤对放疗敏感，部分切除后放疗可消失，小剂量5 ～ 10Gy诊断性放疗可使之明显缩小，有诊断价值；松果体细胞瘤、松果体母细胞瘤放疗较敏感，较良性畸胎瘤不敏感，恶性畸胎瘤在 γ-刀、X-刀或放疗后生长明显加速。化疗对胚胎生殖细胞较敏感，松果体区生殖细胞瘤国内使用顺氯铵铂＋甲氨蝶呤＋长春新碱＋平阳霉素联合化疗方案，给药过程中监测血药浓度，MRI 检查可见肿瘤明显缩小。

759

软脑膜癌病的临床表现和治疗有哪些？

软脑膜癌病（leptomeningeal carcinomatosis）是由于恶性肿瘤弥漫性或多灶性软脑膜播散或浸润所致，是 CNS 转移瘤的一种特殊分布类型，本病常见于原发灶确诊后数月或数年，是恶性肿瘤致死的重要原因之一。

（1）临床表现：本病好发于中老年，无明显性别差异，多为亚急性起病，临床进展快，主要表现为脑部、脑神经和脊神经根受损症状。半数患者首发症状为头痛、呕吐、眼底水肿、脑膜刺激征、精神症状和癫痫发作等脑症状，脑神经受损以第 II～VIII 脑神经最常见，视力丧失、眼肌麻痹、听力和前庭功能障碍，脊神经受损可见腰骶部疼痛向双下肢放射，四肢无力伴感觉异常，腱反射减弱或消失，尿便失禁等。

（2）治疗：外科治疗通过放置 Ommaya 囊进行脑室内化疗，比腰椎穿刺鞘内给药更安全有效，脑室内给药可使化疗药物均匀分布于 CSF 中。放疗是脑膜癌病常用的治疗手段，特别是大块软脑膜病变患者，直径≥3mm 可全脑联合局部放疗。化疗包括鞘内化疗，主要选择甲氨蝶呤、阿糖胞苷和噻替哌等药物；全身化疗可用卡氮芥、司莫司汀、替尼泊苷、替加氟和大剂量甲氨蝶呤等。

（郭　冕）

第二十二章

颅 脑 损 伤
Brain Trauma

闭合性脑损伤和损伤方式有哪些？

闭合性脑损伤（closed brain injury）是指硬脑膜完整，颅腔与外界不相通的颅脑创伤。由于损伤机制复杂，脑损伤范围广泛，继发性脑水肿和脑受压严重，死亡率较高。损伤方式如下。

（1）直接损伤：暴力直接作用于头部致伤。

1）加速性损伤：头部处于相对静止状态，运动物体暴力冲击引起颅骨变形和脑组织在颅腔内运动产生脑损伤，损伤主要发生于暴力直接作用部位，又称冲击伤，多见于车祸伤和打击伤。

2）减速性损伤：头部在运动状态中突然撞击到相对静止的坚硬物体，除头部着力处发生颅骨变形和脑组织移动引起脑组织和血管损伤，着力点对冲部位脑组织常由于脑组织移位并与凹凸不平的颅底撞击引起脑挫裂伤、血管撕裂导致硬脑膜下或脑内出血，又称对冲伤，多见于车祸伤和坠落伤。

3）挤压伤：头部两侧同时受外力夹持引起严重的颅骨变形、脑膜撕裂、血管和脑组织损伤，常见车轮辗压头部、头被重物砸压和新生儿产伤等。

（2）间接损伤：暴力作用于身体其他部位，传导至头部造成的损伤。

1）传递性损伤：多见于高处坠落时足跟或臀部着力，冲击力由脊柱传导至颅底，颅腔内脑组织移动引起挫裂伤和桥静脉撕裂，上颈椎或可前后滑动或突入颅底引起寰枕部骨折或脱位，损伤颈髓、延髓和桥脑，也称颅颈联合伤。

2）挥鞭样损伤：躯干突然向前后冲击时，头部因惯性落后于躯干运动，寰枕关节和颈椎发生过伸、过屈和旋转运动，犹如甩鞭样运动，除寰枕区可发生骨折和脱位，颈髓、下位脑干和脑组织可因在颅-脊髓腔内移动引起损伤。

3）胸部挤压伤所致的脑损伤：胸部挤压伤时胸腔内压力突然急剧上升，使上腔静脉、颈静脉压力骤然升高，甚至导致颅内小静脉破裂，产生点状出血灶和脑水肿，部分伤者出现呼吸困难，又称创伤性窒息。

闭合性颅脑损伤的伤情分类和诊断标准有哪些？

中华神经外科学会颅脑损伤的伤情分类法，分为四类。

（1）轻型：单纯脑震荡。

1）原发性意识障碍时间在30min内。

2）仅有轻度头痛、头晕等症状。

3）神经系统检查和脑脊液检查无明显改变。

4）无或有颅骨骨折。

（2）中型：局限性脑挫裂伤。

1）原发性意识障碍不超过12h，意识障碍逐渐加重或有再昏迷。

2）生命体征明显变化，有急性ICP增高症状。

3）有明显神经系统阳性体征。

4）有广泛的颅骨骨折。

（3）重型：广泛性脑挫裂伤、颅内血肿和轻型弥漫性脑损伤。

1）昏迷时间超过12h，意识障碍逐渐加重或有再昏迷。

2）生命体征明显变化，出现急性ICP增高症状。

3）有明显神经系统阳性体征。

4）可有广泛的颅骨骨折。

（4）特重型：严重脑干损伤和脑干衰竭。

1）伤后持续深昏迷。

2）生命体征严重紊乱或呼吸已停止。

3）出现去大脑强直、双侧瞳孔散大等体征。

临床上见到的颅脑损伤常极其复杂，各种暴力因素相继发生于同一意外事件中，头皮、颅骨和脑组织可分别或同时受累，不同组织损伤程度可不一致。颅骨骨折及头皮损伤严重程度常作为估计颅脑损伤存在及严重程度的参考指标。

头皮损伤的临床分类和诊断标准有哪些？

头皮损伤（scalp injury）是外力直接作用于头部所致。

（1）头皮挫伤（scalp contusion）：钝性物体打击导致头部皮肤全层受损，但仍保持完整性，表现为皮肤擦伤、皮下淤血、疼痛和压痛。

（2）头皮裂伤（scalp laceration）：锐器伤口整齐，污染轻，钝器伤缘不整，伴皮肤挫伤或明显污染。头皮全层裂伤可见伤口哆开，如伤及头皮动脉可严重出血。

（3）头皮血肿（scalp hematoma）：包括三类。

1）皮下血肿（subcutaneous hematoma）：较局限，血肿周围软组织水肿明显，触之较硬，中心柔软易误诊凹陷骨折。

2）帽状腱膜下血肿（subgaleal hematoma）：帽状腱膜下组织疏松，血肿易扩展，蔓延至整个颅顶，触之波动明显。

3）骨膜下血肿（subperiosteal hematoma）：常伴颅骨骨折，压痛明显，受颅骨骨缝限制，血肿常与颅骨大小相当。

（4）头皮撕脱伤（scalp avulsion）：因头皮受到强烈的牵拉，头皮由帽状腱膜下方部分或全部撕脱，损伤和出血严重，常发生休克。

颅骨骨折的类型和临床表现有哪些？

颅骨骨折（skull fracture）包括颅盖骨折和颅底骨折，发生率约为4∶1，严重性是可引起脑损伤、颅内血管和脑神经损伤，脑脊液漏和感染等。

（1）颅盖骨折

1）线形骨折：骨折呈线状，包括损伤性颅缝分离，如骨折线通过脑膜血管沟构成的静脉窦应密切注意硬膜外血肿可能。

2）凹陷骨折：在凹陷骨片边缘多有环形骨折线，婴幼儿因骨板薄且富于弹性可无骨折线，可能自行复位。凹陷骨折位于功能区产生脑受压症状，范围广泛引起ICP增高。

3）粉碎性骨折：有多条骨折线相互交叉呈星形或不规则形，骨片可有错位或凹陷。

4）洞形骨折：见于颅脑火器贯通伤，由于投射物速度、大小及与颅骨角度，洞形大小和形态不同，入口附近脑组织内可有骨碎片；根据颅腔与外界是否沟通，分为开放性和闭合性骨折。

（2）颅底骨折：多为线形骨折，纯颅底骨折少见，常是颅盖骨折的延续。颅底硬脑膜较薄，骨折易出现破裂。颅底诸多孔道血管和神经进出颅腔，与副鼻窦毗邻，骨折常伴脑神经损伤和脑脊液鼻漏。颅前窝骨折、颅中窝骨折和颅后窝骨折特点（表22-1）。

表22-1 颅底骨折的分类和临床特点

	颅前窝骨折	颅中窝骨折	颅后窝骨折
软组织损伤	眶周皮下和球结膜下淤血，紫斑，肿胀	颞肌下肿胀、皮下淤血、压痛	乳突部、枕部皮下淤血，胸锁乳突肌淤血，颈肌坚硬及压痛
脑神经损害	嗅觉丧失，视神经管受累引起视力丧失	周围性面瘫，听力损害，伤及第Ⅲ、Ⅳ、Ⅵ脑神经可见眼球固定、瞳孔散大、光反应消失，损伤脑神经Ⅴ前额感觉丧失	少见，偶有第Ⅸ～Ⅻ脑神经损伤，饮水呛咳、吞咽困难和发音困难
脑脊液漏脑损伤	鼻出血或脑脊液鼻漏额极底部损伤	耳出血或脑脊液耳漏颞叶或颞极底部损伤	脑脊液外溢至乳突和胸锁乳突肌处皮下小脑和脑干受损，偶可损及延髓，可有额极、颞极对冲性损伤

764

头皮损伤和颅骨骨折的治疗原则有哪些？

（1）头皮损伤治疗原则

1）头皮擦伤、头皮挫伤和皮下血肿：无须特殊处理，1～2周可自行消散。

2）头皮裂伤由于血供丰富，头皮收缩能力差，出血不易停止，很小的裂伤也需缝合；头皮抗感染能力强，在48～72h内彻底清创、缝合可一期愈合，帽状腱膜与皮肤应分两层缝合。

3）头皮血肿需加压包扎，待自行吸收，巨大血肿可严密消毒下穿刺吸血，加压包扎。

4）头皮撕脱伤：部分性撕脱伤彻底清创后将皮瓣复位缝合，完全性撕脱伤可采用显微外科技术吻合头皮动脉，再植头皮，污染严重需应用抗生素。

（2）颅骨骨折治疗原则

1）颅盖骨折：大多无须特殊处理，凹陷骨折超过0.5cm需手术整复或去除塌陷的骨片，骨折位于静脉窦表面无脑受压表现，宜在病情稳定后谨慎手术，作好输血准备；粉碎性骨折有骨片错位或明显陷入应手术处理。

2）颅底骨折：本身无须特殊处理，重点是预防感染，如脑脊液漏禁忌填塞，不要擤鼻，减少打喷嚏或咳嗽，保持耳道、鼻孔清洁，忌作冲洗。

765

原发性颅脑创伤的分类和临床表现有哪些？

原发性颅脑创伤（primary brain injury）是外界暴力直接导致的脑损伤。

（1）脑震荡（cerebral concussion）：头部创伤后即刻出现短暂的意识障碍，意识完全丧失或神志恍惚，历时短暂，不超过30min，患者有逆行性近事遗忘，醒后对受伤经过或伤前事情全然失忆，但可回忆往事。恢复期可有头痛、头晕、恶心、呕吐、心悸、失眠、健忘和疲劳等，多在短时间内消失，数周后恢复正常。神经系统检查无阳性体征，CSF压力和常规检查正常，脑CT正常。

（2）脑挫裂伤（cerebral contusion and laceration）：暴力作用于头部引起脑组织挫伤，冲击伤位于暴力打击点及邻近部位，对冲伤在打击部位的对应点，如枕部正中受力导致两侧颞极和额极、额底部对冲挫裂伤，一侧枕部受力导致对侧额极、额底部和颞极脑挫裂伤，一侧颞部受力导致对侧颞极和颞外侧脑挫裂伤；顶叶受力朝前导致额底部和颞极脑挫裂伤，顶叶受力朝后导致枕叶内侧轻微脑挫裂伤。

脑挫裂伤导致昏迷较深，持续数小时，严重可达数日、数周甚至数月，常提示脑干损伤，严重对冲性脑挫裂伤患者意识障碍进行性恶化，可出现颞叶钩回疝。醒后出现较严重头痛、头晕、恶心和呕吐，持续时间长，出现偏瘫、失语和锥体束征等局灶性体征，取决于脑损伤部位，额颞叶广泛挫裂伤出现精神症状，儿童常见癫痫发作，多为全面性发作，局灶性发作有定位意义，常伴外伤性SAH，出现颈项强直、Kernig征和血性CSF，脉搏细数、血压偏低和呼吸缓慢等生命体征改变。脑CT可显示脑挫裂伤、局部脑水肿和点状高密度出血灶，侧脑室受压变形。MRI可清晰显示脑挫裂伤亚急性和慢性期改变。

（3）脑干挫伤：是外界暴力直接导致脑干损伤，影响网状激活系统即刻出现深昏迷，持续时间长，恢复慢或昏迷不醒。影响呼吸和循环中枢导致功能紊乱，严重出现呼吸衰竭，自主呼吸停止，后来心跳停止。中脑损伤可见去大脑强直，双上肢过伸内旋，双下肢过伸，角弓反张样。桥脑损伤两眼内斜视或同向偏斜，针尖样瞳孔；中脑损伤瞳孔散大或不等，光反射消失，眼球固定或散开性斜视。可见四肢瘫，双侧Babinski征（＋）。脑MRI检查可显示水肿、小灶出血等。

（4）弥漫性轴索损伤（diffuse axonal injury，DAI）：急骤的外力作用于颅脑产生扭转性加速与减速，在神经轴索内产生张力和剪切力导致轴索断裂肿胀，引起脑实质内小血管撕裂，脑干、胼胝体点状出血，主要引起皮质下白质、胼胝体体后部及压部、背外侧脑干损伤。患者持续昏迷是由于大脑轴索广泛受损，皮质与皮质下结构失联，或脑干网状结构损伤。一侧或两侧瞳孔散大或不等大、光反射消失、眼球偏斜，心率、血压明显波动，呼吸节律不规则，提示脑干DAI，死亡率高。可见四肢肌张力增高，单侧或双侧锥体束征。患者如意识恢复可出现认知障碍、精神症状或植物生存状态。脑CT可见典型部位血肿，直径为5～15mm；脑MRI FLAIR可见放射冠皮质下白质和胼胝体压部片状高信号，DWI可见脑室周围白质和胼胝体压部弥散受限，GRE和SWI低信号。

766

颅内血肿的分类和临床表现有哪些？

颅内血肿（intracranial hematomas）是颅脑创伤常见的严重的继发性病变，约占闭合性颅脑损伤10%，重型颅脑损伤占40%～50%。

（1）颅内血肿分类

1）按部位分为硬膜外血肿、硬膜下血肿和脑内血肿，如两种血肿并存称为混合性血肿。

2）按出现时间分为急性血肿（伤后3日内出现症状）、亚急性血肿（3日后至3周）和慢性血肿（3周以上）。

（2）临床表现：原发性颅脑创伤如脑挫裂伤、脑干挫伤可导致意识障碍（原发性昏迷），持续数分钟、数小时、数日或数周，之后可有短暂清醒期，颅内血肿形成导致脑受压再度出现继发性昏迷，这种昏迷-清醒期-再昏迷模式正是颅内血肿的典型表现。有些患者表现不典型，如原发性脑损伤严重，迅速形成血肿，可无明显清醒期而呈持续性昏迷。

1）出现头痛、呕吐和视乳头水肿等ICP增高症状，ICP显著急骤增高引起脑循环淤滞、脑供血减少和脑移位，继发脑干损害。伤后立即出现一侧瞳孔散大、光反应消失可能为脑干挫伤或动眼神经损伤；伤后随着意识障碍进行性加重，出现瞳孔逐渐散大、光反应消失是颅内血肿的重要体征；在原发性颅脑创伤的局灶性体征的基础上出现新的症状和体征可能提示颅内血肿形成。

2）血肿进展可导致脑疝，幕上血肿引起小脑幕裂孔疝，出现意识障碍、患侧瞳孔散大、对侧偏瘫或锥体束征；幕下血肿引起枕大孔疝，导致急性呼吸循环衰竭，可骤然死亡。

767

硬膜外血肿的临床表现和治疗有哪些？

硬膜外血肿（epidural hematoma）位于颅骨内板与硬脑膜之间，好发于幕上半球凸面，约占外伤性颅内血肿的30%，多由直接外力作用引起，骨折线跨越脑膜血管沟或静脉窦应高度警惕急性硬膜外血肿。颞部血肿常为脑膜中动脉出血，额或额颞部血肿为脑膜前动脉出血，额顶部矢状窦旁血肿为上矢状窦出血，枕部幕上或幕下血肿为横窦或窦汇出血。

（1）临床表现：常见于成年患者，多为急性血肿，出现意识障碍，可有中间清醒期，但多数患者短暂或缺如；出现进行性ICP增高症状如头痛、呕吐和躁动不安，早期很少见神经体征，如有偏瘫或失语应为原发性脑损伤所致，ICP持续增高可引起脑疝，患者意识障碍加深、生命体征紊乱、患侧瞳孔散大，以及出现对侧偏瘫。脑CT显示紧贴颅骨内板下高密度或等-高密度梭形血肿，边界锐利，可有占位效应，中线结构移位，侧脑室受压，骨窗常可见血肿邻近区骨折。

（2）治疗：本病为神经外科急症，一经诊断应尽快手术，手术指征如意识障碍逐渐加深，儿童硬膜外血肿幕上＞20ml，幕下＞10ml。手术清除血肿可缓解脑组织受压和ICP增高，术后适当给予非手术治疗，如脱水、激素、止血等，血肿通常于15～45天吸收。

768

急性、亚急性和慢性硬膜下血肿的临床表现有哪些？

硬膜下血肿（subdural hematoma）是颅内出血聚积于硬脑膜下腔，在颅内血肿中发生率最高，根据伤后发生血肿时间，分为急性（伤后＜3天）、亚急性（伤后3天至3周内）和慢性硬膜下血肿（伤后＞3周）。

（1）急性硬膜下血肿：血肿常见于着力点或附近，多为对冲伤，常见于额底、额极和颞极。血肿多继发于严重脑挫裂伤，原发性昏迷较深，中间清醒期不明显或很短，颅骨骨折发生率低；早期出现ICP增高、脑受压症状和生命体征变化。腰椎穿刺ICP明显增高，CSF含血较多；脑CT可见颅骨内板下新月型高密度区，范围较广，有时覆盖额、顶、颞大半个半球甚至两侧性，常可见脑挫裂伤、脑水肿和占位效应。病情进展快，预后差。对冲性脑挫裂伤常合并脑内血肿（intracerebral hematoma），好发于额、颞叶，CT显示脑内高密度肿块。

（2）亚急性硬膜下血肿：临床表现与急性硬膜下血肿基本相同，但原发性脑损伤相对较轻，有较明显的中间清醒期，可能为静脉撕裂所致。脑CT在伤后1～2周可见高密度或等密度血肿，或仅见占位效应，患侧灰白质界面内移，脑沟消失、侧脑室变形和中线结构移位。

（3）慢性硬膜下血肿：头外伤较轻，患者甚至已无记忆，常于伤后数月才出现症状，如ICP增高，头痛明显，可见视乳头水肿，少数患者进行性智力衰退、淡漠、嗜睡、轻偏瘫或失语等局灶征象。腰椎穿刺CSF微黄，蛋白增高。脑CT早期（伤后1个月）血肿为高低混合密度新月形肿块，高密度为点片状新鲜出血，后期（＞2个月）血肿呈新月形低密度。

769

硬膜外血肿、硬膜下血肿和脑内血肿临床如何鉴别？

硬膜外血肿、硬膜下血肿和脑内血肿临床表现相似，鉴别见表22-2。

表22-2　硬膜外血肿、硬膜下血肿、脑内血肿和脑水肿的鉴别

鉴别要点	硬膜外血肿	硬膜下血肿	脑内血肿
原发脑损伤	在直接外力着力部位，骨折线常跨越静脉窦	严重的对冲性脑挫裂伤	常合并硬膜下血肿、对冲性脑挫裂伤
血肿部位	颞部、额颞、额顶、枕部和幕下	额底、额极和颞极	好发于额叶、颞叶
意识障碍	1/3的患者有中间清醒期，多数患者缺如	原发性深昏迷，持续昏迷	意识障碍逐渐加深或持续昏迷
脑受压症状	多出现于伤后24h内	24～48h内（特急型例外）	伤后2～3天脑水肿高峰期
病变定位	多在着力点或骨折线附近	多见于对冲部位	常见于对冲部位
颅骨骨折	发生率约为90%，多为线性骨折	发生率为50%	多无关联
CSF检查	不含血或含少量血	含较多量血	含较多量血
CT检查	高或等-高密度梭形病灶，骨窗可见骨折线	硬脑膜下或脑内不规则高密度病灶	脑内高密度肿块
MRI检查	内板下见双凸透镜形高信号病灶	急性期低或等信号，亚急性、慢性期高信号	T1WI等信号，T2WI低信号，伴高信号水肿区

770

外伤性颅后窝血肿的临床表现和治疗有哪些？

外伤性颅后窝血肿（traumatic posterior fossa hematomas）临床较少见，占颅内血肿的2.6%～6.3%，常见于枕骨骨折损伤静脉窦或导静脉，引起亚急性硬膜外血肿，脑挫裂伤导致的硬脑膜下血肿、小脑内血肿均罕见。由于易引起CSF循环受阻、CSF急骤升高和小脑扁桃体疝，或血肿直接压迫延髓导致呼吸循环衰竭，病死率高达15%～25%，应及早手术治疗。

（1）临床表现：枕部直接受力创伤、局部软组织损伤和枕骨骨折应注意颅后窝硬膜外血肿的可能，患者出现进行性ICP增高症状，剧烈头痛、频繁呕吐常为早期征象，可逐渐出现意识障碍，部分患者有中间意识清醒期。

1）可伴小脑和前庭功能障碍症状，约50%的患者可见垂直、水平或旋转性眼球震颤，出现肌张力减低约80%，共济失调约75%。脑干受压症状进行性加重，常见动眼、滑车和展神经麻痹，或舌咽、迷走和舌下神经受损（80%～85%），腱反射不对称，锥体束征（65%～70%），约70%出现循环呼吸功能障碍，50%～65%的患者由于对冲性损伤导致幕上性脑损伤。

2）确诊主要根据脑CT检查，宜尽早进行，可鉴别硬膜外与硬膜下血肿、对冲性幕上脑损伤、第四脑室受压变形移位等，骨窗可见枕骨骨折。

（2）治疗：一旦临床确诊或高度怀疑颅后窝血肿导致急性脑干受压，特别是出现呼吸抑制时，应立即进行手术清除血肿或钻孔探查术。

771

弥漫性轴索损伤的临床和影像学特征及其分型有哪些？

弥漫性轴索损伤（diffuse axonal injury，DAI）是在特殊的生物力学作用下发生的原发性脑损伤，主要分布于脑白质，以脑内神经轴索断裂、肿胀和轴索球形成为特征，意识障碍为临床特点的综合征，常合并其他颅脑损伤，死亡率高。Strich（1956）通过尸检首先描述了本病的病理，Adams（1982）正式命名DAI。

（1）临床和影像学特征

1）DAI多为交通事故所致，少数为坠落伤，颅脑损伤严重，伤后立即昏迷和进行性加重，可迅速死亡，部分患者昏迷数周至数月或处于植物状态，存活者常遗留严重的神经后遗症，死亡率高达50%。患者除了ICP增高，可见一侧或双侧瞳孔散大，光反应消失，常见同向性凝视。

2）DAI诊断需将临床征象与影像学表现结合，伤后24h内脑CT检查与临床严重病情不一致，常见脑室脑池受压变小，脑白质、灰白质交界散在不对称的高密度小出血灶，第三脑室周围、基底节、内囊、脑干也可见小出血灶，可见SAH，无占位效应。脑MRI检查T2WI可见脑白质、灰白质交界和胼胝体散在不对称分布的5～15mm圆形或椭圆形异常高信号，T1WI低或等信号，常见于颞叶、额叶，也见于顶叶、枕叶和小脑。

（2）临床分型

1）轻型DAI（Ⅰ型）：入院时格拉斯哥-匹兹堡昏迷评分（GCS）6分占65%，伤后昏迷6～24h，平均3天可按吩咐执行动作，CT正常或有点状出血。

2）中型DAI（Ⅱ型）：GCS 4～5分占60%，昏迷持续24～72h，10天才能唤醒，平均18天可执行动作，有认知缺陷或遗留永久性智力障碍，工作能力降低，3～6个月恢复至中等残疾占35%，少数出现植物状态，死亡率约为13.5%。

3）重型DAI（Ⅲ型）：深昏迷，去皮质强直持续状态，伴弥漫性脑肿胀（DBS），病情重笃，死亡率34%～63%，伴SAH和脑室出血（IVH）患者死亡率增高。Ⅲ型的亚型包括：①DAI伴DBS，ICP增高（＜60mmHg）；②DAI伴SAH和DBS：3～7天死亡，死亡率为80.5%；③DAI伴IVH和DBS，瞳孔、眼球运动异常，去大脑强直发作，死亡率为76.7%。

4）特重型DAI（Ⅳ型）：深昏迷，去大脑强直持续状态，双瞳孔固定、散大，光反应和脑干反射消失，弛缓性瘫，常伴高热、高血压、多汗等交感神经症状。

5）DAI伴颅内血肿：①DAI伴急性硬膜外血肿（EDH）；②DAI伴急性硬膜下血肿（SDH）；③DAI伴脑内血肿（ICH）。

DAI分型的临床和影像学表现与预后见表22-3。

表22-3　DAI分型的临床和影像学表现与预后

分型	昏迷	GCS	姿势异常	瞳孔异常	CT			预后/%		
					脑池	中线	出血	较好	植物状态	死亡
DAI-Ⅰ不见病灶	6～24h	11～15分	无	无	正常	无移位	无	27	9.6	9.6
DAI-Ⅱ小出血灶	24～72h	6～10分	轻度，伴强直	无	变化不大	移位＜5mm	小灶或IVH	8.5	11.3	13.5
DAI-Ⅲ脑肿胀	＞72h	3～6分	去皮质强直	可能发生脑疝	受压或消失	DBS	DBS，SAH，IVH	3.3	22.9	34.0
DAI-Ⅳ特重型	数周，月以上	3～5分	去大脑强直	双瞳孔散大，眼位不正	可变化	移位可＞5mm或不变	无＞25ml出血灶	3.1	18.8	56.2

772

开放性颅脑损伤的临床表现和治疗有哪些？

开放性颅脑损伤（open craniocerebral injury）是颅脑各层组织，如头皮、颅骨、硬脑膜和脑组织开放性损伤，包括非火器性和火器性伤。非火器伤发生在平时，如头部锐器伤、坠落伤和交通伤等；火器性伤多见于战时，如贯通性颅脑损伤（penetrating craniocerebral injuries）和爆炸伤（blast injury）。

（1）临床表现

1）大多数贯通伤，如枪弹伤、弹片伤者被发现时处于昏迷状态，深度和持续时间取决于脑损伤、出血和水肿程度，醒来后常见意识混乱和健忘，局灶性或全面性癫痫发作是最棘手的长期后遗症，占15%～20%。

2）爆炸伤常导致鼓膜破裂，是标志性征象，耳蜗震荡（cochlear concussion）常见耳鸣、耳聋和眩晕。脑脊液鼻漏（CSF rhinorrhea）可为贯通性脑损伤的急性表现，由额骨、筛骨或蝶骨骨折所致。

3）开放性颅脑损伤特点是伤口出血多、污染重、感染率高和癫痫发生率高。恢复可能需要数月，可遗留迟钝、失忆、冷漠、抑郁、易怒、头痛、头晕和注意力不集中，频繁癫痫发作等后遗症。

（2）治疗：高速飞弹的贯通伤可导致脑组织高温凝固性损伤，损伤是无菌性的，如果子弹离开颅骨，不需要手术，主要处理脑脊液漏和预防感染，可能需要控制癫痫发作，发生创伤性昏迷伤者死亡率高达88%。污染的伤口需要通过清创术预防感染，清除血凝块，同时使用广谱抗生素，甘露醇等脱水剂控制ICP增高和中线结构移位，预防危及生命的全身并发症。

773

颅脑损伤常见的并发症和防治有哪些？

（1）颅内感染（intracrnial infection）：是颅脑创伤患者较严重的并发症，颅脑火器伤如贯通伤、爆炸伤尤易发生，常引起脑膜炎、脑室炎、脑脓肿和颅骨骨髓炎（cranial osteomyelitis），导致病死率增加或后遗症。

治疗应合理使用抗生素，首选敏感的抗生素，早期应彻底清创，合理留置引流管，尽量避免手术时间较长和多次手术、大剂量使用糖皮质激素、血糖控制不佳，维持良好的机械通气，保证全肠外营养和水与电解质平衡。

（2）创伤后脑积水（post-traumatic hydrocephalus）：是颅脑创伤常见的并发症，由于CSF分泌增多或吸收障碍，导致脑室内CSF异常积聚和脑室扩大。

治疗应及时清除血肿，解除梗阻，可行脑室外引流，脑室内注射尿激酶促进脑室内血凝块溶解。

（3）创伤性颅骨缺损（traumatic cranial defect）：可由于凹陷性、粉碎性颅骨骨折，严重脑挫裂伤、开放性颅脑损伤如贯通伤，严重ICP增高导致脑疝行去骨瓣减压术等所致。

治疗应及时进行颅骨修补术。

（4）创伤后癫痫发作（post-traumatic epilepsy）：是颅脑创伤严重和难治性并发症，可发生于伤后任何时间，可分为早发（≤1周）和晚期型（＞1周）。

以药物治疗为主，可多药联合治疗（参见第801题难治性癫痫），手术治疗，神经调控治疗如迷走神经刺激术、脑深部电刺激（DBS）等。

（5）创伤性颅内动脉瘤（traumatic intracranial aneurysms，TICA）：是颅脑损伤的少见并发症，占全部颅内动脉瘤的1%，多见于开放性颅脑损伤，破裂出血的死亡率和致残率很高。

本病通常首选血管内栓塞术，或动脉瘤夹闭术、结扎术和栓塞治疗。

（6）创伤性颈内动脉-海绵窦瘘（traumatic carotid cavernous fistulas，TCCF）：是颈内动脉海绵窦段或分支损伤破入海绵窦所致，开放性和闭合性颅脑损伤均可见，发生率为2.5%～3.0%，多为骨折片或飞射物直接损伤海绵窦段ICA引起，在伤后24h形成，但因损伤早期动脉破口被血块封堵，多在2个月后出现症状。

治疗首选血管内栓塞术，如可脱性球囊栓塞、可脱性球囊结合弹簧圈栓塞、可脱性球囊结合生物胶栓塞、弹簧圈生物胶栓塞术和覆膜支架栓塞等。

（7）脑神经损伤（cranial nerve injury）：多为颅底骨折累及出颅的脑神经，可损及神经核或神经，常见嗅神经、视神经和面神经受损。

治疗通常采取局部热敷、超短波、微波治疗，口服B族维生素等营养神经药，洛索洛芬等对症治疗，如为脑神经断裂伤可考虑手术治疗。

（8）脑脊液漏（见第774题）。

脑脊液漏的临床表现和治疗有哪些？

脑脊液漏（cerebrospinal fluid fistulae）是开放性颅脑损伤的严重合并症，多发生于颅底骨折撕破硬脑膜和蛛网膜，CSF经骨折裂缝由鼻腔、外耳道或开放伤口流出。

（1）临床表现

1）脑脊液鼻漏：可见于颅前窝骨折，筛板、筛窦、额窦和蝶窦均与鼻腔相通，可见从鼻孔流出不凝的血性液体，慢性期为透明清亮液体（含葡萄糖）；鼻漏患者常伴"熊猫眼"，眼眶青紫肿胀，眼睑青肿，可有球结膜下出血、淤血。

2）脑脊液耳漏：见于中颅窝骨折，CSF可经岩骨骨折裂缝进入中耳鼓室由外耳道流出，从外耳道流出血性液体，数日后逐渐变淡，易发生感染；耳漏者可见颞肌下淤血、肿胀和压痛。

3）早期清创术硬脑膜修补不严密，CSF由开放创口流出称为脑脊液伤口漏。CSF流失过多可引起低颅压，出现头痛，坐或立位头胀痛和恶心欲吐，平卧可缓解，伴耳鸣、轻度眩晕，由于迷路内压降低引起。

（2）治疗：伤者宜取头高30º患侧卧位（鼻漏者仰卧位），保持鼻腔或外耳道清洁，避免擤鼻、咳嗽和屏气等。耳、鼻出血不能填塞，如有血凝块堵塞可用无菌消毒镊小心取出，使引流通畅，减少颅内感染机会。及时使用破伤风抗毒血清和抗生素治疗，密切观察，如有低颅压表现应及时补液。本病患者伤后1～2周多可自行停止CSF漏，如持续3～4周仍不愈合可考虑手术治疗。

775

创伤后脑综合征的诊断要点和治疗有哪些？

创伤后脑综合征（posttraumatic brain syndrome，PTBS）是脑创伤患者在恢复期后长期存在一组自主神经功能失调症状或精神症状。

（1）诊断要点

1）患者有明确的颅脑创伤史，伤后出现的自觉症状复杂多样，多表现为神经症或自主神经功能紊乱，如心烦、抑郁、失眠、头晕、眩晕、耳鸣、心悸、多汗、乏力、肢体麻木、记忆力减退、注意力涣散和性功能减退，头痛常见，多为胀痛和跳痛，常因用脑或劳累、嗅到异味、听到噪声、生气和激动等加重。

2）伤者在受伤3个月后虽经治疗仍持续存在上述症状和体征，但神经系统检查无阳性体征。

3）EEG检查正常或弥漫性轻度异常；脑CT或脑MRI检查正常，部分患者可见脑室轻度扩张。

（2）治疗：本综合征宜采取综合性治疗措施，首要的是与患者沟通，进行心理治疗，使之充分了解自己所患病症，消除顾虑，相信可完全治愈。学会松弛身心的技巧和方法，合理安排生活工作，适当活动。合理选用对症治疗药物，SSRⅠ类如西酞普兰20～40mg、氟西汀20mg、舍曲林50～100mg口服，抗焦虑药如苯二氮䓬类阿普唑仑1mg、劳拉西泮2mg，镇静催眠药艾司唑仑1～2mg、地西泮5mg、唑吡坦5～10mg、佐匹克隆7.5～15.0mg睡前服，头痛可用洛索洛芬等。

（王维治）

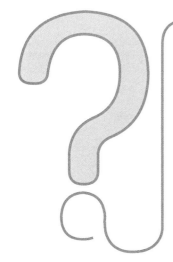

第二十三章

癫痫和晕厥
Epilepsy and Syncope

痫性发作与癫痫的概念有哪些不同？

（1）痫性发作（seizure）：通常是指脑神经元异常的过度同步放电引起一次短暂的发作过程。本病包括诱发性发作（provoked seizure）和非诱发性发作（unprovoked seizure），前者是急性症状性痫性发作，常见于CNS疾病如卒中、感染，以及系统性疾病如血糖异常、电解质紊乱、中毒和发热等，后者可能查不出明确病因。

痫性发作有以下三个要素。

1）表现重复的、刻板的症状和/或体征，可为不同类型发作，如感觉性、运动性、自主神经性，或表现意识、情感、记忆、认知和行为异常。

2）具有突发突止、短暂性和自限性特点，根据患者的行为表现或EEG改变常可判断痫性发作起始与终止，癫痫持续状态表现持续的或反复发作。

3）EEG可证实脑部异常过度同步化放电，是痫性发作的本质特征，可与偏头痛、TIA等发作区分。临床可见缺氧、缺钙、低血糖或高血糖、尿毒症、子痫等可引起单次痫性发作，正常人偶因发热、电解质失调、药物过量、长期饮酒戒断、缺睡或心理压力引起一次抽搐发作，但都不能诊断癫痫。

（2）癫痫（epilepsy）：国际抗癫痫联盟（ILAE，2014）的新定义是，临床出现2次（间隔至少24h）非诱发性癫痫发作可确诊为癫痫。癫痫不是独立的疾病，而是有持久致痫倾向的短暂性脑功能失调综合征。发作的表现不同，但反复发作是共同特征，许多类型伴意识丧失，是临床最常见的发作性意识障碍。发作时脑神经元异常过度放电是诊断癫痫的"金标准"，但少数情况下发作时脑电正常。

癫痫的流行病学及遗传和环境因素对发病的影响有哪些？

（1）流行病学：据WHO估计，全球约有5000万癫痫患者，其中约80%在发展中国家。我国流行病学统计，癫痫患病率为4‰～7‰，推测我国约有900万癫痫患者，约2/3的患者在农村地区，每年新发病例约45万。目前活动性癫痫患病率更受重视，即近一两年内仍有发作的癫痫病例数与同期平均人口比，我国为4.6‰，年发病率农村为25/10万，城市35/10万。难治性癫痫约占25%，我国约150万；癫痫病死率为（1.0～4.5）/10万，我国为（3.0～7.9）/10万，可见癫痫防治任重道远。

（2）遗传和环境因素对癫痫发病影响

1）遗传因素：特发性癫痫患者近亲患病率为2%～6%，显著高于一般人群。儿童期失神癫痫为常染色体显性遗传，婴儿痉挛症为常染色体隐性，遗传仅影响癫痫预致性，发病受外显率影响，如儿童期失神癫痫EEG可见特征性3周/秒棘慢综合波，40%以上同胞5～16岁有同样的EEG异常，但仅有1/4出现发作。特发性癫痫外显率与年龄密切相关，如婴儿痉挛症多在1岁内发病，儿童期失神癫痫在6～7岁发病，肌阵挛癫痫在青少年期发病。Schulte等调查了553对孪生子，发现同卵孪生子癫痫发病一致性为57%，异卵孪生子为9%。

2）环境因素：①年龄，特发性癫痫多在20岁以前发病。各年龄组常见病因不同，2～12岁起病多为特发性癫痫和急性感染、围产期损伤、发热惊厥，12～18岁多为特发性癫痫和颅脑外伤、血管畸形、围产期损伤；>65岁多为脑血管疾病、脑肿瘤。②疲劳、缺睡、饥饿、便秘、饮酒、闪光和感情冲动可诱发，过度换气可诱发失神发作，过度饮水诱发GTCS，闪光诱发肌阵挛发作。③睡眠-觉醒周期，GTCS常见于晨醒时，婴儿痉挛症多在醒后和睡前发作，伴中央颞区棘波的自限性癫痫多在睡眠中发作，复杂局灶性发作白天常见精神运动发作，夜间多有GTCS。④内环境变化、电解质失调和代谢改变影响发作阈值，如少数女性患者仅在月经期（经期性癫痫）或妊娠早期发作（妊娠性癫痫）。

778

癫痫的病因分类和常见的家族遗传性癫痫有哪些？

（1）病因分类：传统上分为特发性、症状性和隐源性。

1）特发性癫痫（idiopathic epilepsy）和癫痫综合征：主要由基因突变和某些先天因素所致，有明显遗传倾向，常在某一特殊年龄段起病，部分性或全面性发作，有特征性临床和EEG表现，较明确的诊断标准，药物疗效较好。

2）症状性癫痫（symptomatic epilepsy）和癫痫综合征：由各种明确的或可能的CNS病变引起，如染色体异常、先天性畸形、围产期损伤、颅脑损伤、CNS感染、中毒、脑肿瘤、卒中、遗传代谢性疾病和神经变性病。遗传可能起一定作用，随着影像学和分子遗传学进展，发现许多特发性癫痫患者脑内有器质性病变，药物疗效较差。

3）隐源性癫痫（cryptogenic epilepsy）：较常见，临床表现提示症状性癫痫，但未找到明确病因，在特殊年龄段起病，但无特定的临床和EEG特征。

（2）家族遗传性癫痫：ILAE 2022年版癫痫综合征分类（见第791题）如自限性家族性新生儿癫痫（self-limited familial neonatal epilepsy，SeLNE），常染色体显性遗传离子通道病，部分KCNQ2、KCNQ3、SCN2A基因突变；以及儿童期失神性癫痫、青少年失神性癫痫、青少年肌阵挛癫痫、觉醒时GTCS癫痫、伴中央颞区棘波的自限性癫痫（SeLECTS）、自限性儿童枕叶视觉性癫痫、良性成人家族性肌阵挛癫痫（BAFME）、家族性局灶性癫痫、遗传性癫痫伴热性惊厥附加症、家族性颞叶癫痫、伴听觉特征的癫痫（EAF）、家族性睡眠相关过度运动性癫痫（SHE）等。

779

热性惊厥的分型和临床表现有哪些？

热性惊厥（febrile convulsion）也称高热惊厥，是患儿体温突然和显著增高时发生的痫性发作。

（1）单纯性热性惊厥：多发生在6个月至3岁，惊厥发生在发热初24h内，体温38℃以上。发作呈全身性，持续时间短，通常数分钟。发作后清醒，且无神经系统异常体征。24h内大多仅发作1次，7～10天后EEG正常。

（2）复杂性热性惊厥：首次惊厥发生于任何年龄，出生后6个月内或5岁后才发病。低热（＜38℃）或无热也发作。发作呈局限性，或左右明显不对称。持续超过15min，甚至30～60min。清醒后可有神经系统异常体征。24h内反复发作，惊厥停止7～10天后EEG仍明显异常。因中枢神经系统疾病如颅脑外伤、出血、脑炎、脑膜炎、占位性病变及脑水肿，严重的全身代谢疾病，遗传性疾病所致和新生儿期惊厥均不包括在内。

780

颞叶癫痫与热性惊厥及海马硬化的关联有哪些？

颞叶癫痫（temporal epilepsy）是局灶性癫痫最主要的类型，与热性惊厥和海马硬化有密切关系。

（1）颞叶癫痫常表现精神症状、意识障碍、梦样状态和嗅觉异常。病因包括肿瘤、外伤、感染性瘢痕、动静脉畸形、脑灰质或白质异位症等，部分病因不明。临床可根据癫痫放电的起源部位将其分为内侧型、外侧型及混合型，尤以内侧颞叶癫痫最多见。内侧颞叶癫痫起源于颞叶内侧结构如海马、杏仁核及内嗅皮质等结构，病理常见海马硬化，临床最常见为有知觉障碍的局灶性发作伴自动症，可继发全面性发作，病史中常有热惊厥发作史。

（2）海马硬化（hippocampal sclerosis）也称阿蒙角硬化（Ammon horn sclerosis，AHS）或内侧颞叶硬化（mesial temporal sclerosis）。临床较常见，病理显示海马CA1和CA2区的锥体神经元丢失和胶质细胞增生，旁海马回、杏仁核、海马沟及颞叶髓质等也可受累。MRI检查可见海马萎缩，在T2WI显示高信号，海马萎缩是诊断海马硬化最常见和最可靠的证据。

部分患者可能显示海马结构不清、结构细节消失及头部前沟消失等特点。

颞叶癫痫多在儿童或青少年期发病，30%～50%的颞叶癫痫患者儿时有长程的热性惊厥史，提示可能是颞叶癫痫的病因之一。有热性惊厥史患者海马病理切片常见海马硬化及神经元丢失，50%～70%的颞叶癫痫患者伴海马硬化，海马硬化被认为是颞叶癫痫最常见的病理改变。伴海马硬化的颞叶癫痫通常表现为典型的内侧颞叶癫痫的临床特征，推测早期的热性惊厥与伴海马硬化的内侧颞叶癫痫可能有密切关系。

781 代谢性病因引起的痫性发作有哪些？

痫性发作可以是潜在的代谢性疾病常见的神经系统并发症，多达1/3的重症监护（ICU）患者出现痫性发作，包括全面强直-阵挛性发作、局灶性发作伴知觉障碍，局灶发作知觉保留的运动性发作不常见。代谢性痫性发作常见如下情况：

（1）低血糖症：临床上应始终注意痫性发作时血糖水平，回顾用药及评估潜在的糖尿病等。

（2）低钠血症：肾性病因常见应用利尿剂、肾小管性酸中毒、肾小管部分梗阻、耗盐性肾炎、抗利尿激素分泌异常综合征（syndrome of inapprpriate antidiuretic hormone secretion，SIADH）等。非肾性钠丢失可见于肾上腺功能不全、水中毒、甲状腺功能减退、剧烈呕吐或腹泻等。

（3）低钙血症：痫性发作患者应谨记纠正低白蛋白血症，检查甲状旁腺激素水平。常见原因包括高磷血症（见于肾衰竭、横纹肌溶解症），维生素D缺乏症，假性甲状旁腺功能减退，药物及毒素如苯妥英、苯巴比妥、含枸橼酸盐的血液制品、鱼精蛋白、秋水仙碱、顺铂、庆大霉素等。

（4）低镁血症：常见原因包括摄入减少，如蛋白营养不良及长期静脉治疗、口炎性腹泻（sprue）、短肠综合征（short cut syndrome）等；过度丢失体液如胃肠减压、肠瘘/胆瘘、泻剂、结肠炎等；过度排尿如利尿剂、肾衰竭、慢性酒精中毒、原发性醛固酮增多症、高钙血症、甲状腺功能亢进、肾小管性酸中毒、糖尿病酮症酸中毒等。

（5）许多代谢性疾病可引起抽搐发作，情况复杂，需根据EEG判定是否为痫性发作。例如，肾衰竭或尿毒症可导致电解质紊乱，特别是纠正代谢性酸中毒使用碱性药物易诱发抽搐；肝衰竭患者在血氨急剧升高时可出现短暂性意识模糊、肢体颤抖和扑翼样震颤；急性缺氧症可引起心肺功能异常、意识丧失和肢体抽搐；甲状腺危象患者高度亢奋状态，可见意识模糊、肢体颤抖；长期使用中枢兴奋剂，致幻剂如可卡因、海洛因、安非他明，酒精、苯二氮䓬类等物质滥用和突然戒断反应，可出现肢体颤抖、大汗、意识丧失和四肢抽搐等。

国际抗癫痫联盟（ILAE，2017）痫性分类和病因有哪些？

国际抗癫痫联盟（ILAE，2017）推出癫痫发作和癫痫新分类，是ILAE癫痫发作分类（1981）、ILAE癫痫综合征分类（1989）和Engel等（2001）提出分类更改建议后的最新修订。

（1）ILAE（2017）癫痫分类（图23-1）

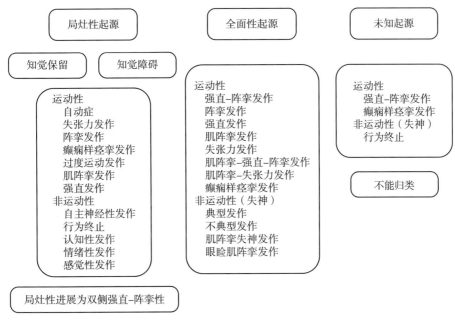

图23-1　ILAE（2017）癫痫分类

（2）病因：ILAE（2017）癫痫分类将可能导致癫痫的病因分为六大类，包括结构性、遗传性、感染性、代谢性、免疫性和病因不明，部分病因之间可有一定的交叉重叠。

单纯局灶性发作的分类和临床表现有哪些？

单纯局灶性发作也称单纯部分性发作（simple partial seizure），Engel等认为前者更能反映这类发作本质，ILAE（2017）癫痫新分类使用局灶性发作知觉保留（focal seizure with awareness）的术语，突出特征是不伴意识丧失。

（1）运动症状发作

1）局灶性运动性发作：表现为身体任一部位如口角、面部或肢体远端的局限性抽搐，局部抽搐偶可持续数小时，称为部分性癫痫持续状态。病灶在皮质运动区。

2）杰克逊癫痫发作（Jackson seizure）：表现为局限性运动性发作沿皮质运动代表区扩展，较严重的发作后可在发作部位遗留暂时性瘫痪，称为Todd麻痹。病灶在皮质运动区。

3）旋转性发作：表现为头眼突然向一侧偏转，可伴身体扭转，过度扭转可致跌倒，病灶在对侧额叶，偶在枕叶。

4）姿势性发作：表现为一侧上肢外展，肘部半屈，伴有向该侧手的注视动作。病灶多在辅助运动区。

5）发音性发作：表现为喉部发声，不自主地重复发作前的单音节或单词。

（2）躯体感觉或特殊感觉症状发作

1）体觉性发作：多为一侧面部和躯体的麻木感、针刺感、触电感和肢体动作感等，多发生在口角、舌、手指和足趾，也可缓慢扩展为Jackson感觉性癫痫，病灶在皮质体感区。偶见空间知觉障碍性发作，如虚幻的肢体运动感。

2）视觉性发作：多为简单视幻觉如闪光，也可有结构性幻视如人物、景色等。病灶在枕叶。

3）听觉性发作：常为简单听幻觉如噪声，或复杂听幻觉如音乐等。病灶在颞叶外侧面或岛回。

4）嗅觉性发作：多为焦臭味或其他难闻的气味。病灶在颞叶眶部、钩回、杏仁核或岛回。

5）味觉性发作：可出现甜、酸、苦、咸或金属味。病灶在杏仁核和岛回。

6）眩晕性发作：表现为旋转感、漂浮感或下沉感。病灶在岛回或顶叶。

（3）自主神经症状发作：表现为胃气上升感、呕吐、多汗、苍白、潮红、肠鸣、竖毛、瞳孔散大及小便失禁等。病灶在杏仁核、岛回和扣带回。

784

局灶性发作伴知觉障碍的分类和临床表现有哪些？

成人癫痫患者中绝大部分为局灶性发作伴知觉障碍，病因众多、症状各异，ILAE（2017）癫痫新分类首次根据发作时患者知觉（awareness）进行分类，如使用局灶性发作伴知觉障碍（focal seizure with unawareness）一词，伴意识丧失是突出特征。如能获取发作初始症状，可进一步分为局灶起源运动发作和局灶起源非运动发作。

（1）局灶性运动起病（focal motor onset）

1）自动症（automatism）：患者先瞪视不动或意识模糊状态，做一些看似有目的但实际无目的的动作，常见口咽自动症，简单刻板的重复动作如咂嘴、吸吮、咀嚼、舔舌、吞咽和清喉，或抚面、搓手、解扣、脱衣、摸索衣服、挪动桌椅，甚至游走、奔跑、开门关门、乘车或乘船，可有自动语言、叫喊和唱歌等。患者与外界接触不良，对外界刺激无反应，事后不能回忆。ILAE（2017）分类将踏板样活动归属运动过度发作，不是自动症发作。

2）失张力发作：局灶性肌张力降低或消失，以致不能保持正常姿势。

3）强直性发作：持续局灶性僵硬。

4）阵挛性发作：局灶性节律性肌肉抽搐（持续节律性刻板的肌肉收缩）。

5）肌阵挛性发作：不规则、短暂的局灶性肌肉抽搐（节律性较差，频率间隔时间较短）。

6）癫痫性痉挛：上肢局灶屈曲或伸展伴躯干屈曲。

（2）局灶性运动起病（focal nonmotor onset）

1）局灶性自主神经发作：如胃气上升感、恶心呕吐、多汗、苍白、潮红、肠鸣、热或冷感，竖毛、触觉、性欲勃发、呼吸改变，瞳孔散大和尿失禁。

2）局灶性行动终止发作：动作停止和反应丧失，许多发作开始时都可见短暂行动停止，或以行动终止为突出表现。

3）局灶认知性发作（focal cognitive seizures）是指局灶认知损害性发作，患者发作时表现语言、思维或高级神经活动缺陷，如似曾相识、陌生感、幻觉、错觉、强迫性思维等异常认知现象。

4）局灶情感性发作（focal emotional seizures）表现情绪异常，如恐惧、焦虑、激惹、愤怒、妄想、欣快、狂喜、发笑、哭啼或吼叫，有些表现是主观症状，需要监护者或患者本人回忆，情绪症状包括主观成分，情感体征可能不伴主观情绪异常。

5）局灶感觉性发作：包括躯体感觉、嗅觉、视觉、听觉、味觉、冷热觉或前庭感觉异常。①躯体感觉性发作：往往先从很小的局部开始，如一侧嘴角、手指或足趾开始出现感觉异常，如温热感、针刺感、发麻触电感或肢体缺失感。②嗅觉性发作：闻到特殊臭味，如烧橡胶或不易描述的恶臭。③味觉性发作：可感到甜、酸、苦、咸或金属味。④视觉性发作：如闪光，或为复杂图像或局部视野缺损。⑤听觉性发作：如听幻觉，单调性音响（铃声、滴嗒声、隆隆声），或为复杂听幻觉如音乐。⑥眩晕性发作：表现为旋转感、坠落感或漂浮感。

全面性强直-阵挛发作（GTCS）的临床表现有哪些？

全面性强直-阵挛发作（generalized tonic-clonic seizure，GTCS）也称大发作（grand mal），以意识丧失、双侧肢体强直-阵挛发作或跌倒为特征。发作可分三期。

（1）强直期：表现为全身骨骼肌持续性收缩，上睑抬起，眼球上串或凝视，喉部痉挛发出叫声，口先强张而后猛烈闭合可致舌咬伤，颈与躯干肌强直性收缩使身体先屈曲后反张，上肢先上举后旋再变为内收旋前，下肢由屈曲变为强烈的伸直；肢端出现细微的震颤。强直期持续10～20s。

（2）阵挛期：抽搐由强直转变为阵挛，每次痉挛后有短促的肌张力松弛，阵挛频率逐渐减慢，松弛期延长，在一次强烈痉挛后抽搐突然终止。阵挛期持续半分到1min，呼吸暂时中断，皮肤自苍白转为发绀。在强直期与阵挛期均伴有呼吸停止、血压升高、瞳孔扩大、唾液和支气管分泌物增多，可见病理征阳性。

（3）发作后期：阵挛期后仍有短暂的强直痉挛，可致牙关紧闭和尿便失禁。呼吸先恢复，随之心率、血压和瞳孔等恢复正常，肌张力松弛，意识逐渐清醒。从发作到意识恢复历时5～15min。醒后常感到头痛、全身酸痛和疲乏，对发作全无记忆，少数患者发作后意识模糊或进入昏睡，个别患者在完全清醒前有自动症或有惊恐、伤人等。

786 单独的全面性强直-阵挛发作（GTCS）和觉醒时GTCS的临床表现有哪些？

单独的GTCS和觉醒时GTCS临床均较常见。

（1）单独的GTCS（epilepsy with GTCS alone）是特发性全面性癫痫，家族患病率较高，提示与遗传有关。

多在6～35（平均17）岁发病，男性较多，表现为典型GTCS，多在晨醒后1h或睡前发作，熬夜、饮酒、精神压力和应激等均为诱因。EEG检查背景基本正常，发作间期很少记录到痫样放电，发作时可见广泛性棘波节律持续性发放，并逐渐有慢波插入，为典型强直-阵挛发作的图形。

（2）觉醒时GTCS（epilepsy with GTCS on awaking）是临床最常见的特发性癫痫，占少年和成人癫痫的27%～31%。

多在10～20岁发病，患者多数发作与睡眠-觉醒状态转换有关，约90%的患者发生在夜间短暂觉醒、清晨醒来或日间睡眠醒来时，表现为典型的GTCS，发作频率低，数月1次或1年仅1～2次，缺睡、光刺激、疲劳和酗酒可诱发。患者通常有青少年肌阵挛癫痫、失神发作或两者的病史，可有遗传倾向。

787

失神发作的临床表现和与局灶性发作伴知觉障碍的鉴别有哪些？

失神发作（absence seizure）是一种非惊厥性癫痫发作，典型表现为突发突止的意识丧失。

（1）临床表现

1）典型失神发作：也称小发作（petit mal），多见于儿童和少年期，无先兆，表现为活动突然停止，如在行走时突然呆立不动，茫然凝视，说话时突然停止，呼之不应，手中持物坠落或机械地重复手中动作，实为短暂意识丧失，持续数秒突然消失，每天可发作数十或上百次，发作后立即清醒，无明显不适，可继续先前的动作，患者不知发病或无记忆，仅感觉脑子曾一阵空白，发作均出现在醒觉状态。发作时伴自动症较常见，失神持续10s以上几乎都伴有自动症，如咂嘴、舔唇、吞咽、咀嚼、咬牙、摸索衣服等，也可伴轻微阵挛、失张力和强直。发作中典型EEG为双侧对称同步的3Hz棘-慢波或多棘-慢波爆发，棘-慢波最大波幅位于额-中央区。应每年进行1～2次长程EEG监测，如EEG仍有持续3s以上的棘慢波暴发，提示发作尚未完全控制。

2）不典型失神发作表现意识丧失的起始与休止常不如典型失神突然，常伴肌张力减低，偶有肌阵挛，患儿常为症状性癫痫，伴不同程度精神运动发育迟滞。发作EEG显示广泛的2.0～2.5Hz棘慢波或不规则棘慢波，常见于Lennox-Gastaut综合征。

（2）与局灶性发作伴知觉障碍鉴别：失神发作表现为突发突止的意识丧失，呼之不应，或机械地重复手中动作，事后对发作无回忆，临床上与局灶性发作伴知觉障碍仅有意识障碍或伴自动症很相似，需加以鉴别（表23-1）。

表23-1　失神发作与局灶性发作伴知觉障碍的鉴别

临床特征	失神发作	局灶性发作伴知觉障碍
发病年龄	常见于儿童	多为青少年至成年早期
发作过程	突发突止，发作后立即清醒，无不适	可有短暂先兆，常见短暂发作后状态
意识障碍	每次数秒	通常在1min以上
发作频率	每天可数十次或上百次	发作少
伴自动症	失神持续＞10s常伴自动症	常见
精神运动发作	不出现精神性发作	有似曾相识，似不相识，错觉、幻觉等
过度换气诱发	常见	少见
发作间期EEG	全面的3Hz棘慢综合波	正常或局灶性棘波、尖波或慢活动
脑MRI检查	正常	可见异常
病因	通常为特发性和遗传性	隐源性或症状性
药物治疗	多数疗效良好	疗效较差或为难治性

788

肌阵挛发作的临床表现和治疗有哪些？

肌阵挛发作（myoclonic epilepsy）是儿童和青少年期较常见的癫痫发作形式。

（1）临床表现：多在4岁前发病，4～6个月为发病高峰，身体某部位突发短暂的快速触电样肌肉抽动或震颤样收缩，之前多无先兆，患儿常见突然点头（点头样痉挛）、弯腰（鞠躬样痉挛）、后仰或向一侧倾倒，刚入睡或清晨欲醒时发作较多，发作频繁，每次2～10s，一日多次，每次发作连续多次或数十次。

1）突发短暂的全身肌痉挛，表现为颈部、躯干和腿弯曲、内收或外展，双臂向前向外急速伸出如拥抱状，意识不丧失，跌倒后能很快站起，站立时可突然失去平衡摔倒，患儿可从坐的地方跳出，常见患儿额部、鼻尖和口唇伤痕累累；上肢抖动常使手中物体失落或掷出，有时连续发作。发作常见于婴儿良性肌阵挛癫痫（特发性癫痫），预后较好；也见于罕见的遗传变性病，如拉福拉（Lafora）病、肌阵挛性癫痫伴蓬毛样红纤维（MERRF）综合征（线粒体脑肌病），Lennox-Gastaut综合征，预后较差。

2）EEG表现为两侧不对称的非典型2.0～2.5Hz的棘慢波或多棘慢波，各导联同时出现或仅见于几个导联，不同步可阵发或散在出现，过度换气不能诱发。

（2）治疗：肌阵挛发作多见于遗传性疾病，90%的患儿伴明显的精神运动发育迟滞，治疗困难，宜先做好心理护理，使患儿情绪稳定，药物多首选硝基安定或氯硝安定，必要时加用左乙拉西坦，丙戊酸也有一定的疗效。

789

常见的肌阵挛发作疾病的临床表现和治疗有哪些？

（1）婴儿肌阵挛癫痫（myoclonic epilepsy in infancy，MEI）曾称婴儿良性肌阵挛癫痫（benign myoclonic epilepsy in infancy，BMEI），是罕见的特发性全面性癫痫，部分患儿神经发育不良，ILAE修改之，由Dravet和Bureau（1981）首次报道。

1）临床表现：1～3岁婴幼儿期起病，突发短暂全身性粗大的肌阵挛抽动，持续1～3s，轻者仅点头、双手上举或闭眼，长时间未引起双亲注意，严重时出现跌倒，不伴其他发作，常有家族惊厥史。EEG可见双侧同步的棘慢波或多棘慢波综合，发作间期正常；MRI检查正常。

2）治疗：应尽早开始治疗，丙戊酸单药治疗可控制发作，疗效不好可加用左乙拉西坦、托吡酯或苯二氮䓬类，光敏感病例较难控制，需较长疗程。

（2）青少年肌阵挛癫痫（juvenile myoclonic epilepsy，JME）是一种特发性全身性癫痫综合征，约40%的患儿有癫痫家族史，遗传方式多样。

1）临床表现：多在15岁发病，无性别差异，常见醒后肌阵挛或起床后手中所拿物品掉落，睡眠剥夺可诱发，常见双臂单次或反复无节律阵挛，可跌倒，意识清醒。85%的患儿起病数月或数年出现GTCS，10%～15%的患儿有失神发作，智能正常，发作和发作间期EEG为广泛不规则棘慢波和多棘慢波，脑MRI检查正常。

2）治疗：本病抗癫痫药物疗效好，首选丙戊酸，其次为拉莫三嗪，停药后易复发，大多需长期或终身服药。

（3）进行性肌阵挛癫痫（progressive myoclonic epilepsies）见于Lafora病、肌阵挛性癫痫伴蓬毛样红纤维（MERRF）综合征、Lennox-Gastaut综合征、蜡样脂褐质沉积症等。

1）临床表现：9～13岁起病，20岁后发病罕见，患者频繁肌阵挛发作，常伴GTCS，多有进行性认知功能衰退、人格变化和行为异常，小脑和锥体束征；EEG可见双侧广泛持续性慢活动，间断闪光可诱发双侧棘慢或多棘慢波，预后不良。

Lafora病为常染色体隐性遗传，多发于儿童晚期和青春期，大脑皮质、丘脑、黑质、苍白球和齿状核神经细胞胞质内含嗜碱性包涵体（Lafora小体）；半数以局部性抽搐发作开始，早期多被诊断为普通癫痫，数月内出现肌阵挛发作并逐渐布及全身，噪声、惊吓、激动、意外的触觉刺激可诱发。随疾病进展出现认知功能衰退，多在25岁前死亡；40岁后发病、50多岁死亡患者遗传基础不同。EEG可见弥漫性慢波和局灶或多灶性棘波，皮肤、汗腺病理显示Lafora小体。

MERRF综合征可见肌阵挛，无力、共济失调、智力低下、耳聋、眼球震颤、深感觉障碍，血乳酸增高，肌活检显示蓬毛样红纤维。Lennox-Gastaut综合征是年龄相关性癫痫性脑病，3～5岁发病，可见肌阵挛、GTCS和局灶性发作，发作频繁，预后差。神经元蜡样脂褐质沉积症表现肌阵挛、视网膜病变、共济失调、进行性痴呆等。

2）治疗：针对肌阵挛发作抗癫痫治疗，如丙戊酸、氨己烯酸（Vigabatrin），氨己烯酸能提高全脑抑制性神经递质GABA浓度，使50%的病例发作减半，长期治疗药效不减。

790

国际抗癫痫联盟（ILAE，1989）癫痫症和癫痫综合征分类和疾病有哪些？

（1）ILAE（1989）癫痫症和癫痫综合征分类，是对1985年版的修订（表23-2）。

表23-2　国际抗癫痫联盟（1989）癫痫症和癫痫综合征分类

（1）病灶性癫痫综合征

　　1）特发性（年龄依赖性发病）

　　2）症状性

　　3）隐源性

（2）全面性癫痫综合征

　　1）特发性（年龄依赖性发病），如失神、BFNC、JME和GTCS

　　2）特发性和/或症状性

　　3）症状性

（3）未能判明为局灶性和全面性的癫痫和癫痫综合征

　　1）既有全面性又有局灶性发作

　　2）无明确的全面性和局灶性表现

（4）特殊综合征

（2）癫痫症和癫痫综合征常见疾病

1）与部位有关的（局灶性）癫痫和癫痫综合征：①特发性，年龄依赖性发病，常见如伴中央-颞区棘波的良性儿童期癫痫、伴EEG枕部阵发放电的儿童期癫痫、原发性阅读性癫痫。②症状性，如儿童慢性进行性部分连续性癫痫，即科耶夫尼科夫（Kojewnikow）综合征，以及颞叶癫痫、额叶癫痫、顶叶癫痫和枕叶癫痫等。③隐源性。

2）全面性癫痫和癫痫综合征：①特发性，年龄依赖性发病，如良性家族性新生儿惊厥（BFNC）、良性新生儿惊厥、良性婴儿期肌阵挛癫痫、儿童期失神性癫痫、青少年期失神性癫痫、青少年肌阵挛癫痫（JME）、觉醒时GTCS癫痫，以及未列于上的其他全身性特发性癫痫，以特殊促发方式发作的癫痫等。②特发性和/或症状性，West综合征（婴儿痉挛症）、Lennox-Gastaut综合征、伴肌阵挛-起立不能发作的癫痫、伴肌阵挛失神发作的癫痫。③症状性，为非特异病因，以癫痫发作为临床特征的疾病，如早期肌阵挛性脑病、婴儿早期癫痫性脑病伴抑制暴发的EEG、未列于上的其他症状性全面性癫痫，以及特异性综合征。

3）未能判明的局灶性和全面性癫痫和癫痫综合征：①既有全身又有局部发作，如新生儿发作、婴儿期严重肌阵挛癫痫、慢波睡眠时有持续性棘慢波的癫痫、获得性癫痫性失语、未列于上的其他不能确定的癫痫等。②未明确的全身及局部性表现癫痫，临床及EEG所见均不足以确定为全身性或局部相关的GTCS，如许多睡眠大发作病例不能确定为全身性或局部性癫痫。

4）特殊综合征：与某些情况有关的发作，如热性惊厥、孤立的单次发作或孤立性单次癫痫状态、由酒精、药物、子痫、非酮症高血糖等因素引起的急性代谢或中毒事件出现的发作。

791

国际抗癫痫联盟（ILAE，2022）癫痫综合征分类和疾病有哪些？

ILAE（2011）修订癫痫症和癫痫综合征分类，包括以下四大类。

（1）特发性婴儿和儿童局灶性癫痫

1）家族性（常染色体显性遗传）局灶性癫痫

2）症状性（或可能症状性）局灶性癫痫

（2）特发性泛化性癫痫

1）癫痫性脑病

2）进行性肌阵挛癫痫

（3）反射性癫痫

（4）可不诊断为癫痫的癫痫发作

ILAE（2022）癫痫综合征分类（表23-3），是指一组具备特定临床和EEG表现，通常有特定病因（如结构、遗传、代谢、免疫和感染）的癫痫疾病，有助于完善癫痫综合征诊断和治疗。

表23-3　国际抗癫痫联盟（2022）癫痫综合征分类和疾病

（1）新生儿和婴儿期起病癫痫综合征

局灶性

- 自限性（家族性）新生儿癫痫（SeLNE）

- 自限性（家族性）婴儿癫痫（SeLIE）

- 自限性家族性新生儿-婴儿癫痫（SeLNIE）

局灶性和/或全面性

- 遗传性癫痫伴热性惊厥附加症（GEFS＋）

全面性

- 婴儿肌阵挛癫痫（MEI）伴发育性癫痫性脑病（DEE）或进展性神经功能损害综合征

- 早发性婴儿发育性癫痫性脑病（EIDEE）

- 婴儿癫痫伴游走性局灶性发作（EIMFS）

- 婴儿癫痫性痉挛综合征（IESS）

- Dravet综合征（DS）

- 特定病因的癫痫性脑病

  ➤ KCNQ2-发育性癫痫性脑病（KCNQ2-DEE）

  ➤ 5′磷酸吡哆醇缺陷性（PNPO）发育性癫痫性脑病（P5P-DEE）

续　表

> CDKL5-发育性癫痫性脑病（CDKL5-DEE）

> 原钙黏附蛋白19簇集性癫痫（PCDH19簇集性癫痫）

> 葡萄糖转运体1缺陷综合征（GLUT1DS）

> 吡哆醇依赖性（ALDH7A1）发育性癫痫性脑病（PDE-DEE）

> Sturge-Weber综合征（SWS）

> 伴下丘脑错构瘤的痴笑发作（GSHH）

（2）儿童期起病的癫痫综合征

局灶性

· 自限性局灶性癫痫

> 伴中央颞区棘波的自限性癫痫（SeLECTS）

> 伴自主神经发作的自限性癫痫（SeLEAS）

> 儿童枕叶视觉癫痫（COVE）

> 光敏性枕叶癫痫（POLE）

全面性

· 肌阵挛失神癫痫（EMA）

· 眼睑肌阵挛癫痫（EEM）

特发性全面性癫痫

· 儿童失神癫痫（CAE）

· 青少年失神癫痫（JAE）

· 青少年肌阵挛癫痫（JME）

· 仅有GTCS的癫痫（GTCA）

伴DDE或进展性神经功能损害的综合征

· 肌阵挛失张力癫痫（EMAtS）

· Lennox-Gastaut综合征（LGS）

· 发育性癫痫性脑病伴睡眠期棘慢波激活（DEE-SWAS）

· 癫痫性脑病伴睡眠期棘慢波激活（EESWAS）

· 热性感染相关性癫痫综合征（FIRES）

· 偏侧惊厥-偏瘫癫痫综合征（HHE）

（3）可出现在各年龄段的癫痫综合征

局灶性

· 伴海马硬化的内侧颞叶癫痫（MTLE-HS）

· 家族性内侧颞叶癫痫（FMTLE）

· 睡眠相关过度运动性癫痫（SHE）

· 伴可变起源的家族性局灶性癫痫（FFEVF）

· 伴听觉特征的癫痫（EAF）

续　表

局灶性或全面性

- 阅读诱发的癫痫（EwRIS）伴DDE或进展性神经功能损害综合征

- Rasmussen综合征（RS）

- 进行性肌阵挛癫痫（PME）

792
婴儿期常见的癫痫综合征和临床表现有哪些？

（1）自限性（家族性）新生儿癫痫（SeLNE）：曾称良性家族性新生儿惊厥（benign familial neonatal convulsion，BFNC），少见的常染色体显性遗传，神经钾通道病，有七个电压敏感性钾通道基因*KCNQ2*（20q13.3）突变，正常足月新生儿在出生后7天内出现短暂频繁的强直阵挛性惊厥，常伴凝视、眨眼和注视分离等自动症，行为和智力发育正常，发作间期状态良好；EEG可见慢波、棘波和暴发抑制等非特异性改变。发作于数月内自发消失，预后良好，极少数发展为成人癫痫。

（2）自限性（家族性）婴儿癫痫（SeLIE）：曾称良性家族性婴儿惊厥（benign familial infantile convulsion），3～20个月发病，智力、运动发育正常，局灶性或继发全面性发作，常有频繁丛集发作，通常数月至1年发作消失，EEG发作期癫痫样放电可源于颞区、顶区、枕区或额区，脑MRI检查无异常，抗癫痫药疗效好。

（3）早发性婴儿发育性癫痫性脑病（EIDEE）：包括以下两种。

1）早期肌阵挛脑病（early myoclonic encephalopathy）：为癫痫性脑病，出生后前几周出现节段性游走性肌阵挛，后有频繁的局灶性发作，部分患儿有明显的肌阵挛和强直阵挛性发作，EEG可见暴发抑制，有些罹患先天代谢性障碍疾病，病情严重，死亡率高，存活者常有精神运动发育迟滞。

2）大田原（Ohtahara）综合征：又称婴儿早期癫痫性脑病（early infantile epileptic encephalopathy），可有癫痫家族史，是发病最早的年龄依赖性癫痫性脑病，婴儿早期出现强直-阵挛发作，每日2～40次，发作短暂（10s至5min），可成串发作，EEG暴发-抑制波型，部分患儿有脑结构病变和精神运动发育迟滞，本病为难治性，预后差，部分变为婴儿痉挛症或Lennox-Gastaut综合征。

（4）婴儿肌阵挛癫痫（myoclonic epilepsy in infancy，MEI）：是罕见的特发性全面性癫痫综合征，有惊厥家族史，生长发育正常。1～3岁前起病，全身性肌阵挛发作，轻者点头、举手，不伴其他发作，发作期EEG见全面性多棘慢波；丙戊酸可控制发作，预后佳。

（5）Dravet综合征：为婴儿严重肌阵挛癫痫（severe myoclonic epilepsy in infancy，SMEI），由Dravet（1978）首次报道。本病是癫痫性脑病，钠通道基因*SCN1A*亚单位突变导致钠通道功能异常，是遗传性癫痫伴热性惊厥附加症（GEFS＋）最严重类型，患儿的一、二级亲属多有热性惊厥或癫痫家族史，约1/4的患儿始终不出现肌阵挛发作，ILAE（2001）改称Dravet综合征。患儿1岁前起病，首次多为热性惊厥，1岁内常见发热诱发的持续全面性或半侧阵挛抽搐，1岁后逐渐出现强直阵挛发作、肌阵挛、不典型失神和局灶性发作。早期发育正常，1岁后渐显智力运动发育倒退、共济失调和锥体束征。1岁后EEG出现广泛性棘慢波、多棘慢波或局灶性、多灶性痫样放电；约70%的患儿检出*SCN1A*基因突变。可用丙戊酸、左乙拉西坦、托吡酯、苯二氮䓬类或苯巴比妥，疗效差，常需2～3种AED合用，预后不良。

（6）婴儿癫痫性痉挛综合征（IESS）：即婴儿痉挛症（infantile spasms）或West综合征，是临床最常见的年龄依赖性癫痫性脑病，特发性较少见，症状性有脑损伤史或明确病因、精神运动发育迟滞和阳性神经体征。多在1岁前发病，4～7个月为高峰，男孩多见，表现为婴儿痉挛发作、精神运动发育迟滞和EEG高幅失律三联征或可三者缺一。痉挛常见成串发作，可为屈曲性、伸展性或点头样，多为混合性，每次持续时间比肌阵挛长，间期EEG表现高度失律或多灶性放电。特发性早期使用促肾上腺及质激素（ACTH）或泼尼松口服预后较好，症状性预后不良。

793

儿童期常见的癫痫综合征和临床表现有哪些？

（1）遗传性癫痫伴热性惊厥附加症（genetic epilepsy with febrile seizures plus，GEFS＋）：儿童和青少年发病，常见表型是热性惊厥（FS）和热性惊厥附加症（FS＋），其次是FS/FS（＋）伴肌阵挛发作、伴失神发作、伴失张力发作、伴局灶性发作，或表现Dravet综合征、肌阵挛失张力癫痫等。家族成员有FS和FS（＋）病史是诊断GEFS（＋）的重要依据，表型诊断根据发作类型及EEG特点确定，通常青春期后不再发作，预后良好，Dravet综合征预后不良。

（2）肌阵挛失张力癫痫（myoclonic-atonic epilepsy，EMAtS）：又称杜斯（Doose）综合征、肌阵挛-站立不能性癫痫（epilepsy with myoclonic astatic seizures），临床少见，多为散发病例，与遗传因素有关，半数患儿有热性惊厥史，少数患儿为GEFS（＋）。1～5岁发病，以肌阵挛和肌阵挛-失张力猝倒发作为特征，频繁点头或跌倒发作，患儿多智力正常，发作期EEG可见多量广泛的不规则的2.5～3.0Hz多棘-慢波阵发。发作最终多可缓解，预后良好。

（3）儿童期失神性癫痫（childhood absence epilepsy，CAE）：占全部癫痫的5%～15%。

6～7岁起病，女孩较多，常染色体显性遗传伴不全外显率。每日数次至数十次失神发作，密集性癫痫，青春期可发生GTCS或失神减轻，极少数失神持续存在；EEG为双侧对称同步的3次/秒棘慢波，背景正常，过度换气可诱发。

（4）肌阵挛-失神癫痫（EMA）：可为特发性、症状性或病因不明。1～12岁（平均7岁）发病，频繁的肌阵挛-失神发作，部分患者GTCS或失张力发作，发作期EEG为广泛3Hz棘-慢波；抗癫痫药反应不佳，预后差。

（5）Lennox-Gastaut综合征：是临床常见的年龄相关性癫痫性脑病。多在1～8岁发病，病因复杂，部分病例由West综合征演变而来。本病表现为多种发作类型，如轴性强直（tonic axial）、失张力发作、不典型失神、肌阵挛、GTCS和局灶性发作，发作频繁，常见癫痫持续状态，精神发育迟滞，EEG可见广泛的1.5～2.5Hz棘-慢波；药物难以控制，预后不良。

（6）自限性儿童枕叶视觉癫痫（COVE）：既往称为晚发型枕叶癫痫，1～19岁发病，8～9岁最多，患儿清醒时频繁出现短暂的癫痫发作，伴视觉症状，无意识障碍，发作后出现偏头痛样症状，觉醒时感觉性视觉发作是诊断COVE的必要标准，发作间期EEG枕区尖波或棘波，多见于睡眠状态。常在青春期缓解，可停用抗癫痫药（ASMs）而不复发，少数患者青春期后仍有发作，需使用ASMs长期治疗。

（7）发育性癫痫性脑病伴睡眠期棘慢波激活（DEE-SWAS）和癫痫性脑病伴睡眠期棘慢波激活（EE-SWAS）：是一类认知、语言、行为和运动功能各种组合倒退为特征的谱系疾病，与睡眠期显著棘慢波活动有关，无固定的癫痫发作形式，取决于潜在的病因，诊断需有睡眠期EEG证实NREM睡眠期棘慢波（1.5～2Hz）发放。

（8）兰道-克莱夫纳综合征（Landau-Kleffner syndrome，LKS）：也称获得性癫痫性失语症（acquired epileptic aphasia），是EE-SWAS的一个特殊亚型，较罕见，是儿童期特有的癫痫综合征，病因不清。多在2～8岁发病，主要表现获得性失语、伴后天听觉失认、癫痫发作、行为心理障碍，EEG慢波睡眠期连续棘慢综合波，双侧颞区优势，发作和EEG异常多在15岁后缓解，遗留持续的语言、行为障碍。

青少年期常见的脑电-临床综合征和临床表现有哪些？

（1）青少年失神性癫痫（juvenile absence epilepsy，JAE）：是常见的特发性全面性癫痫综合征，7～16岁发病，多为10～12岁，表现为典型的失神发作，约80%的病例伴觉醒时GTCS，约15%伴肌阵挛发作；发作期EEG为双侧广泛同步对称性3～4Hz棘-慢综合波，治疗后多可缓解，预后良好。

（2）青少年肌阵挛癫痫（juvenile myoclonic epilepsy，JME）：是常见的特发性全面性癫病综合征，国际上已调查近百个JME家系，发现先证者同胞中80%出现症状。12～18岁发病，晨醒后不久出现肌阵挛发作，双肩和上臂短暂性同步的无节律阵挛性跳动，猛烈抽动可致跌倒，称为前冲性小发作（impulsive petit mal），发作时意识清楚，常伴GTCS或失神发作，发育和神经系统检查正常，脑MRI正常，发作间期EEG为双侧4～6Hz多棘-慢波。药物治疗反应好，但需长期用药。

（3）单独GTCS癫痫（epilepsy with generalized tonic-clonic seizures only）：5～50岁发病，10～20岁最多，病因不清。GTCS在睡眠、觉醒时均可发生，无其他发作，发作间期EEG为广泛4～5Hz多棘-慢波或多棘波，预后良好。

（4）伴听觉特征的常染色体显性遗传局灶性癫痫（autosomal dominant partial epilepsy with auditory features，ADPEAF）：又称常染色体显性外侧颞叶癫痫（autosomal dominant lateral temporal lobe epilepsy，ADLTLE），由Ottoman等（1995）首先报道，是罕见的家族性癫痫综合征，听觉先兆特征提示外侧颞叶起源，一些患者随之出现视觉症状，提示痫性发作沿着颞叶外侧面扩散，常继发GTCS，每个患者单纯局灶性发作通常刻板不变，可为视觉、听觉及其他感觉，发作不频繁，抗癫痫药反应良好，停药后易复发。

795

伴中央颞区棘波的自限性癫痫的临床表现和治疗有哪些？

伴中央颞区棘波的自限性癫痫（SeLECTS）：曾称中央-颞部棘波良性儿童期癫痫（benign childhood epilepsy with centrotemporal spikes，BECT），常染色体显性遗传，是常见的特发性局灶性癫痫，也有散发病例。

（1）临床表现：本病在1.5～13岁发病，多在5～10岁，男孩较多，常见流涎、口角抽搐、舌僵硬感、磨牙和咽喉发声，可有口干、刺痛、唇舌僵硬等感觉异常，持续1～2min，发作时欲语不能，意识清楚，少数患者发作伴上腹痛、一过性视觉异常，个别有典型失神发作。发作常与睡眠密切相关，约3/4的患儿入睡后不久或清醒前发作，5岁以下患儿夜间睡眠发作易泛化到同侧肢体，出现Jackson癫痫，发作后伴Todd麻痹，偶扩展为GTCS，约1/4患儿出现2种以上发作类型。神经系统检查、脑MRI检查正常，EEG背景正常，中央区或颞区高波幅棘波或尖波，随之以慢波，入睡后发放频度明显增加和易扩散，清醒时较少。

（2）治疗：对多种抗癫痫药反应好，如丙戊酸钠、奥卡西平、左乙拉西坦、拉莫三嗪等，2年后可停药，复发者应治疗到14岁，预后较好。

796

睡眠相关性过度运动性癫痫的临床表现和治疗有哪些？

睡眠相关性过度运动性癫痫（SHE）包括散发性和家族性，家族性曾称常染色体显性夜间额叶癫痫（autosomal dominant nocturnal frontal lobe epilepsy），是睡眠时发作的特发性局灶性癫痫综合征，是首个发现的单基因（常染色体显性）遗传局灶性癫痫，已发现 *CHRNA4*、*15q24*、*CHRNB2*、*CHRNA2* 4种基因变异，外显率约为70%。

（1）临床表现

本病常在儿童期发病，约半数在10岁前，刚入睡或瞌睡时发作，开始表现喘息、呻吟、睁眼和表情恐惧，双眼凝视或上翻，出现躯体运动性自动症、突然坐起、猛烈活动、髋部向前用力、全身僵硬、阵挛抖动和扭转性强直、尖叫，抬头、摇头或后仰，手上举或投掷样动作，下肢过度伸展、划圈及踏车样运动，在床上爬来爬去或坠床致伤，患者能意识到发作但不能控制，事后能回忆发作过程，部分患者发作时意识丧失，表明继发全身性发作。患儿每夜都有成串的发作，导致严重缺睡，轻者仅青春期短时间发作，每次不足1min，诱因如紧张、疲劳，但发育正常，神经系统检查和神经影像学检查正常。

EEG背景活动和睡眠周期正常，发作期视频EEG显示发作常见于NREM-Ⅱ期，双额为主的尖慢波活动、节律性棘波。睡眠时离奇行为和运动常误诊为睡眠障碍或精神障碍，如夜惊症持续时间较长，5～10min，无成串发作，以精神症状为主，运动发作较少，EEG无痫样电活动。

（2）治疗：使用卡马西平或苯妥英，单药治疗通常可有效控制发作。

797

灰质异位症的临床表现和治疗有哪些？

灰质异位症（gray matter heterotopia，GMH）是胚胎发育过程中神经元迁移异常形成的一种皮质发育畸形疾病。异位移行至深部白质可引起癫痫发作，病因包括先天性发育畸形、中毒、辐射等。Jacob（1936）将灰质异位症分为室管膜下结节型和板层型，板层型的异位灰质自脑室向皮质方向分布。根据病变范围可分为局灶型和弥漫型。

（1）临床表现

1）本病多在儿童期发病，13岁为高峰，女孩居多，男女之比＞1∶10。小灶性灰质异位可无症状或引起癫痫，如局灶性运动发作、局灶性发作伴知觉障碍和失神发作，难治性癫痫患儿需注意本病的可能。大灶性灰质异位常伴头痛、呆滞和智力障碍，脑发育异常如小头畸形、胼胝体发育不良、小脑发育不良、枕大池蛛网膜囊肿、导水管狭窄，以及心脏和骨骼畸形。

2）脑CT可见孤立的较高密度类圆形、分叶状或柱状团块，脑回样异位灰质，无占位效应。MRI常见一或双侧脑室前、后角结节状病灶，或顶、额、颞、枕叶多发病灶，T1WI低信号，T2WI高信号，可见室管膜或突入脑室的小灶异位灰质，或位于半卵圆中心白质，无强化；EEG可见广泛的棘慢波。

（2）治疗：可先试用抗癫痫药治疗，如无效可考虑手术切除异位的灰质结节。

798

颞叶癫痫的分类、临床表现和治疗有哪些？

颞叶癫痫（temporal lobe epilepsy，TLE）是脑功能障碍所致，常有意识障碍，多见局灶性发作伴知觉障碍，占全部癫痫的30%～35%，包括家族性和症状性，可见局灶性发作知觉保留、局灶性发作伴知觉障碍伴自动症，或继发全面性发作；常见于海马硬化、肿瘤、感染、脑血管疾病、脑创伤和皮质发育畸形。

（1）分类：ILAE（2001）将TLE分为如下。①内侧（mesial）颞叶癫痫（MTLE），约占2/3，常源于海马硬化；②外侧（lateral）颞叶癫痫（LTLE），属于新皮质癫痫；③由部位和病因确定的其他类型TLE。

（2）临床表现：常见于儿童和青少年，以及任何年龄，男女发病无差异，常有热性惊厥或癫痫家族史。典型发作为精神症状如幻觉、错觉和嗅觉异常，恐惧，上腹部上升样感觉异常，口部自动症如咀嚼、舔嘴抹舌、拍手、摇晃身体、摸索衣物，运动中断，呆滞不动，持续一至数分钟，发作后意识模糊，对发作无记忆，需与失神发作鉴别；发作后语言障碍提示病灶在优势半球，有助于定位。海马发作最常见，先出现难以描述的感觉、错觉、幻觉或自主神经症状，伴意识障碍、动作停止、凝视和口-消化道自动症，常泛化为强直-阵挛发作。杏仁核发作开始为上腹不适，味觉、嗅觉异常，继而恐惧和口-消化道自动症。岛盖发作出现半侧面部阵发性感觉异常、听觉-前庭症状、嗅觉或味觉异常、肠鸣和自动症。

1）内侧颞叶癫痫（MTLE）：4～16岁发病，多为局灶性发作伴知觉障碍或全身性惊厥发作，发作后意识模糊、嗜睡、短暂定向障碍、疲倦、头痛，优势半球常有发作后语言障碍，记忆障碍与长期频繁发作和海马硬化程度有关，部分患者进展为难治性癫痫。MRI可发现海马硬化，是MTLE的首选检查，准确率达90%以上；约1/3患者发作间期EEG可见一侧前颞叶棘波或尖波放电，单个或簇集性，视频EEG阳性率增加，颅内电极描记可发现发作间期异常。

2）外侧颞叶癫痫（LTLE）：30岁后发病，常见脑创伤和CNS感染，先兆和局灶性发作知觉保留常见听幻觉、视幻觉、错觉、躯体感觉异常、前庭症状，优势半球可伴语言障碍，运动症状如面肌阵挛、扮怪相、上肢张力障碍性姿势、下肢自动症，痫性放电扩散到内侧颞叶出现局灶性发作伴知觉障碍，但意识损害、自动症不如MTLE明显，可出现上腹内脏先兆。

（3）治疗：大部分TLE可使用抗癫痫药控制，如卡马西平、奥卡西平等。约30%难治性TLE，手术治疗如前颞叶切除术、选择性海马杏仁核切除术可明显改善预后。

799

反射性癫痫的分类和临床表现及其治疗有哪些？

反射性癫痫（reflex epilepsy）也称诱发性癫痫（precipitatic epilepsy），是视、听、嗅、味、体感、内脏觉等感觉刺激或精神刺激诱发的癫痫发作，多表现为强直-阵挛发作、肌阵挛发作和强直性发作，见于既往无发作史者或少数癫痫患者，发病率仅占癫痫的1%。

（1）分类和临床表现

1）电视性癫痫：为视觉反射性，注视荧光屏诱发，常见于6～14岁儿童，15～20Hz间断闪光易诱发，可见GTCS、肌阵挛发作、失神发作和局灶性发作伴知觉障碍。

2）乐源性癫痫：为听觉反射性，由音乐诱发，30岁前发病，多为音乐天才者，个别人可由特定乐器如小提琴、钢琴演奏特定乐曲，甚至某一段落诱发，甚至谈及音乐也可诱发，常见局灶性发作伴知觉障碍，多伴颞叶EEG异常。

3）触觉惊愕性癫痫：为体感反射性，突然触碰、抚摸或打击可引起，如掏外耳道、挤压睾丸、碰触牙龈诱发，可为局灶性或全面性发作，EEG可见局灶性或双侧放电。

4）进餐性癫痫：为内脏诱发反射性，进餐时或进餐后发生，可见局灶性发作伴知觉障碍、局灶性发作知觉保留和继发全面性发作。

5）精神反射性癫痫：如计算、弈棋、纸牌、麻将等高级神经活动引起发作。

（2）治疗：反射性癫痫发作次数少时可不用药，尽量避免诱因刺激即可。

800

晚发性癫痫的病因和发作类型有哪些？

晚发性癫痫（late onset epilepsy）是成年期发病的癫痫，多为继发性。通常以20岁或25岁作为晚发性癫痫的年龄起点，60岁后发生称为老年晚发性癫痫。

（1）创伤性脑损伤：是第一位的病因，可导致GTCS、局灶性发作伴知觉障碍、局灶性发作知觉保留、自主神经发作和失神发作等。

（2）卒中后癫痫：是老年晚发性癫痫的主要病因之一，常见于卒中后5年内，尤以1年内多发，邻近皮质的病灶易发生癫痫，出血性卒中常见于急性期，SAH的癫痫风险最高，约为25%。脑动静脉畸形、海绵状血管瘤也可引起癫痫。

（3）脑肿瘤：约1/3的脑肿瘤患者以癫痫为首发症状，约半数的幕上肿瘤发生癫痫，生长缓慢的脑肿瘤易发生癫痫，脑转移瘤也常出现癫痫，常见局灶性发作伴或不伴知觉障碍，也可引起GTCS。

（4）颅内感染：如脑炎、脑膜炎、脑脓肿和脑结核瘤，炎症急性期脑皮质静脉或动脉血栓形成，各类型脑水肿均可引起癫痫发作，可引起GTCS和部分性发作。

（5）其他：如脑囊虫病、脑型血吸虫病，代谢性疾病如高渗性非酮症高血糖症、低血糖、低血钙和尿毒症均可引起痫性发作，包括GTCS和局灶性发作。

801

难治性癫痫的危险因素和治疗有哪些？

难治性癫痫（intractable epilepsy）目前国内外尚无统一的定义，通常指每月至少4次以上的频繁癫痫发作，应用适当的一线抗癫痫药正规治疗或联合用药，血药浓度达到有效范围，至少观察2年仍不能控制发作且影响患者日常生活，并排除进行性CNS疾病或占位病变。难治性癫痫占癫痫患者的20%～30%。

（1）危险因素：如最初使用抗癫痫药疗效差、年龄依赖性癫痫性脑病、癫痫诊治前存在频繁发作、局灶性发作伴知觉障碍、多种类型癫痫并存、长期活动性癫痫发作、出现过癫痫持续状态，以及确诊海马硬化、脑肿瘤、脑外伤软化灶，脑结构性病变如结节性硬化、脑穿通畸形、皮质发育异常和灰质异位症等。

临床常见的难治性癫痫综合征包括大田原综合征（婴儿早期癫痫性脑病）、婴儿癫痫性痉挛征、Lennox-Gastaut综合征、腊斯默森（Rasmussen）综合征、Sturge-Weber综合征、儿童严重肌阵挛癫痫等。

（2）治疗：治疗宜兼用传统的一线抗癫痫药（ASMs）与新型ASMs，美国神经病学会（AAN）和美国癫痫协会（AES）推荐使用FDA批准的七种新型ASMs：拉莫三嗪、托吡酯、奥卡西平、加巴喷丁、唑尼沙胺、替加宾、左乙拉西坦等用于成人难治性局灶性癫痫添加治疗，托吡酯、拉莫三嗪、奥卡西平、加巴喷丁用于儿童难治性局灶性癫痫，奥卡西平、托吡酯、拉莫三嗪用于难治性局灶性癫痫单药治疗，托吡酯用于成人和儿童难治性GTCS，托吡酯和拉莫三嗪治疗Lennox-Gastaut综合征伴猝倒发作，最近拉考沙胺、吡仑帕奈，艾司利卡西平、布瓦西坦也用于难治性癫痫治疗。在临床确诊癫痫及类型，监测血药浓度基础上评价药物疗效。

1）一线ASMs单药或多药治疗疗效不佳，可试用钙通道拮抗剂如盐酸氟桂嗪、尼莫地平，乙酰唑胺对失神发作可有短期疗效或作为其他类型癫痫辅助用药，婴儿痉挛症、Landau-

Kleffner综合征和儿童难治性癫痫可试用促甲状腺素释放激素、大剂量丙种球蛋白静脉注射和糖皮质激素等。

2）外科手术治疗：应用癫痫源精确定位合理选择手术治疗有望使部分难治性癫痫患者得到治愈，适应证为正规ASMs治疗2年以上不能控制发作，发作频繁影响日常生活，一侧半球明确的局限病灶，无明显精神心理障碍（IQ＞70），病灶切除不会引起严重神经功能缺失。也可进行神经调控治疗，如迷走神经刺激术（VNS）、脑深部电刺激（DBS）及反应性神经电刺激（RNS）。

3）生酮饮食：适用于儿童发作频繁的癫痫综合征，如West综合征、结节性硬化、肌阵挛-失张力癫痫、婴儿肌阵挛癫痫，可使部分患儿减少一半发作。不良反应如便秘、酮症酸中毒、高脂血症、肾结石，需有医生和营养师指导。

需要与癫痫鉴别的发作性疾病有哪些？

（1）晕厥（syncope）：短暂性全脑灌注不足导致短时间意识丧失和跌倒，偶有肢体强直阵挛抽动或尿失禁，诱因如久站、剧痛或见血等，或排尿、咳嗽诱发。常有头晕、眼前发黑和无力先兆，可见面色苍白、出汗或脉搏不规则，意识丧失极少＞15s，不伴发作后意识模糊，卧位发作或发作后意识模糊均高度提示癫痫。

（2）心因性发作：也称假性癫痫发作（pseudoepileptic seizures），出现运动、感觉和意识模糊等类癫痫发作症状，常有精神诱因，具有表演性（表23-4）。

表23-4　病性发作与心因性发作鉴别

临床特征	癫痫发作	心因性发作
发作场合	在任何情况下	常发生于精神刺激后和有人在场时
发作特点	突发刻板式发作，可发生摔伤、舌咬伤或尿失禁	发作形式多样，如闭眼、手足抽动、过度换气和哭叫，无摔伤、舌咬伤或尿失禁，有明显的自我表现
眼位与面色	上睑抬起，眼球上串或向一侧偏转，面色发绀	眼睑紧闭，眼球乱动，面色苍白或发红
瞳孔	散大，光反射消失	正常，光反射存在
对抗被动运动	不能	可以
Babinski征	常（＋）	（－）
持续时间和终止方式	为1～2min，自行停止	发作长达半小时或数小时，需安慰和暗示
视频EEG	可见典型棘慢波	正常，有助于鉴别

（3）偏头痛（migraine）：出现发作性头痛，可伴闪光等先兆，癫痫患者可合并偏头痛或有发作后头痛。癫痫发作与偏头痛的鉴别见表23-5。

表23-5　癫痫发作与偏头痛的鉴别

临床特征	癫痫发作	偏头痛
先兆	时间相对较短	持续时间较长
视幻觉	可有闪光、暗点或复杂视幻觉	多为闪光、暗点、偏盲和视物模糊
主要症状	强直-阵挛发作后可伴头痛	剧烈头痛，常伴恶心、呕吐
意识障碍	多见	通常无
发作持续时间	较短，数分钟	较长，数分钟、数小时或数日
精神记忆障碍	多见	无或少见
EEG	癫痫样放电	非特异性慢波

（4）短暂性缺血发作（TIA）：发作性神经功能缺失，一过性偏瘫、偏身感觉减退和偏盲，见于有卒中风险的中老年人，需注意与局灶性发作Todd麻痹鉴别。

（5）阵发性运动诱发性运动障碍（paroxysmal kinesigenic dyskinesia，PKD）：儿童或青少年发病，多有家族史或婴儿良性癫痫史，也有散发，突然站起诱发姿势性张力障碍或舞蹈手足徐动，持续数秒至1min，意识清楚。

（6）睡眠障碍：如发作性睡病、夜惊症、睡行症、梦魇、快速眼动期（REM）睡眠行为障碍（RBD），表现为运动、行为发作，多伴意识不清；癫痫患者可在睡眠中发病，伴意识障碍，癫痫发作常见于NREM睡眠Ⅰ、Ⅱ期，RBD多见于REM，多导睡眠图（polysomnography，PSG）可鉴别。

（7）抽动症：5～10岁儿童，表现为一组或多组肌肉突发重复刻板性不随意抽动，常见于面部、颈部、肩部和上肢，紧张时加重，意识清楚，可伴注意力缺陷、学习困难、强迫行为或秽语，EEG无痫样放电。

（8）低血糖症：血糖＜2mmol/L可出现局部痫样抽动或四肢强直发作，伴意识丧失，常见于胰岛β细胞瘤或2型糖尿病长期服降糖药患者，病史有助于诊断。

用于癫痫临床诊断的脑电图有哪些？

脑电图是通过脑电图仪从头皮或颅内将脑部自发性生物电位放大记录获得的图形。癫痫发作时脑神经元阵发性异常超同步化电活动，EEG显示癫痫样放电是癫痫发作的病理生理学基础，发作间期也可能出现，对癫痫诊断、分型、选用抗癫痫药、剂量调整、停药指征、外科治疗和判断预后均颇有价值。

（1）常规头皮EEG：按照国际脑电图学会的标准电极安放法，FP为额极，Z为中线电极，FZ为额，CZ为中央点，PZ为顶点，O为枕点，T为颞点，A为耳垂电极，记录电极序号通常用奇数代表左侧，偶数代表右侧，整个头皮和双耳安放21个电极，头部电极位置与大脑皮质解剖分区较一致，将电极按照一定顺序或有目的组合进行描记称为导联。优点是经济方便，但捕捉癫痫波机会较少。

（2）动态EEG监测（ambulatory EEG monitoring，AEEG）：便携式记录设备可连续记录24h，优点是患者活动相对不受限制，但不能观察患者发作状态，适用于发作频率稀少患者，发作已控制和准备减停抗癫痫药患者，长时间记录诊断阳性率高于常规EEG。

（3）视频EEG监测（video EEG monitoring，VEEG）：即录像EEG长程监测，并用摄像镜头同步拍摄患者状态，可将发作时临床表现与同步EEG记录对照分析，准确判断发作性质和类型。

（4）颅内电极EEG：是在癫痫外科手术前和术中描记患者颅内电极EEG，根据颅内电极植入技术不同，分为术前（硬膜下电极、立体定向）EEG和术中EEG两种。

癫痫的特殊电极EEG检测有哪些？

由于大脑半球内侧面、底面和深部脑电活动常难以从头皮电极记录到，可使用一些特殊部位的无创性或微创性插入电极，发现头皮电极难以发现或确认的异常脑电活动。

特殊电极EEG测定如下。

（1）蝶骨电极（sphenoidal electrodes）：用尖端裸露的绝缘针电极记录，穿刺点位于颧骨弓中点下缘乙状切迹，耳屏前方1.5cm，穿刺方向略向后上，深度4～5cm，接近卵圆孔周围，操作简便，临床使用广泛。由于蝶骨电极接近颞叶内侧及底面，易于发现颞叶内侧或海马放电。

（2）鼓膜电极（tympanic electrodes）：从外耳道孔送入，使导线顶端的银球电极接触鼓膜，该位点接近中颅凹、后颅凹和脑干，可用于检查颞叶底面放电，记录脑干听觉诱发电位的 I 波。

（3）小脑电极（cerebellar electrodes）：每侧有2个记录点，一对电极位于左、右枕外粗隆外下1.5cm，记录小脑蚓部电位；另一对电极位于左右乳突与枕外粗隆连线下方2cm和乳突后2cm处，针电极尖端抵达骨膜。小脑EEG主要用于检测小脑病变，但小脑电活动有时与肌电活动很难区分，影响临床使用。

（4）发际外EEG（EEG outside the hairline）：主要用于需急诊检查EEG的患者，电极分别位于发际外缘的双侧乳突、耳前、颧骨弓上部和双侧额极，用胶纸快速固定盘状电极，或负压球吸附电极。其与常规EEG相比发现癫痫放电基本符合率为37%，但易遗漏枕区、中央区和顶区异常电活动。

（5）鼻咽部电极（nasopharyngeal electrodes）和筛骨电极（ethmoidal electrodes）：由于操作复杂和较难固定，已较少使用。

癫痫的脑电图异常表现和周期样异常脑电图有哪些？

（1）EEG异常表现分为非特异性背景活动异常和阵发性异常，前者与弥漫性或局部脑功能障碍严重程度有关，后者是突出于背景活动的阵发性异常波发放，与癫痫发作性疾病有密切关系（表23-6）。

表23-6　EEG常见的背景异常和癫痫发作时表现

背景活动异常	阵发性异常（痫样放电）
正常节律改变	棘波（spike wave）
慢波性异常	尖波（sharp wave）
局灶性非节律性慢波活动（localized arrhythmic slow activity）	棘慢复合波（spike and slow complex）
弥漫性和/或双侧非节律波活动（diffuse and/or bilateral arrhythmic wave activity）	尖慢复合波（sharp and slow complex）
间断性节律性慢波活动（intermittent rhythmic slow activity）	多棘慢复合波（polyspike and slow complex）
快波异常	棘波节律（spike rhythm）
局部电压衰减	
暴发-抑制	
低电压和电静息	

（2）周期样异常EEG特征与临床相关性（表23-7）。

表23-7　周期样异常EEG特征与临床相关性

图形	波形	分布	暴发时间	与状态关联	暴发间期	临床相关性
周期样广泛尖波	双相或三相尖波或棘波	广泛性，早期可为一侧性	<2.5s，随疾病进展缩短，通常<1s	清醒期和/或睡眠期	无特征性	CJD

续　表

图形	波形	分布	暴发时间	与状态关联	暴发间期	临床相关性
周期样双侧同步性慢波尖慢波放电	不规则高波幅慢波或尖慢波	弥漫性、双侧同步性	5～10s，单次记录中非常规律	过度换气或睡眠早期可诱发	弥漫性低波幅δ活动	SSPE，除疾病早期或晚期都存在
周期样一侧性癫痫样放电（PLEDs）	双相或三相尖波、棘波或多棘波	一侧半球，侧别可有变换	1～2s	意识受损，尤其儿童，睡眠期持续存在	弥漫性异常慢波活动，可一侧显著	急性重症脑病，与局灶发作相关
周期样尖慢复合波，额、颞区显著	尖波或三相波混合，暴发慢波，类似PLEDs	一侧颞区显著	1～4s	意识受损	一侧或弥漫性慢波活动	单疱病毒性脑炎，可在CT异常前发现
暴发抑制	棘波、慢波和尖波混合短暂暴发	双侧性，可同步和/或不对称	可变性	昏迷，对刺激无反应，无睡眠周期	弥漫性相对低平	严重弥漫性脑病、缺氧
三相波	高波幅偏转，典型为负相-正相-负相	双侧同步，双极导联前后头延迟25～140ms	1.5～2.5Hz簇发或游走性	意识受损	背景节律变慢	中毒或代谢性脑病，尤其肝性脑病

806

癫痫的EEG测定诱发试验方法有哪些？

癫痫EEG测定诱发试验，通过各种生理性或非生理性方式诱发异常脑波，特别是癫痫样波，提高EEG阳性检出率。

（1）睁-闭眼试验（open-close eyes test）：视通路完整时闭眼时无视觉刺激传入，正常人枕区视皮质表现固有的α节律，睁眼时视觉刺激使枕叶皮质活动增强，α节律受阻滞代之以去同步化低波幅快波，癫痫患者可诱发癫痫波，描记EEG时嘱患者闭眼放松，每隔10s左右嘱患者睁眼3～5s，如此反复2～3次，并标记。

（2）过度换气（hyperventilation）：产生碳酸血症可引起EEG改变，患者取坐位或站立位，嘱患者闭目状态连续做3min深呼吸，呼吸频率为20～25次/分，换气量为正常5～6倍。疑诊癫痫患者如3min未见阳性结果可延长至5min，过度换气结束后继续记录至少3min闭目状态EEG，如3min后EEG仍未恢复，应继续记录直至恢复到过度换气前水平。

（3）间断闪光刺激（intermittent photic stimulation）：直接兴奋枕叶初级视皮质，被检者取坐位，闪光刺激器置于眼前30mm处，注视闪光刺激器中心，刺激脉冲同步显示在EEG记录中，如刺激过程中出现光阵发性反应立即停止。

（4）睡眠诱发（sleeping activation）：由于睡眠时脑干网状上行激活系统被抑制，使大脑皮质和边缘系统电活动释放，对痫样放电或发作有激活作用，分为自然睡眠、药物诱导睡眠（口服10%水合氯醛或速效巴比妥类）和剥夺睡眠。药物诱发减停抗癫痫药可用于难治性癫痫术前定位诊断。

807

癫痫患者的脑CT和MRI异常有哪些？

（1）脑CT异常

1）CT显示钙化和出血有独特优势，为疾病诊断提供影像学证据。例如，结节性硬化表现皮脂腺瘤、癫痫发作和智能障碍三联征，多发皮质结节或室管膜下结节易钙化；脑囊虫常见癫痫发作，CT可见多发高密度钙化灶；脑面血管瘤病常见难治性癫痫，表现点头样小发作、局灶性发作伴Todd麻痹，CT可发现脑萎缩和伴脑回走行的线状钙化；甲状旁腺功能减退可有多种类型癫痫或癫痫状态，CT可见双侧基底节、丘脑对称性高密度钙化灶。Fahr病是特发性基底节钙化，常染色体显性遗传，运动迟缓、强直和癫痫发作，CT检查可见基底节、齿状核对称性钙化。

2）自发性脑出血和癫痫发作可见于脑动静脉畸形（AVM）、脑海绵状血管瘤，CT可显示AVM形态不规则团块状、蜂窝状、斑片状病灶伴高密度出血，海绵状血管瘤表现为界限清楚的圆形或卵圆形等至稍高密度影，可见斑点状钙化。

（2）脑MRI异常

1）先天性发育异常疾病常见癫痫发作，MRI T2WI和FLAIR显示灰白质分界模糊、皮质下白质内高信号或脑回增宽，灰质异位症是先天性神经元移行异常，MRI是临床诊断的"金标准"。脑穿通畸形常见偏瘫、智力损害和难治性癫痫，MRI可见脑缺损。海马硬化导致难治性颞叶癫痫，T1WI可见海马萎缩，T2WI或FLAIR显示增强信号。

2）脑肿瘤常伴发癫痫，如畸胎瘤、脂肪瘤、胶质瘤和脑膜瘤等，MRI可见局灶性占位病变伴水肿带，可有强化。脑炎出现发热、头痛、意识障碍和抽搐发作，MRI可见额、顶、颞叶和基底节斑片状T1WI低信号、T2WI高信号病灶。MELAS综合征是常见的线粒体脑肌病，反复卒中样发作，癫痫发作，血乳酸增高，MRI可见两侧颞、顶、枕叶皮质和皮质下白质多发梗死样信号，但不按血管分布。

MRI可为脑组织提供多方位、多序列成像，分辨率高，是癫痫影像检查之首选，近年来推出的HARNESS-MRI，即癫痫结构序列MRI检查方案协调神经成像（Harmonized Neuroimaging of Epilepsy Structural Sequences-MRI Protocol）是针对癫痫的多模成像技术应用，对结构性病因评估具有优势，高分辨率3D T1WI成像评估解剖形态（体积、厚度、脑沟形态、灰白质交界），高分辨率3D FLAIR成像评估信号强度改变病变（海马硬化、胶质增生）。

808

癫痫的临床诊断思路有哪些？

癫痫是不同病因引起的临床综合征，临床表现复杂，正确诊断需尽量占有全面的资料，综合判定。诊断思路如下。

（1）病史是癫痫临床诊断的主要根据，需详细询问现病史、出生史、既往史、家族史、外伤史及社会心理影响等，不单是依靠神经系统和实验室检查。

（2）神经系统检查包括意识状态，局灶体征如偏瘫、偏盲，反射及病理征等，对癫痫病因可有提示作用。

（3）头皮EEG、VEEG监测和颅内电极EEG有助于癫痫诊断与分型、选用ASMs和手术治疗及判定预后。脑CT和MRI检查可发现症状性癫痫病变，血常规、生化、丙酮酸、乳酸、抗癫痫药浓度监测，CSF检查颅内感染疾病，遗传代谢疾病筛查和基因检测均可能发现病因。

（4）临床诊断主要根据可靠目击者提供的发作过程和表现的详细描述，发作间期EEG出现痫性放电可确诊，也可通过VEEG监测发作表现及同步EEG记录证实。无目击者提供病史或因发作稀少VEEG未记录到发作需观察确诊。

（5）临床鉴别首先要明确患者是否为癫痫发作，需与晕厥、偏头痛、TIA或癔病鉴别；其次应判明特发性或症状性，特发性癫痫神经系统检查正常，症状性可发现相应的神经体征，脑CT或MRI、CSF及其他检查可发现鉴别诊断依据。

（6）症状性癫痫需确定病因，脑病变多有相应病史，如先天性脑发育不全、脑创伤或产伤、脑炎和卒中，多为单纯局灶性发作、可伴Todd麻痹，有先兆的大发作、精神运动性发作；全身性疾病如肝昏迷、尿毒症，常见无先兆大发作。

809

癫痫的药物治疗原则有哪些？

（1）首先确定是否用药，人一生中有5%的可能偶发一次痫性发作，无须ASMs治疗。有一次癫痫发作患者再发率为27%～82%，进行性脑病、EEG有阵发性棘慢波或频发棘波的部分性发作，伴神经体征、精神发育迟滞等复发率高，需ASMs治疗，首次发作患者如无以上情况可观察病情暂不用药，应消除酒精、毒品、紧张、疲劳、光敏感等诱因，观察经过，

1年中如有2次或以上发作可单药治疗。

（2）根据发作类型选药（见第810题），一种药使用足够剂量（血药浓度监测）和时间仍无效可换药，换药需有重叠时间，如部分有效可加另一种药。选药应考虑患者年龄、耐受性，新生儿肝酶系统发育不全，宜慎用丙戊酸（VPA），苯妥英（PHT）影响骨骼发育，苯巴比妥（PB）影响智能行为，儿童应慎用。许多药通过肝脏代谢和肾脏排泄，需注意肝肾功能。

（3）ASMs单药治疗是重要的用药原则，大多数患者有效，自小剂量缓慢增至最低有效剂量。难治性癫痫和癫痫综合征患者单药治疗无效或有多种类型发作应联合用药，选不同机制、代谢途径及不良反应药物，注意药物间交互作用，PHT、卡马西平（CBZ）、PB、扑米酮（PMD）为肝酶诱导剂，可促进其他药物在肝脏代谢降低血药浓度，VPA抑制肝酶，提高经肝代谢ASMs血浓度。

（4）熟悉药物代谢特点和不良反应，如PHT有效剂量与中毒量很接近，不可随意增量；VPA治疗范围大，开始即可给予常规剂量；CBZ自身诱导代谢逐渐加快，半衰期缩短，可逐渐加量，1周时达到常规剂量；拉莫三嗪（LTG）、托吡酯（TPM）应逐渐加量，1个月达治疗量。患者应长期规律用药，特发性癫痫控制发作1～2年，症状性癫痫控制发作3～5年可考虑减停，部分患者需终身服药。

（5）癫痫患者个体差异大，有的患者较低血药浓度有效，有的患者在治疗浓度内出现毒副作用，应观察疗效和监测不良反应，及时调整剂量。出现严重不良反应如CBZ、LTG的皮疹，VPA导致肝功异常和血小板减少，CBZ的粒细胞减少，PHT引起头晕和共济失调，PB的智能行为改变，需减药或停药。药物起效快、无明显不良反应无须治疗药物监测（therapeutic drug monitoring，TDM），未达到疗效者可行TDM，指导药物加量和避免不良反应，尤其是患儿，PHT最应做TDM。

810

临床应如何根据癫痫发作和癫痫综合征类型选择抗癫痫药？

根据癫痫发作和癫痫综合征类型选择ASMs是重要的治疗原则（表23-8）。

表23-8 根据癫痫发作和癫痫综合征类型选择ASMs

发作或综合征类型	一线ASMs	二线或辅助ASMs
局灶性发作，或继发GTCS	卡马西平、拉莫三嗪、奥卡西平、左乙拉西坦、丙戊酸	托吡酯、加巴喷丁、氯巴占[※]
GTCS	丙戊酸、拉莫三嗪、卡马西平、奥卡西平、左乙拉西坦、苯巴比妥	托吡酯、氯巴占

续　表

发作或综合征类型	一线ASMs	二线或辅助ASMs
失神发作	丙戊酸、乙琥胺、拉莫三嗪	氯硝西泮、氯巴占、左乙拉西坦
强直性发作	丙戊酸	拉莫三嗪、托吡酯
失张力性发作	丙戊酸	拉莫三嗪、托吡酯
肌阵挛性发作	丙戊酸、左乙拉西坦、托吡酯	氯巴占、氯硝西泮
婴儿痉挛症	促肾上腺皮质激素（ACTH）、泼尼松、	氯硝西泮
伴中央颞区棘波的自限性癫痫（SeLECTS）	卡马西平、丙戊酸，单药小剂量有效	
Lennox-Gastaut综合征	丙戊酸、氯硝西泮	氯巴占

注：※氯巴占（Clobazam）为氧异安定，20～30mg/d（0.5～1.0mg/kg）口服，逐步加量；与其他抗癫痫药合用减量为5～15mg/d（0.1～0.3mg/kg）。不良反应与苯二氮䓬类相似，较轻微；适于难治性癫痫，单用或辅助治疗，对复杂局灶性发作继发全身性发作和Lennox-Gastaut综合征有效。

811

传统抗癫痫药剂量和常见不良反应有哪些？

传统抗癫痫药剂量和常见不良反应见表23-9。

表23-9　传统抗癫痫药剂量和常见不良反应

药物	成人剂量/（mg·d⁻¹）		儿童剂量/[mg·(kg·d)⁻¹]	剂量性相关不良反应	特异性不良反应
	起始	维持			
苯妥英	200	300～500	4～12	胃肠道症状，毛发增多，齿龈增生，面容粗糙，小脑体征，复视，精神症状	骨髓、肝、心损害，皮疹
卡马西平	200	600～2000	10～40	胃肠道症状，小脑征，复视，嗜睡，体重增加	骨髓、肝损害，皮疹
苯巴比妥	30	60～300	2～6	嗜睡，小脑征，复视，认知与行为异常	极少见
扑米酮	60	750～1500	10～25	同苯巴比妥	同苯巴比妥
丙戊酸	500	1000～3000	10～70	肥胖，震颤，毛发减少，踝肿胀，嗜睡，肝功能异常	骨髓、肝损害，胰腺炎
乙琥胺	500	750～1500	10～75	胃肠道症状，嗜睡，小脑征，精神异常	少见，骨髓损害

（1）苯妥英（PHT）：剂量相关性毒副作用常见有眩晕、震颤、共济失调、复视、眼震和头痛，严重时出现可逆性精神混乱、智能衰退和抑郁。肝损害少见，见于用药前6周内，

与剂量无关，长期用药可致肝大和无症状性转氨酶增高，偶见巨幼细胞贫血、再生障碍性贫血和粒细胞减少。

（2）卡马西平（CBZ）：剂量相关性毒副作用可见眼球运动障碍、头晕、复视、视物模糊和共济失调，小剂量逐渐加量可避免。开始数周可见食欲减退、恶心、呕吐，肝损害罕见，用药早期可出现斑丘疹、荨麻疹样和疱疹样皮损，一般不需停药，偶见剥脱性皮炎应立即停药。

（3）丙戊酸（VPA）：可见食欲减退、恶心、呕吐、消化不良、便秘或腹泻，小剂量逐渐增量或与食物同服可减轻，无症状性转氨酶增高减量可好转；皮疹罕见，常见可逆性毛发脱落、血小板减少，震颤与剂量有关，为可逆性。

（4）苯巴比妥（PB）：在有效血药浓度（10～40μg/ml）内可出现精神、行为认知受损和抑郁，严重眼震、构音障碍和共济失调，儿童行为障碍，成人镇静作用，儿童和老年人失眠，突然停药可见焦虑、失眠、震颤、意识模糊和痫性发作等戒断症状，肝损害极少，偶见皮疹。

（5）扑痫酮（PMD）：不良反应与PB相同，小剂量可见嗜睡、无力、恶心和头晕，可逐渐耐受，应缓慢增量，血液系统不良反应罕见。

（6）乙琥胺（ESM）：剂量相关性不良反应可见恶心、腹部不适、嗜睡、食欲减退和头痛，可见皮疹，停药后消失，乙琥胺或可激发GTCS，但约25%的失神发作伴GTCS，有时难以判定。

（7）苯二氮䓬类：最初可见嗜睡、头晕、共济失调和行为改变，儿童常有激越、注意力不集中、镇静和张力减低，与剂量有关，耐受后减轻；无肝肾或血液毒性，偶有皮疹；静脉注射可致呼吸衰竭、低血压及心搏骤停。成人减停药可出现激越、焦虑、失眠、震颤、幻觉和GTCS。

812 新型抗癫痫药的适应证、剂量和不良反应有哪些？

新型ASMs多为广谱，具有药代动力学优势，不良反应和药物间相互作用较少，安全、耐受性好，可对特殊类型发作和癫痫综合征有效。适应证、剂量和不良反应见表23-10。

表23-10　新型抗癫痫药的适应证、剂量和不良反应

药物	适应证	剂量	不良反应
托吡酯（TPM）	难治性部分性发作继发GTCS，婴儿痉挛症，Lennox-Gastaut综合征	成人75～200mg/d，初始量每晚25mg，每周增25mg/d，分2次服，儿童0.5～1.0mg/（kg·d）开始，至3～6mg/（kg·d），最大剂量5～9mg/（kg·d）	嗜睡，精神运动迟滞，头晕，厌食，体重下降，感觉异常，找词困难，泌汗减少，偶发肾结石
拉莫三嗪（LTG）	单纯和复杂局灶性发作继发GTCS，不典型失神发作，强直性发作，Lennox-Gastaut综合征	成人起始量25mg，每日2次，缓慢加量，维持量150～300mg/d；儿童起始2mg/（kg·d），维持量5～15mg/（kg·d）	头晕，头痛，共济失调，复视，恶心和嗜睡，皮疹较少，缓慢加量可避免
加巴喷丁（GBP）	难治性单纯和复杂局灶性发作继发GTCS，对失神无效，可加重Lennox-Gastant综合征	0.9～1.8g/d，分3～4次服，初始量0.3g，第1天1次，第2天2次，第3天3次，第4天每次0.4g，每日3次，然后每次加0.1g至1.8g/d，最大剂量为4.8g/d	嗜睡，头晕，复视，共济失调，眼震，恶心，呕吐等，与剂量相关
菲氨酯（FBM）	难治性部分性发作和继发全面性发作，成人复杂局灶性发作，失张力发作，非典型失神，Lennox-Gastaut综合征	常用剂量1.2～36g/d，初始0.4g，每日2次，每周增量0.6～1.2g，儿童起始15mg/（kg·d）	失眠，头痛，共济失调，恶心，呕吐，厌食，疲乏和体重减轻，应每周检测血常规和肝功能
氨己烯酸（VGB）	局部性发作，继发GTCS，Lennox-Gastaut综合征，对婴儿痉挛症有效，单药治疗	成人1.5g/d，儿童50mg/（kg·d），成人初始0.5g，1～2周加量0.5g/d，维持量2～3g/d，分2次服	镇静，嗜睡，疲乏，头晕，头痛，共济失调，震颤，激惹，体重增加，长期服可见严重视野缺损，儿童可发生氨基酸尿
唑尼沙胺（ZNS）	肌阵挛性发作，GTCS，继发全身性，失张力性，不典型失神，Lennox-Gastaut综合征	成人开始量100mg，每日2次，最大剂量600～800mg/d，儿童剂量5.0～12.5mg/（kg·d）	困倦，恶心，眩晕，健忘，厌食，个别粒细胞减少，肝功能损害，肾结石
奥卡西平（OXC）	部分性发作，继发全面性发作，GTCS	初始300mg，晚餐后服，逐增量至平均剂量600～1200mg/d，分2次服	皮疹，疲倦，嗜睡，头晕和头痛，偶有低钠血症
噻加宾（TGB）	复杂局灶性发作	初始2mg，每日3次，每周增4～12mg/d，最大中间剂量10mg，每日3次	震颤，抑郁，头痛，共济失调，嗜睡
左乙拉西坦（LEV）	部分性发作伴或不伴继发全面性发作	初始500mg，每日2次，每2～4周增每次500mg，最大剂量1500mg，每日2次	头痛，困倦，易激惹，类流感综合征
吡仑帕奈	成人和12岁以上儿童局灶性发作，伴或不伴继发全面性发作的加用治疗	初始2mg/d，睡前服；每2周剂量调整，2mg为单位加量。推荐维持量8～12mg/d	头晕，嗜睡，疲乏，可有精神行为反应，老年人可增加跌倒风险
拉考沙胺	≥16岁局灶性发作伴或不伴继发性全面发作的联合治疗	50mg开始，每日2次，1周后增至100mg，每日2次，至推荐剂量100～200mg，每日2次	最常见（≥10%）不良反应为眩晕，头痛，呕吐和复视，通常为轻至中度

813

女性癫痫患者使用抗癫痫药应注意问题有哪些？

女性癫痫患者长期使用ASMs需注意对女性生理功能影响，导致胎儿致畸和神经发育迟滞风险。

（1）青春期和年轻女性应注意ASMs对性激素和月经周期影响，苯妥英、苯巴比妥、丙戊酸、卡马西平可干扰下丘脑-垂体-卵巢轴，引起卵巢雌激素、孕激素分泌失调，导致月经周期紊乱、闭经、不育、性功能障碍和多囊卵巢综合征。

（2）如月经加重癫痫发作，应在经前2～3天适当加量或加用氯硝西泮，在月经周期后半阶段黄体酮肌内注射可作为添加治疗，有助于控制癫痫，服用肝酶诱导作用ASMs如苯妥英、卡马西平需适当增加黄体酮剂量。

（3）丙戊酸、卡马西平、苯妥英、加巴喷丁等ASMs可引起肥胖，间接影响多脏器生理功能，体重增加常影响疗效和患者依从性，应定期监测患者体重、血脂、血糖，指导控制体重。

（4）癫痫女性已被有效控制和减停药物，可考虑在停用ASMs 6个月后计划妊娠，如不能停药，应尽量调至小剂量单药治疗，并告知癫痫发作和ASMs对胎儿都有负面风险，如丙戊酸日剂量800mg以上增加胎儿致畸风险，服用抗癫痫药的癫痫女性孕前3个月推荐服叶酸5mg/d，减少叶酸相关性胎儿致畸风险。

（5）随访和监护癫痫患者孕产妇，减少孕期和围产期癫痫发作，妊娠期血药浓度易波动，应每3个月检测和调整剂量。尽量不使用多药治疗，单药也尽量用最小剂量。丙戊酸、苯巴比妥致畸率最高，应尽量不用，如必须用丙戊酸，单药剂量应＜800mg/d；新型ASMs宜选用拉莫三嗪和左乙拉西坦。

（6）尽管几乎所有ASMs都可由血液进入母乳，但因母乳喂养利大于弊，仍提倡母乳喂养，哺乳期母亲应服最小有效剂量，选择母乳通过率较低的药物如拉莫三嗪、奥卡西平。

814

老年期癫痫治疗应如何选择抗癫痫药？

老年期新发癫痫多有特殊病因，如卒中、低血糖或高血糖、低钠血症、尿毒症、低钙血症，或为抗精神病药、抗生素、茶碱类、L-dopa和噻嗪类利尿药诱导，约50%的老年癫痫病因不明，病因治疗最重要，需考虑共病处理的复杂性。

（1）老年人多为症状性癫痫，常见局灶性发作，首选拉莫三嗪、加巴喷丁，比卡马西平更适合首次局灶性发作老年人，应避免诱因，老年患者单药治疗多有效，避免用量过大或增量过快，充分考虑老年人肝肾功能，监测血药浓度；少数需联合用药应选择不同机制的药物，对患者和家属做癫痫知识宣教，提高治疗依从性。

（2）患者常合并卒中、代谢性疾病，需考虑ASMs与其他药物间相互作用，卒中治疗如使用华法林，注意肝酶诱导作用ASMs可加速华法林代谢。尽量选用药物相互作用较少的新型ASMs如拉莫三嗪、左乙拉西坦，患者合并抑郁、焦虑或精神异常，选用拉莫三嗪、奥卡西平、卡马西平和丙戊酸对精神行为影响较小。

（3）老年人有肝肾功能不全或身体脂肪比值增加，导致药物清除率下降，可选用对肝功能影响小的拉莫三嗪、托吡酯和左乙拉西坦。脂溶性药如卡马西平受肾小球滤过率影响小，老年局灶性发作伴肾功能不全首选拉莫三嗪、左乙拉西坦。

815

抗癫痫药的减停药原则和方法有哪些？

经正规ASMs系统治疗2年以上无发作，大多数癫痫患者通常可减停药。

（1）减停药原则

1）特发性GTCS、典型失神发作或较快得到控制的发作通常易于完全减停，GTCS停药过程应不＜1年，失神发作不＜6个月，剂量较大减停时间较长。切忌突然停药引起癫痫状态，停药后复发率GTCS和失神发作较低，局灶性发作较高。

2）症状性癫痫，如复杂局灶性、强直性、非典型失神或有多种形式发作通常需长期用药，难以停药。神经系统检查有阳性体征、有精神障碍、EEG持续存在阵发性异常、混合性发作均停药困难。脑结构异常患儿，特殊癫痫综合征如婴儿痉挛症、Lennox-Gastaut综合征在无发作后3～5年才考虑减停，有些器质性脑病癫痫患者可能需终身服药。

（2）减停药方法：应根据病情通常在6～12个月内逐渐减停，单药治疗减停不应＜6个月，多药ASMs每种减停不宜＜3个月，减量后如有复发趋势或EEG明显恶化应恢复原剂量。如需换药时需有约1周的重叠用药期，再逐渐减停原药，新药逐渐增至有效剂量。

816

癫痫持续状态的类型和临床表现有哪些？

ILAE（2015）指南的癫痫持续状态（status epilepticus，SE）定义是终止癫痫发作的机制失效或新的致病机制导致异常持久的痫性发作，且可能造成长期损伤，引起包括神经元损害甚至死亡、神经网络结构改变等较严重后果。GTCS一次发作持续5min以上或两次发作间期意识未恢复正常，局灶发作伴知觉障碍一次发作持续10min以上可诊断SE。SE类型和临床表现如下。

（1）全面性发作SE

1）GTCS之SE：是临床最常见和最危险的SE，反复发生强直-阵挛发作，意识丧失，伴高热、代谢性酸中毒、低血糖、休克、电解质紊乱（低血钾、低血钙）和肌红蛋白尿，可有心、脑、肝、肺等多脏器衰竭，自主神经和生命体征改变。脑炎、卒中常先引起局灶性发作，再泛化为GTCS持续状态。

2）强直性发作SE：多见于Lennox-Gastaut综合征，不同程度的意识障碍，强直性发作可伴肌阵挛、非典型失神、失张力发作，EEG可见持续较慢棘-慢波或尖-慢波放电。

3）阵挛性发作SE：阵挛性发作持续较长时间可伴意识模糊或昏迷。

4）肌阵挛发作SE：多为局灶或多灶性反复节律性肌阵挛，肌肉抽动，连续数小时或数日，多无意识障碍。特发性肌阵挛发作（良性）很少出现SE，EEG可见与肌阵挛相关的多棘波，预后较好；症状性肌阵挛SE多见，如SSPE、Lafora病、MERRF综合征，EEG常见非节律性反复的棘波，预后差。

5）失神发作SE：为发作持续超过10～15min。主要表现意识水平降低，反应性和学习成绩下降，EEG持续较慢频率（＜3Hz）棘-慢波放电，多因治疗不当或停药诱发SE。

（2）局灶性发作SE

1）单纯局灶性运动发作SE：也称科耶夫尼柯夫（Kojevnikov）癫痫，表现为颜面或口角抽动，个别手指或单侧肢体持续抽动达数小时或数日，无意识障碍，发作终止可遗留Todd麻痹，也可扩展为全面性发作。Rasmussen综合征（局灶性连续性癫痫）早期肌阵挛及其他发作，伴进行性弥漫性神经系统损害。

2）边缘叶癫痫SE：又称精神运动性SE，表现为意识模糊和精神症状，活动减少、反应迟钝、呆滞、注意力丧失、定向力差、缄默或只能发单音调，紧张、焦虑不安、恐惧、急躁和冲动行为、幻觉、妄想和神游，持续数日至数月，事后全无记忆。

3）偏侧抽搐状态伴轻偏瘫：多见于幼儿，一侧抽搐，意识清醒，发作后伴一过性或永久性轻偏瘫。婴幼儿偏侧抽动偏瘫综合征（HHS）也表现半侧阵挛性抽动，常伴同侧轻偏瘫，也可发生SE。

4）持续性先兆：是指无明显运动成分的SE，有躯体感觉、特殊感觉、自主神经症状和精神异常持续性先兆，EEG见痫性放电即可诊断。

817

癫痫持续状态的病因和诱因及常见并发症有哪些？

（1）SE病因和诱因

1）病因：特发性多与遗传有关，多为难治性癫痫。继发性病因居多，如ASMs治疗不规范，新发病患者规范药物治疗后突然减停药、常漏服药等。脑创伤、脑肿瘤、脑出血、脑梗死、脑炎、代谢性脑病、脑变性疾病、围产期损伤和药物中毒患者有癫痫史出现SE占30%～40%，无癫痫史以SE为首发症状占50%～60%。

2）诱因：癫痫患者在发热、感染、外科手术、妊娠和分娩、饮酒、精神高度紧张、过度疲劳时，即使为有效血药浓度也可诱发SE，停用镇静药，服用异烟肼、三环类抗抑郁药、抗生素如青霉素、头孢类和麻醉药氯胺酮等可诱发。

（2）常见并发症：惊厥持续状态可导致代谢紊乱，肌肉强烈收缩引起乳酸中毒，发作时呼吸停止和全身肌肉强烈运动大量耗氧和严重缺氧，引起心脑和全身重要脏器缺氧性损害，脑水肿引起脑疝或去皮质状态。血儿茶酚胺水平急骤升高可继发严重心律紊乱，是致死的重要原因。肺动脉压显著增高可引起严重肺水肿，导致猝死，体内乳酸堆积导致肌球蛋白尿和下肾单位肾病（lower nephron nephrosis）。

818

癫痫持续状态的处理原则和处理流程有哪些？

癫痫持续状态是神经科急危重症，各发作类型均可发生SE，致残率和死亡率高，如不及时治疗患者可因高热、呼吸循环衰竭、电解质紊乱导致永久性脑损害。

（1）处理原则：①遵循SE的处理流程，尽早治疗和迅速终止发作；②查找SE病因，如可能进行对因治疗；③支持治疗维持患者呼吸、循环和水电解质平衡。

（2）惊厥性持续状态（convulsive status epilepticus，CSE）：发作＞5min，多发生在任何生活场景，无静脉通路，有效的院前治疗可明显缩短SE持续时间，用药首选咪达唑仑（Midazolam）鼻腔黏膜和肌内用药，或地西泮直肠给药，目前国内已有咪达唑仑鼻黏膜和地西泮鼻喷用药剂型。院内治疗流程如下。

1）早期SE一线治疗为苯二氮䓬类，地西泮成人10～20mg直肠给药，静脉推注（3～5mg/min）；儿童0.5mg/kg直肠给药；如SE未终止，15min后重复给药；或可用咪达唑仑10mg肌内注射，劳拉西泮国内无静脉注射剂。

2）SE如30min未终止，二线治疗可用苯妥英15～18mg/kg，50mg/min速度静脉注射，或苯巴比妥10～15mg/kg，100mg/min速度静脉注射；成人患者或用丙戊酸20～40mg/kg静脉注射（>10min），之后静脉滴注维持1～2mg/（kg·h）。目前国内尚无苯妥英剂型。

3）难治性SE（发作>60min，二线治疗无效），三线治疗需全身麻醉加以下一种方法：①丙泊酚首剂1～2mg/kg，随后2～10mg/（kg·h），逐渐加量至有效；②咪达唑仑首剂0.1～0.2mg/kg，随后0.05～5mg/（kg·h），逐渐加量至有效；③硫喷妥钠首剂3～5mg/kg，随后3～5mg/（kg·h），逐渐加量至有效，2～3天后需减少滴速。在最后一次发作或EEG痫样放电后继续麻醉12～24h后开始减量。

4）超难治性SE是全身麻醉24h仍不能终止发作或减停麻醉药过程中复发，应积极寻找病因和对因治疗，尝试免疫治疗如甲泼尼松、大剂量丙种球蛋白、血浆置换，以及$MgSO_4$、生酮饮食、利多卡因和低温治疗，某些病例可能需要手术治疗。

（3）非惊厥性持续状态（non-convulsive status epilepticus，NCSE）：NCSE诊断需满足明确和持久的（>30min）行为、意识或知觉改变，临床或神经心理检查证实，EEG持续或接近持续的阵发性放电，不伴肌强直、阵挛等持续性惊厥。NCSE处理流程采取个体化原则。①寻找病因和针对病因治疗，如病毒性脑炎、代谢性或中毒性脑病；②NCSE如为不典型失神持续状态、失张力持续状态可用安定类，调整口服ASMs；③危重患者在CSE后出现NCSE，治疗原则同CSE，可用CSE三线麻醉药在EEG监测下治疗。

819

癫痫持续状态的用药和不良反应有哪些？

SE用药和不良反应见表23-11。

表23-11　癫痫持续状态用药和不良反应

药物	用法	不良反应
地西泮	0.3mg/kg（最大剂量10～20mg）缓慢静脉推注，5min可重复1次，0.5mg/kg（最大剂量10mg）直肠给药	呼吸抑制
劳拉西泮	0.1mg/kg（最大剂量4mg）缓慢静脉推注	呼吸抑制
咪达唑仑	早期SE，0.2～0.3mg/kg鼻黏膜给药（院外）或肌内注射；难治性SE，0.2mg/kg静脉推注，5min后可重复，维持0.05～2mg/（kg·h）	呼吸抑制、血压下降
苯妥英	15～20mg/kg静脉滴注，1mg/（kg·min），最大速度50mg/min	心血管不良反应，监测血药浓度

续　表

药物	用法	不良反应
磷苯妥英	负荷剂量为15～18mg PE/kg静脉滴注，3mgPE（kg·min），最大滴速为150mg PE/min	心血管不良反应
苯巴比妥	15～20mg/kg静脉滴注，2mg/（kg·min），最大速度60～100mg/min	低血压、呼吸抑制
丙戊酸	20～40mg/kg静脉滴注（＞10min），之后维持1～2mg/（kg·h）	肝功能损害，怀疑遗传代谢病慎用，监测血药浓度
左乙拉西坦	40mg/kg（成人2500mg，最大剂量4000mg），静脉滴注，5mg/（kg·min），＞15min	尚未广泛使用
硫喷妥	3～5mg/kg静脉推注，之后维持3～5mg/（kg·h）	低血压、心脏呼吸抑制、胰腺和肝毒性、蓄积毒性
戊巴比妥	3～5mg/kg静脉推注，之后维持0.3～3mg/（kg·h）	低血压、心脏呼吸抑制、胰腺和肝毒性、蓄积毒性
丙泊酚	1～2mg/kg静脉推注，5min可重复，累计最大剂量10mg/kg，之后2～10mg/（kg·h），如持续输注＞48h，最大速度5mg/（kg·h）	输注6h警惕丙泊酚输注综合征，输注部位疼痛，诱发不自主运动，CK＞2000U/L，甘油三酯＞500mg/dl，乳酸中毒＞2.5mmol/L，HCO_3＜20mmol/L
利多卡因	1.2mg/kg静脉推注，之后维持2～4mg/（kg·h）	心血管不良反应
氯胺酮	1.5mg/kg静脉推注，5min可重复，最大剂量4.5mg/kg，之后维持1.2～7.5mg/（kg·h）	尚未广泛使用，可诱发不自主运动，呼吸抑制轻，增加心肌收缩力，唾液等分泌物增多

注：目前国内尚无咪达唑仑鼻黏膜剂型，劳拉西泮、苯妥英、磷苯妥英静脉剂型。

820

判定癫痫预后的影响因素有哪些？

（1）病因：特发性癫痫常可能治愈，预后相对较好，有癫痫家族史者癫痫复发风险增加。症状性癫痫发病较早、病程较长、发作频繁、有多种类型、伴精神症状及EEG长期明显异常患者预后差。脑肿瘤、脑穿通畸形、脑萎缩等器质性病变伴癫痫预后差，创伤性癫痫预后取决于外伤程度和部位。症状性或隐源性癫痫患者多需药物治疗，部分患者可能需终身服药。儿童癫痫起病越早，预后越差，1岁前起病很难控制发作，起病晚和治疗早预后较好，单药常规剂量能控制发作预后好。

（2）EEG：存在异常放电是判断癫痫复发的重要预测因素，EEG正常或近于正常提示预后良好，双侧同步放电的异常EEG预后较好，一侧半球异常、局限性或弥漫性异常预后较差，尖慢波或局灶性棘波预后差；顶叶、枕叶和中央区异常EEG预后较好，颞叶、额叶区预后较差，儿童中央颞叶区棘波预后较好。患者临床转归多与EEG改变一致，约1/3的患者临床好转优于EEG，4%的EEG好转优于临床，EEG异常患者临床发作可停止，但不意味预后良好。

（3）发作类型

1）典型失神发作在各型癫痫中预后最好，儿童失神癫痫药物治疗2年可望停止发作，青年期失神癫痫易发展为GTCS，需较长时间治疗。无定位先兆的EEG正常或轻微异常的GTCS预后较好，大多可完全或基本控制发作。

2）局灶性发作较典型失神和GTCS预后差，非典型小发作常合并大发作和精神发育迟滞，预后差，精神运动性发作预后更差，有颞叶致痫灶者仅20%的发作可被控制。婴儿痉挛症预后差。

3）青年期肌阵挛癫痫易被丙戊酸控制，停药后易复发，但肌阵挛癫痫伴脑病变常难以控制。混合性发作预后不佳，颞叶发作合并大发作预后较差。

821

癫痫外科手术治疗的适应证和禁忌证有哪些？

（1）手术适应证

1）难治性癫痫，使用两种ASMs正规治疗失败，影响患者日常生活和工作，预期手术治疗不会带来严重的神经功能缺失。

2）症状性癫痫进行性发展，发作频繁和严重，患儿精神发育迟滞，发作间期行为异常，癫痫源区定位明确的局灶性癫痫，病灶单一和局限。

3）病变明确的癫痫综合征如内侧颞叶癫痫伴海马硬化，定位准确有效率可达60%～90%；婴幼儿或儿童灾难性的Rasmussen综合征严重影响大脑发育，早手术效果好；皮质发育畸形、低级别肿瘤和AVM均可手术治疗。

（2）手术禁忌证

1）进行性神经系统变性疾病，或代谢性疾病合并严重全身性疾病，某些器官疾病或营养状况不能耐受手术。

2）合并严重精神障碍、认知障碍患者。

3）确诊为良性癫痫患者，患者或家属不同意手术。

822

癫痫手术治疗的术式和适应证有哪些？

（1）切除术：是目前最常用的术式，前提是致痫灶与功能区定位明确，切除致痫灶不会损害重要的神经功能，以达到临床发作消失或缓解的目的。①颞叶切除术适应证为内侧颞叶癫痫，前颞叶切除术是常用的经典术式，切除包含颞叶内侧结构的前颞叶4.5cm，非优势半球切除前颞叶5.5cm；②选择性杏仁核-海马切除术适于内侧颞叶癫痫一侧海马硬化患者；③新皮质切除术适合颞叶外病变的局灶性癫痫；④多脑叶切除术适于一或多个脑叶致痫区，切除范围取决于痫性灶性质、致痫区大小，在确保不损伤功能区前提下，病变切除越彻底越好；⑤大脑半球切除术：适于致痫区弥散于一侧半球，如偏侧抽搐-偏瘫综合征（HHE）、围产期损伤、一侧半球脑穿通畸形、一侧弥漫性皮质发育不良（如半球巨脑症）、Rasmussen综合征和Sturge-Weber综合征等。

（2）姑息性手术：切断大脑内联系纤维以减缓发作时扩散，减轻或减少癫痫发作，适于全面性发作、致痫区定位困难或多灶性、致痫灶位于重要功能区。①胼胝体切开术包括全部胼胝体、胼胝体前段、胼胝体后段离断，可减轻失张力发作、跌倒发作和GTCS等；②多处软膜下横切术适于治疗重要功能区致痫灶，皮质横切平均深度＜4mm，按脑回走行方向横切，两次横切间距5mm；可出现短暂性轻偏瘫、感觉缺失和SAH等并发症；③脑皮质电凝热灼术：这些手术可减轻癫痫发作，操作简便，对脑组织损伤小。

（3）神经调控手术：迷走神经刺激术（VNS）适于不能做切除术、药物难以控制发作的患者，损伤小，有效率（发作减少＞50%）为45%～65%，治疗时间越长，效果越好。反应性神经刺激（RNS）通过监测局灶痫样放电，进行直接反应性神经刺激抑制癫痫灶，美国FDA已批准用于局灶性难治性癫痫治疗。丘脑前核深部电刺激（anterior nucleus of thalamus-deep brain stimulation，ANT-DBS）可中止或影响起源于边缘系统发作和皮质与皮质下结构发作传播而起作用。

晕厥的分类和临床表现有哪些？

晕厥（syncope）是短暂性全脑低灌注导致一过性意识丧失，表现为迅速、短暂和自限性过程。

（1）分类

1）反射性晕厥：临床常见血管迷走性晕厥，迷走神经张力增高引起血压急骤下降、心率减慢和心输出量减少，导致脑部低灌注，可见于任何年龄，年轻体弱女性多见，长时间站立，以及疼痛、恐惧、见血、疲劳、失血、情感刺激和医疗器械检查可为诱因。还可见直立性低血压性晕厥、特发性直立性低血压性晕厥（Shy-Drarger综合征）、颈动脉窦性晕厥、排尿性晕厥、吞咽性晕厥、咳嗽性晕厥、舌咽神经痛性晕厥等。

2）心源性晕厥：常无预感，迅速发生，与体位无关，常见运动诱发。罹患心脏病是仅有的特征，见于心动过缓、心动过速、心跳突停和Q-T间期延长综合征，急性心腔排出受阻，如心瓣膜病、冠心病、心肌梗死、先天性心脏病、左心房黏液瘤、心包填塞，肺血流受阻，如原发性肺动脉高压、肺动脉栓塞。

3）脑源性晕厥：常见于严重脑动脉闭塞性疾病、主动脉弓综合征、TIA、高血压脑病、基底动脉性偏头痛，脑干肿瘤、炎症、血管病、创伤等。

4）其他晕厥：如过度换气综合征、低血糖性晕厥、严重贫血性晕厥，哭泣性晕厥为情感反应所致。

（2）临床表现

1）晕厥前期：可见倦怠、头晕眼花、面色苍白、出汗、恶心、神志恍惚、视物模糊、注意力不集中、耳鸣、全身无力、打哈欠、上腹部不适和肢端发冷等前驱症状，持续数秒至十余秒，多见于久站时。

2）晕厥期：患者出现眼前发黑，站立不稳，短暂意识丧失而倒地，伴面色苍白、大汗、血压下降、脉缓细弱、瞳孔散大、光反射减弱和肌张力减低，可有遗尿，多在数秒至十余秒苏醒，可出现惊厥发作，或有舌咬伤，为惊厥性晕厥，需与痫性发作区分，如在卧位发生常为癫痫发作。

3）晕厥后期：患者一旦躺平，脑血流恢复，脉搏渐变有力，面色恢复，呼吸变得深快，眼睑眨动，意识转清，仍可有面色苍白、恶心、头痛、腹部不适、不愿讲话、周身无力或不适，休息约10min恢复，不留后遗症。

824

晕厥的临床鉴别诊断有哪些？

（1）强直-阵挛性发作：惊厥性晕厥出现抽搐和舌咬伤，需与癫痫发作鉴别。晕厥常见于久立时，出现面白、出汗、倦怠、神志恍惚、全身不适前驱症状，短暂意识丧失倒地，数秒至十余秒苏醒。GTCS在夜间睡眠时或卧位也可发生，表现为面色青紫、呼吸暂停，可伴舌咬伤或尿失禁，多持续2～3min，发作后常伴意识模糊状态。

（2）TIA：多见于椎-基底动脉狭窄或闭塞老年患者，脑干急性缺血影响脑干网状结构上行激活系统，引起双腿无力跌倒，常伴眩晕、恶心、呕吐，意识保留，持续数分或数十分钟，检查可见眼球震颤或锥体束征。

（3）低血糖症：非糖尿病患者出现低血糖可能为罕见晕厥的隐匿病因，检查可能发现胰岛素细胞瘤、肾上腺垂体疾病，多见于饥饿时或餐后3～4h，出现颤抖、面色发红、出汗和意识模糊，出现痫性发作，立即吃糖可能缓解。

（4）消化道急性失血：以前虚弱无力，患者突然站立可跌倒或意识丧失。

（5）猝倒发作：行走或站立时突然肌张力丧失跌倒，无预兆，意识保留，无头晕，无面色、血压、脉搏和瞳孔变化，可见于发作性睡病，或脑积水患者。

（6）焦虑发作：也称躯体转换障碍（conversion disorders），多有精神诱因，表现为不能解释的虚弱，伴头晕、心动过速、过度换气和震颤，或有窒息或濒死感，但意识清楚，面色正常，通常不跌倒，患者有癔症人格，常在有他人场合发作，为癔症性晕厥，可历时数小时至数日，接受暗示治疗。

825

晕厥患者的急救处理和预防措施有哪些？

（1）急救处理：无论何种原因的晕厥，应立即让患者平卧，取头低足高位，松开腰带和保暖，患者清醒后不要急于起身，避免再次晕厥；如怀疑患者有低血糖可能应予以补充糖或食物，及时到医院确诊病因，适当治疗和预防复发。

（2）预防措施

1）反射性晕厥患者应了解发病诱因和避免方法，如不要到闷热拥挤环境，注意补水，避免血容量不足，保持心态松弛，学会识别前驱症状和立即躺倒。

2）避免使用降压药，如α受体阻滞剂、利尿药和酒精等，药物诱发晕厥应及时扩容，输注生理盐水、5%葡萄糖溶液和右旋糖酐溶液，每天2～3L液体和10g氯化钠。必要时使用盐皮质激素氟氢可的松0.1～0.3mg/d，促进钠潴留和扩充液体容量，升高血压和改善症状。

3）心律失常性晕厥应针对原发病因如心室率、左心室功能治疗，预防复发。

4）对不可预测的晕厥频繁发作需进行肌肉对抗训练、倾斜训练，心脏起搏治疗对颈动脉窦晕厥是有益的，老年患者的重力性静脉淤滞可使用腹带或穿弹力袜，鼓励有先兆症状患者进行物理反压练习，如下肢交叉和蹲坐等。

（朱雨岚）

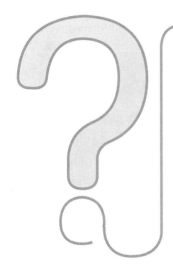

第二十四章

遗忘症和痴呆
Amnestic Disorders and Dementia

826

记忆的解剖学基础和分类有哪些？

记忆是过去的经历和经验在人脑中存留的印迹，是人脑接受外界信息，经加工处理、转换成内在的心理活动，从而获取或应用知识的过程。

（1）解剖学基础：凡是过去感知过的事物、思考过的问题、体验过的情绪、操作过的动作，都可以映象的形式储存在大脑，在一定条件下，这种映象又可以从大脑中提取，这个过程称为回忆。记忆通路位于边缘系统，沿内侧颞叶的海马、穹隆和乳头体，到达丘脑前核、扣带回、隔区和额叶眶面，其中海马回和丘脑背内侧核最重要。由于记忆与回忆过程在脑中通过极复杂的特定的神经环路，弥漫性脑病或某些双侧局限性脑病变可引起记忆障碍。

（2）从心理学角度，记忆可分三类

1）瞬时记忆（immediate memory）：是指外界刺激以极短的时间一次呈现后，信息被感知并瞬间保留的记忆，也称为感觉记忆，特点是有鲜明的形象性，容量大，保留时间短，为1～2s，只有被关注的信息才会转入短时记忆。

2）短时记忆（short-term memory）：是指信息一次呈现后保持在1分钟以内的记忆（近事记忆），是信息从瞬时记忆到长时记忆的过渡阶段，工作状态中或完成当前任务的短时记忆就是工作记忆，也称操作记忆或电话号码式记忆，特点是容量有限，易受干扰而遗忘，短时记忆信息经复述可转为长时记忆。

3）长时记忆（long-term memory）：是指存储时间在1分钟以上的记忆（远事记忆），一般能保持多年甚至终身，长时记忆以语义编码和表象编码形式储存，语义编码用语词对信息加工，形象编码以感觉映象形式帮助记忆，记忆容量是无限的，当需要时长时记忆储存的信息被提取到短时记忆中，才能被人们所感知。

827

遗忘症的常见类型和临床表现有哪些？

遗忘症（amnesia）是一种选择性或局灶性认知功能障碍，患者意识清晰，表现为对一段时期内的生活经历完全或大部分遗忘，只残留一些"记忆岛"，但其他智能相对完好。

（1）进行性遗忘症（progressive amnesia）：记忆障碍随着脑疾病进展逐渐加重，遗忘范围不断扩大，不能回忆的时间延长，可伴其他认知和精神症状。失忆在正常衰老和痴呆中也会出现，但衰老的记忆受损轻微，痴呆可伴推理、判断、行为和语言等缺陷。

（2）顺行性遗忘（anterograde amnesia）：中至重度脑创伤常引起内侧颞叶海马结构永久性损伤，忘记事件后一段时间的经历，包括意识障碍时情景和意识恢复后记忆，但对伤前的往事、童年的经历都记忆清晰，可见于 Korsakoff 综合征和克吕沃 - 布西综合征。

（3）逆行性遗忘（retrograde amnesia）：遗忘了过去的事情记忆，但是可以形成新的记忆，分为全面逆行性遗忘、暂时性部分性遗忘，后者多见，常见于脑创伤、脑病和使用镇静安眠药，通常遗忘数分钟至数十分钟，治疗后可明显好转。

（4）迟发型遗忘症（delayed amnesia）：脑创伤、CO 中毒患者复苏后记忆恢复如初，但经数日或 1 ～ 2 周后又出现明显遗忘和认知功能障碍。

（5）专有名词遗忘症（proper noun amnesia）：主要表现为命名性或健忘性失语。

（6）短暂性全面遗忘症（transient global amnesia，TGA）：为短暂发作性记忆丧失，患者对发作时持续数分或数十分钟的经历全然遗忘，但有自知力，常询问刚刚发生了什么，发作后记忆可恢复，也可能复发，多为海马或穹隆 TIA 或缺血性卒中所致。

（7）心因性遗忘症（psychogenic amnesia）：表现为近事与远事遗忘，多见于癔症，常在情绪危机时发作，甚至称不认识自己，但无时间定向障碍，是与真正遗忘症的鉴别点，也称做作性遗忘症（factitious amnesia），但癔病或反应性精神病患者也可见阶段性遗忘症，表现一段时间的生活经历选择性完全遗忘。

828
急性遗忘综合征的病因和临床表现有哪些？

急性遗忘综合征（acute amnesia syndrome）的病因和临床表现如下。

（1）谵妄或急性意识混乱状态，急性或亚急性起病，表现为昼轻夜重，患者白天可交谈，晚上却出现意识混乱，时间和地点定向障碍，即刻记忆和近记忆障碍明显，通常持续数小时或数天，常见于感染、中毒、脑病和药物反应等。

（2）创伤后遗忘症（post-traumatic amnesia，PTA）：严重脑震荡或脑挫裂伤出现意识丧失必伴有遗忘症，表现为顺行性遗忘，不能形成新记忆，也可见逆行性遗忘，对伤前不同时期记忆丢失，患者常否认记忆障碍，PTA 持续时间是判定脑创伤严重程度和预后的可靠指标。

（3）脑缺血或缺氧：多见于至少持续 12 小时昏迷患者，心搏骤停后遗忘症可为患者唯一的神经功能缺失症状，遗忘症可见于脑分水岭综合征，患者上肢轻瘫、皮质盲等，数日内恢复或遗留记忆缺损。CO 中毒患者意识恢复正常后数日或 1 ～ 2 周发生迟发性脑病，出现遗忘症和认知障碍。

（4）双侧大脑后动脉闭塞：引起颞叶缺血，导致短暂或持续的近记忆受损，常伴单侧或双侧偏盲，有时伴视觉失认、失读，中脑上部受损光反射消失。

（5）短暂性全面遗忘症（TGA）：是后循环TIA缺血事件导致急性记忆丧失，患者常表现为困惑、易激惹，反复询问自己身在何处和发生什么事情，易复发。

（6）酒精性遗忘症：短时间内过量饮酒导致病理性醉酒状态和一过性失忆，自限性，无须特殊治疗。长期酗酒引起维生素B_1缺乏可导致Wernicke脑病，出现持续性记忆丧失，伴意识模糊、眼震和共济失调眼肌麻痹。

（7）精神性遗忘症：患者有精神病病史和精神病症状，表现为与创伤或应激不成比例的记忆丧失，甚至记不住自己姓名，这在器质性遗忘症中极罕见。

慢性遗忘综合征的病因和临床表现有哪些？

慢性遗忘综合征（chronic amnestic syndrome）的病因和临床表现如下。

（1）痴呆患者必有记忆障碍，阿尔茨海默病患者有严重遗忘症，常伴认知（概括、计算、判断）障碍，以及语言、视空间和人格障碍等。

（2）Korsakoff综合征：由俄国精神科医生Korsakoff（1887）最早描述，表现为近事遗忘、虚构错构和定向障碍（尤其时间定向）三主征。患者多在震颤谵妄后发病，酗酒数十年营养缺乏缓慢起病，近记忆严重障碍，不能记忆和学习新事物，患者无意地编造经历或远事近移填补记忆空白，常伴有欣快感。

（3）双侧颞叶或边缘叶记忆通路病变，产生近事遗忘和新记忆形成障碍，如克吕沃-布西综合征由于双杏仁复合体的外边缘回路病变引起显著记忆障碍，伴食欲亢进、性活动异常、性情温顺等；乳头体和内侧丘脑病变如维生素B_1缺乏、下丘脑肿瘤或缺血性病变也可引起。

（4）脑炎后遗忘症：如单纯疱疹病毒性脑炎常遗留永久性遗忘症，不能形成新记忆，伴有虚构症、淡漠、不适当诙谐、饮食过多、阳痿、重复刻板动作、行动缺乏目的性等，复杂局灶性发作伴或不伴全面性发作。

（5）脑肿瘤：也可出现遗忘症，表现为Korsakoff综合征，出现近事遗忘、虚构和定向障碍，常见于第三脑室肿瘤或肿瘤压迫第三脑室底或壁，脑MRI可确诊。

（6）副肿瘤性边缘叶脑炎：患者近记忆严重障碍，可见虚构、幻觉、焦虑或抑郁，复杂局灶性或全面性发作，常在发现肿瘤前出现症状，CSF-MNC数增多，蛋白轻度升高，EEG弥漫性慢活动或双颞慢波和棘波；脑MRI可见内侧颞叶T2WI高信号；约60%的患者血清或CSF可检出抗神经元抗体如抗-Hu（小细胞肺癌）、抗-Ta（睾丸癌）抗体。

（7）良性遗忘（benign forgetfulness）：老年人逐渐出现记忆下降，记不起熟悉的人名和事情，多为正常的衰老而非老年性痴呆，需注意可能伴有抑郁症或焦虑症，但应监视痴呆先兆症状。

830

痴呆的病因和疾病谱有哪些？

痴呆（dementia）是一种以认知功能缺损为核心症状的综合征，涉及记忆、学习、语言、定向、理解、判断、计算、视空间功能、分析和解决问题能力等，病程某阶段常伴精神、行为和人格改变，患者日常生活、社交和工作能力明显减退。痴呆患病率与年龄密切相关，平均每增加6.1岁，患病率约增加1倍。

（1）CNS疾病导致痴呆

1）CNS变性病痴呆：阿尔茨海默病是最常见和经典的痴呆综合征，大脑皮质神经元变性和弥漫性脑萎缩；额颞叶变性、路易体痴呆和Huntington病痴呆表现局限性脑萎缩。运动障碍疾病如帕金森病痴呆（PDD）、进行性核上性麻痹，运动神经元疾病如肌萎缩侧索硬化（ALS）；多系统萎缩如橄榄桥脑小脑萎缩（OPCA）和Shy-Drager综合征；进行性共济失调综合征如脊髓小脑共济失调，进行性盲综合征如视网膜色素变性。

2）CNS非变性病痴呆：①血管性痴呆如多发梗死性痴呆、皮质下动脉硬化性脑病；②感染性痴呆如CJD、单纯疱疹病毒性脑炎、脑脓肿、艾滋病、神经梅毒、进行性多灶性白质脑病（PML）；③脑创伤如脑挫裂伤、拳击手痴呆；④脑肿瘤包括原发性脑肿瘤、脑转移瘤，特别是累及中线的肿瘤；⑤严重脑缺氧如CO中毒、心搏骤停和严重心功能不全；⑥正常压力脑积水；⑦脱髓鞘疾病和自身免疫病，如MS、SLE；⑧药物性如镇静催眠药、抗癫痫药和抗精神病药等。

（2）系统性疾病导致痴呆

1）代谢性疾病所致，如甲状腺功能减退、血卟啉病、肝豆状核变性（Wilson病）、慢性进行性肝脑病变、慢性尿毒症性脑病、肺性脑病；中毒性脑病痴呆如酒精中毒、慢性药物中毒、重金属中毒、有机磷或有机溶剂中毒。

2）维生素B_1缺乏所致的Wernicke-Korsakoff综合征，烟酸缺乏所致的糙皮病，维生素B_{12}缺乏、叶酸缺乏和胼胝体变性，电解质紊乱如高钙血症、高钠和低钠血症、高碳酸血症、肌阵挛性癫痫、精神疾病和某些遗传性疾病导致痴呆。

831

阿尔茨海默型痴呆的病因和病理有哪些？

阿尔茨海默型痴呆（Alzheimer dementia）也称阿尔茨海默病（AD），是最常见的老年期痴呆，是以进行性认知功能障碍和行为异常为特征的神经变性疾病。

（1）病因

1）AD与遗传因素或基因突变有关。约10%的AD患者有明确家族史，家族性阿尔茨海默病（FAD）患者一级亲属，尤其女性发病风险高，常在65岁前发病，FAD多为常染色体显性遗传，基因分析已确定三种早发型*FAD*基因突变，14号染色体上早老素1（presenilin 1，*PS1*）基因，1号染色体早老素2（*PS2*）基因，21号染色体淀粉样前体蛋白（amyloid precursor protein，*APP*）基因。晚发型FAD病例患病风险与19号染色体上载脂蛋白Eε-4（*ApoE4*）等位基因数量有关。

2）递质功能紊乱：①代谢异常和β-淀粉样蛋白（β-amyloid，Aβ）沉积，AD海马和新皮质乙酰胆碱转移酶（ChAT）和乙酰胆碱（ACh）水平显著降低，皮质胆碱能神经元递质功能紊乱；②AD早期基底核胆碱能神经元减少、ACh合成明显不足和ChAT减少与痴呆、老年斑和神经原纤维缠结增多有关；③5-羟色胺（5-HT）及受体、γ-氨基丁酸（GABA）、去甲肾上腺素等递质和受体减少也与AD发病有关。

3）患者老龄、文化水平低、吸烟、脑创伤、重金属接触史等与发病有关，母亲妊娠时年龄小和一级亲属患唐氏综合征可增加AD患病风险。

（2）病理检查：AD患者大脑弥漫性萎缩，脑回变小，脑沟加宽，侧脑室和第三脑室对称性扩大，脑萎缩主要累及额叶、颞叶和顶叶。镜下检查显示皮质神经元广泛脱失，基底节神经元减少，残留神经元树突减少，星形细胞增生。

1）皮质和海马出现神经炎性斑（neuritis plaques，NPs）或老年斑（senile plaques，SPs），是嗜银神经轴突被Aβ包绕，含有Aβ、早老素1（PS1）、PS2、$α_1$抗糜蛋白酶、载脂蛋白E（ApoE）、$α_2$巨球蛋白和泛素等细胞外沉积物。

2）神经原纤维缠结（neurofibrillary tangles，NFTs）是由过度磷酸化微管tau蛋白与神经元内螺旋样原纤维组成，也是微管相关糖蛋白主要成分，NFTs遍及整个大脑，常见于海马和内嗅皮质，与神经变性和神经元死亡有关，老年斑和NFTs是阿尔茨海默型痴呆诊断的核心标准。

3）颗粒空泡变性（granulovacuolar degeneration）是细胞质内空泡结构，由一或多个直径3.5μm空泡组成，空泡中心都有一个致密颗粒，颗粒成分与抗微管蛋白（tubulin）、tau蛋白、泛素等抗体呈阳性反应，常见于AD海马锥体细胞。

4）神经元丢失（loss of neurons）常见于表浅脑皮质较大的胆碱能神经元，发病越早，神经元丢失越明显，常伴神经胶质细胞增生，与认知障碍密切相关。

5）血管淀粉样变是由脑血管内皮细胞Aβ沉积，脑血管壁Aβ经刚果红染色在偏振光下呈苹果绿色，称为脑淀粉样血管病（cerebral amyloid angiopathy，CAA）。

832

阿尔茨海默型痴呆的临床表现有哪些？

（1）典型 AD 临床表现

1）多在 60 岁后起病，女性略多，多为散发，起病隐匿，患者和家属常说不清发病时间，知情者可证实患者有持续 6 个月以上的缓慢进展的记忆下降，近事遗忘、显著的情景记忆受损是早期突出症状，不能回忆当天发生的事或刚做过的事、刚说过的话，记不起熟人名字，忘记约会，单独存在或伴痴呆综合征其他认知或行为轻度异常，随病程进展远记忆也受损。

2）掌握新知识和社交能力下降，不能讲完整的语句、语量少、找词困难、命名障碍、错语、交谈和阅读能力受损，朗读相对保留，最后出现完全性失语。失计算如算错账，付错钱，不能完成最简单的计算；视空间定向障碍表现为穿外套时手伸不进袖子，铺台布不能把台布角与桌角对齐，迷路或不认家门，不会使用最常用的物品如筷子、汤匙，不能正常工作或家庭理财。

3）患者出现精神行为症状、情感障碍和人格衰退，中晚期患者可失去以往的社交风度、不修边幅和卫生不佳，抑郁、淡漠、焦躁或欣快，主动性减低，自言自语，害怕单独留在家里，出现片断妄想和古怪行为，如怀疑年老的配偶有外遇，怀疑子女偷自己的钱物，忽略进食或贪食，常见失眠或夜间谵妄。

4）晚期运动功能减退，步态不稳，肌强直、运动迟缓、肌阵挛、舞蹈-手足徐动等，可出现缄默症，尿便失禁和卧床不起。神经系统检查无定位体征，晚期可见原始反射如强握、吸吮反射，患者多在发病 5 ～ 10 年死于衰竭和肺炎等并发症。

（2）非典型 AD 临床表现：患者病后可见皮质异常，如颞-枕叶病变早期视觉感知或辨认能力受损，不能辨识目标、符号、单词和面容；优势角回、缘上回病变可见 Gerstmann 综合征，表现为失计算、失写、失定向和不辨手指等四主征；Balint 综合征为双侧顶-枕叶病变，出现凝视麻痹，眼球不能随意运动，不能估计面前两个物体的距离，肢体失用症或忽视；以及进行性失语症，早期单词检索或句子重复能力受损。早期常见进行性行为异常，如额叶受损表现为淡漠、行为失控和执行能力受损；唐氏综合征患儿主要表现为早期行为异常和执行能力障碍。

833

NIA-AA（2011）阿尔茨海默型痴呆的诊断标准有哪些？

阿尔茨海默型痴呆诊断标准目前可采用《精神疾病诊断与统计手册》第 5 版（DSM-Ⅴ）

标准、NINCDS-ADRDA国际工作组（IWG）标准和NIA-AA诊断标准。美国国立老龄研究所-阿尔茨海默病学会（NIA-AA，the National Institute on Aging-Alzheimer's Association）2011年AD诊断标准，将AD分为三个时期：无症状的生物标志物变化临床前期、AD源性MCⅠ期和AD型痴呆期。将AD分为很可能的AD、可能的AD、有病理生理证据的很可能或可能的AD三级，临床医生应熟悉全因痴呆核心临床标准和很可能的AD诊断标准。

（1）NIA-AA（2011）全因痴呆核心临床标准，当出现认知或行为症状时即可诊断痴呆，包括干扰工作或日常活动能力，表现为生活功能和执行能力较以前下降，无法用谵妄或严重精神障碍解释。

发现或诊断认知障碍：①可从患者和知情者处获取病史；②客观认知评估（床边精神状态检查或神经心理测试），在常规病史采集和床边精神状态检查不能确诊时应进行神经心理测试。认知或行为障碍至少涉及以下几个领域。

a. 新信息获取和记忆能力受损，如重复提问或对话，放错个人物品，忘记事情或约会，熟悉的路线迷路。

b. 推理能力、处理复杂任务能力和判断力障碍，如对安全风险认识不足，无法管理财务，决策能力差，无法规划复杂或连续的活动。

c. 视空间能力障碍，尽管视力良好，但不能识别面孔或普通物品，或不能在直视下找到物体，不能操作简单器具或不能正确穿衣。

d. 语言功能（说、读、写）受损，如找词困难、讲话不流畅，表达、拼写和写作错误。

e. 人格、行为或举止改变，反常的情绪波动，如焦虑不安、动力缺乏、主动性受损、淡漠、缺乏欲望、回避社交、对以前的活动兴趣下降、同情心丧失、强迫行为、不可接受的社交行为。

（2）很可能的AD痴呆：患者符合痴呆诊断标准以外，有以下表现即可诊断。

1）起病隐袭，症状在数月至数年中逐渐出现，而不是数小时或数天突然发生。

2）通过报告或观察得到明确的认知恶化史。

3）最初和最突出的认知缺陷在病史和检查中表现以下之一。

a. 失忆是AD痴呆最常见的症状表现，包括学习和回忆最近了解的信息受损，还应至少有一个其他认知域功能障碍证据。

b. 非失忆如语言表达，最突出为找词困难；视空间障碍最突出为物体失认、面孔失认、同时失认症和失读症；执行功能障碍最突出为推理、判断和解决问题能力受损，以及其他认知域障碍。

4）需要排除脑血管疾病所致的认知障碍、路易体痴呆、额颞叶变性行为变异型和原发性进行性失语症，活动期神经系统疾病共病或非神经系统的内科共病。

834

阿尔茨海默病的鉴别诊断有哪些？

（1）额颞叶变性（FTD）：缓慢隐袭进展，早期人格改变、行为异常和言语障碍，如情感失控、冲动、模仿行为，近记忆和空间定向较好，脑CT显示额颞叶萎缩；与AD早期出现遗忘、视空间定向、计算力障碍及弥漫性脑萎缩不同。

（2）血管性痴呆（VD）：常见于反复缺血性卒中事件后，痴呆呈阶梯样缓慢进展，有偏瘫等局灶性体征，脑MRI可见多发梗死灶或双侧丘脑、角回梗死。

（3）帕金森病（PD）痴呆：早期出现运动障碍如运动迟缓，表现为执行功能差，近记忆较好，认知障碍晚期出现，L-Dopa治疗有效。

（4）路易体痴呆（DLB）：可有PD症状，波动性认知障碍，描述清晰的生动逼真的视幻觉，颞叶萎缩不明显，病理检查可见Lewy小体。AD患者由于遗忘、虚构对幻觉描述不清，MRI冠状位可见内侧颞叶明显萎缩。

（5）正常压力脑积水（normal pressure hydrocephalus，NPH）：主要表现为步态障碍、认知障碍和尿失禁三联征，CT检查可见脑室扩大，Evan指数（两侧脑室前角间最大距离/同一层面颅腔最大直径）≥0.3。CSF压力正常，CSF持续引流后症状改善。

（6）轻度认知障碍（mild cognitive impairment，MCI）：分为遗忘型和非遗忘型，认知损害未影响日常生活能力，未达到痴呆标准，部分遗忘型MCI可转变为AD。

（7）假性痴呆：是抑郁症或精神分裂症患者表现为类似痴呆的行为改变，发病迅速却很少进展，记忆力和计算力仍保留可资鉴别。急性谵妄状态起病急，表现为错觉、幻觉和恐惧，夜间症状重，持续时间较短。需与AD早期抑郁心境，兴趣缺乏和记忆障碍鉴别。

（8）良性遗忘症：是正常老年人记忆或回忆减退，理解记忆尚可，常见抑郁症，表现为情绪低落、兴趣减退，伴失眠、食欲不佳和躯体化症状。AD早期也可伴抑郁情绪，但主要表现为认知障碍，记忆测验经线索提示也不能回忆。还需与酒精性痴呆、脑肿瘤、慢性药物中毒、肝衰竭、甲状腺功能减退或甲状腺功能亢进、朊蛋白病等痴呆病因鉴别。

835

阿尔茨海默病的药物治疗和管理有哪些？

目前阿尔茨海默型痴呆尚无特效治疗逆转脑功能缺损或病情进展，药物治疗和管理如下。

（1）改善认知功能药物

1）乙酰胆碱转移酶（AChE）抑制剂：可逆性抑制突触间隙内AChE，阻断ACh降解，改善认知和记忆功能。第二代AChE抑制剂多奈哌齐（Donepezil）5mg，睡前服，4～6周后加至10mg，对脑内AChE有高度选择性，对外周AChE作用小，通常需3～6个月疗程判定疗效，不良反应如腹泻、恶心和失眠，1～2天可缓解。二代中枢AChE抑制剂卡巴拉汀（Rivastigmine）1.5～6.0mg，每日2次口服，改善轻至中度AD认知功能，可有恶心、呕吐、腹痛、腹泻和眩晕等。加兰他敏（Galantamine）4～12mg口服，每日2次，逐渐加量，不良反应如恶心、腹泻、厌食、眩晕和头痛。

2）兴奋性氨基酸受体拮抗剂：盐酸美金刚（Akatinol）5～10mg口服，每日2次，耐受好可每周递增5mg，增至20mg/d，可有头晕、头痛、嗜睡和高血压不良反应。

3）神经修复营养药：如奥拉西坦（Oxiracetam）800mg口服，每日2～3次，或4～6g/d，静脉滴注，疗程为2～3周；吡拉西坦（Piracetam）0.4～1.6g口服，每日2～3次；脑蛋白水解物（Cerebroprotein hydrolysate）20～30ml/d，加生理盐水250ml静脉滴注，疗程为2～3周；银杏制剂（Ginkgo biloba）等。

（2）精神行为症状：应查找可能的诱因，使用选择性5-羟色胺再摄取抑制剂（SSRI）舍曲林100mg/d，氢溴酸西酞普兰20mg/d口服，不宜用阿米替林、丙咪嗪等三环类药物。抗焦虑药丁螺环酮5mg，每日3次口服。对幻觉、妄想和冲动攻击症状常用新型抗精神病药利培酮0.5～1.0mg/d，奥氮平2.5～5.0mg/d，喹硫平12.5～25.0mg/d口服。

（3）管理：主要是患者护理，改善生活环境，认知训练，参与演奏乐器、跳舞、打牌、打字和绘画等社会活动，提升家庭和社会对患者照顾、帮助和训练，痴呆护理治疗机构定期随访和评估，调整治疗方案，帮助家人合理指导患者生活，维持患者生活能力，提高生存质量，减轻家庭负担。

836

额颞叶变性的病因和临床表现有哪些？

额颞叶变性（frontotemporal lobar degeneration，FTLD）也称额颞叶痴呆（frontotemporal dementia，FTD），是额颞叶变性导致的神经退行性疾病，是第三大神经退行性痴呆，仅次于AD和DLB。

（1）病因：尚不明确，约40%患者有家族史，约10%为常染色体显性遗传，相关基因变异如微管相关tau蛋白（MAPT）、颗粒蛋白前体（PGRN）、TAR DNA结合蛋白43（TARDBP）、含缬酪肽蛋白（VCP）和染色质修饰蛋白2B（CHMP2B）等。病理检查显示额颞叶进行性萎缩，累及杏仁核、海马、黑质和基底节，病变有明显异质性。

（2）临床表现：患者40～80岁发病，45～64岁最常见，女性较多，临床主要有bvFTD、SD和PNFA三种类型。FTD可与进行性核上性麻痹（PSP）、皮质基底节变性（CBS）或肌萎缩侧索硬化（ALS）等神经变性病共存。

1）额颞叶变性行为变异型（behavioral variant of FTD）：表现为人格、社会行为和认知功能进行性加重，约占FTD的50%，遗传和病理异质性最强，表现为动力缺失、强迫行为、仪式性行为、刻板动作和口欲亢进，人际沟通和执行能力下降，伴情感反应缺失、自主神经功能减退，诊断主要根据临床。

2）语义性痴呆（semantic dementia，SD）：也称原发性进行性失语症（PPA）语义变异型，约占FTD的20%，词语、物品和人物等语义记忆丢失，言语流畅，但内容空洞，缺乏词汇、阅读、书写障碍，晚期出现面孔失认和物体失认，SD可伴选择性非对称性前下部颞叶萎缩，75%的患者TDP-43（＋），少数tau蛋白（＋）。

3）进行性非流利性失语（progressive nonfluent aphasia，PNFA）：也称PPA非流畅/语法错乱变异型，语言输出能力进行性下降，言语不流利、找词困难或命名障碍，伴发音错误。病理检查可见前外侧裂周围皮质萎缩，左半球为主，70%的PNFA与微管相关tau蛋白（MAPT）组织病理学分型显著相关。

4）早期可见吸吮、强握反射（＋），晚期出现肌阵挛、锥体束征和帕金森综合征。EEG无特征表现，脑MRI早期可见局限性额叶或前颞叶萎缩，脑沟增宽，额角呈气球样扩大，额极和前颞极皮质变薄，颞角扩大，侧裂池增宽。SPECT不对称额颞叶血流减少，PET不对称性额颞叶代谢降低，比MRI敏感，有助于早期诊断，发现多种tau蛋白基因突变有助于确诊。

837

原发性进行性失语症的临床表现和诊断有哪些？

原发性进行性失语症（primary progressive aphasias，PPA）是以语言功能进行性下降为唯一或突出特征的痴呆综合征。由Mesulam（1982）首先报道，Weintraub等（1990）命名为PPA。病理检查可见额颞叶萎缩，无Pick小体。

（1）临床表现：通常在65岁前发病，发病前言语正常，隐袭起病，出现缓慢进行性语言障碍，早期仅有找词困难、命名障碍或词语理解障碍，5～6年后出现视空间损害，认知功能逐渐下降，记忆相对保留。PPA包括SD、PNFA和LPA亚型。对较早出现失语症和失用症患者，应关注左额颞叶病变。

1）语义性痴呆（SD）：也称PPA语义变异型，典型表现为进行性语义障碍，患者言语流畅，但内容空洞，缺乏词汇（见第836题），可有对证命名受损（impaired confrontation naming）。

2）进行性非流利性失语（PNFA）：也称PPA非流畅/语法错乱变异型，表现为语言输出能力进行性下降（见第836题）。

3）少词性失语（logopenic aphasia，LPA）：主要表现为命名障碍和语法障碍，与PNFA颇为相似，如言语少，词汇贫乏，下顶叶和颞叶脑萎缩明显。

（2）诊断：PPA诊断需符合明显语言障碍，导致日常生活困难，失语症是疾病初期最显著的认知缺陷，并排除其他内科疾病、精神疾病可能，早期出现显著情景记忆、视觉记忆和视知觉障碍，以及明显的行为障碍。PAA亚型的临床、影像学和病理诊断标准见表24-1。

表24-1　原发性进行性失语症（PAA）亚型的临床、影像学和病理诊断标准

	进行性非流利性失语	语义性痴呆	少词性失语
临床诊断	存在以下1～2特征之一或二，以及3～5特征之2个和以上	同时存在1～2特征和3～6特征3个和以上	同时存在1～2特征和3～6特征3个和以上
	1. 语言生成中出现语法缺失 2. 言语失用（说话不连贯） 3. 复杂句子理解力受损 4. 单个词语理解力保留 5. 物品知识保留	1. 对证命名障碍 2. 单个词语理解障碍 3. 物品知识受损 4. 表层失语或失读 5. 复述保留 6. 语法保留	1. 自发语言和命名单词检索受损 2. 句子和短语复述障碍 3. 自发语言和命名语音错误 4. 单个词语理解力和物品知识保留 5. 运动性言语保留 6. 无明显的语法错误
影像学诊断	满足上述临床诊断标准，并满足以下影像表现1项		
	1. MRI显示左侧额岛叶后部萎缩 2. PET或SPECT显示左侧额岛叶后部低灌注或低代谢	1. MRI显示前颞叶萎缩 2. PET或SPECT示前颞叶低灌注或低代谢	1. MRI显示左侧外侧裂周围和顶叶萎缩 2. PET或SPECT显示左侧外侧裂周围和顶叶低灌注或低代谢
病理诊断	满足上述临床诊断标准，并满足下列病理标准一项		
	1. 符合特定神经退行性疾病病理学表现（如FTLD-tau、FTLD-TDP、AD和其他） 2. 存在已知的致病基因突变		

838

路易体痴呆的病因病理、临床表现和治疗有哪些？

路易体痴呆（dementia with Lewy body，DLB）以波动性认知障碍、视幻觉和帕金森综合征为临床特征，病理特征是皮质和皮质下神经元路易小体（Lewy body）形成，是第二位常见的神经变性痴呆。

（1）病因病理：DLB的认知障碍和锥体外系运动障碍与胆碱能和单胺能神经递质异常有关，如乙酰胆碱转移酶（ChAT）显著降低，多巴胺能神经元丢失，壳核5-HT和去甲肾上腺素显著下降。病理检查显示边缘系统明显萎缩，但皮质不明显。皮质和脑干神经元胞质内圆

形嗜伊红Lewy小体，直径为3～25μm，是α-突触核蛋白由可溶变为不溶性异常聚集而成，分布于黑质、蓝斑、迷走神经背核、Meynert基底核和下丘脑等单胺神经元，含大量泛素、微丝和微管，无tau蛋白和Aβ。

（2）临床表现

1）DLB常见于老年人，多为散发，很少家族遗传，表现为四大核心症状，波动性认知障碍、生动的视幻觉、帕金森综合征和RBD。波动性认知功能衰退早期见于约半数患者，一天或数周内可有较大变化，可类似AD皮质性痴呆，早期记忆障碍不明显，出现失语、失用和失认，部分患者表现为皮质下痴呆，如注意力不集中，语言不流利，认知功能多在正常与异常间波动；70%以上患者反复出现形象生动视幻觉，多为静物、人和动物，幻觉鲜明完整，犹如亲历而坚信不移。

2）90%以上患者可见运动迟缓、肌强直和姿势步态异常，震颤较轻，如同帕金森综合征，1年内相继出现认知障碍和帕金森病症状提示DLB诊断，部分患者晕厥伴自主神经紊乱，反复跌倒等。

3）快速眼动期睡眠行为障碍（RBD）表现为快速眼动期（REM）睡眠不出现全身张力减低，张力反会持续增高，可见梦话、肢体抽动、把床伴踢醒或打醒异常行为，伴生动恐惧的梦境回忆，常见日间过度嗜睡，睡眠电图出现REM异常有诊断意义，MRI冠状位可见颞叶萎缩不明显。

（3）治疗：DLB尚无特效疗法，药物可改善症状，对抗胆碱酯酶药多奈哌齐反应良好，PD症状可用美多芭（Madopar）、息宁（Senemet），治疗反应差，DA受体激动剂普拉克索可引起或加重谵妄和幻觉，宜小剂量谨慎服用。抑郁可用SSRI类西酞普兰、舍曲林等，视幻觉用新型抗精神病药奥氮平（Olanzapine）、维思通（Risperidone），RBD用氯硝西泮、地西泮可改善。需注意，DLB患者对氯丙嗪、氟哌啶醇、氯氮平等神经安定药高度敏感，用药突发PD样症状、嗜睡、昏迷和高热，严重者可致死。

帕金森病、ALS、HD和PSP型痴呆的临床表现有哪些？

神经变性病PD、ALS、HD和PSP均可伴发痴呆。

（1）帕金森病痴呆（Parkinson disease with dementia，PDD）：常见于PD晚期，PDD患者锥体外系症状常见姿势障碍、步态异常等中轴症状，震颤少见；认知障碍以执行能力、注意力、工作记忆下降较突出，晚期表现为记忆力、计算力和视空间能力障碍，长期服用抗帕金森病药物也影响认知功能，以皮质下痴呆为主，精神行为异常多为视幻觉和错觉，以及妄想、抑郁、淡漠和快速眼动睡眠行为障碍（RBD），伴抑郁的PDD患者应先治疗抑郁症，再评估认知功能。

（2）肌萎缩侧索硬化（amyotrophic lateral sclerosis，ALS）伴痴呆：患者可见UMN和LMN受损症状，手肌和上肢肌力减弱和肌萎缩，伴肌束震颤，腱反射亢进和病理征（＋），球麻痹，伴记忆减退，自发言语减少，晚期缄默状态，部分患者可见PD样症状，病理检查可见额颞叶局限性萎缩。

（3）亨廷顿病（Huntington disease，HD）伴痴呆：多有家族史，常染色体显性遗传，可见尾状核、豆状核和额颞叶皮质变性。多在成人（35～44岁）发病，起病隐袭，早期轻微人格改变、健忘、笨拙和手足抽动，缓慢进展，出现精神异常和进行性痴呆，不自主运动逐渐累及面部、肢体和躯干，伴抑郁、幻觉、躁狂和妄想。

（4）进行性核上性麻痹（progressive superanuclear palsy，PSP）伴痴呆：51～60岁男性常见，隐袭起病，早期出现记忆障碍、计算力受损、淡漠、欣快、易激惹等额叶损害症状，可见核上性眼球运动障碍、锥体外系症状、假性球麻痹和精神症状。病理检查可见桥脑、中脑、苍白球、下丘脑、黑质、小脑齿状核神经元减少和胶质增生。

840

血管性痴呆的病因、临床表现和疾病谱有哪些？

血管性痴呆（vascular dementia，VD）是脑血管疾病导致的认知障碍综合征，通常是仅次于AD和DLB的第三位常见的痴呆，我国可能仅次于AD居第二位，约占老年期痴呆的20%。

（1）病因：与卒中相同，如高血压、糖尿病、高脂血症、冠心病、心房颤动、心力衰竭、肥胖和吸烟等，高龄、性别、种族、低教育背景及某些遗传因素也与之有关，与卒中史、部位和次数显著相关，额颞叶、边缘系统、基底节、双侧丘脑梗死易导致痴呆，侧脑室周围白质多发性梗死、大面积脑梗死也可引起。

（2）临床表现

1）本病常见于长期高血压、糖尿病和多次缺血性卒中患者，智能衰退可突然发生或波动性、阶梯式进展。临床表现可因不同类型、病变血管部位、大小，梗死部位和次数而复杂多样。患者常表现为斑片状分布的神经功能缺失，伴轻偏瘫、失语症、锥体束征、吞咽困难、构音不清和共济失调等，每次卒中后症状加重，常在多次卒中事件后突发认知障碍或痴呆。

2）与AD相比，VD早期近记忆障碍较轻，注意力和执行力功能受损，如自我整理、计划、精细动作和协同作业受损较重，时间、地点定向，事件或短故事即刻或延迟回忆，命名和复述损害较轻，部分患者有情感障碍，表情淡漠、少语、焦虑、抑郁或欣快等。VD由于心脑血管疾病死亡率较高，中位生存期为3～5年。

（3）疾病谱

1）多发梗死性痴呆（multi-infarct dementia，MID）：由Hachinski（1974）提出，是VD最常见的类型，约占40%，是两侧半球皮质和皮质下白质反复多发性梗死导致智能衰退，病变累及皮质、皮质下和基底节区，海马、丘脑、角回等学习、语言和认知功能区，最终发展为全面认知障碍。常突然发病，阶梯式进展病程，可见轻偏瘫、失语、偏身感觉障碍、偏盲、锥体束征和假性球麻痹等体征。脑MRI检查可见两侧脑室周围皮质下白质、基底节区大小不等的多发梗死灶，局限性脑萎缩伴侧脑室旁白质广泛低密度区，即脑白质疏松（leukoaraiosis）。

2）颈内动脉（ICA）、大脑中动脉（MCA）主干闭塞导致的大面积脑梗死（容积＞80～150ml），基底动脉闭塞引起脑干梗死，累及皮质或皮质下重要功能区梗死，患者会遗留不同程度的神经后遗症或痴呆。VD合并AD可出现混合性痴呆。

3）小血管病，如皮质下动脉硬化性脑病（Binswanger病）、多发性腔隙梗死或腔隙状态可导致痴呆。

4）脑出血、慢性硬膜下血肿、SAH等后遗症可导致痴呆，烟雾病或先天性血管异常也可引起。

5）心搏骤停，术中动脉压过低、严重脱水等急性血流动力学改变，脑动脉狭窄伴颅内侧支循环不全导致ACA、MCA和PCA供血区边缘带严重低灌注，导致缺血性梗死和低灌注性痴呆，临床类似皮质下小血管病痴呆，表现为双上肢瘫或四肢瘫、皮质盲或视觉失认，MRI可证实诊断。

841

关键部位梗死性痴呆的临床表现有哪些？

关键部位梗死性痴呆：是与高级皮质功能有关的部位梗死所致，通常为局灶性皮质病变如海马、角回、扣带回和大脑优势半球与学习、语言、认知功能有关区域，皮质下病变如丘脑、穹隆、基底节等。

临床特征：认知功能受损主要取决于梗死的部位。

（1）大脑后动脉（PCA）梗死累及内侧颞叶、枕叶和丘脑，表现为健忘伴精神运动性不安、精神错乱、视幻觉和视觉障碍，PCA的丘脑穿通动脉缺血可导致双侧丘脑板内核受损，产生严重的记忆缺失，又称丘脑性痴呆。

（2）大脑前动脉（ACA）梗死影响内侧额叶，导致淡漠、意志缺失、执行功能障碍、经皮质运动性失语、记忆障碍和失用症。

（3）ACA、MCA和PCA深穿支闭塞累及丘脑和基底节出现痴呆；角回梗死引起急性

Wernicke失语、失读、失写、记忆缺损和空间定向障碍。

842

皮质下动脉硬化性脑病的病理和临床表现有哪些？

皮质下动脉硬化性脑病（subcortical arteriosclerotic encephalopathy，SAE）也称宾斯万格病（Binswanger disease），是大脑前部和侧脑室周围皮质下白质缺血性病变导致的慢性进行性痴呆，是血管性痴呆（VD）的一种特殊类型。

（1）病理检查：SAE主要是脑深部白质广泛的小动脉硬化和严重动脉壁玻璃样变，导致脑白质弥漫性脱髓鞘病变，皮质相对完好，脱髓鞘使白质与皮质间纤维联系中断发生痴呆。

（2）临床表现：多在55岁后发病，男性较多，多有高血压病、脑动脉硬化症和多次缺血性卒中史。隐袭起病，缓慢进展病程，最初表现为近记忆力受损，计算力减退，逐渐出现智能全面衰退，反应迟钝、淡漠以至于痴呆，生活不能自理。患者常有步态不稳、尿失禁，或伴偏瘫、单瘫、假性球麻痹如饮水呛咳、吞咽困难、声音嘶哑、构音障碍和强哭强笑，肌张力增高、腱反射亢进和锥体外系体征。脑CT显示斑片状低密度影，伴腔隙性梗死和脑萎缩。

843

轻度认知障碍的临床表现和治疗有哪些？

轻度认知障碍（mild cognitive impairment，MCI）是一种介于正常衰老与痴呆之间的认知障碍综合征。

（1）临床表现

1）MCI患者病情隐匿，主要表现为记忆力下降、注意力不集中、命名障碍等。近记忆受损通常是首发征象，逐渐出现时间、地点定向障碍，计算不能。

2）观察患者认知域受损有助于寻觅病因，如MCI表现为典型失忆应首先想到AD可能，如表现注意力、专注力和视空间障碍需考虑路易体痴呆，如有不适当行为、淡漠、注意力受损需考虑额颞叶变性。

3）MCI患者基本日常生活活动（basic activities of daily living，BADL），如穿脱衣、洗漱、如厕、进食、行走和洗澡等能力保留。工具性日常生活活动（instrumental activities of daily living，IADL）能力下降，如打电话、购物、备餐、做家务、洗衣、乘公交车、遵医嘱服药和理财等。患者可开始出现步态异常，如小步态、缓慢和拖曳步伐，屈曲姿势、宽基底和起步困难等。MCI较早期明显抑郁症会被焦虑、不安状态掩饰，患者后来出现失用症和视空间定向障碍，变得易迷失方向。

（2）治疗

1）MCI患者管理的第一步，是去除潜在的可逆性危险因素，如停止服用损害认知功能药物，及时处理药物不良反应、睡眠呼吸暂停和抑郁症等。

2）药物治疗：目前尚无高质量临床证据显示药物治疗对改善MCI患者认知功能或延缓进展有效，治疗AD的经典药物，如抗胆碱能药多奈哌齐（Donepezil）、卡巴拉汀（Rivastigmine）和加兰他敏分别服用2～4年以上均无助于降低MCI进展为痴呆，吡贝地尔和各种维生素方案也无效。

3）非药物治疗：美国神经病学会（AAN，2018）首次将运动锻炼纳入治疗建议，每周2次。对幻觉、错觉、妄想、焦虑、抑郁、睡眠障碍、淡漠、易激惹、冲动行为等精神行为治疗，应与非药物干预相结合短期使用抗精神药、抗抑郁药和苯二氮䓬类等。

844

CADASIL的病因病理和临床表现有哪些？

CADASIL即常染色体显性遗传脑动脉病伴皮质下梗死和白质脑病（cerebral autosomal dominant arteriopathy with subcortical infarcts and leukoencephalopathy），是一种成年期发病的遗传性脑小血管疾病，表现为皮质下缺血事件，导致进行性痴呆伴假性球麻痹。

（1）病因病理：本病是19p13染色体*Notch 3*基因突变导致的遗传性小动脉病，出现脑白质、基底节及丘脑穿通动脉广泛病变，是非动脉硬化性、非淀粉样变性，是小动脉（直径为20～200μm）内膜下纤维增生和透明样变性，小动脉壁向心性增厚，伴动脉中层广泛嗜酸性粒细胞浸润和壁间水肿，波及血管周围间隙，可见PAS阳性物质沉积于小动脉中层，抗弹力蛋白单抗呈阳性反应。

（2）临床表现

1）多在20岁后发病，35～45岁居多，常有家族史，脑卒中是最常见的临床症状，见于85%的患者，典型表现反复发作的TIA、皮质下梗死和腔隙性梗死等，可无高血压病及其他卒中危险因素，反复发作可导致假性球麻痹、尿便失禁和抑郁症。50～60岁隐匿出现皮质下痴呆，是本病第二位常见症状，见于60%的患者。

2）约40%的患者可见偏头痛发作，多为有先兆的偏头痛，首次发作平均年龄26岁，发作频率不等，在某些家系中偏头痛是最主要的症状。

3）脑CT或MRI检查显示皮质下梗死或桥脑腔隙性梗死灶；脑或皮肤活检可见特征性血管壁变厚，血管平滑肌中层细胞嗜锇颗粒沉积，基因突变检测可确诊。

（郁金泰）

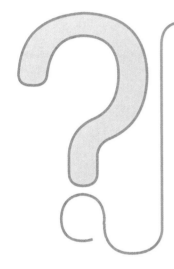

第二十五章

神经系统发育异常性疾病
Developmental Diseases of the Nervous System

神经系统发育异常性疾病的分类、病因和常见疾病有哪些？

神经系统发育异常性疾病也称神经系统先天性疾病，多达上百种，有些很罕见，可能在胚胎期特别是妊娠前3个月神经系统发育旺盛期，胎儿受到母体内外环境致病因素影响所致，出生时或出生后神经系统发育过程中出现症状。它与遗传性疾病不同，并非是由遗传基因决定。

（1）分类

1）子宫内脑及神经系统发育障碍，部分神经元产生、移行及组织发育异常，导致出生后颅骨、神经组织及覆盖被膜畸形，出现精神发育迟滞，先天性缺陷的胎儿也易受到产期或产后期不良环境因素的影响。

2）分娩时产伤或窒息、胎头受到过度挤压、较长时间的缺氧引起脑组织损伤，可导致脑性瘫痪。

（2）病因

1）感染：母体受到病毒（如风疹病毒）、细菌、螺旋体及原虫等感染，引起胚胎先天性感染，导致如先天性心脏病、脑发育异常、脑积水畸形等。

2）药物：雄激素、皮质类固醇、苯二氮䓬类及氮芥等已确认可使胎儿致畸，抗甲状腺药或碘剂可引起甲状腺功能不足，影响脑发育。

3）辐射：在妊娠前4个月母亲下腹及骨盆部接受强射线辐射，可能引起小头畸形和眼球发育畸形等。

4）孕妇患糖尿病、严重贫血或CO中毒等可导致胎儿神经系统发育畸形、异位妊娠、羊水过多及妊娠期孕妇心境抑郁、焦虑、恐惧和紧张，吸烟、酗酒等均可影响胎儿的发育。

（3）常见疾病

1）与颅骨和脊柱畸形有关：①神经管闭合缺陷，如颅骨裂、显性或隐性脊柱裂；②颅骨和脊柱畸形，如狭颅症、小头畸形、枕大孔区畸形、寰枢椎脱位、寰椎枕化、颈椎融合、小脑扁桃体下疝和先天性颅骨缺损；③脑室发育畸形，如中脑导水管闭锁、第四脑室正中孔及外侧孔闭锁，CSF循环障碍导致先天性脑积水。

2）神经组织发育缺陷：①头颅增大，如脑积水、脑积水性无脑畸形、巨脑畸形。②脑皮质发育不全，如脑回增宽、脑回狭小、脑叶萎缩性硬化、神经细胞异位等。③先天性脑穿通畸形，局部脑皮质发育缺陷，脑室向表面开放如漏斗状，可双侧对称发生。④无脑畸形，大脑完全缺如，颅盖和头皮缺失，出生后不久死亡。⑤胼胝体发育不全，胼胝体完全或部分缺失，常伴脑积水、小头畸形和颅内先天性脂肪瘤等，临床可无症状或表现癫痫及智能低下。⑥神经外胚层发育不全，如神经皮肤综合征。

3）脑性瘫痪：产伤或窒息引起长时间缺氧和脑组织损伤，导致脑性瘫痪，表现为先天性运动功能异常。

846

神经管闭合不全畸形的临床表现和治疗有哪些？

神经管（neural tube）在胚胎发育过程中头端发展成脑泡，其余部分发育为脊髓。神经管闭合过程中受到有害因素如感染、代谢障碍及中毒等影响可产生闭合不全畸形。早期闭合不全产生严重的露脑畸形或无脑畸形，晚期闭合不全较常见，可见颅骨裂、脑膜膨出或脑膜脑膨出，以及脊柱裂、脊膜膨出或脊膜脊髓膨出等。

（1）临床表现

1）颅骨裂、脑膨出或脑膜膨出：膨出囊基底宽，呈蒂状，质软、有搏动感，轻压可使前囟凸出。小而能回纳的膨出可摸到骨裂边缘。可自后囟、枕大孔或枕骨间膨出，或自额骨间或鼻根部膨出，颅底膨出可突入眼眶、鼻腔、口腔或咽部。可伴智能发育不全、脑性瘫痪、脑积水，脊柱裂、唇裂和腭裂等其他发育障碍。膨出囊表皮破损感染可引起脑膜炎。

2）脊柱裂、脊髓膨出或脊膜膨出：①隐性脊柱裂最多见，腰骶部脊柱裂多见，可合并脊膜膨出、脊髓脊膜膨出，严重者脊髓中央管裂直达体表，肉芽面完全暴露，脊髓外翻和CSF外漏；脊柱前裂较少见，脊膜向前膨出进入体腔；脊柱裂症状取决于有无脊膜、脊神经根、脊髓膨出，膨出部位及大小，临床常见腰痛和夜间遗尿，腰骶部膨出现小腿、足弛缓性瘫和肌萎缩，踝反射消失，足、会阴及下肢后侧皮肤感觉缺失，下肢自主神经障碍，尿失禁等，偶见腰骶部皮肤色素沉着，皮肤呈脐形陷窝和多毛，也可无明显症状，通常在检查腰骶部X线平片时偶然发现。②颈脊柱裂及脊髓脊膜膨出出现上肢弛缓性瘫、肌萎缩、营养障碍、感觉缺失及下肢痉挛性瘫，高颈髓可见四肢痉挛性瘫，常合并小脑扁桃体下疝（Arnold-Chiari畸形）及脑积水。③脊柱裂可合并并趾、唇裂、脊柱侧弯或前凸、腰椎滑移、先天性心脏病、脑积水等畸形。

（2）治疗：脑、脑膜、脊膜、脊髓或神经根膨出如不严重应尽早手术治疗，分离脑、脊髓或神经根粘连，回纳神经组织，截除膨出囊，加固颅骨或椎板缺损。如在1周岁前手术有利于患儿发育，伴脑积水及术后加重者应再行CSF分流术。病变范围过大或膨出物根部过宽、神经组织严重受损及严重脑积水通常不宜手术治疗。延期手术或不能手术者需对膨出的囊壁慎加保护，防止破溃和感染。隐性脊柱裂伴上皮窦道需手术切除，以防脊膜感染。隐性脊柱裂不伴神经症状无须手术治疗。对症治疗包括尿便障碍处理，瘫痪可康复治疗。

颅颈区畸形的分型、临床表现和治疗有哪些？

颅颈区畸形是颅底、枕骨大孔和上位颈椎区畸形，伴或不伴神经系统损害。

（1）分型

1）颅底凹陷症（basilar invagination）：临床较常见，是以枕骨大孔为中心的颅底骨、寰椎及枢椎骨质发育畸形，寰椎陷入颅腔内，枢椎齿状突超过腭枕线（Chamberlain线）进入枕骨大孔，使枕骨大孔狭窄，颅后窝变小，压迫延髓、小脑及牵拉神经根产生相应症状，椎动脉受压出现供血不足。本病分为两类：原发性是先天性发育异常合并其他畸形，如扁平颅底、小脑扁桃体下疝畸形和脊髓空洞症等；继发性少见，继发于畸形性骨炎、骨软化症、佝偻病及类风湿关节炎等。

2）扁平颅底（platybasia）：常合并颅底凹陷症，诊断主要根据颅骨侧位片测量颅底角（蝶鞍与斜坡的角度），＞145°（成人正常值109°～145°）有诊断意义。

3）小脑扁桃体下疝（Arnold-Chiari）畸形：是先天性后脑畸形，胚胎发育异常使延髓下段、第四脑室下部疝入椎管。小脑扁桃体延长成楔形进入枕骨大孔或颈椎管内，严重者部分下蚓部也疝入椎管内，舌咽神经、迷走神经、副神经、舌下神经等后组脑神经及上部颈神经根被牵拉下移，枕骨大孔及颈上段椎管被填塞，CSF循环受阻引起脑积水；常伴其他颅颈区畸形如脊髓脊膜膨出等。

4）其他：如颈椎分节不全、寰椎枕化和寰枢椎脱位等。

（2）临床表现

1）延髓和上颈髓受压可出现轻偏瘫或四肢上运动神经元瘫、腱反射亢进、病理征、感觉障碍和尿便障碍等。脑神经受累可见面部麻木、复视、构音障碍、吞咽困难，累及小脑产生眼震、步态不稳和枕下部疼痛等颈神经根症状，偶可出现头痛、视乳头水肿等ICP增高症状。

2）脑干和上颈髓受压变扁，周围蛛网膜粘连增厚可形成囊肿；延髓和上位颈髓可因受压缺血和CSF压力影响，形成继发性脊髓空洞症，出现相应的症状。

3）头部MRI矢状位可见小脑扁桃体下疝，继发囊肿和脊髓空洞症等。

（3）治疗：主要采取手术治疗，可行引流减压术或颅后窝手术减压，解除其对周围组织压迫，重建CSF循环通路，加固不稳定枕骨脊椎关节，但症状轻微患者即使影像学检查发现畸形也不宜手术。

848

颅狭窄症的类型和临床表现及其治疗有哪些?

颅狭窄症又称颅缝早闭,由于颅缝早闭的部位和数目不同,形成不同形状的头颅畸形。本病可能合并精神发育迟缓、腭裂、眼裂及泌尿系统畸形等。

(1)类型和临床表现

1)舟状头畸形:又称长头畸形,最常见,男性多见,因矢状缝过早闭合,颅骨横径生长受限,使头颅前后径增大,形成长头。颅骨穹隆高而横径短,前额和枕部凸出,形如覆舟。患者多智力正常,少数患者有精神发育迟滞,可有癫痫发作、麻痹性眼斜视及锥体束征,仅少数患者可有ICP增高。

2)尖头畸形:又称塔头畸形,可产生ICP增高,使所有的颅内组织受压,导致视乳头水肿、视神经萎缩、眼斜视、听觉及前庭功能障碍、抽搐发作等,严重者可有智能发育障碍。

3)扁头畸形:又称短头畸形,是因两侧冠状缝过早闭合,颅骨前后径生长受限,只能向两侧生长,形成短头。头型高而宽,前额和枕骨变平,鼻根宽广、眼眶浅、眶嵴不发育,两眼眶间距增加,眼球突出,前囟前移。常有ICP增高,此外因鼻腔狭小,易反复上呼吸道感染。

4)斜头畸形:一侧冠状缝和人字缝早闭,使该侧头颅生长受限,对侧正常生长甚至代偿性扩大,造成头颅形态不对称,形成斜头畸形。头颅上面观呈三角形,双眼间距变小,额狭窄,神经系统查体多无异常。

(2)治疗:手术治疗为主,颅缝再造术改善颅骨外形使颅腔有所扩大,受压的脑组织和脑神经得到正常发育。尖头畸形、扁头畸形及其他伴ICP增高类型应尽早手术,出生后3~6个月内手术效果较好,一旦出现视神经萎缩或智能障碍即使手术神经功能也难以恢复。

849

脑性瘫痪的病因、分型和诊断有哪些?

脑性瘫痪(cerebral palsy)是指围产期获得性非进行性脑病导致的先天性运动障碍及姿势异常性疾病或综合征。临床表现复杂多样,多在数月后家人试图扶起患儿站立时发现,严重者出生后即有征象。由Litter(1862)首先描述本病,也称Litter病,1964年Ingram首先使用脑性瘫痪这一概念。

(1)病因:①产前病因包括遗传因素,以及宫内感染、胎盘早剥、前置胎盘、双胎或多胎等。②围产期病因如宫内外窒息、产程过长及各种产伤等。③产后病因如各种感染、外伤、中毒、颅内出血及严重窒息等。病理改变可见室管膜下出血或脑室内出血，多见于未成熟儿（妊娠不足32周），因血管神经发育不完善，脑血流调节能力较差所致；以及脑白质软化、皮质萎缩或萎缩性脑叶硬化等缺血性病变，多见于缺氧窒息的婴儿。

（2）分型和诊断：主要包括早产儿基质出血、缺氧-缺血性脑病（Litter病）、进展性运动异常等。

本病临床诊断必备条件是中枢性运动功能障碍和运动发育落后，姿势异常包括动态和静态姿势异常，肌力和肌张力改变等；参考条件是存在脑瘫的病因学根据，脑影像学证据，除外其他特定的遗传代谢性疾病。

850
早产儿基质（室管膜下）出血的临床表现和治疗有哪些？

早产儿基质（室管膜下）出血［matrix（subependymal）hemorrhage in premature infants］是脑性瘫痪的常见病因之一。解剖检查可见两侧半球室管膜下细胞母基质（germinal matrix）各有一小血泊，为豆纹、脉络膜及Heubner回返动脉供血区。

（1）临床表现

1）孕龄20～35周的低体重早产儿出生后数日出现呼吸窘迫，伴发绀、吸吮不能，可见囟门膨出及血性CSF，CT检查可确诊，常于数日内死亡。

2）轻症存活患儿出现脑性双侧瘫及智能障碍，约1/3的病例发生脑室旁（皮质支与深穿支分水岭区）白质软化。

（2）治疗：如有阻塞性脑积水需做脑室分流术。应用吲哚美辛（Indomethacin）、止血敏（Ethamsylate）及出生后3天内肌内注射维生素E可减少脑室旁出血发病率。

851
脑性痉挛性双侧瘫的临床表现有哪些？

脑性痉挛性双侧瘫（Litter病）是Litter于1862年提出的缺氧-缺血性产伤（脑病）概念。脑性瘫痪包括截瘫、双侧瘫、四肢瘫、偏瘫和假性球麻痹等类型。

本病表现为四肢瘫，下肢较重，双侧瘫患儿扶立时用双侧足尖着地伴有内收痉挛，呈剪刀步态（scissors gait）和内翻马蹄足，几岁后才能行走。本病可分为轻度、中度和重度。

（1）轻度在最初24h症状明显，表现为易惊、肢体及下颌颤抖，称为紧张不安婴儿（jittery baby）。前囟柔软，拥抱反射（Moro reflex）为下限反应，肌张力正常，可见腱反射亢进及病理征，脑电图正常，可能完全恢复。

（2）中度出生后表现为嗜睡、反应迟钝和肌张力低下，运动正常，48～72h后可恢复或恶化，若伴抽搐、脑水肿、低钠血症或肝损伤提示预后不良。

（3）重度出生后即昏迷，呼吸不规则，需机械通气维持；出生后12h内发生惊厥，肌张力低下，Moro反射无反应，吸吮力弱，光反射和眼球运动存在。中至重度患儿如及时纠正呼吸功能不全和代谢异常仍可望存活，但可遗留锥体系、锥体外系、小脑损伤体征及精神发育迟滞等。

852

进展性运动异常的临床表现有哪些？

进展性运动异常是脑性瘫痪的常见病因之一。

（1）婴儿表现为偏瘫、截瘫和四肢瘫，可分为以下类型：①先天性婴儿偏瘫，偏瘫出现在婴儿和儿童早期。②后天性婴儿偏瘫，3～18个月的正常婴儿通常以痫性发作起病，发作后出现严重的偏瘫，伴或不伴失语症。③四肢瘫，较少见，多由于双侧脑病变所致。④截瘫，多因脑或脊柱病变，如先天性囊肿、肿瘤和脊柱纵裂等引起。

（2）先天性和后天性锥体外系综合征：脑性痉挛性双侧瘫常逐渐演变为先天性锥体外系综合征，可因产期严重缺氧和胆红素脑病所致。①先天性舞蹈手足徐动症：出现于出生后数月或数年，常为双侧，可见舞蹈、肌张力障碍、共济失调性震颤、肌阵挛和半身颤搐等，轻症患儿易误诊为多动症。②胆红素脑病：血清胆红素＞250mg/L对CNS具有毒性，可产生神经系统症状。

（3）先天性共济失调：患儿因小脑功能缺损导致坐姿和动作不稳，步态笨拙，经常跌倒，也称共济失调性脑性瘫痪，但无瘫痪，CT和MRI检查可见小脑萎缩。

（4）先天性弛缓性瘫：患儿表现为肌张力松弛，运动障碍，不能竖颈，扶起时不能维持体位。

（5）先天性延髓麻痹：表现为吞咽困难和构音障碍，下颌反射亢进，不自主哭笑，伴有核上性眼肌麻痹、面瘫和肢体痉挛性瘫等。

853

胆红素脑病的病因、临床表现和治疗有哪些？

胆红素脑病（kernicterus）是由于血中未结合胆红素增高进入中枢神经系统，血清胆红素＞342μmol/L（20mg/dl）具有中枢神经系统毒性，引起基底节、视丘下核和苍白球等病变，在缺氧及低体重婴儿更易发病。

（1）病因：多由于新生儿溶血病所致，最常见母婴血型不合，如母体Rh血型阴性，胎儿阳性，母体血液含足量抗体，输入Rh阳性血液可引起溶血。ABO血型配伍不合，尤其母亲为O型、胎儿A型，母体血液存在异常数量抗体也可出现溶血。新生儿肝脏醛糖酸转化酶尚未成熟，使血中胆红素蓄积，如超出临界浓度342μmol/L，进入CNS可导致发病。黄疸、贫血程度严重可并发胆红素脑病。也可因胎儿出生后红细胞破坏加快，胆红素产量增加，肝脏醛糖酸转化酶系统不成熟，不能及时将间接胆红素转化为直接胆红素排泄，引起生理性黄疸，如感染、缺氧、酸中毒等导致血脑屏障破坏，胆红素大量进入CNS可引起胆红素脑病。

（2）临床表现

1）轻症：出生后24～36h出现黄疸和肝脾肿大，4天后黄疸逐渐消退，不产生明显的神经系统症状。

2）重症：出生后或数小时出现黄疸并急骤加重，合并肝脾肿大，皮肤黏膜重度黄疸，伴点状出血，3～5天婴儿变得倦怠、吸吮无力、呼吸困难、肌张力过低、呕吐、嗜睡、拒奶、肌强直和抽搐发作，可伴舞蹈、手足徐动、肌张力障碍及痉挛性瘫等，多在数日至2周内死亡。存活者遗留精神发育迟滞、锥体外系症状如舞蹈样动作、指划动作、肌张力改变，耳聋，不能坐、立和行走。

（3）治疗

1）胆红素脑病早期以降低血清未结合胆红素为主，可静脉补液供给热量；口服苯巴比妥增强肝微粒体酶功能，口服尼可刹米、10%活性炭溶液；白蛋白或血浆静脉滴注促进与胆红素结合；紫外线照射促进间接胆红素转化。如出现胆红素脑病，疗效欠佳，易遗留智力低下、手足徐动、听觉障碍、抽搐等后遗症。发现新生儿黄疸应及早诊治，预防发生胆红素脑病最为关键。

2）重型病例除上述治疗外，可换血治疗，必要时重复数次。出现呕吐、昏睡，总胆红素迅速上升及血红蛋白迅速下降均为输血指征。

脑性瘫痪的治疗有哪些？

脑性瘫痪（cerebral palsy）也称痉挛性双侧瘫，目前尚无有效疗法，主要采取物理疗法、康复训练，药物对症治疗，必要时可手术治疗。

（1）物理疗法和康复训练

1）宜给予患儿完善的护理，保证充足的营养和良好的卫生。长期坚持科学的智能、语言及技能训练。

2）物理疗法、体疗和按摩等促使肌肉松弛，改善下肢运动功能、步态和姿势。痉挛、运动过多、手足徐动、肌张力障碍及共济失调等可采用康复训练配合药物治疗。手指作业治疗有利于进食、穿衣、写字等与生活自理有关的动作训练。

3）支具和矫正器可帮助控制无目的动作，改善姿势和防止畸形，帮助患儿获得最大程度的功能改善。

（2）药物对症治疗：疗效有限，不良反应较大。下肢痉挛性瘫影响活动，可试用氯苯氨丁酸（Baclofen）口服，自小量开始，成人5mg，每日2次，5天后改为每日3次，以后每隔3～5天增加5mg，可用20～30mg/d维持；儿童初始剂量为0.75～1.5mg/（kg·d）。不良反应有嗜睡、恶心、眩晕、呼吸抑制，偶有尿潴留。安坦（Antane）有中枢抗胆碱能作用，2～4mg口服，每日3次。震颤可用苯海拉明，运动过多使用氟哌啶醇、地西泮和丙戊酸，伴惊厥发作给予抗癫痫药。胆红素脑病可行交换输血、白蛋白静脉滴注、紫外线照射等。

（3）手术治疗

1）选择性脊神经后根切断术（selective posterior rhizotomy，SPR）：将纤维外科技术与电生理结合，选择性切断脊神经后根与肌牵张反射有关的Ⅰa类肌梭传入纤维，减少调节肌张力与姿势反射的γ环路中周围兴奋性传入，纠正皮质病变导致下行抑制受损产生的肢体痉挛状态。痉挛型脑瘫如无严重系统疾病、脊柱畸形及尿便障碍宜首选SPR加康复训练，在3～10岁时施行为宜。患儿术前有一定行走能力，智力接近正常，术后坚持系统康复训练是治疗成功的基本条件。

2）矫形手术：适用于下肢内收痉挛、肌腱挛缩和内翻马蹄足等，可松解痉挛软组织，恢复肌力平衡及稳定关节。

855

先天性脑积水的分类、临床表现和治疗有哪些？

先天性脑积水（congenital hydrocephalus）是CSF分泌过多、循环受阻或吸收障碍导致脑室系统及蛛网膜下腔CSF积聚过多，继发脑室扩张、ICP增高和脑实质萎缩等。

（1）分类

1）交通性脑积水（communicating hydrocephalus）：主要由于CSF分泌过多或吸收障碍导致，CSF可自脑室系统流至蛛网膜下腔。

2）阻塞性脑积水（obstructive hydrocephalus）：脑室系统某一部位阻塞使CSF循环受阻和脑室扩张。最常见为中脑导水管狭窄、分叉及中隔形成，以及导水管周围胶质增生、室间孔闭锁、第四脑室正中孔或侧孔闭锁等，有时伴先天性小脑蚓部发育不全（Dandy-Walker综合征）、小脑扁桃体下疝畸形等。

（2）临床表现

1）头颅快速增大是突出体征，ICP增高，前囟扩大、张力高，后囟、侧囟也可开大，颅缝裂开，静脉回流受阻，头皮静脉怒张，颅骨变薄，叩诊可闻及破壶音（Macewen征），患儿头发稀少，精神萎靡，因头颅增大过重难以支撑和无力上抬，不能坐和站立。"落日征"是先天性脑积水的特有体征，眼球下旋常暴露上部巩膜，眼球下半部被掩盖于下睑下。常见展神经麻痹，晚期视觉和嗅觉障碍，眼球震颤、共济失调和智能发育不全。重症出现痉挛性瘫、去大脑强直发作。

2）头围测量比正常同龄儿大得多，一般测周径（眉间至枕外粗隆）、前后径（眉间沿矢状线至枕骨粗隆）、横径（两耳孔经前囟连线）三个径。

3）头颅平片显示颅腔扩大，颅骨变薄，板障结构稀少甚至消失，脑回压迹加深，颅缝分离，前囟增宽，颅/面比例明显增大。脑CT可清楚显示脑积水，脑室系统是否阻塞和部位。脑室（前囟穿刺）和腰椎双重穿刺做CSF酚红试验，可鉴别阻塞性与交通性脑积水，有助于鉴别脑室系统内或脑室外梗阻。

（3）治疗：先天性脑积水治疗应手术解除阻塞，可采用大脑导水管成形术或扩张术、第四脑室正中孔切开或成形术。枕大孔先天畸形可行颅后窝及上颈椎椎板切除减压术。CSF分流术如侧脑室腹腔、侧脑室颈内静脉、侧脑室心房分流术等。药物治疗首选醋氮酰胺，可暂时减少CSF分泌，增加水排出；蛛网膜粘连可试用泼尼松口服。

丹迪-沃尔克（Dandy-Walker）综合征的临床表现和治疗有哪些？

丹迪-沃尔克（Dandy-Walker）综合征是第四脑室和小脑发育畸形，第四脑室正中孔和侧孔闭锁导致第四脑室囊性扩张和非交通性脑积水，小脑半球上移，后蚓部发育不全或缺如。

（1）临床表现

1）患儿在2岁前即出现运动发育迟缓，头痛、呕吐和哭闹等颅内高压症状，可有眼震和展神经麻痹，头部控制力差，步态蹒跚等。

2）检查可见头颅扩大，特点为前后径长，枕部扩大显著。严重者出现双侧锥体束征，可因延髓呼吸中枢受累出现中枢性呼吸障碍。

3）颅骨X线侧位片可见颅后窝明显扩大、侧窦沟抬高。头部CT可见侧脑室对称性扩大，第三脑室扩大，第四脑室明显扩张可至枕骨内板并向下突入椎管内。

（2）治疗：可手术切除囊肿。术后ICP增高仍不缓解应行CSF分流术。

857

脑穿通畸形的临床表现和治疗有哪些？

脑穿通畸形（porencephaly）是指大脑半球内的囊腔形成，是一种特殊类型的脑积水，与脑室或蛛网膜下腔相通，可合并覆盖的颅骨缺陷，使胚胎发育畸形，可能与母体感染、营养障碍有关，多见于早产儿、难产儿和过期产儿。

（1）临床表现

1）表现多种多样，与病变部位、囊肿大小和CSF循环是否通畅有关。患儿常见单瘫或严重偏瘫，常有生长发育迟滞、癫痫发作。双侧病变可见假性球麻痹。累及基底节出生后数月内可出现肌张力减低，1年左右常见手足徐动症。脑穿通畸形的囊腔扩大可能产生ICP增高和脑积水。

2）X线平片如无颅骨缺陷通常无阳性临床发现。脑CT可见脑实质内囊腔，边界清晰光滑，腔内液体呈CSF样密度，囊腔与脑室或蛛网膜下腔相通。与脑室相通者室管膜周围脑组织为白质，与蛛网膜下腔相通者囊腔周围组织由白质或部分灰质围绕，患侧的脑组织可有发育不全。

（2）治疗：脑穿通畸形虽为良性病变，却有潜在的危害，一旦确诊宜尽早手术治疗。无ICP增高和不是中至重度脑积水患儿可暂时采取保守治疗。

858

21- 三体综合征患儿的临床表现和预防有哪些？

21- 三体综合征又称先天愚型或唐氏综合征。

（1）临床表现

1）特殊面容：表现为头小而圆，枕骨扁平，眼裂小，内眦赘皮，眼距宽，外眼角上斜，鼻梁低平，上腭高尖，嘴小唇厚，常张口弄舌，肌张力减低。常伴发先天性心脏病及房间隔、室间隔缺损，男孩常见单侧隐睾。

2）中至重度智力障碍：智商为25～49分。身体发育迟滞，囟门迟闭，半数患儿有第三囟门。

3）皮纹特点：约半数患儿有双侧通贯掌，82%掌纹atd角增大，72%拇趾球部胫侧弓状纹。尺侧箕形指纹比率高，部分患儿有第五指单一指间褶。

4）染色体核型分析：分为三型。①单纯型：核型为47,XX（XY），+21，占本病的

92.5%；②嵌合型：核型多为46,XX（XY）/47,XX（XY），＋21，占2.7%；③易位型：核型为46,XX（XY），t（D9；21q）或46,XX（XY），t（21q；G9），占4.8%（t代表易位）。

（2）预防：由于患儿免疫力低下，宜注意预防感染，如伴先天性心脏病、胃肠道或其他畸形，可考虑手术矫治。目前最好的方法是孕妇产前诊断，染色体核型分析，产前终止妊娠。取样包括孕中期羊膜腔穿刺羊水细胞、孕中期胚胎绒毛细胞和脐带血淋巴细胞分析，筛查测定血清标志物HCG、AFP有一定临床意义。

859

精神发育迟滞的病因和智力低下的分级标准有哪些？

精神发育迟滞（mental retardation，MR）也称智力低下，是智力发育期发生的智力损伤性疾病。本病表现为智力显著低于一般水平，认知、记忆、语言及思维等障碍；对社会环境的适应能力明显受损。

（1）病因

1）遗传性疾病：染色体病，如21-三体综合征（先天愚型）、18-三体综合征、13-三体综合征、猫叫综合征等染色体异常等。单基因遗传性代谢病，如苯丙酮尿症、枫糖尿症、半乳糖血症、多种类脂质沉积病等，以及结节性硬化症等。

2）出生期或新生儿期致病因素导致胎儿发育障碍：出生体重极低，母体妊娠期感染、理化因素，胎儿期及婴儿期营养不良，心理剥夺作用等。此外，仍有10%～20%的患儿病因不明。

（2）临床分级标准

1）智力低下分级标准：参照WHO和美国精神发育迟滞协会（表25-1）。

表25-1　智力低下分级标准

美国临床分类	教育分类	智力水平	IQ*范围	成年后智力年龄/岁	适应行为水平
边缘性发育迟滞	学习能力低下	边缘	69～84	13	
朦胧	可教育的	轻度	52～68	8～12	1级
愚钝（低能）	可训练的	中度	36～51	3～7	2级
白痴	全护理	重度	20～35	0～3	3级
		极重度	<19		4级

注：*斯坦福-比奈智力量表。

2）智力行为分级标准：北京大学第一医院儿科根据智商（intelligence quotient，IQ）及适应行为（adaptive behavior，AB）将精神发育迟滞分为轻度、中度、重度和极重度四级（表25-2）。

表25-2　智力行为的分级标准

程度	学前（0～5岁）	学龄（6～20岁）	成人（21岁以上）
轻度（能教育）	能发展社会和交往技能，感觉及运动轻微迟滞；不到更大一些年龄时很难与正常儿童区别	能接受六年级学校教育，可在指导下适应社会生活	有通常的社会和职业技能，可达到低等的自给，如果处于非常的社会和经济压力时需要有指导
中度（能训练）	能谈话或学会交往，自理能力经训练可有改进，能用中等监护来管理	社会和职业技能经训练可有所改进，不能超过2年级教育水平；在熟悉环境中可独自行走	在有保护情况下可从事一点非技术性或半技术社会工作，在有社会或经济压力时需要有监护或指导
重度	运动功能发育不良，可讲一些话，在自理方面通常经训练也不能改进；很少或没有交往技能	能谈话或学习交往，学会基本的卫生习惯，在系统的训练下有所改善	在完全监护下生活可半自理，在被控制的环境里可发展自我保护技能
极重度	全面迟滞，感觉运动功能很差，需人护理	在某些方面可能得到一点发展，对自理方面的训练可能有一点反应	某些运动和语言功能可有发展，自我照顾的改进可能非常有限，需人护理

860

精神发育迟滞临床表现和治疗有哪些？

如果孩子出生后从来未达到过同龄儿的智能水平，可诊断为精神发育迟滞，如果孩子智能和适应能力达到过正常水平，然后又出现倒退，常是由其他疾病引起。

（1）临床表现

1）智力低下伴适应功能缺陷，按程度分为：①白痴，是最严重的智力障碍，不知防御或躲避危险及伤害，精神呆滞，发育进度延迟，不能独立生活，大多在婴儿期死亡。②痴愚，是较严重的智力障碍。患儿能学会说话，但吐字不清，词不达意，入学后学习明显困难，经过训练可自行料理一般日常生活，学会简单的机械操作，在成人监护下可活到成年。③愚钝，是较轻度的智力障碍。发育进度较迟缓，能自理生活，从事简单劳动。能入学读书，但成绩很差，判断、记忆、吸取教训的能力也低于常人。

2）常伴发的症状：①行为异常，如易烦躁或激惹，兴奋或抑郁状态，发作性冲动、攻击性行为、自伤行为等；②各种类型的癫痫发作；③不自主运动，如震颤、舞蹈动作、手足徐动、扭转痉挛和肌阵挛等；④不同程度瘫痪、失语症、共济失调和构音障碍；⑤上腭抬高，耳郭畸形，毛发增多，面容、脊柱、指（趾）等改变，内脏器官病变等。

（2）治疗

1）目前尚不能恢复神经系统功能发育迟滞，帮助患儿和家人接受教育，适应社会和职业需求，尽早开展各种言语、运动及听力训练等是有益的，家庭与社会配合进行行为习惯、思想品德、独立生活能力、文化基础知识教育；轻度智力低下儿应尽可能安排到普通学校与正常儿童一起受教育，老师给予较多的个别辅导，更有利于智力发育。

2）营养干预包括充分注意饮食成分的科学配比，对某些必需氨基酸、维生素和微量元素缺乏或某些遗传性代谢性疾病患儿更需要给予针对性特殊饮食。

3）药物治疗如针对性使用替代药物补充不足，如先天性卵巢发育不全给予雌激素治疗，肝豆状核变性使用青霉胺促进铜排出，应用促进脑细胞发育药物，如神经生长因子、细胞生长肽、脑蛋白水解物等。对运动功能障碍宜早期开始康复治疗，改善症状，增强生活能力。肢体畸形可酌情进行矫形手术，听力障碍需要及早配戴助听器，弱视者需配戴眼镜等。

（曲悠扬）

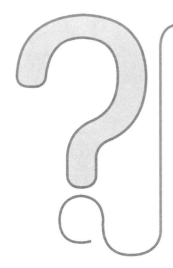

第二十六章

神经系统遗传性疾病
Genetic Diseases of Nervous System

神经系统遗传性疾病的分类有哪些？

遗传性疾病（genetic diseases）是机体发育过程中遗传物质基因突变和染色体畸变，以一定方式传递给下一代引起的疾病。基因突变包括结构基因和调控基因突变，染色体畸变包括染色体结构和数目变化。神经系统遗传性疾病按遗传方式分为五类。

（1）单基因遗传病：是染色体上一对等位基因控制的遗传病，一个等位基因发生碱基替代、插入、缺失、重复或动态突变即可发病。某些神经系统疾病按孟德尔遗传方式，包括常染色体显性（如亨廷顿病）、常染色体隐性（如威尔逊病）、X-连锁隐性（如杜兴肌营养不良）、X-连锁显性遗传等。单基因遗传病约有7000种，半数以上累及神经系统，但为少见病和罕见病，人群患病率低。

1）常染色体显性遗传病：谱系特征是常见连续几代遗传，男女患病机会均等，患者双亲之一是患者，患者常为杂合型，若与正常人婚配，子女发病概率为50%；杂合子个体携带显性致病基因可不完全外显，外显率为60% ～ 90%，某些家系出现隔代现象。

2）常染色体隐性遗传病：致病基因是常染色体的隐性基因，仅当该基因是纯合子或复合杂合子时才发病，杂合子是致病基因携带者。谱系特征常见隔代遗传，男女患病机会均等，双亲均为无病的携带者，子女患病率25%，携带者50%，近亲婚配后代发病风险明显增高。

3）性连锁遗传病：多为隐性致病基因，位于X染色体上，男女发病率有显著差异。当女性为纯合子时发病，男性为半合子即可患病。若母亲为杂合子，父亲正常，子代若为女性1/2为携带者，1/2正常，子代若为男性1/2为患者，1/2正常。可隔代出现，人群中患者男性远比女性多。

（2）多基因遗传病：是多对非等位基因突变的累加效应与环境因素相互作用所致，不以孟德尔方式遗传，但部分存在家族聚集现象。由于许多常见病如高血压、糖尿病、癫痫、偏头痛及癌症等为多基因遗传，患病人数远超过单基因遗传病，家族史是确定的遗传学易感因素。

（3）线粒体遗传病：是线粒体DNA（mtDNA）突变引起线粒体代谢酶缺陷，导致ATP合成障碍和能量不足引起的一组多系统疾病，包括线粒体肌病、线粒体脑肌病等。人类mtDNA存在于细胞质中，是细胞核外唯一存在DNA，遗传方式为母系遗传，突变mtDNA在不同组织中差别表达与组织对线粒体供给能量依赖程度密切相关，CNS、心脏、骨骼肌和肾脏等对能量依赖程度高，缺陷表现明显。

（4）染色体病：是由染色体数目或结构异常所致，如21-三体患者体细胞中多了一个21

号染色体，表现为先天愚型，又称唐氏综合征。

（5）体细胞遗传病：为体细胞中遗传物质改变所致的疾病。因它是体细胞中遗传物质的改变，故一般不向后代传递，但具有家族遗传易感性，如肿瘤。

862 神经系统遗传性疾病的基本临床特征有哪些？

神经遗传病是人类遗传病的重要组成部分，我国神经系统单基因遗传病患病率为109.3/10万。最常见为遗传性共济失调、进行性肌营养不良，糖、脂质、氨基酸生化代谢障碍等神经遗传代谢性疾病种类多，但发病率低。

（1）神经遗传病可在任何年龄发病，但30岁前发病居多。出生后很快发病如半乳糖血症和先天愚型，婴儿期发病如婴儿型脊肌萎缩症，儿童期发病如假肥大型肌营养不良，少年期发病如肝豆状核变性、少年型脊肌萎缩症，青年期发病如腓骨肌萎缩症，成年期发病如强直性肌营养不良，成年后期发病如遗传性共济失调。

（2）神经遗传病临床表现多样，具有家族性和终身性特点。致病基因突变不同可能导致相似的临床表现（遗传异质性），致病基因相同也可引起不同的临床表现（临床变异性）。

（3）常见的症状和体征

1）共济失调：是遗传性共济失调的主要表现，通常慢性起病，双侧对称，进行性加重，躯干共济失调较早出现，少数如发作性共济失调可急性起病。病变累及小脑或神经通路、脊髓后索和后根、周围神经等。

2）肌萎缩/肌肥大：肌萎缩一般缓慢起病，逐渐进展，多双侧对称，神经源性肌萎缩由脊髓前角病变如脊肌萎缩症或周围神经病如腓骨肌萎缩症引起，肌源性肌萎缩见于遗传性肌病如进行性肌营养不良。假性肌肥大多见于慢性肌病，最常见于腓肠肌，三角肌、舌肌也可发生。

3）肌张力异常：①张力增高，强直性见于锥体外系疾病如肝豆状核变性、遗传性帕金森病，痉挛性见于锥体系遗传病如痉挛性截瘫；②张力减低，可见于脊髓前角病变如脊肌萎缩症，肌肉病变如进行性肌营养不良；③肌张力障碍，表现为持续性肌收缩引起不自主运动如手足徐动、扭转痉挛或姿势异常，口面部异常表情等；④肌强直，受累骨骼肌收缩后不易放松，连续收缩后可减轻，见于强直性肌营养不良、先天性肌强直、高血钾性周期性麻痹等。

4）不自主运动：①震颤，动作性如特发性震颤，多有家族史；肝豆状核变性出现扑翼样震颤，小脑病变为意向性震颤；②舞蹈样动作，见于亨廷顿病、舞蹈-棘红细胞增多症和高氨酸血症等；③肌张力障碍，如手足徐动、扭转痉挛和口面部不自主运动；④肌阵挛，见于肌阵挛癫痫、尼曼-匹克（Niemann-Pick）病、枫糖尿症等；⑤肌束颤动，见于家族性肌萎缩侧索硬化、婴儿型脊肌萎缩症等。

5）瘫痪：①大脑皮质运动区和皮质脊髓束病变可发生上运动神经元瘫，见于痉挛性截瘫；②脊髓前角、周围神经受累出现下运动神经元瘫，见于腓骨肌萎缩症、脊肌萎缩症等；③肌肉病变出现肌病性瘫痪，见于进行性肌营养不良、先天性肌病、线粒体肌病等。

6）感觉异常：见于脊神经受累的遗传病，可呈袜套样分布。可仅有痛觉或痛温觉缺失、仅有深感觉缺失或深浅感觉均受累，有些病例可出现自发痛。

7）语言障碍：可因智能发育不全伴语言学习障碍，发音障碍如脑瘫患儿痉挛性发音，小脑共济失调爆破性构音障碍，锥体外系疾病运动障碍性发音，咽肌萎缩无力患者弛缓性发音困难或无力性语言。

8）癫痫发作：常见于遗传代谢性疾病，特发性或继发性癫痫，表现为全面性、单纯局灶性和复杂局灶性发作。

9）认知障碍：大多数遗传性代谢病患者伴智能减退。

10）某些神经遗传病特征性症状体征是诊断的重要依据，如角膜K-F环提示肝豆状核变性，眼底黄斑区樱桃红斑见于黑矇性痴呆，共济失调毛细血管扩张症可见眼结膜毛细血管扩张，进行性肌阵挛性癫痫出现肌阵挛，结节性硬化症可见面部皮脂腺瘤，面肩肱型肌营养不良、强直性肌营养不良、黏多糖沉积病的特殊面容等，白内障、颅骨狭小、脊柱裂、四肢短小和弓形足等均有一定的诊断价值。

863

神经遗传病的临床诊断流程有哪些？

神经遗传病早期诊断和遗传咨询至关重要，但因病因和表型复杂多样给诊断带来很大困难。临床诊断流程如下。

（1）收集临床资料：包括病史，如发病年龄、病程，详细询问家族史，尤其怀疑常染色体显性遗传、X-连锁遗传和线粒体母系遗传疾病。进行仔细神经系统检查，发现独特的症状体征，如肝豆状核变性的K-F环、黑矇性痴呆的眼底樱桃红斑、神经纤维瘤病的皮肤牛奶咖啡斑等。

（2）系谱分析：判定是否为遗传病，区分单基因、多基因或线粒体遗传病，根据遗传早现现象推测是否为动态突变病。

（3）辅助检测

1）脑MRI检查有助于结节性硬化症、脊髓小脑性共济失调和线粒体脑肌病伴乳酸血症和卒中样发作（MELAS）诊断；脑CT检查诊断家族性基底节钙化等。

2）生化检测如假肥大型肌营养不良可见血清肌酸激酶（CK）增高，肝豆状核变性血清铜和铜蓝蛋白水平降低、尿铜排泄增加，β-脂蛋白缺乏症血浆脂蛋白降低。

3）代谢或酶学检测可诊断有机酸尿症如甲基丙二酸尿症，血清、外周血细胞、体外培养皮肤成纤维细胞某些酶缺乏或活性低可帮助诊断遗传代谢病，如糖原累积病2型、黏多糖贮积症、神经节苷脂贮积症、戈谢（Gaucher）病、Niemann-Pick病。

4）细胞学检查如戈谢病患者肝、脾或骨髓可见Gaucher细胞，Niemann-Pick病可见骨髓泡沫细胞。外周组织病理如肌营养不良的肌肉活检，腓骨肌萎缩症、Dejerine-Sottas病神经活检，神经元核内包涵体病皮肤活检。

5）电生理如遗传性肌阵挛性癫痫可见特征性EEG，强直性肌营养不良可见特征性EMG改变。

（4）基因检测：不同遗传病的遗传缺陷不同，需采用不同的检测技术，如有典型临床表型、疾病候选基因单一或致病变异位点已明确，可选择聚合酶链反应（PCR）和Sanger测序，或PCR-限制性酶切片段长度多态性分析（RFLP）；对基因不明确的遗传病可用高通量测序，如基因包（panel）、全外显子组测序（WES）、全基因组测序（WGS）等二代测序技术（NGS），适于检测点突变、小的插入/缺失。怀疑拷贝数变异可选择染色体核型分析、荧光原位杂交技术（FISH）、染色体芯片分析（CMA）、多重连接探针扩增技术（MLPA）等。医生应结合实际情况合理选择适宜方法，向患者/家属说明遗传检测益处和局限性。

864

遗传性共济失调的病因、分类和临床特征有哪些？

遗传性共济失调（hereditary ataxia）是慢性进行性遗传变性疾病，有世代相传的遗传背景、小脑性共济失调表现和小脑病变为主三大特征。

（1）病因：常染色体显性小脑性共济失调（autosomal dominant cerebellar ataxia，ADCA）为三核苷酸CAG重复序列拷贝数变化，称为动态突变（dynamic mutation），为三核苷酸重复疾病（trinucleotide repeat disease，TRD）。大部分TRD的三核苷酸拷贝数逐代增加，父系遗传更明显，发病年龄逐代提前，症状逐代加重，称为遗传早现（anticipation）。目前发现SCA1、SCA2、SCA3［马查多-约瑟夫（Machado-Joseph）病］、SCA6、SCA7、SCA17等亚型和DRPLA（齿状核-红核-苍白球-路易体萎缩）均为TRD。

（2）分类

1）常染色体显性遗传共济失调（ADCA）：包括多数SCA、齿状核-红核-苍白球路易体萎缩（DRPLA）和发作性共济失调（EAs），SCA包括至少三种类型突变，编码多聚谷氨酰胺（polyQ）片段的CAG三核苷酸重复序列扩增，在基因非编码区的核苷酸重复序列扩增，以及点突变等。

2）常染色体隐性遗传共济失调：包括Friedreich共济失调（FA）、共济失调-毛细血管扩张症（AT）和多种SCA，FA也涉及在非编码区3′核苷酸重复序列。

3）X-连锁遗传共济失调：主要为脆性X相关的震颤-共济失调综合征（FXTAS），为基因5′非编码区的三核苷酸重复序列异常扩增所致。

4）线粒体遗传共济失调。

（3）临床特征：遗传性共济失调临床症状复杂，交错重叠，同一家族也可有高度异质性，分类困难。患者早期常见共济失调步态，逐渐加重，出现平衡障碍、进行性肢体协调运动障碍、构音障碍、眼球运动障碍；患者常伴锥体系、锥体外系、视觉、听觉、脑神经核、脊髓、周围神经和自主神经损害，有时伴大脑皮质功能损害如认知障碍和精神行为异常，最终使患者完全卧床。

865

脊髓小脑性共济失调的临床特征有哪些？

常染色体显性小脑性共济失调（ADCA）主要表现小脑、脊髓和脑干退行性变，也称为脊髓小脑性共济失调（SCA），临床最常见SCA1、2、3、6和7型，全球发病率为0～5/10万。

（1）SCA临床表现常染色体显性遗传，绝大多数家系可追溯出数代患者，同一代中多人患病，患者后代存在遗传致病等位基因概率为50%。由于动态突变可表现遗传早现，家系中常见后代发病年龄提前，疾病进展较上一代更快。部分SCA患者无明确家族史，可因父母在发病前亡故，父母为轻症或中间型未发现患病，亲代与子代临床表型差异较大，不认为是同一疾病，患者出现新生突变（de novo mutation）等。

（2）SCA有高度遗传异质性，各亚型症状相似或有重叠。多在30～40岁隐袭起病，也有儿童期或70岁起病者，常在就诊时医生追问、本人和家人回忆推测出大致发病年龄。步态不稳、走路摇晃、突然跌倒为早期突出症状，讲话含糊不清，双手笨拙、持物不稳、意向性震颤、眼震、痴呆和远端肌萎缩。检查可见肌张力障碍、腱反射亢进、痉挛步态、深感觉障碍和病理征（＋），认知功能减退、周围神经病或黄斑病变等，通常发病后10～20年不能行走。患者因SCA类型、基因突变程度和病程等表现不同，早期小脑和锥体束受损，步态共济失调、腱反射亢进和病理征（＋），晚期周围神经受损，腱反射减低，一些类型早期即有周围神经病，晚期大多有明显肌萎缩。

（3）脑CT或MRI可见明显小脑萎缩，有时见脑干萎缩，脑干诱发电位异常，EMG可见周围神经损害，CSF正常，基因检测可证实已知的SCA基因突变。

866

脊髓小脑性共济失调的基因型和临床表型特征有哪些？

脊髓小脑性共济失调（SCA）具有高度遗传异质性，各亚型症状有很大重叠性和异质性，确诊主要依靠基因检测。自1993年*SCA1*致病基因定位以来，根据研究者对致病基因定位的时间顺序，由国际人类基因组组织基因命名委员会［The Human Genome Organisation（HUGO）Gene Nomenclature Committee］命名，至2022年11月已定位43种致病基因。部分SCA亚型与致病基因编码区内CAG重复序列异常扩增有关，如*SCA1*、*SCA2*、*SCA3*、*SCA6*、*SCA7*、*SCA12*、*SCA17*和*DRPLA*；此外，*SCA8*、*SCA10*、*SCA12*和*SCA36*为致病基因非编码区的重复序列异常扩增，*SCA31*是大片段重复序列插入突变，其余已克隆的致病基因与点突变或小片段缺失/插入等有关，*SCA36*也发现了点突变。

SCA致病基因及其临床表型见表26-1。

表26-1　常染色体显性遗传SCA的基因型和表型特征

基因名称	基因定位	基因/编码蛋白	表型特征
SCA1	6p24-p23	*ATXN1*/Ataxin-1；编码区CAG重复突变（$n<39$，$P=36\sim81$）	30（6～60）岁发病，构音障碍，扫视过度，腱反射亢进，执行功能障碍，运动诱发电位传导时间延长
SCA2	12q24.1	*ATXN2*/Ataxin-2；编码区CAG重复突变（$n=14\sim32$，$P=35\sim64$）	30（婴儿～67）岁发病，眼球慢扫视运动，眼球震颤，构音障碍，腱反射减弱或消失，肌阵挛或动作性震颤，蹒跚步态，帕金森综合征
SCA3/Machado-Joseph病	14q32.1	*ATXN3*/Ataxin-3；编码区CAG重复突变（$n=10\sim49$，$P=52\sim200$）	最常见，30（6～60）岁发病，凝视诱发眼震，突眼，面肌舌肌束颤，痉挛，周围神经病，肌萎缩；<35岁发病：共济失调＋痉挛，>45岁发病：共济失调＋周围神经病
SCA4	16q22.1	未知	罕见，小脑共济失调，感觉神经病，听觉障碍，锥体束征
SCA5	11q13.2	*SPTBN2*/β-Ⅲ Spectrin杂合突变	30（10～68）岁发病，纯小脑共济失调，轻度面肌颤搐，凝视诱发眼震，平滑跟踪异常，腱反射亢进，进展缓慢
SCA6	19p13.13	*CACNA1A*/α1A（P/Q型α12.1）；编码区CAG重复突变（$n<20$，$P=21\sim33$）	48（24～75）岁发病，纯小脑共济失调，发病较晚，某些患者阴性家族史可归因于此，多不影响寿命，可伴偏瘫型偏头痛，部分患者表现为发作性共济失调

续 表

基因名称	基因定位	基因/编码蛋白	表型特征
SCA7	3p14.1	*ATXN7*/Ataxin-7；编码区CAG重复突变（$n<36$，$P=37\sim200$）	30（婴儿至60）岁发病，共济失调、构音障碍，视网膜色素变性引起视力下降，可见听力下降、心脏损害、感觉神经病和癫痫
SCA8	13q21	*ATXN8*，*ATXN8OS*；CTG重复突变（$n=6\sim29$，$P=80\sim250$）	表型多样，不完全外显，共济失调，构音障碍，眼球震颤，腱反射亢进，可伴深感觉减退，先天性患者可见肌阵挛和智力发育迟滞，成年起病患者进展较慢
SCA10	22q13	*ATXN*10/Ataxin-10 ATTCT重复突变（$P=800\sim4500$）	纯小脑症状，眼球运动障碍，癫痫发作，认知障碍和周围神经病
SCA11	15q14-q21.3	*TTBK2*/tau-tubulin kinase-2 杂合突变	纯小脑共济失调，病情较轻
SCA12	5q31-5q32	*PPP2R2B*/PPP2R2B 非编码区CAG重复突变（$n=29\sim42$，$P=66\sim78$）	头及四肢震颤，共济失调，构音障碍，眼球慢扫视运动，平滑跟踪分裂，眼球震颤，腱反射亢进，可伴动作减少，轴性肌张力障碍，多发性感觉运动神经病等
SCA13	19q13.13	*KCNC3*/KCNC3 杂合突变（错义突变）	儿童期发病，表现共济失调和智力发育迟滞，可有癫痫发作，腱反射亢进
SCA14	19q13.42	*PRKCG*/PKC-γ 杂合突变（错义或缺失突变）	极罕见，表现为构音障碍、肌阵挛、肌颤搐、锥体外系表现、感觉减退和认知障碍
SCA15/16	3p26.1	*ITPR1*/肌糖-1,4,5-三磷酸腺苷受体1杂合突变（错义或缺失突变）	纯小脑共济失调，吞咽困难、构音障碍、上肢震颤、凝视诱发眼震、轻度执行功能障碍
SCA17	6q27	*TBP*；编码区CAG/CAA重复突变（$P=37\sim200$）	智力障碍，锥体外系表现如舞蹈症，部分家系表现Huntington舞蹈病，腱反射亢进，精神症状
SCA18	7q31-q32	未知	肌萎缩，感觉运动神经病伴共济失调
SCA19/22	1p21-q21	*KCND3*杂合突变（错义或缺失突变）	轻度认知功能障碍，肌阵挛，吞咽困难，构音障碍，凝视诱发眼震
SCA20	11q12	*SCA-20*	上腭震颤，发音困难，共济失调
SCA21	7p15.1-p21.3	*TMEM240*杂合突变（错义或无义突变）	锥体外系表现，构音障碍，吞咽困难、腱反射减低，智力发育迟滞，精神行为异常
SCA23	20p13	*PDYN*/prodynorphin 杂合突变	共济失调，感觉神经病，上肢和头部震颤，眼球运动障碍和构音障碍
SCA25	2p15-p21	*SCA-25*	感觉神经病，肌颤搐、视力下降、泌尿系和胃肠道症状
SCA26	19p13.3	*EEF2* 杂合突变	纯小脑共济失调

续 表

基因名称	基因定位	基因/编码蛋白	表型特征
SCA27	13q33.1	*FGF14* 杂合突变	儿童期发病，震颤，运动障碍，发作性精神异常
SCA28	18p11.21	*AFG3L2*/ATP依赖性金属蛋白酶杂合突变（错义，插入或缺失突变）	眼肌麻痹，腱反射亢进，构音障碍
SCA29	3p26.1	*ITPR1*	婴儿期发病，运动发育障碍、构音障碍，眼球震颤
SCA30	4q34.3-q35.1	未知	晚发，纯小脑共济失调，腱反射亢进
SCA31	16q21	*BEAN1*/BEAN1大片段插入突变	纯小脑共济失调，听力减退
SCA32	7q32-q33	*SCA-32*	精神异常，男性患者无精症
SCA34	6q14.1	*ELOVL4*/极长链脂肪酸杂合错义突变	儿童期起病，共济失调-红斑角皮病（神经皮肤综合征）；后期可有严重的步态失调，眼球震颤，构音障碍，腱反射减低
SCA35	20p13	*TGM6*/转谷氨酰胺酶6杂合突变	小脑性共济失调，构音障碍，眼球运动障碍，腱反射性亢进，斜颈，可有智力障碍
SCA36	20p13	*NOP56* GGCCTG重复突变（$P=650\sim2500$）	晚发，肌束震颤和舌萎缩，无力，共济失调，听力减退
SCA37	1p32.2	*DAB1*致病性五核苷酸ATTTC插入1p32 5′非编码调控区	眼动异常，构音障碍，眼球震颤
SCA38	6p12.1	*ELOVL5* 杂合错义突变	大多中年起病，眼球震颤，眼球慢扫视运动，构音障碍，感觉神经病
SCA40	14q32	*CCDC88C*杂合错义突变	中年起病，严重的躯干共济失调，眼球运动障碍，腱反射亢进，MRI显示脑萎缩，皮质下点状长T2信号
DRPLA	12p13.31	*ATN1*/Atrophin 1 编码区CAG重复突变	痴呆、构音障碍、共济失调、癫痫和不自主运动如舞蹈样动作、震颤和肌阵挛
SCA41	4q27	*TRPC3* 杂合错义突变	进行性躯干共济失调
SCA42	17q21.33	*CACNA1G* 杂合错义突变	构音障碍，轻度认知障碍，眼球震颤，静止性震颤，轻度锥体束征
SCA43	3q25.2	*MME* 杂合错义突变	步态和肢体共济失调，感觉运动轴索多神经病
SCA44	6q24.3	*GRM1* 杂合错义突变	儿童期发病共济失调，认知障碍，痉挛
SCA45	5q33.1	*FAT2* 杂合错义突变	肢体和步态失调，眼球震颤，构音障碍

续　表

基因名称	基因定位	基因/编码蛋白	表型特征
SCA46	19q13.2	*PLD3* 杂合错义突变	成人发病的动眼运动异常和感觉障碍/共济失调神经病变
SCA47	1p35.2	*PUM1* 杂合错义突变	步态共济失调，构音障碍，复视
SCA48	16p13.3	*STUB1*杂合突变（错义或框移突变）	构音障碍，吞咽困难，执行功能障碍，行为异常，帕金森症，舞蹈病，肌张力障碍

注：*n*为正常的三核苷酸重复序列数，*P*为患者的重复序列数。

867

马查多-约瑟夫（Machado-Joseph）病的病因病理和临床表现有哪些？

马查多-约瑟夫病（Machado-Joseph disease，MJD）也称脊髓小脑性共济失调3型（SCA3），是最常见的SCA，患病率在（1～5)/10万人，占SCA的40%～65%。由于报道来自葡萄牙亚速尔群岛（Azores）Machado和Joseph家系分别移居美国马萨诸塞州（1972）和加州（1976），命名为MJD，现在世界各地已发现大量MJD家系。

（1）病因病理：MJD致病基因是*ATXN3*，定位于14q32.1，基因包括48240bp，含11个外显子，CAG重复序列位于第10个外显子内，异常扩展到52～200次（正常10～49次），CAG重复65～75次可导致遗传早现。病变主要位于内侧苍白球、丘脑底核、黑质、齿状核、结合臂和红核，动眼神经、展神经、面神经和舌下神经运动核，Clarke核和脊髓小脑束，脊髓前角细胞和周围神经，但大脑皮质、丘脑、新纹状体（尾状核和壳核）、下橄榄核、小脑皮质等不受累。

（2）临床表现：MJD患者主要表现小脑性共济失调，根据发病年龄和临床表现分为三型。

Ⅰ型约占15%，20～30岁发病，小脑性共济失调伴锥体外系症状如肌张力障碍、僵直、锥体束征，进行性眼外肌麻痹和舌肌束颤，进展快，约45岁死亡。

Ⅱ型约占38%，30～50岁发病，小脑性共济失调伴锥体束征，无锥体外系症状，症状较轻，约60岁死亡。

Ⅲ型约占47%，50岁后起病，小脑性共济失调伴多发性神经病和对称性肌萎缩，伴或不伴眼外肌麻痹和锥体束征，进展缓慢，预后较好。部分病例可为三型之混合型。

MJD较特异性体征，如眼外肌麻痹、凝视诱发水平或垂直眼震、眼睑后退（突眼征）、复视、视神经萎缩、色素视网膜变性和舌肌束颤，睡眠障碍、呼吸睡眠综合征、不宁腿综合征较常见，有助于早期诊断。脑MRI检查早期无明显异常，中后期可见轻至中度脑干和小脑萎缩。PCR检测发现*ATXN3*基因CAG序列重复扩展可诊断，简便可靠。

868

脊髓小脑性共济失调的治疗有哪些？

SCA目前尚无能有效阻止进展的疗法，以对症支持治疗和康复训练为主。

（1）药物治疗：目前尚无被批准用于SCA治疗药物，利鲁唑、伐尼克兰、丙戊酸、碳酸锂小样本研究提示对共济失调有一定效果，还需更大规模研究确定。

（2）对症治疗：临床经验用药如垂体激素释放兴奋药他替瑞林（Taltirelin）治疗SCA3患者4周，构音障碍得到改善，是促甲状腺激素释放激素（TRH）类似物，日本已获准治疗SCD处方药；肌张力障碍、运动迟缓、震颤等可试用L-dopa、苯海索等；SCA3常见肌肉痛性痉挛和肌肉僵直可用镁剂、奎宁、美金刚等，严重强直痉挛可用巴氯芬、盐酸替扎尼定（Tizanidine），金刚烷胺可改善共济失调，共济失调伴肌阵挛首选氯硝安定，睡眠障碍和呼吸睡眠综合征可用家用呼吸器辅助呼吸；不宁腿用普拉克索或氯硝西泮。

（3）神经保护剂：由于氧化应激是神经变性病的重要诱因，可用自由基清除剂维生素E、辅酶Q10，两者有协同抗氧化作用。

（4）康复训练、物理治疗和辅助行走器械改善平衡功能、异常步态和姿势，改善语言和吞咽。心理治疗可增强患者对疾病认识和自信心，应进行遗传咨询，将来有望利用基因编辑技术纠正基因突变，针对mRNA靶向治疗。

869

常染色体隐性小脑性共济失调的病因分类有哪些？

常染色体隐性小脑性共济失调（autosomal recessive cerebellar ataxia，ARCA）是一组由不同致病基因突变引起，有高度遗传异质性和表型变异性。随着测序技术和分子遗传学发展，多种ARCA的致病基因被定位克隆。缺陷基因产物主要在小脑和脑干发育、线粒体能量生成、中间代谢、DNA修复过程中致病。

按病因可分为先天性、线粒体能量生成缺陷性、代谢性、DNA修复缺陷性和退行性共济失调五类（表26-2）。

表26-2 常染色体隐性小脑性共济失调病因分类

分类	基因（位点）	蛋白	蛋白功能
先天性			
Cayman共济失调	*ATCAY*（19p13.3）	Caytaxin	颗粒细胞与浦肯野细胞间突触
Joubert综合征（家族性小脑蚓部发育不全）	*AHI1*（16q23.3） *NPHP1*（2q13） *CEP290*（12q21.34） *TMEM67*（8q21.1-q22.1） *RPGRIP1L*（16q12.2）	Jouberin Nefrocistin-1 Nefrocistin-6 Meckelin Protein phantom	小脑发育缺陷
VLDL受体相关性小脑发育不全	*VLDLR*（9p24.2-3）	VLDL受体	成神经细胞迁移信号传导
线粒体能量生成缺陷性			
Friedreich共济失调（FRDA）	*FRDA*（9q13）	Frataxin	线粒体铁代谢
小脑性共济失调伴CoQ10缺乏	*PDSS1*（10p12.1）和 *PDSS2*（6q21）	Prenyldiphosphate synthase subunit 1 e 2	CoQ10生物合成
	COQ2（4q21-q22）	OH-benzoate polyiprenyl transferase	CoQ10生物合成
	ADCK3（CABC1）（1q42.2）	ADCK3（线粒体蛋白）	CoQ10生物合成
聚合酶γ基因突变导致的共济失调	*POLG*（15q22-26）	DNA聚合酶γ	保护线粒体DNA
婴儿期起病的脊髓小脑性共济失调	*C10orf2*（10q24）	Twinkle	修复线粒体DNA
代谢性			
共济失调伴维生素E缺乏症	*a-TTP*（8q13.1-13.3）	α-生育酚转运蛋白	VLDLα-生育酚合成
血β-脂蛋白缺乏症	*MTP*（4q22-24）	微粒甘油三酯转运蛋白	脂蛋白代谢
Refsum病	*PHYH*（10pter-11.2）	植烷酸辅酶A羟化酶	脂肪酸的α氧化
	PEX7（6q21-22.2）	过氧化物酶体生物合成因子7	过氧化物酶体蛋白运输
脑腱性黄瘤症	*CYP27*（2q33-ter）	固醇27-羟化酶	胆汁酸合成
DNA修复缺陷性			
共济失调毛细血管扩张症	*ATM*（11q22.3）	ATM	DNA双链断裂修复
类共济失调毛细血管扩张症	*MRE11A*（11q21）	Meiotic recombination 11	DNA双链断裂修复
共济失调伴动眼失用症1型	*APTX*（9p13）	Aprataxin	DNA单链断裂修复
共济失调伴动眼失用症2型	*SETX*（9q34）	Senataxin	DNA和RNA修复
脊髓小脑共济失调伴轴索神经病	*TDP1*（14q31-32）	氨基酰DNA磷酸二酯酶1	DNA修复
退行性			
Charlevoix Saguenay痉挛性共济失调	*SACS*（13q11）	Sacsin	分子伴侣介导的蛋白折叠
马里内斯科-舍格伦（Marinesco-Sjögren）综合征	*SIL1*（5q31）	BiP相关蛋白	新合成多肽链的稳定和折叠

870

常染色体隐性小脑性共济失调的临床表现和治疗有哪些？

常染色体隐性小脑性共济失调（ARCA）病变主要累及脊髓、小脑和脑干，交感神经、基底节、丘脑、下丘脑和大脑皮质也可受累，可伴骨骼、心脏、内分泌和皮肤多器官病变，临床表型复杂多样。

（1）临床表现：多在儿童或青少年期起病，进展相对缓慢，父母表型正常，个别可有同胞患病，部分家系存在近亲婚配。本病主要表现为平衡障碍、肢体震颤和构音障碍，有些类型伴视网膜病变、周围神经病、不自主运动、认知障碍、癫痫、代谢异常和免疫缺陷等。

（2）治疗：ARCA大多缺乏病因治疗，部分类型可基于生化缺陷进行干预，如共济失调伴选择性维生素E缺乏患者血浆和组织中维生素E降低，可终身补充维生素E；有些ARCA类型存在辅酶Q10生成和代谢缺陷，可补充辅酶Q10；β-脂蛋白缺乏症需大量补充脂溶性维生素；脑腱性黄瘤病口服鹅脱氧胆酸可延缓进展；患者大多为儿童或青少年期，正值生长发育期，理疗、康复和功能锻炼可缓解症状。

871

弗里德里希（Friedreich）共济失调的病因病理、临床表现和治疗有哪些？

弗里德里希共济失调（Friedreich ataxia，FRDA）是最常见的常染色体隐性遗传小脑性共济失调，高加索人群发病率1/30 000～50 000，携带者频率为1/60～110。

（1）病因病理：FRDA致病基因定位于9q13-q21.1，表现为frataxin基因非编码区GAA三核苷酸重复序列扩展突变，正常重复扩增6～34次，异常扩增66～1700次，形成异常螺旋结构抑制基因转录。基因产物frataxin蛋白存在于脊髓、骨骼肌、心脏和肝脏等细胞线粒体内膜，导致线粒体功能障碍。重复扩增次数越多，发病越早。病理表现为脊髓后索、脊髓小脑束和锥体束脱髓鞘和轴索变性，后根神经节细胞丢失，周围神经轴索变性，小脑皮质和齿状核细胞丢失等。

（2）临床表现

1）通常4～15岁起病，偶见婴儿和50岁后起病，男女均受累。首发症状共济失调表现为步态蹒跚、摇晃和易跌倒，数年内逐渐出现上肢共济失调，动作笨拙、意向性震颤，以及爆发性语言。

2）双下肢无力较晚，表现为UMN或LMN损害或两者兼有，常见体征是足内肌无力和萎缩导致弓形足伴爪型趾，可为未发病家族成员的孤立表现。进行性脊柱后侧凸畸形约占75%，导致功能残疾和慢性限制性肺疾病，可见视神经萎缩、水平性眼震、听力丧失、眩晕、震颤、痉挛、下肢疼痛和糖尿病等，跟膝胫试验和闭目难立征（＋），双下肢关节位置觉、振动觉受损，轻触觉和痛温觉不受累。

3）X线平片可见上胸段脊柱畸形，MRI可见脊髓变细。ECG常见T波倒置、心律失常和传导阻滞，超声心动图显示心室肥大，导致充血性心力衰竭，是主要死因之一；视觉诱发电位波幅下降。DNA分析可见 *FRDA* 基因18号内含子中GAA重复次数＞66次。

（3）治疗：目前尚无特效治疗，轻症可采用支持疗法和功能训练，可用辅酶Q10、维生素E、铁离子螯合剂去铁酮（Deferiprone），长期疗效尚待评价；足部畸形可行肌腱切断术矫形。通常发病5年不能独立行走，10～20年卧床不起，平均病程约25年，预后不良。

872

共济失调伴选择性维生素E缺乏症的临床表现和治疗有哪些？

共济失调伴选择性维生素E缺乏症（ataxia with selective vitamin E deficiency，AVED）也称家族性单纯维生素E缺乏，常染色体隐性遗传，致病基因定位于8q13.1-q13.3，已确定为维生素E的主要形式α-生育酚转运蛋白（α-TTP）基因突变（*TTPA*基因），α-TTP转运障碍引起血和组织中维生素E下降，导致神经系统症状。

（1）临床表现：本病多在10～20岁发病，无性别差异，小脑性共济失调，步态蹒跚，构音障碍，进行性加重，伴维生素E缺乏，伴深感觉障碍、肌无力、腱反射减弱消失、Babinski征（＋）。少数患者伴视网膜色素变性、舌肌束颤、肌萎缩、脊柱侧弯畸形、弓形足和膀胱功能障碍，多在30～40岁坐轮椅。部分伴头颈运动缓慢或肌张力障碍，在FRDA尚未见，偶见皮肤黄瘤病。因与Friedreich共济失调表现相似，易于误诊。心肌病明显比FRDA少，未见糖尿病或糖耐量异常。血清维生素E＜5μg/ml，可伴高胆固醇、高甘油三酯血症。测定血清维生素E水平和基因检测有助于与FRDA区分。

（2）治疗：口服维生素E 600～2400mg/d或40mg/（kg·d），使得血清维生素E水平维持在正常高限，血清维生素E水平可作为调整剂量的依据。

873

共济失调伴动眼失用症的病因和临床表现有哪些？

共济失调伴动眼失用症（ataxia with oculomotor apraxia，AOA）是一种青少年期起病的常染色体隐性遗传共济失调，在日本人群中最常见，主要病变是小脑萎缩，下蚓部萎缩最明显。

（1）病因：本病已定位克隆了两个致病基因，AOA1由*APTX*基因突变所致，*APTX*基因产物是一种在单链DNA修复中起重要作用的核蛋白aprataxin。AOA2由*SETX*基因突变所致，*SETX*基因产物senataxin具有DNA和RNA解旋酶活性，在RNA加工和DNA修复中起作用。

（2）临床表现：1～15岁起病，7岁以下居多，早期出现小脑性共济失调、构音障碍、肌张力低、腱反射消失，病程缓慢进展，可见步态不稳，上肢共济失调，不自主运动、舞蹈-手足徐动、肌张力障碍和震颤，伴结膜毛细血管扩张，常见发育迟滞，智力正常或轻度低下，脊柱后侧凸畸形、弓形足和远端肌萎缩，深浅感觉障碍，晚期出现周围神经病。

1）可见特征性眼外肌运动障碍，如凝视诱发眼震、扫视性追踪运动、扫视运动辨距不良、凝视不稳定和过度瞬目等；动眼失用症是本病特征，表现为眼球快速扫视运动障碍，正常注视物体或移动物体时眼球先注视目标快速转动，随后转头，本病时眼球不能随意转向物体而是先转头，然后眼球跟随；晚期动眼失用可被眼外肌麻痹掩盖，不影响寿命。

2）晚期血浆白蛋白降低，甲胎蛋白升高，总胆固醇增高，CK偶可升高；神经传导检查显示感觉运动轴索性神经病；MRI可见小脑明显萎缩。本病诊断根据隐性遗传，早年发病，小脑性共济失调伴动眼失用。本病需与共济失调毛细血管扩张症（AT）区分，均为隐性遗传、早年共济失调、动眼失用症和小脑萎缩，但AT有免疫缺陷，患者对X线过敏。

874

共济失调-毛细血管扩张症的临床表现和治疗有哪些？

共济失调-毛细血管扩张症（ataxia-telangiectasia，AT）也称路易斯-巴尔（Louis-Bar）综合征，常染色体隐性遗传，发病率为（0.4～1.0）/10万。由Louis-Bar（1941）首先描述，致病基因位于11q22的ATM，编码ATM激酶，参与DNA损伤检测与细胞周期调控，突变导致DNA损伤修复缺陷。

（1）临床表现：本病累及多系统，按临床表型分为经典型、变异型和杂合子AT。

1）经典型AT：出生时或儿童期出现症状，患儿步态异常，表现独特的窄步基，喜欢快走或跑，学龄早期精细运动能力开始退化，出现小脑性构音障碍、吞咽困难，眼动异常如动眼失用、追踪运动延迟和凝视性眼震。10～20岁出现舞蹈-手足徐动、肌张力不全、震颤等。早期可见轻至中度认知障碍，患儿大多口语不正常。90%的患儿4～6岁出现标志性体征，球结膜和皮肤暴露区毛细血管扩张，如耳郭、鼻、面部和颈部；可见早老性改变如毛发和皮下脂肪少、皮肤色素沉着，常见轴索性周围神经病。约70%的患儿细胞和体液免疫缺陷，出现反复窦性肺炎感染、皮肤肉芽肿等，患癌症风险显著增加，患儿最常见淋巴瘤和急性白血病，成人为乳腺癌、肝癌、胃癌等；伴性腺发育不良和胰岛素抵抗。血清甲胎蛋白（AFP）增高，脑MRI通常正常，晚期可见弥漫性小脑萎缩，成年可见脑白质异常。

2）变异型AT：临床表型比经典型温和，除共济失调，常见锥体外系症状，如震颤、肌张力障碍、肌阵挛和舞蹈病，晚年常见癌症。

3）杂合子AT：携带ATM基因单一致病性变异个体通常无AT典型临床表现，但较一般人群患癌症和冠心病风险增高。

（2）治疗：主要对症治疗，如抗生素控制感染，给予免疫球蛋白有助于预防感染，左旋咪唑可能提高患者淋巴细胞转化率。地西泮可减轻不自主运动，吩噻嗪类缓解舞蹈样动作，可口服维生素E。患者对放疗敏感，化疗药有明显不良反应。

β-脂蛋白缺乏症的病因、临床表现和治疗有哪些？

β-脂蛋白缺乏症（abetalipoproteinemia，ABL）也称巴森-科恩兹威戈（Bassen-Kornzweig）综合征，是脂蛋白代谢缺陷导致的多系统疾病。

（1）病因：常染色体隐性遗传，致病基因位于4q22-q24的MTTP，编码微粒体甘油三酯转运蛋白（MTP）大亚基。载脂蛋白B（ApoB）是构成极低密度脂蛋白（VLDL）和低密度脂蛋白（LDL）的主要蛋白，组装依赖MTP，*MTTP*基因突变引起LDL和VLDL减少，导致脂溶性维生素A、维生素D、维生素E、维生素K吸收障碍。病理检查显示脊髓后索、脊髓小脑束和周围神经脱髓鞘和变性。

（2）临床表现

1）婴幼儿期起病，表现为发育不良、腹泻、呕吐和脂肪吸收不良，随着年龄增长，脂溶性维生素缺乏导致多系统病变，如消化系统为脂肪泻，内镜显示肠黏膜"白斑"或"白霜"；血液系统棘红细胞增多症、贫血、高胆红素血症、溶血和维生素K缺乏导致INR延长。常在10～20岁出现进行性共济失调、腱反射消失、肌无力、下肢深感觉消失、构音障碍和锥体束征，多数患儿青春期仍不能站立行走。眼科可见非典型色素性视网膜病，如夜盲、色盲和视野缩小，眼睑下垂、眼外肌麻痹和角膜溃疡。少数患者心脏扩大、心功能不全、ECG异常和甲状腺功能减退，少数患儿智能发育不全。

2）检查血清β-脂蛋白缺乏，VLDL、LDL显著缺乏，高密度脂蛋白下降，胆固醇＜2.07mmol/L，甘油三酯＜0.13mmol/L。血棘红细胞增多、贫血、凝血功能异常，转氨酶升高，INR延长，血清脂溶性维生素A、维生素D、维生素E和维生素K水平下降。NCV检查提示感觉轴索性神经病，基因检测发现*MTTP*双等位基因变异可确诊。

（2）治疗：本病无特效疗法，宜及时补充维生素A、维生素D、维生素E和维生素K，建议低脂饮食，补充必需脂肪酸。

876

腓骨肌萎缩症的分类、临床特征和防治有哪些？

腓骨肌萎缩症（peroneal muscular atrophy）也称Charcot-Marie-Tooth（CMT）病或遗传性运动感觉神经病（HMSN），是最常见的周围神经单基因遗传病，常染色体显性、常染色体隐性和X-连锁遗传，呈高度遗传异质性，人群患病率约1/2500。自1992年PMP22基因被发现，至今已确认近40个CMT致病基因。病理检查显示周围神经轴索和髓鞘受损，远端重于近端。

（1）分类：根据NCV和病理分为脱髓鞘型（CMT1/HMSN 1），轴索型（CMT2/HMSN 2），特殊类型CMT3、CMT4、CMTX和CMTDI等。根据致病基因和临床变异又分若干亚型，各亚型与致病基因间存在交叉重叠。

1）CMT1/HMSN1大多为常染色体显性遗传，也有常染色体隐性和X-连锁遗传。致病基因分六种亚型，CMT1A、CMT1B较常见，CMT1A占CMT1的70%～80%，致病基因为17p11.2的PMP22，为重复突变或点突变，该基因编码周围神经髓鞘蛋白22（PMP22），维持髓鞘结构完整性、调节细胞周期和作为黏附分子。神经活检可见大神经纤维脱髓鞘，典型洋葱球结构，反复脱髓鞘与髓鞘再生所致。

2）CMT2/HMSN2多为常染色体显性遗传，也有常染色体隐性。致病基因分为16种亚型，CMT2A最常见（20%）。腓肠神经活检显示轴突变性但无肥大特征。

3）CMT3/HMSN3包括德热里纳-索塔斯（Dejerine-Sottas）综合征和先天性髓鞘形成不良性神经病，多为常染色体隐性遗传，个别为常染色体显性。病理可见髓鞘薄和大洋葱球样结构，已知致病基因如PMP22、MPZ、EGR2等。CMT4/HMSN4较罕见，常染色体隐性遗传，脱髓鞘性运动感觉神经病。

4）CMTX为X-连锁显性或隐性遗传，致病基因分五种亚型，CMTX1是最常见的X-连锁型CMT，是仅次于CMT1A的第二大CMT，占所有CMT 7%～12%，

5）CMTDI是一种不常见的CMT变异型，轴突-脱髓鞘混合型。

（2）临床表现

1）CMT1和CMTX发病率最高，CMT1青少年发病，四肢远端缓慢进行性肌无力和肌萎缩，常伴脊柱侧弯、弓形足和锤状趾，跨阈步态、腱反射消失、四肢远端深感觉障碍，轻症患者仅有弓形足或NCV减慢。CMTX常在婴儿或儿童期出现步态异常、足部畸形、腱反射减退消失，震颤、手部无力和感音神经性耳聋。

2）CMT2发病稍晚，成年开始肌萎缩，症状相似，程度较轻。CMT3多在婴儿或儿童期

发病，运动发育延迟，明显感觉丧失，远端无力进展为近端无力，腱反射消失，共济失调，弓形足。CMT4成年或婴幼儿至儿童期起病，多有典型CMT表型，远端肌无力和萎缩，伴感觉缺失和足畸形。

3）检查可见小腿及大腿下1/3肌萎缩，形似鹤腿或倒立的香槟酒瓶，手肌萎缩如爪形手，腱反射减弱消失，手套、袜子形深浅感觉减退，伴自主神经障碍和营养障碍，约半数病例可触及神经变粗。可见感音神经性耳聋、视力减退、瞳孔异常、锥体束征和呼吸睡眠暂停等。

（3）治疗：本病尚无特效治疗，由于进展缓慢，大多可存活数十年，对症和支持疗法可提高患者生活质量，垂足或足畸形可穿矫型鞋。预防可通过遗传咨询和产前诊断，如胎儿确诊可考虑终止妊娠。

877

遗传性痉挛性截瘫的病因和分类有哪些？

遗传性痉挛性截瘫（hereditary spastic paraplegia，HSP）是一组遗传异质性疾病，人群患病率为（1.3～9.6）/10万。主要病变是双侧皮质脊髓束轴索变性和/或脱髓鞘，胸髓最重，表现为缓慢进展的双下肢痉挛性无力典型特征。

（1）病因：本病是家族遗传性疾病，包括常染色体显性、常染色体隐性和X-连锁遗传，常染色体显性占比最多，为70%～80%，常染色体隐性临床表型最多。SPG4是最常见的显性遗传HSP，致病基因是2p21-24的SPAST，突变为CAG重复动态突变。SPG11是最常见的隐性遗传HSP，致病基因为15q21.1的SPG11，该基因编码一种潜在的穿膜蛋白spatacsin，基因突变为缺失和插入。SPG1是最常见的X-连锁HSP，致病基因是Xq28的L1CAM。

（2）分类：目前的临床表型分类，分为单纯型和复杂型。

1）单纯型较多见，仅表现为痉挛性截瘫，病初患儿双下肢僵硬，易跌倒，上楼困难，剪刀步态，双下肢肌张力增高、腱反射亢进和病理征（＋），可见弓形足，伴腓肠肌缩短（假性挛缩），患儿只能用足尖走路，可有双手动作笨拙，轻度构音障碍。

2）复杂型在痉挛性截瘫的基础上，伴脊髓、小脑症状，伴视神经萎缩、黄斑变性，伴锥体外系症状、精神发育迟滞、多发性神经病、远端肌肉萎缩，以及甲状腺功能异常等。随着致病基因研究进展，临床分型有可能逐步被基因分型取代。

878

遗传性痉挛性截瘫的临床表现和治疗有哪些？

HSP是一种与多种致病基因相关的*UMN*基因缺陷性退行性遗传病，具有高度的遗传异质性和临床异质性。

（1）临床表现：本病以进行性双下肢肌张力增高、行动困难和剪刀步态为特征。多在儿童或青春期，少数20～30岁发病，男性略多，常有家族史。单纯型表现双下肢为主的双下肢痉挛性肌无力，腱反射亢进，膝和踝阵挛，病理征（＋），剪刀样步态等，可有弓形足畸形，多数亚型均进展缓慢，对生存期无明显影响。复杂型可伴视神经萎缩、视网膜色素变性、锥体外系症状、小脑性共济失调、感觉障碍、痴呆、精神发育迟滞、耳聋、肌萎缩、自主神经功能障碍等。

（2）检查：下肢体感诱发电位（SEP）显示后索神经纤维传导速度减慢，皮质运动诱发电位显示皮质脊髓束传导速度显著下降。肌电图可见失神经改变，周围神经传导速度可正常。脑MRI一般无异常，但某些病例可见胼胝体发育不良，大脑或小脑萎缩，颈或胸髓MRI可见脊髓萎缩。

（3）治疗：目前尚无改变病情的治疗，以对症支持治疗为主，改善活动度，增加活动范围，减轻痉挛不适。

1）药物治疗：如巴氯芬、替扎尼定口服，从小剂量开始，根据耐受情况缓慢逐步增量，痉挛肌内注射肉毒毒素，鞘内注射巴氯芬用于更严重病例；痉挛性膀胱和尿急可用抗胆碱能药如奥昔布宁。

2）物理医学和康复：鼓励患者在治疗师或康复医生指导下锻炼，侧重于拉伸、减轻痉挛、改善平衡和力量。踝足矫形器、助行器或轮椅可使一些患者获益。

3）遗传咨询：有助于患者了解疾病传递和基因突变传递给子女风险，特别是计划组建家庭的患者。产前基因检测或可检出已通过受累家庭成员识别出致病突变的HSP。

879

遗传性痉挛性截瘫的常染色体显性基因型和表型特征有哪些？

HSP的常染色体显性基因型和表型特征见表26-3。

表26-3　遗传性痉挛性截瘫的常染色体显性基因型和表型特征

基因型	基因定位	基因/蛋白	表型特征
SPG3A	14q22.1	*ATL1*/Atlastin-1	儿童、青少年或成年期起病，多为单纯型，个别患者伴LMN受累（轴索性神经病），导致远端肌萎缩
SPG4	14q22.1	*SPAST*/spastin	常染色体显性HSP最常见类型，单纯型，也有伴记忆障碍、痴呆、癫痫、共济失调和LMN受累
SPG6	15q11.2	*NIPA1*	大多为单纯型，进展缓慢
SPG8	8q24.13	*KIAA0196*	单纯型，主要表现严重痉挛、腱反射亢进、下肢无力和振动觉减退
SPG9A	10q24.1	*ALDH18A1*	已报道3个家系
SPG10	12q13.3	*KIF5A*/驱动蛋白重链同工型5A	通常为单纯型，可伴远端肌萎缩
SPG12	19q13.32	*RTN2*/Reticulon-2	单纯型
SPG13	2q33.1	*HSPD1*/热休克蛋白60	单纯型，青少年或成人起病
SPG17	11q12.3	*BSCL2*/seipin	复杂型，伴手部肌萎缩，西尔韦（Silver）综合征
SPG19	9q	未知	单纯型
SPG29	1p31.1-21.1	未知	复杂型，听力受损，食管裂孔疝引起持续呕吐
SPG31	2p11.2	*REEP1*/受体表达增强蛋白1	单纯型，偶伴周围神经病
SPG33	10q24.2	*ZFYVE27*/Protrudin	单纯型
SPG36	12q23-q24	未知	青少年起病，运动感觉性神经病
SPG37	8p21.1-q13.3	未知	单纯型
SPG38	4p16-p15	未知	在1个家系中5个成员患病，16～21岁起病，伴手部肌萎缩
SPG40	未知	未知	单纯型，<35岁发病，排除已知SPG致病基因位点
SPG41	11p14.1-p11.2	未知	1个中国人家系，青少年期起病，手部肌轻度无力
SPG42	3q25.31	*SLC33A1*/乙酰辅酶A转运体	单纯型
SPG73	19q13.33	*CPT1C*	单纯型，青壮年起病，可伴足畸形
SPG80	9p13.3	*UBAP1*	单纯型，青少年起病，可伴小脑征，认知障碍
SPG88	13q14.2	*KPNA3*	单纯型，婴幼儿期起病，可伴周围神经病，注意缺陷与多动障碍，脑影像学异常

遗传性痉挛性截瘫的常染色体隐性基因型和表型特征有哪些？

HSP的常染色体隐性基因型和表型特征见表26-4。

表26-4　遗传性痉挛性截瘫的常染色体隐性基因型和表型特征

基因型	基因定位	基因/蛋白	表型特征
SPG5A	8q12.3	CYP7B1	单纯型，或复杂型，可伴轴索神经病，远端或普遍肌萎缩，MRI见脑白质异常
SPG7	16q24.3	SPG7/Paraplegin	单纯型，或复杂型，可见线粒体异常，构音障碍、吞咽困难、视神经萎缩，MRI显示小脑、大脑萎缩
SPG9B	10q24.1	ALDH18A1	已报道2个家系
SPG11	15q21.1	SPG11/Spatacsin	复杂型，较常见，约25岁起病，胼胝体变薄，精神发育迟滞，小脑性构音障碍，进行性肌萎缩，黄斑变性，谢林（Kjellin）综合征
SPG14	3q27-q28	未知	见于1个近亲婚配意大利家系3个成员，发病＜30岁，智力减退，远端运动神经病
SPG15	14q24.1	ZFYVE26/锌指FYVE结构域相关蛋白26	复杂型，可见黄斑变性、远端肌萎缩，伴智力减退（Kjellin综合征）
SPG18	8p11.23	ERLIN2/Erlin-2	复杂型，智力减退，胼胝体变薄，可见于青少年起病的原发性侧索硬化
SPG20	13q13.3	SPG20/Spartin	复杂型，儿童早期发病，远端无力、肌萎缩，伴手肌萎缩，身材短小，手指徐动，耳聋，20～30岁不能行走，特罗耶（Troyer）综合征
SPG21	15q22.31	SPG21/Maspardin	复杂型，11～20岁发病，伴早老性痴呆、爆发性语言、面具脸、手足徐动、锥体束征、智力低下、共济失调和白质异常，马斯特（Mast）综合征
SPG23	1q32.1	DSTYK	复杂型，儿童期起病，皮肤色素异常，特征性面容，利松（Lison）综合征
SPG24	13q14	未知	复杂型，儿童期起病，伴痉挛性构音障碍、假性球麻痹
SPG25	6q23-q24.1	未知	1个意大利近亲婚配家系，4个成员患病，30～46岁起病，伴颈背部疼痛
SPG26	12q13.3	B4GALNT1	1个阿拉伯贝都因（Beduin）人近亲婚配家系，5个成员罹患，儿童期起病，伴构音障碍，四肢远端肌萎缩，轻度智力减退，MRI正常
SPG27	10q22.1-q24.1	未知	单纯型，见于1个家系7个成员患病，25～45岁起病；复杂型见于另1个家系，儿童期起病，伴共济失调、构音障碍、智力减退、面容异常和身材矮小
SPG28	14q21.3-q22.3	DDHD1	复杂型或单纯型，婴幼儿、青少年起病，可伴轴索神经病，远端感觉减退，小脑性眼动异常
SPG30	2q37.3	KIF1A	复杂型，伴远端无力、眼球慢扫视运动、周围神经病和轻度小脑征
SPG32	14q12-q21	未知	伴轻度智力减退，构音障碍

基因型	基因定位	基因/蛋白	表型特征
SPG35	16q23.1	FA2H/脂肪酸羟化酶	复杂型，见于1个阿曼和1个巴基斯坦家系，儿童期起病，锥体外系异常，构音障碍，智力减退，脑白质异常、脑内铁沉积
SPG39	19p13.2	PNPLA6/NTE	复杂型，伴远端肌无力
SPG43	19q12	C19orf12	马里的姐妹患病，7～12岁起病，伴手肌萎缩
SPG44	1q42.13	GJC2/GJA12（缝隙连接蛋白12）	复杂型，青少年期起病，轻度认知障碍，慢性进展，伴构音障碍，MRI显示白质脑病
SPG45	10q24.32-q24.33	NT5C2	见于1个近亲婚配土耳其家系5个成员，1岁以内发病，伴智力异常、白内障
SPG46	9p13.3	GBA2	伴认知障碍，先天性白内障，共济失调，胼胝体变薄
SPG47	1p13.2	AP4B1	见于1个近亲婚配阿拉伯家系，儿童期起病，智力异常，癫痫
SPG48	7p22.1	AP5Z1	单纯型，50～60岁起病，可见于散发病例
SPG49	14q32.31	TECPR2	复杂型，3个犹太血统家系，婴儿期起病，精神运动发育迟滞，体型异常，痉挛，共济失调，部分患儿癫痫、胼胝体变薄、白质异常
SPG50	7q22.1	AP4M1	见于1个摩洛哥近亲婚配家系，婴儿期起病，非进展性四肢痉挛，严重智力异常，MRI显示脑室扩大，白质异常
SPG51	15q21.2	AP4E1	见于巴勒斯坦约旦近亲婚配家系和叙利亚家系，小头畸形，痉挛性四肢瘫，发育迟滞，面容异常，可伴癫痫，MRI弥漫性白质萎缩
SPG52	14q12	AP4S1	见于1个叙利亚近亲婚配家系，认知障碍，小头畸形，身材矮小，面容异常
SPG53	8p22	VPS37A	复杂型，见于2个阿拉伯家系，发育迟滞，骨骼变形，轻度认知障碍，可伴多毛症
SPG54	8p11.23	DDHD2	复杂型，2岁前起病，精神运动发育迟滞，MRI显示胼胝体变薄，脑室周围白质异常
SPG55	12q24.31	MTRFR	见于1个日本近亲婚配家系2个后代，儿童期起病，可伴视力下降
SPG56	4q25	CYP2U1	复杂型，儿童期起病，可伴肌张力障碍，认知障碍，胼胝体变薄，基底节钙化
SPG57	3q12.2	TFG	见于1个印度可疑近亲婚配家系2个后代，婴幼儿期起病，可伴混合型感觉运动神经病
SPG61	16p12.3	ARL6IP1	复杂型，婴幼儿期起病，可伴感觉运动神经病
SPG62	10q24.31	ERLIN1	见于3个多重近亲婚配家系，儿童期起病，可伴轻度认知障碍，脊柱侧弯
SPG63	1p13.3	AMPD2	婴幼儿期起病，可伴白质异常

续　表

基因型	基因定位	基因/蛋白	表型特征
SPG64	10q24.1	*ENTPD1*	复杂型，婴幼儿或儿童期起病，可伴轻度认知障碍，小头畸形，白质异常
SPG72	5q31.2	*REEP2*	单纯型，儿童期起病，无认知障碍，慢性进展，可伴高弓足，尿便障碍
SPG74	1q42.13	*IBA57*	儿童期起病，可伴视神经萎缩，周围神经病
SPG75	19q13.12	*MAG*	儿童期起病，可伴小脑征，白质异常
SPG76	11q13.1	*CAPN1*	无认知障碍，可伴上肢受累，足畸形，构音障碍
SPG77	6p25.1	*FARS2*	儿童期起病，可伴癫痫
SPG78	1p36.13	*ATP13A2*	神经退行性疾病，可伴小脑征，小脑萎缩，轻微认知障碍
SPG79	4p13	*UCHL1*	见于1个挪威家系与1个近亲婚配土耳其家系，儿童期起病，可伴小脑萎缩
SPG81	2p23.3	*SELENOI*	婴儿期起病，可伴癫痫，视力下降
SPG82	17q25.3	*PCYT2*	复杂型，婴幼儿期起病，无法行走，可伴认知障碍，眼部异常，大小脑萎缩，白质异常
SPG83	1p34.1	*HPDL*	单纯型，青少年起病，可伴肌痛，轻微构音障碍
SPG84	22q11.21	*PI4KA*	儿童期起病，可伴颈髓萎缩
SPG85	8p11.21	*RNF170*	儿童期起病，可伴视神经萎缩，小脑萎缩
SPG86	6p21.33	*ABHD16A*	复杂型，儿童期起病，全面发育障碍，可伴关节挛缩，踝关节畸形，MRI示胼胝体变薄，白质异常
SPG87	14q24.3	*TMEM63C*	复杂型或单纯型，婴幼儿期起病，可伴认知障碍，言语障碍

881

遗传性痉挛性截瘫的X-连锁隐性基因型和表型特征有哪些？

HSP的X-连锁隐性基因型和表型特征见表26-5。

表26-5　遗传性痉挛性截瘫的X-连锁隐性基因型和表型特征

基因型	基因定位	基因/蛋白	表型特征
SPG1	Xq28	*L1CAM*	复杂型，伴智力异常，可出现脑积水，失语
SPG2	Xq22.2	*PLP1*	复杂型，可出现脑白质异常，周围神经病
SPG16	Xq11.2	未知	单纯型，或复杂型，后者伴运动性失语、眼震、视力下降和轻度认知障碍

基因型	基因定位	基因/蛋白	表型特征
SPG22	Xq13.2	*SLC16A2*	复杂型，艾伦-赫恩登-达德利（Allan-Herndon-Dudley）综合征，婴儿起病，严重发育迟滞，轴性张力低，不能抬头，智能障碍，共济失调，面容异常
SPG34	Xq24-q25	未知	12～25岁起病

遗传性淀粉样多发性神经病的病因、临床表现和治疗有哪些？

遗传性淀粉样多发性神经病（hereditary amyloid polyneuropathy，HAP）又称家族性淀粉样多发性神经病（FAP），为罕见的常染色体显性遗传，由葡萄牙医生 Andrade（1952）发现，临床以进行性感觉、运动神经和自主神经病变，不同程度内脏器官淀粉样蛋白沉积为特征。

（1）病因：转甲状腺素蛋白（transthyretin，TTR）基因位于18q11.2-12.1，有4个外显子，编码147个氨基酸组成的蛋白，维持血中甲状腺素、视黄醇和视黄醇结合蛋白正常，*TTR* 基因突变导致变异型蛋白沉积；载脂蛋白A1（apolipoprotein A1）基因和凝溶胶蛋白（gelsolin）基因突变也可引起FAP。淀粉样蛋白在周围神经沉积导致淀粉样多发性神经病，以及在心脏、肠道、肝脏、肾脏和脊神经节沉积。

（2）临床表现

1）多在25～35岁隐匿起病，表现以感觉障碍为主多发性神经病（PN），四肢感觉障碍和疼痛、伸肌麻痹、足下垂、腱反射消失和感觉缺失处营养性溃疡，瞳孔改变，体位性低血压、腹泻、阳痿等自主神经损害，晚期出现蛋白尿、肾衰竭等。

2）本病可分四型：FAPⅠ型大多20～30岁起病，四肢对称性感觉性PN，广泛自主神经受累，伴远端无力，下肢重。Ⅱ型病情较轻，50～65岁发病，早期出现腕管综合征，逐渐出现四肢远端感觉障碍和自主神经损害，白内障，玻璃体浑浊，视力下降等。Ⅲ型30～40岁起病，常见四肢感觉和运动障碍，自主神经损害少见，可伴消化性溃疡。Ⅳ型30～40岁起病，常见角膜营养不良，面神经受累可见面部皮肤粗糙增厚。

3）实验室检查可发现多脏器损害，肾功能异常，CSF蛋白增高，ECG显示心律失常、T波和Q波改变，心脏彩超可见肥厚型心肌改变，EMG示神经源性损害；神经活检可见淀粉样蛋白沉积，基因检测有助于确诊。

（3）治疗：可针对胃肠道和心血管症状对症治疗，糖皮质激素和神经营养药有一定的缓解作用，泼尼松20～30mg口服，每日1次；可试用中药黄芪。预防可通过遗传咨询和产前诊断。淀粉样轻链蛋白沉积患者可视情况应用马法兰、自体造血干细胞移植，合并淀粉样心肌病可用小分子药物他法米地。

883

压迫麻痹易感性遗传性神经病的临床表现和治疗有哪些？

压迫麻痹易感性遗传性神经病（hereditary neuropathy with liability to pressure palsies，HNPP）是常染色体显性遗传疾病，部分为散发病例。致病基因位于17p11.2，最常与周围神经髓鞘蛋白22（PMP22）基因缺失有关，17p11.2区域一个1.5Mb大片段缺失突变包含整个PMP22基因，该片段重复突变引起CMT1A，因此HNPP和CMT1A是一次不等交换突变引起的两种疾病。

（1）临床表现：多在10～30岁发病，反复发作急性单神经病或多数性单神经病，常见于神经轻微受压、牵拉或外伤后，常见于神经干易受压部位，如肘部尺神经、腕部正中神经和腓骨小头胫神经，引起肢体麻木、无力，持续数日或数月，逐渐自行恢复，多可完全恢复。电生理检查常见广泛异常，如临床受损或未受损神经NCV减慢，瘫痪肌可见失神经电位、自发电位。腓肠肌活检可见节段性周围神经脱髓鞘伴腊肠样结构形成。

（2）治疗：出现肢体神经麻痹应尽快对症处理，使用神经营养药、扩血管药，夹板固定和物理治疗，本病宜小心预防。

884

亨廷顿病的病因和病理变化有哪些？

亨廷顿病（Huntington disease，HD）是一种典型的遗传性运动障碍疾病，主要影响纹状体和大脑皮质，美国医生George Huntington（1872）系统地描述而被命名。HD在白种人中患病率为（3～7）/10万，某些西欧国家人群中可达15/10万人，日本、中国、芬兰和非洲报道较少，最近中国亨廷顿舞蹈病协作组对HD家系调查统计显示，我国HD并不十分罕见。

（1）病因：HD是常染色体显性遗传方式，呈完全外显率，受累个体后代约50%发病。致病基因IT15定位于4p16.3，由67个外显子组成，mRNA有13474个核苷酸，编码有3142个氨基酸残基的蛋白huntingtin。IT15基因第1个外显子内存在一段胞嘧啶、腺嘌呤、鸟嘌呤（CAG）三核苷酸重复序列，正常范围为6～35次，异常范围为36～250次。异常等位基因的CAG重复数目与发病年龄呈负相关，扩展的CAG重复在代间传递中有延长的趋势，后代发病年龄提前表现为遗传早现，父系遗传尤为显著。

（2）病理：病变主要累及基底节和大脑皮质，可见尾状核萎缩，额叶皮质萎缩，侧脑室扩大，有的患者出现小脑皮质萎缩、小脑沟扩大，以及小脑蚓部萎缩或颞叶皮质萎缩等。

885

亨廷顿病的临床表现和治疗有哪些？

（1）临床表现

1）本病大多于30～40岁发病，多有家族遗传史，偶有散发病例，慢性进行性加重病程，通常为17～20年，存在明显的临床变异，患者发病年龄、疾病进展速度和临床表型特征不同。

2）患者最突出临床表现是不自主运动，常表现烦躁不安，逐渐出现粗大的舞蹈样动作、肌张力障碍、运动徐缓、步态障碍和动作保持障碍，可伴有共济失调、构音障碍、吞咽困难，这类运动症状一般被视为临床发病的判定标准。儿童期发病的韦斯特法尔（Westphal）变异型，表现为进行性肌强直和运动减少，无舞蹈样动作，也常见癫痫和小脑性共济失调。

3）患者早期可见易激惹、抑郁和反社会行为等精神症状，睡眠和生物节律紊乱，常发生在运动症状之前，以后逐渐出现进行性认知减退或痴呆。EEG检查可见弥漫性异常，脑CT和MRI检查在确诊病例常见尾状核和大脑皮质萎缩，遗传学检测4p16.3基因突变，CAG重复序列＞40。HD通常根据中年以上发病，家族遗传史，慢性进行性加重的舞蹈样运动，精神症状和痴呆等四大特征可诊断。

（2）治疗：HD迄今尚无针对性疗法，以对症治疗为主。舞蹈样运动可使用多巴胺D2-受体阻滞剂氟哌啶醇0.5～4.0mg口服，每日4次；DA受体阻滞剂如盐酸硫必利，或多巴胺耗竭剂丁苯那嗪；抑郁和攻击行为治疗可选用SSRⅠ类如舍曲林、西酞普兰，苯二氮草类如地西泮，精神症状明显可用抗精神病药。本病预防应接受遗传咨询，检出症状前疾病。

886

舞蹈病-棘红细胞增多症的临床表现和治疗有哪些？

舞蹈病-棘红细胞增多症（chorea-acanthocytosis）是进行性加重的运动障碍、认知功能异常、行为异常和肌病的某种组合。由编码Chorein的*VPS13A*基因突变引起，常染色体隐性遗传。*VPS13A*基因编码液泡蛋白分选蛋白（Chorein），基因突变多导致Chorein表达减少，有些病例Chorein表达量无明显异常。

（1）临床表现

1）儿童期至中老年发病，平均约为30岁，慢性进展性病程，运动障碍表现舞蹈样动作，如猛挥臂、腿部动作、耸肩和甩盆部，有些病例为肌张力障碍、抽动，典型表现为口 - 舌 - 面肌张力障碍，进食时明显，可见口唇咀嚼样动作、口舌抽搐样运动、自咬舌唇、下颌不自主运动和咽喉不自主运动，引起发音障碍、吞咽困难，可导致营养不良和体重下降，有时可见帕金森病样表现。

2）约2/3的患者出现行为异常，淡漠、迟钝、抑郁症、强迫性障碍、过度兴奋和易激惹，常见轻度智能衰退、记忆减退和执行力下降。约50%的患者可见癫痫发作，可为首发症状。可见周围神经病、腱反射减弱，进行性远端肌无力、肌萎缩，深感觉障碍，可为亚临床状态肌病，仅长期CK增高，对寿命有一定影响。

3）外周血涂片可见5%～50%的棘红细胞，有些患者疾病后期才出现棘红细胞增多，血脂谱正常，无β-脂蛋白异常。

（2）治疗：口 - 舌 - 面肌张力障碍注射肉毒毒素A可改善症状。服用多巴胺拮抗剂减少不自主运动，需监测不良反应，避免引起帕金森病表现和抑郁。使用氟哌丁醇、B族维生素、维生素E治疗，症状可能改善，癫痫发作可给予抗癫痫药物。

887

原发性肌张力障碍的病因和病理有哪些？

原发性肌张力障碍（primary dystonia）具有不自主性和持续性特点，与遗传有关；继发性肌张力障碍包括一大组疾病，如肝豆状核变性、亨廷顿舞蹈病和神经节苷脂病等，许多是遗传性疾病。外源性因素，如围产期损伤、感染和神经安定药物等也可引起肌张力障碍。

（1）病因：本病60%的患者为遗传性，40%的患者为散发，东欧犹太人发病比率较高。多为常染色体显性遗传伴不同外显率，多由定位9q32-34的*DYT1*基因突变所致，外显率30%～50%，已报道DYT 1～28个基因型。多巴反应性肌张力障碍也为常染色体显性遗传，是三磷酸鸟苷环水解酶-1（GCH-1）基因突变，家族性局限性肌张力障碍可为常染色体显性遗传，外显率不完全。在菲律宾帕纳格（Panag）岛，有一种肌张力障碍-帕金森综合征，呈X-连锁隐性遗传，在成年早期（约20岁）以后发病，症状可从腿、足开始，也可从上半身起病，50%的患者发展为全身性。

（2）病理检查：病理检查仅可见非特异病变，如壳核、丘脑和尾状核小神经元变性坏死，基底节脂质和脂色素增多，镜下检查未见纹状体和苍白球明显异常。

原发性肌张力障碍的临床表现和治疗有哪些？

原发性肌张力障碍也称特发性扭转痉挛（idiopathic torsion spasm），扭转痉挛由Oppenheim（1911）首先命名，通常是指全身性扭转性肌张力障碍（torsion dystonia），临床以四肢、躯干甚至全身剧烈的不随意扭转运动和姿势异常为特征。

（1）临床表现

1）早发性扭转型肌张力障碍：致病基因 *DYT1*（*TOR1A*）编码 Torsin A蛋白，是ATP酶AAA超家族成员，细胞内定位于内质网膜，作为分子伴侣参与蛋白质折叠、降解、膜转运和囊泡融合，第5外显子鸟嘌呤-腺嘌呤-鸟嘌呤（GAG）缺失突变最常见。儿童期或成年期起病，肌张力障碍常从一侧下肢开始，足内翻跖曲，行走足跟不能着地，随后出现躯干和四肢不自主扭转和姿势异常，以躯干为轴扭转或螺旋样运动具有特征性，动作多变无规律，不累及头部或咽喉肌。

2）低语性发声困难：致病基因 *DYT4*（*TUBB4a*），表现为低语发声困难、全身性肌张力障碍、木马样共济失调步态等。

3）多巴反应性张力障碍：致病基因 *DYT5a*（*GCH1*）编码三磷酸鸟苷环化水解酶1，酪氨酸羟化酶（TH）、四氢生物蝶呤（BH4）缺乏也可发病，多在儿童或青少年期起病，晨轻暮重，日间波动，L-dopa治疗反应良好。

4）混合型张力障碍：致病基因 *DYT6*（*THAP1*）编码蛋白在细胞增殖和pRb/E2F细胞循环路径转录调节中起重要作用，儿童或青少年期发病，颅颈部肌张力障碍，逐渐进展到肢体。

5）发作性运动诱发性运动障碍：致病基因 *DYT10*（*PRRT2*），儿童或青少年期发病，发作持续数秒至数分钟，常由突然运动诱发，表现为婴儿惊厥伴阵发性舞蹈-手足徐动、发作性过度运动诱发性运动障碍，每日数次，间歇期正常，小剂量卡马西平治疗有效。

6）肌阵挛-肌张力障碍综合征：致病基因 *DYT11*（*SGCE*），典型源于母亲的等位基因不表达或低表达，儿童和青少年起病，可见肌阵挛，肌张力障碍如痉挛性斜颈、书写痉挛和精神症状，肌阵挛对酒精反应较好。致病基因 *DYT26*（*KCTD7*）的病例最初表现轻度肌阵挛，影响上肢，吞咽困难进行性加重。

7）快速起病的肌张力障碍-帕金森综合征：致病基因 *DYT12*（*ATP1A3*）编码Na^+-K^+-ATP酶，突变导致酶对细胞质中钠离子亲和力下降，多在青少年发病，急性或亚急性，可见帕金森病症状，肌张力障碍自面部发展至上肢和躯干，延髓常受累，伴吞咽困难和构音障碍。

8）成人起病的痉挛性斜颈：致病基因*DYT23*（*CIZ1*），编码蛋白参与DNA合成和细胞周期调控。起病缓慢，头部向一侧不随意旋转，颈部向另侧屈曲，表现颈肌扭转或阵挛性倾斜，情绪激动可加重。

9）颅颈段肌张力障碍：致病基因*DYT24*（*ANO3*），编码钙离子门控氯离子通道，纹状体表达最高，出现痉挛性斜颈样症状。

10）原发性扭转性张力障碍：致病基因*DYT25*（*GNAL*）编码兴奋性G蛋白α亚单位，多于中青年起病，出现痉挛性斜颈、扭转肌张力增高，可进展到其他部位，停止时张力正常。

（2）治疗：本病无特效疗法，可试用小剂量L-dopa、苯海索、巴氯芬、苯二氮䓬类、卡马西平、丁苯喹嗪和氯氮平等，不同类型疗效不一，肉毒毒素A局部注射也有效。近年来应用脑深部电刺激（DBS）治疗肌张力障碍，部分病例有效。严重扭转痉挛可施行立体定向丘脑腹外侧核后半部毁损术，但可能复发。

889

脑铁沉积神经变性的基因型和表型特征有哪些？

脑铁沉积神经变性（neurodegeneration with brain iron accumulation，NBIA）是一组遗传性神经变性病，由于基底节铁沉积导致进行性肌张力障碍、痉挛、帕金森病样症状、精神异常、视神经萎缩或视网膜变性，认知障碍轻微，可见小脑萎缩。

迄今已发现10种致病基因突变，较常见为四种，发病年龄自婴幼儿到中年后期。基因型和表型特征如下。

（1）PANK2相关神经变性病，曾称Hallervorden-Spatz综合征，PANK2（Pantothenate kinase2）导致，约占NBIA的50%，根据发病年龄，PKAN可分为早发型和晚发型，早发型认知障碍较重，MRI T2WI可见内侧苍白球铁离子沉积的高信号病变，周围低信号，称为"虎眼征"，部分患者可无"虎眼征"。

（2）PLA2G6相关神经变性病，PLA2G6（phospholipase A2，group Ⅵ）导致，有三种临床亚型：①婴儿轴索变性（INAD），MRI T2WI可见小脑萎缩和皮质高信号，逐渐累及苍白球，但无"虎眼征"；②不典型INAD，部分INAD患者脑内始终无铁离子沉积信号；③早发性常染色体隐性遗传帕金森综合征，10～26岁亚急性发病，搓丸样静止性震颤、肌强直、运动迟缓，对L-dopa反应良好，可见锥体束征、眼球运动异常、认知功能下降和精神异常等。

（3）C19orf12相关神经变性病（MPAN），线粒体膜蛋白C19orf12导致，常染色体隐性遗传，青年或成年早期发病，缓慢进展，常见肌痉挛、肌张力障碍、视神经萎缩，UMN、LMN损害，精神症状、认知功能障碍等，可存活至成年期。MRI T2WI可见内侧苍白球高信号，皮质和小脑萎缩。

（4）β螺旋蛋白相关性变性病（BPAN）：WDR45（WD repeat domain 45）导致，X-连锁显性遗传，多为女性，疾病分两期，儿童期表现运动、语言和认识等全面性发育延迟，走路不稳、言语表达障碍和学习障碍，伴睡眠障碍和癫痫发作；成年期（20～30岁）出现帕金森样、肌张力障碍症状，对L-dopa敏感，锥体系也受累，故称为儿童期静态性脑病和成年期神经变性病。

890

遗传性白质脑病的分类和临床表现及其治疗有哪些？

遗传性白质脑病（hereditary leukoencephalopathy）又称脑白质营养不良，是一组主要累及CNS白质的进展性遗传病，特征为CNS白质髓鞘发育异常或弥漫性损害。根据病理特征可分为异常髓鞘化，如肾上腺脑白质营养不良、球形细胞脑白质营养不良和异染性脑白质营养不良；髓鞘化低下，如佩-梅病、亚力山大（Alexander）病和白质消融性白质脑病；髓鞘囊性变如Canavan病、伴皮质下囊肿的巨脑性白质脑病等。本组疾病有明显的遗传异质性和临床变异性。

（1）X-连锁肾上腺脑白质营养不良（X-ALD）：是最常见的过氧化物酶体病，位于Xq28的致病基因*ABCD1*包含10个外显子，编码由745个氨基酸组成的过氧化物酶体膜蛋白ALD蛋白。男性受累，儿童、青少年和成年期起病，表型多样，常见进行性智力和运动功能退化、视力听力障碍、癫痫发作、痉挛性瘫等。约2/3的患者伴肾上腺皮质功能不全，生化特征是组织和体液中饱和极长链脂肪酸异常增高。脑MRI可见白质对称性T1WI低信号、T2 WI高信号，累及胼胝体压部和脑干，病变由后向前发展，病灶周边区强化。治疗可用激素替代疗法、洛伦佐（Lorenzo）油与饮食疗法、对症支持治疗等。

（2）异染性脑白质营养不良（MLD）：是最常见的溶酶体病，常染色体隐性遗传，芳基硫酯酶A（ASA）或神经鞘酯激活蛋白（saposin B）缺陷导致溶酶体内脑硫酯水解受阻，在脑白质、周围神经和内脏组织沉积。婴幼儿、青少年和成年期起病，表现共济失调、智力下降、四肢瘫、周围神经病、癫痫和精神症状。MRI显示脑室旁大片T1WI低信号、T2WI高信号，T2WI典型为"豹纹状"白质改变。外周血白细胞或培养成纤维细胞ASA活性显著下降。ASA和saposin B基因突变分析有助于确诊。治疗包括骨髓移植、酶替代治疗和支持疗法。

（3）白质消融性白质脑病（VWM）：又称儿童共济失调伴CNS髓鞘化降低，常染色体隐性遗传，是真核细胞翻译启动子2B五个亚单位对应的基因突变所致，发现任一基因突变即可确诊。表现为运动障碍起病，智力障碍，MRI改变显著，感染、发热或头外伤可加重病情。治疗主要是支持疗法，避免感染和头外伤。

（4）含蛋白脂蛋白 1（proteolipid protein 1, PLP1）相关遗传性髓鞘形成障碍：X-连锁遗传，为 *PLP1* 基因重复突变、点突变和基因缺失等。表型变异较大，典型包括佩-梅病（PMD）、遗传性痉挛性截瘫 2 型（SPG2），特征为神经髓鞘不能正常形成。共同临床特征是运动障碍较智力发育迟滞显著，早期肌张力低下，逐渐演变为下肢痉挛，可见共济失调、眼震、视神经萎缩和舞蹈-手足徐动。MRI 示脑白质弥漫性 T2WI 高信号，呈新生儿样脑白质。治疗主要是支持疗法。

（5）Alexander 病：常染色体显性遗传，致病基因 *GFAP*。分四型，发病越早，病程越短。①新生儿型可见惊厥、脑积水和严重精神运动发育迟滞；②婴儿型最常见，表现为大头、智力和运动衰退、惊厥、腱反射亢进和共济失调；③少年型表现为构音障碍、吞咽困难、下肢痉挛、共济失调、智力下降和惊厥等；④成年型类似少年型，起病晚，病情较轻。MRI 检查可见广泛白质异常，额叶明显，T1WI 可见脑室周围环形高信号，T2WI 环形低信号，第四脑室扩张，桥脑、延髓和小脑萎缩。治疗主要是对症支持疗法。

（6）伴皮质下囊肿的巨脑性白质脑病（MLC）：常染色体隐性遗传，致病基因 MLC1，表现为巨头，早期发育基本正常，逐渐出现构音障碍、癫痫发作、肌张力障碍和智力衰退。MRI 显示半球白质弥漫性 T1WI 低信号、T2WI 高信号，皮质下囊肿位于双侧前颞叶区和额顶交界区。治疗主要是对症支持疗法。

（7）Canavan 病：常染色体隐性遗传，致病基因编码天冬氨酸酰基转移酶（ASPA），突变引起酶活性下降，脑内 N-乙酰天冬氨酸（NAA）增多。分三型：新生儿型、婴儿型和少年型。典型特征为大头、肌张力低下、竖头困难三联征，患儿易激惹、睡眠困难。MRI 显示大脑弥漫性白质变性。尿 NAA 显著升高。治疗对症支持疗法为主。

（8）球样细胞脑白质营养不良（GLD，Krabbe 病）：常染色体隐性遗传，致病基因编码半乳糖脑苷脂-β-半乳糖苷酶（GALC），半乳糖脑苷脂降解受阻，使血白细胞或培养成纤维细胞 GALC 酶活性显著降低，可同时累及 CNS 和周围神经系统。分两型：①婴儿型较常见，6 个月前发病，易激惹、僵直、精神运动发育迟滞、阵发性发热、呕吐、惊厥和视神经萎缩，数月内发展为失明、去大脑强直。②晚发型表现为无力、视力下降和智力衰退。MRI 显示弥漫性大脑萎缩，顶枕区明显，基底节对称损害。可行骨髓干细胞移植，婴儿型病前患儿和晚发早期患者可有效。

891

肝豆状核变性的病因、临床表现和治疗有哪些？

肝豆状核变性（hepatolenticular degeneration，HLD），也称威尔逊病（Wilson disease，WD），是遗传性铜代谢障碍疾病，世界范围内发病率（1～2）/10 万。

（1）病因：为常染色体隐性遗传，致病基因*ATP7B*定位于13q14.3，编码细胞铜转运的P型ATP酶。*ATP7B*基因突变导致*ATP*酶碱基缺陷和功能减弱或丧失，血清铜蓝蛋白合成障碍，胆道排铜障碍，铜离子在体内脏器沉积，以豆状核、肝脏、肾脏和角膜为著。

（2）临床表现：HLD多于青少年期发病，表现为肝硬化、锥体外系症状、精神症状、肾损害和角膜K-F环等，进行性加重，发病年龄跨度大，临床表型多变，易误诊。40岁以下患者出现几种类型运动障碍并存应首先考虑本病可能。

1）患者常见肌张力障碍，如震颤、精细动作困难、构音障碍、流涎、吞咽困难、不自主运动、共济失调、腱反射亢进和病理征等；精神症状早期出现智能减退、注意力不集中、情感行为和性格异常，晚期出现痴呆和幻觉，极少数出现全面强直-阵挛性发作。

2）肝损害为非特异性慢性肝病，表现为倦怠、食欲减退、肝大、脾大或脾功能亢进、黄疸、腹水、蜘蛛痣、食管静脉曲张可破裂出血，肝性脑病等。内分泌损害女性可有月经不调、闭经或流产史，男性乳房发育；肾损害表现肾小管重吸收障碍，蛋白尿、肾性糖尿，少数患者伴肾衰竭。脾功能亢进可致全血细胞减少，出现鼻、牙龈和皮下出血等。

3）患者可见角膜K-F环，7岁以下患儿少见。

（3）治疗：Wilson病是目前少数几种可治疗的神经遗传病，早期治疗可避免严重的不可逆组织损害。患者应低铜饮食，减少含铜食物如肝脏、水生贝壳类、坚果、巧克力、豆类和蘑菇等摄取，每日铜摄入量＜1.5mg。

1）药物治疗：铜螯合剂增加尿铜排泄，如D-青霉胺（D-penicillamine）、二巯丙磺酸钠、二巯丁二酸、曲恩汀、中药大黄、黄连、姜黄、金钱草、泽泻、三七，肝豆片和肝豆汤等，有利尿排铜作用。减少铜吸收药物如锌剂（硫酸锌、醋酸锌、葡萄糖酸锌）和四巯基钼酸胺。

2）对症治疗，如震颤、肌张力障碍首选盐酸苯海索、复方L-dopa，粗大震颤可用氯硝西泮，舞蹈样动作、手足徐动可服用氟哌啶醇。暴发性肝衰竭采用血液透析、血浆置换清除体内铜沉积，或肝移植术。

892

钢发（Menkes）病的病因、临床表现和治疗有哪些？

钢发病（Menkes disease，MD）又称卷毛病，是*ATP7A*基因突变、铜代谢障碍引起的神经变性病，由Menkes等（1962）最早报道，发病率为1/（10～25）万活婴，多数为男患儿，也有女患儿散发病例。

（1）病因：本病为一种罕见的X-连锁隐性遗传，其与Wilson病均为铜代谢异常疾病，致病基因相似，分别为ATP7A和ATP7B，编码P型铜转运ATP酶，但作用不同。ATP7A定位于Xq13.3，包含23个外显子，基因突变引起与铜转运相关的ATP7A蛋白缺陷，铜不能正常转移到门静脉，体内铜缺乏导致脑、肝、肌肉组织各种含铜酶功能缺陷，如多巴胺β羟化酶、赖氨酸氧化酶、酪氨酸酶、细胞色素C氧化酶等，引起卷发、面容、精神/生长发育迟滞和代谢异常。

（2）临床表现：分三型。

1）经典型：婴儿期起病，约1/3的患儿有早产史、出生体重轻和头颅巨大血肿史，2～3个月时出现癫痫发作、肌张力低、竖头困难、颊部下垂或饱满特殊面容，皮肤色素少，发稀色浅，刚脆卷曲。X线显示骨质疏松，骨刺形成，CT可见大脑、小脑萎缩，可有硬膜下出血，进展迅速，多在病后半年至1年内死亡。

2）轻型：青少年或成年早期发病，神经系统症状较轻，如共济失调，不自主震颤，癫痫出现较晚，智力正常或轻度低下，可见自主神经症状。

3）极轻型：又称枕骨角综合征/X-连锁遗传性皮肤松垂，多在青少年早期发病，以斜方肌、胸锁乳突肌和枕骨角连接处楔形钙化结节为特征，可触及或X线下可见。智力正常或轻微低下，仅见家族性自主神经功能异常，慢性腹泻、体位性低血压，轻度认知缺陷等。

（3）治疗：目前唯一有效治疗药为铜补充剂，尽早使用组氨酸铜（copper-histidine）皮下注射，2～3周后血清铜和铜蓝蛋白可恢复正常，可提高存活率、改善神经发育。对症治疗如使用抗癫痫药，经典型患儿膀胱憩室炎可手术治疗。

893

结节性硬化症的病因病理、临床表现和治疗有哪些？

结节性硬化症（tuberous sclerosis）又称伯恩威尔（Bourneville）病，以全身多器官平滑肌脂肪瘤为特征，是较常见的神经皮肤综合征，发病率为1/10万，最早由von Recklinghausen（1862）报道。

（1）病因病理：多为常染色体显性遗传，少数散发，致病基因*TSC1*位于9q34，含23个外显子，编码错构瘤蛋白（harmartin）；位于16q13.3的*TSC2*编码马铃薯球蛋白（tuberin），均为肿瘤抑制基因，这两种蛋白可抑制雷帕霉素靶蛋白（mTOR）信号通路控制细胞增殖与分化。该病可累及几乎所有的器官系统，最常见皮肤、脑、肾脏、肺和心脏。脑病理检查可见神经元移行障碍形成室管膜下、大脑皮质和白质散在多发的神经胶质增生结节，额叶多见，为致密的细胶原纤维含形态奇异的胶质细胞和不典型神经元。皮肤皮脂腺瘤为扩张血管和过度增生结缔组织，眼底视网膜晶状体瘤为未分化的成胶质细胞过度增生，心、肾、甲状腺、胃肠和肝可见错构瘤，可见骨质硬化和囊性变，脊柱裂、多趾（指）、髋关节先天性脱臼等。

（2）临床表现：典型表现为面部血管纤维瘤、癫痫发作和智能减退等。

1）90%患儿出生时可见皮肤色素脱失斑，在口鼻三角区蝶性对称分布的皮脂腺瘤，淡红或红褐色针尖至蚕豆大小坚硬的蜡样丘疹，约90%出现于4岁前，丘疹随年龄增长，青春期后融合成片，波及面部或躯干。15%～20%出现指（趾）甲床下纤维瘤，青春期后20%～30%可见躯干两侧或背部灰褐色粗糙的鲨鱼皮样斑，略高于皮肤，边界不规则，也可见牛奶咖啡斑和神经纤维瘤。

2）80%～90%患者出现各种类型癫痫发作，婴幼儿常见婴儿痉挛症和局灶性发作，频繁发作多有智力低下和精神行为障碍如违拗、固执或呆滞，与癫痫发作程度相关，孤独症较常见。室管膜下巨细胞星形细胞瘤可引起梗阻性脑积水和ICP增高，出现单瘫、偏瘫、锥体外系症状和共济失调等。

3）视网膜错构瘤和视神经胶质瘤是本病特征，可见视乳头附近多个虫卵样钙化结节或视网膜周边黄白色环状损害，易误诊视乳头水肿或假性视乳头炎，严重者影响视力。常见肾肿瘤和囊肿、心脏横纹肌瘤、肺癌和甲状腺癌，女性常见肺淋巴管肌瘤病（LAM），因异常平滑肌细胞广泛增殖导致囊肿形成和肺组织破坏，出现气短、咳嗽、胸痛，常见自发性气胸，是成年女性患者重要死因。成人患者可发生血管平滑肌脂肪瘤（AML），常见于肾脏、肝和肾上腺等，发生率为70%～90%，女性常见，常为双侧，直径较大（＞4cm）可发生出血和肾功能不全。

4）脑CT发现侧脑室结节和钙化、皮质和小脑结节有确诊意义；EEG显示高波幅失律和各种痫性波；蛋白尿和镜下血尿提示肾损害，CSF检查正常。

（3）治疗：对症治疗如控制癫痫发作，依据年龄和发作类型选用不同的抗癫痫药，生酮饮食有助于控制癫痫，婴儿痉挛宜用ACTH，难治性癫痫可考虑功能神经外科定位治疗。ICP增高用脱水剂，CSF循环受阻可手术治疗，面部皮脂腺瘤可行整容术，肿瘤引起明显占位或梗阻性脑积水应手术切除。由于雷帕霉素靶蛋白（mTOR）通路过度激活，可用mTOR抑制剂雷帕霉素和新一代依维莫司治疗。

神经纤维瘤病Ⅰ型的病因、临床表现和治疗有哪些？

神经纤维瘤病（neurofibromatosis，NF）是基因缺陷引起神经嵴细胞发育异常导致的多系统损害，呈常染色体显性遗传。根据临床表现和基因定位分为神经纤维瘤病Ⅰ型（NFⅠ）和Ⅱ型（NFⅡ），Ⅰ型神经纤维瘤病是由 von Recklinghausen（1882）首次描述，患病率为3/10万。

（1）病因：致病基因为肿瘤抑制基因 *NF1* 定位于17q11.2，外显率高，含59个外显子，编码2818个氨基酸残基组成的神经纤维素蛋白（neurofibronin），分布于神经元，基因易位、缺失、重排或点突变使肿瘤抑制功能丧失而致病。多发性神经纤维瘤常见于脊神经、脑神经、皮肤或皮下神经，皮肤色素斑为表皮基底细胞层内黑色素沉积。

（2）临床表现

1）皮肤可见牛奶咖啡斑，几乎所有的病例出生时都可见，形状大小不一，边缘不整，不突出皮面，常见于躯干非暴露部位。青春期前直径>5mm、青春期后>15mm的6个以上具有高度诊断价值，全身和腋窝雀斑也是特征之一。

2）多发性神经纤维瘤出现于儿童后期，青春期和妊娠期可增加，分布于躯干、面部皮肤和四肢，粉红色，数目不定，可数以百计，质软，为芝麻、绿豆或柑橘大小。脑神经纤维瘤最常见一或两侧听神经瘤，也累及三叉神经、舌咽神经、迷走神经、副神经和舌下神经，可合并多发性脑膜瘤、神经胶质瘤、室管膜瘤、脑膜膨出和脑积水。脊髓可见单个或多个神经纤维瘤、脊膜瘤，合并脊柱畸形、脊髓膨出和脊髓空洞症，脊神经后根神经鞘瘤。少数病例有智能减退、记忆障碍和痫性发作。

3）眼病变在裂隙灯可见虹膜错构瘤为粟粒状橙黄色圆形小结节，随着年龄增长而增多，是NFⅠ特有表现。眼底可见灰白色肿瘤，视乳头前凸，视神经胶质瘤可导致突眼和视力丧失。

4）骨骼先天发育异常如脊柱畸形、颅骨畸形和长骨畸形；肿瘤压迫如听神经瘤引起内听道扩大，脊神经根纤维瘤引起椎间孔扩大和骨质破坏等。肾上腺、心、肺、消化道和纵隔均可发生神经纤维瘤。

5）X线平片可见各种骨骼畸形，CT和MRI可发现CNS肿瘤。基因分析可确定NFⅠ和NFⅡ突变类型。

（3）治疗：皮肤色素斑、皮肤和皮下肿瘤无须特殊治疗，癫痫发作可用抗癫痫药。听神经瘤、视神经瘤等颅内和椎管内肿瘤可手术治疗，部分可放疗。2020年首个NFⅠ治疗药物司美替尼（Koselugo/Selumetinib）被美国FDA批准，可有效改善丛状纤维瘤。

895

神经纤维瘤病Ⅱ型的病因、临床表现和治疗有哪些？

神经纤维瘤病Ⅱ型也称中枢神经纤维瘤或双侧听神经瘤病，NFⅡ型较NFⅠ型少见，有明显遗传倾向，同一家族病情程度不等。轻型25岁后发病，重型多在25岁前起病，母系遗传病例起病早。

（1）病因：致病基因NF2定位于22q12.2，为抑癌基因，包含17个外显子，编码merlin蛋白，在细胞骨架与细胞膜间起连接作用，该蛋白缺陷或失活使细胞生长失控，NFⅡ基因缺失突变引起听神经瘤。NFⅡ常合并脑膜瘤、脊膜瘤、星形细胞瘤和脊旁后根神经鞘瘤，皮肤肿瘤主要是神经鞘瘤。

（2）临床表现

1）NFⅡ型主要表现为双侧Schwann细胞瘤，即前庭神经鞘瘤或听神经瘤，肿瘤症状如听力丧失，开始常为单侧，以及耳鸣、眩晕和面肌无力等多在青春期或青春期后出现。MRI检查易发现桥脑小脑角区的听神经瘤，或可发现脑膜瘤、星形细胞瘤和室管膜瘤等。NFⅡ型患者皮肤牛奶咖啡斑和神经纤维瘤比Ⅰ型少见。

2）NFⅡ型诊断标准包括脑MRI确诊或组织学检查证实双侧听神经瘤；一侧听神经瘤，同时一级亲属中有NFⅡ型患者；一级亲属中有NFⅡ型患者，且患者罹患以下任何两种疾病：神经纤维瘤、脑（脊）膜瘤、神经鞘瘤、神经胶质瘤等。

（3）治疗：听神经瘤等肿瘤压迫神经系统出现临床症状时可行手术切除，放疗无效；合并癫痫时可应用抗癫痫药。药物治疗为靶向阻断和抑制神经鞘瘤形成相关的多重细胞内信号通路，目前仍处于试验阶段。

896

脑面血管瘤（Sturge-Weber）病的病因、临床表现和治疗有哪些？

脑面血管瘤病（encephalofacial angiomatosis）又称斯特奇-韦伯（Sturge-Weber）综合征，是常见的神经皮肤综合征之一。

（1）病因：多为散发病例，部分常染色体显性和隐性遗传。病理检查在蛛网膜下腔可见软脑膜血管瘤和毛细血管畸形，静脉内皮细胞增生，脑膜增厚，常见于面部血管痣同侧枕叶，或颞叶、顶叶及整个半球，血管瘤下脑皮质萎缩和钙化，以及局限性脑室扩张。

（2）临床表现

1）皮肤改变：一侧面部三叉神经分布区不规则血管斑痣，出生可见红葡萄酒色扁平血管痣沿三叉神经第Ⅰ支分布，也可波及Ⅱ、Ⅲ支，严重者蔓延至对侧面、颈和躯干，少数见于口腔黏膜。边缘清楚，略高出皮肤，压之不褪色。累及前额、上睑可伴青光眼和神经系统并发症，仅累及三叉神经Ⅱ或Ⅲ支很少出现神经症状。

2）神经系统症状：常见癫痫发作、对侧偏瘫和偏身萎缩、青光眼和智能减退等特征性表现，癫痫发作可伴Todd麻痹，1岁左右发病，抗癫痫药难于控制，随着年龄增长常有智能减退，脑面血管瘤对侧可出现偏瘫和偏身萎缩。

3）眼症状和其他：30%的患者伴青光眼和突眼，突眼由于产前眼内压过高，可见虹膜缺损、晶状体浑浊等先天性异常；枕叶受损可导致对侧同向性偏盲。

4）头颅X线平片2岁后可见与脑回外形一致的特征性双轨状钙化，CT检查可见钙化和单侧脑萎缩，MRI可见软脑膜血管瘤，DSA可发现毛细血管和静脉异常，受累半球表面毛细血管增生、静脉显著减少和上矢状窦发育不良。EEG显示受累半球α波减少，波幅低，与颅内钙化程度一致，可见痫性波。

（3）治疗：癫痫可用抗痫药控制。面部血管瘤可行整容术或激光治疗，青光眼和突眼可手术治疗。部分患者行脑叶或半球切除术，偏瘫患者可康复治疗。

897

神经元蜡样脂褐质沉积病的病因病理、临床表现和分型有哪些？

神经元蜡样脂褐质沉积病（neuronal ceroid-lipofuscinoses，NCL）是一组婴儿和儿童期最常见的遗传性神经变性疾病，有高度遗传异质性和临床变异性，也称巴滕（Batten）病和库夫斯（Kufs）病，Batten病有时特指青少年型NCL，Kufs病特指成人型NCL。

（1）病因病理：本病为常染色体隐性遗传，个别为显性遗传。此病命名源于病理特征，神经元和/或皮肤上皮细胞、淋巴细胞、肌细胞存在溶酶体内蜡样质和脂褐素沉积，电镜下可见嗜锇颗粒体、曲线状体、指纹体或混合型包涵体等。检查血淋巴细胞和小汗腺分泌部上皮细胞超微结构有助于NCL诊断分型。病变常见于大脑白质、小脑半球、基底节、丘脑和脑干诸核，小脑最明显，皮肤、内脏和肠肌层神经丛也有色素沉积，视网膜色素变性严重。

（2）临床表现和分型

1）NCL大多在儿童期起病，是儿童期进行性智能衰退、运动发育迟滞、视力减退和共济失调的重要原因。根据患儿发病年龄和病程分为婴儿型、晚期婴儿型、青少年型、成人型、芬兰变异型、葡萄牙变异型、土耳其变异型、癫痫伴智能发育延迟型、Parry病、未分类NCL。

2）临床可见进展性视力丧失、黄斑变性和视神经萎缩，可有难治性癫痫，进行性痴呆，运动障碍如手足徐动和行为异常等。成年型进展缓慢，可有癫痫发作、肌阵挛、小脑性共济失调和进行性智能衰退等，无黄斑变性，可存活到中年。

3）基因学分型包括CLN1-6，8-10（表26-6）。

表26-6　NCLs的临床分型和致病基因

疾病名称	临床分型	基因定位	致病基因	编码蛋白
Santavuori-Haltia（NCL1）	婴儿型，也包括晚婴型、少年型和成人型	1p32	CLN1（PPT1）	棕榈酰蛋白硫脂酶1
Jansky-Bielschowsky（NCL2）	晚婴型，也包括少年型	11p15	CLN2（TPP1）	三肽基肽酶1

疾病名称	临床分型	基因定位	致病基因	编码蛋白
Batten病，Vogt-Spielmeyer（NCL3）	少年型	16p12	*CLN3*	CLN3蛋白
Kufs病（NCL4）	成人型	未明	*CLN4*	未明
芬兰变异型（NCL5）	晚婴型，也包括少年型	13q31-32	*CLN5*	CLN5蛋白
吉普赛/印第安变异型（NCL6）	晚婴型，早发少年型	15q21-23	*CLN6*	CLN6蛋白
土耳其变异型（NCL8/NCL7）	晚婴型	8p23	*CLN8*	CLN8蛋白
北方癫痫变异型（NCL8）	晚婴型，也包括少年型	8p23	*CLN8*	CLN8蛋白
NCL9	少年变异型	不明	*CLN9*	二氢神经酰胺合成酶调节剂
NCL10	先天性NCL，先天性黑矇性痴呆	11p15.5	*CLN10*	组织蛋白酶D

898

戈谢病的病因病理、分型和临床表现有哪些？

戈谢病（Gaucher disease，GD）也称葡糖脑苷脂病，是一种家族性糖脂代谢病和最常见的溶酶体沉积病，由法国医生Gaucher（1882）首先报道。

（1）病因病理：本病由于编码β-葡糖脑苷脂酶（glucocerebrosidase，GBA）基因缺陷，GBA活性下降导致葡糖脑苷脂不能水解成神经酰胺和葡萄糖，大量贮积于肝、脾、骨骼、肺和脑组织等网状内皮系统，产生相应症状。位于1q21的GBA基因含11个外显子，已发现超过200种与戈谢病相关突变。病理检查可见戈谢细胞在网状内皮系统浸润，戈谢细胞由脾脏组织细胞、肝Kupffer细胞、肺泡巨噬细胞和单核细胞等转变形成，充满脂质，胞质浅蓝色，有纤维条纹结构，电镜下可见胞质中特殊的管状脑苷脂包涵体。戈谢细胞见于脑血管周围，伴胶质细胞增生，肝脾结构破坏，骨质囊性浸润，脑神经核、基底节、丘脑和小脑神经元变性。

（2）分型和临床表现：根据发病急缓、内脏受累程度、CNS是否受累分三型，以及围产期致死型和心血管亚型。

Ⅰ型：慢性型，非神经型。最常见，发病可自数月至老年，肝脾肿大、贫血、骨骼受累，进展缓慢，脾切除后可长期存活。

Ⅱ型：急性型或婴儿型，神经型。最少见类型，出生后3～4个月发病，肝脾肿大、患儿生长发育迟滞、婴儿早期斜视，预后差。

Ⅲ型：亚急性型，神经型。多在2岁时发病，最初为肝脾肿大，3～7年后逐渐出现神经系统症状，如斜视、痉挛、智力低下和惊厥等，晚期骨骼病变、脾功能亢进、全血细胞减少和出血等。

症状表现为因GBA缺乏程度不同，还可见皮肤鱼鳞样改变，暴露部位见棕黄色斑；咳嗽、呼吸困难和肺动脉高压，水平注视困难、斜视，CNS受累可有语言障碍、行走困难和惊厥发作。血常规显示轻至中度贫血，骨髓细胞涂片可查到戈谢细胞，体积大，直径20～80μm，呈卵圆形，含一或数个偏心胞核，核染色质粗糙，胞质量多，淡蓝色，充满交织成网状或洋葱皮样条纹结构。检测白细胞或培养的皮肤成纤维细胞GBA活性降低。

899

苯丙酮尿症的病因病理和临床表现有哪些？

苯丙酮尿症（phenylketonuria，PKU）是最常见的氨基酸代谢病，常染色体隐性遗传。

（1）病因病理：本病是苯丙氨酸羟化酶（PAH）基因缺陷导致酶缺乏，摄入的苯丙氨酸（PA）在血浆内蓄积和脑组织等贮积，由于PA主要羟化途径受阻，次要代谢途径代偿性亢进，PA转化为苯丙酮酸、苯丙乳酸、正羟苯乙酸和苯乙酸增加，蓄积于组织和血浆，从尿中大量排出，产生苯丙酮尿。病理显示脑成熟障碍，如脑灰白质不清，白质中有异位灰质，视束、皮质脊髓束、皮质桥小脑束纤维髓鞘形成不全，灰白质囊样变性多因反复癫痫发作导致脑缺氧，黑质、兰斑色素消失。

（2）临床表现：根据临床表现和PAH活性分为经典型、轻型、暂时型、高苯丙氨酸血症、非经典型PKU五型，一般临床特征如下。

1）婴儿出生时智能通常正常，6个月后智商迅速下降，1岁时降至50，3岁时到40左右；尿中排出大量苯丙酮酸及代谢产物，有特殊霉臭味，身体或衣服可闻到特殊霉味或"鼠味"。约25%的严重智力迟滞患儿出现癫痫发作，如婴儿痉挛等发作，随着年龄增长大发作减少或转变为失神或GTCS。

2）部分患儿有震颤、共济失调，严重者可出现脑瘫，肌张力增高、腱反射亢进和病理征（＋），可见黑色素缺乏、皮肤色白、头发淡黄或棕色，虹膜棕黄色，白种人为蓝色；常见门齿稀疏、骈指和脊柱裂等。

3）约80%的患儿EEG异常，脑CT检查可见脑萎缩。尿苯丙酮酸测定（＋），血浆苯丙氨酸＞200mg/L，如患儿早期限制苯丙氨酸摄入预后较好。

900

神经节苷脂贮积病的病因和病理有哪些？

神经节苷脂贮积病（gangliosidosis）是一组神经节苷脂水解代谢中不同酶缺乏引起不同物质在神经组织沉积，为常染色体隐性遗传，主要在婴幼儿期发病，90%见于犹太人，随着病情发展，出现多样性临床症状和体征。

（1）病因：神经节苷脂（ganglioside，GA）广泛存在于人体各种细胞内，脑和神经组织中含量最高，是神经细胞膜的复合糖脂，参与神经元的生长、分化和表型表达，降解酶缺陷导致GA在溶酶体内贮积，分为以下两类。

1）GM1神经节苷脂贮积病：基因定位于3p14.2，因缺乏酸性-β-半乳糖苷酶使GM1（单涎酸己糖神经节苷脂）末端半乳糖不能被切割而沉积。

2）GM2神经节苷脂贮积病：基因定位于5q1.13，因β-氨基己糖胺酶缺乏或GM2激活蛋白缺陷，引起GM2（单涎酸丙糖神经节苷脂）结合的N-乙酰半乳糖不能被水解切割而沉积。

（2）病理检查：可见大脑皮质神经细胞内有大量类脂沉积，细胞变性和消失，晚期可见髓鞘脱失和胶质细胞增生。GM1神经节苷脂贮积病镜下可见特殊泡沫细胞，电镜下可见细胞内空泡，溶酶体内膜状或层状脂质贮积。

901

神经节苷脂贮积病的临床表现和分型有哪些？

（1）GM1神经节苷脂贮积病：分三型，多在婴幼儿发病。

Ⅰ型：婴儿型，又称婴儿家族性黑矇性痴呆，可见特殊外貌，凸前额、凹鼻梁、低耳、巨舌、人中很长，面部水肿，角膜浑浊，眼底黄斑区樱桃红点，关节挛缩，肝脾肿大，哺乳不良，吞咽无力，不能竖头；肌张力低下，自主活动减少，腱反射亢进。智力发育极差，6～7个月时对外周仍无反应，听觉过敏，惊吓反射（＋），惊厥发作频繁，随病程进展出现去大脑强直，极少能存活2周岁。

Ⅱ型：幼年型，外貌正常，新生儿期正常，但听觉过敏、惊吓反射明显，6个月内常见全身抽搐、肌阵挛发作，发育落后，轻度肝脾肿大，无黄斑樱桃红点。

Ⅲ型：慢性晚发型，儿童和青春期起病，构音障碍和肌张力改变为首发症状，进展缓慢，智力受损轻，无共济失调、肌阵挛、癫痫、面容异常和肝脾肿大。

（2）GM2神经节苷脂贮积病：分三型。

Ⅰ型：婴儿型，Tay-Sachs病，出生时正常，出生后4～6个月不注意周围，运动减少，肌张力降低，听觉过敏、惊跳、尖叫、肌阵挛发作，不自主发笑，3～4个月后迅速恶化，头围增大，视力下降，出现黑矇、视神经萎缩，光反应差，大多可见黄斑樱桃红点；1岁后肌张力增高，去大脑强直，2岁后痴呆，频繁肌阵挛和抽搐发作，不能吸吮吞咽，3～4岁前死亡。

Ⅱ型：急性早期婴儿型，桑德霍夫（Sandhoff）病，氨基己糖苷A-B酶缺乏症，表现与Ⅰ型相似，起病较早，进展快，常伴肝脾肿大。

Ⅲ型：变异型，2～6岁发病，共济失调、智力运动衰退、痉挛、手足徐动和癫痫发作，可见黄斑樱桃红点，可活到10～15岁。

902

尼曼-匹克（Niemann-Pick）病的病因病理和临床表现有哪些？

尼曼-匹克（Niemann-Pick）病是一组罕见的鞘磷脂贮积病（sphingomyelin lipidosis），常染色体隐性遗传，由Niemann（1914）和Pick（1922）首先报道。

（1）病因病理：鞘磷脂广泛存在于质膜、内质网、线粒体和神经髓鞘，酸性鞘磷脂酶（acid sphingomyelinase，ASM）缺乏导致肝脾、骨髓、肺、淋巴结和脑组织中鞘磷脂沉积和功能障碍。ASM基因SMPD1位于11p15，含6个外显子，基因缺陷使细胞不能酯化和转运外源性胆固醇；18号染色体NPC1和/或14号染色体NPC2基因突变可影响胆固醇从溶酶体到细胞质转运，引起发病。病理检查可见神经元数目减少，呈灰白色气球样或颗粒样变，中脑、脊髓、小脑和视网膜神经元变性，内脏细胞因鞘磷脂和胆固醇贮积形成Niemann-Pick细胞。

（2）临床表现：肝脾肿大和神经系统受损，分五型，儿童期以A、B、C三型为主。

A型：婴幼儿型，最常见，出生后3～9个月发病，1岁前大脑受累，精神运动发育迟滞，自发活动消失，对周围环境表现淡漠，肌无力伴双侧锥体束征，腱反射消失，可有肌阵挛、失明、黑矇、眼震和听觉反应迟钝，约1/4的患儿黄斑可见樱桃红斑，可见突眼、眼距宽和口腔黏膜色素沉着；以及肝、脾和淋巴结肿大，肺浸润病变，间歇性黄疸和腹水；患儿多于2岁前死于反复感染。

B型：内脏型，发病较A型稍晚，进展缓慢，神经系统多不受累，身材矮小，肺部弥漫性浸润易发生感染。

C型：亚急性型或青少年型，肝脾肿大和弥漫性脑病开始，典型症状为核上性垂直性眼肌麻痹、智力和运动功能损害，多数患者20～30岁死于吸入性肺炎。

D型：可见肝脾肿大和神经系统症状，可出现黄疸，仅见于加拿大新苏格兰（Nova Scotia）省西部。

E型：成人非神经型，成年期起病，仅见轻度肝脾肿大，无神经系统症状。

重要实验室证据是骨髓和外周血淋巴细胞空泡样变。白细胞、培养的纤维母细胞和肝细胞可检出神经鞘磷脂酶缺乏。

马里内斯科-舍格伦（Marinesco-Sjögren）综合征的病因、临床表现和治疗有哪些？

马里内斯科-舍格伦（Marinesco-Sjögren）综合征又称遗传性共济失调-白内障-智力缺陷综合征，常染色体隐性遗传。

（1）病因：已知的致病基因*SIL1*定位于5q31.2，编码核苷酸交换因子SIL1蛋白。病理检查可见小脑萎缩，浦肯野细胞和颗粒细胞几乎消失殆尽，胶质细胞增生，肌肉病理镜下见肌纤维直径变异大、萎缩肌纤维、肌纤维脂肪化、镶边空泡形成。

（2）临床表现：婴幼儿期发病（幼儿型）或成年发病（成人型），女性略多，特征是先天性白内障、小脑性共济失调和精神运动发育迟滞。出生后即发现或5岁前发现双侧白内障，可有脊柱侧凸，足外翻，跖、掌短，关节挛缩，身材矮小，性功能发育迟缓，周围神经损害轻。可见躯干、肢体小脑性共济失调，眼球震颤，构音障碍，部分有斜视、先天性牛眼，慢性肌病表现如肌肉发育不良、肌张力低和进行性肌无力，可见锥体束征。MRI检查显示小脑萎缩，侧脑室轻度增大；血清CK持续或间断升高。

本病需注意与先天性白内障、面部畸形和神经病综合征（congenital cataracts, facial dysmorphism & neuropathy syndrome，CCFDN）区分。两者基因定位相近，*CCFDN*基因定位于18q23-qter，常染色体隐性遗传，表现为身材矮小、面部畸形、弓形足、马蹄内翻足，脊柱后侧凸和爪状手，先天性小带状白内障、摆动样眼震和感觉运动性神经病等。主要鉴别是CCFDN有明显周围神经损害、面部畸形和小角膜，小脑性共济失调、智能障碍和慢性肌病较Marinesco-Sjogren综合征轻。

（3）治疗：主要是对症治疗，尽早摘除白内障改善视力，肢体活动训练和神经营养药可能有帮助。

麦卡德尔（McArdle）肌病的临床表现、鉴别和治疗有哪些？

麦卡德尔（McArdle）肌病也称糖原贮积病Ⅴ型，肌肉磷酸化酶缺乏症，常染色体隐性遗传，为糖原代谢障碍，酶基因定位于11q13，也有常染色体显性遗传，基因缺陷使肌肉不能分解糖原导致发病，英国儿科医生McArdle（1951）首先在一例30岁男性患者中发现。

（1）临床表现

1）运动性肌痉挛，在肌肉剧烈运动如奔跑、跳跃、爬山或登高时出现剧烈肌肉疼痛、痉挛、易疲劳和无力，下肢明显，伴大汗淋漓，肌痛持续数分钟至数小时，休息后好转，但偶可数日，由于糖原在肌肉组织异常堆积，但肌痉挛或肌痛后坚持轻度肢体活动，反而逐步减轻或消失（继减现象），原因不清。剧烈运动后无力和肌疲劳可持续存在，严重时四肢不能活动，分布似肌营养不良症，眼肌也可有疲劳，肌萎缩和腓肠肌轻度肥大约占多半数，可能因肌纤维内糖原沉积，肌萎缩见于疾病晚期。

2）约半数患者剧烈运动后一至数小时出现肌红蛋白尿，持续数分钟至数小时，通常48h内，但晚发患者很少出现。血清CK正常或轻度升高；ECG可见QRS增高，R-P延长和T波倒置；EMG正常或肌源性改变，重复电刺激后诱发电位下降和肌肉痉挛，前臂缺血运动试验有助本病诊断。

（2）鉴别：本病需与急性酒精中毒性肌病、肌红蛋白尿症（myoglobinuria）鉴别（表26-7）。

表26-7　McArdle病与急性酒精中毒性肌病、肌红蛋白尿症鉴别

鉴别	McArdle病	急性酒精中毒性肌病	肌红蛋白尿症
发病诱因	剧烈运动、重体力劳动	一次大量饮酒或长期饮酒，也可引起横纹肌溶解和肌红蛋白尿	肌肉损伤、挤压伤、持续性惊厥、马拉松、高强度体力劳动，糖尿病酮症酸中毒、低钾、高钠，过高温，感染等
肌痉挛疼痛	双下肢明显，无压痛	全身肌肉肿胀、坏死疼痛，明显压痛	强烈收缩肌肉（四肢、躯干肌）坏死肿胀疼痛
伴发症状	肌肉疲劳、无力	醉酒状态	发热、全身软弱、呕吐、急性肾小管坏死、急性肾衰竭
坚持活动	疼痛可减轻（继减现象）	疼痛明显加重	疼痛剧增
疼痛持续时间	数分钟至数小时	通常数日	通常数日至1个月
尿改变	肌红蛋白	肌红蛋白、红细胞、管型	肌红蛋白、红细胞、管型，暗红色尿液
血清CK	正常或轻度增高	明显增高	明显增高
肌肉活检	肌膜下、肌纤维间大量糖原沉积，肌纤维组化染色见磷酸化酶缺乏	肌细胞肿胀、坏死	肌细胞肿胀、坏死、横纹肌溶解，无酶缺乏

（3）治疗：避免剧烈运动，强体力活动和运动前服少量葡萄糖、果糖和乳糖可预防或减轻发作，高碳水化合物饮食通过维持肝糖原储存可支持运动期间肝糖原动员，使肌肉磷酸化

酶缺乏症患者改善症状，有报道高蛋白饮食、玉米淀粉、生酮饮食，以及维生素 B_6、ACEI 药雷米普利（Ramipril）可改善部分患者症状。

905

黏多糖贮积病的病因、分型和临床表现及其治疗有哪些？

黏多糖贮积病（mucopolysaccharidosis，MPS）是细胞溶酶体酸性水解酶先天性缺陷，导致过多的黏多糖不能降解代谢，在脑、脊髓、心脏、骨骼溶酶体内贮积。

（1）病因：黏多糖贮积病 I 型，Hurler 病为常染色体隐性遗传，II 型 -Hunter 病是 X- 连锁遗传。每种类型 MPS 由一种酶缺陷引起独特的神经系统、骨骼异常，骨骼畸形和脑底结缔组织增生引起蛛网膜下腔闭塞、阻塞性脑积水或颈髓受压等。

（2）分型和临床表现

1）MPS 是溶酶体贮积病中非常重要的一类，根据致病基因和临床表现分为 I 、 II 、 III 、 IV 、 VI 、 VII 、 IX 型七型，其中 III 型分为 III A 、 III B 、 III C 、 III D 亚型， IV 型分为 IV A 和 IV B 亚型（表 26-8）。

MPS 按临床症状分为四类：①软组织贮积和骨骼病，伴或不伴脑病（MPS I 、 II 和 VII 型）；②软组织和骨骼疾病，不伴脑病（MPS VI 型）；③骨骼病为主，不伴脑病（MPS IV A， IV B 型）；④CNS 异常为主（MPS III A ～ D 型）。

2）经典型如 I 型常见粗糙面容，头大、舟型头、眉毛浓密、眼睛突出、鼻梁低平、鼻孔上翻、嘴唇大而厚、舌大、角膜浑浊，逐渐加重可致失明，肘、肩、膝等大关节僵硬，身材矮小、颈短、脊柱后凸，肝脾增大，腹部膨隆，智力落后，心脏瓣膜病，耳鼻喉病变等。其他各型见表 26-8。

3）检晨尿黏多糖定量和电泳，发现黏多糖量增加，每型黏多糖不同，如 I 、 II 型发现硫酸皮肤素和硫酸类肝素条带。外周血、皮肤成纤维细胞溶酶体酶活性测定，黏多糖贮积症 I 型酶活性明显降低。X 线正位胸片可见肋骨似"飘带样"，脊柱侧位片显示胸腰椎体发育不良，有"鸟嘴样"突起。脑 CT 或 MRI 检查可见交通性脑积水导致脑室增大。

表 26-8　黏多糖贮积病的分型和临床表现

分型和疾病名	临床表现	酶缺陷	黏多糖
MPS I Hurler 病	粗糙面容，角膜浑浊，关节僵硬，身材矮小，肝脾肿大，心脏瓣膜病，耳鼻喉病变	α-L-艾杜糖苷酶	硫酸皮肤素、硫酸肝素
MPS II Hunter 病	症状轻，多为男性，角膜不浑浊，软骨发育不全，关节僵直，脑积水，矮小，器官肿大	艾杜糖醛酸硫酸酯酶	硫酸皮肤素、硫酸肝素

续　表

分型和疾病名	临床表现	酶缺陷	黏多糖
MPS Ⅲ Sanfilippo病	症状轻，主要表现为智力落后，多动，肝脾肿大	乙酰肝素-N-硫酸酯酶	硫酸肝素
MPS Ⅳ Morquio病	腕关节松弛，胸廓前突似鸡胸，角膜浑浊轻，牙样物质发育不全，肝肿大，智力正常	半乳糖胺-6-硫酸酯酶	硫酸角质素、6-硫酸软骨素
MPS Ⅵ Maroteaux-Lamy病	角膜浑浊明显，骨质疏松，脊髓束受压，器官肿大，智力正常	芳香基硫酸酯酶B	硫酸皮肤素
MPS Ⅶ Sly病	症状差异可非常大，病变广泛，角膜浑浊、骨质疏松，肝脾肿大，轻型只身材矮小	葡糖醛酸苷酶	硫酸皮肤素、硫酸肝素、4-硫酸软骨素

（3）治疗：目前主要治疗方法为酶替代疗法（ERT）和异基因造血干细胞移植，可改善患者临床症状，对症治疗和物理康复，高危家庭需做产前诊断，预防患儿出生。

906

良性成人家族性肌阵挛癫痫的临床表现、诊断和鉴别及其治疗有哪些？

良性成人家族性肌阵挛癫痫（benign adult familial myoclonic epilepsy，BAFME）是少见的成年期发病的癫痫综合征，常染色体显性遗传。由Inazuki等（1990）首次报道一个日本家系，现已发现8q23.3-24.1，2p11.2-q11.2，5p15.31-p15.1，3q26.32-q28共4个基因位点，表现为皮质震颤、肌阵挛，伴或不伴癫痫发作，是全球性遗传异质性综合征。

（1）临床表现

1）患者相继出现震颤、肌阵挛和癫痫发作，多在20岁时先出现轻微手震颤，可累及四肢远端，持续性节律不齐，运动时或维持某种姿势加重。30～40岁出现肌阵挛和癫痫，睡眠剥夺、激动和光刺激可诱发，肌阵挛为上肢远端局灶性、节律不齐的游走性肌阵挛抽搐，运动或维持姿势时明显，常出现于震颤前后。癫痫多见于30岁前后，大多为GTCS，极少数复杂局灶性发作，发作次数少，为2～5次，肌阵挛渐进性加重常预示将发生癫痫。

2）EEG背景多正常或α波轻微减慢，发作期可见全面发放，频率加快的广泛棘慢波和光发作反应可能本病EEG特征。电刺激周围神经可产生巨大的躯体感觉诱发电位（SEP），P25-N33比正常高数十倍；脑MRI检查多无异常。

（2）诊断和鉴别：本病诊断根据常染色体显性遗传，多于成年期发病，累及四肢远端，双手震颤和肌阵挛，可偶发GTCS，神经电生理检查提示肌阵挛或震颤源于大脑皮质是诊断关键。

本病需与特发性震颤鉴别，本病震颤非节律性，分布无规律，游走性，β受体阻滞剂和酒精治疗无效。与青少年肌阵挛癫痫（JME）鉴别，JME遗传方式较复杂，大多不是常染色体显性遗传，青春期起病，多清晨醒来时发作。

（3）治疗：本病良性进展，抗癫痫药可有效改善肌阵挛和癫痫症状，氯硝西泮、丙戊酸疗效显著，左乙拉西坦对肌阵挛疗效较好，加巴喷丁可加重肌阵挛。

907

莱伯（Leber）遗传性视神经病的病因、临床表现和治疗有哪些？

莱伯遗传性视神经病（Leber hereditary optic neuropathy LHON）是一种常见的母系遗传线粒体疾病，导致视神经退行性变。由von Graefe等（1858）首先报道，Wallance等（1988）确认为线粒体DNA突变。

（1）病因：本病为线粒体DNA位点突变，已报道25个突变位点，如线粒体DNA（mtDNA）第11778位点突变，由G突变成A，使呼吸链NAOH脱氢酶第4亚单位第340位精氨酸被组胺酸取代，约占40%，引起呼吸链电子传递障碍；第3460位点突变（G→A）占6%～25%；第14 484位点突变（T→C）占10%～15%。

（2）临床表现

1）LHON常于15～35岁发病，男性居多，双眼同时或先后发生急性或亚急性无痛性视力减退，伴中心视野缺失和色觉障碍。急性期视力常急剧下降至仅见指数，起病2个月内视力减退最明显，6个月后病情很少发展，视力多减退为0.1左右，很少全盲，可自行恢复，尤其儿童期发病，14 484型突变通常预后较好。

2）常见头痛、癫痫发作、言语不清、腱反射亢进、病理征（＋），可有震颤、肌张力障碍、耳聋、多汗、无张力性膀胱、肢体远端肌萎缩和骨骼畸形，偶见小脑性共济失调。

3）眼底检查急性期常见轻度视乳头炎、视盘充血和边界模糊，急性期眼底病变三主征，视盘微血管病变、视盘周围神经纤维层假性水肿、荧光造影不着色等。急性期后出现视神经萎缩，视野检查常见中心暗点，后期可见VEP波幅下降或潜伏期延迟。眼底荧光血管造影可发现视网膜脉络膜血管病，急性期无荧光渗漏。PCR-SSCP是mtDNA片段基因突变简单灵敏的筛选方法；脑MRI检查正常。

（3）治疗：LHON尚无有效疗法，有些患者视力可自然恢复，临床常因激素冲击疗法无效才意识到可能为LHON。应告诫患者戒烟戒酒，少量证据提示抗氧化剂艾地苯醌可能有益，已获欧洲药品局批准。其他如B族维生素、维生素C、辅酶Q10等神经营养药，急性期可用血管扩张药。阳性家族史男性个体宜进行随访，女性患者如证实为携带者应行产前检查，以利优生。

（王朝霞）

第二十七章

自主神经系统疾病
Disorders of the Autonomic Nervous System

自主神经系统的组成和功能有哪些？

自主神经系统（autonomic nervous system）由脊髓胸、腰段交感神经系统与脑干、骶髓的副交感神经系统组成。在大脑皮质调节下通过下丘脑、脑干和脊髓各节段支配心肌、平滑肌、内脏活动和腺体分泌。交感神经与副交感神经系统相互拮抗，相互协调，配合躯体神经调节人体正常的生理功能，维持机体内环境平衡。

（1）自主神经系统组成

1）中枢部分：包括大脑皮质、下丘脑和脑干。①大脑皮质：各部分均有自主神经代表区，位于相应的躯体功能区附近或与之重叠，如旁中央小叶与膀胱、肛门括约肌调节中枢有关，枕叶与瞳孔有关，岛叶与内脏活动有关等。②丘脑下部：分为两区，前区为副交感神经代表区，后区为交感神经代表区；与糖、水、盐、脂肪代谢，以及体温、睡眠、呼吸、血压调节等有密切关系。③脑干：上端网状结构与维持觉醒状态有关，延髓有呕吐、吞咽、心跳和呼吸等中枢。

2）周围部分：分为交感与副交感神经系统。①交感神经：节前纤维起自$C_8 \sim L_2$节段脊髓侧角自主神经细胞，经脊神经前根，形成白交通支，达脊髓旁交感神经节和腹腔神经节，这些上下行纤维相互连结形成交感神经干。交感神经一部分节后纤维随脊神经分布到汗腺、血管、平滑肌，大部分节后纤维组成神经丛分布到内脏器官内（交感神经丛内也含有副交感纤维）。②副交感神经：节前纤维起自脑干和$S_2 \sim S_4$脊髓侧角，发出纤维在支配的脏器附近或脏器内神经节换神经元，节后纤维支配相应的器官。

（2）自主神经系统功能

1）心血管和内脏器官一般都受交感与副交感神经的双重支配，两者既相互拮抗，又相互协调。活动时交感神经系统起主导作用，休息时副交感神经系统起主导作用，使机体适应内外环境变化。交感神经紧张出现心跳加快、冠状血管扩张、血压上升、支气管扩张，促进肝糖原分解、血糖升高和消化功能受抑制等；副交感神经紧张出现心跳减慢、肝脏贮糖增加、消化道蠕动和消化液分泌增加等。有时两者功能也相互协调，如副交感神经使唾液腺分泌稀薄唾液，交感神经使之分泌黏稠唾液。

2）自主神经功能是通过神经纤维末梢释放不同的化学递质实现的，包括胆碱能和肾上腺素能递质。胆碱能神经包括交感和副交感神经节前纤维、副交感神经节后纤维，以及支配血管扩张、汗腺和子宫的交感神经节后纤维。肾上腺素能神经是支配心脏、肠管、血管收缩的交感神经节后纤维。

909

自主神经功能失调综合征的分类及其鉴别有哪些？

自主神经失调综合征（autonomic imbalance syndrome）是全身各器官、血管和腺体的自主神经调节障碍，引起水及电解质、糖、脂肪代谢和体温、睡眠、血压等异常。

根据病因分为三类（表27-1）。

（1）家族性自主神经功能不全：也称Riley-Day综合征，临床少见，为家族性，常染色体隐性遗传，常见于犹太籍儿童。本病表现为自主神经、运动和躯体感觉功能缺陷，患儿有特征性面容，如先天愚型样斜杏形眼、耳大和下巴尖突，哭闹时不流泪，多汗，流涎，面部斑点状红斑，肢端发绀，角膜痛觉缺失，腱反射减弱，间歇性高血压，反复发作的肺疾病，腹部膨胀，角弓反张姿势，无舌蕈状乳头，轻敲头部时头皮出现特征性无法控制的瘙痒。

（2）获得性自主神经功能不全：是各种疾病伴发的自主神经功能不全，如糖尿病、系统性红斑狼疮、多发性硬化、血卟啉病，以及应用某些药物等。

（3）特发性自主神经功能不全：也称特发性直立性低血压（idiopathic orthostatic hypotension），是罕见的原发性神经系统退行性疾病，中年男性，隐匿起病，缓慢进展；卧位转为直立位时收缩压下降30mmHg，舒张压下降20mmHg；步态不稳，共济失调，频发晕厥，伴阳痿、皮温异常、出汗障碍和尿便功能失调等。

表27-1 自主神经功能失调综合征的鉴别诊断

	家族性自主神经功能不全	获得性自主神经功能不全	特发性自主神经功能不全
发病年龄	出生后	任何年龄	中年
性别	男女无差别	男女无差别	多为男性
起病方式	缓慢	因病因而定	隐匿
躯体症状	常有	常有	共济失调，晕厥
发育异常	常有	无	无
自主神经功能不全	不完全	不完全	完全
舌蕈状乳头	无	有	有
家族遗传史	常染色体隐性遗传	无	无
预后	通常不良	可恢复	难治性
病理和实验室检查	病理示交感神经节发育不良，致病因位于9号染色体短臂31～33区带	可有与原发病相关的实验室异常	神经活检可见炎性脱髓鞘改变
治疗	对症治疗，无特殊疗法	治疗原发病，对症治疗	皮质类固醇有一定疗效

910

雷诺病的临床表现和治疗有哪些？

雷诺病（Raynaud disease，RD）是一种常见的肢端动脉痉挛疾病，无明确病因为特发性，可导致手部感觉异常和残疾；雷诺现象（Raynaud phenomenon）是继发于某些疾病。由Raynaud（1862）首先描述，人群总体发病率为1%。

（1）临床表现

1）本病常见于女性，男女发病比例为1:5，多在20～40岁发病。常冬季发病，寒冷是最重要诱因，情感波动也起作用。患者遇冷后出现阵发性肢端（手指为主）对称性小动脉痉挛，双手间歇性发白与发绀，随之痉挛血管扩张充血而皮肤发红，伴麻木、刺痛和感觉异常，足趾少见，偶见耳郭、鼻尖和唇，最初夏季好转，病情重时四季皆发作，常见易兴奋、冲动、多疑、抑郁和失眠等。

2）本病分三期。①缺血期：遇冷或精神紧张时双手指或足趾、鼻尖、外耳郭发白发凉，伴麻木、蚁走感和疼痛，发作持续数分钟至数小时；②缺氧期：毛细血管扩张淤血，肢端青紫，界限明显，伴感觉异常和疼痛，持续数小时至数日；③充血期：动脉充血，皮温上升，皮色转潮红再恢复正常。晚期病例小血管闭塞引起指端缺血坏死，指尖溃疡或坏疽可导致骨髓炎、败血症等严重并发症。

（2）治疗

1）钙离子拮抗剂扩张血管和增加血流量，目前最常用的药物。硝苯地平是治疗雷诺现象的首选药物，20mg，每日3次口服。维拉帕米（Verapamile）45～90mg，每日4次口服；地尔硫䓬30～120mg，每日3次口服，均连用2周。

2）血管平滑肌松弛剂是血管痉挛的首选药，5-羟色胺受体拮抗剂萘呋胺酯（Naftidrofuryl）轻度扩张周围血管，缩短发作持续时间和减轻疼痛，0.2g口服，每日3次。盐酸酚苄明（Phenoxybenzamine hydrochloride）10～20mg口服，每日3～4次。α受体阻滞剂盐酸妥拉唑林（Tolazoline hydrochloride）每次25～50mg，每日3次口服，不良反应是体位性低血压。罂粟碱（Papaverine）30～60mg口服，每日3次；或60～90mg/d静脉滴注，1个疗程为7～10天。盐酸胍乙啶（Guanethidine hydrochloride)10～50mg/d口服，每日1次。已酮可可碱（Pentoxifylline)0.4g口服，每日3次。烟酸肌醇酯（Inositol nicotinate)0.4～0.6g/d口服，每日3次，可缩短发作持续时间和减少发作次数，需服药3个月疗效明显。烟酸100～200mg口服，每日3次，或静脉滴注。

3）儿茶酚胺耗竭剂利血平（Reserpine），0.25mg口服，每日3次；可合用利福平0.1g口服，每日3次。前列环素（Prostacyclin）、前列地尔（Alprostadil）有较强的血管扩张和抗血小板聚集作用，可用于难治性病例。

4）条件反射和生物反馈疗法：患者双手置于43℃水中，身体暴露于0℃环境下，每日约30min。治疗后患者感觉症状改善，暴露于寒冷环境时手指温度明显高于正常人，疗效可持续9～12个月。严重病例或保守治疗无效可血浆交换治疗，或行交感神经节切除术，有效率为50%～60%，但半年至2年易复发。

5）预防应手足保暖，常做手部按摩，促进血液循环，理疗、冷热水交替治疗或直流电按摩。外用药可用2%硝酸甘油软膏、1%～2%乙基烟酸软膏、多磺酸黏多糖乳膏、复方肝素凝胶等，每日2～3次。早期口服B族维生素、小剂量甲状腺素，中药活血助阳治疗，用温经回阳通瘀汤、复方丹参注射液和毛冬青等。

雷诺现象的分期分级及雷诺病与雷诺现象区别有哪些？

雷诺现象是指由于其他疾病继发的肢端动脉痉挛现象。

（1）雷诺现象的Taylor-Pelmear分期分级（表27-2）。

表27-2　雷诺现象临床症状的Taylor-Pelmear分期分级

期	级	临床表现
0	0	无发作
1	轻	偶发，累及一个或多个指尖
2	中	偶发，累及一个或多个指尖或指中部（极少累及指底部）
3	重	常发，累及大多数手指的全部
4	极重	同3期，伴有指尖皮肤损害及可能发生坏疽

（2）雷诺病与雷诺现象的区别，见表27-3。

表27-3　雷诺病与雷诺现象的区别

特点	雷诺病	雷诺现象
起病年龄	10～20岁或以上	30～40岁
性别	75%～90%为女性	多为女性
严重程度	较轻	较严重，伴疼痛
组织坏死	罕见	常见

续　表

特点	雷诺病	雷诺现象
分布	对称，双手和双足	非对称
甲周毛细血管	正常	扩张，管腔不规则，毛细血管袢增大
病因	不明	见于结缔组织病、高凝状态、血液病、肿瘤、药物、损伤及职业性疾病等

红斑性肢痛症的分类、临床表现和治疗有哪些？

红斑性肢痛症（erythromelalgia）是以肢体远端血管扩张导致阵发性皮肤潮红肿胀、皮温升高和剧烈烧灼痛为特点的外周自主神经系统疾病。由 Mitchell（1878）首先报道以指端皮肤红、肿、热、痛为特征的疾病，命名为红斑性肢痛症。1964年 Babb 等将此病分为原发性与继发性两类；1995年我国南方曾发生有流行特点的红斑性肢痛症，近30年西藏、贵州及两广地区曾在健康人群中大批流行。

（1）分类：包括原发性与继发性。原发性病因不明，可能与自主神经或血管神经中枢功能紊乱、皮肤热过敏有关，少数为遗传性，与电压门控钠离子通道亚型Nav1.7、Nav1.8和Nav1.9的编码基因 *SCN9A*、*SCN10A* 和 *SCN11A* 突变有关。继发性见于红细胞增多症、血小板增多症、恶性贫血等血液疾病，类风湿关节炎、系统性红斑狼疮、血栓闭塞性脉管炎等自身免疫性疾病；以及多发性硬化、脊髓疾病、糖尿病、艾滋病、一氧化碳中毒、心力衰竭、高血压病和痛风等。

（2）临床表现

1）临床少见，常见于中青年，特征表现为阵发性肢端皮温升高，皮肤潮红肿胀，产生剧烈的烧灼痛，尤以足趾、足底为著，疼痛为阵发性，夜间明显且发作次数较多。在温度较高的环境、长时间站立、行走或双足下垂均可诱发或加剧疼痛，患者不愿穿袜，可导致疼痛加剧，患者入睡时喜将双足置于被子外面，在冰冷的地面行走、用冷水浸足、将患肢抬高或休息可缓解疼痛。

2）检查可见患肢皮肤变红，压之红色暂时消失，皮温升高，血管扩张，足背动脉与胫后动脉搏动增强，足轻度肿胀、多汗。一般无感觉和运动障碍，少数患者晚期因营养障碍可出现溃疡或坏疽。需注意与血栓闭塞性脉管炎、糖尿病性周围神经病和雷诺病等鉴别。

（3）治疗

1）一般治疗：急性期卧床休息，抬高患肢，局部冷敷或将肢体置于冷水中以减轻疼痛。急性期后避免受热和引起局部血管扩张性刺激。

2）药物治疗：阿司匹林100mg口服，每日1次。β受体阻滞剂普萘洛尔20～40mg口服，每日3次，疼痛多可减轻，部分停止发作，低血压和心力衰竭史患者忌用。利血平0.25mg与氯丙嗪25～50mg口服，每日3次，可控制发作，用药时应注意血压。0.15%普鲁卡因500～1000ml，静脉滴注，每日1次，5天为1个疗程。B族维生素、维生素C、维生素E等可起辅助治疗作用。皮质类固醇短期冲击治疗可控制症状。低分子量右旋糖酐加氯喹疗法，低分子量右旋糖酐500ml静脉滴注，每日1次，连用10天，改隔日1次；同时服氯喹0.5g，每日3次，1周后改0.25g，每日3次，用3～4周。

3）物理疗法可用超声波或超短波治疗。封闭疗法用0.5%普鲁卡因20～30ml，踝部环状封闭或骶部硬膜外封闭，可起镇痛作用，也可腰交感神经节封闭。

4）各种疗法无效时采取交感神经切除术或局部神经切除术可缓解消除疼痛。

913

面偏侧萎缩症的临床表现、鉴别诊断和治疗有哪些？

面偏侧萎缩症（facial hemiatrophy）是原因不明的出现一侧面部组织慢性进行性萎缩的营养障碍性疾病，又称Parry-Romberg病。近年研究发现部分患者常并发错构瘤、先天性动脉瘤、脑发育不全等，推测本病可能与遗传因素导致胚胎发育异常有关；少数患者继发于脊髓灰质炎、外伤、内分泌异常和自身免疫病。

（1）临床表现

1）病程隐袭，多在20岁左右发病，女性多见。病初患侧面部感觉异常、迟钝或疼痛，患侧颊部、下腭可呈现白色或褐色的色素改变。患部逐渐萎缩凹陷，扩展至半侧面部和颈部，与对侧分界清楚，可见皮肤皱缩、菲薄干燥、毛发脱落、泌汗减少，皮下组织消失，称为刀痕样萎缩，是本病特征性表现。后期病变累及舌肌、喉肌和软腭，严重者患侧面部骨骼也受累及。肌肉不受累，肌力正常，偶见患侧Horner征，严重病例累及躯干和肢体，称为进行性偏侧萎缩症（progressive hemiatrophy）。

2）本病进展通常呈自限性，到一定程度不再进展，通常不会发展至一侧面部或躯体极度萎缩。本病可与硬皮病、进行性脂肪营养不良、癫痫等有关或并存。

3）X线平片可见病变侧骨质变薄缩短。CT和MRI检查提示病变侧皮下结缔组织、骨骼、脑及其他脏器呈萎缩改变，B超也发现病变侧脏器变小。

（2）鉴别诊断

1）需与正常的两侧不对称鉴别，正常人两侧面部、肢体或躯干并非完全对称，但差别较小，且较小侧面部皮肤、皮下组织及骨骼无萎缩，影像学检查无异常。

2）面神经炎、面部外伤、下颌关节炎后遗症等在完全治愈数年或数十年后，偶可发现病侧面部较对侧变小，但轻度萎缩并不进展。

3）局限性或系统性硬皮病可见面部皮肤及皮下结缔组织萎缩，但头面部并非硬皮病的好发部位，皮肤硬皮病与皮下结缔组织粘连不易捏起，也无刀痕样萎缩可帮助鉴别。

4）面肩肱型肌营养不良早期可见不对称性面肌萎缩，检查有肌无力、CK增高等有助于鉴别。

（3）治疗：目前本病无特效疗法，主要是对症治疗，如对癫痫、偏头痛、三叉神经痛、眼部炎症等，严重者可行整形美容术。

914

偏侧颜面肥大症的临床表现和治疗有哪些？

偏侧颜面肥大症（hemifacial hypertrophy）又称柯蒂（Curtiu）综合征，由Curtiu（1925）首先报道，是以一侧颜面进行性肥大为特征的综合征。病因不清，可能与自主神经或内分泌功能障碍有关。

在出生后即见病态，部分呈慢性进行性加重，至发育期后可自然停止发展。典型的特征是一侧颜面肥大伴同侧颧骨、颅骨、上下颌骨、耳部、颊部、口唇、舌肌均呈增生肥大，常多见于右侧。伴有患侧皮肤色素沉着、毛发增生和血管异常等。同时有牙槽扩大、牙齿发育过早、有巨齿和错位咬合等。

（1）临床表现

1）临床罕见，多见于男孩，婴幼儿期发病，病侧颜面缓慢进行性肥大，导致面部变形，青少年期自行停止。颜面肥大主要影响软组织，也累及乳突、上颌骨或下颌骨、颧弓和额骨等。病侧肢体骨骼也可增生肥大，严重者呈巨指症、并指、多指、脊柱侧弯、骨盆异常和弓形足等。

2）颜面肥大处皮肤变厚、色素沉着、毛发增多和出汗增多，毛细血管扩张潮红，可见病侧口唇、口腔黏膜及悬雍垂肥大，牙齿增大和排列不齐，舌肌肥大等。神经系统不受累，偶因骨骼增生压迫神经干，引起坐骨神经痛、腕管综合征等。病侧肾脏及肾上腺肥大，可伴肾上腺皮质肿瘤或癌变、隐睾和尿道下裂。

3）X线检查显示病侧骨质或牙齿增粗，CT和MRI可见病变侧皮下结缔组织、骨骼及其他脏器肥大，B超也可见病侧脏器肥大。

（2）治疗：目前尚无特效疗法，骨质过度肥大产生压迫症状可行矫形术。

915

自发性多汗症的病因、临床表现和治疗有哪些？

自发性多汗症（spontaneous hyperhidrosis）是多种病因导致的阵发性局限性或全身性多汗综合征。

（1）病因：局限性多汗通常与精神紧张或交感神经功能失调有关。全身性多汗可见于甲状腺功能亢进、丘脑下部病变、脑炎后遗症、结核病及其他慢性消耗性疾病、低血糖等，抑郁症、焦虑症患者由于自主神经功能不稳，也常见阵发性全身或局部多汗。

（2）临床表现

1）多数病例表现阵发性局限性或全身性多汗，常在情绪激动、环境温度上升或活动后出汗增多，重者可大汗淋漓，影响工作。临床也可见偏侧性多汗，多为中枢性如间脑病变。

2）先天性多汗症多表现手掌、足底及腋部多汗，可能与遗传有关，见于遗传性疾病如家族性自主神经功能不全（Riley-Day综合征）、斯潘来格-塔泊纳综合征（Spanlang-Tappeiner）综合征等。Spanlang-Tappeiner综合征为常染色体显性遗传，两性皆可罹患，5～20岁发病，表现为角膜舌形浑浊、脱发、多汗和掌跖角化等。

（3）治疗

1）宜去除病因或治疗原发病，戒食辛辣食物。局限性多汗轻者可涂搽爽身粉，有收敛作用。用3%～5%福尔马林涂搽局部，注意皮肤清洁；局部注射肉毒毒素治疗有效。全身性多汗一线治疗可口服阿托品0.3～0.5mg，每日3次，或用颠茄合剂抑制多汗。

2）精神紧张患者应保持情绪稳定，可应用地西泮、氯丙嗪等。体弱患者可行全身强壮治疗，口服黄芪精口服液、玉屏风散等。

3）可行交感神经封闭，顽固性病例可考虑交感神经切除术。手足掌多汗可行深部X线治疗，每次100R，每周2次，总量800～1000R。

916

血管神经性水肿的病因病理、临床表现和治疗有哪些？

血管神经性水肿（angioneurotic edema）也称昆切（Quinche）水肿、巨大性荨麻疹，病变累及皮肤深层和皮下组织，多在皮肤组织疏松处发生局限性水肿。

（1）病因病理：与荨麻疹相似，常见食物及食物添加剂、吸入物、感染、药物和昆虫叮咬，机械刺激、冷热、日光等物理因素，精神因素和内分泌改变，遗传因素等。遗传性血管性水肿是血液和组织中C1酯酶抑制物（C1INH）水平减低和无活性所致。病理机制为血管通透性增高，血管内液体过度渗出导致发病。

（2）临床表现

1）本病常见于年轻人，但见于任何年龄，急性起病，突发皮肤或黏膜短暂性水肿反复发作，数分钟或数十分钟在组织疏松处出现非凹陷性水肿，如眼睑、球结膜、口唇、头皮、耳郭，口腔黏膜、舌、喉、肢端和阴茎包皮等，皮肤紧张发亮，皮色和皮温正常，境界不清，压之较硬，麻胀感，无疼痛或发痒；偶有消化道和肾脏水肿，常伴皮肤划痕症、荨麻疹、红斑和紫癜等。肿胀经2～3天消退或持续更长时间，消退后不留痕迹。可反复发生，常合并荨麻疹。喉头黏膜发生血管性水肿时出现气闷、喉部不适，声音嘶哑和呼吸困难，或有窒息可能。

2）慢性血管神经性水肿有家族遗传性，幼儿期发病，反复进行性加重，常累及呼吸道和消化道。

3）检查血嗜酸性粒细胞增高，IgE可增高，C1INH缺陷患者血清C1INH缺乏或无活性。

（3）治疗：急性血管神经性水肿，可用拟交感神经药0.1%肾上腺素皮下注射，严重急性过敏反应所致可隔20～30分钟注射，糖皮质激素地塞米松20mg，静脉滴注，每日1次；或泼尼松30mg，每日1次晨服，持续3～7天；或氨茶碱静脉注射。喉头水肿引起呼吸困难为急症，需进入ICU治疗，立即气管切开或插管，以免窒息。寻找和去除病因，对症治疗常用抗组胺受体H_1拮抗剂，顽固性病例可合用抗组胺受体H_2拮抗剂西咪替丁（Cimetidine）。长期预防可选择达那唑（Danazol）和氨甲环酸（Tranexamic acid），刺激正常基因表达功能性C1INH，抑制C1的自发活化。

917

进行性脂肪营养不良的病因、临床表现和治疗有哪些？

进行性脂肪营养不良（progressive lipodystrophy）是罕见的以脂肪代谢障碍为特征的自主神经疾病。

（1）病因：病因不明，可能是与自主神经有关的脂肪代谢异常所致，可由于中脑与间脑受损，导致腺垂体激素分泌异常，部分患者合并肾小球肾炎和低补体（C3）血症，少数患者有家族史。局限性常见头胸部脂肪营养不良，全身性脂肪营养不良称为Seip-Laurence综合征。

（2）临床表现

1）多于5～10岁起病，女性较常见，起病及进展缓慢，可见边界清楚的对称性皮下脂肪萎缩或消失，有时合并局限性脂肪组织增生或肥大。最初常见面部脂肪组织减少或消失，两侧颊部和颞部凹陷，皮肤松弛，失去正常弹性，面颊及眶周脂肪消失而呈特殊面容；后来累及上肢脂肪组织，扩展到臀部、股部，大致对称性分布，部分患者臀部、髋部皮下组织明显增生或肥大，但手足不受影响。肌肉、骨质、毛发、乳腺和汗腺正常，肌力正常，躯体和精神发育不受影响。

2）患者可合并自主神经功能紊乱表现，如皮肤湿度改变、发汗异常、多尿、糖耐量降低、心动过速、血管性头痛、腹痛、呕吐等。个别患者生殖器官发育不良、甲状腺功能异常、肢端肥大症及月经失调等，偶见合并霍奇金病、硬皮病。一般在发病5～10年渐趋停止。

（3）治疗：目前无特效疗法，可试用普通胰岛素注入脂肪组织减少区，有些患者局部脂肪可逐渐增长，恢复正常形态。如病变区局限或由于职业上需要可作局部脂肪埋植或注射填充剂等整形术。本病为自限性，2～6年后病情发展可自行停止。

918

家族性自主神经功能异常的病因、临床表现和治疗有哪些？

家族性自主神经功能异常（familial dysautonomia）也称赖利-戴（Riley-Day）综合征，以表现多种自主神经功能不全为特征，由Riley和Day（1949）首先报道。

（1）病因：本病是少见的家族性疾病，常染色体隐性遗传，致病基因在9号染色体短臂31～33区，常见于东欧犹太家族儿童，患者近亲基因携带者约1/50。发病可与儿茶酚胺代谢异常有关，感觉神经节、交感神经节和副交感神经节神经元明显减少，交感神经末梢数量减少导致血液中去甲肾上腺素、多巴胺β-羟化酶减少，肾上腺素能受体过敏，肾上腺髓质释放儿茶酚胺可引起过度应激反应。

（2）临床表现

1）多在婴幼儿期发病，常有家族史。患儿有特征性面容，如先天愚型样斜杏形眼、耳大和下巴尖突，哭闹时不流泪、多汗、流涎、肢端发绀，常出现间歇性高血压或体位性低血压，反复发作的肺疾病，轻敲头部可出现头皮特征性无法控制的瘙痒。

2）患儿进食或情绪激动时常出现面部及肩、颈、胸部对称性红色斑点，稍后消退。可见体温调节异常，常有不明原因发热，周期性恶心、呕吐、腹胀、腹痛，部分有吞咽困难和食物反流，味觉障碍，口腔溃疡，无舌蕈状乳头。

3）患儿身材矮小瘦弱，智能低下，发育缓慢，说话晚，构音障碍，情绪不稳，动作笨拙，共济失调，癫痫发作伴肌痉挛；可见角膜反射消失、腱反射减弱或消失、脊柱侧弯、角弓反张姿势、沙尔科（Charcot）关节，尿中高香草酸（HVA）明显增加。

（3）治疗：本病无特效药物治疗，以对症治疗为主，吞咽困难可予以鼻饲；肺部感染可应用抗生素；多汗、流涎可服用阿托品类。各种维生素、镇静剂和抗癫痫治疗已证实有一定效果，明显脊柱畸形可手术矫形。

919

特发性直立性低血压的临床表现、诊断和治疗有哪些？

特发性直立性低血压（idiopathic orthostatic hypotension）又称Shy-Drager综合征，是一种少见的原因不明的特发性多系统变性病，患者直立时血压降低导致全脑供血不足症状，出现晕厥、眩晕、视物模糊和全身无力，可伴其他自主神经和CNS症状。由Bradburg和Eggtestoton（1925）首先报道，Shy（1961）和Drager（1962）分别做了病理描述。

（1）临床表现

1）本病多见于50岁以上男性，隐匿起病，缓慢进展，直立性低血压具有特征性，卧位血压正常，站立2分钟后收缩压下降30mmHg，舒张压下降20mmHg，可有苍白、出汗及恶心等先兆症状，出现头昏、眩晕、视物模糊、全身无力、共济失调和晕厥，可伴抽搐发作，说话含糊，心率无变化，意识清楚，平卧1分钟症状缓解。严重者站立即出现晕厥，需长期卧床。

2）男性患者阳痿常为首发症状，可见于低血压前数年，可有皮温异常，局部或全身出汗障碍，便秘或顽固性腹泻，尿失禁或尿潴留，与体位改变无关。

3）有些患者起病后数年出现神经系统功能异常，如眼震、意向性震颤、步态不稳、小脑性语言及共济失调，可见静止性震颤、表情呆板等帕金森病样症状，锥体束征及精神异常，个别患者晚期有轻微智能减退。

（2）临床诊断可根据：①中年男性隐匿起病，缓慢进展。②卧位转为直立位时收缩压下降30mmHg，舒张压下降20mmHg，脉率不变。③频繁发生晕厥，可伴阳痿、皮温异常、出汗障碍和尿便功能失调等。

（3）治疗

1）主要是对症和综合治疗，可将床头抬高20～30cm，起立下床时动作宜缓慢，站立后全身活动促使静脉回流，预防晕厥。患者宜多食盐，每天至少8g，多饮水，每天1.5～2.0L，增加血容量；穿弹力紧身衣裤增加静脉回流。尿淋漓可用集尿器和针灸治疗，注意营养，服强壮剂和各种维生素，坚持锻炼等。

2）药物治疗：①盐酸米多君（Midodrine）2.5mg，每日2次，是目前一线治疗药，选择性兴奋外周α$_1$受体，增加周围血管阻力，促进肢体血液回流，提高直立位血压；②盐酸麻黄素（Ephedrine）25～50mg，每日3～4次，兴奋肾上腺素受体和提高血压；③苯异丙胺（Benzedrine）10～20mg，每日2～3次；利他林（Retalin）10～20mg，早、午各1次口服；④严重患者用糖皮质激素，泼尼松（Prednisone）10mg，每日3次口服，血压稳定后减量维持；⑤消炎痛（Indomethacin）25mg，每日 3 ～ 4 次；⑥L-dopa 125mg，每日 3 ～ 4 次；合用单胺氧化酶 B（MAO-B）抑制剂思吉宁（Selegiline）2.5 ～ 5.0mg，早、午服用，抑制神经元内 DA 分解，增加脑内 DA 含量，改善帕金森病样症状，需注意思吉宁可使血压增高；⑦去氨加压素（Desmopressin）滴鼻与激素合用可减少夜尿；⑧患者常伴红细胞数减少和血容量偏低，促红细胞生成素（Erythropoietin）25 ～ 75U/kg，每周 3 次，用药 3 周，并合用铁剂可增加红细胞数量和血容量，提高直立位血压，3 周后改用维持量 25U/kg，每 3 天 1 次；⑨中药如生脉稳压汤加减、补中益气汤合并生脉散加减、生脉散注射液静脉滴注等。

920

痛性肥胖症的临床表现和治疗有哪些？

痛性肥胖症（adiposis dolorosa）是少见的病因不明的自主神经系统疾病，表现为躯体某部位皮下脂肪异常堆集，并伴该部位自发性疼痛。由 Dercum（1892）首先描述，又称德卡姆病（Dercum disease）。

（1）临床表现

1）本病女性患者是男性的 5 ～ 30 倍，多在 30 ～ 50 岁育龄期发病，表现为在肥胖基础上出现痛性结节或脂肪块，大小不等，脂肪多沉积于躯干、颈部、腋部和腰臀部，分布不对称。随着脂肪结节的增大，疼痛加重，表现为针刺样或刀割样剧痛，呈阵发性或持续性，沿神经干可有压痛，常伴关节痛，可伴麻木、无力和出汗障碍等。患者常有停经过早、性功能早期减退等。

2）全身衰弱也是突出症状，可伴睡眠障碍、抑郁、焦虑、记忆力减退、注意力不集中、心动过速、气促、糖尿病、胃胀、便秘、乏力、虚弱和关节痛等。本病需注意与多发性神经纤维瘤和血管脂肪瘤鉴别。

（2）治疗：本病无特效疗法，以对症治疗为主。疼痛剧烈时可用镇痛药。异常堆集的脂肪可用吸除方法减轻疼痛，也可用利多卡因局部注射或静脉滴注；对神经病性疼痛可用英夫利昔单抗（Infliximab）、钙通道阻滞剂如普瑞巴林（Pregabalin）和奥卡西平（oxcarbazepinre）等。

921

唇舌水肿和面瘫综合征的临床表现和治疗有哪些？

唇舌水肿和面瘫综合征也称梅-罗（Melkersson-Rosenthel）综合征。表现反复出现的面神经瘫和面部肿胀，合并皱襞舌。由 Melkersson（1928）、Rosenthel（1930）首先描述。病因不明，可能由于小血管运动神经功能障碍引起唇舌水肿，有些患者为家族性，与遗传因素有关，基因定位于9p11，机体免疫功能下降可能诱发。

（1）临床表现

1）多在青少年发病，无性别差异。发病迅速，常出现口唇肿胀，再扩散到面颊和头皮，无自觉疼痛，肿胀侧可出现面瘫，可伴味觉减退和听觉过敏，持续数日面舌肿胀自然消退，面瘫逐渐好转，舌纵裂沟仍存在，数周或数月可复发。

2）检查可见周围性面瘫和口唇肿胀，常见舌面肿起，舌体有较深的纵向裂沟，是本病特征性表现。

（2）治疗：本病尚无根治方法，症状可自行消退，预后良好，但可复发。应用大剂量甲泼尼龙1.0g/d，静脉滴注，连续5～7天，面部肿胀和周围性面瘫可迅速好转，维持较长时间不复发，疗效较好。有家族因素者应做遗传咨询，避免近亲结婚、检测基因携带者等。

922

交感神经链综合征的临床表现和治疗有哪些？

交感神经链综合征（sympathetic chain syndrome）是多病因的临床综合征，如各种急性和慢性感染、中毒、外伤、肿瘤、血管性疾病等所致。临床并非少见，长期隐性存在，晚期才出现典型症状，临床诊断率较低。

（1）临床表现

1）任何年龄均可发生，无性别差异，亚急性或慢性起病，也可急性起病，常有转为慢性迁延、时起时伏的趋势。

2）临床表现可因受损交感神经节而不同，常为不对称节段性，如发作性或持续性疼痛，伴阵发性加剧，夜间较重，情绪波动、过劳和寒冷刺激可加重，范围弥散，有扩散趋势。受损交感神经节体表投射区可有压痛点，有助于病变定位。可出现麻木、蚁走样感等感觉异常，主观感觉异常明显；出现出汗增多和竖毛反射亢进，或出汗减少和竖毛反射减弱；可见皮肤干燥、毛发脱落和指（趾）甲变脆等营养障碍表现，可见小动脉和毛细血管痉挛。

（2）治疗：急性期和慢性期急性发作患者需卧床休息，减少受损部位活动，并针对病因治疗。对症治疗如交感神经节封闭是最有效的疗法，用于急性和亚急性期；大剂量维生素B_{12}，1000μg/d，肌内注射，通常有助于缓解疼痛。

923

网状青斑的临床表现和治疗有哪些？

网状青斑（livedo reticularis）是多种原因引起的皮肤青紫网络状变化现象，可单独出现或可合并于多种全身系统性疾病。本病基本的病理生理改变是皮肤微血管闭塞或高度狭窄使皮肤供血不良，导致皮肤青紫色网状斑。本病分为原发性与继发性，前者为生理现象，多见于正常儿童和成年女性；继发性网状青斑伴原发疾病的症状，是一种极少见的疾病。

（1）临床表现

1）患者多见于正常儿童和成年女性，婴儿期或老年也可见，通常无自觉不适。

2）患者皮肤逐渐出现片状、条纹网状或斑片状条纹，纹络清楚，可稍高于皮面，见于躯干和肢体任何部位，下肢多见，可伴发凉或麻木感，出汗可增多。遇冷、站立或肢体下垂时网状青斑明显，遇热减轻或消失，抬高患肢可好转，相应部位动脉搏动良好。严重时可出现溃疡，不易愈合。

3）进行肝、肾、肺和免疫功能和血液检查，询问用药史，查明继发性网状青斑的病因。本病预后较好，病程一般持续数月或数年自行缓解。

（2）治疗

1）对症处理：注意皮肤保暖，避免患部暴露于寒冷环境，防止患部溃疡形成。可用血管扩张药，如山莨菪碱、烟酸、低分子量右旋糖酐等，以及活血化瘀类中药。

2）继发性网状青斑、药物过敏者应针对原发病治疗，并应用改善皮肤微循环药物。

924

急性自主神经危象的临床表现和治疗有哪些？

急性自主神经危象（acute crisis of autonomic nervous system）又称急性全自主神经失调症（acute pandysautonomia），是少见的自限性自主神经功能失调综合征。本病的病因不清，可发生于感染性单核细胞增多症和痢疾后，部分病例与Epsten-Barr病毒有关，认为是感染后自身免疫性自主神经病。

（1）临床表现

1）通常急性起病，儿童和成年多见，出现自主神经不全麻痹症状，如视物模糊、瞳孔不等大，光反射及调节反射异常，泪液、唾液和汗液分泌减少或消失，以及尿潴留、阳痿、胃肠功能和体温调节异常等。

2）由于直立性低血压可引起晕厥，少数患者伴周围神经运动和感觉障碍。本病预后良好，多数病例常在数周或数月后自行恢复，极少数因麻痹性肠梗阻、营养不良死亡。

（2）治疗：危象发作时应对症处理，排尿不畅可用碳酰胆碱25mg皮下注射，每日2～3次；瞳孔扩大、对光反应迟钝可用5.5%乙酰甲胆碱滴眼；体位性低血压可口服泼尼松；无汗或少汗、口干可用毛果芸香碱等。治疗上还可用维生素B_1、维生素B_{12}等肌内注射，以及中医和针刺疗法等。

（刘佩芳）

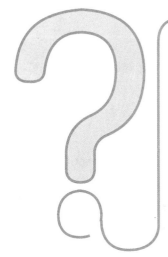

第二十八章

理化因子和中毒所致的神经系统损害
Neurologic Injuries Caused by Physic-Chemical Factors and Intoxications

925

毒蕈中毒的临床表现和治疗有哪些？

毒蕈中毒（mushroom poisoning）是食用毒蘑菇引起，我国有野生毒蘑菇500余种，常见的如捕蝇蕈、斑毒蕈、绿帽蕈、马鞍蕈等。

（1）临床表现：取决于食入的毒蕈种类及量的不同。

1）肝损害型：由白毒伞、毒伞、鳞柄白毒伞、秋生盔孢伞和褐鳞小伞等十余种毒蘑引起。发病潜伏期长，6h至数日或十余日，初有恶心、呕吐、腹痛、腹泻等急性胃肠炎症状，1～2天好转进入假愈期，表现为乏力，不思饮食，数日后渐出现肝、肾、心、脑损害，肝肿大、压痛、黄疸和肝功能异常，重者急性肝坏死，全身广泛出血，少尿、无尿、谵妄、烦躁、抽搐和昏迷，中毒后4～7天可死于肝昏迷或肾衰竭，死亡率达90%。

2）神经精神型：见于毒蝇伞、豹斑毒伞、角鳞灰毒伞、白霜杯伞、毒杯伞、裂丝盖伞、黄丝盖伞、大花褶伞和红网牛杆菌等中毒。潜伏期半小时至6h，可见胃肠炎表现，副交感神经兴奋症状如流涎、大汗、流泪、瞳孔小、脉缓、血压下降、呼吸困难和肺水肿，常见精神症状，如幻视、幻听、妄想、精神错乱、无故哭笑、谵语、淡漠、惊厥和昏迷等。

3）溶血型：见于鹿花蕈、褐鹿花蕈、赭鹿花蕈，潜伏期为6～12h，可见胃肠炎，出现肝脾肿大、黄疸和酱油色尿，急性肾衰竭，少尿或无尿等。

4）胃肠炎型：30多种毒蘑食后可引起，毒粉褶蕈、黄粘盖牛肝蕈、毛头乳菇、毒红菇、虎斑蘑、毛头鬼伞、墨汁鬼伞等常见。潜伏期10min至6h，出现恶心、呕吐、腹痛、腹泻，重者脱水、低血压、尿少或尿闭，病程短，很少死亡。

（2）治疗：主要采取对症和支持治疗法，催吐、洗胃、导泻、利尿，静脉补液纠正水与电解质紊乱，保护脏器功能，预防感染等，并发肝脏损伤的患者行血液灌流和/或血浆置换，并发肾脏损伤的患者行血液透析治疗，及时处理休克、中毒性脑病、脑水肿等。

926

河豚中毒的临床表现和治疗有哪些？

河豚中毒（puffer poisoning）是误食河豚毒素（tetrodotoxin，TTX）引起。河豚味道鲜美，在我国鸭绿江、长江、珠江均有分布。毒素存在于鱼的卵巢、肝、脾、睾丸、肠、眼、鳃、皮肤等组织和血液中，鱼肉基本无毒，如食用时加工处理不当，受内脏和血液污染，食后可中毒。

（1）临床表现：进食河豚后可在0.5～3.0h内迅速发病，最早出现胃肠炎症状，如上腹部不适、恶心、呕吐、腹痛和腹泻等。很快出现神经中毒症状，如口唇、舌尖、肢端或全身麻木，眼睑下垂，皮肤感觉、味觉和听觉迟钝；运动神经麻痹如四肢无力、软瘫、腱反射减低或消失，重者出现吞咽困难、言语不清和眼球运动迟缓，脑干麻痹可导致气短、呼吸表浅或不规则、发绀，血压下降或休克，严重者导致呼吸循环衰竭死亡。

（2）治疗

1）可用1%～3%碳酸氢钠液充分洗胃，并灌入药用炭悬液，再用50%硫酸镁40ml导泻，并补液、利尿，促进毒物排出，可用维生素C 5～10g加入10%葡萄糖500ml中静脉滴注，注意水及电解质平衡。

2）尽早使用肾上腺皮质激素，可减轻毒素反应。常用山莨菪碱（654-2）每次10～40mg，或阿托品每次0.5～2.0mg，静脉注射，每隔15～30分钟重复给药，直至病情稳定逐渐减量，可改善微循环，减轻神经毒素作用。可试用半胱氨酸静脉滴注，能破坏河豚毒分子结构中内酯环，使之失去毒性。

3）对症治疗，呼吸障碍应及时吸氧，纳洛酮兴奋呼吸中枢；呼吸肌麻痹者及时气管插管机械通气；肌肉麻痹可用硝酸士的宁2mg肌内注射，每6小时1次，血压下降时给予多巴胺或去甲肾上腺素等；对昏迷者给予甘露醇、白蛋白降颅压、脱水治疗。

927

蛇毒中毒的临床表现和治疗有哪些？

蛇毒中毒（ophiotoxemia）在我国常见，我国的毒蛇约有50余种，如眼镜蛇科的金环蛇、银环蛇、大眼镜蛇、眼镜蛇，响尾蛇科的蕲蛇、蝮蛇、龟壳花蛇、竹叶青蛇，蝰蛇科的黑斑蝰蛇。毒蛇毒液包括神经毒和血液毒。

（1）临床表现

1）毒蛇咬伤后通常1～6h出现全身症状，如头痛、头昏、恶心、呕吐和出汗等，继之出现神经毒性和血液毒性症状。

2）神经毒性症状多见于眼镜蛇、眼镜王蛇、银环蛇、金环蛇和海蛇咬伤。眼镜王蛇发病最快，1～2h（最快3min）可致死。流血不多，疼痛也轻，表现为胸闷、吞咽困难、舌活动不灵、失声、眼睑下垂和全身肌痛，迅速出现弛缓性瘫、呼吸困难和呼吸肌麻痹死亡。

3）血液毒性症状多见于尖吻蝮蛇、竹叶青蛇、蝰蛇咬伤。伤口流血不止，皮下瘀斑、皮肤紫黑、水疱和血疱，伴有疼痛。整个肢体发生肿胀，伴邻近淋巴结肿痛，出现畏寒、发热、烦躁不安和谵妄等，血尿、少尿或无尿，便血，严重者循环衰竭、肾衰竭，可发生颅内出血。眼镜蛇、眼镜王蛇和蝮蛇咬伤常兼有神经毒和血液毒表现，眼镜蛇可以神经毒症状为主，蝮蛇以血液毒症状为主。

4）外周血白细胞增高，可出现血红蛋白尿、便潜血（＋），凝血时间延长，凝血因子、纤维蛋白和纤维蛋白原减少，肝功能、肾功能及心肌酶异常等。

（2）治疗：急救应及早结扎伤口近端，减少患肢活动，限制毒液吸收。反复冲洗伤口，去除伤口周围残余蛇毒和污物，扩创和将毒液吸出。应尽早应用抗蛇毒血清，可用南通蛇药片、6912蛇药等，常用中药如鬼针草、半枝莲、白花蛇舌草、七叶一枝花、望江南、鸭跖草等。支持和对症治疗可采用人工呼吸、补液、输血、控制感染和抗癫痫治疗等。

928

肉毒中毒的临床表现和治疗有哪些？

肉毒中毒（botulism）是肉毒杆菌外毒素所致的中毒性疾病，肉毒杆菌存在于动物性食品如咸肉、肉罐头、腊肠腿、干肉和咸鱼等，发酵面制品如玉米粉酱、麦麸酱、甜面酱等，以及臭豆腐、豆瓣酱、臭豆豉、豆腐渣、霉豆子、腌江豆、烂土豆等。外毒素被吸收后作用于神经肌肉接头和自主神经末梢，引起神经肌肉麻痹。

（1）临床表现

1）潜伏期12～36h，可有全身无力、头晕、头痛、食欲减退、口干等前驱症状。吞食毒素后4～6h可出现恶心、呕吐、腹痛、腹泻等急性胃肠炎症状，迅即出现脑神经损害，如视物模糊、上睑下垂、复视、瞳孔散大、光反应迟钝或消失，继之出现张口、咀嚼、伸舌和语言困难，声音嘶哑、咽喉阻塞感、咽反射迟钝，四肢不能抬举等。

2）迅速发展为呼吸肌如膈肌、肋间肌麻痹，一般无意识障碍，无感觉障碍和锥体束征，多于5～10天逐渐恢复，严重病例于3～10天内死亡，呼吸肌麻痹、气道阻塞和继发肺感染是主要死因。

（2）治疗

1）及早应用抗毒素，国内主要是A型肉毒中毒，偶见B型，已知中毒类型可选用相应的抗毒素，毒型未明可选用AB混合型。可联合应用肉毒毒素抑制剂。早期（吞食毒素24h内）发现者可用碳酸氢钠洗胃和番泻叶等导泻，加速胃肠中残存毒素排出。

2）支持与对症治疗，呼吸困难者早期气管切开、给氧和人工辅助呼吸，保持呼吸道通畅，预防肺感染。吞咽困难和呛咳者应鼻饲，注意水与电解质平衡。严密观察和防治心肌损害，重症需心电监护，加强护理，预防压疮等并发症。

929

巴比妥类中毒和戒断的临床表现和治疗有哪些？

巴比妥盐（barbiturate）可抑制脑代谢、减少血流和干扰突触活动，改变神经膜兴奋性。临床常用苯巴比妥、异戊巴比妥、速可巴比妥等，中毒包括急性和慢性。

（1）急性巴比妥类中毒：轻度中毒患者表现为倦怠或嗜睡，可唤醒，思维迟缓，轻度定向障碍，可见情绪不稳、判断力差、言语含糊、步态不稳、眼震和瞳孔小，光反射存在，反射和生命征象不受影响。中度中毒相当于服10倍常规催眠剂量，患者呈浅昏迷或强烈刺激可唤醒片刻，瞳孔小，角膜反射保存，腱反射减弱，可见双侧病理征；呼吸慢但不表浅，昏迷者压眶上切迹或吸入10% CO_2后呼吸可加深加快。重度中毒相当于服15～20倍常规催眠剂量，呼吸慢而表浅或不规则，可有肺水肿和发绀，昏迷较深，光反射消失；四肢张力低下，腱反射和跖反射消失，可有病理征，可见一过性肢体僵直、反射亢进和去大脑强直，体温低，常有缺氧和呼吸性酸中毒，脉搏细数，血压下降。脑电图有助于巴比妥类中毒诊断。急性轻度中毒时可见低波幅快波活动，额部显著；中度中毒呈不规则快波，中间穿插θ活动；严重中毒可见电活动抑制与阵发性慢波交替出现。

（2）慢性巴比妥类中毒：表现为思维迟缓，情绪不稳，健忘，衣着邋遢，个性不羁，自知力丧失，偶有错觉、幻觉和妄想等精神症状。可有构音不清、眼震、垂直凝视障碍、小脑性共济失调等，神经精神症状波动性较大。慢性中毒EEG主要节律是中波幅快活动，间有短程高波幅θ活动，额顶部为主。

（3）巴比妥戒断：长期服用巴比妥类成瘾患者突然停用可出现戒断症状，表现为焦虑不安、手指震颤、周身无力、眩晕和视物变形等，可出现全身抽搐发作伴意识丧失，常见于停药后2～4天，发作一或数次，少数可见癫痫持续状态。

（4）治疗

1）急性中毒应及时洗胃，数小时后巴比妥盐已被吸收，洗胃即无意义。维持呼吸循环功能、血酸碱度及电解质平衡。采用支持疗法，大量静脉输液、碱性药碳酸氢钠可促进巴比妥盐排泄，可用甘露醇等渗透性利尿剂。重症患者出现无尿或尿毒症时应进行血滤，呼吸衰竭适当应用呼吸兴奋剂。

2）慢性中毒一般只需在监护和观察下逐步停药和进行对症治疗。

苯二氮䓬类中毒的临床表现和治疗有哪些？

苯二氮䓬类（benzodiazepines）是临床常用的镇静、催眠、抗焦虑药，也用于抗癫痫、肌肉松弛和全身麻醉药。常见急性过量，但一般不产生严重毒性，很少致死。长效者（半衰期 $t_{1/2} > 20h$）如地西泮（diazepam）、氯硝西泮（clonazepam）、艾司唑仑（estazolam）等，中效（半衰期 $t_{1/2} 10 \sim 20h$）如阿普唑仑（alprazolam）、劳拉西泮（lorazepam）等，短效（半衰期 $t_{1/2} < 10h$）如三唑仑（triazolam）、咪达唑仑（midazolam）等。口服和注射吸收较完全，脂溶性更易吸收，在肝脏代谢，由肾脏排出。

（1）临床表现

1）轻度中毒较常见，表现头晕、思睡、健忘、共济失调和反射减弱，血压、呼吸、心率无显著变化，老年人可表现反常兴奋。重度中毒可见轻度血压下降、呼吸抑制，同时服用其他中枢神经抑制药或饮酒，或原有心肺疾病和老年人可发生较长时间昏迷、呼吸抑制和循环衰竭。静脉注射速度过快，剂量过大也可引起呼吸抑制。

2）长期服用大剂量苯二氮䓬类可产生耐药性和躯体依赖，突然停药可出现戒断综合征，表现为焦虑不安、激越、颤抖，重症者可出现精神错乱、幻觉、谵妄和惊厥等。

（2）治疗：服用过量药物宜洗胃清除，重症患者可行血液透析，监测生命体征，保持气道通畅、吸氧。低血压时静脉补液，少数患者血压持续低时可加用多巴胺静脉滴注。解毒药氟马西尼（flumazenil）0.2 ~ 0.3mg 静脉注射，以后每2分钟0.2mg，直至出现药效或总量达到2mg，通常0.6 ~ 2.5mg见效。该药与苯二氮䓬类竞争受体结合，逆转或减轻CNS抑制作用，其半衰期 $t_{1/2}$ 较短，需每1 ~ 2小时用0.2mg以免复发。苯二氮䓬类及其代谢物最终均与葡萄糖醛酸结合而失活，使用葡萄糖醛酸也有一定的解毒作用。

急性吩噻嗪类中毒的临床表现和治疗有哪些？

吩噻嗪类（phenothiazine）如氯丙嗪（chloropromazine）、奋乃静（perphenazine）、氟奋乃静（fluphenazine）、三氟拉嗪（trifluperazine）、硫利达嗪（thioridazine）等，如与其他镇静催眠药、环类抗抑郁药合用过量可增强毒性。

（1）临床表现：急性中毒如一次服用大剂量氯丙嗪（冬眠灵）可抑制CNS，出现过度镇静，思睡，共济失调，以及体位性低血压、瞳孔缩小、口干、视物模糊和尿潴留等自主神经症状。重度中毒时出现意识障碍、言语含糊不清、抽搐发作、低体温、低血压、心动过速和心律失常等。

（2）治疗

1）洗胃可减少吸收，加速排出；由于与血浆蛋白结合率高达90%，血液透析常无效，可试用血液灌流。对昏迷患者施行监测，稳定生命体征，保持气道通畅，呼吸抑制者行气管插管、辅助呼吸、吸氧和应用呼吸兴奋剂等，并处理心律失常，控制癫痫发作。

2）对症治疗如血压低者可扩充血容量，选用α受体激动剂如去甲肾上腺素、间羟胺，因吩噻嗪类阻断α受体，疗效较多巴胺好。治疗锥体外系反应；如有黄疸、肝大或过敏性皮炎时可给予皮质激素。

932

亚硝酸盐中毒的临床表现和治疗有哪些？

亚硝酸盐中毒又称肠源性发绀，因食用大量腐烂变质或不新鲜蔬菜，误将亚硝酸盐当食盐食用，或大量饮用含亚硝酸盐过高的水或食用亚硝酸盐过量的腌制蔬菜，腌碱肉或烧制卤味熟食时加入过量硝酸盐也可引起中毒。亚硝酸盐由于能使正常低铁血红蛋白氧化成高铁血红蛋白，失去输氧能力而造成组织缺氧。

（1）临床表现

1）通常食用后0.5～30h出现中毒症状，轻症患者只有口唇、指甲轻压发绀，伴头晕、腹胀、倦怠、精神不振和反应迟钝等。重症患者出现呼吸急促、烦躁不安、昏迷、惊厥、心律失常、脑水肿，可因呼吸麻痹死亡；循环障碍出现四肢发冷、心悸、血压下降、循环衰竭或肺水肿。

2）血高铁血红蛋白含量增高，通常含量达到10%时皮肤黏膜出现发绀，达到20%～30%可出现缺氧症状，50%～60%时可见严重精神神经症状，＞60%出现意识障碍或昏迷，呼吸循环衰竭，并导致死亡。

（2）治疗

1）宜尽快用清温水彻底洗胃、催吐和导泻，吸氧，必要时行气管切开。特效解毒剂亚甲蓝低剂量可还原高铁血红蛋白（Fe^{3+}）成正常血红蛋白（Fe^{2+}），成人应用1%溶液5～10ml（1～2mg/kg）加入10%～25%葡萄糖液20ml缓慢静脉注射，可重复使用1～2次，用药后一般30min症状可见缓解；也可用维生素C 3.0g加入葡萄糖液静脉注射或静脉滴注。

2）对症处理如保护肝、肾和脑功能，可应用能量合剂、还原型谷胱甘肽等，并注意处理脑水肿、呼吸循环衰竭。

选择性5-羟色胺再摄取抑制剂中毒的临床表现和治疗有哪些？

选择性5-羟色胺再摄取抑制剂（selective serotonin reuptake inhibitors，SSRIs）是目前临床广泛使用的新型抗抑郁药，包括氟西汀、舍曲林、西酞普兰、帕罗西汀、氟伏沙明等，可选择性抑制5-HT转运体，拮抗突触前膜对5-HT再摄取。

（1）临床表现

1）急性中毒患者出现恶心、呕吐、头晕和视物模糊等，或较少见的中枢性抑制症状和窦性心动过速，大剂量时偶可引起癫痫发作。

2）合用其他5-HT药可发生5-羟色胺综合征，表现为激越、谵妄、昏迷、瞳孔扩大、出汗、发热、心动过速、血压不稳、震颤、肌强直、肌阵挛和癫痫发作等。如不治疗可发生酸中毒、横纹肌溶解征、肌红蛋白尿、肝肾功能异常，弥散性血管内凝血或急性呼吸窘迫综合征等。可能由于特异性反应或因大量5-HT过度兴奋5-HT A受体所致。

（2）治疗：主要采用对症支持疗法，如监护呼吸和循环功能，保持呼吸道通畅。监测心电图，但SSRIs中毒很少引起心脏症状。可反复灌服药用炭，了解是否服用其他抗抑郁药。在5-羟色胺综合征，肌强直可能是高热和死亡的原因，支持疗法可采取物理降温，使用苯二氮䓬类，如高热不退可考虑用肌肉松弛剂，5-羟色胺综合征患者症状通常在停药24h内消退。

中枢兴奋药滥用的临床表现和治疗有哪些？

中枢兴奋药为拟交感胺，一般剂量即可兴奋大脑皮质，用药后精神焕发、心情愉快、消除疲劳、不知困倦，故易被滥用，因有依赖性而易成瘾。1971年已被列入国际公约管制范围，主要药物包括苯丙胺类，如安非他明或非那明；哌甲酯也称利他林，属哌啶类衍生物，结构与苯丙胺相似。

（1）临床表现

1）中枢兴奋药主要是成瘾性和易产生依赖，应用1～2次较大剂量苯丙胺可发生急性中毒性精神病，出现激动不安、幻视、焦虑、发抖、心动过速、血压升高、出汗、瞳孔散大、肌肉抽动和代谢性酸中毒等。严重中毒可出现癫痫样发作、体温过高、持续或严重高血压，可引起颅内出血和心肌梗死等。长期用药可引起抑郁、失眠、疲劳、紧张、头晕、震颤、易激动、多语和反射亢进，可见口干、多汗、恶心呕吐、腹泻、腹痛、焦虑、谵妄、幻觉和精神异常，可有自杀或杀人行为。尿中检出苯丙胺类有助于确诊。

2）哌甲酯中毒一般仅有口干、食欲减退、恶心、失眠、头晕、心悸、血压升高等症状，应用大剂量时可引起中枢兴奋，舞蹈-手足徐动症，甚至惊厥。

（2）治疗：应及早中断用药，无特殊解毒办法。大剂量口服者应立即充分洗胃，灌服60g药用炭，用20%甘露醇60ml稀释，以减少吸收，有条件可使用血液灌流。哌甲酯严重中毒者可给予速效巴比妥类药缓解症状。

癫痫发作可缓慢静脉注射地西泮2～3mg，或咪达唑仑5～10mg肌内注射，如发作持续不止可用苯巴比妥15～20mg/kg或苯妥英15mg/kg缓慢静脉注射，每分钟不超过50mg。烦躁不安和精神症状可用地西泮10mg或劳拉西泮2～3mg静脉注射，必要时可重复使用。高血压可用血管扩张剂或肾上腺素能受体阻滞剂，心动过速或快速型心律失常可用短效β_1受体阻滞剂，注意维持呼吸道通畅，必要时可辅助通气。

935

致幻剂中毒的临床表现和治疗有哪些？

致幻剂（hallucinogens）可产生知觉、思维和情绪改变，但不影响意识，早年多来源于植物成分，近年来多为人工合成，常见的有大麻、可卡因、摇头丸、仙人球毒碱、麦角酰二乙胺、赛洛西宾、苯环利定等。

（1）大麻：产自热带或亚热带，有效成分为四氢大麻酚，初为吸食茎叶，现有合成品如玛利华纳等，吸食后10min至2h起效，可持续4～6h。

1）临床表现：不良反应如心率加快，为剂量相关性，可引起口干、恶心、呕吐、腹泻、咳嗽、体位性低血压、呼吸抑制、协调和反应能力下降等。剂量过大引起中毒性谵妄，烦躁不安，意识不清，可伴错觉、幻觉和思维障碍，或陷入抑郁状态，悲观和自杀企图，可有严重焦虑和恐惧，伴灾难感或濒死感，可发生冲动行为，但很少因过量引起死亡。成瘾后产生个性异常，表情呆滞，不知垢洁，不修边幅，注意力、记忆力、计算及判断能力明显下降，人格和道德沦丧。突然戒断可发生激动不安、食欲减退、失眠、体温降低、寒战、发热和震颤等症状，4～5天后可逐渐消失。

2）治疗：戒除吸食习惯，因戒断症状不重，较易戒除，可给予一般对症治疗。

（2）可卡因（cocaine）：也称古柯碱，是南美古柯树叶提取的生物碱，小剂量有减轻饥饿和疲劳功效，给人健康和幸福感，有明显成瘾性，是最早被列为国际公约管制的麻醉药。

1）临床表现：急性中毒是由于用量过大，表现为焦虑不安、言语增多、面色苍白、反射增强、头痛、出汗、心悸和胸闷，而后寒战、恶心、呕吐、腹痛、排尿困难、瞳孔散大及震颤、肌肉强直性抽搐，呼吸抑制，心率快，血压先升后降，心肌损害和心力衰竭，可发生颅内出血、脑栓塞，横纹肌溶解、急性肾衰竭、急性肝功能不全和弥散性血管内凝血，体温调节中枢受损出现高热是可卡因中毒的重要指征，严重者因休克、昏迷死亡。慢性中毒表现失眠、食欲减退、易激惹、注意力涣散等。戒断症状显著，如焦虑、抑郁、偏执意念和假性幻觉，2～4天达到高峰，数月后逐渐消失，很少发展为重症精神异常。

2）治疗：本品作用时间短暂，急性过量一般不需治疗；长期吸食应尽快戒除。β受体阻滞剂如普萘洛尔可作为可卡因特殊的拟交感胺拮抗剂，1mg/min，静脉注射，共8min，但不能对抗致死量可卡因中毒。

（3）摇头丸

1）临床表现：吸食摇头丸中毒后交感神经兴奋性增加，一般表现为血压和体温升高、心律加快、肌肉紧张、瞳孔变大、视物模糊、快速眼动，会情不自禁地手舞足蹈、呈现疯狂的状态，出现呕吐、昏眩、头痛和精神混乱。尤其高热状态，是中毒的明显特征之一。心理精神障碍、心血管功能障碍、肝肾毒性等在滥用者中毒中均有报道，严重中毒者可发生脱水、心血管事件、弥散性血管内凝血、肝坏死等。

2）治疗：急性中毒可行洗胃、催吐和活性炭吸附。对于高热惊厥患者，可行缓慢静脉注射地西泮。当患者有兴奋激惹、行为紊乱时，可使用氟哌啶醇2.5～10.0mg肌内注射，也可用地西泮10～20mg静脉注射。谵妄状态也可用氟哌啶醇或地西泮控制兴奋激惹、幻觉、妄想。对于危重的病例则可采用腹膜透析或血液透析。出现肾上腺危象时可口服普萘洛尔（心得安）40～60mg，每4～6h重复直至心率低于90次/min。

936

异烟肼中毒的神经系统损害临床表现和治疗有哪些？

异烟肼（isoniazid）是结核病最常用的治疗药，大剂量时不良反应发生率达20%，呈剂量相关性。

（1）临床表现：长期应用可发生周围神经病，以感觉障碍为主，如麻木、感觉过敏、足底烧灼感等，呈对称性分布；膝腱反射、跟腱反射减弱或消失，严重者出现肌萎缩、瘫痪、皮肤营养不良、皮温低和出汗异常。

1）神经症状可出现头痛、眩晕、恶心、呕吐、兴奋、失眠、记忆力减退、淡漠、手足震颤、无力和共济失调，也可见肢痛、排尿困难、便秘、心悸、胸闷等；药量过大可引起昏迷、癫痫发作或持续状态。

2）精神症状常见谵妄，表现为定向力不全、意识模糊、紧张恐惧、行为异常等，伴恐怖性幻觉、威胁性幻听和被害妄想，言语零乱，易发生自伤或伤人。

（2）治疗

1）服大剂量异烟肼应尽快洗胃，灌服药用炭60g加20%甘露醇70ml稀释，充分补液利尿，输注碱性液体如5%碳酸氢钠，最初6h输注250～500ml，加速异烟肼排出和消除酸中毒，有条件可尽快应用血液透析。

2）大剂量维生素B₆可对抗异烟肼毒性，用量为1∶1，急性期1～4g/d，以后0.2～0.4g/d；可用20%泛酸钙2ml肌内注射和烟酸或烟酰胺500mg/d，维生素C等。

3）对症治疗如癫痫持续状态可用地西泮10～20mg缓慢静脉注射，每6～8小时1次，直至控制发作；或用60mg加入10%葡萄糖液500ml中缓慢静脉滴注；也可用苯巴比妥钠0.1～0.2g肌内注射或苯妥英钠0.25～0.5g缓慢静脉注射。精神症状可给予氯丙嗪、氟哌啶醇肌内注射，或口服地西泮、硝西泮等。

937

青霉素和氨基糖苷类抗生素的神经毒性反应临床表现和治疗有哪些？

（1）青霉素类：为杀菌性抗生素，临床应用广泛，对人体毒性较低，但常见过敏反应，发生率为5%，严重者发生过敏性休克。

1）临床表现：青霉素类对神经组织有一定毒性，肌内注射可引起周围神经损伤，甚至导致肢体瘫痪；老年人或肾功能不全患者大剂量用药可导致脑病，引起意识障碍、幻觉、昏迷和癫痫样发作等，儿童偶可引起横贯性脊髓炎。个别患者注射青霉素出现精神症状，如幻觉、濒死感、意识障碍和定向力丧失等，持续时间不长。

2）治疗：青霉素引起神经系统损害无特殊疗法，根据症状可给予对症治疗。避免不分年龄大小、病情轻重缓急，盲目追求疗效而加大剂量、提高浓度和加快给药速度的作法，才能避免不必要的青霉素毒性反应发生。

（2）氨基糖苷类：是由氨基糖与氨基环醇通过配糖链的氧桥连接而成的苷类抗生素，包括链霉素、新霉素、庆大霉素、卡那霉素、巴龙霉素、妥布霉素和小诺米星等。

1）临床表现：链霉素急性毒性反应发生率可达30%，表现为口周麻木、头晕、耳鸣等，持续数小时至24h。严重时出现头面部和四肢麻木、舌颤和四肢抽动，以及头痛、乏力、视力障碍、运动失调、呕吐、大汗、颜面潮红、震颤和意识障碍等。前庭神经损害表现眩晕，活动时出现恶心呕吐，停药后逐渐恢复，少数患者可持续较长时间或长期存在。耳蜗神经损害发生较迟，用药数月后出现耳聋，高频听力受损早且严重，完全性耳聋常见于结核性脑膜炎鞘内注射。

2）治疗：根据神经损害症状对症治疗，耳毒性反应尚无特效疗法，用药时提高警惕，尽早发现尽早停药。听力减退可给予B族维生素，前列地尔成人用量5～10μg，加入生理盐水缓慢静脉注射，每日1～2次。

938

一氧化碳中毒性脑病的临床表现和治疗有哪些？

CO进入人体与血红蛋白（Hb）结合成碳氧血红蛋白，CO与Hb亲和力较氧的亲和力大300倍，碳氧血红蛋白（HbCO）一旦形成即不易分解，CO浓度较高时可与细胞色素氧化酶的铁结合，抑制组织呼吸过程，导致组织缺氧。离开中毒场所吸入新鲜空气或氧气，CO需经数小时至24h方能完全排出体外。

一氧化碳中毒性脑病（carbon monoxide poisioning encephalopathy）：中毒症状与血HbCO量基本成正比，含量＜10%不产生症状，10%～40%为轻度中毒，40%～50%为中度中毒，＞50%为重度中毒，达80%可迅速死亡。

（1）临床表现

1）轻度中毒：表现为头胀、头晕、搏动性头痛、乏力、心悸、胸闷、耳鸣、视物模糊、恶心呕吐等，但意识清楚，可出现短暂晕厥。如迅速脱离现场，吸入新鲜空气或吸氧，症状在数小时内完全消失。

2）中度中毒患者可见颜面潮红，口唇黏膜呈特征性樱桃红色，全身多汗，血压先升后降，心率加快，偶有心律失常，烦躁不安、谵妄，昏睡甚至昏迷；患者搬离中毒现场，吸氧数小时可清醒，数日康复，一般不留后遗症。

3）重度中毒：昏迷持续数小时至数日，浅昏迷者瞳孔等大，光反射正常或迟钝，四肢肌张力增高，可见阵发性肌阵挛和病理征，面红、脉快、呼吸增快、血压偏低和体温升高；深昏迷者面色苍白、四肢厥冷、全身出汗，瞳孔小、不对称或散大，光反射迟钝，肌张力低下，呼吸浅而不规则，血压下降，伴水与电解质及酸碱平衡失调、急性肺水肿、心律失常、心肌损害、少尿或无尿、氮质血症等，周身皮肤可出现烫伤样水疱和成片的红肿；可发生脑疝、呼吸循环衰竭，危及生命。抢救一至数日可清醒，部分患者出现遗忘症，数日或2～4周恢复或发生痴呆。

4）辅助检查应做血HbCO简易测定，取患者一滴血加至4ml蒸馏水混匀，用正常血样作对照，两个试管各加入2滴10%NaOH，封闭管口迅速混合，正常血立即变为草黄色，患者血样约15s、30s、50s、80s后变为草黄色分别相当于10%、25%、50%、75% HbCO含量。EEG检查可见弥漫性轻度、中度或重度异常，两侧半球弥漫性δ和θ活动，或局部慢波为主，症状与EEG异常一致；急性CO中毒清醒后测定VEP和SEP持续异常预示迟发性脑病可能。CT检查重症患者可见脑水肿，脑白质和双侧苍白球、内囊、胼胝体密度减低，急性期CT异常迟发性脑病发生率高；如脑白质与灰质密度反转，灰质密度比白质低预示不可逆性脑损伤。

MRI可见脑室周围白质、苍白球对称性T1WI低信号、T2WI高信号。

（2）治疗

1）开门通风，将患者置于空气流通处，注意保暖。呼吸、心搏停止应立即吸氧和人工心肺复苏，尽快转送医院抢救。立即用大流量面罩吸氧或高压氧舱治疗，增加动脉血氧分压，加速HbCO解离，可降颅压和控制脑水肿。

2）病情严重可输血或换血治疗，减轻组织缺氧和远期并发症。可用地塞米松静脉滴注，减轻组织反应和防治脑水肿。人工冬眠对高热和频繁抽搐发作者有益，加强护理，防治并发症，对症治疗如镇静、抗痫、解除血管痉挛等。

939

一氧化碳中毒迟发性脑病的临床表现和治疗有哪些？

CO中毒迟发性脑病约占急性CO中毒昏迷的10%，患者意识恢复后经数日至数周的假愈期发生遗忘和精神障碍。

（1）临床表现

1）精神症状常见有遗忘症、痴呆，可有木僵、躁狂、幻觉和妄想等，可发生去皮质状态。自主神经功能紊乱常见发作性头痛、出汗、血压波动和眩晕等。

2）锥体外系症状常见震颤麻痹，经数月至数年可恢复或持续加重，也可出现舞蹈症或手足徐动症。可出现单瘫、偏瘫、截瘫和四肢瘫，失语，延髓麻痹，去大脑强直，癫痫，偏盲或皮质盲等。CT、MRI显示脑室周围广泛性白质损害。

3）周围神经病变可见股外侧皮神经、正中神经、尺神经、胫前神经、腓神经等单神经病或多发性神经病，以及球后视神经炎或其他脑神经麻痹等。

（2）治疗：可应用血管扩张剂、脑细胞活化剂和试用激素，应用高压氧治疗。通常疗程较长，但疗效不明显。可试用丁苯酞静脉滴注，每日2次。如合并帕金森综合征、不自主运动、癫痫和精神症状等，可给予对症处理。

940

急性有机磷农药中毒的临床表现和治疗有哪些？

有机磷农药中毒（organophosphate pesticides poisoning）临床较常见，有机磷类农药（organophosphate pesticides，OPs）主要用作杀虫剂，也作为杀菌剂、杀鼠剂和除草剂等。OPs多为油状液体，有蒜臭味，挥发性较强，不易溶于水，遇碱迅速分解。OPs中毒在生活中十分常见，如自杀、投毒及误服误用，如不慎服入喷洒OPs不久的蔬菜水果或食用有机磷毒死的禽畜等。OPs按结构包括七大类，磷酸酯类、硫代磷酸酯类、二硫代磷酸酯类、膦酸酯类、氟磷酸酯类、酰胺基磷酸酯类和焦磷酸酯类。

（1）临床表现

1）急性胆碱能危象：毒蕈碱样症状由于胆碱能传出纤维与效应器突触的ACh堆积所致，腺体分泌亢进引起多汗、流涎、气道分泌增加和肺水肿等；平滑肌痉挛出现呼吸困难、恶心、呕吐、腹痛、腹泻和尿便失禁等；瞳孔缩小；心血管功能抑制如心动过缓、血压降低等。烟碱样症状由于自主神经节、肾上腺髓质和横纹肌运动终板ACh堆积，出现血压升高、心动过速、肌束震颤、肌痉挛和肌无力等。脑神经元突触ACh大量堆积，导致头晕、头痛、倦怠、烦躁不安、言语不清和意识障碍等CNS症状，可发生脑水肿、ICP增高和脑疝，反复抽搐发作、瞳孔不等或散大、光反射消失，去大脑强直状态，呼吸不规则和昏迷等。

2）中间综合征（intermediate syndrome）：患者急性中毒症状基本消失，神志已清楚时出现四肢近端肌无力，饮水呛咳，转颈、耸肩和抬头困难，腱反射减弱消失，呼吸肌受累出现胸闷气憋，第Ⅲ～Ⅶ和Ⅸ～Ⅻ脑神经受累表现睁眼困难、复视，不能张口、伸舌和咀嚼，吞咽困难，声音嘶哑，不伴感觉障碍。

3）迟发性神经病：多见于急性重度OPs中毒后1～2周，最初腓肠肌酸痛和压痛，数日后下肢无力和弛缓性麻痹，远端重，踝反射消失，再波及上肢，伴肢体远端手套袜子形感觉障碍，1～2个月后出现远端肌萎缩和自主神经障碍。严重病例双侧脊髓侧索损害，双下肢肌张力增高、膝反射亢进、踝阵挛和Babinski征（＋）。

（2）治疗：将患者迅速救离中毒现场，脱除污染衣物，用肥皂和清水反复清洗受污染皮肤、毛发，眼部污染用流水冲洗至少20min。口服者用4%碳酸氢钠、清水或生理盐水反复洗胃，洗胃液至少10 000ml，直至洗出物清亮无味，再灌入活性炭50g用20%甘露醇60ml稀释，吸附残余有机磷从肠道排出。补足血容量，适当用利尿药、血液透析，重度患者可输新鲜血液补充乙酰胆碱酯酶（ChE）。

1）抗胆碱能药最常用阿托品，解除毒蕈碱样症状，如恶心、呕吐、流涎、便失禁、呼吸困难、昏迷、抽搐、瞳孔缩小和中枢症状，在30min内快速阿托品化，但应避免过量。轻度中毒首剂1～2mg肌内注射，中度、重度中毒分别3～6mg，7～14mg静脉推注，20～30min再给半量，直至阿托品化后改用1mg肌内注射，每4～6小时1次，维持1～2天，危重患者酌情延长。东莨菪碱、苯那辛、苯甲托品、开马君等中枢性抗胆碱药对惊厥、昏迷等中枢症状有效。防治脑水肿应早期使用足量糖皮质激素、甘露醇和能量合剂。常用胆碱酯酶复能剂如氯磷定和碘解磷定，对抗肌震颤、肌痉挛和肌无力等烟碱样症状，用药宜早。轻度、中度和重度中毒首剂量分别为0.5～0.75g，0.75～1.5g和1.5～2.5g，静脉注射，1～2h重复半量，至少维持24h，3天后改0.25g肌内注射，每日1～2次，症状消失、血ChE活性稳定48h停药。

2）中间综合征应密切观察病情，持续使用足量氯磷定，呼吸肌麻痹应立即气管插管或切开，维持机械通气，度过呼吸肌麻痹期，通常半个月恢复自主呼吸，防治呼吸道感染，对此综合征认识不足可使病死率增高。迟发性神经病应对症治疗，如B族维生素、ATP肌内注射，地巴唑口服，红外线热疗、针灸和运动疗法等；早期泼尼松5mg口服，每日3次，病情缓解后渐减量，1个月疗程有助于恢复。

941

有机氯类农药中毒的临床表现和治疗有哪些？

有机氯农药常用DDT、六六六、氯丹、氧桥氯甲桥萘、氯甲桥萘和毒杀芬等，可经呼吸道、胃肠道或皮肤进入人体。我国于1983年已停止生产、进口和使用，但仍有零星中毒病例发生。

（1）临床表现

1）急性中毒多由误食引起，常在半小时至数小时发病，先出现恶心、呕吐、流涎、腹痛、腹泻等症状，继之出现头痛、头晕、烦躁不安、震颤、共济失调等。严重者发生肌痉挛、抽搐发作、昏迷、高热、呼吸循环衰竭等；急性吸入性中毒可发生剧烈咳嗽、肺水肿等。

2）慢性中毒多因生产或使用时长期不遵守安全操作规程发生。可见头晕、头痛、乏力、失眠、厌食、口吃、震颤、多发性神经病等，以及心、肝、肾脏损害。

（2）治疗：无特殊的解毒剂，可采取一般的急救措施和对症治疗。口服中毒应及时洗胃，皮肤污染中毒需尽快清洗，静脉输液可促进排毒。

942

有机汞类农药中毒的临床表现和治疗有哪些？

有机汞类农药中毒包括苯基汞如醋酸苯汞（赛力散）、烷基汞如氯化乙基汞（西力生）两类。有机汞常温下可蒸发，通过呼吸道、胃肠道或皮肤、黏膜吸收，可与红细胞结合，迅速分布到全身组织，与细胞浆蛋白质巯基结合，影响多种细胞酶活性；西力生易通过血脑屏障对神经系统造成损害。我国于1971年已禁止生产、进口和使用，但有机汞中毒报道从未中断。

（1）临床表现：早期出现头晕、头痛、乏力、食欲减退、失眠等神经症状，逐渐出现严重厌食、倦怠、嗜睡，有时伴发热、口腔溃疡、腹泻和呕吐等。可出现低血钾，心、肝、肾受损和皮炎等。患者可见脑神经症状，如视物模糊、视野缩小、视神经萎缩、眼肌麻痹、复视、听觉减退和吞咽困难，运动症状可见不同程度的瘫痪、肌张力和反射增高或降低、肌萎缩、锥体束征、震颤和共济失调，感觉症状如手套袜子形感觉障碍，位置觉、运动觉缺失，自主神经症状如血压、心率波动，瞳孔改变，呼吸不规则，多汗，精神症状如淡漠、抑郁、兴奋躁动、木僵、谵妄和昏迷等。

（2）治疗：按中毒一般急救原则，口服中毒应洗胃并灌输牛奶，用蛋白沉淀未吸收的汞和保护胃肠黏膜。解毒剂驱汞治疗可选用二巯基丙烷磺酸钠、二巯基丙醇等肌内注射，二巯基丁乙酸静脉注射；二巯丁二酸胶囊0.25g口服，每日2次，每疗程为3天。对症治疗如保护心、肝、肾功能，注意口腔卫生，低血钾应补充氯化钾，补液，预防继发感染，瘫痪可行针灸、理疗和康复训练等。

急性酒精中毒的临床表现和治疗有哪些？

急性酒精中毒（醉酒）可分为单纯性、病理性和复杂性醉酒。

（1）临床表现

1）单纯性醉酒：临床分三期，但可不明显。①兴奋期：血酒精浓度20～99mg/dl，表现为精神运动性兴奋，言语增多、唠叨、联想加快，夸大色彩，欣快、情绪不稳、易激动和自控能力减弱，发泄平时不满甚至辱骂，可有攻击行为；②共济失调期：血酒精浓度100～299mg/dl，动作笨拙，身体平衡失调，步态不稳，口齿不清，思维不连贯，意识障碍呈酩酊状态；③昏睡期：血酒精浓度＞300mg/dl，患者转入昏睡状态，面色苍白，皮肤湿冷，口唇发绀，瞳孔正常或散大，呼吸缓慢有鼾声，脉快，皮温低，延髓受抑制可呼吸麻痹死亡。

2）病理性醉酒：常见于酒精耐受很低者，少量饮酒即突然出现意识模糊、定向障碍、不能辨认周围人和地点，出现明显精神运动性兴奋；有时有片段幻觉、妄想，多恐怖内容，可有攻击行为，持续数分钟至数小时，以酣睡结束，醒后全部遗忘。

3）复杂性醉酒：大量饮酒出现严重的快速加深的意识障碍，或精神运动性兴奋，持续时间较长，如有不愉快的情绪背景易激惹冲动或有报复行为，或出现极端抑郁状态，自责自罪，甚至自杀，事后部分或完全丧失记忆。

（2）治疗：单纯性醉酒一般无须处理，卧床休息即可，大量饮酒昏睡者可用1%碳酸氢钠溶液或盐水洗胃。病理性醉酒和复杂性醉酒应加强监护，处理器质性疾病。对症治疗如呕吐严重应注意水与电解质平衡，保护胃黏膜，防止应激性上消化道出血。严重中毒可静脉注射50%葡萄糖100ml和胰岛素20U，同时肌内注射维生素B_6和烟酸各100mg，加速乙醇氧化和促醒。呼吸抑制可吸入含5% CO_2 的氧气，肌内注射尼可刹米0.375g，洛贝林10mg或盐酸纳洛酮0.4 ~ 0.8mg。

944

慢性酒精中毒综合征的临床表现和治疗有哪些？

慢性酒精中毒（chronic alcoholism）是10年以上长期酗酒出现的躯体和精神障碍，包括酒精滥用、酒精依赖、戒断综合征、酒精中毒性幻觉、酒精中毒性妄想、科萨科夫综合征、慢性酒精中毒营养障碍神经损害，几乎是全球性社会问题。

（1）临床表现

1）酒精滥用（alcohol abuse）是指饮酒已导致健康或身体损害，但未达到酒依赖的诊断标准。酒精依赖（alcohol dependence）是长期大量饮酒（每天折合白酒250g以上），导致躯体或心理对酒精的强烈渴求、欲望和耐受，明知饮酒有害，但不能控制，是长期酗酒引起的病理性心态，明显影响工作和家庭生活。固定的饮酒模式如晨饮提示酒精依赖，停止饮酒会出现戒断症状，如震颤、焦虑和短暂的幻觉。

2）戒断综合征：是长期酗酒形成躯体依赖后突然减量或停用引起的躯体和精神症状，典型表现为震颤、失眠、心悸、焦虑、抑郁和食欲减退，可见震颤性谵妄，出现恐怖性幻视或形象多变的错觉，如看到小动物和各种昆虫爬行，被小动物和小人物包围（小人国幻觉），强烈躁动不安和攻击行为，以及发热、出汗、心动过速和瞳孔散大等自主神经症状，严重时可出现癫痫大发作。

3）酒精中毒性幻觉：是长期酗酒突然停饮或减量出现的幻觉，意识清晰时可出现听幻觉、视幻觉、嗅幻觉和视物变形，幻听多见，如敲击声或斥责、侮辱的话语，来自四面八方的围攻（包围性幻听），患者表现为恐惧、焦虑和躲藏。

4）酒精中毒性妄想：是酒精中毒常见的精神障碍，患者意识清楚，嫉妒妄想常为无端怀疑配偶不贞，对妻子盯梢、打骂和控告；出现被害妄想可能与长期饮酒引起性功能降低、阳痿或性生活不能满足有关。

5）Korsakoff综合征：是长期饮酒引起维生素 B_1 严重缺乏，酒精神经毒性导致脑皮质和皮质下广泛萎缩，导致严重近记忆障碍、顺行性遗忘、错构、虚构和定向力障碍，欣快、幼稚和懒散等，社会和生活能力下降。

6）慢性酒精中毒营养性神经损害：如导致Korsakoff综合征、小脑皮质变性，缓慢起病，小脑性共济失调，行走不稳；慢性酒精中毒多发性神经病，四肢远端对称性感觉障碍、肌无力、腱反射减弱和自主神经障碍。桥脑中央髓鞘溶解症可见吞咽困难、构音障碍、强哭强笑等假性球麻痹症状、舌肌麻痹、锥体束征等。胼胝体变性可见运动和精神活动缓慢、言语障碍、步态不稳、违拗、强握，抑郁、妄想、幻觉、记忆力减退甚至痴呆。

（2）治疗

1）应鼓励患者戒酒，给予支持治疗，补液，维持或纠正水与电解质紊乱，震颤、谵妄使用大剂量B族维生素。戒断症状严重给予苯二氮䓬类，剂量按每天50°～60°白酒500g需用地西泮20～40mg计算，老年患者适当减量；肝功能损害者可用短效的劳拉西泮1～3mg口服，每日3次；震颤性谵妄用地西泮10mg，每日4次；或劳拉西泮2～3mg，每日4次，5～7天内停药。

2）抽搐发作常用卡马西平，镇静作用较弱，与酒精无交叉耐受。戒断后明显抑郁应注意监护，防止自杀、自伤，使用抗抑郁药；妄想可用非典型抗精神病药如奥氮平，有时小剂量即有效。

3）为了避免复饮，戒断后应进行心理康复，包括美国FDA批准用于酒精戒断后康复治疗药物如戒酒硫、纳曲酮、长效纳曲酮、阿坎酸钙等，托吡酯对预防酒依赖复发有一定疗效。

945

韦尼克（Wernicke）脑病的临床表现和治疗有哪些？

韦尼克（Wernicke）脑病是硫胺素（维生素B_1）缺乏所致，常见于慢性酒精中毒营养缺乏，也见于剧烈妊娠呕吐和癌症等。病理特征是脑室周围灰质区神经细胞丢失、脱髓鞘和神经胶质增生，累及内侧丘脑、乳头体、导水管周围灰质、小脑蚓部及动眼神经、展神经和前庭神经核。

（1）临床表现：通常突然发病，也可隐匿起病，可见经典的四联征，营养缺乏、眼部异常、共济失调、精神和认知受损的脑病表现，但仅1/3的病例出现。常见眼球震颤，展神经、动眼神经麻痹，水平性和垂直性凝视麻痹，常见小脑性共济失调，精神和认知受损如意识模糊，伴即刻和近事遗忘，慢性酒精中毒患者高度提示为Wernicke脑病。脑CT显示间脑和脑室周围对称性低密度异常病灶，可有增强效应，MRI可见间脑、中脑和脑室周围区T2WI高信号。

（2）治疗：尽快使用初始大剂量不经肠的硫胺素治疗，500～1500mg/d溶于生理盐水100ml，15～30min内静脉滴注，可通过血脑屏障扩散，防止不可逆脑损伤，改善症状；硫胺素半衰期短（<96min），为水溶性，如肌内注射应每日3次。慢性酒精中毒和营养不良患者胃肠吸收硫胺素不可靠，不推荐口服。本病如及时诊断治疗，眼部异常常在数小时至数日内改善，共济失调、意识模糊在数日或数周内可好转，如不治疗患者可进入昏睡和昏迷。因此，精神状态改变、眼球运动障碍和共济失调患者即使未确诊，使用大剂量硫胺素治疗也是

必要的。

946

放射性脑损伤和脊髓损伤的临床表现有哪些？

放射性脑和脊髓损伤是指机体受到γ射线、χ射线、中子和电子束等电离辐射损伤，发生于核武器、核事故、放射事故或放射治疗等。

（1）放射性脑损伤（radiative brain injury）：是超过脑组织阈剂量的电离辐射引起脑水肿、ICP增高、智力减退和局灶性定位体征等，临床分三期。

1）急性期：发生于照射后数日至1个月，表现为头痛、恶心、呕吐、体温升高，精神和意识改变，癫痫发作，共济失调、肌张力增高、震颤、定向力减退等局灶性症状，重者可出现昏迷。

2）早迟发反应期：发生于照射后1～6个月，嗜睡、头痛、恶心、呕吐、易怒、食欲减退、兴奋性增高、记忆力减退等，治疗后多可逐渐恢复。

3）晚迟发反应期：发生于照射6个月后，表现为头痛、记忆力下降、反应迟钝、定向力障碍、幻觉、癫痫、情绪异常、ICP增高和昏迷等；或头晕、眩晕、复视、言语不清、行走不稳、交叉性瘫、饮水呛咳、面部感觉异常、耸肩无力、舌肌萎缩，共济失调和锥体束征等脑干症状，或共济失调、构音障碍、眼震等小脑症状。

脑CT检查早期无异常，后期可见白质内均匀"指状"低密度灶，提示脑水肿，晚期脑室扩大，囊性病变伴有中心液化坏死。MRI早期显示脑水肿，T1WI低信号、T2WI高信号坏死区，花环状强化；晚期出现脑萎缩、脑软化等。

（2）放射性脊髓损伤（radiative spinal injury）：导致脊髓相应部位疼痛，运动、感觉和括约肌功能障碍。潜伏期长短不一，多在放射治疗后1～2年出现，最长20年才发病。

1）急性放射性脊髓损伤：受照射后数小时或数日内发展为截瘫或四肢瘫，肌张力增高、腱反射亢进和病理征（＋），可伴平面以下感觉障碍，病情处于静止状态，提示放射性脊髓坏死。

2）短暂放射性脊髓损伤：表现为感觉异常和典型Lhermitte征，多见于放疗后1～6个月，休息和药物治疗后可完全消失，严重病例发展为慢性进行性脊髓损伤；MRI可见脊髓灶性水肿，呈T1WI低信号，T2WI高信号，环形强化。

3）慢性进行性放射性脊髓损伤：最常见，潜伏期为3个月至5年，隐匿起病，常见一侧或双侧下肢麻木、刺痛、触电感、烧灼感和无力，可为脊髓半切损伤或完全性横贯损伤。

4）肌萎缩型放射性脊髓损伤：少见，因脊髓前角受损导致肢体弛缓性瘫，感觉和括约肌障碍不明显。

947

减压病的临床表现和治疗有哪些？

减压病（decompression sickness）是指机体从高气压环境突然转移到低气压环境，由于外界压力快速下降，使高气压时体内组织溶解的气体超过饱和限度而游离为气相，在血管及组织中形成气泡，超过人体的耐受限度导致的全身性疾病。

（1）临床表现：减压病多在减压后6h内出现，超过36h发病极少。

1）脑血管气泡栓塞导致头痛、呕吐、困倦、虚弱和失眠，严重者可出现眩晕、复视、失明、听觉障碍、定向障碍、偏瘫、运动失调、失语、抽搐和昏迷等中枢神经症状。脊髓受累可致截瘫、感觉障碍和括约肌麻痹等。

2）70%～90%的急性减压病者典型表现为四肢骨骼、关节、韧带、肌肉疼痛。减压病可致无菌性骨坏死，见于长骨骨干及骨骺，肩、髋部及胫骨上段多见，表现为活动后疼痛和受限，X线检查检出率较高，B超可辅助诊断。

3）可见脉搏细弱频速、血压下降、发绀和四肢发凉等，严重者出现休克、弥散性血管内凝血，甚至猝死。可有呼吸困难，不可抑制的阵发性咳嗽、咯血和发绀，上腹束带感和胸骨后吸气痛是减压病的典型表现。腹部脏器受累可引起腹痛、呕吐和腹泻等。小气泡刺激感觉神经末梢引起皮肤瘙痒、蚁走感、灼热感，也出现皮肤丘疹、块状疹、大理石样斑块、皮下气肿、皮下出血等。

（2）治疗：根据患者的具体症状行高压氧加压治疗及其他综合疗法，也可选用物理疗法和中药活血化瘀辅助治疗。

948

热损伤的分类和临床表现及其治疗有哪些？

热损伤（heat-injury）也称中暑（heat illness）是在高温影响下机体体温调节功能紊乱导致的急性疾病。下丘脑体温中枢调节产热与散热平衡可维持正常体温，常温（15～25℃）下人体散热主要靠辐射，当环境温度超过皮肤温度时人体散热仅靠出汗和蒸发，如机体产热大于散热或散热受阻，体内过量的热蓄积引起器官组织功能损伤而发生中暑。中暑常见于高温（＞35℃）环境或烈日曝晒下劳动，湿度高和通风不良环境，年老、体弱、疲劳、糖尿病和服抗胆碱药常为诱因。

（1）分类和临床表现：根据发病机制和表现分为热射病、热痉挛和热衰竭等。

1）热射病（heat stroke）是最严重的中暑，病情危急，死亡率较高。患者高热（40℃以上）、无汗和意识障碍，起病急，少数患者在头痛、头昏、恶心、全身软弱、出汗减少，体温正常或稍高的前驱期及时脱离高温环境休息，症状可消失。如病情继续加重，体温升至40℃以上，皮肤干燥、灼热、无汗、潮红或苍白，脉快、血压降低、脉压增宽，呼吸快而浅，嗜睡或昏迷，重者肝、肾功能损害，白细胞和中性粒细胞增高，血BUN、ALT、LDH、CPK增高，血pH、Na^+降低，心律失常和心肌损伤ECG表现。

2）热痉挛（heat cramp）是高温导致大量出汗、水盐过多丢失引起肌肉痉挛。常见于高温下强体力劳动和大量出汗者，表现为肌痉挛伴收缩痛，疼痛可甚剧，常见于四肢肌、咀嚼肌和腹肌，腓肠肌明显，呈对称性，时而发作，时而缓解。患者体温正常，血Na^+、Cl^-降低，尿肌酸增高。

3）热衰竭（heat exhaustion）是由于对热环境不适应，引起周围血管扩张、循环血量不足而发生晕厥。通常起病急，多见于老年人或心血管病患者，体温多不增高，表现为头昏、头痛、恶心、口渴、胸闷、面色苍白、冷汗、脉细而缓，血压下降发生晕厥，重者出现周围循环衰竭。血Na^+、K^+水平降低。

（2）治疗

1）热痉挛和热衰竭患者应迅速移至通风阴凉处，口服凉盐水、清凉含盐饮料，循环衰竭者可静脉滴注生理盐水、葡萄糖溶液、氯化钾等，经治疗一般30分钟至数小时可恢复。

2）热射病患者病情危急，死亡率达5%～30%，应立即采取急救措施。物理降温可将患者浸入4℃水中，但老年人、体弱和心血管病患者不宜，按摩四肢皮肤，使血管扩张，加速血液循环，促进散热。随时记录肛温，待肛温降至38.5℃时立即停止降温，将患者移至25℃室温中观察，如果体温回升，可在头部、腋窝、腹股沟处放置冰袋，吹风加速散热。宜同时药物降温，如氯丙嗪25～50mg加入5%葡萄糖盐水溶液500ml中，于1～2h静脉滴注，必要时重复使用，需严密观察血压。可用哌替啶或地西泮等控制寒战。对症治疗应保持呼吸道通畅，给氧，应用多巴胺、西地兰等治疗休克和心力衰竭，脑水肿可用甘露醇。

（潘晓华　刘国荣）

第二十九章

系统性疾病所致的神经系统损害
Neurologic Complications Caused by Systemic Diseases

949

心肌梗死的神经系统并发症临床表现和治疗有哪些？

心肌梗死（myocardial infarction，MCI）是冠状动脉粥样硬化性闭塞导致部分心肌严重的缺血坏死。MCI诊断依据心电图显示ST段呈弓背形抬高、T波倒置和病理性Q波等及其演变过程，心肌酶CK、LDH、肌钙蛋白增高等。MCI的神经系统并发症可高达9.3%～37.3%。

（1）临床表现

1）脑梗死：常见左心室附壁血栓脱落导致脑栓塞，多有心律失常，起病突然，常见头痛、偏瘫、失语、偏盲、肢体麻木、复视、意识障碍和抽搐发作等。

2）晕厥：高血压病或老年冠心病患者常见心源性晕厥，晕厥发作后出现心前区持续数秒的疼痛，可出现抽搐和面色发绀；也可在心前区疼痛后出现晕厥，是MCI导致全脑血流量减少所致。

3）短暂性缺血发作：见于约1/3的MCI患者，常见为颈内动脉TIA，表现为一侧肢体发作性无力、失语和感觉障碍；个别为椎-基底动脉TIA，出现眩晕、复视和吞咽障碍等，通常数分钟至数小时内缓解。

4）出血性脑梗死：较少见，因严重脑缺血导致脑小动脉通透性增加，引起片状或弥漫性点状出血，出现头痛、头晕、呕吐、嗜睡、抽搐甚至昏迷，预后不良。

5）老年MCI患者偶可见持续的脊髓供血不足，可能与血压下降和全身供血不足有关，脊髓前动脉侧支循环差，常易受累，可出现神经根痛、双下肢无力和感觉障碍，严重者发生痉挛性截瘫和尿便障碍。

6）约5%的MCI患者恢复期发生肩-手综合征，表现为肩痛或手痛，多见于左侧，也可为双侧，可见左肱部肌萎缩，左肩肱疼痛沿前臂向腕和手指扩散，伴手麻胀、发绀和少汗等自主神经症状。MCI瘢痕刺激交感神经纤维，冲动传入颈髓引起反射性血管收缩，可导致局部骨骼关节营养不良和疼痛，反射性肌痉挛和长期废用可引起肌萎缩；应用镇痛药、体疗训练可改善症状，预后较好。

（2）治疗

1）MCI治疗宜尽早抗凝，如用肝素、华法林等，后者较多，疗效确切，出血并发症少，减少新附壁血栓形成。应改善心肌缺血，纠正心力衰竭、低血压或休克，治疗严重心律失常，避免附壁血栓脱落。出血性脑梗死禁用抗凝。

2）脑梗死治疗可早期溶栓如应用重组组织型纤溶酶原激活剂（rt-PA）、尿激酶等，抗血小板治疗可用阿司匹林、氯吡格雷等。脑水肿应用脱水剂和适量的皮质类固醇，血管扩张剂宜根据病情慎用。

950

充血性心力衰竭神经系统并发症的临床表现和治疗有哪些？

充血性心力衰竭（congestive heart failure，CHF）是心室肌收缩力显著降低，不能正常泵出大静脉回流血液，心脏代偿功能不全导致全身组织器官血液淤滞，早期分为左心衰竭或右心衰竭，后期常为全心衰竭。

（1）临床表现

1）CHF患者常可见发绀，伴头晕、头痛、乏力和失眠，严重者出现晕厥或癫痫发作，提示脑缺血缺氧。如出现偏瘫、失语和偏身感觉障碍可能发生脑梗死，如有ICP增高症状应考虑颅内静脉窦血栓形成，MRI和MRV检查可证实。左心衰竭时左肺动脉扩张，可能压迫左侧喉返神经引起声音嘶哑。

2）心脏代偿功能不全患者可出现意识模糊、梦样状态伴显著焦虑、紧张或谵妄，幻听、幻视和妄想等精神症状，精神运动性发作，夜间症状加重。

3）心电图显示心肌肥厚和劳损；X线检查可见心脏增大；脑CT或MRI检查可发现脑梗死。

（2）治疗

1）应用强心、利尿药减轻心脏负荷，加强心肌收缩力，增加心输出量和回心血量，减轻全身和脑水肿或淤血，及时控制心力衰竭，预防脑栓塞和脑梗死。由于脑淤血和缺氧，脑梗死治疗宜慎用血管扩张药，一般不用溶栓药和抗凝药。

2）用脱水药如甘露醇需注意可能加重心脏负担和心力衰竭，严格控制用药剂量，防止过度利尿导致水与电解质紊乱和心律失常。出现精神症状常是脑缺氧综合征的表现，轻者通过纠正心力衰竭、吸氧可能缓解，重者可酌情用抗精神病药。

951

高原脑病的病因、临床表现和治疗有哪些？

高原脑病（highland encephalopathy）是在海拔3000m以上高原地区，由于空气稀薄、气压和氧分压低，新进入高原者对环境适应能力不足而出现中枢神经系统缺氧表现。

（1）病因：由于随着海拔增高出现特殊的低张性脑缺氧变化（表29-1），使小动脉痉挛继而扩张，通透性增加导致脑水肿和神经细胞变性、坏死和灶性出血等。初上高原者出现呼吸加深加快、心率和心输出量增加，是机体对高原缺氧发生的适应性变化，维持肺泡和毛细血管内氧分压，以及血液与组织间必需的氧分压差。通常需1～3个月逐渐稳定适应或习服（accilimatization），由于适应需要时间、个体适应能力差异和有限，机体不能适应时表现缺氧或高原病。

表29-1　随着海拔增高出现的缺氧改变

海拔高度	大气压	氧分压	肺泡氧分压	动脉血氧分压
0℃海平面	760mmHg	159mmHg	105mmHg	100mmHg
3000m	526mmHg	110mmHg	62mmHg	90%
5000m	405mmHg	85mmHg	40mmHg	70%

（2）临床表现：包括急性和慢性高原反应。

1）急性高原病：通常见于平原地区居民短时间进入高原或急速登山1～2天时出现急性缺氧反应，如搏动性或爆裂样头痛、头晕、心悸、胸闷、气短和乏力，重者食欲减退、恶心、呕吐、记忆力和思维能力减退，伴失眠、多梦和口唇发绀，以后可有减轻，经1～2周适应后可缓解。急性高原反应进行性加重可发生高原脑水肿或称高原昏迷，通常在4000m以上的高海拔地区出现剧烈头痛、呕吐等ICP增高症状，伴神志恍惚、行为异常、震颤、共济失调、抑郁或兴奋、烦躁、谵妄、幻觉等，严重者出现抽搐发作、尿便失禁、昏睡至昏迷。检查可见球结膜水肿、视乳头水肿和视网膜出血，也可并发脑出血。

2）慢性高原病：如急性高原反应超过3个月迁延不愈，患者表现为记忆力减退、抑郁、焦虑或癔症样发作等。长期生活在高海拔地区的世居者由于长期缺氧，外周化学感受器对缺氧敏感性降低，导致肺泡换气功能下降，动脉血氧饱和度下降，可继发红细胞增多症、肺动脉高压和高原性心脏病等。

（3）治疗

1）发生高原反应宜和早治疗，危重患者就地抢救，首要措施是高流量吸氧或面罩给氧，给予高压氧治疗，对症支持疗法，如无医疗条件应将患者迅速转至低海拔地区。发生高原脑水肿应立即脱水降颅压、改善脑微循环或亚低温疗法，积极处理肺水肿、心脏病和高血压等并发症。

2）避免可降低高海拔耐受性的诱因如呼吸道感染、疲劳和饮酒等，老年体弱、婴幼儿和心肺疾病患者不宜进入高原区。预防高原脑病最有效方法是在海拔1600～2300m地区停留2～7天，实行阶梯上升和逐步适应。碳酸酐酶抑制剂乙酰唑胺和激素泼尼松可降低急性高原病发生率和严重程度。

952

血栓性脉管炎的神经系统临床表现和治疗有哪些？

血栓性脉管炎（thromboangiitis）又称Buerger病，是一种病因不明的慢性闭塞性血管炎。病变侵及全身中、小动脉甚至静脉，尤其下肢动脉，长期大量吸烟、寒冷刺激可能为发病诱因。

（1）神经系统临床表现

1）本病好发于20～40岁男性，多有吸烟史，渐进性起病，首发症状为下肢动脉缺血，可有间歇性跛行伴无力。约2%的病例累及脑血管，常见于出现肢体症状几年后，少数病例与肢体症状同时出现。早期表现为阵发性头痛、易疲劳、工作效力降低、记忆力减退和失眠，随疾病进展约半数患者出现脑缺血症状，如眩晕发作、短暂性偏盲、轻偏瘫、言语障碍和偏身麻木，局灶性或全面性痫样发作等。有时症状在数小时缓解类似TIA，后期症状体征持续存在，出现瘫痪、失语等。

2）病变可呈多发性腔隙梗死，表现类似皮质下动脉硬化性脑病，如渐进性记忆障碍、性格改变、淡漠和反应迟钝、智能减退、理解、计算、分析和判断力丧失。可出现抑郁或妄想、强哭强笑，与假性球麻痹相似。约30%的患者出现脑假瘤症状，常突然起病，逐渐加重，出现ICP增高症状，伴局灶性神经体征，颇似颅内占位病变。脑CT和MRI检查可显示脑梗死灶，多在颈内动脉分布区，或为广泛的皮质和皮质下散在病灶。多普勒超声和动脉造影可确诊。

（2）治疗：针对原发病药物治疗可应用血管扩张药、抗血小板聚集药、免疫抑制剂和中医中药等。手术治疗可考虑双侧颈交感神经链切除术或颈动脉周围交感神经剥离术。

953

肺性脑病的病因、临床表现和治疗有哪些？

肺性脑病（pulmonary encephalopathy）是慢性肺功能不全和各种原因引起的肺通气和/或换气功能严重障碍，引起低氧血症和高碳酸血症，导致弥散性脑损害。常见于慢性阻塞性肺疾病、重症肺结核、肺性心脏病和肺间质纤维化等。

（1）病因：呼吸衰竭导致体内CO_2潴留，CO_2很快弥散到脑内与水结合形成H^+和HCO_3^-，脑组织pH降低使脑血管扩张和血管壁通透性增加，大量液体渗入脑组织间隙引起间质性脑水肿，影响脑细胞代谢，皮质活动处于抑制或麻醉状态是肺性脑病的病理生理基础。缺氧抑制三羧酸循环、氧化磷酸化和相关酶活性，产生乳酸引起代谢性酸中毒，因能量不足和钠泵功能障碍导致细胞内酸中毒、高钾血症和低钠血症等，呼吸衰竭也导致心、肝、肾等多脏器功能损害。急性呼吸道或肺感染，应用镇静药如苯巴比妥、哌替啶、吗啡等，大流量高压氧吸入抑制呼吸中枢，利尿过速，失水和水与电解质紊乱，呼吸道阻塞等是常见的诱因。

（2）临床表现

1）早期缺氧患者出现倦怠、思睡、记忆力减退和易激动，$PaCO_2$增高产生脑组织酸中毒、脑水肿，出现昏睡或昏迷；晚期可见剧烈头痛、呕吐等ICP增高症状，夜间和清晨加重，意识清楚，约半数患者出现精神症状。

2）患者出现双上肢为主的快速、粗大、节律不规则的静止性震颤，或呈扑翼样震颤、肌阵挛、肌束颤动或手足徐动，可有部分或全面性癫痫发作。可出现兴奋躁动、胡言乱语、幻觉、妄想等精神症状，约5%的患者出现一过性轻偏瘫或单瘫，可出现失语。20%～25%的患者发生视乳头水肿，出现瞳孔改变、眼震提示脑干损害；部分患者可见多汗、水肿等自主神经症状。

3）可见红细胞和血红蛋白增高，血黏滞性和外周阻力增加，肝功能损害和上消化道出血，血尿素氮升高，尿蛋白、红细胞和管型。可出现肺动脉高压和右心衰竭。EEG弥漫性慢波异常，有时呈阵发性发放。脑MRI检查可显示脑损害。

4）动脉血气分析高碳酸血症，如$PaCO_2$升高、pH降低（＜7.25），$PaCO_2$相对降低，HCO_3^-增高，CO_2结合力、标准碳酸氢盐（SB）级剩余碱（BE）显著升高。腰穿通常ICP增高（＞200mmH_2O），红细胞增多 [（200～400）×10^6/L]，淋巴细胞正常或轻度增高；CSF $PaCO_2$可增高和pH降低。

（3）治疗

1）病因治疗：宜积极治疗原发病，解除诱因如肺感染，迅速控制肺感染是抢救肺性脑病之关键。改善缺氧，保持呼吸道通畅，解除支气管痉挛，应用氧疗和呼吸兴奋剂，纠正酸碱平衡和电解质紊乱，减少并发症和病死率。

2）轻症患者高碳酸血症和失代偿性呼吸性酸中毒经抗感染等综合治疗可改善，不必用碱性药物。严重失代偿呼吸性酸中毒合并代谢性酸中毒用5%碳酸氢钠虽使pH暂时升高，但可使通气量减少加重CO_2潴留，应用碱性药宜适量。尿量不少于500ml/d可用氯化钾4.0～6.0g/d，静脉滴注，手足搐搦可给予10%葡萄糖酸钙或10%硫酸镁10ml，肌内注射。给予20%甘露醇125ml，每6小时1次，快速静脉滴注，控制脑水肿。皮质类固醇对支气管痉挛有效，小剂量有利于控制脑水肿，无明显不良反应，大剂量不利于控制感染。

3）对症治疗如癫痫频繁发作或持续状态可用氯硝西泮静脉注射，口服卡马西平、丙戊酸钠等抗癫痫药。精神症状不宜用镇静药，可抑制呼吸或诱发意识障碍。患者极度兴奋、躁动不安可适量选用对呼吸中枢抑制微弱的镇静药或安定药，如10%水合氯醛20ml保留灌肠，奋乃静4mg或地西泮2.5～5.0mg口服。

954

肝性脑病的病因、分型和临床表现有哪些？

肝性脑病（hepatic encephalopathy，HE）又称肝脑变性综合征（hepatocerebral degeneration syndrome）或肝昏迷，是由于慢性肝病导致严重代谢紊乱，引起慢性进行性脑病和功能障碍，表现为精神行为改变、昏迷、锥体外系和锥体系损害。

（1）病因：大部分慢性肝性脑病由各型肝硬化引起（约70%），肝炎后肝硬化居多，包括治疗肝硬化门静脉高压的外科门体分流术、亚临床肝性脑病。门体分流性脑病常有诱因，如上消化道出血、大量排钾利尿、放腹水、高蛋白饮食、安眠镇静药和感染等。小部分急性肝性脑病常见于暴发性病毒性肝炎、重症中毒性肝炎、严重胆道感染、药物性肝病和肝癌晚期的肝衰竭阶段。氨代谢紊乱引起氨中毒是肝性脑病，尤其门体分流性脑病的病理生理基础，也称氮性脑病（nitrogenous encephalopathy）。

（2）分型和临床表现：门体分流型脑病（porto-systemic encephalopathy，PSE）由于门静脉高压，门-腔静脉间的侧支循环使大量门静脉血绕过肝脏流入体循环，胃肠道中氨等有害物质未经肝脏代谢解毒直接经体循环入脑，导致慢性肝性脑病。亚临床或隐性肝性脑病（subclinical or latent HE）是无明显的临床表现和生化异常，仅能用精细的智力试验和电生理检测才可做出诊断的肝性脑病。

1）急性肝性脑病起病数日迅速进入昏迷甚至死亡。常见的慢性肝性脑病起病缓慢，表现为反复发作性木僵和昏迷，意识障碍逐渐加深可死亡。

2）肝性脑病临床分四期

Ⅰ期（前驱期）：历时数日至数周，表现为淡漠寡言、欣快激动、举止反常、行为失态、无目的游荡和扮鬼脸等幼稚轻率动作，出现睡眠颠倒，定向力、判断力和理解力轻度障碍，吐字不清，可见扑翼样震颤，EEG多为正常。

Ⅱ期（昏迷前期）：表现为意识错乱、睡眠障碍、智能障碍和严重行为失常，明显睡眠颠倒，出现幻觉、狂躁；体征如齿轮样或铅管样肌张力增高、腱反射亢进和Babinski征，扑翼样震颤，舞蹈-手足徐动。EEG可见特征性异常。

Ⅲ期（昏睡期）：表现昏睡，常有精神错乱、幻觉和躁动，仍有扑翼样震颤，锥体束征阳性，EEG为异常波形。

Ⅳ期（昏迷期）：意识完全丧失，四肢肌张力减低，腱反射和病理反射消失，呈弛缓性瘫；扑翼样震颤消失，眼球无目的浮动，瞳孔散大，可出现全身抽搐发作。EEG明显异常。

3）测定血氨增高（正常空腹血氨40～70μg/dl），但与肝性脑病严重程度不完全一致，门-体分流型慢性肝性脑病血氨多增高，急性肝性脑病血氨多正常。凝血酶原时间延长，血钾、钠、钙降低。血浆芳香族氨基酸（AAA）浓度增高，支链氨基酸（BCAA）减低，BCAA/AAA比值明显降低。EEG显示普遍4～7次/秒θ波或三相波，或1～3次/秒δ波，出现δ波时患者多有严重意识障碍，如无明显意识障碍出现δ波称为隐匿性昏迷，积极治疗可恢复。慢性肝性脑病患者CT、MRI检查可见轻度脑萎缩。

955

肝性脑病的治疗有哪些？

肝性脑病目前尚无特效疗法，应采取综合措施。

（1）消除诱因是药物治疗的基础，慢性肝性脑病发作期蛋白摄入量应<20g/d，调整饮食结构，首选食用植物蛋白，芳香族氨基酸含量较少并含较多食用纤维素，增高BCAA/AAA比值。避免用镇静药如巴比妥类、苯二氮䓬类，避免大量快速放腹水，应及时控制感染，大量放腹水时应静脉输入足量白蛋白维持有效血容量和防止电解质紊乱。肝硬化患者因进食少、利尿过度和大量放腹水造成低钾性碱中毒，可诱发肝性脑病，应经常检测血清电解质、血气分析，有低血钾或碱中毒应及时纠正。食管静脉曲张破裂出血宜切实止血，输入血制品补充血容量。

（2）减少肠腔内氨生成和吸收，常用生理盐水或弱酸性溶液如1%白醋保留灌肠，每日1次，肠道弱酸环境利于血液中NH_3从肠黏膜逸入肠腔，形成NH_4^+从粪便排出。便秘可用硫酸镁20g口服或50%甘油60ml灌肠。肝性脑病常发生肠道菌群失调，双歧杆菌明显减少，大肠埃希菌明显增多，使氨生成增加，调整肠道菌群状态可口服乳酶生等嗜酸性乳酸杆菌或双歧杆菌活菌制剂，也可用新霉素2～4g/d，分次口服，或1%新霉素溶液100ml保留灌肠，不宜超过1周；可口服甲硝唑0.2g，每日4次，疗效与新霉素相等，适用于肾功能不良者。乳果糖（lactulose）口服后在结肠中被细菌分解为乳酸和醋酸，使肠腔呈酸性，减少氨的形成和吸收，适用于忌用新霉素或需长期治疗的患者，糖浆剂30～100ml/d或粉剂30～100g/d分3次服，使每日排粪2～3次，粪pH 5～6，不良反应为饱胀、腹绞痛、呕吐等。

（3）增加氨排出是药物治疗主要手段，如谷氨酸钾（6.3g/20ml）或谷氨酸钠（5.75g/20ml）加入5%葡萄糖液静脉滴注，每日1～2次，与血中过多氨结合生成无毒的谷氨酰胺从肾排出，此过程需适量补充ATP和镁离子。GABA/苯二氮䓬（BZ）复合受体拮抗剂氟马西尼可拮抗内源性苯二氮䓬所致的神经抑制，对Ⅲ～Ⅳ期患者有促醒作用，氟马西尼（flumazenil）1～2mg静脉注射起效快，但维持时间很短，通常在4小时内静脉注射或持续静脉滴注。纠正BCAA/AAA比例失调常用六合氨基酸250ml与等量10%葡萄糖液混合静脉滴注，每日2～4次。拮抗假性神经递质可用以亮氨酸、异亮氨酸、缬氨酸等支链氨基酸为主的复合氨基酸，以及美多芭0.25g口服，每日3次，有助于恢复正常脑功能。肝移植是公认有效的治疗。

956

肝性脊髓病的临床表现及其与亚急性联合变性的鉴别有哪些？

肝性脊髓病（hepatic myelopathy）是慢性肝病导致的缓慢进展性脊髓后索与侧索联合病变。

（1）临床表现

1）患者有长期的肝病史，如各类型肝硬化、门脉与肝脏严重循环障碍，多在门-腔静脉吻合术或自然形成门体静脉吻合后2年发病。病情缓慢进行性加重，不能耐受蛋白饮食。

2）出现脊髓后索、侧索受损症状体征，双下肢无力，走路不稳，逐渐呈痉挛性瘫，肌力通常3～4级，完全性截瘫少见，肌张力增高，腱反射亢进，常有踝阵挛。音叉震动觉和位置觉减退，痛温觉正常，可有感觉性共济失调和括约肌受累，最终被迫卧床，可与肝性脑病并存。肝功能异常，血氨多增高，CSF正常。

（2）与亚急性联合变性（subacute combined degeneration，SCD）鉴别：主要鉴别点是病因不同，肝性脊髓病是严重肝脏疾病的代谢障碍所致；SCD是由于维生素B_{12}缺乏，血清维生素B_{12}含量降低，常伴恶性贫血及其他类型贫血，常见胃肠疾病，检查多有胃酸缺乏。SCD累及脊髓后索、侧索，并影响周围神经，常以四肢末端感觉异常起病，检查可有末梢型感觉障碍。

957

急性透析性脑病和透析性痴呆的病因和临床表现有哪些？

透析性脑病（dialysis encephalopathy，DE）是尿毒症透析治疗引起的脑损害，包括急性透析性脑病和透析性痴呆。

（1）病因：急性DE是由于透析时血尿素氮迅速下降，但因存在血脑屏障，脑内尿素氮下降缓慢，脑内外尿素梯压差引起水分向脑内转移，导致或加重脑水肿。透析性痴呆与脑内铝慢性聚积有关，又称脑铝聚积性脑病，铝积聚可改变体内一些重要的酶系统，也可影响钙、磷代谢。

（2）临床表现

1）急性透析性脑病：通常发生在首次透析3～4h后，常见于血液透析。患者表现头痛、呕吐、兴奋躁动或谵妄，全身性抽搐发作，重者出现昏迷。一般在停止透析后24～48h内患者可恢复到透析前状态。

2）透析性痴呆：多发生在长期反复透析的患者，起病较慢，初期症状波动，可进行性加重，出现渐进性意志衰退，思维和记忆力下降，呐吃，严重时出现呆滞和痴呆、震颤或扑翼样震颤、肌阵挛、构音不清和全身性抽搐发作等。临床症状表现与透析时间和脑铝积聚量有关。目前尚无有效的疗法，增加透析次数或进行肾移植也无效。

胰性脑病的病因、临床表现和治疗有哪些？

胰性脑病（pancreatic encephalopathy）是胰腺炎并发的中毒性脑病，见于急性胰腺炎或慢性复发性胰腺炎急性加剧期，尤以化脓性胰腺炎、增生再发性胰腺炎居多。发病率为10%～25%，男性约为女性2倍，多出现于急性胰腺炎后3～5天。

（1）病因：不清，可能因胰腺炎使大量胰酶（胰蛋白酶、糜蛋白酶、纤维蛋白溶酶、胰舒血管素、磷脂酶A和激肽等）进入血液，引起出血、静脉淤血和软化灶形成，导致神经细胞中毒、水肿，磷脂酶分解卵磷脂可损害血脑屏障；癫痫发作可能与静脉淤血、脑水肿有关。

（2）临床表现

1）胰腺炎患者出现精神症状，常见于慢性再发性胰腺炎急性恶化期，开始出现精神错乱，进而发生谵妄、摸索和定向力丧失，常见幻视或幻视与幻听并存，可为迫害性幻觉，通常持续1天至数周，持续时间与胰腺炎病情相关，也可出现昏睡或昏迷；手术治疗后很快消失。

2）脑膜刺激征常见于胰腺坏死和化脓性胰腺炎，多伴精神运动性兴奋症状，提示病情严重。急性胰腺炎常出现ICP增高症状如头痛、呕吐和视乳头水肿，手术治疗后症状可消失。

3）神经系统体征可见运动性或感觉性失语、无动性缄默症、下肢痉挛性瘫、肌张力增高、传导束型感觉障碍、病理征、平衡障碍、意向性震颤和肌阵挛，也可见水平性眼震、面神经麻痹、耳聋、构音困难和吞咽障碍等，可出现去大脑强直发作或癫痫大发作。患者常有腹痛、腹胀、发热、全身乏力、疲倦和睡眠障碍，以及心动过速、多汗和血压不稳等自主神经症状。腰椎穿刺脑压增高，CSF成分多为正常。EEG示高波幅弥漫性慢波。

（3）治疗：病因治疗可用抑肽酶抑制胰蛋白酶和糜蛋白酶，阻止胰脏中其他活性蛋白酶原激活。前2天注射胰肽酶8万～12万U/d，维持剂量2万～4万U/d，分4次静脉滴注，脑病症状常随着胰腺炎好转而缓解。急性坏死性胰腺炎患者出现脑症状时手术治疗可很快恢复。对症治疗如解痉镇痛、抗炎、防治脑水肿和控制精神症状等。

959

糖尿病性神经系统病变和临床表现有哪些？

（1）周围神经病：临床最常见，见于四肢远端，下肢常较重。可见于Ⅰ型和Ⅱ型糖尿病。

1）感觉性多发性神经病：麻木型表现肢体远端对称性麻木、蚁走感等。疼痛型表现为肢端难忍的自发性灼痛、闪电样疼痛，夜间、寒冷或抚摸可加重，检查可见对称的手套、袜子型感觉障碍，可伴皮肤干燥、发冷和色素沉着等营养障碍，严重者合并溃疡、缺血性坏疽和神经源性关节病。

2）感觉运动性多发性神经病：可见四肢远端明显感觉异常，伴肌力减退、肌萎缩、腱反射减弱消失；检查腓总神经感觉和运动传导速度减低。运动性多发性神经病见于四肢远端，下肢肌无力、肌萎缩明显，可伴轻微感觉性神经病表现。

3）单神经病：起病较急，受累神经支配区突发疼痛、肌力减退和感觉障碍。多累及坐骨神经、股神经、臂丛神经、正中神经、尺神经和桡神经等。

4）脑神经病：老年人多见，常见一侧动眼神经麻痹，其次是展神经、面神经、三叉神经，偶见舌咽、迷走和副神经，可复发；双侧或多发脑神经受累少见。

5）近端运动神经病：中年以上患者多见，特征为下肢近端不对称性肌萎缩，上肢肌萎缩少见，也称糖尿病性肌萎缩；膝反射减弱或消失，大腿肌痛，感觉障碍不明显。极少数患者CSF蛋白增高；肌电图显示受累肌为神经源性损害，神经传导速度延迟。

（2）自主神经病：较常见，可见瞳孔缩小，光反应迟钝，泪腺分泌减少，偶见阿-罗瞳孔。血管运动反射降低，遇冷皮肤血管持续痉挛，四肢发凉，两足水肿；广泛性血管张力不全可发生直立性低血压和晕厥。胃肠蠕动减弱可引起腹胀或腹泻、排空时间延长。男性可有阳痿、早泄、性欲减退，女性月经不调；无感觉性神经源性膀胱导致滴沥性尿失禁，逼尿肌无力，残余尿增多，易发生尿路感染。常见腰部以下少汗或无汗，上半身代偿性多汗。常见踝关节、趾/指关节慢性肿胀，营养障碍，长期受压磨擦可发生慢性溃疡。

（3）脊髓病变：较常见糖尿病性脊髓性共济失调，主要由于脊髓后根和后索损害产生震动觉和位置觉丧失，导致患者步态不稳、踩棉花感和感觉性共济失调，闭眼不能行走，肌张力和腱反射降低或消失，有时出现双下肢闪电样疼痛。常合并膀胱张力降低、排尿障碍和阳痿等，也称糖尿病性假性脊髓痨。

（4）脑病变：糖尿病伴高脂血症易加速脑动脉硬化病变，表现为认知功能如学习、记忆、解决问题能力下降，注意力不集中，常引起缺血性卒中。

960

糖尿病酮症酸中毒的临床表现和治疗有哪些？

糖尿病酮症酸中毒（diabetic ketoacidosis）最常见于1型糖尿病合并感染时，由于胰岛素缺乏引起高血糖、高血酮和代谢紊乱进行性加重，导致酮症酸中毒昏迷，病情严重。外伤、手术、饮食不当、妊娠分娩、治疗中断或药物剂量不足、呕吐或腹泻等常为诱因。2型糖尿病较少见。

（1）临床表现：可分三期。

1）早期为代偿期，表现糖尿病症状加重，如口渴、多尿、多饮和无力等，精神萎靡，多食不明显，持续数小时至数日。

2）失代偿期出现食欲减退、恶心、呕吐，多尿多饮明显，尿量显著增多，呼吸深快，呼气有丙酮（烂苹果）味，伴头痛、烦躁、嗜睡和定向力障碍。

3）昏迷期出现严重失水，多尿转为少尿，皮肤黏膜干燥，眼球下陷，声音嘶哑，血压下降，脉细和四肢厥冷，呼吸由深大转为浅弱，意识障碍进行性加重，可出现癫痫发作、偏瘫、失语、偏身麻木、幻觉和上肢震颤等。

检查尿糖、尿酮呈强阳性，后期肾衰竭时尿糖、尿酮可减少。血糖多为16.6～27.3mmol/L，有时可达33.3～55.5mmol/L，血酮＞3mmol/L有诊断意义；血渗透压轻度增高，患者精神状况与血渗透压密切相关，与血糖关系不大。

（2）治疗

1）及时补液是治疗糖尿病酮症酸中毒的关键，纠正组织脱水，促进酮体排出，改善组织灌注，可用0.9%NaCl快速扩充细胞外液容量，如扩容后血Na^+仍＞155mmol/L，血渗透压＞330mOsm/L，可予0.45% NaCl低渗液补液。

2）用胰岛素抑制脂肪分解和肝糖释放，增加组织糖利用，纠正高血糖，减少酮体产生，补充电解质钾、钠等。首次负荷剂量10～20IU，继以小剂量5～10IU/h持续静脉滴注，血糖多在5～6h内降至15mmol/L，血糖降至13.9mmol/L仍需继续用胰岛素和输注葡萄糖液，过早过快减少胰岛素用量可使酸中毒恶化。

3）纠正血糖和水电解质紊乱宜稳妥，防止水与电解质、渗透压急剧改变引起肺水肿或脑水肿。记录病情、液体出入量和胰岛素用量，每1～2小时查血和尿糖、尿酮、K^+、Na^+、pH、HCO_3^-或CO_2结合力，及时调整治疗。

961

非酮性高渗性糖尿病昏迷的病因、临床表现和治疗有哪些？

非酮性高渗性糖尿病昏迷（diabetic non-ketotic hyperosmolar coma）是由于在应激状态时体内胰岛素相对不足，而胰岛素反调节激素增加和肝糖释放导致严重高血糖，引起血浆高渗性脱水和进行性意识障碍临床综合征。病死率较高。

（1）病因：常见于50～70岁2型糖尿病患者，胰岛素不足和胰岛素抵抗导致血糖控制不良，因某些诱因和糖代谢紊乱发病，少数见于1型糖尿病并发酮症酸中毒，不少患者无糖尿病病史。常见诱因包括感染、创伤、卒中、腹泻和高热，使用脱水剂或利尿药，口服大量含糖饮料或输注葡萄糖液，应用苯妥英、糖皮质激素和噻嗪类利尿药等。

（2）临床表现

1）患者出现烦渴、多尿、多饮、厌食、呕吐、脱水和进行性意识丧失等特征性症状，起病缓慢，数日至数周出现意识障碍。意识障碍与血糖和血渗透压升高成正比，可出现幻觉、躁动不安、胡言乱语、震颤、瘫痪、失语、偏身麻木、癫痫发作和病理征等，有些患者不知晓罹患糖尿病可导致误诊和漏诊。

2）患者表现为严重脱水体征，体重下降，皮肤和口唇黏膜干燥，皮肤弹性差，眼球塌陷，体温升高，心率加快，低血压甚至休克，晚期少尿或无尿。

3）检查血糖＞33.3mmol/L，血浆渗透压≥350mOsm/L，血pH≤7.35，血HCO_3^-≥15mmol/L，酮体阴性或弱阳性可确诊。

（3）治疗

1）纠正失水、低血容量和高渗状态，需注意补液量不宜过多，纠正血浆渗透压不宜过快，以防脑水肿。最初1～2h输入等渗NaCl溶液1000ml/h，以后减速，第1天补液量约为估计失水量一半左右（失水量一般为原体重的10%～15%），其余在以后1～2天内补足。休克应尽快输入等张盐水与胶体溶液，患者无休克、血糖＞33.3mmol/L、血钠＞155mmol/L或血浆渗透压明显升高可输注0.45%盐水。

2）胰岛素降血糖一般用小剂量[0.1IU/（kg·h）]，不用负荷剂量，降血糖过快可导致血渗透压急剧下降，血容量下降使病情恶化。血糖＜16.7mmol/L应改用5%葡萄糖加适量胰岛素与钾盐，降至13.3mmol/L胰岛素应减量或暂停观察。

3）补钾是治疗成功的关键，常用10%氯化钾，每瓶液1.5g，通常开始补钾0.5～1.0g/h，以后根据血钾水平调整，24h补氯化钾3～6g，病情好转后口服补钾5～7天；注意高血钾可引起严重的后果如心搏骤停。

甲状腺功能亢进的神经系统并发症临床表现和治疗有哪些？

甲状腺功能亢进（hyperthyroidism）（甲亢）是多种原因引起甲状腺激素（TH）分泌过多或体内TH含量增高导致的临床综合征。

（1）神经系统并发症临床表现

1）精神症状常见兴奋症状，如欣快、易激动、躁狂状态等，以及注意力不集中、易疲劳、失眠、淡漠、恐惧、焦虑或抑郁等神经症表现。部分患者发生类精神分裂症如听幻觉或视幻觉、迫害妄想和自罪妄想等，约5%的患者可出现严重精神错乱等急性精神病，患者出现谵妄常预示甲状腺危象。

2）急性甲亢性肌病较少见，急性起病，常在数周内出现吞咽困难、发音不清，延髓麻痹可见呼吸肌麻痹，甚至危及生命。可合并甲亢危象，侵犯眼肌及其他脑神经支配肌。出现舞蹈样指划动作、精神错乱、嗜睡甚至昏迷等，称为甲状腺毒性脑肌病。查体可见肌无力和肌萎缩，腱反射减弱或消失，一侧咽反射消失对本病有诊断意义。

3）慢性甲亢性肌病较常见，中年以上发病多见，男性较多。肌无力近端明显，常呈进行性发展，肌萎缩常为对称性。肩胛带肌易受累，其次为骨盆带肌、髂腰肌、股四头肌等近端肌，严重病例可见手和前臂肌群明显萎缩，偶有痛性痉挛。检查腱反射多正常，较重者可减弱或消失，10%～40%的患者可出现肌束震颤，手指震颤较明显，可见明显的粗大肌束震颤，或可见腓肠肌痉挛。

4）偶见甲亢合并重症肌无力（MG），甲亢与MG症状同时出现或数月内相继出现，偶有相隔数年。起病缓慢，20～50岁发病，女性多见。患者有典型甲亢症状，MG多为眼肌型，可见一侧或双侧眼睑交替下垂、复视或斜视，休息减轻，活动加重；其次是延髓型，咀嚼和吞咽困难、饮水呛咳和发音困难等；全身型少见。甲亢合并周期性瘫痪多为男性，常在20～40岁发病，高碳水化合物饮食、劳累、紧张、寒冷、注射葡萄糖合用胰岛素可为诱因；表现为肢体近端对称性软瘫发作，始于下肢向上发展，每次发作持续6～24h，程度不一，严重时可累及呼吸肌而危及生命。

5）甲状腺突眼性眼肌麻痹男性较多，多在40岁后发病，表现为眼球突出、眼外肌麻痹伴眼痛，可伴眼内异物感、畏光、流泪、结膜充血和眼睑肥厚等；上直肌和外直肌麻痹多见，眼球活动受限和复视，可有视神经萎缩、视力下降等。大多为非浸润型，突眼不明显，仅见眼裂增宽、上睑挛缩和凝视；浸润型突眼占5%～10%，突眼度＞19mm，男性多发，亚急性起病，逐渐进展。

6）自主神经症状常见多汗、心动过速、顽固性腹泻、性欲减退、阳痿和月经失调等。

体检常见双手轻微震颤、皮肤红斑、慢性荨麻疹和皮肤划痕症等。约3%的患者可出现癫痫发作，甲亢可能为诱因。

7）辅助检查：甲亢伴周期性瘫痪可见血清钾降低，心电图ST段和T波低下，Q-T间期延长；慢性甲亢性肌病可见血肌酸明显增高；甲亢性肌病可见肌电图平均动作电位时限明显缩短、动作电位波幅降低和多相电位增多等肌病改变；甲亢合并MG可见动作电位衰减，新斯的明试验肌无力明显缓解；慢性甲亢性肌病患者肌活检可见巨大线粒体，嵴排列不平行、横管扩张、肌纤维内微管聚积等。

（2）治疗

1）应用抗甲状腺激素药治疗甲亢，必要时用碘剂减轻甲状腺激素过多症状。对症治疗如精神症状可适当用地西泮等镇静药，吞咽困难应注意补液和纠正水与电解质紊乱，呼吸麻痹应及早采用辅助呼吸。

2）甲亢合并MG可用甲泼尼龙冲击疗法或丙种球蛋白静脉滴注。甲亢伴周期性瘫痪可口服氯化钾或静脉滴注10%氯化钾。甲亢伴浸润性突眼尚无满意疗法，可试用皮质类固醇、免疫抑制剂和眶后放疗，注意低盐饮食，戴墨镜避免强光刺激，用消炎眼药和利尿药等；严重突眼患者不宜行甲状腺手术治疗，放射性^{131}I治疗也需谨慎。

963

甲状腺功能减退神经系统并发症的临床表现和治疗有哪些？

甲状腺功能减退（hypothyroidism）（甲减）是因甲状腺激素合成和分泌减少或生物效应不足，引起体内物质和能量代谢减慢和内分泌功能障碍的临床综合征。按病因分为原发性甲减、继发性甲减和周围性甲减三类。

（1）神经系统并发症临床表现

1）周围神经病变：常见四肢末端异样麻木感、烧灼感，疼痛，手套袜子型感觉减退，肌力减弱，腱反射减弱或消失。腕管综合征：腕管受到黏液水肿压迫正中神经所致。

2）脑神经损害：视神经损害较常见，球后视神经炎引起视神经萎缩、视力减退或丧失，可见视野缺损。可能因继发性垂体代偿性肿大压迫视神经所致。听神经损害引起耳鸣、耳聋和眩晕是本病特征性症状之一，耳聋可为神经性、传导性或混合性，混合性耳聋占15%～31%。少数病例出现三叉神经痛、面神经麻痹、吞咽困难和声音嘶哑等。

3）脑损害：5.0%～37.5%的患者可见精神障碍，表现为淡漠，缺乏主动性，易疲劳和嗜睡，记忆力、理解力减退，抑郁伴焦虑，多有失眠、困倦、食欲减退、怕冷和性欲减退等。慢性严重病例出现人格改变、精神错乱、谵妄状态、迫害妄想和幻觉等，称为黏液水肿性癫狂，幻觉多见人物形象，幻听较少，可出现木僵、昏睡或痴呆。可发生慢性头痛、脑性瘫痪和舞蹈-徐动样不自主动作。小脑损害常见于黏液水肿前，表现为小脑性共济失调、眼震、意向性震颤、暴发样或吟诗样语言、小脑性步态和手动作笨拙等。脊髓损害较少见，可发生截瘫、感觉障碍和尿便障碍等。

4）甲减性肌病：包括甲减性肌无力、甲减性假性肌强直和混合型等。30%～40%的患者出现肌无力，发生于任何年龄，与甲减程度密切相关。症状缓慢进展，可持续数月之久，可见股四头肌、腓肠肌和舌肌等肌肥大较明显，四肢近端肌力减退，肌肉酸痛，肌萎缩不明显。假性肌强直表现为手紧握后不能立即松开，肌肉扣之坚实，可有压痛，肌收缩和松弛缓慢，叩击肌腹时肌球耸起可持续2s以上，三角肌、股四头肌和舌肌明显。成人期甲减性肌病称为Hoffmann综合征，儿童期称为Kocher-Deber-Seme-Laigne综合征，均有肌肥大、肌无力和动作缓慢，甲状腺制剂治疗有效，Hoffmann综合征患者常见痛性痉挛和假性肌强直，跟腱反射迟缓、时间明显延长对本病诊断有重要价值。

5）辅助检查：甲状腺功能检查基础代谢率、血清甲状腺激素水平、甲状腺吸¹³¹I率降低，血清促甲状腺激素和胆固醇升高。肌电图检查静止状态电活动消失、动作电位时程缩短、运动单位电位幅度减小和多相波增加，肌肉强收缩时电位幅度迅速降低；运动神经传导速度减低。肌活检可见肌纤维变性、硬化和萎缩等，伴部分肌纤维代偿性肥大。

（2）治疗：选用甲状腺干粉制剂或左旋甲状腺素片，症状越重，起始剂量应越小。如甲状腺素治疗初期出现精神异常应立即停药，待病情稳定后重新从小剂量开始替代治疗。兴奋不安的患者可对症给予地西泮等。

原发性醛固酮增多症神经系统并发症的临床表现、鉴别和治疗有哪些？

原发性醛固酮增多症（primary aldosteronism）是肾上腺皮质病变导致高血压、低血钾为主要特征的综合征。由于醛固酮分泌增多，导致钠水潴留、血容量增多和肾素-血管紧张素系统活性受抑制的临床综合征。原醛症病因不明，根据病因和病理分为五种类型：肾上腺醛固酮腺瘤、特发性醛固酮增多症、糖皮质激素可抑制性醛固酮增多症、原发性肾上腺皮质增生、醛固酮生成腺癌等，常见于成人。

（1）神经系统并发症表现

1）高血压最常见，占高血压患者的0.4%～2.0%，出现头晕、头痛、头胀、耳鸣、视物模糊、乏力、厌食、烦躁和睡眠障碍等。血压突然增高可出现高血压脑病，表现剧烈头痛、呕吐、视物模糊和痫性发作等，也可出现意识障碍，经适当治疗，症状常在数小时内缓解，如高血压持续不降可引起脑卒中。

2）周期性瘫痪较常见，表现为发作性肌无力，四肢软瘫，常由双下肢开始延及上肢，两侧对称，近端较重，通常血钾越低者瘫痪越重，出现呼吸和吞咽困难较少见，劳累或服用利尿药等可为诱因。检查肌张力减低，腱反射减弱或消失。每次发作持续6～24h，也可长达1周。补钾治疗有效，但易复发。

3）严重低钾可发生手足搐搦，可较轻微，补钾后瘫痪可消失，手足搐搦却变得明显，有的患者可出现肢端麻木。

（2）原发性醛固酮增多症发作性无力与低血钾性周期性麻痹的鉴别见表29-2。

表29-2　原发性醛固酮增多症发作性无力与低血钾性周期性麻痹的鉴别

	原发性醛固酮增多症	低血钾性周期性麻痹
低血钾	发作和间歇期持续存在，钾负荷试验不能纠正低血钾	发作时存在，间歇期正常
异常感觉	常伴头面部和四肢异常感觉	无
高血压	有	无
发作性手足搐搦	常与肌无力发作交替出现	无
血生化改变	血钾低，高血钠，醛固酮高，肾-血管紧张素活性低，pH和CO_2结合力偏高	血钾低，其余均正常
尿液检查	每日尿钾＞25mmol/L，24h尿醛固酮排出量高于正常	正常
螺旋内酯试验※	症状改善	正常
肾上腺检查	发现肾上腺皮质腺瘤或组织增生	正常

注：※先用普通饮食，后口服螺内酯（安体舒通）300mg，每日3～4次，连服5～7天；测定服药前、后2天血Na^+、K^+、CO_2结合力和尿pH。原醛症血K^+上升，血Na^+下降，CO_2结合力下降，尿pH变为酸性，血压下降，肌无力改善。

（3）治疗：原发病治疗以手术切除腺瘤效果较好，不能手术或特发性增生性患者宜用螺内酯治疗，ACTH依赖型可用地塞米松治疗。对症治疗如控制血压，周期性瘫痪可补钾治疗等。

965

白血病合并脑出血的病因、临床表现和防治有哪些？

白血病（leukemia）是造血干细胞的恶性增生性疾病，常合并脑出血。

（1）病因：较复杂，克隆性白血病细胞直接浸润损伤CNS血管壁，白血病细胞释放促凝物质引起弥散性血管内凝血（DIC），释放纤溶激活物引起纤维蛋白溶解、凝血因子异常、血小板数量减少和功能异常，感染、化疗等均可能导致脑出血，是致死的主要原因之一。急性髓细胞白血病（AML）中M_3型（急性早幼粒细胞白血病-APL）出血发生率最高，约80%的M_3患者确诊时有凝血异常，化疗时因早幼粒细胞破坏裂解可增加出血风险。出血还见于急性白血病M₄型、M₁型和M₂型，M₅型和急性淋巴细胞白血病（ALL）较少见。

（2）临床表现

1）儿童和青少年急性白血病通常起病急骤，首发症状常见发热、进行性贫血、显著出血倾向或骨关节疼痛等。老年和部分年轻患者起病缓慢，病情呈逐渐进展。

2）中枢神经系统白血病（CNSL）是急性白血病的严重并发症，常见于ALL和AML中的M4和M5，也可见于其他类型。多浸润蛛网膜、硬脑膜、脑实质、脉络膜和脑神经，出现头痛、呕吐、视乳头水肿等ICP增高症状，甚至发生抽搐、昏迷，可类似颅内出血，需注意鉴别。

（3）防治

1）预防DIC出血：急性早幼粒细胞白血病（APL）治疗期间应高度警惕发生DIC，注意DIC前指标变化并及早处理。化疗诱发DIC达75%～90%，临床首选全反式维甲酸（ATRA）或三氧化二砷作为APL诱导分化药物，可显著降低APL患者出血发生率和致死率。解除APL可干预的高危因素如贫血（＜110g/L）、原始细胞数增高（＞$1×10^9$/L）、血小板减少（＜$30×10^9$/L）和低纤维蛋白原（＜1.5g/L）等，可输注全血、血浆、纤维蛋白原和血小板等，预防转化为DIC。常用的化疗药难以透过血脑屏障，是急性白血病的治疗难点，需腰穿鞘内注射用药。

2）治疗DIC出血：常规抗凝治疗常用肝素、低分子肝素，抑制凝血活酶和凝血酶生成，减少凝血因子和血小板消耗，延缓微血栓形成和继发性纤溶。DIC过程消耗过多的AT-Ⅲ也是出血的原因，可用抗凝血酶-Ⅲ（AT-Ⅲ）制剂，AT-Ⅲ活性降至≤70%应予补充，提高至＞80%～120%才能充分发挥肝素的抗凝作用，AT-Ⅲ首剂量1000U，每日1次，第2～5天500U，每日1次，1个疗程5天，每日或隔日测AT-Ⅲ活性并调整用量。AT-Ⅲ剂量计算公式：所需用量＝（期望达到活性－检测的实际活性）×0.6×体重（kg）。

3）防治原发性纤溶亢进引起出血：选用ATRA尽快缓解APL病情，DIC继发性纤溶期和以原发性纤溶为主的APL患者需用抗纤溶药，如氨甲苯酸（PAMBA）600～800mg，静脉滴注或分次静脉注射，每日1次；氨甲环酸（AMCA）500～700mg，静脉滴注，每日1次；氨甲己酸（EACA）4～10g，静脉滴注，每日1次；抑肽酶4万～8万U，静脉滴注，每日1次。

966

多发性骨髓瘤神经系统并发症的临床表现和治疗有哪些？

多发性骨髓瘤（multiple myeloma，MM）是单克隆浆细胞恶性增殖并分泌大量单克隆免疫球蛋白。本病包括意义不明的单克隆丙种球蛋白血症（MGUS）、浆细胞瘤和浆细胞性白血病等。骨髓瘤细胞大量增生，分泌破骨细胞活动因子引起溶骨性破坏，导致严重根痛和脊髓受累症状，也可侵犯颅骨、脑组织或脑膜等。

（1）神经系统并发症临床表现

1）神经根和脊髓受累最常出现骨痛（80%），腰痛和腰骶痛占60%，根痛20%，脊髓或神经根受压20%，胸髓易受累，最常见于IgA型多发性骨髓瘤。

2）常侵犯颅骨，很少累及脑组织，颅内骨髓瘤症状体征取决于病灶部位，可表现为ICP增高、视乳头水肿和意识障碍等；侵犯颅底神经孔、蝶骨或岩骨引起脑神经受压，视神经、三叉神经、展神经、面神经和耳蜗神经易受累。脑膜受累导致意识障碍或脑神经体征者提示预后不良。

3）多发性神经病不常见（约5%），感觉运动性神经病最常见，也可见纯感觉性和缓解复发型，逐渐起病，或急性或亚急性起病，上肢较多见，常见体位性低血压、阳痿、疼痛、腕管综合征或分离性感觉缺失等。

4）CSF细胞数、蛋白显著增高提示脑膜受累。神经传导速度和神经活检可见轴索变性，偶有脱髓鞘，活检可见受累神经浆细胞浸润或淀粉样变。早期MRI检查可早期诊断脊髓受压。

（2）治疗：原发病治疗目前多选用左旋苯丙氨酸氮芥或环磷酰胺，以及甲基苄肼、双氯乙亚硝脲和长春新碱等。如有脊髓或神经根受压应行减压术，合用化疗和鞘内用药可能有效，手术预后较差。

967

瓦尔登斯特伦（Waldenstrom）巨球蛋白血症神经系统并发症的临床表现和治疗有哪些？

瓦尔登斯特伦巨球蛋白血症（Waldenstrom macroglobulinemia，WM）是恶性B淋巴细胞增殖性疾病，出现单克隆IgM升高，骨髓或淋巴结病理显示各阶段多形B淋巴细胞如小淋巴细胞、类浆细胞和浆细胞浸润。欧洲美国淋巴瘤合作组和WHO将WM定义为一种低度恶性B细胞非霍奇金淋巴瘤，发病率为3/100万，占血液系统恶性肿瘤的6%～20%。

（1）临床表现：患者可表现为虚弱乏力、口鼻出血、呼吸困难和充血性心力衰竭等，有肝脾和淋巴结肿大等。神经系统并发症如下。

1）脑出血、蛛网膜下腔出血（SAH）是由于M蛋白干扰凝血机制和血小板形成障碍，产生出血倾向所致。

2）脑病-高黏综合征表现为眩晕、头痛、听力丧失、共济失调、震颤、锥体束征、昏睡、器质性精神病和昏迷等，许多病例出现视网膜病变如出血、水肿和视乳头炎等。

3）感觉运动性神经病较常见，患者的症状、体征和实验室检查与多发性骨髓瘤的多发性神经病相同。引起脊髓病变较少见，表现为痉挛性轻截瘫或四肢瘫，可能与高黏血症和脊髓的骨性压迫或细胞浸润有关。

（2）治疗：高黏综合征可用血浆交换或血浆交换配合化疗，改善多发性神经病疗效不确定。WM目前还不能治愈，多数患者死于疾病进展，中位生存期为5～6年。

968

恶性淋巴瘤的神经系统并发症的临床表现和治疗有哪些？

恶性淋巴瘤（malignant lymphoma，ML）或称为霍奇金病，是一组起源于淋巴造血系统的恶性肿瘤的总称。淋巴瘤根据病理、临床特点和预后分为非霍奇金淋巴瘤（non-Hodgkin lymphoma，NHL）和霍奇金淋巴瘤（Hodgkin lymphoma，HL）。临床表现为无痛性淋巴结肿大，可累及全身各组织器官。患者在发现淋巴结肿大前或同时可有发热、盗汗、消瘦、皮肤瘙痒等全身症状。

（1）神经系统并发症临床表现：多见于肿瘤进展期或复发时，也常见于转化为白血病或高度恶性B细胞淋巴瘤伯基特（Burkitt）淋巴瘤时。瘤组织常侵犯脑膜、脑实质、脊髓或神经根等。

1）软脑膜淋巴瘤：多由未分化型NHL引起，组织学弥漫型较结节型多见。瘤细胞经血行侵入脑膜，可波及蛛网膜下腔并通过CSF扩散，常累及颅底脑膜和脊髓。出现头痛、呕吐和视乳头水肿等ICP增高症状，意识模糊，痫性发作，侵犯颅底脑神经症状，面神经、展神经和动眼神经最易受累，累及脊神经根可引起根痛、感觉障碍和力弱等，腰骶部易受损，导致括约肌障碍和阳痿。CSF检查可发现恶性细胞；行脑MRI可见脑膜增强或神经根增强结节。

2）硬膜外和硬膜下淋巴瘤：发生率不足NHL和HL的10%，见于半球，多见于颅底。因部位不同而症状各异，如出现轻偏瘫、认知障碍、痫性发作和ICP增高等。颅底淋巴瘤可压迫脑神经或累及垂体和下丘脑，压迫脊髓引起相应节段根痛，肿瘤沿神经根生长可侵犯脊髓。CSF和MRI检查可有所发现。

3）颅内病变：多见于NHL，发生率低，多由脑膜侵入，也可血行转移。临床表现因病灶部位而异，确诊需脑CT、MRI或立体定向活检。

4）淋巴瘤性周围神经病：淋巴瘤浸润周围神经或神经根所致，病理常为巨噬细胞介导的脱髓鞘和轴索丧失。临床检出率约为8%，神经电生理检出率为35%，常见感觉运动性神经病（SMN），呈慢性进行性病程。亚急性运动性神经病多侵犯下肢，呈对称性下运动神经元损害，前角细胞变性和运动神经根脱髓鞘，无肿瘤浸润或炎性改变，可自行缓解。感觉性神经病较少，HL纵隔淋巴结肿大可压迫喉返神经、膈神经和交感神经链等。

（2）治疗：淋巴瘤早期治疗主要依赖放疗和化疗，软脑膜淋巴瘤、硬膜外和硬膜下淋巴瘤应用皮质类固醇、鞘内化疗和局部放疗，颅内病变应用皮质类固醇和放疗也常有效，如脑膜受累可采用鞘内化疗。近年某些类型淋巴瘤采用单克隆抗体靶向治疗，可明显提高疗效。目前 HL 治疗疗效显著，10 年生存率已增至 50% 以上，但 NHL 疗效较差。

969

血卟啉病神经系统并发症的临床表现和治疗有哪些？

血卟啉病（hematoporphyrinism）又称血紫质病，是较少见的原因不明的代谢性疾病。大多因遗传缺陷造成血红素合成途径中酶缺乏，导致卟啉代谢紊乱发病。卟啉及其衍生物吸收光波可被激活发出红色荧光，破坏皮肤溶酶体产生皮肤病变，卟啉前体可能引起腹痛和神经精神症状。卟啉病累及神经系统范围广泛，包括脑血管、丘脑下部、脊髓前角细胞、交感神经节和周围神经等。

临床主要表现为光感性皮肤损害、腹痛、神经精神症状三组症状。根据卟啉代谢紊乱部位，分为红细胞生成性血卟啉病和肝性血卟啉病。神经系统并发症多见于肝性血卟啉病的急性间歇性卟啉病（acute intermittent porphyria，AIP），为常染色体显性遗传性病；其次为混合型，多为一过性，不遗留后遗症。

（1）神经系统并发症临床表现

1）脑症状常见神经症样表现，如头痛、头晕、失眠和乏力，出现焦虑、抑郁和哭笑无常，躁狂、幻觉、谵妄、妄想和精神运动兴奋等；可见 Korsakoff 综合征，甚至昏迷，易误诊为癔症发作、神经症、精神分裂症等。脑局灶症状最常见癫痫发作，发作形式多样；部分病例出现偏瘫、偏盲、失语和失认等，少数患者可发生震颤、舞蹈-手足徐动、共济失调；脑干受累出现眼睑下垂、复视、吞咽困难、声音嘶哑，呼吸麻痹，甚至去大脑强直；丘脑下部受损抗利尿激素分泌过多，出现低钠血症和水中毒，导致脑水肿和 ICP 增高。

2）周围神经症状常见四肢对称性肌无力，类似吉兰-巴雷综合征，上肢和远端较重，重者可见弛缓性瘫、上肢瘫伸肌明显，较早出现肌萎缩；少数病例呈上升性瘫痪，可因呼吸肌麻痹死亡，预后不良。可见神经痛或肌痛，常见深感觉障碍，无浅感觉障碍，偶见腰背痛、坐骨神经痛、神经干压痛和 Lasegue 征等。

3）自主神经症状如高血压、心动过速、多汗，胃肠平滑肌痉挛引起剧烈腹痛，与卟啉毒性作用有关，可见皮肤疱疹、溃烂、结痂后瘢痕和色素沉着等。

4）尿液检查外观呈红色，或排出时无色，光照后变为红色，是无色的卟胆原变成有色的卟啉。肝性血卟啉病急性间歇型诊断的有力证据是尿卟胆原（＋）。如肾功能改变如蛋白尿等常示预后不良，CSF 无特殊变化。EEG 检查可呈普遍慢波化，痫性发作可见尖波或棘波。

（2）治疗：本病无确切有效疗法，主要是预防和对症治疗。

1）避免发作诱因，如过劳、精神刺激、饥饿、饮酒和感染等，避免服用可引起症状性卟啉尿的药物，如巴比妥类、磺胺类、苯妥英、麦角衍生物和氯霉素等，高碳水化合物饮食可减少某些病例的发作，也可配合胰岛素治疗。

2）对症治疗，如急性腹痛、精神症状可用氯丙嗪、利血平，心动过速可用心得安或倍他乐克，环磷酸腺苷肌内注射可缓解疼痛，周围神经症状可用B族维生素等神经营养药。少数急性发作与月经周期有明显关系者可试用雄激素、雌激素或口服避孕药可能有效，也可试用糖皮质激素如泼尼松或ACTH。

3）对呼吸麻痹患者进行呼吸监护，对严重发作患者应用血红素抢救，试用羟高铁血红素（hematin）静脉注射，标准方案是3mg/（kg·d），连用4天，可防治神经瘫痪和呼吸麻痹引起的死亡。

970

神经副肿瘤综合征的常见病变和临床诊断有哪些?

副肿瘤综合征（paraneoplastic syndrome，PNS）是少数恶性肿瘤患者在未出现肿瘤转移的情况下出现远隔器官功能障碍，影响神经系统称为神经副肿瘤综合征。病因可能为机体神经系统对潜在的恶性肿瘤产生的自身免疫反应，患者血清和CSF中可检出抗体，CSF中抗体水平高于血清。PNS发生于＜1%的肿瘤患者，最常见为小细胞肺癌。约半数PNS患者出现症状时原发肿瘤尚未发现或处于早期可根治阶段，及时诊断PNS有助于恶性肿瘤的早期诊断与治疗。

（1）PNS常见病变

1）脑部病变常见进行性多灶性白质脑病、边缘叶脑炎、副肿瘤性小脑变性、弥散性皮质脑病（痴呆综合征）、脑干脑炎、斜视性眼阵挛、肌阵挛综合征等。

2）脊髓病变包括亚急性坏死性脊髓病、副肿瘤性前角细胞病、癌性运动神经元病、后侧索联合变性等。

3）周围神经病变如感觉性神经病、多发性神经病、急性多发性神经根神经病、POEMS综合征等。

4）肌肉和神经肌肉接头病变常见皮肌炎、多发性肌炎、重症肌无力、肌无力（Lambert-Eaton）综合征等。

5）内分泌和代谢障碍可见低血糖症、高钙血症、库欣综合征、低钠血症和水中毒等。

（2）临床诊断

1）神经PNS主要依据患者临床表现，绝大多数呈亚急性发病，往往进展数日至数周后症状趋于稳定；症状常具有特征性，如出现副肿瘤性小脑变性（PCD）、副肿瘤性斜视性眼阵挛-肌阵挛（POM）和 Lambert-Eaton 综合征表现常提示有恶性肿瘤可能，约60%的 Lambert-Eaton 综合征合并小细胞肺癌。本综合征病变广泛，常见临床症状重叠，受累较重部位症状较突出。如检查未发现癌肿，需定期复查。

2）患者 CSF 中常见白细胞增多和蛋白含量增高，尤其 IgG 增高。肌病患者发现 CK 及其同工酶增高，EMG 可有肌病特征性改变，重频试验呈递减（重症肌无力）或递增（Lambert-Eaton 综合征）等。血清或 CSF 检出特异性自身抗体可能确诊 PNS 或提示潜在的肿瘤性质，如副肿瘤性小脑变性的抗-Yo 抗体，僵人综合征可测出抗谷氨酸脱羧酶抗体，自主神经病可检出抗 Hu 抗体。

3）临床遇到持续的神经系统症状患者难以解释时应疑诊 PNS，神经科医生始终对本综合征保持警惕最为重要。

971

神经副肿瘤综合征的临床表现和治疗有哪些？

（1）临床表现

1）副肿瘤性小脑变性（paraneoplastic cerebellar degeneration，PCD）：亚急性起病，进行性加重，患者在数周或数月内卧床不起，约半数病例神经系统症状出现于肿瘤前。患者表现为肢体和步态共济失调、构音障碍、眼震等，可有复视、眩晕、神经性听力丧失和眼球运动障碍等，少数与情感和精神障碍。病初 CSF 可为炎性改变，淋巴细胞和 IgG 增高或正常。早期脑 MRI 检查正常，晚期可见小脑白质 T2WI 高信号，小脑和脑干广泛萎缩。发现抗-Yo 抗体需查妇科肿瘤，如乳房造影、盆腔 CT 检查、卵巢 CA-125 抗原定量，择期麻醉下行盆腔检查、刮宫术和反复乳房造影等，检查结果阴性可酌情剖腹探查。

2）边缘叶脑炎（limbic encephalitis）：病变主要侵犯边缘系统，亚急性起病或隐袭起病，进展达数周，早期症状常为焦虑、抑郁、严重近记忆力减退，可有烦躁、精神错乱、幻觉、部分或全身癫痫发作，可见进行性痴呆，偶可自然缓解。边缘叶脑炎可检出 NMDA 抗体、富亮氨酸胶质瘤失活1蛋白（LGi1）抗体等。

3）副肿瘤性脑脊髓炎（paraneoplastic encephalomyelitis，PEM）：表现为 CNS 单一或多发受损，如小脑病变、边缘叶脑炎、脊髓前角或脑干受损和自主神经障碍等。PEM 多伴支气管肺癌，尤其小细胞肺癌（SCLC），外周血含多克隆 IgG 抗 Hu-抗体，又称抗神经元抗体 I 型（ANNA-1），CSF 滴度高于血清。少数前列腺癌、乳腺癌、神经母细胞瘤患者也有类似抗体。

症状因病变部位而不同，脊髓前角灰质病变表现缓慢进展的对称或非对称性肌萎缩，易累及上肢；后角神经元缺失引起痛温觉减退，后根神经节神经元缺失导致后索变性和深感觉障碍；脑干炎可出现眩晕、呕吐、眼震、共济失调、眼球运动障碍和凝视麻痹等；边缘叶脑炎可见焦虑、抑郁、模糊 - 激惹状态、幻觉、逆行性遗忘或痴呆；PEM患者可伴不同程度亚急性感觉神经元病、小脑体征或自主神经障碍等，CSF呈炎性改变，MRI可见颈区T2WI高信号。尸检结果与患者临床表现可不符合，有些患者生前有明显痴呆，但脑部却无明显病变；有的患者未见明显临床症状，尸检却发现CNS广泛炎性改变。

4）副肿瘤性斜视性眼阵挛 - 肌阵挛（paraneoplastic opsoclonus myoclonia，POM）：表现与注视方向无关的双眼杂乱无章、无节律的快速多变眼球异常运动，常与肌阵挛并存，POM累及周围神经常见亚急性感觉神经元病（SSN）、亚急性运动神经病（SMN）、感觉运动和自主神经元病。本病多见于代谢性、中毒性脑病或病毒性脑炎，常伴隐匿的恶性肿瘤。50%以上的眼阵挛患儿合并胸部周围神经母细胞瘤，肌阵挛常见于SCLC，也见于乳腺癌、非小细胞肺癌和髓质甲状腺癌，年轻女性POM常合并乳腺癌等。POM亚急性起病，呈波动性进展，可见多方向眼球粗大的无节律急跳，可伴广泛肌阵挛，常伴小脑和脑干广泛损害是本病特征性表现。神经母细胞瘤患儿可见POM、肌张力低和易激惹等，儿童期眼阵挛多为良性，较无眼阵挛的神经母细胞瘤患儿预后好。CSF可呈炎症性改变；脑MRI检查可见脑干T2WI高信号。免疫组化显示血和CSF类似抗 -Hu标志物，抗体针对不同的RNA结合抗原被命名为抗神经元抗体Ⅱ型（ANNA-2）即抗 -Ri抗体，SCLC或神经母细胞瘤伴POM患者抗 -Ri抗体阴性。

5）亚急性感觉神经元病（subacute sensory neuronopathy，SSN）：呈亚急性起病，首发症状多为某一肢体远端或双足麻木或感觉缺失，或为刀割样疼痛，常与特发性感觉性神经病很难区别。数日或数周后症状累及双肢体近端、躯干和面部、头皮、口腔和生殖道黏膜等；检查见各种反射消失，肌力相对正常，提示感觉神经节炎或神经根炎。本病特征是所有感觉严重缺失，严重感觉性共济失调使之卧床不起，可有手足徐动样动作。便秘、干燥综合征、瞳孔光反射消失和直立性低血压等自主神经障碍较常见。电生理典型表现有远端感觉诱发电位消失，运动诱发电位不受损；CSF蛋白增高，淋巴细胞轻度增多。感觉性神经病可测出抗Hu抗体。MRI检查可见颈区T2WI高信号，晚期可见小脑萎缩。

6）亚急性运动神经病（subacute motor neuropathy，SMN）：又称副肿瘤性前角细胞病，多伴霍奇金病或淋巴瘤。患者表现为下运动神经元瘫，肌力减弱、肌萎缩、腱反射消失和肌束震颤等，病程和病情严重程度与潜在肿瘤无关，可进行性加重，引起呼吸衰竭甚至死亡，表现颇似肌萎缩侧索硬化（ALS），通常无上运动神经元受损体征；一些病例自发停止进展，处于相对稳定状态。CSF检查正常；脑MRI检查正常；肌电图检查显示失神经病变，可检出肌束震颤，运动神经传导速度正常，后两者可与周围神经病鉴别。

（2）治疗：副肿瘤综合征迄今尚无特效疗法，应用糖皮质激素、免疫抑制剂、血浆置换等治疗，效果难以肯定。PNS的临床症状进展通常与恶性肿瘤进展不完全平行。有时恶性肿瘤已经切除，PNS症状仍继续进展；有的肿瘤切除后PNS可停止进展或得到缓解。

神经白塞病的临床表现和治疗有哪些？

神经白塞病是指白塞病合并神经系统损害，是感染后自身免疫性疾病。临床表现除了口腔炎、眼葡萄膜炎和外阴部痛性溃疡三大特征，常有长期发热史，病程迁延，易复发，常在发病后平均 6.5 年出现神经功能缺失症状，如瘫痪、脑膜刺激征和性格改变等。

（1）临床表现：主要表现为中枢神经系统受累，白质受累多于灰质，周围神经损害仅占 1%。

1）脑膜脑炎型多呈急性或亚急性发病，以慢性头痛和淋巴细胞增多为特征，可有发热、颈项强直、恶心、呕吐、复视、意识障碍、人格改变和记忆力减退等，数日后可出现偏瘫、失语、构音障碍和吞咽困难。小脑病变型常见小脑性共济失调。

2）脑干型常表现典型的交叉性瘫、小脑性共济失调等症状。本病合并脊髓损害并不多见，可出现截瘫或四肢瘫、尿便功能障碍等。

3）周围神经型较少见，可表现为单神经病和神经根损害；脑神经受累以展神经、面神经多见。近年有肌肉受累的报道，但极其罕见。

4）静脉血管炎可导致静脉血栓形成，出现 ICP 增高，约 1/3 的患者出现头痛、偏瘫、共济失调、假性延髓麻痹等局灶性神经症状。

5）病变活动期红细胞沉降率快，外周血白细胞增高。皮肤活检可见淋巴细胞和浆细胞浸润。针刺试验用 5 号针头针刺消毒的皮肤，24～48h 出现脓疱或结节为（＋）。腰穿脑压不同程度增高，CSF 蛋白、细胞数增多（平均 82×10^6/L），类似无菌性脑膜炎。脑 MRI 可见血管炎导致缺血性病变，T2WI 显示脑皮质或白质、深部灰质核团、脑干、小脑和脊髓多灶高信号病灶，增强可见软脑膜和脑实质强化。

（2）治疗：目前尚无有效疗法，急性期或亚急性期糖皮质激素和免疫抑制剂可使 NBD 病情缓解，可用地塞米松 10～20mg/d，静脉滴注，2 周为 1 个疗程，以后改为泼尼松口服。疗效不佳者可加用硫唑嘌呤、环磷酰胺等免疫抑制剂。可试用苯丁酸氮芥（chlorambucil）10～20mg/d，静脉滴注，持续 1～2 个月，有一定疗效，应注意肝毒性、皮炎等不良反应。免疫球蛋白、血浆置换等疗效不肯定。本病病程较长，病程中常有缓解复发，多次发作后常遗留神经损害后遗症。

风湿病的神经系统损害临床表现有哪些？

风湿病（rheumatism）是反复发作的全身性变态反应性结缔组织病，主要损害关节和心脏，其次是皮肤、浆膜、血管和神经系统。神经系统损害多因血管炎导致血栓形成或脑出血，也可发生脑栓塞，周围血管炎可引起脊髓、神经根和周围神经缺血和营养障碍导致脱髓鞘。脑膜、脑实质病变可因炎性病变所致。

（1）风湿性脑动脉炎可导致脑血栓形成、脑出血和SAH，风湿性心脏病的心源性栓子常引起脑栓塞。

（2）风湿性脑病常见小舞蹈病、风湿性脑膜脑炎，脑膜脑炎常可见肢体瘫痪、感觉异常、抽搐发作、精神障碍和脑膜刺激征等，严重者可有意识障碍甚至昏迷。

（3）帕金森综合征少见，症状类似帕金森病，病情较轻，抗风湿和抗帕金森病药物治疗可使症状缓解。

（4）脑蛛网膜炎是蛛网膜、软膜粘连或囊肿形成，压迫局部神经组织或阻塞CSF循环通路产生的神经症状。

1）脑凸面蛛网膜炎较常见于额顶叶凸面和大脑外侧裂池，可引起癫痫发作、单瘫、偏瘫、失语、偏身感觉障碍和精神症状，也可有ICP增高症状。

2）颅底蛛网膜炎以视交叉池和颅后窝蛛网膜炎较多见，视交叉池蛛网膜炎常见前额或眶部疼痛，一侧或双侧视力障碍，双颞侧偏盲等，囊肿压迫第三脑室底部出现丘脑下部受损症状，如尿崩、烦渴、肥胖、月经失调、嗜睡和发热等。颅后窝蛛网膜炎如在小脑延髓池表现进行性ICP增高，出现头痛、呕吐、视乳头水肿，可有强迫头位，晚期可见后组脑神经受损，发生小脑扁桃体疝。桥脑小脑角蛛网膜炎常见耳蜗神经、面神经、展神经和三叉神经麻痹，小脑性共济失调和脑干损害等。

（5）风湿性脊髓病多见于风湿缓解期，脊髓血栓性脉管炎常见脊髓前动脉血栓形成，双下肢无力或间歇性跛行，严重时发生截瘫、尿便障碍、病变以下痛觉减退；偶见脊髓后动脉病变出现剧烈根痛、深感觉障碍和感觉性共济失调。

（6）周围神经病多见于风湿病急性期，可为多发性神经根炎、多发性神经病和多发性神经节炎，或为单发性神经病如坐骨神经痛、股神经炎和三叉神经痛等。

检查红细胞沉降率明显增快，抗"O"试验＞1∶500，抗链球菌激酶＞80U，抗透明质酸酶＞128U，C反应蛋白（＋），提示风湿活动征象。

974

抗磷脂综合征神经系统损害的临床表现和治疗有哪些？

抗磷脂综合征（antiphospholipid syndrome，APS）是由抗磷脂抗体（anti-phospholipid antibody，aPL）引起的一组自身免疫性疾病，临床反复发生动脉或静脉血栓、习惯性流产和血小板减少，以 aPL 持续阳性为特征。APS 可原发性单独出现或继发于系统性红斑狼疮或其他自身免疫病，但两者临床和实验室表现无差别。女性发病率明显较高，家族倾向不明显，但患者亲属 aPL 常可阳性。

（1）临床表现：从无症状、无血栓史或病态妊娠史的 aPL 阳性到恶性 APS，在数日内发生广泛的血栓。APS 神经系统损害临床表现如下。

1）常见缺血性卒中、短暂性缺血发作、短暂性全面遗忘症、颅内静脉窦血栓形成、眼动脉缺血，可出现任何组织器官动、静脉和小血管血栓，常发生在少见部位，发病年龄轻，反复发作。可急性起病，也可慢性起病和进行性加重。

2）非特异性表现可见网状青斑、血小板减少、自身免疫性溶血性贫血、心脏瓣膜病（瓣膜赘生物或增厚）、弥漫肺泡出血、肺动脉高压等，APS 患者流产典型发生在妊娠 10 周后，早期 3 个月妊娠多正常，以后发生胎儿生长缓慢和羊水减少，可出现子痫和先兆子痫。神经系统损害可见不典型偏头痛样发作、痴呆、癫痫发作、舞蹈症、横贯性脊髓病、多发性硬化样综合征等。

3）检查狼疮抗凝物、ACL 或抗 β2GP1 抗体（＋），有助于确诊。

（2）治疗

1）APS 主要是抗凝治疗如用肝素和华法林，抗血小板治疗如阿司匹林。抗体阳性无症状可不治疗或用阿司匹林 100mg/d，静脉或动脉血栓形成可用华法林达到 INR 2.5 左右，反复血栓形成可用华法林使 INR 3 ～ 4 加阿司匹林 100mg/d，恶性抗磷脂综合征可用抗凝＋糖皮质激素＋静脉注射免疫球蛋白或血浆置换。

2）糖皮质激素仅限于治疗 APS 引起的血液系统疾病如血小板减少症、自身免疫性溶血性贫血、恶性 APS 和 APS 引发横贯性脊髓病变危和生命时。尚无证据支持免疫抑制剂治疗有效，血浆置换和免疫球蛋白可能有效。

975

系统性红斑狼疮神经系统损害的临床表现和治疗有哪些？

系统性红斑狼疮（SLE）是一种涉和多系统和脏器的自身免疫性结缔组织病，多见于青年女性，我国患病率高于西方国家，可能与遗传因素有关。约20%的患者出现神经系统损害，主要是CNS病变，通常提示病情危重。

（1）神经系统损害临床表现

1）狼疮性脑病是SLE广泛脑小动脉病变引起。慢性狼疮性脑病较多见，早期常见头晕、失眠、多梦、注意力不集中、记忆减退和反应迟钝，病情进展出现幻觉、妄想、猜疑等精神障碍，伤人、毁物或自杀等行为异常，也可见精神运动性兴奋、抑郁、不语或违拗、定向力障碍等。常见轻偏瘫或双侧瘫、肌张力增高和锥体束征，偶见脑膜刺激征。急性狼疮性脑病见于狼疮活动期，出现高热、头痛、谵妄、躁动、昏睡或昏迷，可有癫痫发作、偏瘫；脑膜脑炎型可见脑膜刺激征，CSF细胞数和蛋白增高；蛛网膜下腔出血较多见；少数脑干脑炎型表现为吞咽困难、构音障碍和双侧核性脑神经麻痹。可见舞蹈样不自主运动、精神异常等。脊髓损害较少，出现截瘫、传导束性感觉障碍和尿便障碍，病变难以恢复。

2）脑神经和周围神经损害约占15%，常见多发性神经病，表现为肢体远端感觉或运动障碍，常先出现感觉障碍且程度较重；偶可发生单神经病如坐骨神经痛、肋间神经痛等。

3）肌肉病较多见，约50%的病例出现对称性肌肉损害，肢体近端明显，表现肌痛、无力，伴肌萎缩、肌张力减低、腱反射减弱消失，类似多发性肌炎；少数患者肌病症状类似重症肌无力，呈波动性特点，活动后加重，休息后减轻。

4）患者有SLE多脏器损害体征，血清抗核抗体、抗双链DNA抗体和抗平滑肌抗体（＋），补体C3明显降低，红细胞沉降率显著加快，肝、肾功能异常，CK和LDH增高，可检出血狼疮细胞。EEG呈弥漫性异常。狼疮性脑病脑压增高，CSF细胞数和蛋白增高。周围神经病肌电图显示神经源性损害，肌肉病显示肌源性损害。

（2）治疗

1）糖皮质激素是本病的首选用药，一般选用泼尼松或甲泼尼龙，只有鞘内注射时用地塞米松。适于急性暴发性病例，心、脑、肺、肾、浆膜等重要脏器受累时，CNS病变通常需用大剂量甲泼尼龙1000mg/d静脉滴注，冲击3天后减半，而后用泼尼松维持，待病情稳定后2周或疗程8周内开始以每1～2周减10%的速度减量，减至＜0.5mg/（kg·d）减药速度适当调慢，如病情允许，泼尼松维持量＜10mg/d。如病情不重服用小剂量泼尼松0.5mg/（kg·d），晨起顿服，或可使病情缓解。

2）免疫抑制剂如环磷酰胺或硫唑嘌呤，常用于激素减量后病情复发或激素有效但出现严重不良反应的病例，以及狼疮脑病单用激素难以控制时，可控制SLE活动，减少激素用量。

3）大剂量免疫球蛋白静脉滴注（IVIG）和血浆置换，适用于病情严重和合并全身性严重感染者，对重症血小板减少性紫癜有效，一般0.4g/（kg·d），连续3～5天。血浆置换对危重患者或经多种治疗无效者或可迅速缓解病情。难治性复发患者可试用抗CD20单抗即利妥昔单抗（rituximab），但远期疗效尚待长期随访确定。

4）对症治疗如急性活动期卧床休息，可给予心理治疗，避免强光和紫外线照射。左旋咪唑可增强免疫反应，对SLE合并感染可能有帮助，用法50mg/d，连用3天，休息11天，不良反应是食欲减退，白细胞减少。癫痫发作可给予抗癫痫药如卡马西平、丙戊酸钠和地西泮等；出现精神症状需考虑调整激素用量，抑郁可选用5-羟色胺再摄取抑制剂，兴奋可用奋乃静等；运动障碍如舞蹈样动作可用氟哌啶醇，震颤麻痹可用安坦或美多芭等。

976

结节性多动脉炎神经系统损害的临床表现和治疗有哪些？

结节性多动脉炎（polyarteritis nodosa，PAN）是一种原因不明的中小动脉炎症性疾病。血管变态反应是重要的致病因素，可侵犯许多器官血管系统，出现动脉壁增生、血栓形成和动脉瘤形成，小动脉炎可导致供血不足和营养不良，常累及神经系统。PAN常见于年轻人，男女之比为（2～4）:1。

（1）临床表现

1）周围神经和中枢神经系统均可受累，以周围神经病常见，常为首发症状。多发性神经炎多见，肢体远端呈对称性或不对称性感觉障碍，伴分布区感觉异常，患者多有烧灼痛、针刺样或刀割样痛，伴肢体无力、腱反射减弱和肌萎缩；部分患者表现为单神经病，常见坐骨神经、胫神经、尺神经和正中神经炎。脑神经病也可发生，以三叉神经、展神经、面神经、舌咽神经和迷走神经较多见。

2）弥漫性脑损害类似脑膜脑炎，出现头痛、头晕、记忆力下降和智能减退，部分患者有恶心、呕吐、意识障碍、肢体抽搐、双侧锥体束征和脑膜刺激征等。眼底检查可见脉络膜血管周围小丘样渗出物。局限性脑损害可见于动脉炎性闭塞引起脑梗死，或发生脑出血，也可为肾性高血压并发症，出现偏瘫、失语、偏盲、癫痫或不自主运动等，椎-基底动脉病变出现脑干、小脑和枕叶受损症状。

3）脊髓病变少见，多为脊髓缺血病变，表现受损平面根性痛，双下肢轻截瘫、痛温觉障碍和尿便潴留，后索症状不明显，个别患者发生脊髓出血，出现脊髓横贯性损害症状。

4）肌肉病变较常见，症状类似多发性肌炎，出现肌无力、肌痛和肌萎缩等。

5）检查外周血白细胞增高，嗜酸性粒细胞增多，红细胞沉降率快；肾脏受损出现蛋白尿、血尿和管型。心电图和肝功能可有异常。脑损害时脑压可增高，CSF细胞数、蛋白增高，蛛网膜下腔出血（SAH）可见血性CSF；脑损害EEG多显示弥漫性高波幅慢波。肌肉病变EMG可见肌源性损害。中晚期患者脑CT或MRI可见不同程度脑萎缩，部分可见多发性腔隙性梗死、脑梗死、脑出血或SAH等。

（2）治疗：糖皮质激素是本病的首选用药，泼尼松1mg/（kg·d），病情缓解后逐渐减量维持。对糖皮质激素抵抗或重症病例应合用环磷酰胺2mg/（kg·d）口服或静脉大剂量冲击治疗。对HBV感染者不宜用环磷酰胺，可用糖皮质激素合并抗病毒药阿糖腺苷和干扰素α治疗。

977

桥本脑病的病因、临床表现、诊断标准和治疗有哪些？

桥本脑病（Hashimoto encephalopathy，HE）是一种累及CNS的自身免疫疾病。

（1）病因：迄今不明，大多数学者认为HE是自身免疫性反应所致，免疫炎性反应使血脑屏障受损，导致脑内多发性局灶水肿或弥漫性脑水肿，可累及脑干和皮质，产生局灶性神经功能缺失症状或昏迷等，应用激素治疗可迅速缓解。血清抗甲状腺过氧化物酶抗体（TPOAb）与抗甲状腺球蛋白抗体（TGAb）明显增高，但与发病无直接关联。

（2）临床表现

1）HE发病年龄8～86岁，女性常见。临床表现复杂多变，主要表现为两种形式，以卒中样发作为特征的血管炎型，急性或亚急性发病，表现为偏瘫、失语、偏身感觉减退等，可反复发作；或以痴呆、精神症状为特征的弥漫性进展型，慢性起病，病程可复发-缓解或进展性。

2）患者均可出现癫痫样发作，表现为复杂部分发作、局灶性运动发作、肌阵挛发作、强直发作和全身性强直阵挛发作，最常见为复杂部分发作后继发全身性强直阵挛发作。

3）锥体外系症状以不自主运动多见，最常见为肌阵挛，其次是震颤，见于双上肢远端。少数患者出现斜视性眼阵挛（opsoclonus）、节律性肌阵挛、软腭震颤和眼睑痉挛等。

4）部分患者出现意识障碍，可伴幻觉、行为异常与躁动。部分患者表现焦虑、抑郁、兴趣下降、记忆力下降等。少数患者出现发热，听觉过敏、神经痛性肌挛缩和脱髓鞘性周围神经病。

（3）诊断标准：临床不能解释的发作性复发性肌阵挛发作、全面性痫性发作、局灶性神经功能缺失或精神异常等。以下五项只少具备三项：异常EEG，抗甲状腺微粒体抗体增高，CSF蛋白增高或寡克隆带（＋），对皮质类固醇激素反应良好，脑MRI检查无异常发现。

（4）治疗：由于HE是神经系统自身免疫性疾病，治疗以免疫调节为主。目前治疗首选糖皮质激素，多数患者对激素反应良好，疗效显著，急性期治疗类似多发性硬化（MS），激素减量速度应比MS慢，一般在半年内减完。不能应用激素或激素疗效不佳的患者可用丙种球蛋白或血浆置换，也可试用硫唑嘌呤、环磷酰胺等免疫抑制剂。预后通常良好。

（张荟雪）

第三十章

神经危重症监护和治疗
Neurological Intensive Care and Treatment

978

神经重症监护病房（NCU）的收住标准和转出标准有哪些？

神经重症监护病房（neurological intensive care unite，NCU）是对神经内科急危重症患者进行紧急救治的监护单元，或监护神经外科重症和术后患者。

（1）收住标准

1）NCU主要收治神经内、外科急危重症患者，如神经系统疾病合并急性器官功能不全、生命体征不稳定和持续进展性神经系统疾病等，存在各种高危因素和潜在生命危险患者，经NCU严密监护和强化治疗短期内能得到康复和减少死亡风险。NCU一般不收治慢性消耗性疾病终末状态、不可逆性疾病和不能从NCU监护治疗中获益的患者。

2）神经系统危重病：如动脉瘤性SAH、重症基底节或脑叶出血、重症脑干和小脑出血、大面积脑梗死、基底动脉闭塞、重症小脑梗死、脑静脉窦血栓形成、急性细菌性或真菌性脑膜炎、重症病毒性脑炎、重症自身免疫性脑炎、脑脓肿、急性梗阻性脑积水、恶性脑肿瘤、重症颅脑损伤、癫痫持续状态、重症急性脊髓疾病、吉兰-巴雷综合征、重症肌无力危象等。对神经危重病应进行临床评估，如意识，呼吸衰竭和机械通气，脑干受压，ICP增高，癫痫发作或持续状态，心衰或心律失常，严重感染，脑CT或MRI显示脑组织移位等。

（2）转出标准

1）神经系统疾病患者生命体征稳定、病情稳定和症状体征不再持续进展或有好转，可转至相应科室继续治疗。

2）基础疾病已不可逆或已进入植物状态患者，不能撤机、存在血管活性药物依赖患者也可考虑转出NCU。

979

NCU如何对神经急重症患者进行分诊和初步评估管理？

NCU医生应首先进行分诊，主要依据患者病史、症状体征和简单快捷的检查和检测手段如脑CT检查，筛选高危患者。

（1）神经急重症患者分诊：首先确定患者是否需要进入NCU监护治疗，如无NCU，可收入内科ICU，如需神经外科手术可收入创伤/外科ICU。NCU收入标准目前尚不统一，急重症脑卒中、创伤性脑损伤、颅内高压症、神经肌肉呼吸衰竭、难治性癫痫，任何病因不明迅速进展性神经功能恶化患者均可收入NCU。

（2）NCU患者初步评估管理：根据心肺复苏ABC原则，观察和迅速确认气道、通气和循环状态，核实监护仪连接正确，建立静脉通道，保持引流管通畅。对生命体征、SaO_2、血糖和ECG进行监测。神经功能初步评估的重点是意识水平，可使用格拉斯哥-匹兹堡昏迷评分（表30-1）、NIHSS评分或FOUR等。

表30-1　格拉斯哥-匹兹堡昏迷量表评分表

睁眼反应（E）	语言反应（V）	肢体运动（M）
4分：自然睁眼	5分：回答正确	6分：遵嘱动作
3分：呼唤睁眼	4分：回答错误	5分：定位动作
2分：刺痛睁眼	3分：可说出单字	4分：刺激回缩
1分：刺激无反应	2分：可发出声音	3分：疼痛屈曲
	1分：无任何反应	2分：刺激伸直
		1分：无任何反应

FOUR昏迷量表评分（表30-2）近年来被广泛应用于NCU，包括四项检查，分别为睁眼反应（睁眼和眼动）、肢体运动（服从命令和对疼痛刺激反应）、脑干反射（瞳孔光反射、角膜反射和咳嗽反射）和呼吸（自主呼吸节律或插管后呼吸驱动次数）；每项都有四个等级，最高评分均为4分，首字母简称更方便记忆。FOUR评分监测睁眼及水平和垂直眼动，几分钟内完成；FOUR评分不包括言语反应，便于插管患者评估，幼儿也可实施。

表30-2　FOUR评分法

动眼反应	脑干反射
4＝睁眼，服从指令或可做眨眼反应	4＝瞳孔和角膜反射存在
3＝睁眼，但不能服从指令	3＝一只眼瞳孔散大且固定
2＝闭眼但有声音刺激时睁眼	2＝瞳孔或角膜反射消失
1＝闭眼但疼痛刺激时睁眼	1＝瞳孔和角膜反射均消失
0＝疼痛刺激时仍闭眼	0＝瞳孔、角膜和咳嗽反射均消失
运动反应	呼吸
4＝竖指或握拳反应	4＝没有插管，呼吸规律
3＝对疼痛刺激可定位	3＝没有插管，陈施呼吸
2＝对疼痛刺激可做屈曲反应	2＝没有插管，呼吸不规律
1＝对疼痛刺激可做伸展反应	1＝机械通气
0＝对疼痛刺激无反应	0＝机械通气或呼吸暂停

980

昏迷患者的急诊评估目标和病因诊断有哪些？

昏迷（coma）是严重的意识障碍指征，急性昏迷患者生命体征评估和处理是急重症医学监护的基础。

（1）急诊评估目标

1）急性昏迷患者需评估生命体征，立即测血糖，排除低血糖导致意识障碍；评估供氧与通气、气道通畅、是否需气管插管；观察呼吸类型有助于病变定位，存在自主呼吸意味着脑干功能部分保存，节律性和规律性呼吸如潮氏呼吸、自主性过度通气表明脑干功能完整，长吸式呼吸提示桥脑受损，特点是每次吸气后有一延长的停顿（吸气性痉挛）；不规则或间停式呼吸提示桥脑下部或延髓病变，预示即将发生呼吸衰竭。

2）昏迷病因根据可靠病史和昏迷病程可提供重要线索，突发昏迷常见于动脉瘤性SAH、脑干出血、严重脑挫裂伤、急性药物中毒，伴抽搐发作常见于GTCS，患者意识水平逐渐下降和昏迷提示进展性颅内病变、弥漫浸润性脑肿瘤和脑炎等。

3）昏迷程度可使用格拉斯哥昏迷评分的昏迷分级，临床可靠性强，需注意与意识模糊状态、闭锁综合征、持续植物状态或诈病等鉴别，查体应评估患者对声音和疼痛刺激反应。

4）瞳孔检查有助于昏迷定位诊断，如一侧瞳孔散大、固定提示脑干移位或动眼神经受压，可为脑疝症状；双侧瞳孔固定居中常见于东莨菪碱、阿托品、格鲁米特和甲醇中毒，针尖样瞳孔常提示急性桥脑出血或麻醉药过量。

（2）病因诊断：确定昏迷病变部位和神经轴水平，确定解剖性病变或代谢性脑功能障碍，脑干病变损伤双侧上行性网状激活系统或双侧大脑皮质弥漫性损伤，或大脑占位病变向下压迫脑干引起脑疝。病史通常是病因诊断的根据，神经系统检查、影像学和实验室检查等也可提供病因诊断证据。

1）结构性病变通常可见局灶性定位体征，常见于重症缺血性卒中、脑出血、创伤性脑损伤、低氧-缺血性损伤等，如桥脑出血可见针尖样瞳孔，幕上脑肿瘤或大的血肿继发脑疝和脑干受压可见一侧瞳孔散大和轻偏瘫等。

2）代谢性病变如肝性脑病、低血糖症和药物中毒等，多为影响双侧半球的弥漫性病变，通常无局灶性神经体征。

3）脑疝综合征（herniation syndrome）需密切观察和追踪症状体征变化，钩回疝初期可见对侧轻偏瘫，病情进展出现去皮质强直或去大脑强直。半球病变ICP增高，出现渐强渐弱的潮式（Cheyne-Stokes）呼吸伴呼吸暂停，中脑水平受压出现快速规律的中枢神经源性过度换气，常预示不可逆的脑干损伤，脑干功能受损向下发展出现不规则濒死性共济失调呼吸。

981

急诊昏迷患者的临床经验性处理有哪些？

临床常遇到突发昏迷患者无法收集详细病史，需立即识别和处理威胁生命的紧急情况，应立即开始治疗，诊断与经验性治疗同步进行。临床急诊经验性处理如下。

（1）首先迅速建立静脉通道，采血做必要的实验室检查，突发昏迷、意识障碍患者，如发现或推测酗酒或药物滥用可能、严重虚弱、无家可归者可能存在潜在的营养不良，立即给予葡萄糖25～50g静脉滴注，肌内注射硫胺素100mg，避免病情进展或永久性并发症，也避免Wernicke脑病患者发生长期记忆丧失，Wernicke脑病是诊断较难的内科急症，但较容易治疗。

（2）维持生命体征平稳，保持气道通畅，提高血氧饱和度，必要时气管插管，采取亚低温、降温毯和冰袋等脑保护措施，低体温可用保温毯纠正，低血压患者取仰卧头低位，快速补充晶体液生理盐水500ml，以100ml/h速度维持，必要时使用去甲肾上腺素100mg静脉滴注。收缩压＞250mmHg或平均动脉压＞130mmHg患者可静脉注射拉贝洛尔20mg或尼卡地平5mg。

（3）ICP增高宜早期处理，20%甘露醇250～500ml静脉滴注，间隔30～45min可重复给药。昏迷插管患者采取过度换气简单有效，可迅速降低$PaCO_2$至25～30mmHg目标水平，颅内占位病变继发脑疝需急诊手术。

（4）可疑药物中毒或口服药过量患者可用大导管洗胃，纳洛酮（Naloxone）拮抗麻醉性镇痛药的呼吸抑制，促使患者苏醒。急性酒精中毒解救使用纳洛酮0.4mg稀释于生理盐水9ml，先给予一次负荷量1～2ml静脉注射，再以3μg/（kg·h）速度维持静脉滴注。

（5）纠正代谢紊乱，可疑低血糖可给予50%葡萄糖液50ml静脉注射，严重低钠血症可补充3%高渗盐水5mg/（kg·h）；高容性或等容性低钠血症伴心力衰竭、肝硬化和抗利尿激素分泌异常综合征可用托伐普坦（Tolvaptan）30mg/d，高钙血症可在滴注盐水后应用帕米膦酸二钠治疗。有效控制癫痫发作或癫痫状态，根据类型选用不同的药物，纠正并发的呼吸困难、心律失常。

982

意识混乱状态和谵妄患者的急诊评估和治疗有哪些？

意识混乱状态（confusional state）和谵妄（delirium）通常提示全脑功能障碍，有时是即将发生昏迷的预兆。

（1）急诊评估

1）意识模糊或混乱状态提示意识水平下降，应及时确诊，患者表现为嗜睡、淡漠、定向力障碍、注意力不集中，但对某些刺激可做出有目的反应，错觉是突出的症状，幻觉少见，伴发热、心动过速、高血压、多汗、潮红等自主神经症状，扑翼样震颤、肌阵挛等。谵妄是一种临床急症，通常病情严重，可致死亡，出现荒谬的幻觉和妄想、生动的梦境、失眠、惊厥、震颤倾向，强烈的恐惧或情绪反应，注意力极不集中，伴高度警觉性。

2）辨识病因：意识模糊状态常见于缺血性卒中、肝肾功能障碍导致代谢性脑病、酒精和药物戒断、Wernicke脑病、脑炎和颅脑损伤等。急性谵妄状态常见于感染伴高热、脑炎、急性弥漫性脑损伤、药物中毒，中毒或代谢紊乱导致的肝、肾衰竭等；慢性谵妄状态多见于慢性酒精中毒或药物突然戒断，戒断性谵妄常伴抽搐发作、幻觉和妄想等，可被误诊为精神分裂症。

3）辅助检查：检测全血细胞计数、电解质、血尿素氮、肌酐、葡萄糖、钙、镁和肝功能，发现低钠或高钠血症、低血糖或高血糖和肝、肾衰竭等。影像学检查可发现硬膜下血肿、弥漫性脑损伤等。腰椎穿刺CSF检查可证实脑膜炎、脑炎或SAH。EEG可排除癫痫持续状态。

（2）治疗

1）病因治疗：意识模糊状态患者应尽早确定病因，针对脑缺血、代谢性脑病、酒精或药物戒断、脑炎和颅脑损伤等治疗。谵妄患者应立即采取抢救措施，可不必等待查清病因，首先确认患者如有定向障碍、近事遗忘、简单计算不能和智能障碍等通常为器质性病变；停用不必要的药物，必需用的药物应权衡利弊，谨慎选择剂量。疑诊Wernicke脑病应给予硫胺素100mg/d，静脉或肌内注射，保证正常饮食；如酒精戒断出现震颤性谵妄首选静脉或肌内注射劳拉西泮1～2mg，每4小时1次；推荐合用β肾上腺素能受体阻滞剂阿替洛尔50～100mg/d；或奥氮平、喹硫平等。

2）对症治疗：需确保患者气道通畅、呼吸平稳，维持血压，纠正心律失常、水与电解质紊乱、代谢紊乱或低血糖，输液中预防性加入维生素B_1及其他B族维生素合剂。患者表现为激越或行为异常可给予地西泮10mg静脉注射，10～15min可重复使用。

983

创伤性脑损伤昏迷患者的急诊评估和急症处理有哪些？

创伤性脑损伤（traumatic brain injury，TBI）后昏迷患者病情危重，应及时进行早期评估和急症处理。多见于年轻人，可导致死亡，TBI依据格拉斯哥-匹兹堡昏迷量表（GCS）（表30-1）分为重度、中度和轻度，重度、中度和轻度脑损伤分别评分为3～8分，9～12分，

13～15分。

（1）急诊评估

1）目的是确定脑损伤部位和严重程度，预测近期或远期预后。询问外伤史，特别是受力方向，如撞击一侧头部可引起对侧脑部冲击伤；颅底坚硬的内表面，特别是额颞区锯齿形骨结构可导致脑挫裂伤和出血，脑组织剪切伤常导致弥漫性轴索损伤（diffuse axonal injury，DAI）；耳后淤血斑常提示颅底和乳突骨折；较常见的眶周淤血斑或称"浣熊眼"提示软组织损伤伴额底骨折。

2）神经系统检查可推测脑损伤部位，TBI患者常见轻偏瘫、失语和偏盲等局灶性体征，损伤初期出现昏睡或昏迷提示半球或脑干轴索严重损伤和水肿；如眼球无直接损伤，出现一侧瞳孔扩大，对光反射消失或迟钝，提示脑挫裂伤导致脑组织和脑干移位；如同侧瞳孔散大固定，随后对侧也瞳孔散大固定提示发生脑疝；硬膜外与硬膜下血肿的临床表现类似，常见意识水平下降，出现局灶性神经体征和一侧瞳孔扩大等。

3）脑损伤后昏迷患者急诊应立即做CT检查，迅速了解脑损伤情况，特别是发现脑挫裂伤、硬膜下或硬膜外出血、SAH等。脑MRI检查在弥漫性轴索损伤早期可见胼胝体、脑干和皮质、基底节灰白质交界处三联征：显示T1WI低信号和T2WI、FLAIR、DWI高信号病灶，间质水肿和出血等。

（2）急症处理

1）TBI后昏迷患者在急诊评估的同时立即开始评估和管理气道，保证供氧，如患者频繁出现缺氧或$PaO_2 < 60mmHg$需立即纠正，机械通气多选择间歇通气和压力支持，呼吸频率维持每分钟8～10次。监测血压，维持正常脑灌注压（＞70mmHg）和ICP（＜20mmHg）。降压宜应用作用时间较短的拉贝洛尔静脉滴注。

2）ICP增高患者可用渗透性脱水剂如甘露醇，在15～30min产生渗透性利尿作用，应多次给药，治疗目标为血浆渗透压达到正常范围，不应持续静脉滴注，长时间给药可产生脑内蓄积。高渗盐水渗透性作用与甘露醇相当；氨基丁三醇（THAM）以1ml/（kg·h）速度输注也可有效地降低ICP。

3）硬膜外血肿是临床急症，有潜在脑疝风险，尽快进行血肿抽吸术可能挽救生命；硬膜下血肿通常也需手术，血肿较小可保守治疗，脑叶血肿有时可抽吸治疗。脑水肿明显且有脑疝风险可行部分颅骨切除术减压和放置脑室外引流，减少CSF分泌，并使用渗透性脱水剂。

984

临床实用的颅内压（ICP）监测技术有哪些？

颅内压（ICP）监测包括有创性和无创性。

（1）有创性ICP监测（invasive ICP monitoring）：常规腰椎穿刺可测定ICP，但实时监测需将压力传感器通过有创操作与颅内相通，与监护仪连接，持续监测ICP。根据测压部位不同，优先选择顺序为脑室内测压、脑实质内测压、硬膜下测压、硬膜外测压。其中颅脑外伤首选脑室内ICP监测，脑出血首选同侧脑室内ICP监测，大脑半球大面积脑梗死可选对侧脑室内或同侧脑实质ICP监测。有创性ICP监测是监测ICP增高的"金标准"，但有感染、出血等风险。

（2）无创性ICP监测（non-invasive ICP monitoring）：采用经颅多普勒（TCD）、诱发电位（EPs）和EEG（EEG）等间接评价ICP变化，床旁操作简便易行，可重复性较好，但监测敏感和精确性差。

1）TCD监测ICP与CBF关系密切，当ICP增高时TCD参数变化最早是舒张期血流速度（Vd）下降和平均血流速度（Vm）相对下降，随后收缩期峰值血流速度（Vs）下降，搏动指数［PI＝（Vs-Vd）/Vm］增高，ICP越高PI增高越明显。①ICP轻度增高时，TCD血流频谱收缩峰变得尖锐，搏动显著增高，Vd下降，Vs不变，Vm相对降低，提示脑血管自动调节功能存在，此期治疗有效。②ICP增至接近舒张压时，舒张期开始和末期频谱消失，Vd、Vm、Vs、Vs2均下降，PI、RI增大，提示脑血管自动调节功能减退，但积极治疗有效。③ICP与舒张压基本相同时，TCD舒张期血流消失，仅留下尖锐的收缩峰，收缩期峰S2降低或消失，Vd、Vm、Vs、Vs2均下降，Vd降低或消失为零，PI、RI明显增大，提示脑血管自动调节功能丧失，此时如及时治疗，病情尚可逆转。④ICP增至接近收缩压时，TCD出现收缩期正向、舒张期反向血流，即震荡波，或仅有微弱的收缩峰，直至为零，Vs下降甚至消失，提示脑血流停止、脑死亡。

2）神经影像ICP监测（neuroimaging ICP monitoring）：临床普遍采用，可准确客观反映一个时间段内ICP增高导致的脑形态变化。脑CT检查时间短，可作为首选，显示脑沟、脑回和脑室大小变化，中线结构移位和脑疝形成等；脑MRI检查较CT更准确可靠，但做连续监测受到限制。

985

NCU对颅内压增高患者的急诊评估和治疗有哪些？

颅内压增高（intracranial hypertension）常见于大量脑出血、小脑出血、大面积脑梗死、颅内占位病变和重症脑炎等，是常见的神经内外科急症。

（1）急诊评估包括：①观察患者意识水平变化，监测呼吸、血压、脉搏等生命体征。临床突发烦躁不安可能提示ICP增高，头痛突然加重、呕吐和大汗淋漓可能为脑疝前征象，一侧瞳孔突然散大或两侧瞳孔光反射迟钝或消失提示已发生脑疝。②立即首选CT检查，迅速简便，可显示局部或弥漫性脑水肿和中线结构移位。③腰椎穿刺测量CSF压力，需注意占位病变的脑疝风险，如疑诊细菌性脑膜炎应先使用广谱抗生素治疗，应做CT检查，再做腰椎穿刺和缓慢放CSF测压。

（2）治疗：患者充分吸氧，头中位抬高15°～30°；维持正常脑灌注压（CPP）＞70mmHg、平均动脉压和血容量；使用冰毯或采用亚低温治疗，给予镇痛镇静药，减少患者躁动或因疼痛、膀胱膨胀、焦虑导致频繁体位变化，维持导尿管通畅，定时吸痰，治疗癫痫发作。及时使用脱水剂、利尿药降低ICP。

1）20%甘露醇（Mannitol）临床常用，最初给予大剂量500ml（100g）快速静脉注射或滴注，随后逐渐减至维持量0.25～0.5g/kg。15min起效，约60min达峰，对血糖无明显影响；不良反应如充血性心力衰竭、肺水肿、低血压等，应用大剂量可出现低钾血症，持久利尿可导致低血容量和高钠血症。

2）高渗盐水常用23%高渗盐水30ml静脉注射，或3%高渗盐水250ml静脉滴注；因可导致严重静脉炎，只能通过中心静脉导管给药。需注意急性肾衰竭、血小板聚集、凝血病、低蛋白、高钠血症、酸中毒、高钾血症和ICP反弹等。

3）强利尿剂呋塞米（Furosemide），成人剂量20～40mg静脉滴注，每日2～3次，5min出现利尿作用，1h达峰，维持2～4h；与甘露醇交替用可减少各自的不良反应。需注意恶心、呕吐等胃肠反应，低钠血症、低钾血症、代谢性酸中毒、粒细胞减少和贫血等。

4）10%甘油（Glycerin）提高血浆渗透压使组织脱水，进入脑内可被细胞代谢成H_2O和CO_2，无反跳，不引起水电解质紊乱，可长时间使用，适于慢性ICP增高或不能切除的脑肿瘤。成人500ml/d，缓慢静脉滴注，10～20min起效，维持4～12h；可引起短暂性头痛、眩晕、呕吐、腹泻和血压轻度下降，注意滴速过快可引起溶血、血红蛋白尿，甚至急性肾衰竭。因有短时明显反弹现象，不推荐首选。

5）尿素（Carbamide）是最强的渗透性脱水剂，常用量0.5～1.0g/kg，10%葡萄糖配制成30%新鲜溶液，60～100滴/分，静脉滴注，紧急时可静脉推注。静滴10～15min起效，1～2h达峰，维持4～8h，每日1～2次。注射局部可有刺激症状、静脉炎和血栓形成，反跳现象明显，电解质紊乱和溶血，需即配即用。

6）20%人血白蛋白50ml，或浓缩血浆100～200ml，静脉滴注，每日1～2次。提高血胶体渗透压而脱水降颅压，可长时间保持血流动力学和氧输送正常，扩张血容量后抗利尿激素分泌减少而利尿。适于血容量不足、低蛋白血症的脑水肿患者。因增加心脏负荷，心功能不全者慎用。

（3）糖皮质激素：降低毛细血管通透性，稳定血脑屏障和细胞膜结构，促进消除脑肿瘤或脑脓肿等占位病变所致的血管源性水肿，降低ICP。常用地塞米松10mg静脉注射或滴注，每日1次。注意预防消化道溃疡或出血。目前尚无大量糖皮质激素静脉输注可降低TBI、脑卒中患者ICP和改善预后的证据。

（4）巴比妥类：用于严重脑损伤或难治性ICP增高患者，需考虑心肌抑制和低血糖风险，谨慎用药，约50%的患者需合用正性肌力药如多巴酚丁胺控制低血压。需定期检查巴比妥血药浓度，30～40μg/ml时EEG可出现抑制，巴比妥类治疗数日后ICP很好控制时可每日逐渐减量50%。

（5）麻醉药：利多卡因以1mg/kg剂量缓慢给药3min可降低护理、经鼻管内吸痰和纤维支气管镜检查导致ICP激增反应，利多卡因喷雾也能降低ICP。异丙酚可从1～3mg/（kg·h）开始，团注剂量1mg/kg可能暂时降低ICP不伴血压改变。

（6）过度通气：增加呼吸频率至每分钟20次，可使血管收缩和减少血管内血容量，降低ICP，是急诊手术前的短期急救措施，为手术准备赢得时间。但时间不宜超过60min，需充分考虑脑血流下降，脑组织谷氨酸盐和乳酸等水平升高导致二次脑损伤风险，$PaCO_2$管控目标值为30mmHg，避免出现过度的低碳酸血症导致脑组织缺血加重。

（7）ICP增高一经确诊应积极针对病因治疗，如闭塞血管再通、切除占位病变和控制颅内感染等，可行脑室穿刺引流术、减压术等。

NCU对脑疝患者的评价和处理有哪些？

脑疝（cerebral hernia）是由于各种病变引起ICP增高，导致脑组织向阻力较低的部位移位，脑组织嵌压于硬脑膜间隙或颅骨孔道，或使脑干受压，或压迫疝的邻近脑组织、神经和血管，使血液和CSF循环受阻，加剧颅高压并危及生命。脑疝通常以疝发生部位或疝内容物命名。临床最常见为小脑幕切迹疝（钩回疝）和枕大孔疝（小脑扁桃体疝），其次是小脑幕孔中心疝，其他还包括大脑镰下疝、小脑幕孔上疝等。

（1）脑疝评价：确定临床分期。

1）前驱期（初期）：由于ICP增高加重而即将形成脑疝，导致脑干受压，突发意识障碍或意识障碍加重，出现头痛、烦躁不安、频繁呕吐、呼吸深大、脉率加快、血压上升或体温升高等。

2）代偿期（中期）：由于脑疝形成和脑干受压，导致意识障碍加深，呼吸深而缓，脉搏变慢，体温和血压继续上升，肌张力增高等。局灶性症状是疝入脑组织受压或刺激邻近结构所致，如出现一侧瞳孔散大、锥体束征等。

3）衰竭期（晚期）：已导致脑干严重受损，代偿机制耗竭。患者处于深昏迷，双侧瞳孔散大固定，呼吸、循环功能衰竭，四肢肌张力消失，通常先出现呼吸骤停，继而心搏骤停死亡。

（2）脑疝处理

1）重症脑损伤和脑卒中早期或在脑疝前驱期治疗最为重要，当出现瞳孔、呼吸或循环变化时立即快速输注甘露醇等脱水利尿药。

2）明确 ICP 增高病因和针对性治疗。如影像学检查显示明显的脑室扩张或脑积水可行脑室穿刺引流术。如患者意识障碍加深，呼吸、循环功能恶化，CT 显示明显脑水肿或脑肿胀可行部分颅骨切除减压术。脑肿瘤、脑脓肿和血肿等占位病变需紧急手术清除。如发生呼吸减慢或骤停时可行气管插管、机械通气，将 $PaCO_2$ 降至 30～35mmHg。

987

去骨瓣减压术围手术期并发症的监测管理有哪些？

去骨瓣减压术（decompressive craniectomy）是去除部分颅骨减轻脑组织肿胀、中线移位对正常脑组织压迫，增加脑组织包括缺血半暗带的灌注压，保证脑组织正常供氧和保护脑神经元，是目前唯一可降低大脑中动脉（MCA）大面积梗死病死率的治疗手段。重度脑挫裂伤应敞开硬膜减压和清除挫裂的脑组织，脑疝晚期合并严重脑水肿需行双侧去骨瓣减压术，是治疗重症颅脑损伤、难治性 ICP 增高的急救手术，是挽救生命最后的有效手段。

（1）术后颅内出血：大多出现时间早且无须手术治疗，但术后应常规复查脑 CT，早期确定是否有明显的占位效应。

（2）硬膜下积液：多数能自行吸收或好转，如占位效应明显、保守治疗无效时需手术治疗。

（3）脑外疝：标准大骨瓣减压加硬膜扩大修补可减少脑外疝的发生，大多数患者通过合理控制血压、应用脱水剂和亚低温治疗可以好转。

（4）CSF 漏和颅内感染：腰大池置管持续引流加褥式缝合，或鞘内注射抗生素对 CSF 切口漏和颅内感染均能取得良好疗效。

（5）颅骨缺损综合征：是去骨瓣减压术后一段时间出现皮瓣凹陷、头痛、头晕、耳鸣、易疲劳、注意力不集中和记忆力减退，出现言语障碍、运动障碍、癫痫发作较少。脑水肿高峰期后及时做颅骨成形术可恢复颅腔正常生理结构、CSF 循环动力学和改善临床症状。

988

急性重症缺血性卒中的急诊评估和治疗有哪些？

急性重症缺血性卒中的治疗时间窗很窄，及时诊断和病情评估非常重要，应建立脑卒中诊治快速通道优先处理。

（1）急诊评估

1）迅速采集病史和进行神经系统检查，如院前急救已完善，本步骤可酌减，以免延误治疗。患者突然发病，迅速出现神经功能缺失症状，检查常见完全性偏瘫、失语和侧凝视麻痹等是诊断重要依据，如患者意识水平逐渐下降提示脑水肿形成和完全性卒中，常见于MCA大面积脑梗死。

2）立即进行脑CT检查，排除脑出血和确诊脑梗死，也需排除脑外伤、中毒、癫痫后状态、瘤卒中、高血压脑病、低血糖昏迷、高血糖昏迷、脑炎等。确定发病是否在溶栓时间窗内和溶栓适应证和禁忌证，进行NIHSS评估，尽快完善溶栓前必要的实验室检查。

（2）治疗

1）维持患者气道、呼吸、循环和血压，建立静脉通路，可补液生理盐水，避免用低渗液如5%葡萄糖，评估患者吞咽能力再进食水。处理严重高血压、血糖异常，ICP增高患者应用甘露醇、甘油和高渗盐水等降低ICP和防止脑水肿进展。

2）溶栓治疗：评估溶栓治疗适应证和禁忌证，为符合溶栓患者制订个体化方案。缺血性卒中发病3h内rtPA溶栓入选条件是：年龄18～75岁；脑功能缺失体征持续存在超过1h，NIHSS评分7～22分；脑CT排除颅内出血，未出现早期脑梗死低密度病灶；患者或家属签署知情同意书。患者溶栓后应至少监护24h，监测症状、体征变化和控制血压，避免发生严重出血并发症。

3）缺血性卒中患者如不符合溶栓适应证，但无禁忌证应尽早给予阿司匹林300mg/d口服，急性期后可改为预防剂量100mg/d；患者应在溶栓24h后开始用阿司匹林等抗血小板药，不能耐受阿司匹林者可用氯吡格雷。对大多数急性缺血性卒中患者不推荐早期抗凝治疗，应在评估风险-效益比后谨慎选择，对溶栓后还需抗凝治疗的特殊患者应在24h后使用抗凝药。

4）伴严重脑水肿和颅高压患者可考虑去骨瓣减压术。亚低温治疗可采用冰毯等，通常持续低温治疗3天后再缓慢复温，可减少大面积梗死区的脑损伤，是目前最有效的脑保护措施。重症脑卒中患者常伴意识障碍进行性加重，应对患者呼吸道进行评估，必要时进行气管插管。治疗发热、痫性发作和高血糖等影响卒中预后的不利因素，血糖控制在8～10mmol/L有利于改善危重卒中患者的预后。

989 急性脑出血的急诊评估和治疗有哪些？

脑出血（intracerebral hemorrhage，ICH）通常自发发生，约占所有脑卒中的15%，危重患者死亡率和永久致残率高。

（1）急诊评估

1）病因：高血压性ICH占50%～70%，其他病因包括动静脉畸形、动脉瘤、脑瘤、外伤、药物滥用、老年人淀粉样血管病和凝血病应用华法林（Warfarin）等，也有不明原因者。

2）出血部位和出血量：约半数高血压脑出血发生于基底节区如壳核，其次是丘脑、小脑和桥脑，各占10%，脑叶约占20%。出血量与部位有关，壳核出血常为50～60ml，丘脑＞10ml，小脑＞15ml，桥脑＞10ml均属于大量出血。

3）是否破入脑室：丘脑出血一般出血量较小，但因邻近脑室可见脑室出血；丘脑内侧出血破入脑室常导致室间孔水平CSF受阻和脑积水。

（2）治疗

1）患者卧床保持呼吸道通畅，对症治疗如吸氧、鼻饲、预防感染、镇静、通便等，观察病情进展，发病数小时内降低过高的血压可使约40%的患者减轻血肿增大；ICP增高时应维持脑灌注压（CPP）（平均动脉压-ICP）＞70mmHg；脱水降颅压和减轻脑水肿，采取过度换气，应用渗透脱水剂和脑室外引流；大量脑出血可考虑亚低温治疗，防治并发症。

2）巨大血肿清除术可降低ICP、减轻周围脑组织损伤，挽救生命和降低致残率。可采取小骨窗开颅血肿清除术、锥孔穿刺血肿抽吸术、内镜血肿清除术和脑室出血穿刺引流术等；位置表浅的出血是早期手术适应证，大量小脑出血可采取枕下开颅减压术，小脑出血直径＞3cm且仍在扩大是血肿抽吸的指征；幕上或脑叶大量出血有增大趋势出现脑组织移位或脑疝风险者应行减压术，但常见的基底节出血微创手术与内科疗法疗效无显著差异。

990

动脉瘤性蛛网膜下腔出血的急诊评估和处理有哪些？

蛛网膜下腔出血（SAH）最常见于脑动脉瘤破裂，也可见于动静脉畸形（AVM）、外伤性或凝血病等，少数原因不明。

（1）急诊评估

1）迅速采集病史和进行神经系统检查，病史是诊断的重要依据，典型表现为突发剧烈头痛，可能提示动脉瘤预报性渗漏（warning leaks）。Hunt和Hess评分根据患者初始状态预测预后（表30-3）。脑功能缺失症状如不同程度意识障碍、脑膜刺激征和进行性ICP增高等，动眼神经麻痹提示后交通动脉或大脑后动脉动脉瘤。

2）立即进行脑CT检查，发现蛛网膜下腔积血可诊断SAH，依据积血部位有时可推测动脉瘤部位，如一侧大脑外侧裂积血提示MCA动脉瘤，额叶实质内出血提示ACA动脉瘤。磁共振血管造影（MRA）或CT血管造影（CTA）可确定动脉瘤存在，DSA检查仍是诊断动脉瘤和AVM的"金标准"，对CTA检查未发现SAH病因的患者推荐DSA。

表30-3 Hunt&Hess评分标准

评分	标准
I	无症状或轻微头痛，颈项强直
II	中度至严重的头痛，颈项强直，脑神经功能缺失
III	嗜睡，意识模糊，昏睡
IV	昏迷，中或重度轻偏瘫
V	昏迷，去大脑姿势

3）动脉瘤破裂并发症常在病后数日发生再出血，可为致死性，脑血管痉挛可导致缺血性卒中，经颅多普勒超声（TCD）可无创性发现血管痉挛；蛛网膜下腔积血可导致CSF通路阻塞，引起脑室扩张；注意偶可发生癫痫发作、低钠血症和脑耗盐综合征（cerebral salt-wasting syndrome）等。

（2）急诊处理

1）动脉瘤性SAH患者应在NCU密切监护治疗，保持安静，避免情绪激动和咳嗽或用力排便，烦躁者给予地西泮镇静，痫性发作可短期用地西泮、卡马西平或丙戊酸控制；静脉滴注生理盐水，保持正常血容量，防治低钠血症；ICP增高适当限制液体入量，使用甘露醇、呋塞米、甘油果糖等脱水剂，酌情选用白蛋白。控制血压可静脉给予尼卡地平等钙通道阻滞剂，使收缩压＜160mmHg。剧烈头痛可用对乙酰氨基酚、可待因和曲马多等，曲马多通常需最大剂量400mg/d。

2）开颅动脉瘤夹闭术是防治再出血最可靠方法，如动脉瘤颈较粗不适合夹闭或手术难以接近可血管内介入治疗，释放弹簧圈通常比夹闭安全，但动脉瘤闭塞可能不彻底。抗纤维蛋白溶解制剂虽能降低动脉瘤性SAH后再出血风险，但不能提高患者总体预后，不推荐用于再出血预防。

3）早期手术也是防治脑血管痉挛的有效措施，注意维持血容量和血压，早期使用尼莫地平（Nimodipine）10mg，静脉滴注，5～14天；继续用60mg口服，每4小时1次，服用7天。腰椎穿刺缓慢放出血性CSF也可减少迟发性脑血管痉挛。防治脑积水可行脑室穿刺外引流术，有时需做脑室腹腔分流术。NCU经验性抗癫痫治疗1周，可用苯妥英、丙戊酸，脑血肿不增大可逐渐减量停药。

重症病毒性脑炎的急诊评估和治疗有哪些？

（1）急诊评估

1）单纯疱疹病毒性脑炎（herpes simplex encephalitis，HSE）：在1年中均可发病，患者

表现头痛、发热、意识模糊和近记忆丧失，常伴失语和癫痫发作。MRI检查可见眶额叶和颞叶内侧病灶，CSF淋巴细胞数增多，蛋白轻度增高，CSF多聚酶链反应（PCR）可检出单纯疱疹病毒，EEG常见颞叶局灶性痫样放电。

2）副肿瘤性边缘性脑炎（paraneoplastic limbic encephalitis，PLE）：亚急性起病，患者常见近记忆缺失、癫痫发作，以及焦虑、幻觉等精神行为异常，可检出抗Hu抗体，通常与小细胞肺癌、睾丸癌和乳腺癌有关。

3）抗NMDA受体脑炎：约占病毒性脑炎的20%，年轻女性多见，前驱症状如发热、头痛、恶心、呕吐、腹泻或上呼吸道感染，数日后出现焦虑、易激惹、幻觉、错觉和偏执等精神症状，刻板行为，语言能力下降，近记忆丧失，反应迟钝，自主神经功能紊乱，女性患者常患卵巢畸胎瘤。CSF淋巴细胞轻度增多，蛋白正常或轻度增高，约60% CSF寡克隆带（＋）；CSF和/或血清抗NMDAR抗体（＋）可诊断。约半数患者MRI T2WI或FLAIR显示海马、小脑或大脑皮质、基底节、脑干高信号病灶。

（2）治疗：HSE多为可治性，应用阿昔洛韦（Acyclovir）或更昔洛韦（Ganciclovir）等抗病毒药，应早期诊断和治疗，延迟诊治可导致死亡或严重后遗症。副肿瘤性边缘性脑炎应手术切除原发性肿瘤。抗NMDAR脑炎可使用甲泼尼龙、大剂量免疫球蛋白、血浆置换或联合免疫治疗，合并肿瘤患者切除肿瘤有明显疗效。

992

脑脓肿的急诊评估和治疗有哪些？

脑脓肿（brain abscess）是化脓菌侵入脑内形成脓腔的严重感染性疾病。

（1）急诊评估

1）病史和神经系统检查可为脑脓肿患者评估提供线索，潜在的感染源包括牙脓肿或牙周疾病、中耳炎或化脓性鼻窦炎、先天性心脏病、肺部疾病和皮肤感染等，近期旅行或职业暴露，肺动静脉畸形也与脑脓肿有关，在遗传性出血性毛细血管扩张症患者尤为常见。

2）脑脓肿临床三主征表现为头痛、局灶性神经功能缺失症状和少见的意识水平改变。临床表现取决于脓肿大小和是否导致脑组织移位，某一病灶可能是临床症状的责任病灶，多发性脑脓肿常见癫痫发作。

3）MRI是首选的影像学检查，初诊可做脑CT检查。确诊主要凭借活检，也可取脓液培养，红细胞沉降率加快和血常规白细胞增加均支持诊断，血培养是诊断脑脓肿必需的，应连续采集3次血液样本。不同感染源常见的菌群见表30-4。

表30-4 不同感染源常见的菌群

感染源	脓肿部位	常见菌群
毗邻病灶或原发感染		
中耳炎、乳突炎	颞叶或小脑	链球菌（厌氧或有氧）、脆弱拟杆菌、肠杆菌
额窦炎	额叶	主要为链球菌（厌氧或有氧）、拟杆菌、肠杆菌、葡萄球菌、嗜血杆菌
蝶窦炎	额叶或颞叶	同上
牙周脓肿	额叶	混合梭菌属、拟杆菌、链球菌
头外伤或术后感染	挫裂伤附近	金黄色葡萄球菌、链球菌、肠杆菌、梭状芽胞杆菌
血行传播或远隔感染		
先天性心脏病	多部位	链球菌（需氧、厌氧或微需氧）、嗜血杆菌
肺脓肿、积脓症、支气管扩张症	多部位	梭菌属、放线菌、拟杆菌、链球菌、卡氏放线菌
细菌性心内膜炎	多部位	金黄色葡萄球菌、链球菌

（2）治疗

1）一般治疗包括气道管理，保证液体摄入量，抑酸和预防深部静脉血栓等。

2）早期可单独应用抗生素，指征是孤立的小脓肿（＜3cm）、脓肿位于手术不能达到区域，多房或多发脓肿、脑干脓肿、早期脑炎阶段未形成明确脓壁的脓肿等。非免疫缺陷患者经验性治疗可使用头孢菌素联合甲硝唑和万古霉素；脓肿切除术后口服抗生素应维持3～4周，脓肿吸引术后应维持4～6周。

3）如脓肿导致占位效应或出现快速临床恶化是外科手术指征，表浅部位脓肿、小脑脓肿手术适应证可适当放宽，脓肿毗邻脑室有破入脑室导致脑室炎风险。可行立体定向吸引术、内镜吸引术和开颅切除术，取决于脑脓肿部位和是否多发。较表浅不靠近运动皮质的脓肿可尝试开一洞口，放置软性导管引流脓液，引流管至少留置1周，吸引与盐水灌洗交替；较深部脓肿可考虑立体定向术，如深度超过3cm需考虑CT引导下立体定向吸引术。

癫痫持续状态的急诊评估和急症处理有哪些？

癫痫持续状态（status epilepticus，SE）是指两次癫痫发作之间意识障碍未恢复到正常或一次发作持续5min以上（失神发作超过10～15min），一次局灶性发作伴意识障碍持续10min以上即可诊断。难治性癫痫状态（refractory status epilepticus，RSE）是指使用2～3种足够剂量的抗癫痫药（通常为苯二氮草类之后使用1～2种抗癫痫药）仍无法终止发作，EEG显示痫样放电。临床应迅速终止发作，避免不可逆性脑损伤。

（1）急诊评估

1）全面性惊厥性SE：以躯体惊厥或双侧肢体强直-阵挛性发作开始，发作始终伴意识丧失。

2）非惊厥性SE：表现为两眼球震颤样跳动、口中咂舌声或手指自动症等微弱动作，或不以惊厥活动开始，如复杂局灶性SE、失神性SE和肌阵挛性SE，根据临床症状和EEG改变做出诊断。

（2）急症处理

1）保持SE患者气道通畅和呼吸循环功能，必要时气管插管，高热可对症治疗，使用对乙酰氨基酚或物理降温，处理低氧和低血压，减轻SE导致的神经元损伤。

2）立即静脉推注50%葡萄糖，维生素B₁肌内注射，同时采血检测电解质、尿素氮、葡萄糖、钙、镁和全血细胞计数，进行抗癫痫药血药浓度和毒理学检查。

3）药物治疗常分三步：①静脉注射苯二氮䓬类，首选劳拉西泮（Lorazepam）0.1mg/kg，抗癫痫作用比地西泮（Diazepam）持续时间长，目前国内尚无劳拉西泮注射液，地西泮首剂10～20mg静脉缓慢推注并观察疗效；②应用较长效抗癫痫药如苯妥英（Phenytoin）20mg/kg，每分钟＜50mg速度缓慢静脉推注，1g负荷量至少用20min输注，是全面性强直-阵挛SE最常用的抗癫痫药；丙戊酸（Valproic acid）20～40mg/（kg·d）负荷量静脉推注，由于对患者意识无明显影响，特别适用于非惊厥性SE；③RSE患者通常需气管插管、机械通气和连续EEG监测；咪达唑仑和丙泊酚是治疗RSE的首选，由于两者均对呼吸有明显抑制，建议在NCU严密监护下使用，丙泊酚也可能加剧SE发生，建议仅在咪达唑仑治疗失败后选用；咪达唑仑可按0.1～0.2mg/kg静脉推注（2～4mg/min），而后以0.1～0.3mg/（kg·h）静脉泵入并维持12h，维持中复发可重复推注1次。

994

急性脊髓综合征的急诊评估和治疗有哪些？

急性脊髓综合征常见于急性横贯性脊髓炎、外伤性脊髓损伤，肿瘤、AVM、脓肿或椎间盘突出导致脊髓受压，急症处理需迅速诊断与评估。

（1）急诊评估

1）临床症状体征评估，如感觉症状常见于MS患者，急性横贯性脊髓炎发病时下肢轻截瘫、感觉异常和痛觉过敏带，常伴尿潴留；脊髓前动脉综合征表现病变平面以下瘫痪，后索感觉功能保留。脊髓病变病程常见急性进展或突然加重后缓慢进展，感觉平面逐渐上升，腰髓病变常伴腱反射消失、肌萎缩和无力等LMN体征。依据感觉平面和脊髓水平轴受累范围，可确定完全性或非完全性脊髓损害。

2）需排除腹主动脉瘤夹层或破裂，导致急性截瘫；主动脉夹层也可引起胸段甚至颈段急性脊髓综合征，胸部向背部放射痛可能为其征兆。

3）尽快MRI检查，是临床最实用的无创性脊髓诊断技术，可确定病变、脊髓受压程度和手术适应证。

（2）治疗

1）临床确诊脊髓病变后首要问题是稳定病情，保持患者气道通畅和呼吸循环功能。完全性颈髓损伤需警惕呼吸衰竭和严重心动过缓，脊髓创伤需用脊柱板、颈托等防止不稳定的脊柱活动。

2）脊髓损伤急性期可应用糖皮质激素抗炎和抗水肿，急性脊髓损伤8h内标准方案是，甲泼尼龙首剂1000mg静脉输注，随后24～48h剂量分别为500mg/d和240mg/d。随后针对急性脊髓损伤制订个体化治疗方案，急性硬膜外血肿和脊髓贯通伤需早期减压治疗才能获得较好疗效，异物移除、肿瘤组织活检、任何原因导致脊髓不稳定和病情迅速加重者均为外科紧急干预的适应证。高位脊髓受损、有明确的创伤性移位、突发性脊柱撕裂性骨折等均需手术固定。

995

吉兰-巴雷综合征的急诊评估和急症处理有哪些？

吉兰-巴雷综合征（GBS）是一种急性炎性脱髓鞘性多发性神经病，为自限性病程，病前常有呼吸道病毒感染或腹泻病史。

（1）急诊评估

1）GBS患者对称性弛缓性肢体瘫常自下肢开始，近端较明显，数日至1～2周达高峰。如病情在1～2天内迅速进展，出现完全性四肢瘫、呼吸肌麻痹危及生命需立即进入NCU治疗。

2）患者常见感觉异常，如肢体烧灼感、麻木感、刺痛感、不适感并伴肌痛，常在感觉异常1周内发生呼吸衰竭，表现为呼吸困难，频率快，潮气量小，断续语言，每呼吸一次只能说几个音节，常伴心动过速和额头出汗。常伴舌咽肌无力，咳痰和吞咽固体食物困难，有的患者除四肢无力仅有咳痰困难，此时气管插管十分必要；早期出现双侧面瘫常为GBS的特征性体征。

3）电生理检查常见运动神经传导阻滞，远端潜伏期延长、传导速度减慢，波幅正常或轻度异常；早期可仅有F波潜伏期延长，提示神经根或神经近端受损，有助于GBS诊断。GBS病后2～3周常见CSF蛋白-细胞分离，蛋白增高，细胞数正常（≤10×10⁶/L）。

（2）急症处理

1）肺活量＜20ml、PImax≤30cmH$_2$O和PEmax＜40cmH$_2$O、低氧血症和呼吸浅快的患者需插管和机械通气。气管切开一般推迟至少2周后，但轴索型GBS、明显球麻痹导致排痰困难的患者应尽早行气管切开。补液量包括生理盐水为2L/d，全面肠内营养开始后需调整入量，机械通气和发热患者需增加补液量。

2）免疫球蛋白静脉滴注（IVIG）、血浆置换是重症GBS患者、严重轴索型患者的最佳治疗。IVIG剂量0.4g/（kg·d），连用5天；血浆置换40ml/kg体重，5%白蛋白作为置换液，隔日治疗，共用5次。

3）自主神经功能异常最常见血压波动和心律失常，持续低血压可采取仰卧头低位和白蛋白治疗。完全性心脏传导阻滞少见，需要临时起搏，密切监测可能出现的胃瘫和麻痹性肠梗阻。

996

危重症性多发性神经病的急诊评估和治疗有哪些？

危重症性多发性神经病（critical illness polyneuropathy，CIP）常见于多器官衰竭合并败血症患者，在治疗过程中出现急性或亚急性对称性多发性神经病；病因尚不明确，可能与败血症和炎症反应导致血管通透性增加、微循环和能量代谢障碍有关。病理可见神经轴索变性，无炎性细胞浸润，可见失神经性肌萎缩。

（1）急诊评估

1）多器官衰竭和败血症患者发病数日后出现四肢弛缓性瘫，下肢为主，远端重，腱反射减低消失，逐渐出现肌萎缩，严重病例伴呼吸衰竭，少数见眼肌麻痹，面神经很少受累，一般无自主神经症状；查体可见肢体远端痛温觉和震动觉减退或消失。

2）发病1周内可见复合肌肉动作电位（CAMP）和感觉神经动作电位（SNAP）波幅下降，NCV和远端潜伏期正常，无传导阻滞和异常波形离散，提示运动感觉性神经轴索损害，CSF蛋白正常或轻度升高。

（2）治疗：目前本病尚无特异性治疗，主要治疗原发病、控制危险因素和支持疗法。大剂量免疫球蛋白静脉滴注疗效不确切，使用胰岛素严格控制血糖可显著降低CIP发病率，建议积极采取营养支持，尽早下床活动和康复训练。轻症患者数周开始恢复，重症需数月，少数遗留严重残疾。

997

重症肌无力危象的急诊评估、治疗和重症监护有哪些？

重症肌无力（myasthenia gravis）是临床最常见的神经肌肉接头疾病，重症出现呼吸窘迫或肌无力危象，需紧急插管和辅助呼吸，是NCU治疗适应证。

（1）急诊评估

1）首先根据患者病史和神经系统症状体征确定肌无力危象，常见于上呼吸道感染、近期药物减量或首次使用糖皮质激素时。MG患者出现呼吸衰竭之初可出现焦虑、失眠、咽喉肌和颈肌无力，表现为吞咽困难、构音障碍、言语断续、呛咳或不能抬头等，对这些前兆症状应密切监护。

2）连续监测肺活量、负性吸气力和动脉血气，动脉氧分压＜60mmHg和/或CO_2分压＞50mmHg提示呼吸衰竭；使用床旁手动肺活量计是预测呼吸衰竭最简单可靠的方法，肌无力危象患者应每6小时检测一次，肺活量持续下降高度提示可能发生呼吸衰竭，肺活量降至＜15ml/kg需气管插管和正压通气；最大吸气压＜$-20cmH_2O$和最大呼气压＜$40cmH_2O$常作为气管插管指征。

3）当$PaCO_2$分压升高时氧饱和度可能趋于维持相对正常，直至通气功能突然崩溃。因此，单独监测氧饱和度不足以预测呼吸衰竭。肺活量降至正常值30%～50%或＜1L的绝对限度时应气管插管，明显颈肌无力、双侧面瘫也预示需气管插管；如患者需要气道保护或机械通气2周以上，需考虑气管切开。

4）肌无力危象患者易发生呼吸道感染，需行X线胸片检查，早期肺不张和右肺下叶浸润提示误吸或与延髓支配肌功能异常有关，应进行病原学检查，有误吸风险时宜气管插管。患者一旦气管插管和辅助呼吸，可暂停使用抗胆碱酯酶药。

（2）治疗和重症监护

1）及早发现可能出现的呼吸衰竭是紧急处理的关键，始终进行重症监护，注意人工气道护理，加强雾化、吸痰和震动排痰，防止肺不张或肺炎。

2）肌无力危象的特异性治疗是血浆置换或IVIG，血浆置换5天后如未明显改善可加用泼尼松60mg/d口服，增加溴吡斯的明用量，应用糖皮质激素的时机尚无明确标准，有学者认为可在血浆置换至少2周后开始激素治疗。

3）停用抗胆碱酯酶药可恢复患者对药物的敏感性，撤除辅助呼吸时可重新使用，胸腺切除术宜在肌无力危象解除至少2～3周后进行。

NCU患者的营养状态评估和肠内、肠外营养管理有哪些？

急重症神经系统疾病，如创伤性脑损伤、脑卒中患者必须保证足够的营养支持，提供足够的液体、维生素、矿物质和脂肪，以防胃肠黏膜萎缩，有效避免细菌感染，降低致残和病死率。

（1）NCU患者营养状态评估：估算患者的营养需求，包括潜在性营养不良和处于高代谢状态患者的营养需求。能量需求根据Harris-Benedict公式，按体重（W）、身高（H）和年龄

（A）计算：

$$男性能量消耗 = 66.5 + 13.8W + 5H-6.8A$$
$$女性能量消耗 = 65.5 + 9.6W + 1.8H-4.7A$$

危重患者的热量需求增加，可增加计算总能量的20%。

（2）肠内、肠外营养管理

1）肠内营养管理：大多数NCU患者需早期开始肠内营养，急性卒中患者发病后7天内开始肠内喂养，颅脑损伤患者发病后3天内开始。推荐鼻胃管或十二指肠置管肠内营养，首选容量泵连续泵入，连续喂食比间断喂食易达到正氮平衡和增加体重，连续喂食开始速率为25ml/h，每隔4小时增加25ml/h，直到达到目标营养标准，使用市售的肠内营养配方可供能量1cal/ml。经皮内镜下胃造瘘术（PEG）适于持续2～3周吞咽困难、持续昏迷和严重脑干卒中患者。

肠内营养配方，胃肠道功能正常患者首选整蛋白标准配方，有条件时选用含膳食纤维的整蛋白标准配方，消化或吸收功能障碍患者选用短肽型或氨基酸型配方，便秘患者选用含不溶性膳食纤维配方。当检测胃残余量达到250ml以上时建议暂停喂食4小时，重新开始时宜减缓速率，并用促动力剂如胃复安、西沙必利、多潘立酮等。如患者仍不能耐受，胃残余量大，插管应移至空肠内，空肠营养必须连续、控制速度，因快速的大剂量高渗溶液可导致严重痉挛和腹泻。肠内营养最常见并发症是误吸、腹泻、反流性食管炎等。

2）肠外营养管理：不耐受肠内营养的患者应采用肠外营养，首选锁骨下静脉插管。计算每日总热量，蛋白质需求量通常约为1.5g/（kg·d），重症患者处于高代谢状态，肠内营养供给的热量不足，推荐蛋白质量2.0～3.5g/（kg·d）；脂肪需以500ml等分的10%乳液给予，总剂量热量不超过60%的总非蛋白热量。基本组成是50%葡萄糖，250g溶于500ml溶液中；8.5%氨基酸，每瓶500ml；10%脂肪乳，每瓶500ml，该配方可补充标准电解质溶液、日常多种维生素和微量元素。长期肠外营养可使约半数患者出现机械性或代谢性并发症，机械性并发症如气胸、血胸、胸水、乳糜胸和空气栓塞，与放置导管有关；可见非酮症性高渗性高血糖，与快速输注、短暂的葡萄糖抵抗和使用糖皮质激素有关，应用胰岛素和补液治疗，替换为较大比例的脂质营养液。最常见的电解质紊乱是大量补水引起低钠血症，可缓慢输注生理盐水纠正。

神经重症监护对呼吸系统和心血管系统常见并发症处理有哪些？

（1）呼吸系统常见并发症

1）急性呼吸衰竭：在神经重症监护病房主要包括通气衰竭、氧合衰竭、围手术期或麻醉、镇静、抗癫痫药物使用、休克等情况下，使用机械通气维持通气和换气功能。

2）肺水肿：需鉴别心源性与非心源性肺水肿（神经源性肺水肿），根据临床体征、胸片检查/胸部CT、心电图、肌钙蛋白、必要时行肺楔压（PCWP）监测可确诊，警惕神经源性肺水肿的发生。治疗上需立即纠正低氧血症，给予氧疗，必要时面罩吸氧或持续正压通气（CPAP），绝大多数患者需进行气管插管，机械通气时使用PEEP或CPAP，心源性肺水肿还需使用利尿剂、血管扩张剂等。

3）肺炎：NCU常见重症神经系统疾病患者发生呼吸机相关性肺炎（VAP）或院内获得性肺炎，也常见急性神经系统疾病影响气道控制能力，导致吸入性肺炎或卒中相关性肺炎；慢性神经系统疾病如运动神经元病患者也常发生肺炎。VAP预防措施包括床头抬高减少误吸、使用可持续声门下分泌物吸引插管、尽早肠内营养，肺炎早期经验性治疗应选择适当抗生素，后期根据病原学结果调整抗生素。

4）肺不张：机械通气患者出现肺不张，需提高潮气量和PEEP使塌陷的肺泡复张，肺不张导致低氧血症可通过增加吸氧浓度和PEEP纠正。吸痰、体位引流、拍背能缓解气道阻塞导致的肺不张，有些患者需要支气管镜吸痰和灌洗。

5）肺栓塞：严重神经系统疾病患者易合并深静脉血栓（DVT）和肺栓塞，如无禁忌可选择肝素或低分子肝素抗凝治疗，有抗凝禁忌的患者宜放置下腔静脉过滤器。抗凝治疗时间一般是6个月，采用肝素、华法林序贯疗法，监测国际标准化比值。肺栓塞造成低血压者需容量复苏和使用血管活性药，药物治疗无效者应考虑溶栓治疗或血栓切除术。

6）神经源性通气功能障碍处理包括治疗原发病、呼吸功能监测、机械通气治疗和机械通气并发症防治。

（2）心血管系统常见并发症

1）急性冠状动脉综合征：是冠状动脉粥样硬化斑块破裂诱发的血小板聚集和血栓形成，如不稳定型心绞痛、非ST段抬高的急性心肌梗死、ST段抬高的急性心肌梗死和心源性猝死等。危重患者由于昏迷、插管和使用镇静药，不能主诉心前区疼痛，应密切监护，动态观察ECG和血清肌钙蛋白水平。可用硝酸酯类、β受体阻滞剂、钙离子拮抗剂和镇痛药治疗，小剂量开始，避免血压和脑灌注压下降。抗凝可用肝素或低分子肝素皮下注射，疗程7～10天；抗血小板药阿司匹林和/或氯吡格雷需评估出血风险。不主张急性期溶栓治疗，症状反复发作或药物治疗反应差时可行冠状动脉造影，视具体情况选择血运重建，如PTCA或CABG。

2）心律失常：心动过缓包括窦性心动过缓和传导阻滞，紧急情况下阿托品可逆转心动过缓，但严重传导阻滞可能需要临时起搏。快速型心律失常包括室上性心动过速、阵发性室上性心动过速、心房颤动伴快速心室反应、室性心动过速、室性期前收缩、室性扑动和室颤、尖端扭转性室速等，小剂量维拉帕米静脉注射、腺苷可有效阻止室上性心动过速，β受体阻滞剂可减少室上性心动过速发作，心房颤动伴快速心室反应可用β肾上腺素能阻滞剂如拉贝洛尔和艾司洛尔，钙离子拮抗剂地尔硫䓬也能控制心室率，使用β肾上腺素能和钙离子拮抗剂应注意观察血压，避免脑灌注压下降。房颤伴快速心室反应、心房扑动还可选用强心苷类西地兰、地高辛和胺碘酮。室性心动过速较少见，可选择利多卡因、胺碘酮、普罗帕酮和同步直流电复律和外科手术治疗。室性期前收缩按照Lown分级法，根据可能的发病率和心脏猝死危险分级，Ⅰ、Ⅱ级无须处理，Ⅲ、Ⅳ级需要治疗。心室扑动和室颤为致命性心律失常，需紧急处理，采用非同步直流电除颤、肾上腺素等恢复心脏搏动，同时用盐酸普鲁卡因、利多卡因或溴苄胺。尖端扭转性室速应积极寻找和去除导致Q-T间期延长的病变和药物，补钾、镁盐，小剂量β受体阻滞剂可能有益，可用利多卡因，必要时同步直流电复律或置入自动除颤起搏器。

3）充血性心力衰竭：是心肌收缩力急剧下降或心脏前、后负荷突然增加，引起心输出量急剧下降，组织器官灌注不足和急性循环淤血综合征。患者宜取坐位或半坐位，双腿下垂，减少静脉回心血量。高浓度、高流量吸氧，使用消泡剂消除肺泡内泡沫，增加气体交换面积，严重者面罩吸氧或正压通气，意识障碍立即气管插管和呼吸机辅助呼吸。吗啡5mg皮下注射镇静，减轻前负荷，但呼吸抑制、意识障碍禁用，老年人酌情减量。呋塞米利尿减轻前负荷，扩张肺静脉，降低肺静脉压，减轻肺水肿。硝普钠、硝酸甘油和酚妥拉明扩血管可降低心脏前后负荷，需观察血压避免影响脑灌注。强心治疗可用西地兰和拟交感胺类多巴酚丁胺；氨茶碱缓解支气管痉挛、减轻呼吸困难，增加心肌收缩力、扩张血管和利尿。

4）高血压危象：是神经系统急症，恶性高血压与高血压脑病并存。治疗最好在有中心静脉压和连续血压监测条件下快速有效控制血压，必要时ICP监测，拉贝洛尔、艾司洛尔、硝普钠、依那普利、肼苯哒嗪等静脉注射，血压控制后开始使用常规长效降压药。

1000

NCU患者水钠平衡紊乱、高血糖和自主神经功能障碍处理有哪些？

（1）水钠平衡紊乱

1）低钠血症：充血性心力衰竭、抗利尿激素分泌不当综合征（SIADH）和脑盐耗综合征均可导致低钠血症，常见于脑卒中、肿瘤、脑炎、脑外伤和Guillian-Barré综合征患者，老年患者接受正压通气易于发生。①SIADH表现水潴留、稀释性低钠血症和尿钠排出增加，需排除引起低钠血症的肾脏和甲状腺疾病。治疗应限制液体入量小于尿量，严重的症状性低钠血症需补充高渗盐水，注意不要纠正过快导致桥脑中央髓鞘溶解症。②脑盐耗综合征见于脑损伤和SAH，肾脏失钠增多导致低钠血症和低血容量，需补钠补液、补充血容量。

2）高钠血症：由于渗透性利尿而未补充足够容量、用生理盐水补充容量丢失、高血糖、出汗过多、腹泻、机械通气水丢失等，严重高钠血症可见于尿崩症。治疗可口服或静脉补水，口服或静脉给予醋酸去氨加压素，监测24小时出入量，纠正低血容量和高钠血症。

（2）应激性高血糖

1）神经危重症患者可因激素调节异常和应激性高血糖，高血糖增加脑损伤、脑水肿、梗死面积扩大、梗死后出血转化和感染，导致脑卒中、脑创伤预后不良。急性卒中患者血糖控制目标＜10mmol/L，危重症患者为7.8～10.0mmol/L，也需避免发生低血糖。

2）NCU患者急性期高血糖可用改良的强化胰岛素治疗，当连续2次随机血糖＞11.1mmol/L时，根据血糖增高程度、肠内营养剂输注速度、既往用胰岛素情况和肝、肾功能，持续静脉泵入小剂量胰岛素，开始每0.5～1.0小时检测指尖血糖和调整胰岛素输注量，血糖稳定后每2～4小时监测1次，降血糖不宜过快，以每小时2mmol/L为宜，如发生低血糖应立即停用胰岛素，静脉输注10%～20%葡萄糖，每半小时监测血糖直至正常。恢复期患将胰岛素改变为皮下注射。

（3）自主神经功能障碍

1）NCU患者，如重症卒中、脑炎波及大脑皮质、下丘脑、边缘系统和脑干可出现自主神经和内脏功能紊乱，常可危及生命。急性心功能障碍可见心律失常、心肌缺血和心力衰竭，可因儿茶酚胺分泌过多、交感神经活性增高和冠状动脉痉挛所致，应加强心肌酶、BNP、动态ECG、超声心动图等心功能监测和及时干预。下丘脑受累可见急性肺水肿，应限制液体入量、及时氧疗和机械通气。急性胃黏膜病变、溃疡和出血，中枢性高热等均需对症处理。

2）重症肌无力患者自主神经功能障碍常见血压波动、心室功能异常和心电图ST-T段下降，针对原发病治疗可恢复。胃肠蠕动减慢、排便困难，使用胆碱酯酶抑制剂后好转。

3）周围神经病合并自主神经损害常见心血管功能障碍、皮肤营养障碍、汗腺分泌障碍、皮肤血管运动障碍、深部组织疼痛、括约肌障碍等，应治疗原发病。

NCU的常用镇静药和选择有哪些？

NCU谵妄或激越的患者应迅速给予镇静药，减少耗氧和高动力性应激反应，防止气管插管、导尿管牵拉带来的风险。应分析激越或谵妄病因，如原发性CNS病变、药物反应、酒精戒断、通气障碍和急性代谢紊乱等。

（1）NCU常用镇静药

1）异丙酚：可迅速通过血脑屏障产生催眠作用，停药数分钟即可恢复。镇静起始剂量0.1mg/（kg·h）静脉注射，每隔5min增量直至出现镇静作用，维持量0.3～0.5mg/（kg·h）可达到持续镇静，但进展性神经系统急症患者和儿童禁忌，肝、肾衰竭不影响异丙酚清除，需注意过敏反应，如面部水肿、广泛荨麻疹和致命性气管痉挛等。

2）右旋美托咪啶：与苯二氮䓬类治疗靶点不同，较少发生机械通气、心动过速和高血压事件。镇静起始量0.2μg/（kg·h），最大滴定剂量1μg/（kg·h），直到达到足够的镇静，不良反应如心动过缓、低血压等。

3）咪达唑仑：短效苯二氮䓬类，镇静起始量0.01～0.05mg/kg，静脉推注，随后0.02～0.1mg/（kg·h）泵入。主要通过肝脏代谢，代谢产物无活性，清除迅速，可出现耐受使所需剂量增加。半衰期短，但一些患者可产生数天的镇静作用，该药可被氟马西尼迅速拮抗，0.2～0.4mg静脉给药15s即恢复知觉。

4）劳拉西泮：常用于NCU患者短暂镇静，一次团注可维持较长时间，最适合老年人，另一优点可肌内注射。镇静起始量为2mg，静脉注射，半衰期较长（15h），急性恶化的神经系统急症患者禁忌，不良反应是药物在动脉内沉积引起严重动脉痉挛和导致坏疽。

5）氟哌啶醇：用于急性精神分裂症、器质性脑病伴严重精神异常患者，肌内注射约20min可达到预期镇静状态。经肝脏代谢，半衰期6～20h。推荐起始剂量2～5mg，肌内注射，20min后给予相似剂量，躁动患者可每30min给予额外5mg直到平静。不良反应如肌强直、静坐不能、ECG长Q-T间期等，大剂量可引起眼动危象、斜颈、牙关紧闭和抗精神病药恶性综合征。新型抗精神病药也应剂量最小化，利培酮0.5mg口服，每日2次，最大剂量3mg/d；奥氮平5～10mg/d口服；喹硫平25mg口服，每日3次，最大剂量300mg/d，针对情感障碍，用于既往有激越或谵妄患者。

（2）NCU镇静药选择

1）未插管的NCU激越或谵妄患者首选劳拉西泮1～2mg，缓慢静脉滴注，4h重复；或氟哌啶醇5mg，肌内注射，2～4h重复；喹硫平25mg，每日3次。

2）插管的NCU患者宜用咪达唑仑0.02～0.08mg/（kg·h），静脉注射；异丙酚0.1～0.6mg/（kg·h），静脉注射。

3）酒精戒断性谵妄首选劳拉西泮1～2mg，静脉或肌内注射，每4小时1次。

4）血管造影术患者突发情绪激动、皮质盲、抽搐、非惊厥性癫痫持续状态可能为造影剂不良反应，大多可在24h内缓解，20%甘露醇降低ICP，地塞米松10mg肌内注射，随后每6小时肌内注射4mg；常需反复推注劳拉西泮2～4mg或小剂量异丙酚［0.1mg/（kg·h）］镇静。

（刘丽萍）